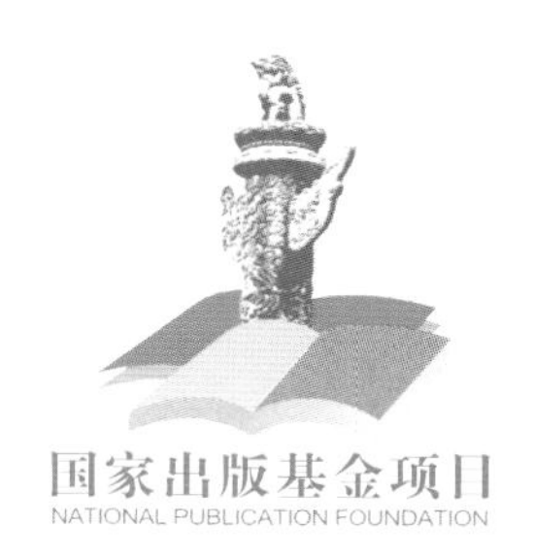

"十三五"国家重点出版物出版规划项目
高原医学系列丛书

高原临床病理生理学

HIGH ALTITUDE CLINICAL PATHOPHYSIOLOGY

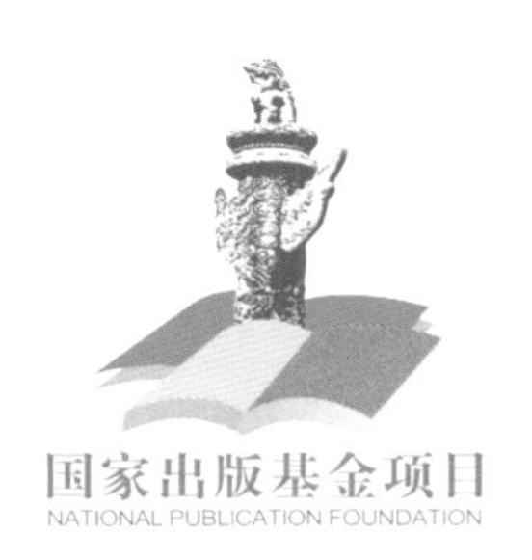

“十三五”国家重点出版物出版规划项目
高原医学系列丛书

高原临床病理生理学

HIGH ALTITUDE CLINICAL PATHOPHYSIOLOGY

主　编　刘永年

副主编　张　伟　崔超英　刘辉琦

北京大学医学出版社

GAOYUAN LINCHUANG BINGLI SHENGLIXUE

图书在版编目（CIP）数据

高原临床病理生理学 / 刘永年主编. —北京：北京大学医学出版社，2021. 7

（高原医学 / 格日力总主编）

ISBN 978-7-5659-2457-6

Ⅰ. ①高… Ⅱ. ①刘… Ⅲ. ①高山病－病理生理学 Ⅳ. ① R594.3

中国版本图书馆 CIP 数据核字（2021）第 139717 号

高原临床病理生理学

主　　编： 刘永年

出版发行： 北京大学医学出版社

地　　址：（100191）北京市海淀区学院路 38 号　北京大学医学部院内

电　　话： 发行部 010-82802230；图书邮购 010-82802495

网　　址： http：//www.pumpress.com.cn

E-mail： booksale@bjmu.edu.cn

印　　刷： 北京信彩瑞禾印刷厂

经　　销： 新华书店

策划编辑： 许　立　赵　莳　陈　奋　药　蓉

责任编辑： 毛淑静　**责任校对：** 靳新强　**责任印制：** 李　啸

开　　本： 889 mm × 1194 mm　1/16　**印张：** 37.75　**字数：** 1087 千字

版　　次： 2021 年 7 月第 1 版　2021 年 7 月第 1 次印刷

书　　号： ISBN 978-7-5659-2457-6

定　　价： 335.00 元

高原医学系列丛书
编 委 会

分册编委会

主　编　刘永年

副主编　张　伟　崔超英　刘辉琦

编　委（按姓名汉语拼音排序）

安　娟　青海大学医学院
白彩娟　西藏大学
曹学锋　青海大学医学院
崔超英　西藏大学
崔　森　青海大学附属医院
樊世明　青海大学附属医院
高继东　青海大学附属医院
高　翔　青海大学医学院
关　巍　深圳市宝安区中心医院
冀林华　广州市花都区人民医院
姜　军　青海大学附属医院
李　琳　青海大学附属医院
李国元　青海大学附属医院
刘　芳　青海大学医学院
刘辉琦　青海大学医学院
刘　杰　青海大学医学院
刘永年　青海大学医学院
罗朋立　青海大学附属医院
马艳梅　青海大学附属医院
马臻棋　青海大学附属医院
苏晓灵　青海省人民医院
苏占海　青海大学医学院
王海燕　青海大学医学院
王　嵘　青海大学医学院
王生兰　青海大学医学院
王学红　青海大学附属医院
王　昀　青海大学附属医院
魏晓星　青海大学医学院
吴　穹　青海大学医学院
邢永华　青海大学医学院
胥　瑾　青海大学医学院
杨应忠　青海大学医学院
曾国熙　青海大学附属医院
张洪芳　青海大学附属医院

主编简介

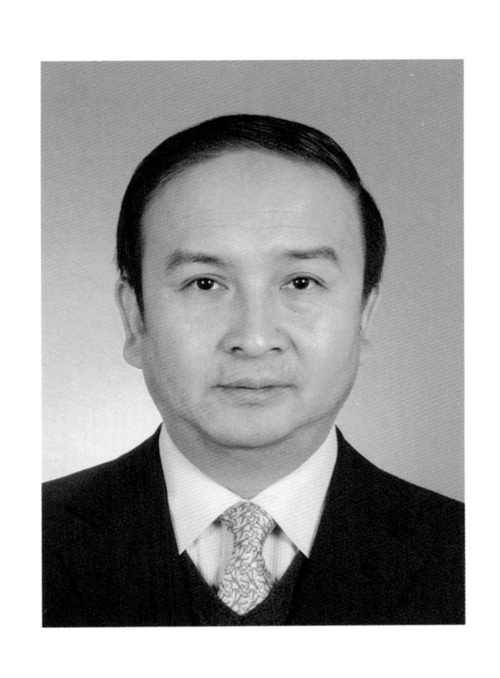

刘永年，男，汉族，中共党员，二级教授、硕士生导师，原任青海大学医学院党委副书记、院长，现任青海省卫生发展研究中心主任。从事病理生理学教学、科研及卫生政策、医疗卫生改革等方面的研究工作，主要的研究领域为高原病、高原相关性疾病的病理生理变化、低氧对机体的损伤与抗损伤、低氧适应机制等及青海省卫生事业改革与发展的研究。先后主持、参加国家级、省级、校级科研和教学研究项目20余项，2018年获国家级教学成果（青藏高原多民族地区医学机能实验平台搭建及实验教学改革与创新实践研究）二等奖。任教37年，共获得包括省、部级奖项在内的各类奖项及表彰近30项，荣获“全国优秀教育工作者”“全国思想政治教育优秀教师”“全省优秀共产党员”“全省优秀教育工作者”等称号。主持、参加卫生政策研究、卫生规划制定与评估及医疗卫生改革等项目40余项。先后任中华医学会医学教育分会第七、第八届委员会委员，中华医学会教育技术分会第八届委员会委员，中国病理生理学会第六至第十一届理事会理事，中国医学装备协会医学实验室装备与技术分会常委、副理事长，中华医学会青海医学分会常委，青海省病理生理学会理事长，青海省医学会教育分会主任委员，青海省预防医学会副会长，青海省继续教育委员会委员。发表学术论文50余篇，主编教材及专著17部。

丛书序一

高原医学是一门新兴的交叉学科，与特殊的地域环境密切相关，主要特点是低压低氧、低温、干燥、强紫外线等。生活在高原地区的一切生命体均涉及对低压低氧等特殊环境的自身平衡调节。机体为了适应特殊自然环境，启动自身平衡调节机制，使各系统功能达到新的动态平衡，实现机体的习服与适应。如果调节机制失衡、适应功能不良，出现失代偿，就会发生高原疾病。高原低压低氧环境对呼吸、循环、消化、血液、神经、泌尿、内分泌等多系统及水、电解质和能量代谢等产生诸多效应。我们认为，高原环境对人体的影响是多系统、多方位、急慢性损害并存的复杂的病理生理现象，目前还有许多医学难题有待研究。

近几年来，高海拔地区医学和生理学领域的研究取得了跨越式的快速发展。荣获2019年诺贝尔生理学或医学奖的来自美国、英国的三位科学家经过27年的潜心研究，揭示了氧气如何在细胞中起作用，以及人体从整体水平上如何适应低氧环境变化，从而进一步精准地解释了有关新陈代谢、免疫调节等影响人体适应高原低氧环境的科学问题。高原低氧给人体所带来的影响是多方面的，如高原劳动力受限、高原衰退、高原生活质量下降，以及各类急、慢性高原疾病。细胞氧感知通路的新发现，为高原适应与损伤机制研究和高原运动训练、高原老年医学、高原野外急救医学，以及肿瘤学等的深入研究带来了新的启示与方向，具有重要的理论价值和巨大的临床应用潜力。

为了进一步促进高原医学教学与科研工作的健康快速发展，更广泛地开展高原医学科普教育，深化医教协同，推进医学教育改革与发展，在提升医学人才培养质量的时代要求与背景下，我们紧紧围绕国家生态文明建设战略及高原人群的健康与卫生保健需求，突出青藏高原地域特色，在北京大学医学出版社的大力支持下，启动了“高原医学系列丛书”的编写工作，并成功申请到了国家出版基金资助。根据医学专业类别的不同，本系列丛书共分为11个分册，其内容涉及高原特殊环境有关的基础与临床研究、高原劳动卫生防护、高原动物与人体遗传适应、高原运动生理、藏医药等。本系列丛书包括：

1.《高原适应的生物基础》 青藏高原由于地理环境的特殊性和长期的自然选择，逐步形成了独特的生物多样性。藏族、蒙古族等少数民族是主要世居者，世代的变迁使他们一步步适应了这一特定的自然环境，得以生存繁衍。如藏羚羊、牦牛、藏绵羊、高原鼢鼠、高原鼠兔等高原特有动物经过不断进化，成为该地区的主要动物物种，为维持青藏高原的生态平衡和生物多样性起到了重要作用。为了逐步揭开高原世居人群和土著动物的神秘面纱，本书以适应低氧环境的遗传学机制为切入点，从生理、生化、形态学和分子学等方面来探秘人类和动物适应严酷高寒低氧环境的生物学机制。总结了这些生存于高原的人和动物，特别是藏族人群中所发现的*EGLN1*、*PPARA*、*EPAS1*等基因的生理功能，从而为高原医学研究提供新的研究策略。

2.《高原医学与生理学》（第5版） 该书为英译中文版翻译图书，原著主编者为国际著名高原医学专家约翰·韦斯特（J.B. West）教授，其内容阐述了高原医学和生理学的基本知识及最新研究进展，内容新颖前沿，它将会推动我国高原医学科学的发展。

3. *Hypoxia-Related High Altitude Illness*（《低氧相关高原疾病》） 该书用英文编写，全面地整理和总结了高原低氧环境中各系统疾病的变化特点，探讨了高原地区常见的各种急、慢性疾病的病理生理学变化。立足青藏高原，将我国高原医学研究的新成果推上了国际舞台。

4.《高原低氧神经生理》 本书是专门阐述在低压低氧和常压低氧环境下，神经系统结构和功能变化特点及其规律的一部书籍。该书涉及在低氧环境下脑血流变化、血脑屏障、脑电活动、神经递质合成和释放、突触可塑性、信号传递通路、感觉神经和运动神经活动规律、认知功能、能量代谢以及神经干细胞等方面。它是对当前高原脑科学领域研究状况的一次概括和总结，是致力于三江源地区人居住健康发展的一部著作。相信该书的出版将对高原脑科学研究的发展具有一定的推动作用，也为广大高原医学研究者提供参考。

5.《高原常见疾病》 本书重点对高原地区较常见的急性和慢性高原病的病理生理学变化、诊断标准，以及防治等进行详细整理和总结，特别是简要介绍了调节细胞氧感知通路过程中的关键转录因子——低氧诱导因子（HIF-1），其中的关键分子——脯氨酰羟化酶（PHD2）与高原红细胞增多症患者氧稳态的分子机制，以及低氧性肺动脉高压发生、发展过程中HIF-1的作用机制，包括慢性低氧如何调控肺动脉平滑肌细胞的增殖与收缩，如何寻找有效的基于HIF-1靶向治疗低氧性肺动脉高压的有效药物等进行了叙述。另外，对具有高原区域特色的疾病如结核、包虫病、高原烧伤与冻伤和高原麻醉进行阐述，突出了临床疾病在高原特殊环境下的特点和诊治要点。本书旨在提高临床医师对高原特殊环境下的相关临床疾病的深入认识，在临床实践中不断总结经验，提高高原临床疾病的诊治水平，服务于广大高原人民。

6.《高原实用妇产科学》 本书是高原地区临床使用的综合性妇产科参考书籍，旨在研究高原地区妇女生殖系统各种疾病的发生、发展变化的特点，以及在妊娠、分娩、产褥期等不同时期的孕产妇的生理、病理变化特点，并对高原地区胎儿、新生儿的生理病理特点进行阐述，为广大高原地区妇产科医生提供参考。

7.《高原运动医学基础与应用》 通过总结多年高原训练的实践经验和国内外最新研究成果，以高原运动医学为切入点，力求理论与应用并重，前沿动向和实际相结合，探讨了高原地理环境及高原运动锻炼的低氧生理适应机制，全面总结和分析了高原训练及运动锻炼的基本理论、方法和应用，提出了一系列建设性意见和注意事项，对进一步推进我国高原训练实践及全民健身活动发展具有积极意义。

8.《高原藏医药学》 藏医药与高原医学有着密切关系，本书参考了诸多著名藏医专家的著作，总结了多年藏医研究的精华，浓缩了具有浓郁民族特色的藏医药文化精髓，并与高原地域特色密切结合。民族医药与高原常见病、多发病的诊治密切相关，编写本书旨在更好地治疗高原少数民族人民的疾病。

9.《高原临床病理生理学》 本书的编写遵循病理生理学内容的基本结构，同时紧跟学科发展的前沿，力求介绍最新的研究进展和成果。编写上，一方面突出病理生理学这门“桥梁学科”特点，注重基础与临床的紧密联系；另一方面注重介绍高原低氧环境中相关器官系统，如呼吸系统、心血管系统、血液系统、中枢神经系统、免疫和营养代谢系统等在缺氧条件下的损伤机制及变化。它不仅为临床医生诊疗工作提供了丰富的基础医学理论与知识，而且为广大医学生学习高原医学及相关医学知识提供了教材和参考书籍。

10.《高原医学》（第2版） 这是一本适用于医学本科生、研究生使用的教材，是在《高原医学》（第1版）教材的基础上编写而成的。编写过程中所有章节都做了认真仔细的更新，对陈旧的内容进行了必要的删减，同时增加了许多新的图片和表格，并对参考文献进行了更新。完善后的教材层次性、逻辑性、结构严谨性、文字简洁流畅性均大幅提升。本书作者在高原缺氧研究领域中的高原医学理论成果获得国际认可，在此基础上，将基础理论与最新研究成果有机结合，同时吸收国际最新成果，突出"高原、民族、地域"等特色，编写了独特的高原医学教材，主要适用于临床医学本科、研究生和全科医学专业学生。

11.《走进高原健康必读》 本书是针对初上高原地区，对高原医学感兴趣的非医学专业人士的科普读物，详细介绍了与高原有关的保健知识，具有较强的实用性，同时向公众提供了高原医学的实用科学知识。本书从高原的地理概况、气候特征、高原民族文化、饮食文化、高原交通枢纽，以及初上高原需要掌握的基本医学和保健知识的角度，做了较为全面、详细的梳理和介绍，尤其对高原上各种交通工具的使用、高原气候的逐步适应、初上高原发生的不良反应的自我评估和出现严重高原不良反应时的重要解决途径做了较为全面的介绍，希望读者在欣赏高原地区美丽自然风光的同时，能对高原的圣洁美景、特殊气候、自然条件、民族风俗、饮食文化，以及高原医学知识的储备有更多的深入了解。

本丛书大部分的编写人员是来自青海、西藏、重庆等地区从事高原医学基础与临床工作的专家，还有一些在其他地区从事高原医学研究的专家学者，其中不乏中青年博士、少数民族学者，他们本着严谨、科学、负责的态度，为编撰好本丛书付出了大量心血。衷心感谢北京大学医学出版社的责任编辑许立、赵莳、陈奋等老师对本丛书出版所付出的努力。在此向他们致以诚挚的谢意和崇高的敬意。

由于高原医学是一门发展中的新兴学科，对高原特殊环境下的临床与基础研究尚不够深入，再加上编者的专业范围较广，对各专业临床及基础理论的论述，虽各有侧重，但仍难免有重复之处。另外，编者学术理论、临床实践水平有限，书中难免存在不足，恳请广大读者批评指正，以利于我们不断改进和进步。

格日力 教授

青海大学高原医学研究中心

2021年5月

丛书序二

青藏高原被称为“世界屋脊”、地球“第三极”和欧亚大陆制高点，是我国的特色地貌之一。青藏高原毗邻多国，民族众多。历史的烽火硝烟至今余烬犹在，青藏高原的地理位置也事关国家战略安全。青藏高原地质成矿条件好，又是“亚洲水塔”，自然资源丰富，是我国经济可持续发展的重要战略资源地区。

新中国成立以来，川藏、青藏、新藏等多条公路的建成，多条航空线路的开通，青藏铁路的运行，西藏电网的覆盖，光纤工程的实施等将青藏高原与内地紧密地联系起来；“十四五”期间，川藏铁路、大型水电工程的建设必将进一步提升青藏高原在我国国防安全、经济建设和社会发展的战略地位。

高原地区经济与国防建设的突飞猛进，使人们对高原低氧等极端环境的防护需求日益加大。平原世居者急进高原而产生的急性高原病，移居人群和世居人群的慢性高原病，还有多种高原低氧的机体损害问题都需要在科学研究的基础上进行科学的医学防护。

我国的高原医学专家多年来扎根高原，悉心耕耘，在急性高原病防治上，创造了青藏铁路建设者急性高原病“零死亡”的奇迹；在慢性高原病的诊断上，提出了“青海标准”；开展了对其他高原低氧引发病症的多层次深入研究。

在这一时代背景和历史机遇下，这套描述高原医学相关问题的丛书应运而生。本套丛书的作者们或是世居高原的藏族、蒙古族儿女，或是父母移居高原的“高二代”，或是其他将大好年华挥洒在高原的奉献者。他们都是高原医学相关领域的精英、翘楚，他们都对高原怀有深深的爱。

本套丛书的出版是我国高原医学发展的需要，也是我国高原医学发展的必然。相信本套丛书的问世，将对高原医学领域的医、教、研发展起到重要的作用，在青藏高原地区的建设中发挥重要作用，而且将会进一步为确立我国在国际高原医学领域的领军地位产生重大影响。

致敬作者，祝福青藏，扎西德勒。

范　明 教授
中国人民解放军军事医学科学院
2020 年 12 月

丛书序三

It is a truly amazing feat of human physiology that each of the approximately one hundred trillion cells in the healthy adult human body is supplied with adequate O_2 to meet its metabolic needs or, to put it another way, that O_2 supply and demand are matched on such a massive scale.

The discovery of hypoxia-inducible factors (HIFs) and their regulation by HIF hydroxylases has provided a molecular mechanism for understanding how oxygen homeostasis is maintained despite moment-to-moment changes in O_2 delivery and utilization across those hundred trillion cells.

The HIFs and their hydroxylases are present across metazoan species, the evolution of which is a story of increasingly large and complex body plans, necessitating increasingly extensive and sophisticated physiological systems for O_2 delivery, culminating in the respiratory and circulatory systems of mammals. It is no surprise that this evolutionary process was accompanied by an increasing complexity of the underlying molecular mechanisms. *Caenorhabditis elegans*, a simple nematode that is composed of roughly one thousand cells, makes only one HIF protein and just a single HIF hydroxylase, whereas the genome of Homo sapiens encodes three HIF proteins and four HIF hydroxylases.

Besides the evolution of metazoan species of increasing size and structural complexity, another truly remarkable feature of animal life on earth has been its ability to populate virtually every available ecological niche on land and in the sea. Even within a single species, the drive for environmental adaptation seems to have been relentless. As a result, humans have adapted to life at high altitude, with long-term settlement of regions of the Himalayas, Andes, and Ethiopean plateau at elevations exceeding 3500 meters. The principal challenges of life at high altitude include increased exposure to ultraviolet light and cold temperatures, but the greatest challenge is reduced O_2 availability. Thus, individuals residing at an altitude of 3650 meters in Lhasa, Tibet must maintain O_2 homeostasis despite an ambient O_2 concentration of 14% (a partial pressure of ~ 500 mmHg), which is one third less than is present at sea level (21%, ~ 760 mmHg).

Evolution is the product of mutation and selection. Thus, over many millennia, humans and their hominid progenitors, as well as other metazoan species living at high altitude, have been subject to the process of natural selection, in which individuals with genetic variants that improved the adaptation of their body to chronic hypoxia were more likely to pass their genes along to the next generation. The recent identification of variants in the *EPAS1* and *EGLN1* genes, which encode a HIF protein and HIF prolyl hydroxylase, respectively, as the most highly selected polymorphisms in the genome of high-altitude Tibetans has underscored that O_2 homeostasis provides an organizing principle for understanding human evolution and biology.

Still, given the profound requirement for O_2, there are many unanswered questions about the impact of chronic hypoxia on human development and physiology, as well as the predisposition to, and progression of, various human diseases. The eleven books in this series will focus on many of these issues. For example, while most Tibetans appear well adapted to life at high altitude by virtue of having inherited protective alleles at the *EPAS1* and *EGLN1* genes, individuals who have not inherited these variants are at increased risk for the development of chronic mountain sickness, a life-threatening condition that is often characterized by polycythemia, pulmonary hypertension, and cognitive deficits. The potentially fatal outcome of this disease represents a selection against individuals who do not carry the protective variants. Another major source of selection is during pregnancy, when chronic hypoxia exerts its maximum effect by affecting survival at the earliest stages of life. As we achieve a greater understanding of the pathophysiological effects of chronic hypoxia, we will be in a better position to prevent or treat hypoxia-associated diseases. Conversely, what we learn about the molecular and cellular mechanisms underlying effective adaptation to chronic hypoxia in high altitude populations may provide new strategies for the treatment of disorders that are common in lowland populations, such as ischemic cardiovascular disease due to atherosclerosis and pulmonary hypertension due to chronic lung disease.

Gregg L. Semenza, MD, PhD

Professor of Johns Hopkins University

School of Medicine USA

Member of the National Academy of Sciences of USA

Winner of the 2019 Noble Prize in Physiology or Medicine

January, 2021

丛书序三（译文）

一个健康成年人体内大约有100万亿个细胞。让人惊奇的是，每个细胞都有足够的氧气供应以满足其代谢需要，换言之，这是一种在最大限度上达到了氧气供需平衡的状态。

尽管氧的输送和利用在100万亿个细胞中时刻变化着，但低氧诱导因子（HIF）的发现和HIF羟化酶对其的调控为氧稳态维持提供了一种分子调控机制。

HIF及其羟化酶广泛存在于多细胞动物物种中。多细胞物种的进化需要越来越广泛和复杂的生理系统支持以保证氧气输送，最终使氧气到达哺乳动物的呼吸和循环系统。可以肯定的是，该进化过程的潜在分子机制更为复杂。秀丽线虫（*Caenorhabditis elegans*）是一种由大约1000个细胞组成的简单的线虫，只产生一种HIF蛋白和一种HIF羟化酶，而现代人的基因组编码了3种HIF蛋白和4种HIF羟化酶。

除了多细胞后生动物物种的体型进化得越来越大、结构越来越复杂之外，地球上动物生命的另一个真正显著的特征是它能够在陆地和海洋上几乎占据所有可用的生态区域。即使是在一个物种内部，对环境适应的驱动力似乎也是不间断的。因此，人类已经适应了高海拔地区的生活，并在喜马拉雅山、安第斯山脉和埃塞俄比亚高原地区等海拔超过3500米的地区长期定居。高海拔地区生活的主要挑战包括紫外线、低温，但最大的挑战是低氧。因此，尽管西藏拉萨（海拔3650米）的氧浓度为14%（大气压约500 mmHg），比海平面（氧浓度21%，大气压约760 mmHg）低1/3，但居住在这里的人也必须适应并维持氧稳态。

进化是突变和选择的产物。因此，几千年来，生活在高海拔地区的人类和人类的祖先及其他多细胞动物物种一直受到自然选择的影响。他们不断发生着遗传变异，这种变异使得他们对慢性缺氧的适应能力增加，并且把适应缺氧的基因传递下去，进行着种族繁衍。最近，在编码HIF蛋白和HIF脯氨酰羟化酶的*EPAS1*和*EGLN1*基因中发现了变异。这两个基因是高海拔藏族人基因组中高度选择的遗传多态性，说明氧稳态为人类进化和生物学提供了一个组织原则。

尽管如此，鉴于对氧气的巨大需求，我们仍有许多问题有待研究，包括慢性缺氧对人类发育、生理的影响，对各种疾病的易感性等。本系列丛书的11个分册将集中讨论其中的许多问题。例如，虽然大多数藏族人在*EPAS1*和*EGLN1*基因上遗传了保护性基因，因此似乎很好地适应了高海拔地区的生活，但没有遗传这些变异的个体患慢性高原病的风险增加。该疾病通常以红细胞增多症、肺动脉高压和认知障碍为特征，可危及生命。这种疾病的潜在致命结果代表了对不携带保护性基因的个体的选择。另一个主要的选择来源是在妊娠期间，慢性缺氧通过影响生命早期的存活发挥最大的作用。随着我们对慢性缺氧的病理生理学效应有了更深入的了解，我们将能够更好地预防或治疗缺氧相关疾病。相反，我们对高海拔人群有效适应慢性缺氧的分子和细胞机制的了解可能为平原人群常见疾病的治疗提供新的策略，如动脉粥样硬化引起的缺血性心血管疾病和慢性肺病引起的肺动脉高压。

格雷格·塞门扎 教授
美国约翰斯·霍普金斯大学医学院
美国国家科学院院士
2019 年诺贝尔生理学或医学奖获得者
2021 年 1 月

丛书序四

People and other species adapting to the challenge of high-altitude hypoxia form the substance of this set of volumes overseen by Editor-in-Chief Ge Ri-Li, director of the Research Center for High-Altitude Medicine, Qinghai University. With an average altitude of 4500 m, the vast Qinghai-Tibet Plateau afforded Dr. Ge, national and international colleagues, and students a richly endowed natural laboratory to address classic scientific questions and raise new ones about the biological consequences of hundreds of generations, a lifetime, or a short period of exposure to an unavoidable, severe, and unique stress: hypobaric hypoxia. It results from falling barometric pressure with increasing altitude; the air becomes less dense and has fewer molecules, including oxygen molecules that make up 21% of air. The renowned physician-scientist John B. West has remarked that high-altitude hypoxia affects every system in the body. The topics in this set of volumes support his assertion.

One volume of the series launches the series with an evolutionary approach examining the genetic bases of adaptation by Tibetans, a population with millennia of highland residence, and highland animal species such as the Tibetan antelope (*Pantholops hodgsonii*). Several volumes expand to physiology, pathology, and medicine among highlanders and others. People of many nationalities have migrated to the Qinghai-Tibet Plateau, worked there for a time, or visited as tourists. Volumes in the series deal with their responses. Other volumes address the medical specialties of neurology and obstetrics, and gynecology when practiced at high altitudes. Adaptations to hypoxia may increase vulnerability to certain diseases, a topic covered from both biomedicine and Tibetan medicine viewpoints.

This series aims to serve a diverse audience with basic science and translational science perspectives. For example, one volume addresses new residents themselves, another advises athletes in training, and another teaches medical students. In summary, Editor-in-Chief Ge Ri-Li has organized a series of volumes that will form a reference work about the basic science, its educational, practical and public health applications obtained during decades of research and practice on the Qinghai-Tibet Plateau.

Cynthia M. Beall, PhD

Professor of Case Western Reserve University

Member of the National Academy of Sciences of USA

January, 2021

丛书序四（译文）

这套丛书是在青海大学高原医学研究中心主任格日力教授的指导下完成的，其主要讲述了人类和动物物种对高原低氧环境的适应。青藏高原地域辽阔，平均海拔4500米，为格日力教授及其团队提供了得天独厚的自然实验室，用以解决经典科学问题，并不断提出关于数百代人一生或短时间暴露在不可避免的、严重的、独特的低压低氧环境下的生物学效应的新问题。低压缺氧是指随着海拔升高，气压下降，进而出现空气稀薄，包括占空气21%的氧分子在内的分子减少。著名的医学家约翰·韦斯特（J.B. West）曾指出高原缺氧会影响身体各个系统，这套丛书支持该观点。

丛书分册之一从进化角度研究了藏族人群及高原动物物种（如藏羚羊）适应高原缺氧的遗传基础。许多分册还分别介绍了青藏高原世居者、移居人员、工作和旅游参观人群的生理学、病理学及医药学等相关内容。有些分册还涉及高海拔居住人群的神经病学、妇产科学等。此外，缺氧适应可能会增加人体对某些疾病的易感性，这是生物医学和藏医学所涵盖的一个主题。

本丛书旨在为不同的读者提供基础科学和转化科学的视角。例如，其中一个分册主要是针对住院医师，而另一个分册则是针对训练中的运动员，还有一个分册是针对医学生编写的。总而言之，格日力教授主编的这一系列丛书，是一套在青藏高原几十年研究和实践中获得的有关基础医学、教育、实践和公共卫生应用的参考书。

辛西娅·贝尔 教授
美国凯斯西储大学人类学部
美国国家科学院院士
2021年1月

前 言

青藏高原号称“世界屋脊”，主要分布在青海、西藏和新疆，这一地区幅员辽阔，自然资源丰富，是我国生态保护和经济可持续发展的重要战略资源地区。随着西部大开发和青藏铁路的运行，高原地区的经济与国防建设有了突飞猛进的发展。但高原地区自然环境恶劣，低压低氧严重影响着人民群众的健康和生活。

2016年召开的全国卫生与健康大会强调：要把人民健康放在优先发展的战略地位，以普及健康生活、优化健康服务、完善健康保障、建设健康环境、发展健康产业为重点，加快推进健康中国建设，努力全方位、全周期保障人民健康，为实现“两个一百年”奋斗目标、实现中华民族伟大复兴的中国梦打下坚实健康基础。2016年10月中共中央国务院印发了《“健康中国2030”规划纲要》，提出“没有全民健康，就没有全面小康”的重要论断。党的十九大报告中明确提出了实施健康中国战略。没有合格医疗人才，就没有全民健康。这就要求我们不断加强医学教育和高原医学研究，切实加强高原医疗人才的培养，不断提高其综合素质。

在全面加强医学教育，深化医教协同和学科交叉与融合，进一步推进医学教育改革与发展，从而提升医学人才培养质量的时代要求与背景下，我们紧紧围绕国家生态文明建设战略与高原人群的健康、保健需求，突出青藏高原地域特色，在北京大学医学出版社的大力支持下，启动了“高原医学”国家出版基金资助项目，旨在培养大批优秀的高原医药卫生人才，为国家生态文明建设战略实施和区域生态经济社会发展，保障高原人民群众的健康，提供人才和技术支撑。

病理生理学是研究疾病发生、发展过程中机体功能和代谢改变的规律及其机制的学科，其主要任务是揭示疾病的本质，为建立有效的疾病诊疗和预防策略提供理论和实践依据。病理生理学是联系基础医学与临床医学的桥梁学科。编写《高原临床病理生理学》过程中，我们坚持以“三基”（基本理论、基本知识、基本技能）和“五性”（思想性、科学性、先进性、启发性和适用性）为宗旨，并且注重创新性。编写各个部分时，我们既遵循病理生理学内容的基本结构，又紧跟学科发展的前沿，力求介绍最新的研究进展和成果。在编写上，一方面突出病理生理学的“桥梁学科”特点，注重基础与临床的紧密联系；另一方面注重介绍高原低氧环境中相关系统，如呼吸、心血管、血液、中枢神经、免疫系统和营养代谢等在缺氧条件下的损伤机制或变化，形成了“一体两翼”的编写特色。

《高原临床病理生理学》主要适用于临床医学专业本科生、研究生和高原医务工作者，也可供从事高原医学教学、科研、医疗和防疫的人员，以及中医学、预防医学、医学检验等专业的本科生和研究生参考。

本书虽通过讨论、交叉审稿，经多次审校和修改，力求精益求精，然而由于水平有限，不足在所难免，欢迎广大读者提出批评和建议，以便再版时修改、完善。

刘永年

2020年7月

目 录

第十三章　休克……278

第十四章　多器官功能障碍综合征……297

第一章

疾病概论

第一节 健康与疾病的相关概念

健康与疾病的概念是相对的，也是不断发展变化的。人体除了健康和疾病状态之外，还存在着一种非健康亦非患病的中间状态，称为亚健康状态，又称第三状态。衰老是机体增龄过程中发生的各种退行性变化导致的不利于个体生存的状态，在此状态下机体的疾病易感性显著增加。

一、健康

健康（health）是医学中一个重要的概念，随着医学模式的转变，健康的内涵也发生了根本变化。1946年世界卫生组织（World Health Organization，WHO）对健康的定义是“健康不仅是没有疾病或病痛，而且是一种躯体上、精神上及社会上的完全良好状态（state of complete well-being）”。1989年世界卫生组织根据现代社会的发展，将“道德健康”纳入健康的概念之中，提出了健康的新概念，即“健康不仅是没有疾病或病痛，而且包括躯体健康、心理健康、社会适应良好和道德健康”。这一概念概括出了人的健康所包括的四个要素。①躯体健康：指身体内部各组织、器官的结构、功能和代谢的正常和协调统一，有赖于机体诸多调节系统维持内环境的稳定；②心理健康：指人的心理、学习、记忆及思维等均处于正常状态，表现为精神饱满，精力充沛，乐观向上，情绪稳定，能从容担负日常工作、学习和生活，能勇于克服困难，应对紧急事件、处理复杂问题；③社会适应良好：指人生活在社会中，不仅要适应自然环境，而且要适应社会环境，才能健康地生活；④道德健康：人的行为要符合社会道德规范，能承担合适的社会角色并保持良好的人际关系。

为使人们更清晰地了解健康的概念，世界卫生组织提出了健康的10条标准：①有充沛的精力，能从容不迫地进行日常生活和繁重工作；②处事乐观，态度积极，乐于承担责任，不挑剔；③善于休息，睡眠良好；④适应环境，应变能力强；⑤能够抵抗一般性感冒和传染病；⑥体重得当，身材均匀，站立时头、肩、臂位置协调；⑦眼睛明亮，反应敏锐，眼睑不发炎；⑧牙齿清洁、无缺损、无疼痛，齿龈无出血现象；⑨头发有光泽，无头屑；⑩肌肉、皮肤富有弹性，走路轻松。总之，一个健康的人应该具有强壮的身体素质，健全的精神状态、良好的社会适应能力和健康的道德品格。上述健康的概念只是健康内涵的外在表现，仅是一个描述性概念，而真正维持机体健康要依靠调节、激发或恢复、增强人体的健康能力。机体的健康能力应当包括人体系统组织对内外环境的平衡调节机制、自强不息的生机活力、强大的应激适应和康复能力。

近年来，随着生命科学和医学的进步，《“健康中国2030”规划纲要》的实施，使人们对健康的认识有了质的飞跃。①树立大卫生、大健康观念：医学理念提升为健康理念，扩展了医学学科内涵。医疗是改善、维护健康的，把以治病为中心转为以人民健康为中心。2013年6月WHO在第八届国际健康促进大会上确定的大会主题是“将健康融入所有政策（health in all policies，HiAP）”，对HiAP的概念界定为“改善人群健康和健康公平的公共政策制定方法”。它系统地考虑了公共政策可能带来的健康影响，寻求部门之间的合作，避免政策对公众健康造成不良影响。HiAP的概念正在被越来越多的国家所认可。《“健康中国2030”规划纲要》提出“将健康融入所有政策”，即将促进人的健康融入公共政策制定实施的全过程，统筹应对广泛的健康影响因素，全方位、全生命周期维护人民群众健康。这将成为“共建共享、全民健康”，实现健康中国建设的助推力和重要抓手。②健康是全民的责任：健康是人的第一权利，是人类生存的第一前提，更是每个公民的责任。健康是人全面发展、生活幸福的基石，也是国家繁荣昌盛、社会文明进步的重要标志。

WHO对影响健康的因素进行过如下总结：健康 = 60%生活方式 +15%遗传因素 +10%社会因素 +8%医疗因素 +7%气候因素。因此，保障全民的健康水平，除了医疗支持、改善环境，以及未来基因改造技术、细胞治疗技术、人工智能

(artificial intelligence，AI) 技术的应用以外，关键在于提高全民的健康素养，包括加强健康教育、提升健康自我管理能力、倡导健康的工作方式和生活方式等。在日常工作、生活中，每个人都应自觉预防和抵制诸如熬夜、久坐、吸烟、酗酒、赌博、暴饮暴食、工作及生活懒散等不健康行为，注意个人卫生，改善饮食结构，乐观向上，养成良好的工作、生活习惯，保障个体健康。每个人要切实贯彻执行 1992 年世界卫生组织在“维多利亚宣言”中提出的健康的四大基石：合理饮食，适量运动，戒烟限酒，心理平衡。

二、疾病

疾病 (disease) 的概念是人们对疾病本质认识的概括，它随人们对疾病认识水平的不断提高及疾病本身的发展而变化，因此，疾病迄今尚无统一的定义。根据目前的认识，可将疾病的概念概括如下：疾病是机体在内外环境中一定的致病因素的作用下，因稳态 (homeostasis) 调节紊乱而导致的异常生命活动过程。在疾病状态下，机体对致病因素所引起的损伤可发生一系列防御性的抗损伤反应。机体的损伤与抗损伤反应，表现为疾病过程中机体出现各种复杂的功能、代谢和形态结构的病理性变化，这些变化可使机体各器官、系统之间及机体与外界环境之间的协调关系发生障碍，从而出现各种临床症状、体征和社会行为的异常，特别是对环境的适应能力和劳动能力的减弱甚至丧失。

病理过程 (pathological process) 是指存在于不同疾病中的共同的、成套的机体功能、代谢和形态结构的病理性变化。例如，关节炎、肺炎及所有其他炎性疾病都有炎症这个病理过程，包括变质、渗出和增生等基本病理变化。病理过程可以局部变化为主，如局部水肿、血栓形成、梗死、溃疡，也可以全身反应为主，如寒战、发热、休克。一种疾病可以包含几种病理过程，既可有局部病变，也可有全身反应。例如，肺炎球菌性肺炎时有肺部炎症，也有全身发热、缺氧甚至休克等病理过程。

随着科学技术的不断发展和医学的进步，人们对疾病的认识正在不断深入：①生物医学模式 (biomedical model) 向生物 - 心理 - 社会 - 环境医学模式 (bio-psycho-social-environmental medical model) 的转变（未来可能向生物 - 心理 - 社会 - 环境 - 人工智能与生物工程医学模式转变），使人们开始重视心理因素、社会因素和环境因素在疾病发生中的作用。同时，医学教育从以生物医学科学为主要支撑的教育模式向以医文、医工、医理等交叉学科为支撑的教育模式的转变，推动基础医学与临床医学的融合、临床医学与预防医学的融合、医学与人文学科的融合、医学与工科及理科融合，打造中国特色的“新医科”医学教育新模式和医学人才培养体系。②生物医学体系向循证医学、转化医学、整合医学、精准医学、智能医学体系的转变，使之成为更加符合人体健康和疾病治疗的整合医学体系，从而进一步提高诊断、治疗和预防疾病的能力。③由于人类疾病谱的变化及老龄化社会的到来，人们认识到区域性重大传染病的间歇性发生，如严重急性呼吸综合征、禽流感、中东呼吸综合征、新型冠状病毒肺炎等，对于人类的生存与发展产生灾难性影响，而慢性非传染性疾病的发生，已成为危害人类健康的主要原因，甚至全球正面临着一场严重的健康危机，如糖尿病、高血压、高脂血症、心血管疾病、脑卒中、肿瘤、慢性阻塞性肺疾病、心理精神疾患等慢性疾病的发病率目前已是一个天文数字，这给人类的健康带来了巨大的危害和挑战；同时老龄化社会也带来了一系列的健康问题和养老的社会问题。另外，医疗方式的蜕变（如过度医疗、不合理的用药等）所致的医源性、药源性疾病，以及非故意伤害也对健康带来了严重影响。④从疾病与基因及蛋白质关系的研究中，人们认识到很多疾病发生的本质涉及基因与蛋白质的改变，要彻底地阐明和根治疾病，必须从分子生物学和分子遗传学入手去寻找解决的办法。因此，从分子水平去探索疾病发生、发展，开展疾病多组学研究、疾病队列研究成为 21 世纪医学研究的主题。

三、亚健康

从健康到疾病是由量变到质变的过程，在健康与疾病之间存在着机体生理功能低下、非病亦非健康的中间状态，称为亚健康 (sub-health) 状态。亚健康状态又有“次健康状态”“第三状态”“灰色状态”等称谓。世界卫生组织的调查表明，人群中真正健康者（第一状态）约占5%，患疾病者（第二状态）约占20%，而处于亚健康状态（第三状态）的约占75%。中年人是亚健康的高发人群。

亚健康状态的产生与很多因素有关。如过重的工作、学习负荷导致的精力、体力透支；家庭、社会及个人的麻烦事情过多可导致人出现烦躁、抑郁和忧虑等心理异常；不良的生活方式和环境的污染可导致机体功能失调、体质下降；人体衰老可表现出体力不足、精力不支等。这均可作为亚健康的原因。此外，某些遗传因素亦在亚健康的发生中起作用。

处于亚健康状态的人可有各种不适的自我感觉，表现形式多种多样。①躯体性亚健康状态：表现为疲乏无力、头昏脑涨、心悸气短、食欲缺乏、精神萎靡；②心理性亚健康状态：表现为情绪低落，易怒，烦躁，恐惧，失眠多梦，记忆力减退，无生活热情，冷漠待人，往往产生孤独感；③社会适应能力降低：表现为学习与工作感觉异常困难，人际关系紧张，家庭不和睦，难以承担社会责任，免疫力下降，易患感冒等。

亚健康是一种动态的状态，处于亚健康状态的人，虽然没有明确的疾病，但却出现精神活力和适应能力的下降，可有各种不适的自我感觉。如果这种状态不能得到及时纠正，任其发展下去，就会导致疾病的发生；如果减轻学习、工作负荷，化解心理矛盾，改变不良生活习惯，积极参加体育锻炼，可促使亚健康向健康转化。目前，由于来自工作、学习、生活、社会等方方面面的压力，亚健康状态者越来越多，所以，对于亚健康的预防和处理已成为医学研究的热点之一。

四、衰老

衰老（senescence）是机体自成熟期开始，随着增龄发生、受遗传因素的影响，逐渐出现形态改变、功能减退、代谢失调而导致机体内环境紊乱和对外部环境适应力下降的综合状态。由于衰老机体内环境紊乱，同时对外部伤害性刺激的抵抗力下降，使老年人对许多疾病的易感性增加。老化（aging）与衰老是同义语，但两者在严格意义上是有区别的。前者通常是指随时间推移机体（特别是机体结构）逐渐出现的增龄性改变，而非疾病或严重意外事故所致，因此，老化倾向于生理性老化，而衰老则倾向于病理性老化，特别强调衰老过程是由各种与增龄有关的退行性改变的累积所致。

衰老的形态特征：主要有皮肤松弛发皱、弹性降低，毛发逐渐灰白和减少，出现老年斑，牙齿、骨骼改变，性腺及肌肉萎缩，血管硬化等。衰老的功能特征：主要有视力、听力下降，记忆力、思维力降低，行动迟缓、反应迟钝，免疫力下降，心、肺功能降低，内脏功能减弱，代谢功能失调，出现老年病等。

衰老是机体在退化时期功能下降及生理功能紊乱的综合表现，主要体现在机体的内稳态调控能力的减弱，机体抵抗力、自愈能力的下降和整体的反应能力减退。有关衰老机制的研究一直是生物学、抗衰老医学及老年医学研究的主要内容。目前，衰老研究归结为两大领域：一是遗传衰老研究；二是环境伤害衰老研究。研究进展表明，衰老的发生与机体的衰老相关基因的调控和染色体端粒的长度密切相关，同时与机体长期受到自由基的损伤、免疫功能衰退、蛋白质变性等有关。

科学研究发现，各种动物的自然寿命都有一定的限度。根据性成熟期计算，人的寿限为性成熟期（14 ～ 15年）的8 ～ 10倍，平均寿命为120 ～ 150岁。但是实际情况，世界上寿命超过100岁的人毕竟是少数，远远达不到人类的120 ～ 150岁的预期寿命，这主要是人体长期遭受病理性损害所致。目前中国人均期望寿命达到76.34岁，其中上海人均期望寿命达83.37岁，北京人均期望寿命达82.03岁，广州人均期望寿命达81.72岁。随着社会物质文明的进步，生活水平的提高，医疗保障条件的改善，人类平均期望寿命会不断延长，人们对衰老的认识也越来越深入。只要遵循健康的生活方式，积极参加体育锻炼，做好医疗保健工作，维护好躯体和心理的健康，就能延缓衰老、延长寿命。目前，抗衰老医学迅速发展，具体来讲，抗衰老医学研究主要着眼于预防和阻止与衰老相关的功能紊乱和疾病发生，利用多种生物技术来延长健康个体的最佳精神和身体状况的期限，寻找去除或者缓解那些导致人们长期失去生活能力和导致残疾的一些方法，最终目标是使人类减少生理衰老的侵扰，拥有更长时间的富有生机和活力的健康生活。因此，健康与长寿的奥秘均在人类的不断探索之中。

第二节 病因学

病因学是研究疾病发生的原因和条件及其作用规律的科学。

一、疾病发生的原因

疾病发生的原因即病因（disease cause），是指作用于机体的众多因素中，能引起疾病发生并赋予该疾病以特征（或特异性）的因素。

在疾病发生中病因的主要作用如下。①引起疾病发生：任何疾病的发生都是有原因的，病因是引起疾病发生必不可少的因素。目前虽然有些疾病如动脉粥样硬化、肿瘤等的确切致病因素尚未被人们所认识，但随着医学科学的发展，这些疾病的原因必将会被陆续阐明。②决定疾病的特异性：病因的种类和特性决定该疾病的特异性。例如，伤寒沙门菌感染引起伤寒、疟原虫感染引起疟疾等，感冒病毒侵犯机体后，决定机体所患的疾病是感冒，患者表现出鼻塞、流涕、打喷嚏等上呼吸道卡他症状和咳嗽、咽部不适及畏寒、低热等局部和全身症状。③多种病因的复合作用：随着病因学研究的发展，人们逐步认识到许多慢性疾病或非传染性疾病的病因并不是单一的，有时一些疾病的发生也常常是多种病因复合作用的结果。如原发性高血压的发病：首先，患者可能有多个遗传基因的变异，使患者存在高血压的遗传易感性；其次，患者的一些后天因素，如长期从事紧张的脑力劳动、高盐饮食等，这些因素共同作用可引发高血压。

依据病因的性质和来源，可将病因分为外源性病因和内源性病因两大类。

（一）外源性病因

1．生物性因素　生物性因素是一类比较常见的致病因素，主要包括病原微生物（如细菌、病毒、真菌、立克次体、衣原体、支原体、螺旋体等）及寄生虫（原虫、蠕虫等）。这类因素对机体的致病作用主要与病原体致病力的强弱、侵入宿主机体的数量、侵袭力、毒力，逃避或抵抗宿主攻击的能力及宿主的免疫力等有关。此类致病因素（特别是病原微生物）侵入机体后常常构成一个传染过程。

这一类致病因素作用于机体时具有如下特点：

（1）病原体有一定的入侵门户和定位。如伤寒沙门菌只能经口侵入消化道并首先在小肠淋巴组织内大量繁殖；血吸虫尾蚴的主要入侵门户是皮肤，成虫主要寄生部位是门静脉系统。

（2）只有宿主对病原体具有易感性时它们才能发挥致病作用，即病原体必须与机体相互作用。一般来说，动物源性疾病不会感染人而致病，如鸡瘟、猪瘟等，但不排除病原体变异而引起人的疾病，如各种禽流感（H5N1、H7N1、H7N3、H7N9、H9N2……）。目前，一些野生动物（蝙蝠等）身上寄生的许多病毒，可经过中间宿主动物病毒发生变异，然后跨物种界限传染给人，产生强烈的传染性疾病。如严重急性呼吸综合征（severe acute respiratory syndrome，SARS）、中东呼吸综合征（Middle East respiratory syndrome，MERS）、新型冠状病毒肺炎（corona virus disease-19，COVID-19）等，这种病毒跨物种界限的传染情况，可能今后会时常发生，产生新的生物源性疾病，应该引起医学界的高度重视。

（3）病原体作用于机体时，既改变了机体，又改变了病原体。例如，致病微生物往往可以引起机体的免疫反应，同时，一些致病微生物也可以发生变异（如产生抗药性）而改变其遗传性。

2．物理性因素　物理性因素的致病作用对机体各器官、组织来说，大多没有明显的选择性，通常包括机械暴力、温度（高温与低温）、电流、电离辐射、噪声、气压（高气压与低气压）等。

机械暴力主要引起机体解剖结构完整性的破坏和损伤，如软组织的挫（割）裂、骨折、血管破裂、神经纤维的断裂等。温度致病因素既可引起机体的局部损伤，又可导致全身的病理状态。例如：低温作用于局部可引起冻伤，如液氮、干冰可引起局部皮肤冻伤；低温作用于全身可致全身过冷，持续性全身体温过低可导致代谢及需氧过低，生命重要器官功能发生抑制以至引起死亡。高温作用于局部会发生烧（烫）伤；高温作用于全身，如长时间处于烈日照射下可导致体温过热，引起热射病，患者的中枢神经系统、呼吸系统、循环系统先过度兴奋而后发生衰竭，最终导致死亡。强大的电流往往引起机体致命性损伤，如电流通过心脏可以引起心室颤动或心搏骤停，电流横贯脑干可引起呼吸中枢麻痹，呼吸停止。电离辐射可以引起急性放射病，也可通过损伤染色体和（或）改变基因而引起先天畸形或遗传疾病。气压降低可引起缺氧性病理改变，主要见于登高（飞行或登山）时，其发生机制主要由于空气稀薄，氧分压降低，组织得不到足够氧的供应，导致机体损伤，这种损伤一般称为高原反应或高原病（又称高山病）。此外，高分贝噪声也是常见的物理性致病因素，除可造成听力下降甚至噪声性耳聋外，还可损伤中枢神经系统。

一般而言，物理因素是否引起疾病及引起疾病的严重程度，主要取决于这些因素的强度、作用部位、作用范围、作用持续的时间等。物理性致病因素致病的特点如下：

（1）大多数物理性致病因素在引起疾病发生时只发挥一次性效应，对疾病的进一步发展不再继续起作用。

（2）所引起的疾病潜伏期较短，有的甚至根本没有潜伏期。

（3）对机体各器官、组织的损伤作用大都没有选择性。

3．化学性因素　化学性因素包括：无机和有机的化学毒物，如强酸、强碱、汞、乙醇等；某些治疗用药物，如四氯化碳、氯仿、巴比妥类的过量应用等；动物和植物毒素，如蛇毒、菌毒等。化学性因素的致病作用与这些毒物本身的性质和接触的剂量有关，达到一定剂量时可使机体中毒甚至死亡。

化学性因素的致病作用有下述的重要特点：

（1）化学毒物（不包括强酸、强碱及腐蚀剂）对机体的作用往往具有器官系统选择性。如四氯化碳主要损害肝，一氧化碳与血红蛋白结合，氟主要作用于骨及肌肉，而巴比妥类药物主要作用于中枢神经系统。

（2）虽然化学性因素在整个发病过程中都可起一定的作用，但因机体具有肝、肾等强大的生物转化和排泄器官，化学性因素进入机体后其致病性常发生改变，可被体液稀释、中和，被机体肝、肾等解毒或排除，其致病作用除与毒物性质、剂量有关外，还取决于机体的功能状态。因此，对患肝、肾疾病的患者用药须特别注意，当肝、肾功能发生障碍时易发生中毒。

（3）某些化学物质虽微量不致引起中毒，但有蓄积作用，长期摄取可致慢性中毒。如职业性铅中毒、镍中毒、地方性氟中毒等。

（4）除慢性中毒外，化学性因素致病作用的潜伏期一般较短。

4．营养性因素　营养素为机体生命活动所必需的物质，包括糖、蛋白质、脂肪、各种维生素、水和无机盐及某些微量元素（铁、铜、氟、锰、硒、锌、碘等）等。营养不足或营养过多均能成为疾病发生的原因或条件。

临床常见的营养不良症是由各种原因导致的营养不足所引起的，常见于因营养物质缺乏或过度节制饮食使人体必需营养素摄入不足、胃肠道疾患时机体消化功能障碍使营养素吸收不足、孕妇及处于生长发育期的儿童和少年需求增加或甲状腺功能亢进及发热的患者消耗过多等情况下营养素摄入相对不足等。营养不足包括总热量不足、蛋白质不足、各种维生素及微量元素的不足、必需氨基酸和必需脂肪酸的不足等。机体营养不足会引起组织、细胞代谢和细胞功能的变化，从而发生相应的疾病，如维生素 B_1 缺乏可致脚气病，维生素 C 缺乏可致坏血病，缺碘可致地方性甲状腺肿病及克汀病，缺钙可致佝偻病，缺锌可使生长停滞和大脑发育不良等；另外，营养不足本身又可作为发病的条件促使肺结核等疾病的发生。

过多营养物质的摄入也是导致疾病发生的原因之一。如果机体摄入的能量超过了机体消耗的能量，可产生一些非传染性的慢性疾病，如肥胖、高脂血症、动脉粥样硬化、糖尿病等。同时，过多的脂肪还会妨碍蛋白质、钙、铁等其他营养素的吸收。过量摄入的某些营养素如果不能及时在体内代谢掉，就有可能引起中毒，如果摄入过多脂溶性维生素即维生素 A、维生素 D、维生素 E 及维生素 K 等不及时排出体外就会造成中毒。

5．精神、心理因素　长期的忧虑、悲伤、恐惧、沮丧等不良情绪和强烈的精神创伤等在某些疾病的发生、发展中可能起重要的作用。严重的心理冲突或精神压力可能使某些人发生精神障碍性疾病，如轻性精神疾病有神经衰弱、焦虑症、抑郁症、强迫症、恐怖症、癔症、失眠症、人格障碍、性心理变态、适应性障碍等，重性精神疾病有精神分裂症、偏执性精神障碍、情感性精神病、心因性精神障碍等。心理健康是躯体健康的基本保障，心理严重异常可成为某些躯体疾病的原因，如长期的精神过度紧张等精神因素可使某些人发生高血压、冠心病、消化性溃疡、甲状腺功能亢进等躯体性疾病。当然心身疾病、行为问题（如嗜赌）等也属于轻性精神疾病范畴。严重的躯体疾病也可以引起一些精神疾病。关于精神因素引起躯体疾病及严重的躯体损伤引起精神疾病的分子机制，目前尚不清楚。

6．社会因素　社会因素与疾病的发生也密切相关。社会因素在病因学中的地位越来越重要，其与疾病发生的关系体现在社会经济发展状况、城镇化水平、社会保障条件及文化教育水平上。一般来说，经济状况良好、社会发展程度高、科学技术进步、社会保障和医疗保障能力强、文化教育水平较高的国家和地区，人们的健康素养普遍比较高，疾病防控做得比较好，期望寿命高。在社会活动中，快节奏的工作和生活引起的工作、生活的压力增大，不良的人际关系和社会行为，以及严重的工作、生活事件的打击，突发的公共事件或者自然灾害的发生，都可以引起一系列的躯体性和精神性疾病。

7．环境因素　清新的空气、清洁的水资源、绿色的森林和草原是人类良好的生存环境。当前生态环境的破坏是威胁人类健康的重要原因，而生态崩溃潜在的危险直接威胁到人类的生存，这是最令人担忧的。自然资源过度开发、“三废”处理不当而引起的生态环境问题日益突出，如全球气候变化，空气、水源和食物污染，土地荒漠化，生物多样性丧失等，这些问题导致的人类生存环境的剧变已成为危害人类健康、导致各种疾病发生的重要因素，这也是引起目前糖尿病、心血管疾病、脑卒中、肿瘤等各类慢性疾病高发的主要原因。另外，外环境中大气氧分压的变化、各种射线及温度的改变都可引起相关的疾病。如深海作业时，潜水员防护不科学规范就可引起潜水病；探索外太空过程中，若航天员防护不当可引起太空病；在高原环境中，大气氧分压降低、寒冷、强紫外线等因素可以直接引起高原病及高原相关性疾病。缺氧是临床上极为常见的病理过程，是造成许多疾病发生、发展的主要原因之一。很多疾病或病理过程都可以引起缺氧，如冠心病、肺源性心脏病、脑卒中、糖尿病、肿瘤、呼吸功能障碍、休克、水肿等，而缺氧对疾病的发生、发展和转归又会产生重要的影响。

（二）内源性病因

1．遗传性因素　遗传性因素的直接致病作用主要包括遗传基因突变和染色体畸变，遗传易感性在疾病发生中也起了一定的作用。

（1）基因突变（gene mutation）：指基因的化学结构脱氧核糖核酸（DNA）分子中碱基序列发生了改变，出现碱基对的增添、缺失或替换。基因结构的改变可影响到其所表达的蛋白质的结构和功能，从而导致诸如血友病、白化病、苯丙酮尿症等分子疾病的发生。如血友病是由于X染色体上的基因发生突变，造成凝血因子Ⅷ缺乏，导致凝血障碍。引起基因突变的原因可以是物理性的（各种射线的作用）、化学性的（细胞生长抑制剂，DNA合成抑制剂，巯基嘌呤，烷化剂，酚、醛、嘌呤及吡啶化合物，某些抗生素，自由基及抗代谢物等）和生物性的（主要是病毒）。

（2）染色体畸变（chromosomal aberration）：人类染色体的畸变包括染色体数目异常和结构畸变两大类。染色体数目异常是由于染色体在减数分裂或有丝分裂时不分离，因而不能平均地分到2个子细胞内。若减数分裂时不分离就会出现两种配子，一种配子缺乏某一号染色体，而另一种配子则多了一个染色体，这种配子与正常配子结合时，就可以产生子代的该号染色体的单体病或三体病，如唐氏综合征（又称先天愚型、21三体综合征）。

（3）遗传易感性（genetic predisposition）：指由于遗传因素的影响，或由于某种遗传缺陷，使其个体具有容易发生某些疾病的风险，即具备易患某种疾病的遗传素质。例如，糖尿病肾病的发生与遗传易感性密切相关，遗传易感性高的糖尿病患者容易发生糖尿病肾病，而遗传易感性低的糖尿病患者尽管患病多年也不会发生糖尿病肾病。

研究表明，环境因素影响个体的遗传易感性，人对疾病的易感性不完全由基因决定。环境因素可以导致DNA甲基化，基因组印记等基因修饰（DNA序列不变），从而改变基因的表现引起相应的疾病，这种改变不仅可以影响个体，而且还可以遗传下去，即表观基因组学（epigenomics）。临床上有些疾病，如糖尿病、高血压、冠心病、肿瘤、阿尔茨海默病等往往好发于同一家族，这些疾病的发生在很大程度上取决于外界环境因素的影响。近年来的研究发现，表观遗传改变在许多疾病的发生、发展中起着重要作用，表观遗传方面的研究越来越受到关注。

2．先天性因素　先天性因素不是指遗传物质的改变，而是指能够损害正在发育的胎儿的有害因素。胎儿在子宫内发育的一定阶段对某些损伤因子的作用极为敏感。环境因素如缺氧、碘缺乏、环境污染、射线、微波、高温，营养失调，食品污染，药物，微生物感染等可作用于胎儿而引起某种缺陷或畸形，如兔唇、先天性心脏病等。胎儿在子宫内发育障碍的原因还可能是外伤、胎位不正。母亲的不良习惯如吸烟、酗酒等也是引起胎儿先天性疾病的重要因素。

3．免疫性因素　免疫性因素是指因免疫系统功能异常而导致疾病发生的因素。免疫系统功能异常表现为两种情况：一种情况为免疫系统对一些抗原的刺激发出异常强烈的反应，从而导致组织、细胞的损伤和生理功能的阻碍。其中，免疫系统对外来抗原的刺激发生异常强烈的反应称为变态反应（allergy）或超敏反应（hypersensitivity）。如异种血清蛋白（如破伤风抗毒素等）、某些药物（特别是青霉素）可能引起某些个体的过敏性休克；某些花粉甚至虾、牛乳、蛋类等食物可以使某些个体发生过敏性鼻炎、支气管哮喘、荨麻疹等变态反应性疾病。免疫系统对自身抗原的刺激发生异常强烈的反应并引起自身组织损害称为自身免疫病（autoimmune disease，AID）。自身免疫病的发生也与遗传有密切关系。常见的自身免疫病有全身性系统性红斑狼疮（systemic lupus erythematosus，SLE）、类风湿性关节炎（rheumatoid arthritis，RA）、溃疡性结肠炎（ulcerative colitis）、毒性弥漫性甲状腺肿（Graves病）等。免疫系统功能异常的另一表现为免疫系统对抗原的刺激不做出任何反应，称为免疫缺陷病（immunodeficiency disease，IDD）。各种免疫缺陷病的共同特点是容易发生致病微生物的感染。细胞免疫缺陷的另一后果是容易发生恶性肿瘤。免疫缺陷病可以由遗传性因素引起，如遗传性的补体成分缺乏等；也可以由先天性因素引起，如先天性胸腺发育不全（迪格奥尔格综合征）等；还可以由后天因素引起，如感染特别是人类免疫缺陷病毒（human immunodeficiency virus，HIV）的感染、长期应用免疫抑制剂治疗、大量蛋白质丢失（如慢性肾小球肾炎或肾病综合征患者随尿丧失大量蛋白质）等。

二、疾病发生的条件

（一）条件的概念和在疾病发生中的作用

疾病发生的条件（condition）是指与病因同时存在的、能够影响疾病发生与发展的各种体内外因素，包括年龄、性别等体内条件和气温、地理环境等自然条件。虽然条件本身不是疾病发生所必需的因素，不能直接引起疾病，但条件影响着许多疾病的发生与发展，起着至关重要的作用，因为仅有病因存在，机体并不一定必然会发生疾病。致病微生物作用于机体时，是否引起疾病与机体当时的营养情况、免疫力等条件有密切的关系，例如，结核杆菌是引起结核病的病因，但体外环境中存在的结核杆菌并不会使每个人都发生结核病，只有在营养不良、过度疲劳的条件下，机体对结核杆菌的抵抗力明显降低，结核病的发生率便明显增高。

不仅如此，在某些物理因素的致病作用中，条件也起一定的作用。例如，在空气干燥、风速较大等利于发汗散热的条件下，人体可以经受得住50～60 ℃的环境高温，而在空气湿度大、风速小等不利于蒸发、对流散热的条件下，30～35 ℃的气温就可能引起中暑甚至热射病。此外，缺氧对机体的影响也取决于一些条件，如中枢神经系统的抑制、代谢率的降低、长期的锻炼和适应等都能提高机体对缺氧的耐受性。利用条件在疾病发生中的作用，人为地改变条件可延缓或阻止疾病的发生，如使用头部冷敷降温或人工冬眠可增强中枢神经系统对缺氧的耐受性。

还应当指出，年龄和性别因素在某些疾病的发生与发展中也起一定的作用。例如，幼儿易患呼吸道和消化道传染病，这可能与幼儿的解剖生理特点和防御功能不够完善有关，而阿尔茨海默病则常见于老年人。就性别而言，已知妇女易患胆石病、癔症，以及红斑狼疮和甲状腺功能亢进症等自身免疫病，而男性则易患动脉粥样硬化、胃癌等疾病。

（二）条件与病因的关系

对于病因和条件之间的关系，必须辩证考虑。

1．病因和条件是相对的 同一因素对一种疾病来说是原因，而对另一种疾病来说则为条件。例如，营养不足是引起营养不良症的病因，而营养不足造成的机体抵抗力降低却又是结核病等其他疾病发生的重要条件之一。一种疾病所引起的机体的某些变化，可以成为其他疾病发生的条件。例如，糖尿病引起的机体抵抗力的降低，可以成为疖、痈、肾盂肾炎、败血症等感染性疾病发生的条件。

2．条件并不是疾病发生所必需的因素 尽管条件对许多疾病的发生非常重要，但也有不少疾病，不需要任何条件，只要有病因的作用便可发生。例如，机械暴力、过高或过低的温度、大量剧毒化学制剂作用于机体可立即引起创伤、烧伤、冻伤及中毒。

3．危险因素（risk factor） 危险因素有可能是疾病的致病因素或条件，也可能是该疾病的一个环节。例如，在分析动脉粥样硬化的病因时常把肥胖、吸烟、运动过少、应激、糖尿病、高血压等称为危险因素。从病因学的角度来看，它不是一个很确切的概念，但它可以帮助人们从众多的内外因素中，找出与疾病发生密切相关的因素。

4．诱发因素（precipitating factor） 诱发因素是指具有加强某一疾病或病理过程原因的作用，从而促进疾病或病理过程发生的因素。例如，对于一个发生心力衰竭的怀孕妇女来说，有高血压存在是其发生心力衰竭的重要病因之一，而妊娠是心力衰竭的重要诱因，因为妊娠期血容量增加，特别是血容量增加比红细胞增加更多，可出现稀释性贫血，加上心率增快和心每搏输出量增大，使机体处于高动力循环状态，心脏负荷加重，从而诱发心力衰竭。

第三节 发病学

发病学（pathogenesis）是研究疾病发生、发展中的一般规律和共同机制的科学。疾病的本质是因自稳调节的紊乱而发生的异常生命活动过程，或者说疾病是指生命作为功能、代谢及结构稳定的系统，其“内稳机制”受到某些外部病因和（或）内部病因的作用，使机体的内稳态偏离了原来保持的调节范围。病因作用于机体后，首先出现自稳调节的紊乱，然后遵循疾病发生、发展的一般规律和基本机制，出现一系列连锁反应，推动疾病的发生、发展。

机体能够在不断变动的内外环境因素作用下，维持各器官或系统的功能、代谢及结构的正常和协调，维持内环境的相对动态稳定性，主要依赖于神经和体液的调节，这就是机体调节控制下的自稳态（homeostasis）。正常机体的血压、心率、体温、代谢强度、腺体分泌、神经系统和免疫系统的功能状态，以及内环境中各种有机物质和无机盐类的浓度、体液的pH等，均有赖于自稳调节而被控制在一个狭隘的正常波动范围内。自稳态的维持是各种生物系统内存在的各种自我调节（self-regulation）机制发挥作用的结果。在自稳态的维持中，反馈调节和控制也起着重要作用。自稳态的维持，是整个机体的正常生命活动所必需，也是保持健康的先决条件。在疾病的发生、发展过程中，其基本环节就是各种病因通过对机体的损伤性作用而使体内自稳调节发生紊乱，而自稳调节任何一个方面的紊乱，不仅会使相应的功能、代谢甚至形体结构发生改变，而且往往会通过连锁反应，使自稳调节的其他方面也相继发生紊乱，从而引起更为广泛而严重的生命活动障碍。

一、疾病发生、发展的一般规律

（一）疾病时的损伤 - 抗损伤规律

病因作用于机体使机体的自稳调节发生紊乱，引起一系列功能、代谢与结构的变化。这些变化可分为两类：一类是由原始病因直接引起的和在之后连锁反应中继发出现的损伤性变化，另一类是机体调动各种防御和适应功能产生的用以对抗这些损伤性变化的代偿性抗损伤变化。例如，发生炎症损伤时，机体往往表现出渗出、增生、发热及白细胞数目增加等局部和全身性抗损伤变化；组织发生缺氧时，糖酵解过程加强，氧合血红蛋白释放氧的能力和组织利用氧的能力代偿性增强；某些组织细胞损伤坏死后很快出现的代偿性再生等。

损伤与抗损伤的斗争贯穿于疾病的整个发展过程中，损伤和抗损伤反应之间相互联系又相互斗争的复杂关系是推动疾病发展的基本动力。损伤变化是促使疾病进展恶化的力量，而抗损伤变化则是促使疾病好转痊愈的力量，损伤与抗损伤力量的对比往往决定着疾病发展和转归的方向。例如，在机械暴力的作用下，组织被破坏，血管破裂出血，导致血压下降，组织缺血缺氧，引起组织细胞的功能、代谢与结构的损伤性变化。此时，机体反射性兴奋交感神经系统，出现心率加快、心肌收缩力加强、心输出量增加，激活凝血机制止血以减少出血，血管收缩维持动脉血压在一定水平等一系列有利于心、脑动脉血液供应的抗损伤反应（图 1-1）。如果损伤较轻，通过上述抗损伤反应和适当、及时的治疗，机体逐渐恢复健康；但如果损伤严重，上述抗损伤反应不足以抗衡损伤性变化，又无适当的治疗，则患者可因创伤性或失血性休克而走向死亡。由此可见损伤和抗损伤力量的对比在疾病的发展方向和转归上的重要性。

然而，损伤与抗损伤之间无严格的界限，两者又可相互转化。例如，在机体疲劳、受凉、免疫力下降后，感冒病毒乘虚侵入，对机体造成损伤，与此同时，机体免疫反应等抗损伤作用也随之加强，临床上出现咽喉肿痛、鼻黏膜充血、发热等一系列表现。此时发热在一定程度之内可以提高机体的抗感染能力，属于抗损伤因素，但如果发生高热，反而会对机体产生不利影响，损害心血管系统和神经系统的功能，这时的高热则转变为损伤因素。因此，对于感冒过程中出现的高热要及时采取恰当的治疗措施。在失血性休克早期，小动脉和微动脉收缩有助于动脉血压的维护，但持续的血管收缩，反而会加重组织、器官的缺血、缺氧，引起组织细胞的损伤和功能障碍。因此，在疾病的过程中正确区分损伤与抗损伤性反应有重要的意义，有利于在临床实践中扶持和增强机体的抗损伤反应，削弱或消除体内的损伤性变化，但当抗损伤性反应转化为损伤性变化时，

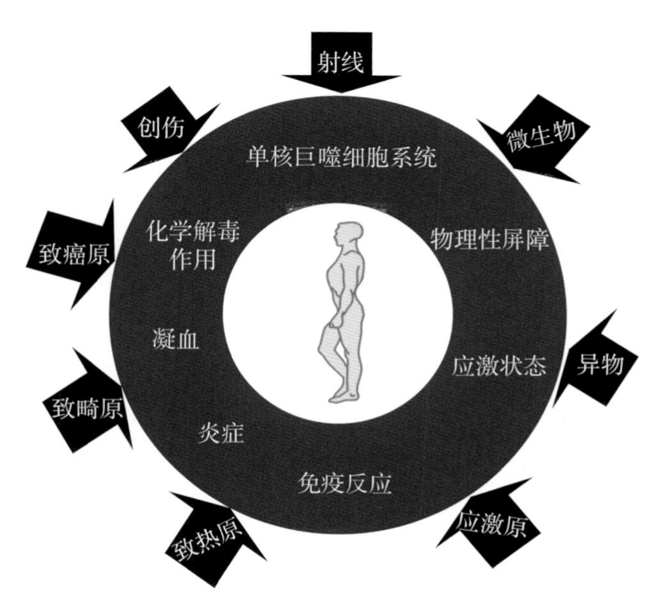

图 1-1 损伤 - 抗损伤力量对比

就应当排除或减轻这种变化，控制疾病的进展。

一般来讲，对不同损伤所发生的抗损伤反应往往各有不同，并且构成了各种疾病的特征。然而，不同的损伤也可以引起某些共同的反应。例如，局部炎症、休克、急性呼吸窘迫综合征、多器官功能障碍等病理过程都可发生全身炎症反应综合征。再如，各种强烈因素如创伤、感染、中毒、出血、精神创伤等都能引起机体的应激反应（stress reaction），即通过交感 - 肾上腺髓质系统的兴奋分泌大量儿茶酚胺，通过下丘脑 - 腺垂体 - 肾上腺皮质系统使糖皮质激素大量分泌，从而使机体的防御适应能力在短期内有所加强。应激反应是常见于各种急性危重症时的一类非特异性的抗损伤反应，对机体适应各种强烈因素的刺激起重要保护作用；然而，应激反应过于强烈，也能引起机体的损伤性变化，如引起应激性溃疡等应激性疾病的发生。在临床工作中，对于炎症、缺氧、缺血、应激等基本的病理过程要高度重视、及时地辩证处置，它们往往是许多疾病发生、发展过程中存在的主导性共同过程。

（二）疾病过程中的因果转化规律

因果转化是疾病发生、发展的基本规律之一。原始病因引起的结果使机体某一部分发生损害，而这种损害又可作为新的原因而引起机体新的损伤性变化。这样，原因和结果不断转换，就形成了一个循环式发展的疾病过程。在某些疾病或病理过程发生因果转换时，某些变化可互为因果，周而复始，形成环式运动，而每一次循环都使病情进一步恶化，这就是恶性循环（vicious circle）。

例如，外伤使血管破裂而引起大出血，大出血使心输出量减少、动脉血压下降，血压下降和外伤引起的疼痛可反射性地引起交感神经兴奋，其结果是皮肤、腹腔内脏等部位的小动脉、微动脉、微静脉发生收缩，血管收缩引起组织缺氧。持续的组织缺氧将引起微血管扩张，大量血液淤积在毛细血管和微静脉内，其结果是回心血量锐减，心输出量进一步减少和动脉血压进一步降低，组织的缺氧就更加严重，于是有更多的血液淤积在微循环中，回心血量又随之进一步减少。可见，回心血量减少、动脉血压下降、微小血管缺血、组织缺氧、微循环淤血几个环节互为因果，循环不已，构成了恶性循环，引起休克的发生和发展（图 1-2）。如果对这样的患者及时采取止血、补充血容量、正确使用血管活性药物、纠正酸中毒等治疗措施，就可以在某一环节上打断因果转化，使疾病向着有利于康复的方向发展。又如，当糖尿病患者血糖升高超过肾糖阈时，体内原本主要用来产生能量的葡萄糖会大量随尿排出，为了维持能量代谢机体只好分解脂肪产生能量，在脂肪分解的过程中产生大量中间代谢产物酮体，酮体中的乙酰乙酸和 β- 羟丁酸将导致患者发生代谢性酸中毒，这是糖尿病时由于糖代谢的紊乱造成脂代谢和酸碱平衡相继发生紊乱的又一个因果转化的例子。在临床工作中，医疗工作者要善于揭示不同疾病中因果转化的内在机制和疾病发生、发展过程中的主导环节，及时切断因果转化、阻断恶性循环，逆转疾病的发生、发展方向。

（三）疾病过程中局部表现与整体变化

生物体是由多个器官、系统组成的且相互联系的有机整体，任何疾病的发生、发展过程中往往机体同时或先后都有局部症状和全身反应。局部病变可以通过神经和体液的途径影响整体，而整体的功能状态也可通过这些途径影响局部病变的发展和转归。例如，肺结核的病变主要在肺部，表现为咳嗽、咯血、咳痰等，但同时肺结核会引起发热、盗汗、消瘦、乏力和红细胞沉降率升高等全身反应；另一方面，全身状态又影响着肺部病变的发展方向。当全身抵抗力下降时，肺结核病变进一步发展，甚至扩散到全身，形成新的病灶；当全身抵抗力增强时，肺部病变则可逐渐缩小直到痊愈。又如，疖肿是局部皮肤的化脓性感染，但如引起疖肿的细菌侵入血液则可引起脓毒症（sepsis）等严重后果。疖肿是局部的化脓性炎症，一般来说进行局部的处理就可以治愈，但疖

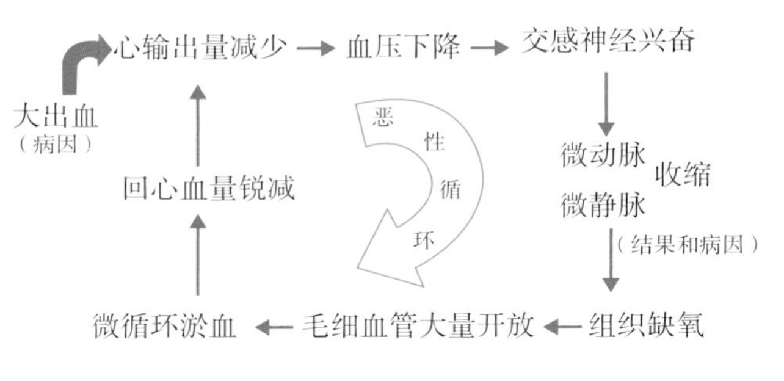

图 1-2　因果转化规律示意图

肿如果是糖尿病并发症，那么就必须首先治疗糖尿病，纠正全身的代谢障碍，才能使局部炎症得到控制（图 1-3）。在疾病过程中，局部与整体相互影响，相互作用，相互制约。因此，临床上要正确认识疾病发生、发展中局部和全身的关系，而绝不能“头痛医头，脚痛医脚”，应当力求找出疾病过程的主导因素，抓主要矛盾，采取有效的治疗措施进行处理。

二、疾病发生的基本机制

不同的疾病，发病的机制（mechanism）各不相同，但是各种疾病发生、发展过程中存在共同的基本机制。疾病发生、发展的基本机制（fundamental mechanism）包括神经机制、体液机制、组织细胞机制和分子机制。

（一）神经机制

神经系统在人体生命活动的调控中起主导作用，神经系统的变化与疾病的发生、发展密切相关，疾病发生时也常有神经系统的变化。神经机制在许多疾病的发生、发展中起重要作用。致病因素通过神经机制导致疾病发生是多途径的，可直接或间接损害神经系统。如通过直接改变神经系统的功能而导致疾病的发生；通过刺激机体感受器，经神经反射引起相应器官、组织的功能、代谢变化；抑制神经递质的合成、释放和分解，或促进致病因子与神经递质结合，减弱或阻断正常递质的作用，从而造成大脑皮质与皮质下功能紊乱等。

有些病因可直接损害神经系统，如狂犬病毒、流行性乙型脑炎病毒，这些病毒具有高度嗜神经的特性，可直接破坏神经组织引起发病。目前研究发现，神经毒素 1- 甲基 -4- 苯基 -1,2,3,6- 四氢吡啶（MPTP）是唯一被公认的可以诱发多巴胺能神经元凋亡，导致患者出现运动功能伤害的因素。另一些致病因子可通过神经反射引起相应器官、组织的功能、代谢变化，或者抑制神经递质的合成、释放和分解，促进致病因子与神经递质的结合，减弱或阻断正常神经递质的作用。例如，失血引起的反射性交感神经兴奋，患者精神紧张、焦虑、烦恼，导致大脑皮质功能紊乱，皮质与皮质下功能失调，出现心血管等内脏器官功能障碍。又如，神经系统药物的中毒，使脑内代谢异常，产生各种有害物质如 A-β 淀粉样物质沉积、载脂蛋白 E4 增多等，可引起神经元缠结和细胞死亡，进而导致脑功能异常，这是阿尔茨海默病发病的主要机制之一。另外，长期严重的精神、心理异常，如忧虑、焦虑、恐惧可导致中枢神经的一些分子机制改变而引起某些精神性疾病和躯体性疾病，后者又称身心疾病。

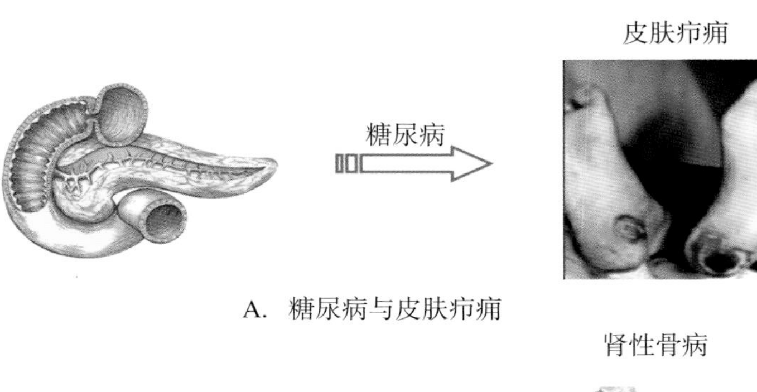

A. 糖尿病与皮肤疖痈

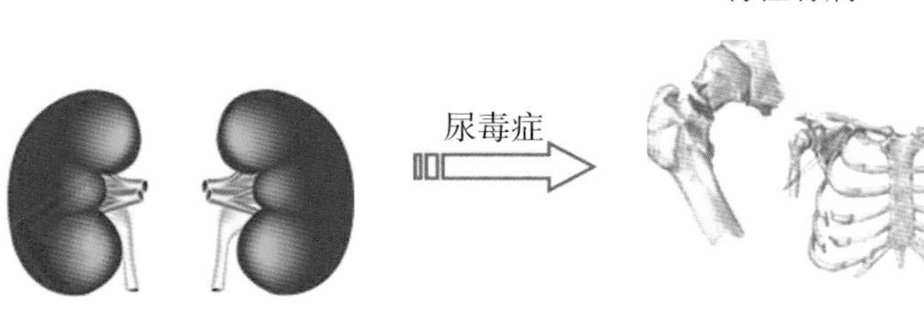

B. 尿毒症与肾性骨病

图 1-3 局部与整体变化示意图

（二）体液机制

体液是维持机体内环境稳定的重要因素。疾病中的体液机制主要是指致病因素引起体液的质和量的变化，并由此而导致内环境紊乱，从而引发疾病。体液性因子包括：①存在于循环血液或其他体液（细胞间液、淋巴液等）的内分泌激素，如促肾上腺皮质激素释放激素（CRH）、促甲状腺激素（TSH）、促肾上腺皮质激素（ACTH）、肾上腺皮质激素、性激素等；化学介质，如组胺、前列腺素、补体、凝血与纤溶成分等；细胞因子，如白细胞介素-1（IL-1）、肿瘤坏死因子（TNF）、干扰素（IFN）等。②某些细胞分泌的对其细胞本身或对其邻近的细胞起调节作用的信息分子，如神经元分泌的神经递质（如5-羟色胺、多巴胺）或细胞因子（如神经生长因子）等。当致病动因作用于机体后上述体液因子可发生变动，成为疾病发生机制中的重要构成因素。例如，严重烧伤后因疼痛、强烈精神刺激等应激原的作用，使CRH-ACTH-肾上腺皮质轴激活，交感-肾上腺髓质系统兴奋，释放大量的糖皮质激素和儿茶酚胺，导致广泛的小血管痉挛，微循环障碍，同时引起严重的免疫抑制。上述体液因子在烧伤性休克、感染的发病机制上起了重要作用。

体液因子常通过四种方式作用于靶细胞。①内分泌（endocrine）：由特殊的分泌细胞分泌的各种化学介质，通过血液循环输送到身体的各个部分，被远距离靶细胞上的受体识别并发挥作用，各种激素便是通过这种方式发挥作用的；②旁分泌（paracrine）：由某些细胞分泌的信息分子由于很快被吸收破坏，故只能对邻近的靶细胞起作用，如神经递质及一些生长因子等；③自分泌（autocrine）：细胞能将它们自身分泌的信息分子分泌到细胞外，然后又作用于同一个细胞膜受体起反应，即分泌细胞和靶细胞为同一细胞，许多生长因子能以这种方式起作用；④内在分泌（intracrine）：细胞自身分泌的信息分子不出细胞而直接作用于细胞器、细胞核及细胞质中的受体发生效应如甲状旁腺素相关蛋白、热休克蛋白、血管紧张素Ⅱ等以这种方式发挥作用。

目前，作为人体内的一类重要囊泡，外泌体（exosome）已成为研究热点。外泌体是一种能被机体内大多数细胞分泌的直径为30～150 nm的具有脂质双层膜的微小膜泡。它广泛存在并分布于各种体液中，包括血液、泪液、尿液、唾液、乳汁、腹水等。目前研究发现外泌体中富含核酸、蛋白质、胆固醇等，其中核糖核酸（RNA）包括微RNA（miRNA）、长链非编码RNA（lncRNA）、环状RNA（circRNA）、信使RNA（mRNA）、转运RNA（tRNA）等。外泌体携带和传递重要的信号分子，形成了一种全新的细胞间信息传递系统，影响细胞的生理状态并与多种疾病如肿瘤、心血管疾病、免疫疾病、神经疾病等的发生与进程密切相关。不同细胞分泌的外泌体具有不用的组成成分和功能，可作为疾病诊断的生物标志物。同时，外泌体的研究与应用还涉及干细胞治疗、免疫调节、靶向给药、组织损伤与修复等领域。

另外，在疾病发生、发展过程中体液机制与神经机制常常同时或先后起作用，共同参与，故常称其为神经体液机制，例如：精神长期处于高度紧张状态可导致大脑皮质和皮质下中枢特别是下丘脑功能紊乱，血管运动中枢的反应性持续增强，交感-肾上腺髓质系统兴奋，外周小血管收缩，血压上升；与此同时，肾小动脉的收缩，可增加肾素释放，激活血管紧张素-肾素-醛固酮系统，最后在体液因素和神经因素的共同作用下血压升高。

（三）细胞机制

细胞是生物机体最基本的结构和功能单位。致病因素作用于机体后可以直接或间接作用于组织、细胞，造成细胞的结构损伤，功能、代谢发生障碍，细胞产生一系列的病理改变，构成了疾病的细胞学基础。细胞损伤的机制主要体现在细胞膜的破坏、活性氧类物质和细胞质内游离钙增多、缺氧、化学毒害和遗传物质变异等几方面，它们互相作用或是互为因果，导致细胞损伤的发生与发展。

1. 细胞膜的破坏　机械力的直接作用、酶性溶解、缺氧、活性氧类物质、细菌毒素、病毒蛋白、补体成分、化学损伤等都可无选择性破坏细胞膜结构的完整性和通透性，影响细胞膜的信息和物质交换、免疫应答、细胞分裂与分化等功能。细胞膜受到破坏的机制在于进行性膜磷脂减少，磷脂降解产物堆积，以及细胞膜与细胞骨架分离使细胞膜易受拉力损害等。细胞膜破坏是细胞损伤特别是细胞不可逆性损伤的关键环节。另有一些病因则可选择性地直接损伤组织细胞。如病毒性心肌炎时病毒直接损伤心肌细胞；人类免疫缺陷病毒感染直接损伤淋巴细胞；肝炎病毒侵入肝细胞，引起肝细胞损伤，导致肝炎的发生；疟原虫侵犯红细胞引起红细胞破坏，造成溶血；1-甲基-4-苯基-1,2,3,6-四氢吡啶（MPTP）主要损伤多巴胺能神经元；汞中毒时主要损伤肾小管细胞等。

2．活性氧的损伤 在缺氧、缺血、细胞吞噬、化学性放射性损伤、炎症及老化等的氧化还原过程中，活性氧（reactive oxygen species，ROS）生成增多，脂质、蛋白质和DNA过氧化，分别引起膜相结构脂质双层稳定性下降，DNA单链破坏与断裂，促进含硫蛋白质相互交联，并可直接导致多肽破裂。ROS的强氧化作用是细胞损伤的基本环节。

3．细胞质内高游离钙的损伤 磷脂、蛋白质、三磷酸腺苷（ATP）和DNA等会被细胞质内磷脂酶、蛋白酶、ATP酶和核酸酶等降解，此过程需要游离钙的活化。正常时细胞内游离钙与钙转运蛋白结合贮存于内质网、线粒体等贮钙库内，细胞质处于低游离钙状态。细胞膜ATP钙泵和钙离子通道，参与细胞质内低游离钙浓度的调节。细胞缺氧、中毒时，ATP减少，Na^{+}-Ca^{2+}交换蛋白直接或间接激活细胞质内游离钙使之继发增多，促进上述酶类活化而损伤细胞。细胞内钙浓度往往与细胞结构和功能损伤程度呈正相关，大量钙的流入导致的细胞内高游离钙（钙超载）是许多因素损伤细胞的终末环节，并且是细胞死亡最终形态学变化的潜在介导者。

4．缺氧的损伤 细胞缺氧会导致线粒体氧化磷酸化受抑制，ATP形成减少，细胞膜钠-钾泵、钙泵功能低下，细胞质内蛋白质合成和脂肪运出障碍，同时无氧糖酵解增强，造成细胞酸中毒，溶酶体膜破裂，DNA链受损。缺氧还使活性氧类物质增多，引起脂质崩解和细胞骨架破坏。轻度短暂缺氧可使细胞水肿和脂肪变，重度持续缺氧可引发细胞坏死。此外，ATP减少使酶活性明显受抑制，影响环磷酸腺苷（cAMP）生成，使依赖cAMP（第二信使）的激素不能发挥其调节作用，也可导致细胞功能障碍。

5．化学性损伤 许多化学物质包括药物都可造成细胞损伤。化学性损伤可分为全身性和局部性两种类型，前者如氯化物中毒，后者如接触强酸、强碱对皮肤、黏膜的直接损伤。一些化学物质的作用还有器官特异性，如$CC1_4$引起的肝损伤。

6．遗传变异 化学物质和药物、病毒、射线等均可损伤核内DNA，诱发基因突变和染色体畸变，使细胞发生遗传变异（genetic variation）。其机制是通过引起结构蛋白合成低下、阻止重要功能细胞核分裂、合成异常生长调节蛋白、引发先天性或后天性酶合成障碍等环节，使细胞因缺乏生命必需的代谢机制而发生死亡。

细胞自噬（autophagy）也是近年来研究的重点领域之一。细胞自噬是依赖溶酶体途径对胞质蛋白和细胞器进行降解的一种过程，在进化上具有高度保守性。根据细胞内底物进入溶酶体腔的方式不同，细胞自噬可分为巨自噬（macroautophagy）、微自噬（microautophagy）和分子伴侣介导的自噬（chaperone-mediated autophagy，CMA）三种方式。细胞自噬受到各种胁迫信号的诱导，在饥饿状态下细胞质中可溶性蛋白和部分细胞器被降解成氨基酸等用于供能和生物合成，这是真核细胞在长期进化过程中形成的一种自我保护机制。另外，细胞自噬具有“持家”功能，能清除变性或错误折叠的蛋白质、衰老或损伤的细胞器等，这有利于细胞内稳态的维持。许多研究表明，细胞自噬与个体发育、氧化性损伤保护、肿瘤细胞的恶性增殖及神经退行性疾病有关。

（四）分子机制

细胞内含有很多大分子多聚体与小分子物质，大分子多聚体主要是蛋白质和核酸，而蛋白质和核酸是细胞生命过程的主要分子基础。疾病的分子机制主要指由于致病因素的作用使大分子的蛋白质和核酸出现结构与功能异常或某些小分子物质发生改变，从而不同程度地影响正常生命活动，导致疾病发生和发展的分子层面的损伤。目前，从分子水平研究疾病的发生机制引起了人们极大的关注，由此产生了分子病理学（molecular pathology）学科和分子病（molecular disease）的概念。分子病是由遗传物质或基因的变异引起的一类以蛋白质异常为特征的疾病。目前已经发现的分子病有数百种，现举例如下。

1．酶缺陷引起的分子病 主要是指因DNA遗传变异引起的酶蛋白异常所致的疾病。如葡萄糖-6-磷酸脱氢酶缺乏症（俗称蚕豆病），是由编码葡萄糖-6-磷酸脱氢酶（glucose-6-phospate dehydrogenase，G-6-PD）的基因缺陷所引起的溶血性疾病。正常时，G-6-PD通过生成还原型烟酰胺腺嘌呤二核苷酸磷酸（reduced nicotinamide adenine dinucleotide phosphate，NADPH，又称辅酶Ⅰ），维持还原型谷胱甘肽（reduce glutathione hormone，GSH）的水平，达到保护红细胞免受氧化损伤目的。当G-6-PD缺乏时，红细胞不能提供足够的NADPH以维持GSH的抗氧化作用。此时若进食新鲜蚕豆，可导致细胞膜的氧化损伤而产生溶血反应。

2．受体异常引起的分子病 指由于受体基因突变使受体缺失、减少或结构异常而致的疾病。它又可分为遗传性受体病（如家族性高胆固醇血症等）、自身免疫性受体病（如重症肌无力等）及继发性受体异常。

3．膜转运异常引起分子病 这是一类由于基因突变引起的特异性载体蛋白缺陷而造成膜转运障碍的疾病。目前了解最多的是肾小管上皮细胞转运障碍，表现为肾小管重吸收功能失调，如胱氨酸尿症，患者的肾小管上皮细胞对胱氨酸、精氨酸、鸟氨酸与赖氨酸转运的载体蛋白发生遗传性缺陷而导致转运障碍，氨基酸不能被肾小管重吸收，随尿排出，从而形成胱氨酸尿症。

4．血红蛋白异常引起的分子病 迄今已发现的血红蛋白异常病达300多种，如镰刀细胞性贫血，它是由于血红蛋白中的珠蛋白分子中在β-肽链氨基端第六位的谷氨酸被缬氨酸取代，以致血红蛋白的稳定性被破坏，表现为在血氧分压（PO_2）降低时容易形成棒状晶体，使红细胞扭曲呈镰刀状，容易破坏而发生溶血。

由于已知的分子病大部分由基因异常引起，因此提出了基因病（gene disease）的概念。基因病主要是指基因本身突变、缺失或其表达调控障碍引起的疾病。由一个致病基因引起的基因病称为单基因病（mono-gene disease or single gene disorder），如多囊肾主要是由常染色体16p13.3处存在有缺陷的等位基因PKDI所引起的显性遗传病；其他单基因病还有多指症、白化病、早老症等。由多个基因共同控制其表型性状的疾病称多基因病（polygenic disease或multigene disease），如高血压、冠心病、糖尿病、哮喘病、肿瘤、神经性疾病、骨质疏松症等均属此类疾病。由于这些基因的作用也受环境因素的影响，因此多基因病也称多因子疾病（multifactorial disease）。此外，有些基因是在DNA保持不变的情况下，因DNA甲基化修饰，多种组蛋白修饰如甲基化、乙酰化和泛素化等均可引起相关的基因表达调控异常或信号通路变化，从而引起疾病，如肿瘤特征性DNA甲基化异常、帕金森病诱导性多能干细胞改变及表观遗传重编程等，这属于表观遗传学（epigenetics）研究的范围。

近年来，随着人类基因组计划（human genome project）的完成和进一步推进，基因科技得到了迅猛发展，生命科学研究已进入了后基因组时代，科学家们又进一步提出了后基因组计划。基因组学（genomics）的发展，转录组学（transcriptomics）、蛋白质组学（proteomics）及代谢组学（metabolomics）的研究，是其中几个很重要的内容。多组学的研究是生命科学进入后基因时代的特征。基因组学、转录组学、蛋白质组学与代谢组学等一同构成系统生命科学的组学（omics）生物技术基础。

（1）基因组学：是应用DNA重组与测序技术及相应的基因组序列组装与分析等生物信息学方法来研究分析生物体基因组的功能和结构的一门学科，涉及基因作图、基因组测序和整个基因组功能分析等。研究发现，人类疾病都直接或间接地与基因有关。近年来，人们在基因水平上对疾病的认识有了进一步的扩展和深化。通过对一些特异性致病基因的检测，某些疾病（如糖尿病、高血压等）相关基因（disease-associated gene）或易感基因（susceptibility gene）也相继被发现。基因本身突变、缺失或其表达调控障碍引起相关的疾病，有单基因病，也有多基因病（前述）。有的疾病是外源基因的引入所致，称获得性基因病，如某些病毒感染将其基因入侵到宿主基因引起的疾病。近年来，针对人类疾病的易感基因筛查也突飞猛进，如对于银屑病、青光眼、先天性心脏病、前列腺癌、青少年特发性脊柱侧弯等疾病的易感基因筛查。另外，基因组学的研究与发展也带动了表观基因组学（研究DNA序列不变，而因DNA甲基化修饰等改变基因的表达特性）、药物基因组学（研究药物与基因之间的交互作用）的兴起与进展。

（2）转录组学：是指利用转录组测序技术从

RNA 水平出发研究基因的表达及细胞表型和功能的一种重要的方法和手段，通过这种基于基因表达谱的分子标签，不仅可以辨别细胞的表型归属，还可以用于疾病的诊断。用于转录组学数据获得和分析的方法主要有基于杂交技术的芯片技术（包括 cDNA 芯片和寡聚核苷酸芯片）、基于序列分析的基因表达系列分析（serial analysis of gene expression，SAGE）和大规模平行信号测序系统（massively parallel signature sequencing，MPSS）。在疾病组织、癌细胞等差异表达谱的研究中，SAGE 可以帮助获得完整转录组学图谱，发现新的基因及其功能、作用机制和通路等信息。MPSS 是对 SAGE 的改进，它能在短时间内检测细胞或组织内全部基因的表达情况，是功能基因组研究的有效工具。例如，阿尔茨海默病（Alzheimer′s diseases，AD）中出现的神经原纤维缠结的大脑神经细胞基因表达图谱就有别于正常神经元，当病理形态学尚未出现纤维缠结时，这种表达图谱的差异即可以作为分子标志直接对该病进行诊断。转录组的研究应用于临床的另一个例子是可以将表面上看似相同的病症分为多个亚型，尤其是对原发性恶性肿瘤，通过转录组差异表达谱的建立，可以详细描绘出患者的生存期及对药物的敏感性等。

（3）蛋白质组学：是利用蛋白质分离、质谱鉴定技术等对蛋白质组成、结构及功能进行大规模、高通量研究的学科，从细胞、组织或生物体蛋白质水平，阐明疾病过程中细胞内蛋白质的组成及变化规律，探寻疾病相关的特异性蛋白质，为疾病发病机制的阐明及治疗提供理论依据和解决途径。蛋白质功能的研究是从翻译水平更加全面地了解基因表达情况的手段，也是基因组学和转录组学研究的有益补充。蛋白质组学的研究试图比较细胞在不同生理或病理条件下蛋白质表达的异同，对相关蛋白质进行分类和鉴定。更重要的是，蛋白质组学的研究要分析蛋白质间相互作用和蛋白质的功能。通过对正常个体及病理个体间的蛋白质组比较分析，可以找到某些“疾病特异性的蛋白质分子”，这可为疾病的早期诊断提供分子标志，也可成为新药物设计的分子靶点。在蛋白质组研究中，双向电泳和质谱技术、蛋白质芯片技术是主要的研究方法，而蛋白质组生物信息学及蛋白质组数据库的发展也十分迅速。蛋白质组学虽然问世时间很短，但已经在研究细胞的增殖、分化、异常转化和肿瘤形成等方面进行了有力的探索，涉及白血病、乳腺癌、结肠癌、膀胱癌、前列腺癌、肺癌、肾癌和神经母细胞瘤等，鉴定了一批肿瘤相关蛋白，为肿瘤的早期诊断、药物靶点的发现、疗效判断和预后提供了重要依据。

（4）代谢组学：是利用高通量分析技术（色谱质谱联用、磁共振）和生物信息学组学技术等对生物体内细胞产生的所有代谢物的种类和功能进行定量分析，从而研究分析代谢物与生理、病理变化的相对关系的一门学科，已被广泛应用到生命科学与医学研究的各个领域。鉴于细胞内产生的代谢物是直接作用于细胞并激发各种生命活动的物质，细胞间信号释放、通路改变、能量传递等各方面都受到代谢调控，因此代谢层面的改变更能真实地反映细胞所处的环境。代谢组学正是研究代谢组（metabolome）在某一时刻细胞内所有代谢物的集合的一门学科。代谢物则更多地反映了细胞所处的环境，这又与细胞的营养状态、药物和环境污染物的作用及其他外界因素的影响密切相关。因此有人认为：“基因组学和蛋白质组学告诉你什么可能会发生，而代谢组学则告诉你什么确实发生了。”通常用代谢物指纹分析（metabolomic fingerprinting），采用液相色谱 - 质谱联用（LC-MS）的方法，比较不同血样中各自的代谢产物以确定其中所有的代谢产物。疾病导致机体病理生理变化，最终引起代谢产物发生相应的改变，因此，通过对某些代谢产物的分析，并与正常人的代谢产物比较，寻找疾病的生物标志物，将提供一种较好的疾病诊断方法。现在代谢组学研究已经能诊断出一些代谢类疾病，如糖尿病、肥胖症、代谢综合征。酶缺失可导致相应的代谢产物过少或过多，如苯丙酮尿症（PKU）是一种常见的婴儿疾病，是由于缺失将苯丙氨酸水解成酪氨酸所必需的苯丙氨酸水解酶基因，导致血液中苯丙氨酸累积造成的。

总之，从分子医学和多组学研究的角度来看，疾病时形态、功能、代谢的异常，是某些特定蛋白质结构和（或）功能发生变异的结果，而这些蛋白质又是相应基因出现变异的产物，或对细胞受体和受体后信号的转导产生应答反应的中介物，与疾病时形态、功能、代谢的变化关系密切。因此，基因及其表达调控状况是决定身体健康或疾病的基础。利用多组学技术，从分子水平、多个环节开展生命科学的探讨和对人体疾病的研究，对于揭示疾病的发生机制具有重大意义。

三、疾病发生、发展过程中应关注的两对关系

（一）关注躯体与心理的关系

躯体和精神构成人的生命系统中的一个有机的整体，并且共同作用于人体的全部生命活动。人的心理活动则是超越科学范畴的，甚至属于人文领域。因此，充分认识人的心理活动在人类生存和发展中的作用和意义是至关重要的。人体健康需要身心健康的高度统一，身体健康是心理健康的物质基础和载体，心理健康是身体健康的条件和保证。人是由大脑统一指挥、各生理系统协调活动的有机体，生理活动与心理活动是互相联系、互相影响、互相制约的。人的各种心理现象都是客观事物在大脑中的反应。积极健康的心理状态，有助于调动机体的免疫功能，提高免疫水平，有益于身体健康及疾病的康复；消极不健康的心理状态，使人容易患躯体性和精神性疾病。医学研究证明，情绪剧烈的波动，会打乱大脑功能的正常发挥，使身体内部功能失调，引起许多疾病。同样，躯体性疾病的发生也会导致人体心理的变化甚至引起异常，反过来心理的异常又导致疾病的恶化。人脑具有强大的可塑性，人的各种活动可以影响脑的结构和功能。临床实践表明，增加脑血流量，改善脑细胞代谢，有利于提高脑的功能。近年来研究发现，科学合理的锻炼、良好的睡眠可以使大脑更健康、更年轻。

在疾病发生、发展、转归过程中，要高度关注躯体与心理的关系。临床观察表明，心绞痛往往在情绪激动时发生，这是由于在情绪激动或紧张的脑力劳动时，神经系统处于高度兴奋状态，血液中儿茶酚胺的含量增加，引起血管收缩，血压升高，增加了心肌的耗氧量，从而突发心绞痛，严重者甚至可以诱发急性心肌梗死。研究发现，心理太过紧张会导致神经系统严重失调，引起各种神经官能症，包括神经衰弱、癔症和强迫症，严重者还可以引起精神错乱和行为失常。临床上许多心身疾病的发生、发展过程中，如肿瘤、脑卒中、心脏病、慢性肝疾病，或者因为某些明确的躯体疾病接受了一些特殊治疗，如心脏支架、起搏器植入等，患者往往对自己所患的疾病产生过分的担心、焦虑不安、脾气急躁或情绪低落等负性情绪，这些不良的心理反应如果不被认识并得到及时干预，反过来会影响到人体的神经内分泌系统，使原有疾病的康复过程复杂化。

目前死亡率最高的三大疾病都是心因性疾病，即脑卒中、心血管病、癌症，其比例分别占死亡人数的22.56%、21.13%、21.11%，主要原因是心理压力大、不良情绪体验多、长期处于应激状态中，导致自主神经功能紊乱，影响生理功能而产生障碍。这三大疾病中，癌症的发病率仍在不断上升，已成为人类生命的大敌。身心医学实验证实，不良心理因素、过度紧张刺激、忧郁悲伤等，可以通过类胆固醇作用造成免疫性淋巴细胞成熟障碍，抑制免疫功能，使免疫力显著下降而诱发癌症。研究表明，导致免疫系统出现问题的不良心理因素中，最常见的负面情绪有生气、悲伤、恐惧、忧郁、敌意、猜疑等。因此，控制人的情绪对于防病治病、保证机体的健康和人的长寿是极为重要的。有人发现，癌症有自愈现象。癌症之所以会自愈，是因为乐观、开朗和积极向上的正面情绪使患者体内的免疫功能明显增强。免疫力的增强可以阻止癌细胞的生长，免疫力的增强与心理因素有密切关系，乐观的人则会通过相同的途径使免疫力提高，从而抑制癌细胞的生长，使癌症自愈。以上都说明了心理因素在疾病的发生、发展及预防方面起着重要作用。这些内容属于精神神经免疫学或心理神经免疫学研究的范畴。该学科是一门新兴的综合性边缘学科，旨在研究揭示心理因素对自主神经及神经内分泌和免疫系统的影响。因此，人们保持良好的心理状态并且辩证地看待疾病，可切实提高机体的免疫系统的水平，对于疾病的康复、维护机体的健康具有十分重要的意义。

目前，国内外的研究表明，调整机体免疫系统的功能，提高免疫力，是当前治疗癌症的重要手段。2018年诺贝尔生理学或医学奖获得者James P. Allison和Tasuku Honjo发现了细胞毒性T细胞抗原-4（CTLA-4）和程序性死亡蛋白-1（PD-1）/程序性死亡蛋白配体-1（PD-L1）抑制剂。近年来对CTLA-4和PD-1/PD-L1抑制剂开展持续性研究和药物开发，应用“免疫检查点疗法”使癌症治疗取得了革命性突破，从根本上改变了人们对癌症治疗的看法，使癌症的免疫治疗前景

更加光明。

（二）关注人体与时空的关系

一切物质的存在形式，都离不开时间与空间。生命的活动和人体的健康更需要以时空为坐标加以阐明和维护。人体作为一个整体是由不同层次结构组成的，在神经、体液的调节下维持机体内部各系统之间的相互作用、相互影响从而达到动态平衡，即内环境的稳定；人体与外部环境不断进行物质、能量、信息的交换，维持机体与外环境之间的动态平衡，从而适应外环境的变化。因此，从生命活动和人体健康的角度，要高度关注人的整体观和机体在时空中不断变化的规律，要正视疾病的发生、发展与转归在时空中的动态变化，这是医疗的战略性的考量。

要从人的整体观和医学的发展观出发来看待疾病的发生、发展过程。人体作为一个整体其物质、能量和信息都会随时间的改变而不断发生变化，同时人体具有极为强大的自动控制系统和自我恢复系统，人体强大的自我恢复能力包括免疫力、修复能力、再生能力、应激能力、神经内分泌调节能力等。那么在疾病发生、发展与转归过程中，疾病必将随着时间的变化而逐渐演变。因此，临床上要注重疾病的动态变化，从人体的整体反应性出发，来分析疾病发生、发展及疾病变化的原因和机制，帮助患病的机体向着有利于康复的方面转化，向着有利于调动机体强大的自我修复能力的方向发展，从而激发机体的健康恢复能力，而不是以静态的、局部和片面的视角看待机体的功能、结构变化及疾病的发展。这一点是极其重要的。

人是具有高级意识活动、开放的复杂生命系统，人与自然和社会环境是共生、共存的，人与环境之间相互作用、相互影响。人体是一个不断与周围环境进行物质、能量和信息交流的复杂动态平衡体系。人与环境组成了一个更大的系统，形成天人合一。医学模式已从生物医学模式向生物 - 心理 - 社会 - 环境医学模式转变，人们开始重视心理因素、社会因素和环境因素在疾病发生中的作用。从整合医学的角度来讲，人要改善和维护个体的健康状况，从而不断适应外环境的变化，同时人类要切实保护好生存的自然环境，努力构建和谐社会，为人类生存和发展提供优良的环境保障。然而人类正面临着环境和健康问题的重大挑战。因为人类大规模过度开采资源和能源，导致全球范围内出现资源破坏和能源短缺的危机，从而产生诸多的环境问题，如全球气候变化、生态环境破坏（森林草地丧失、湿地减少等）、环境污染（包括各类工业废气、废水、固体废物的排放导致大气污染、水质污染、土壤污染、饮食污染等）、土地荒漠化、生物多样性的丧失，这些导致的人类生存环境的聚变而引起的人体健康损害引发的各种疾病越来越突出。

尤其要强调的是，近年来人类对野生动物大量的捕杀及野生动物栖息地的破坏，使野生动物寄生的病原微生物发生变异，如禽流感病毒、冠状病毒等发生变异，引起许多动物源性疾病跨物种传染给人，造成了全球或区域性多起重大公共卫生突发事件，给人类的生存与发展产生了灾难性后果。针对人类生存和发展所面临的严峻挑战，保护生态环境，促进人类与其他生物和谐相处，从而维护人类的健康，需要国家和社会全体成员的共同努力。要树立起环境就是生命的意识，保护好人类与其他生命共同栖居的生存环境。每个人都应该从自身做起，有效地保护生态环境，维护自身和他人的健康。世界卫生组织研究表明，人的行为方式和环境因素对健康的影响越来越突出。随着生态环境污染、工作和生活压力的增加、饮食问题的突现、老龄化社会的到来等生存条件的恶化，糖尿病、高血压、高脂血症、心脑血管病、肿瘤、慢性阻塞性肺疾病、精神疾病等慢性疾病发病率越来越高，越来越年轻化，对人类的健康产生了严重的危害和挑战。“以疾病治疗为中心”难以解决人的健康问题，也是不可持续的。这个问题必须引起各级政府、医疗卫生机构和全体民众的高度重视，要从“以促进健康为中心”的大健康观、大卫生观出发，积极做好早期预防、干预和综合治理。

第四节　疾病的转归

疾病的转归是指疾病过程的趋向和结局，它主要取决于致病因素作用于机体后损伤和抗损伤反应的力量对比和合理有效的治疗。疾病的转归有康复和死亡两种形式。

一、康复

（一）完全康复

完全康复（complete recovery）是指机体致病因素已经清除或不起作用；疾病时所发生的损伤性变化及其表现，包括各种症状和体征，已完全消失；机体的自稳调节恢复正常。但病后康复的机体并不意味着“复原”，而是成为了一个新质的机体，如患过某种传染病如天花、伤寒等后，该机体在康复后获得了终生免疫，不再罹患同种疾病。

（二）不完全康复

不完全康复（incomplete recovery）是指疾病的病因消除后，机体的损伤性变化得到了控制；患者的主要症状、体征和行为异常虽已消失，但体内的某些重要病理变化并未消失甚至持续终生，故机体的功能、代谢和形态结构并未完全恢复正常；可遗留后遗症，需通过机体的代偿才能维持内环境的稳定。例如，因心脏瓣膜病变引起的心力衰竭经药物治疗后，患者的主要症状、体征和行为异常虽已消失，但因心瓣膜的病变依然存在，所以患者是靠机体的代偿功能维持着相对正常的生命活动，在心脏负荷过重或代偿失调时心力衰竭即可重现。另外，器官切除后或残疾（如截肢后）的状态也属不完全康复。

二、死亡

死亡（death）作为疾病的一种转归，是指生命活动的终止，是机体作为一个整体功能的永久性停止。死亡分为生理性死亡和病理性死亡两种。生理性死亡是指因机体各器官的自然老化而致的生命自然终止，又称老死，只是极少数。人类绝大多数死亡都属于病理性死亡。因疾病死亡的原因大致可分为三类：①由于脑、心脏、肝、双侧肾、肺及肾上腺等重要生命器官发生了严重的、不可恢复的损害。②由于恶性肿瘤、严重肺结核、重度营养不良等慢性消耗性疾病导致的机体极度衰竭和恶病质，以致代谢的物质基础极度不足、各系统正常功能不能维持。③没有明显重要器官器质性损伤的急死，如电击、中毒、溺水、窒息、过敏、麻醉过量、冻死等。通常临床上把24 h内发生的非暴力意外突然死亡称为猝死（sudden death），猝死约占全部非暴力死亡的25%，成人猝死的主要原因是心脑血管病变，儿童则主要为各种传染病。

（一）传统的死亡概念

死亡是疾病最不幸的结局，按照传统理念，人们把呼吸、心脏功能的永久性停止作为死亡的标志，认为死亡是一生物学过程，将其分为濒死期、临床死亡期和生物学死亡期三个阶段。

1．濒死期　机体各系统的功能产生严重的障碍，中枢神经系统脑干以上的部分处于深度抑制状态，表现为意识模糊或消失，反射迟钝，心搏减弱，血压降低，呼吸微弱或出现周期性呼吸。濒死期的持续时间因病而异，例如，因心搏或呼吸骤停的猝死患者，可以不经过或无明显的濒死期而直接进入临床死亡期；因慢性疾病死亡的患者，其濒死期一般较长，可持续数小时至2～3天。

2．临床死亡期　主要标志为心搏和呼吸完全停止。此时反射消失，延髓处于深度抑制状态，但各种组织中仍然进行着微弱的代谢过程。临床死亡期的持续时间一般为5～8 min，即血液供应完全停止后大脑所能耐受缺氧的时间。超过这个时间，大脑将发生不可恢复的变化。临床上判定死亡的传统标准是呼吸、心脏功能永久性停止，瞳孔散大、固定，对光反射消失。

在濒死期或临床死亡期，重要器官的代谢过程尚未停止。如果这种情况是由于失血、窒息、触电等原因引起，若能及时采取一系列有效的紧急抢救措施，患者就有可能复苏或复活。另外要强调的是，随着复苏技术的进步与发展，死亡的概念也是发展变化的。

3．生物学死亡期　生物学死亡期是死亡过程的最后阶段。此时，从脑皮质开始到整个神经系统及其他各器官系统的新陈代谢相继停止并出现不可逆的变化；整个机体已不可能复活，但某些组织在一定时间内仍可有极为微弱的代谢活动。此期中逐渐出现尸冷、尸僵、尸斑，最后尸体开始腐败。

（二）脑死亡

近年来，由于医疗技术的进步，起搏器、呼吸机等用于心肺复苏术技术的医疗器械的普及，器官移植的开展，使临床上心肺死亡的确定面临挑战，人们对死亡的认识也发生了某些重要的变化。例如，即使全脑功能丧失，自发呼吸停止后，目前仍能依靠先进的生命保障系统维持全身的血液循环和除脑以外的各器官的功能活动，这就出现了“活的躯体、死的脑”这种反常的现象。众所周知，脑是机体的最高中枢，是人类生存不可缺少的器官。一旦脑的功能永久性停止，个体的生命也就终结。这就产生了关于“死亡”概念更新的问题。

1．脑死亡的概念　脑死亡（brain death）是包括脑干在内的全脑功能丧失的不可逆转的状态，目前一般均以枕骨大孔以上全脑死亡作为脑死亡的标准。一旦出现脑死亡，就意味着人的整体实质性死亡。1968 年，美国哈佛大学医学院死亡定义审查特别委员会正式提出将脑死亡作为人类个体死亡的判断标准。

目前，脑死亡已成为判断死亡的一个重要标志。但脑死亡必须与植物状态（vegetative state）相鉴别。植物状态又称为“植物人”（vegetative being），是指大脑皮质功能严重受损导致主观意识丧失，但患者仍保留皮质下中枢功能的一种状态。植物状态与脑死亡的众多差异中，最根本区别是植物状态仍保留自主呼吸功能。

2．脑死亡的判断标准

（1）不可逆性深昏迷，大脑对整个环境的应答反应完全消失。

（2）呼吸停止，进行人工呼吸 15 min 后仍不出现自主呼吸。

（3）脑干神经反射消失（如角膜反射、咳嗽反射、吞咽反射等消失，瞳孔散大、固定、对光反射消失）。

（4）肌张力消失，无自主性肌肉活动。

（5）脑电波消失，给予强刺激脑电图仍呈平直线。

（6）脑血液循环完全停止（通过脑血管造影证实）。

宣告脑死亡应十分慎重，凡符合以上标准，并在 24 h 或 72 h 内反复测试，多次检查结果无变化，即可宣告死亡。但需排除体温过低（< 32.2 ℃）者或刚服用过巴比妥类或其他中枢神经系统抑制剂的情况。脑死亡判断标准在临床上应用时，还应该制定严格的脑死亡的执行标准及相关的法规，并加以宣传和推广。

3．采用脑死亡概念的意义

（1）减少经济及人力消耗：对脑死亡的患者进行继续抢救需要相当多的医疗费用，医护人员及家属也要消耗很多的精力。如以脑死亡为标准，宣告其死亡，就可以停止不必要的无效抢救，从而免去上述负担。

（2）器官移植材料的利用：脑死亡后在一定时间内通过生命保障系统等措施仍可维持机体除脑以外的其他各器官的存活，因此，一旦完成必备的法律和其他相关手续，脑死亡者可提供最新鲜的器官移植材料。

（3）伦理的允许：由于脑死亡者作为整体的生命已经不可逆转地永远停止，而用脑死亡者的躯体材料可挽救其他患者的生命，是死者对人类的最后奉献，也是对死者的尊重。

第五节　疾病研究的基本方法

研究疾病发生、发展的方法很多。为了准确地把握疾病发生的机制，常常采用多学科、多途径的方式设计实验，开展研究，并在综合分析的基础上实现研究目标。

一、流行病学研究

流行病学调查是指用流行病学的方法进行的调查研究，主要用于研究疾病、健康和卫生事件的分布及其决定因素。通过这些研究将提出合理的预防保健对策和健康服务措施，并评价这些对策和措施的效果。关于流行病学的研究方法，按其性质可分为描述性、分析性和实验性研究。流行病学研究通常针对人群进行调查研究，对人群中疾病发生的频率或因素与疾病发生的联系强度进行估计。研究结果常以案例报告、现况调查等形式呈现，还可通过对疾病分布特点及其影响因素进行数学建模，预测疾病流行趋势、描述疾病流行规律、考核疾病防治效果。

二、临床研究

临床研究在病理生理学研究中具有极其重要的地位。临床研究包括临床观察性研究和临床实验研究。临床观察性研究主要针对临床症状、体征和实验室检查结果，探讨疾病发生、发展的规律。通过询问患者的病史，了解疾病的症状、诱因、发生时间和既往病史；通过体格检查把握疾病的形态和功能改变；通过仪器检查确定病变的部位和可能性质；通过对患者的外周血、脑脊液、尿、活检组织或分泌物等样品的化验检查确定疾病的生化、代谢或病理改变。临床实验研究主要包括人体试验、动物实验和体外实验。临床人体试验研究的对象是患者，任何新技术、新药物在临床上推广应用之前，都必须先通过临床人体试验。因此必须严格遵守人体试验的伦理原则，在不损害患者健康的前提下进行。

三、基础研究

在病理生理学的机制研究中大量的要应用医学基础研究，通过动物复制人类疾病的模型来实现。

(一)动物实验

病理生理学最常采用的实验方法是建立人类疾病的动物模型。这样能有效地控制疾病发生的条件并进行干预，能系统地观察和研究疾病发生过程中各项功能、代谢指标和各种生物分子的动态变化，能较好地了解疾病发生、发展与转归的规律。但动物模型上获得的各种参数、指标或变化规律均需要通过临床人体验证后才能最终形成定论。常用的疾病模型主要包括整体动物模型和离体器官或组织模型。

1. 整体动物模型　整体动物模型能从整体水平全面地体现临床疾病的特点，体现人类疾病的主要特征。但动物实验结果只能供临床参考和借鉴，必须经过临床实践检验后方能用于人类疾病的防治。此外，在进行动物实验时，要严格遵循国际公认的相关动物管理和实验条例，在伦理委员会的指导和监管下实施。

2. 离体器官或组织模型　通过合适的温度、氧气及营养条件，维持离体器官或组织在体外生存并验证其功能变化。其优点是可排除整体神经-体液调节造成的干扰，可集中研究某一种或几种因素对疾病发生、发展的影响。但离体状态下器官或组织功能难以长久维持，不宜长时间进行实验研究。

(二)细胞生物学实验

细胞生物学实验是从细胞水平去考察疾病表型、功能和代谢的改变。在含有相关营养成分的培养基及适量的氧气和二氧化碳条件下，动物和人体的各种细胞可在体外培养成活或增殖。通过分析动物及人体不同状态下细胞的增殖、细胞周期、凋亡、分化、侵袭与转移能力等方面的改变，可有效地寻找疾病发生的原因和机制；也可通过药物处理或基因操控技术，复制特定人类疾病的细胞损伤模型，进行深入的研究。

(三)分子生物学实验

通过研究机体疾病状态下基因组结构、基因功能、交互作用模式、细胞信号转导通路等的变化，从分子水平阐明疾病发生的原因和机制。近年来发展起来的组学研究技术，主要目的是基于整体水平去考察人类疾病基因组、转录组、蛋白质组、表观遗传组、代谢组学的分子差异和变化规律，全面把握疾病发生的分子机制。另外，借助转基因或基因剔除技术建立了转基因或基因剔除动物，这一技术广泛应用于生物学的诸多研究领域，为人类精确地研究基因的功能、基因与疾病的相关性提供了重要的实验依据。

四、医学研究的局限性和发展趋势

（一）医学研究的局限性

随着医学学科和技术的不断发展与进步，以及人们对疾病与健康的认识的改变，疾病预防、诊治的技术手段有了显著的发展与变化。同时现代医学研究的多学科交叉、渗透促进了病理生理学发病机制研究领域的发展，在缺氧、炎症、应激、缺血再灌注损伤、休克、代谢综合征与肿瘤、器官损伤等疾病的基本病理过程和各个器官的病理生理学机制方面取得了明显的进展。然而，目前仍有很多未知问题需要研究，如恶性肿瘤、退行性神经疾病及高原病等的发病原因与分子机制的研究还具有广泛的探索空间。当前，现代医学发展和临床实践遇到的最大难题在于：专业过度细化（over specialization）、专科过度细化（over division）和医学知识碎片化（fragmented knowledge）；从整体观、整合观和医学观出发，将人视为一个整体，并将人放在更大的整体中（包括自然、社会、心理等）去研究和关注不够；在临床诊断、治疗中，对于疾病发生时躯体与心理的关系、机体与时空的关系重视不够。

（二）医学研究发展趋势

从传统医学向现代医学发展过程中，医学发展有以下的不同阶段和发展模式及特点。

1．传统医学　传统医学（traditional medicine）是指在近现代医学之前，已经独立发展起来的多种医疗知识体系。传统医学主要依靠直觉与经验诊治和预防疾病，其医疗实践过程中体现了人文、哲学和艺术及个体化医疗，体现了从整体水平认识和诊治疾病。传统医学是以经验医学为主，即根据非实验性的临床经验、临床资料和对疾病基础知识的理解来诊治患者。但传统医学的主要不足是缺乏系统、科学的评估体系，其诊治经验难以验证并向大众推广。

2．循证医学　循证医学（evidence-based medicine）的主要创始人、国际著名临床流行病学家David Sackett曾将循证医学定义为“慎重、准确和明智地应用所能获得的最好研究证据来确定患者治疗措施”。最近，Sackett教授本人修正了循证医学的定义，使之更为全面，更令人信服。循证医学的最新定义为：“慎重、准确和明智地应用目前可获取的最佳研究证据，同时结合临床医师个人的专业技能和长期临床经验，考虑患者的价值观和意愿，完美地将三者结合在一起，制订出具体的治疗方案。”因此，循证医学是指临床医师在获得了患者准确的临床依据的前提下，根据自己的临床经验及知识和技能，分析并找出患者的主要临床问题，应用最佳、最新的科学证据做出对患者的诊治决策。其中心思想是依据基础和临床研究证据诊治疾病，任何决策都应建立在新近科学证据的基础之上，使之达到科学化。但是其存在的不足是所获得的证据缺乏明确的因果关系。

3．转化医学　转化医学（translation medicine）是在2003年由美国E.A.Zerhouni提出的新概念，其核心思想是要打破基础医学与临床医学、药物研发之间的固有屏障，将基础医学研究所获得的知识、成果快速转化为新的临床治疗理论、新的治疗方法、新的治疗技术和开发出新的有效药物。转化医学是一门综合性学科，它通过利用包括现代分子生物技术在内的方法将实验室研究成果转化为临床应用的产品与技术，同时通过临床的观察与分析帮助实验室更好地认识人体与疾病、进行更优化的实验设计来促进基础研究，从而最终实现整体医疗水平的提高、帮助患者解决健康问题。转化医学的内涵包含两个方面：从实验室到临床（bench to bedside）及从临床到实验室（bedside to bench），即通常所说的“B2B”过程。前一个“B2B”是指将实验室的研究成果应用到临床、转化为医药产品或者诊疗技术的过程，第二个“B2B”是指通过临床观察分析为基础医学研究提供思路、指导实验设计的过程。两者相辅相成，构成了转化医学的双向循环，不把两者作为一个整体或者忽视任何一面都是对转化医学的片面理解。

4．精准医学　精准医学（precision medicine）是指应用现代遗传技术、分子影像技术、生物信息技术，结合患者生活环境和临床数据，实现精准的疾病分类及诊断，制订具有个性化的疾病预防和治疗方案。它是通过每例患者基因组学、表观基因组学、蛋白组学、代谢组学、信号转导学、临床症状与体征及临床实验室检测数据，结合体内微生物学、外环境暴露学、社会学等资料，建立完善的个体信息档案和疾病知识共享平台，在大数据的框架下开展循证医学研究，通过长期追踪和动态分析，寻找疾病的驱动因素和分子基础，其终极目标是实现对疾病更加精准的个体化诊治和预防。有人提出“4P医疗模式”——预测（prediction）、预防（prevention）、个性化（personalization）、参与（participation），以及“TIDEST模式”——找靶点（targeted）、整合（integrated）、以数据为基础（data-based）、以循证为基础（evidence-based）、系统医学（systems medicine）、转化医学（translational medicine）。精准医学概念是对“4P医疗模式”和“TIDEST模式”的兼收并蓄。

5．整合医学　整合医学（holistic integrative medicine，HIM）是指从人的整体出发，将医学各领域最先进的理论知识和临床各专科最有效的实践经验分别加以有机整合，并根据社会、环境、心理的现实进行修正、调整，使之成为更加符合、更加适合人体健康和疾病诊疗的新的医学体系。整合医学是一种不仅看“病”，更要看“患者”的方法论。其理论基础是从整体观、整合观和医学观出发，将人视为一个整体，并将人放在更大的整体中（包括自然、社会、心理等）考察，将医学研究发现的数据和证据还原成事实，将临床实践中获得的知识和共识转化成经验，将临床探索中发现的技术和艺术聚合成医术，在事实、经验和医术层面强化实践，从而形成整合医学。整合医学以系统论和系统方法为思维方式；医学内部结构合理耦合；学科研究领域相互交叉、相互融合、相互协同；医学与外部环境的关系日趋紧密，患者作为有机整体，受到全面的诊治和关怀；医学处于整体发展、趋向成熟状态。

总之，病理生理学是多学科的交汇，必须通过多种研究方法综合分析疾病分子、细胞及整体水平的改变，才能全面了解疾病发生、发展、预后和转归的规律，揭示疾病发生的原因和机制。未来医学研究发展的趋势主要是应用多组学研究方法，从分子水平、多个环节对人体疾病进行研究，揭示疾病的发生机制，更加有效地预防和诊治疾病；同时也将会高度重视临床病例队列研究，高度关注疾病发生时躯体和心理的关系、机体和时空的关系，进一步强化患病机体的整体观。关于研究的领域可能有：基因技术及生物信息学对生物体的改造、对人类健康的影响及防治疾病的应用；对于免疫系统结构及功能的研究，免疫疗法的研发将会是一个重点领域，特别是在“免疫增强疗法”（正性免疫调节）和“免疫检查点疗法”（负性免疫调节）方面的研究与开发，同时对于肠道微生物及肠道免疫功能也将开展持续的研究；对于脑功能和结构及脑疾病的研究将是未来的一个热点领域；生物医学材料的研发，3D器官打印技术，以及人工智能的开发等，将会对人类健康带来重大的影响。

（刘永年　张　伟）

参考文献

[1] 王迪浔，金惠铭．人体病理生理学．2版．北京：人民卫生出版社，2008．

[2] 李桂源．病理生理学．2版．北京：人民卫生出版社，2010．

[3] 孙彩玉，李永峰，邸雪颖．生态与环境基因组学．哈尔滨：哈尔滨工业大学出版社，2013．

[4] 田惠光，张建宁．健康管理与慢病防控．2版．北京：人民卫生出版社，2017．

[5] 中国保健协会，国家卫生计生委卫生发展研究中心．健康管理与促进理论及实践．北京：人民卫生出版社，2017．

[6] 王建枝，钱睿哲．病理生理学．9版．北京：人民卫生出版社，2018．

[7] 范巨峰，赵启明．医学抗衰老．北京：人民卫生出版社，2018．

[8] 周秋香，余晓斌，涂国全，等．代谢组学研究进展及其应用．生物技术通报，2013（1）：49-55．

[9] 尹稳，伏旭，李平．蛋白质组学的应用研究进展．生物技术通报，2014（1）：32-38．

[10] 夏明廷，王硕，等．细胞自噬与免疫研究进展．生命科学，2016，28（2）：208-214．

[11] 洪奇阳，毕行建，王大宁，等．转录组测序技术研究进展．中国生化药物杂志，2017，37（6）：443-448．

[12] Bugge JF. Brain death and its implications for management of the potential organ donor. Acta Anaesthesiol Scand, 2009, 53 (10): 1239-1250.

[13] Stevenson DG. Bramson JS. Hospice care in the nursing home setting: a review of the literature. J Pain Symptom Manage, 2009, 38 (3): 440-451.

[14] Rietjens JA, van der Maas PJ, Onwuteaka-Philipsen BD, et al. Two decades of research on euthanasia from the Netherlands. What have we learnt and what questions remain? Journal of Bioethical Inquiry, 2009, 6 (3): 271-283.

[15] Raposo G, Stoorvogel W. Extracellular vesicles: Exosomes, microvesicles, and friends. J Cell Biol,

2013，200（4）：373-383.

[16] Tkach M，Thery C. Communication by extracellular vesicles：Where we are and where we need to go. Cell，2016，164（6）：1226-1232.

[17] Coumans FAW，Brisson AR，Buzas EI，et al. Methodological Guidelines to Study Extracellular Vesicles. Circ Res，2017，120（10）：1632-1648.

[18] Mascher M，Gundlach H，Himmelbach A，et al. A chromosome conformation capture ordered sequence of the barley genome. Nature，2017，544（7651）：427-433.

[19] Mock T，Otillar RP，Strauss J，et al. Evolutionary genomics of the cold-adapted diatom Fragilariopsis cylindrus. Nature，2017，541（7638）：536-539.

[20] Ishida Y，Agata Y，Shibahara K，et al. Induced expression of PD-1，a novel member of the immunoglobulin gene superfamily，upon programmed cell death. EMBO J，1992，11（11）：3887-3895.

[21] Wei SC，Levine JH，Cogdill AP，et al. Distinct cellular mechanisms underlie anti-CTLA-4 and anti-PD-1 checkpoint blockade. Cell，2017，170（6）：1-14.

第二章

高原病理生理学概论

第一节 高原概述

一、高原的概念

“高原”一词无明确的定义。在地理学上，将海拔在500 m以上、顶面平缓、起伏较小、面积辽阔的高地称为高原；而把起伏较大、顶端尖削的高地称为高山。从医学的角度，则把海拔在3000 m以上能够引起机体产生明显生物学效应的地区作为高原（high altitude）的分界线。世界上海拔在3000 m以上的高原面积为400万平方公里，占陆地面积的2.5%。我国3000 m以上高原地区占陆地面积的1/6。为进一步确立高原的定义，2004年在中国青海省西宁市召开的第六届国际高原医学大会上，各国学者经充分的讨论，确定了海拔在2500 m以上的地区为医学意义上的高原。国际上高原医学学者们根据人体暴露于高原环境时出现的生理和病理学反应，将海拔划分为低海拔、中度海拔、高海拔、特高海拔和极高海拔。

（一）低海拔

低海拔（low altitude）指海拔高度在500 ~ 1500 m。人体暴露于低海拔环境时，无任何生理学改变。

（二）中度海拔

中度海拔（moderate altitude）指海拔高度在1500 ~ 2500 m。当人体进入这个海拔地区时，一般无任何症状或者出现轻度症状，如呼吸和脉搏频率轻度增加，运动能力略有降低，肺气体交换基本正常。除极少数缺氧特别易感者外，很少有人发生高原病。

（三）高海拔

高海拔（high altitude）指海拔高度在2500 ~ 4500 m。多数人进入这个海拔地区时会出现明显的缺氧症状，如呼吸和脉搏频率增加、头痛、食欲缺乏、睡眠差、动脉血氧饱和度低于90%，甚至导致急性高原病的发生。

（四）特高海拔

特高海拔（very high altitude）指海拔高度在4500 ~ 5500 m。进入特高海拔地区时缺氧症状会进一步加重，动脉血氧饱和度一般低于60%，运动和夜间睡眠期间出现严重的低氧血症。进入特高海拔地区时应采用阶梯式或阶段性适应方式，否则易发生高原肺水肿、高原脑水肿等严重的急性高原病。

（五）极高海拔

极高海拔指海拔（extreme altitude）高度＞5500 m。人类长期居住或执行任务的地区海拔一般不超过5000 m。进入5500 m地区的人，一般只有那些探险登山运动员，逗留时间也很短。到达极高海拔时机体的生理功能会出现进行性紊乱，常失去机体内环境自身调节功能，出现极严重的高原反应，显著的低氧血症和低碳酸血症，动脉血氧饱和度在50%以下，常常需要额外供氧。

二、高原环境的特点

高原地区有其特殊的自然环境因素，包括气候、地貌、植被、土壤、水文等。高原环境是指高原地区所处的各种自然因素的总和。高原环境对机体的影响因素包括低压、低氧、寒冷、风大、干燥、紫外线强等，其中低氧是影响机体的最主要因素。

（一）高原地形（地貌）特点

高原与平原的主要区别是海拔较高，周边以明显的陡坡为界，以完整的大面积隆起区别于高山，即面积较大、地形开阔、顶面起伏较小、外围又较陡的高地。如青藏高原，东边与四川盆地，北边与河西走廊和塔里木盆地，南边和西南边与印度平原都有相对明显的界限。

高原的地形（地貌）变化很大，有的高原表面宽广平坦，地势起伏不大，有的高原由于遍布高山而山峦起伏，地势变化较大。青藏高原由于面积大，在其上布满不同走向的高山，从北到南依次有祁连山、阿尔金山、昆仑山、阿尼玛卿山、巴颜喀拉山、唐古拉山、念青唐古拉山、冈底斯山及横断山脉等，这些山脉多为东西走向或西北-东南走向。高原上的山脉使高原呈现叠峦起伏的地形（地貌），把高原切割成不同的区域，在一定的小区域范围内又呈现出相对比较平缓的特点，即“高原上的平原”。

除了山川以外，高原的地形（地貌）还与高原上的河流、湖泊、冰川、植被等的分布有关。高原地区的暴风雨、暴风雪、洪灾、雪崩等自然灾害，不仅与高原疾病密切关联，也是高原灾害医学的重要内容。

（二）高原气候特点

高原气候（plateau climate）是指高原地区所形成的特殊气候环境。

1．低气压　大气压随高度的变化而变化，组成大气中各种气体的分压亦随高度的变化而变化。高原地区大气中的含氧量和氧分压随高度增加而递减，人体肺泡内氧分压也降低，因而动脉血氧分压和饱和度也随之降低（图 2-1）。

大气压随海拔高度上升而降低。一般情况下，海拔每升高 100 m，大气压大约降低 7.455 mmHg（1 mmHg ＝0.133 kPa），而水的沸点则下降 0.33 ℃。在海拔 5000 m，大气压为 405 mmHg，氧分压只有 85 mmHg，水的沸点下降到 83 ℃。大气压是由组成大气的各种气体成分共同形成的压力，其中由氧产生的压力称为大气氧分压（PBO_2）。由于组成

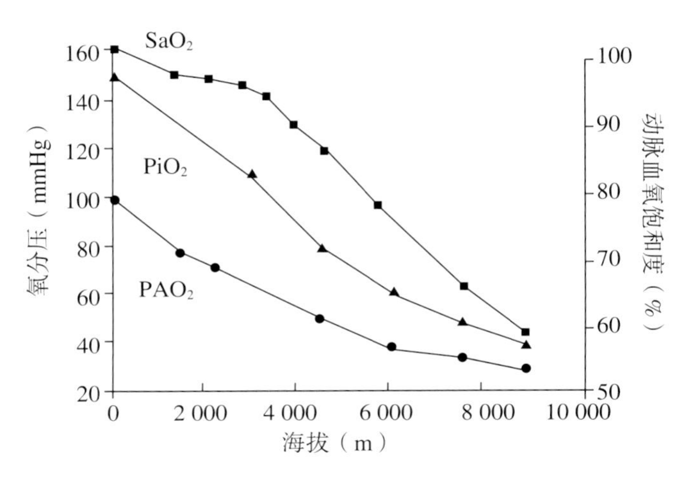

图 2-1　吸入气氧分压、动脉血氧饱和度与海拔的关系

大气的各气体成分的体积百分比从海平面直到对流层保持恒定不变，但随大气压降低，大气中单位体积的氧分子密度降低，由氧所产生的压力降低，即 PBO_2 减小。PBO_2 与大气压（PB）的关系：$PBO_2 = PB \times 20.94\%$。人体吸入的空气经过呼吸道时被水蒸气饱和，所以吸入气的氧分压（PiO_2）要低于大气氧分压，而肺泡气氧分压（PAO_2）由于受呼吸影响，则进一步降低。PAO_2 计算式为：

$$PAO_2 = (PB - 47) \times 0.2094 \frac{PaCO_2}{R}$$

式中，PAO_2 为肺泡气氧分压；PB 为大气压（760 mmHg）；47 为体温 37 ℃时饱和水蒸气压（47 mmHg）；0.2094 为大气中氧气体积百分比；$PaCO_2$ 为动脉血 CO_2 分压；R 为呼吸商，取近似值时，R = 0.85。

由于 PBO_2 的大小只取决于大气压，因此随海拔高度上升，吸入气氧分压和肺泡气氧分压也随之降低（表 2-1），肺内气体交换、氧在血液的运输、组织氧的弥散等都将受到影响，从而引起组织、细胞供氧不足，造成机体缺氧。

高原缺氧（high altitude hypoxia）是指机体由平原进入海拔在 2500 m 以上的高原低压、低氧环境中或由高原进入更高海拔高原时所表现出的一种缺氧状态，属低张性缺氧。高原缺氧与高原低氧不同，前者是指机体所处的一种状态，后者则是指高原环境的一种自然气候状态。海拔越高，大气氧分压越低，缺氧越重。机体对缺氧的反应，除与缺氧程度（即海拔高度）有关外，还取决于缺氧的速度和时间。

根据缺氧的速度和时间可把高原缺氧分为不同类型。

（1）急性缺氧：数分钟、数小时至数天的缺氧过程。

（2）慢性缺氧：数周、数年乃至数十年或反复处于低氧环境中而产生的机体缺氧过程。急性缺氧与慢性缺氧并无严格而明确的界限。

（3）终生缺氧：出生并永久生活在高原的平原移居者的后代。

（4）世代缺氧：世代居住在高原并已经适应在高原生存的人。

2．寒冷、风大、干燥　高原环境对人体的另一种威胁是寒冷。气温随海拔高度的升高而降低，即每增高 1000 m 气温平均下降 6.5 ℃。我国青藏

表2-1 大气压、大气氧分压、吸入气氧分压、肺泡氧分压和动脉血氧饱和度与海拔高度的关系

海拔高度（m）	PB（mmHg）	PBO_2（mmHg）	相当海平面氧分压（%）	PiO_2（mmHg）	PAO_2（mmHg）	SaO_2（%）
0	760	159	100	149	105	95
1000	680	140	88	130	90	94
2000	600	125	78	115	70	92
3000	530	110	69	100	62	90
4000	460	98	61	88	50	85
5000	405	85	53	75	45	75
6000	355	74	46	64	40	70
7000	310	65	41	55	35	60
8000	270	56	35	46	30	50
9000	230	48	30	38	< 25	< 40

1 mmHg = 0.133 kPa。PB：大气压；PBO_2：大气氧分压；PiO_2：吸入气氧分压；PAO_2：肺泡气氧分压；SaO_2：动脉血氧饱和度

高原平均海拔在4000 m以上，气温一般较低，例如青海省西宁（2260 m）地区年均气温为5.8℃，可可西里的五道梁（4640 m）年均气温为–5.9℃，西藏拉萨（3640 m）地区年均气温为5℃，那曲地区（4520 m）年均气温为–4.1℃。高原大部分地区空气稀薄、干燥少云，白天地面接收大量的太阳辐射能量，近地面层的气温上升迅速，晚上地面散热极快，地面气温急剧下降。因此，高原一天当中的最高气温和最低气温之差很大，有时一日之内，历尽寒暑，白天烈日当空，有时气温高达20 ~ 30℃，而晚上及清晨气温有时可降至0℃以下。因此，高原低氧和低温的双重作用极易导致体温调节受损和水丧失，以及皮肤、肌肉、关节的损伤，影响呼吸、循环和神经系统的功能，甚至引起冻伤和高原病的发生。

随着海拔的升高，气流的速度增大，大气中水蒸气的分压也降低。高原风速大，体表散失的水明显高于在平原时，尤以劳动或剧烈活动时呼吸加深、加快及出汗使水散失更多。由于高原大气压低，水蒸气压降低，空气中的水随着海拔高度的增加而递减，故海拔越高气候越干燥，空气湿度越低。青藏高原全年相对湿度在20% ~ 80%，平均相对湿度不到50%，冬季常为0。同时由于高原缺氧及寒冷等利尿因素的影响，使机体水含量减少，致使呼吸道黏膜和全身皮肤异常干燥，防御能力降低，容易发生咽炎、干咳、口唇干裂、鼻出血和皮肤皲裂等，冬季尤为明显。

3．紫外线强 高原地区的强紫外线等对机体也有影响。高原气候的特点是太阳辐射强、日照时间长。在高原由于空气稀薄，水汽及尘埃较小，紫外线被大气吸收减少，辐射强度增加。紫外线是太阳辐射中的一个组成部分，波长范围为200 ~ 400 nm。在海拔在4000 m以上的高原，紫外线量较平原增加2.5倍。在雪线以上和冰雪覆盖的高山，由于辐射增加，人体所接受的紫外线辐射量和强度明显增加。海拔越高强度越大，海拔在1500 m以上，每升高300 m紫外线强度增加4%。强烈持久的紫外线辐射可损伤眼睛和皮肤，引起眼角膜、结膜的损伤和炎症、白内障，以及皮肤瘙痒、日光性皮炎、皮肤烧伤，出现皮肤损伤、水疱、脱皮等改变。

三、世界各主要高原的分布情况

高原分布甚广，连同所包围的盆地一起，大约共占地球陆地面积的45%，而海拔在1000 m以上高原面积占整个地球上陆地面积的28.1%，其中海拔在3000 m以上的高原面积为400万平方公里，占陆地面积的2.5%。高原在世界各洲的分布也不均等，其中欧洲海拔500 m以上高原面积仅占17%，亚洲则占50%以上，而南极洲则由于几乎全部大陆被冰川所覆盖，高原面积占93%以上。世界上有十大高原，海拔最高的高原是中国的青藏高原，面积最大的高原为南极冰雪高原（表2-2）。

表2-2　世界十大高原海拔、面积与位置

名称	平均海拔（m）	面积（万平方公里）	位置
青藏高原	4500	250	亚洲
帕米尔高原	4000	10	亚洲
玻利维亚高原	3800	35	南美洲
巴西高原	800	500	南美洲
南极冰雪高原	2500	1239	南极洲
埃塞俄比亚高原	2200	45	非洲
墨西哥高原	2000	35	北美洲
云贵高原	2000	30	亚洲
亚美尼亚高原	2000	30	亚洲
格陵兰冰雪高原	1900	187	北美洲

（一）亚洲高原

亚洲主要有青藏高原、蒙古高原、伊朗高原、安纳托利亚高原、德干高原、阿拉伯高原、中西伯利亚高原等。

1．青藏高原　青藏高原地域辽阔，地貌复杂多样，地势高峻，高山峡谷，山脉绵延，纵横交错，是世界上海拔最高的高原，由青海、西藏全境、新疆和四川西部、甘肃甘南、云南滇北地区等组成，总面积约257万平方公里，占全国国土面积的23%，平均海拔为4500 m左右，总人口约1200万人，有“世界屋脊”和“第三极”之称，是亚洲许多大江、大河的发源地。青海高原位于青藏高原东北部，深居内陆，地势高耸，地形复杂，高山、高原、盆地和谷地交错，构成了奇异壮观的高原大自然的环境。全省境内西部最高，向东倾斜降低，主要由祁连山地、柴达木盆地和青南高原三个地区构成。全境最高海拔为7720 m，最低海拔为1800 m，平均为3500 m。西藏高原平均海拔为4000 m，被喜马拉雅山、昆仑山及唐古拉山所环抱，全区西北高、东北低，由藏北高原、藏南谷地、藏东高山峡谷及喜马拉雅山等构成。

2．帕米尔高原　位于亚洲中部，分布在中国、哈萨克斯坦、吉尔吉斯斯坦、乌兹别克斯坦、塔吉克斯坦、阿富汗、巴基斯坦和克什米尔地区，是天山、昆仑山、喀喇昆仑山、兴都库什山和喜马拉雅山的汇集中心，为一区域辽阔的山地，平均海拔在4000 m以上，山峰多在5000 m以上。喀喇昆仑山向东南延伸，与青藏高原的阿里接壤。高原山势险峻，地形复杂。

3．蒙古高原和内蒙古高原　位于蒙古国境内和我国的内蒙古、甘肃、宁夏和黑龙江省的部分地区，平均海拔为1000 ～ 2000 m。

4．黄土高原　位于内蒙古高原的南部，西起祁连山东端，东至太行山脉，南抵秦岭，平均海拔为800 ～ 2000 m。

5．云贵高原　位于我国西南部，包括云南省东部、贵州省全境，广西西北部和四川、湖南、湖北等省边境，地势西北高、东南低，崎岖不平，高原中多山间盆地，海拔为1000 ～ 2000 m。

（二）南美洲高原

巴西高原是南美洲东部位于巴西境内的广阔高原，面积500多万平方公里，是世界上面积第一大的高原（除了南极的冰雪高原外）。巴西高原位于南美大陆东部，介于南纬5° ～ 30°，北邻亚马孙平原，西接安第斯山麓，南与拉普拉塔平原相连，东临大西洋。地表起伏比较平缓，地势向北和西北倾斜，大部分具有上升准平原特征，海拔在300 ～ 1500 m。玻利维亚高原位于南美洲，平均高度为3800 m，面积45万平方公里。中部为山谷地区，农业发达，许多大城市集中于此。高原北部土地肥沃，为人口聚居区；南部是干燥的沙漠地带，人烟稀少。厄瓜多尔高原位于安第斯山脉北部，在厄瓜多尔境内，赤道附近。平均海拔为3000 m，面积为15万平方公里。常年积雪，最高点为钦博拉索山海拔为6310 m，是离地心最远的地方。南美洲安第斯山脉属于科迪勒拉山系，纵贯南美大陆的西部，长约9000 km，有许多海拔6000 m以上终年积雪的山峰，其中分布着许多座活火山，最高峰海拔6959 m，是世界上最高的死火山。

（三）南极洲冰雪高原

南极洲是世界上地理纬度最高、地跨经度最广、面积最大的冰雪高原，总面积约1400万平方公里，其中陆地面积为1239万平方公里，约占世界陆地总面积的9.4%，平均海拔为2350 m。南极洲98%的地域终年为冰雪所覆盖，冰盖平均厚度为2000 ～ 2500 m，最大厚度为4800 m，它的淡水储量约占世界总淡水量的90%，世界总水量的

2%，如果南极冰盖全部融化，地球平均海平面将升高 60 m，我国东部的经济特区将被淹没在一片汪洋之中。全洲仅 2% 的土地无长年冰雪覆盖，被称为南极冰原的“绿洲”，是动、植物主要生息之地。南极分为东、西两部分，东南极约占全洲面积的 2/3，基本上是一个隆起的高原，西南极有一系列雄伟的山脉分布。

第二节 高原环境对机体的影响

高原环境对机体的影响因素包括低气压、缺氧、寒冷、干燥、风大、强紫外线等，而对人类生命活动影响最大的还是低氧引起的机体缺氧。人进入高原后，受到低氧等诸多因素的影响，全身各系统从器官水平到分子水平，从功能到组织结构，都发生了一系列的改变。其改变的程度、相应症状的轻重及持续时间的长短，与海拔高度、个体差异及其他因素有关。根据有关资料，高原特殊环境对人体的影响主要表现在以下几个方面（图 2-2）。

一、对呼吸系统的影响

人进入高原后，肺通气量立即增加，主要是潮气量增加。缺氧引起通气量增加称为低氧通气反应（hypoxic ventilatory response，HVR）。低氧通气反应是机体急性缺氧时重要的代偿反应，其意义在于：①调动未参与换气的肺泡，以增大呼吸面积，提高氧的弥散，使动脉血氧分压（PaO_2）和动脉血氧饱和度（SaO_2）升高；②增加新鲜空气的摄入量，从而提高肺泡气 PaO_2，降低二氧化碳分压（$PaCO_2$）；③增大呼吸深度，使胸廓动度增大，胸腔负压增加，促进静脉回流，回心血量增多，促使肺血流量和心输出量增加，有利于气体在肺内的交换和氧在血液的运输。通过上述途径的代偿反应，可提高 PaO_2，增加氧气交换的效率，改善组织缺氧。

肺通气量随海拔高度的上升而增加，但究竟海拔上升到多高时肺通气量开始增加，还存在分歧。Hultgren 指出海拔升高至 1500 m 时肺通气

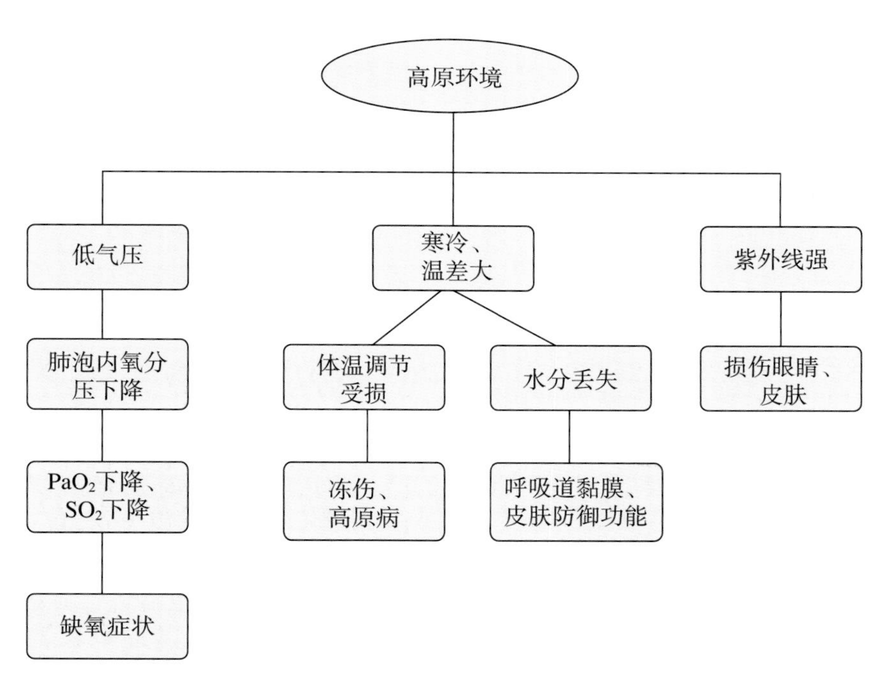

图 2-2 高原环境对人体的影响

开始增加，但不会立即达到最大限度，一般超过3050 m时通气量才会明显增加。通常急进高原后几小时内就发生通气增加，并在第一周内迅速增高，超过高原世居者20%，随着在高原居住时间的延长及习服机制的建立，通气量不再进一步增加，趋于平稳，但仍高于当地高原世居者。正常人高原缺氧所引起的过多通气是呼吸深度的增加，而并非呼吸频率的增快，但急性高原病患者的呼吸频率则快而浅。少数人从平原快速进入海拔为3000 m以上的高原时，可发生高原肺水肿，这可能与个体的基因易感性有关。

二、对循环系统的影响

初到高原或急性缺氧，心率明显增加，并随海拔增高而增加。在模拟海拔4000～4600 m处，静息心率可比平原增加40%～50%。这种心率增加反应一般在进入高原1～3 d或7 d左右时间内，随着在高原停留时间的延长，心率逐渐降低，接近在平原时的水平，此时间也可能需要数月，但有明显的个体差异。缺氧引起心率增加，可能与缺氧对外周化学感受器的刺激、交感神经兴奋、过度通气引起的肺牵张反射等因素有关。

初进高原时多数人血压变化不大，部分进入高原的人血压可以升高或降低，多数表现为血压升高，一般以舒张压升高为主，而严重缺氧时血压可明显降低。随着对高原环境的适应，血压可恢复至原来水平。长期居住在高原的移居者血压变化很不规律，部分人血压升高，部分人反而降低。

肺循环是一个低压力、低阻力和高容量系统。具体来说，正常肺循环具有以下特点：①流量大（相当于体循环的血流量）；②压力低（静息时的肺动脉平均压为1.6～2.0 kPa，仅为体循环压的1/6）；③阻力低（约100 dyne·sec·cm^{-5},）；④容量大（肺循环血容量约为450 ml，约占全身血量的9%）。当某部分肺泡气血氧分压降低及混合静脉血的氧分压降低时，可引起该部位肺小动脉收缩，使血流转向通气充分的肺泡，称为低氧性肺血管收缩（hypoxic pulmonary vasoconstriction, HPV），是肺循环独有的生理代偿现象。在静息状态下，平原健康人平均肺动脉压大约为15 mmHg，肺血管阻力大约为1.6 mmHg/（L·min）。当人快速进入高原后，由于低氧性肺血管的收缩，肺动脉压迅速升高，这是机体适应低氧环境的一种生理性代偿反应。而肺动脉高压的发生和发展存在着显著的个体及种族差异，高原地区不是每个人都具有肺动脉高压的病理特征，即使有肺动脉高压，其症状一般较轻或无任何临床症状，能完成各种重体力劳动；然而，有少数人进入高原后会即刻出现显著的肺动脉高压，甚至有些对低氧特别敏感者，其肺动脉压可接近、达到或超过体循环压，并导致急性高原肺水肿。在高原尤其是特高海拔地区（> 4500 m），心率可增至85～90次/分（平原地区75次/分），平均肺动脉压可升至25～35 mmHg（平原地区为15 mmHg）。肺血管收缩的部位主要发生在肺毛细血管之前，即发生在肺动脉，尤其是肺中、小动脉。长期持续的肺动脉高压易致肺血管结构发生改变，如肺细小动脉壁平滑肌细胞增生、管壁增厚、循环阻力增加，从而出现明显的右心室肥厚、右心衰竭，导致高原性心脏病的发生。

高原低氧对脑循环也有影响。急性缺氧时，由于氧分压下降，组织中无氧代谢增强，其代谢产物大量堆积引起血管舒张，脑血流量增加，进而颅内血管充血扩张，通透性增高，形成脑水肿，导致大脑皮质功能障碍，甚至发生高原昏迷。

三、对神经系统的影响

急性缺氧时，早期整个神经系统兴奋性增加，如情绪紧张、易激动、欣快感等，继而可引起头痛、头晕、乏力、入睡困难、失眠、动作不协调、思维能力减退、判断能力和自主能力减弱、情绪激动甚至精神错乱等。进入较高海拔引起严重缺氧时，中枢神经系统功能抑制，表现为神志淡漠、反应迟钝、嗜睡，严重时出现意识丧失。少数人进入高海拔地区可发生昏迷，称为高原昏迷。在昏迷发生前，常有头痛、头晕、呕吐等症状，昏迷发生后常出现阵发性抽搐，患者瞳孔常缩小而固定，或忽大忽小；少数患者有肢体强直或肢体弛缓性瘫痪；1/5的患者眼底有小动脉痉挛，视盘水肿。高原缺氧引起的脑组织形态学改变主要表现为脑细胞肿胀、变性、坏死及间质脑水肿。高原昏迷常在海拔3500 m以上的高度发生。根据有关资料统计，67例发病者中，在海拔3500～4000 m发病率为11.9%，4000～4500 m发病率为28.4%，

4500 ～ 5110 m 发病率为 59.7%。一般进入高原后 1 ～ 10 d 内发病。

慢性缺氧时，症状较为缓和，可表现为睡眠表浅、失眠、多梦、记忆力减退、精神不集中、容易疲劳、耳鸣、视物模糊等，同时慢性缺氧环境下易出现夜间睡眠、呼吸紊乱，表现为频繁性觉醒、周期性呼吸、低通气甚至呼吸暂停。脑电图检查显示高原人群睡眠时相不同于平原人群，主要表现为总睡眠时间减少，觉醒时间增多，多半在浅睡眠状态，说明缺氧可严重影响脑神经功能，导致睡眠结构发生紊乱，睡眠质量降低。因此，高原人易出现疲劳、嗜睡、记忆力减退、注意力不集中、工作效率低下及早老、早衰等现象，可能与夜间睡眠结构发生紊乱有关。

低氧环境对人脑功能的影响是多方面的。在海拔 3680 m 高原表现为反应时间延长，动作协调性和准确率降低；在海拔 4350 m 高原，除上述变化外，还有记忆功能减退。这表明海拔越高，低氧对中枢神经系统的影响越大。对居住在海拔 3000 m 左右高原 10 ～ 30 年的人进行脑功能研究，结果发现，随着在高原居住时间的延长，瞬间记忆能力明显减退，演算能力也下降，图形的记忆能力都明显降低。这表明长期在高原居住，可引起记忆力、演算能力、注意力、思维能力、判断能力和手脑协调动作的能力都逐渐降低，其中以长期高原缺氧对短时记忆和瞬间记忆的影响更为明显。

四、对消化系统的影响

急进高原后，消化腺的分泌和胃肠道蠕动受到抑制，除胰腺分泌稍增加外，其余消化食物的唾液、肠液、胆汁等分泌均较在平原时减少，胃蠕动浅而慢，胃排空时间延迟，肠活动受到抑制，张力减弱，蠕动速度和幅度减小，导致胃肠功能明显减弱。因此会出现食欲缺乏、腹胀、腹泻或便秘、上腹疼痛等一系列消化系统紊乱症状。在高原生活一段时间后，可逐步恢复，少数人上述症状持续较久或反复出现等。长期慢性缺氧时，由于血红蛋白浓度增高、血液黏滞度增加、血流速度缓慢等因素，胃黏膜微循环受到直接影响，胃黏膜严重缺血、缺氧，引起黏膜出血、糜烂和坏死，易导致慢性胃炎和胃溃疡。高原红细胞增多症患者胃镜及病理学主要表现为慢性糜烂性胃炎、慢性浅表性胃炎和胃窦部线形溃疡等。显微镜下约 90% 可见胃黏膜出血或出血斑，呈水肿样变，约 81% 有黏膜糜烂坏死，少数人在组织学上有轻度肠上皮化生和增生性改变。高原缺氧环境中还常可出现顽固性上腹部疼痛、消化不良等，特别是用餐后胃蠕动障碍，胃液、胃酸和胃蛋白酶生成减少。肝是对缺氧敏感的器官之一，高原缺氧可引起肝充血、淤血，肝细胞功能减退，长时间缺氧可使肝功能异常，甚至出现肝细胞变性。

五、对泌尿系统的影响

平原人急进高原后，可出现尿量变化和尿液生化成分异常。

尿量的变化是高原低氧环境对人体泌尿系统功能影响的主要表现之一。高原低氧环境引起尿量变化与缺氧的程度有关，轻度缺氧可引起多尿，严重缺氧可引起少尿。其机制可与高原低氧环境引起机体代偿反应，导致血液重新分配，内脏血液供应相对减少，以及机体对低氧的耐受性增强，建立高原习服等综合因素有关。如果人急进高原后，机体对缺氧的耐受性增强，逐渐习服高原低氧环境，可出现多尿，可恢复至正常状态；反之，如果人急进高原的海拔高，缺氧严重而机体耐受性差，则引起少尿。一般来说，进入高原的人群，凡是出现少尿者比较容易发生急性高原病。

进入高原低氧环境还可引起尿液生化成分的改变，可以出现蛋白尿，尿液中 HCO_3^- 增加，尿液通常呈碱性，若伴有低碳酸血症时，尿液中 Na^+、K^+ 排泄增多。这些变化主要是缺氧引起肾小球毛细血管通透性增高，引起蛋白滤出增加，而肾小管上皮细胞对蛋白的重吸收功能降低，最终产生蛋白尿；而尿液 pH 和电解质的改变是机体内酸碱平衡机制调节所致。

尿量变化和尿液生化成分异常随着机体高原习服机制的建立，逐步可恢复正常的生理平衡状态。

六、对机体整体功能的影响及高原衰退症

1．整体功能的改变　高原低氧环境明显影响儿童和青少年的生长发育，海拔越高，影响越大。主要表现为高原儿童生长发育较差，身高、体重、

坐高、胸围均较平原同年龄组低，骨骼和牙齿的发育明显迟缓，智力发育低于平原组，青少年青春期发育晚，第二性征发育和女孩月经初潮年龄与平原青少年相比，晚2～3年。对长期居住在高原地区的人肾上腺皮质等内分泌功能、免疫功能、记忆能力和皮肤老化等现象的研究结果显示，部分高原人有早衰现象，衰老现象较平原人提前5～10年。平原人移居高原，体力劳动能力都要降低，降低的程度与海拔高度、进入高原的速度和在高原的习服程度等因素有关。长期高原居住者，脑力明显减退，可表现为记忆力、注意力、思维能力、判断能力、演算能力及手脑协调能力都逐渐降低。在高原地区生活的"健康人"有不同程度的头昏、头晕、失眠、疲乏、记忆力减退等不适应症状。长期居住在高原地区的人，其免疫功能下降，基础代谢率明显增加，物质代谢效率降低、消耗增加，内分泌功能出现复杂性变化。

2．高原衰退症　长期居住海拔在2500～3000 m以上高原地区移居者和世居者中，有些人发生一系列很明显的脑力和体力衰退症状，称为高原衰退症。国内有些学者称之为"慢性高原反应""持续性高原反应"。长期高原低氧是高原衰退症发生的主要原因，表现为头痛、头晕、失眠、记忆力缺乏、注意力不集中、思维能力降低、情绪不稳、精神淡漠等，同时常有食欲缺乏、体重减轻、体力衰退、极度疲乏、工作能力下降、性功能减退、月经失调等，可伴有血压降低、脱发、牙齿脱落、指甲凹陷、间歇性水肿、肝大、脾大等，病程迁延，呈波动性，逐渐加重，发病率随海拔升高而呈现升高趋势，但转至低海拔处或海平面地区，症状逐渐减轻或消失。高原衰退症的发生与长期高原低氧引起的神经内分泌功能紊乱（肾上腺皮质功能减退及性腺功能减弱等）、微循环障碍和免疫功能低下等因素有关。

七、高原特发疾病与高原环境对其他疾病的影响

高原低压、低氧引起的高原特发疾病包括急性高原病（急性高原反应、高原肺水肿、高原脑水肿）和慢性高原病（高原红细胞增多症、高原性心脏病）。急性高原病是人体急进高原暴露于低氧环境后产生的各种病理性反应，是高原地区独有的常见病（详见第六章、第八章、第十九章），常见的症状有头痛、失眠、食欲缺乏、疲倦、呼吸困难等。慢性高原病患者以显著低氧血症，过度红细胞增生和肺动脉高压症及有心功能障碍为特征（详见第二十章、第二十一章），常见症状有头痛、头晕、心悸、气短、乏力、记忆力减退，同时口唇、面颊部、指（趾）甲床等部位呈青紫色，面部毛细血管扩张呈紫红色条纹，形成了本症特有的面容，即"高原红"。脱离低氧环境之后，血红蛋白恢复正常，症状也逐渐消失，但再返回高原时又可复发。高原病的发病率与上山速度、海拔高度、居住时间及体质等有关。但对每个个体来说，在一定的海拔高度是否发病，不仅取决于环境因素，而且取决于机体本身的内在因素。

除了高原环境缺氧本身会引起一些特发疾病外，许多常见疾病和各种慢性疾病在高原上有其特殊的发生与发展规律、发病特征和临床表现。受高原特殊气候的影响，高原地区多易发慢性支气管炎、肺气肿、肺源性心脏病等呼吸系统疾病，同时高原地区各类先天性心脏病高发，其中以先天性心脏病动脉导管未闭最为典型。高原地区还易发胃溃疡、胆道疾患、白内障、冻伤、妊娠中毒、日光性皮炎等疾病。

第三节　高原习服与高原适应

高原习服和适应是高原医学领域的核心问题，两者目的都是为了"适应"在高原环境中的生活与工作，但两者是本质完全不同的两个概念，其机制也不同。移居者的习服主要依靠肺通气增强、心输出量提高、红细胞增多等机制来代偿，而高原世居者呼吸系统、循环系统功能的增强并不占主导地位，更多的是依靠组织、细胞水平提高对氧的利用效率来代偿的。对于高原习服良好的人来说，进入高原后很快就能建立起一系列的代偿机制，使各系统功能达到新的动态平衡，实现内

外环境的平衡和统一，能够在高原环境中正常生活、工作而无不适。但也有部分人，由平原进入高原后，上述代偿反应不足，从而出现各种急性高原病，有的随着在高原生活时间的延长而发展为慢性高原病。而绝大多数高原世居者生来具有良好的高原适应能力。然而不同高原人群低氧适应的生理特征和遗传分子水平具有差异，同时有一定比例的人群发生了一系列功能和病理形态上的改变，甚至导致各种慢性高原病。由此可见，无论是高原的移居者还是世居者，他们对高原低氧环境的习服和适应既是可以实现的，但也是相对的、可变的（图 2-3）。

一、高原习服

（一）高原习服的概念

人或动物暴露于极端环境后，机体对外环境的变化进行自身调节，并在新的环境中有效生存的过程称为“习服”（acclimatization）。高原习服（high altitude acclimatization）是指从平原或较低海拔地区的人或动物进入高原或高原世居者进入更高海拔地区，为适应高原环境机体通过神经体液调节发生一系列的代偿适应性变化的过程，从而在高原环境中具有较好的生活和工作能力。高原习服是通过后天获得的一种可逆性的、非遗传性的生理改变。高原习服也称为“获得性适应”（acquired adaptation）或者“表型适应”（phenotypic adaptation）。

（二）高原习服的分类

1．初步习服　进入高原 7 d 以上，高原反应症状基本消失，安静状态下呼吸、脉搏（心率）明显下降并接近正常的范围（呼吸：16 ～ 20 次 / 分，脉搏：50 ～ 90 次 / 分），血压基本恢复，轻度劳动作业后无明显不适。

2．基本习服　进入高原 1 个月以上，安静状态下呼吸、脉搏（心率）恢复至正常范围，血压稳定，红细胞计数及血红蛋白增加到一定数量后已趋于稳定，中度劳动作业后无明显不适，体力劳动能力［最大摄氧量（VO_2max）、1000 m 跑成绩］达中等以上水平。

3．完全习服　进入高原 6 个月以上，红细胞计数及血红蛋白稳定于正常水平，重度劳动作业后无明显不适，体力劳动能力（VO_2max、1000 m 跑成绩）达到良好以上水平。

（三）高原习服过程中机体的主要改变及机制

平原人进入高原，对高原习服的个体差异极大。部分平原人进入高原后，通过机体的代偿适应性反应可以获得良好习服，能够在高原环境中正常工作、生活而无不适。但也有部分平原人进入高原后，由于上述代偿适应性反应不足或过于强烈而发生习服不良，从而出现各种急、慢性高原病，即失习服（malacclimatization）。

高原环境低压、低氧、寒冷、强紫外线、干燥等均对机体高原习服过程有一定影响，而其中以低氧为主。由于氧分压的下降，平原人移居高原后，机体对高原环境所出现的代偿适应性反应是逐步发生的，给全身脏器带来一系列影响，表现为各个器官及组织、细胞水平的反应，主要有以下几种变化特征。

1．呼吸系统

（1）肺通气增加：初入高原者最初几个小时内肺通气可迅速增加，发生过度通气。在海拔 4000 m，肺泡通气量可增加 20% ～ 100%，随着在高原居留时间的延长，机体适应机制逐渐建立，

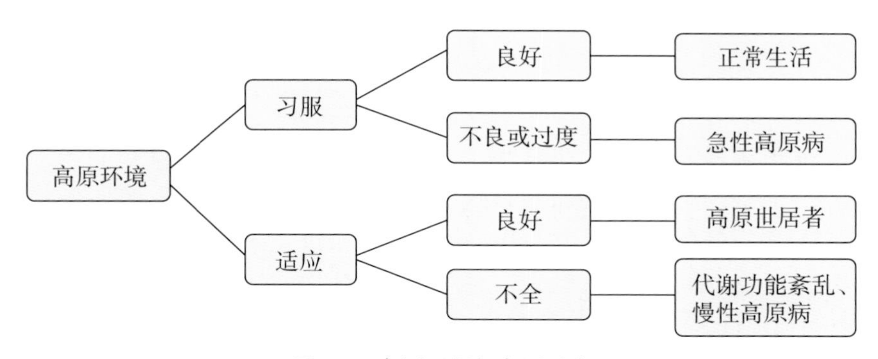

图 2-3　高原习服与高原适应

机体与低氧环境达到新的平衡，这时肺通气的适应性改变也趋于稳态。从肺通气变化的全过程来看，有两个时相发生变化，开始通气量增加很快，在很短时间内达到最大值，随后通气量慢慢减少，此过程可延续几年甚至几十年的时间才减少到一个相对低的水平。但是不论移居多少年，其通气量总是高于同一海拔高度上世居者的通气量。

在低氧通气反应中，改变最明显的为潮气量，通气量的增加主要靠潮气量增加，潮气量上升 50%，肺泡通气量增加 70%。而呼吸频率一般在 15 ～ 20 次 / 分，很少超过 20 次 / 分，因此时做功最小、最省力，过快或过慢都会增加机体的消耗，这对机体对高原的适应具有积极意义。但在运动时，潮气量和呼吸频率均增加。移居高原后肺活量、肺通气的改变及调节对于机体习服低氧环境有重要意义，尤其是对初入高原者机体其他习服机制尚未建立起来之前更为重要。通过低氧通气反应的过度通气，可使 $PACO_2$ 降低、PAO_2 升高，以弥补由于大气氧分压降低而引起的 PAO_2 的降低。因此，可用低氧通气反应的敏感性作为判断机体对高原环境适应能力的指标。适应较好的人，低氧通气反应敏感性强，在 PAO_2 13.3 kPa（100 mmHg）时即可出现通气增强，而适应不良者，低氧通气反应减弱，往往 PO_2 降至 7.3 kPa（55 mmHg）时才出现通气增强。平原人久居高原后，低氧通气反应的敏感性降低，即低氧通气反应的钝化。在海拔 4540 m 生活 6 ～ 7 个月后，75% 的人低氧通气反应的敏感性下降。低氧通气反应钝化的机制可能与颈动脉体等外周化学感受器敏感性降低及中枢神经系统对呼吸的驱动作用减弱有关。

平原人进入高原后，缺氧引起的过度通气以潮气量的增加为主，但增加通气量，人体需要做更多的功，消耗更多的氧和能量。所以，平原移居者进入高原主要靠功能适应如通气增加、心输出量增高、红细胞增多等来代偿，这不是一种经济的代偿方式。与移居者相比，高原世居者的通气量并不显著增加，表现为缺氧钝化。这是因为高原世居者的代偿方式主要表现在组织利用氧能力的增强，消耗较少的氧和能量，做更多的功，这才是经济有效的代偿方式。

（2）肺弥散功能：平原人进入高原后肺弥散能力增加是有限的。在 4560 m 高原居留 7 d，一氧化碳弥散量和氧弥散量与在平原时对照均无明显差别，7 个月后，肺弥散能力的增加小于 10%。在高原运动时，肺弥散能力稍有增加，但没有超过在平原时同体力负荷下的弥散能力。这种有限的肺弥散能力增加可能与高原缺氧引起血红蛋白浓度增加，使血红蛋白结合氧的阻力减小，从而使血红蛋白氧合反应加速有关。

（3）肺通气血流比例（V/Q）的变化：肺内血流重新分布可导致 V/Q 的变化。缺氧能引起肺血管收缩，导致肺动脉高压，称为缺氧性肺血管增压反应（hypoxic pulmonary pressor response，HPPR）。长期持续性的缺氧或长时间的间断缺氧，在肺血管收缩的同时伴有肺血管壁增厚等结构改变，导致持续性肺动脉高压，称为缺氧性肺动脉高压（hypoxic pulmonary hypertension，HPH）。长期生活在高原缺氧环境的人，无论是平原移居者还是部分高原世居者及出生于高原的婴儿，均可发生缺氧性肺动脉高压，而且婴儿更为明显。正常人直立时因重力关系，V/Q 在肺尖最高为 1.7，而肺下部仅为 0.7。缺氧所致的肺血管收缩和肺动脉高压引起肺内血流重新分布，可相对增加肺上部的血流灌注，使上部肺血流摄氧量增加，在一定程度上起到代偿意义。但持久的肺动脉高压，可因右心室后负荷增加导致右心室肥大以至衰竭，是高原性心脏病的主要发病环节。

肺通气随海拔增高而增加，虽然过度通气有利于肺泡气体交换，提高肺泡氧分压，但是过度通气会使呼吸肌的耗氧量增加，机体做功效率降低，同时，呼吸肌过度收缩，也会使其本身容易发生疲劳，导致最大肺通气量减少。

在高原低压、低氧环境中，肺总量、功能残气量及残气量均比平原地区高，肺保持在较高的膨胀状态，从而增加肺表面积，扩大肺内气体交换面积，有助于氧的弥散，但肺弥散功能是有限的，严重缺氧易发生肺间质水肿，使肺弥散功能下降。

2．循环系统　人进入高原后，由于缺氧刺激促使机体交感神经系统兴奋，儿茶酚胺类物质分泌明显增加，从而产生心率加快、心肌收缩力增强使心输出量增加，以及肺血管收缩、血流重新分布和毛细血管增生等改变。

（1）心输出量增加：动物和人体观察均发现，在进入高原的初期，心输出量显著增加，久居高原后，心输出量逐渐回降。缺氧初期，心输出量的增加是由于交感神经兴奋使心率加快、心肌收缩力增强，以及因呼吸运动增强导致的回心血量增加。心输出量增加，使器官供血得以改善，对急性缺氧有一定的代偿作用。极严重的缺氧可因心率减慢、心肌收缩力减弱，出现心输出量降低。

1）心率增快：急性轻度或中度缺氧时，心率增快。其可能原因有：①动脉血氧分压降低，兴奋颈动脉体和主动脉体化学感受器，反射性引起心率加快；②缺氧导致呼吸运动增强，经肺牵张反射抑制心迷走神经，兴奋心交感神经，心率加快；③缺氧刺激心血管运动中枢，增强交感神经活动，兴奋心脏β受体，心率加快；④缺氧患者如伴有血管扩张，血压下降，还可通过压力感受器的作用，使心率加快。在海拔4000 m以上，静息心率比平原增加40% ~ 50%。这种心率加快反应一般在进入高原1 ~ 3 d或7 d左右时间内，随着在高原停留时间的延长，心率逐渐降低，接近平原人水平，但此时间也可能需要数月。严重缺氧可直接抑制心血管运动中枢，并引起心肌能量代谢障碍而使心率减慢。对高原环境习服不良者，则心率可长期加快。

2）心肌收缩力：缺氧初期，交感神经兴奋，作用于心脏β受体，使心肌收缩力增强；极严重的缺氧可直接抑制心血管运动中枢和导致心肌的能量代谢障碍，使心肌收缩力减弱。

人体急速进入高原环境时，心脏每搏输出量（SV）的变化与个体对低氧环境的耐受力有关。4% ~ 6%的人每搏输出量保持不变，13% ~ 33%的人每搏输出量增加，而61% ~ 83%的人每搏输出量下降。因此，一般认为急进高原时，心脏每搏输出量是减少的。关于每搏输出量降低的机制尚未完全阐明，有人认为冠状血管血流量减少引起心肌收缩能力降低是每搏输出量减少的重要原因。但每搏输出量不仅取决于心肌收缩能力，还与前后负荷有关。关于平原人进入高原后心输出量的变化报道很多，但结果矛盾，增加、不变和减少均有报道，这可能与心输出量受心率的增加和每搏输出量的减少双重因素影响有关。另外也可能与测量的方法、海拔高度、季节、气候及个体差异有关。近年来研究发现，高原移居汉族青年较高原世居藏族青年心脏每搏输出量明显偏低，而外周循环阻力和血液黏滞度显著增高，提示高原世居藏族人的血流动力学明显优于移居汉族人。

（2）血流重新分布：急性缺氧时，一方面交感神经兴奋引起血管收缩；另一方面组织因缺氧产生的乳酸、腺苷、前列环素（PGI_2）、K^+、磷、缓激肽、组胺等代谢产物增加，使缺氧组织的血管扩张。这两种作用的平衡关系决定该缺氧组织、器官的血管收缩或扩张及血流量的减少或增多。缺氧时心和脑供血量增多，而皮肤、内脏、骨骼肌和肾的血流量减少，这种血流的重新分布对于保证重要生命器官氧的供应是有利的。

1）冠脉血流量的变化：心肌的能量主要来源于有氧代谢。正常成人安静状态下的冠脉血流量约占心输出量的4%。正常心肌对血中的氧摄取量很大，可高达65% ~ 70%，心肌通过冠状动脉扩张，增加冠状动脉的供氧量。缺氧时冠状血管的扩张有重要的代偿意义。但当严重缺氧时，虽经代偿仍不能保证心肌的血氧供应，心肌可出现功能紊乱，甚至变性、坏死。

2）脑血流量的变化：脑的代谢活动有赖于脑血流量与脑的耗氧量之间的动态平衡。动脉血氧分压和血氧含量降低可引起脑血管扩张、脑血流量增加，以保证脑组织的供氧相对稳定。当PaO_2低于6.65 ~ 7.98 kPa（50 ~ 60 mmHg）或脑静脉血PO_2低于3.072 ~ 4.66 kPa（28 ~ 35 mmHg）时，脑血管扩张、脑血流量明显增加。脑血流量对低氧的反应与低氧持续的时间有关。人初至高原时，脑血流量开始显著增加，以后逐渐降低。

3）肺血管的收缩变化：高原缺氧可引起肺动脉和肺静脉收缩，但主要使肺小动脉收缩，肺动脉压升高；一般情况下，肺动脉压随着海拔高度的增加而升高。肺血管收缩的代偿意义在于改变肺血流量及肺内的血液分布，使肺泡通气血流比例恢复平衡（图2-4）。例如，在高原缺氧时，肺血管收缩，肺动脉压升高，有可能使血液灌流不足的肺尖或肺的其他区域得到较多的血流，从而提高氧的弥散。

目前关于高原肺水肿的发生机制尚未完全研究清楚。近年来应用心导管直接测定肺动脉压、肺毛细血管楔压、肺静脉压和左心房压力，发现高原肺水肿患者肺动脉压力升高，肺毛细血管楔压正常或降低，肺静脉压和左心房压力正常。因此，可以排除左心衰竭或肺静脉收缩而引起高原肺水肿的论点。高原肺水肿的发生可能与下列因

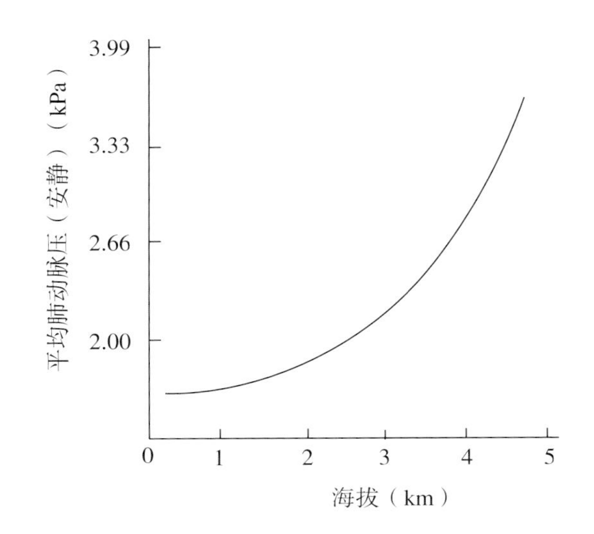

图 2-4　不同海拔高度肺动脉压的变化

素有关。①血流动力学改变形成肺动脉高压：缺氧可导致肺内各部位小动脉不均匀收缩，血液转移至收缩弱的部位，使其毛细血管内压增高，液体渗出增多；缺氧还可导致交感 - 肾上腺髓质系统兴奋性增强，使外周血管收缩，肺血流量增多，液体容易外渗。②炎症损伤：缺氧可直接或间接引起炎症介质大量释放使肺毛细血管通透性增高，以及肺毛细血管结构严重破坏，液体渗出。另外，寒冷、过度疲劳、上呼吸道感染、剧烈运动、过量吸烟饮酒、精神紧张等都可能诱发高原肺水肿。

长期慢性缺氧可导致较为持久的肺动脉压升高伴有肺血管结构的改变，称为肺血管壁重塑（remodeling），主要表现为平滑肌细胞增殖，无肌型微动脉的肌化（muscularization），血管壁中胶原和弹性纤维沉积，最终使血管壁增厚、变硬，管腔缩窄，反应性降低，形成稳定的肺动脉高压。持久的肺动脉高压，可造成右心室后负荷增加而导致右心室肥大以至衰竭。缺氧性肺动脉高压是高原性心脏病的主要发病环节。

4）组织毛细血管密度增加：研究表明，长期生活于高原环境的人和动物组织毛细血管密度增加。毛细血管密度增加可缩短氧从毛细血管到细胞的弥散距离，是机体在组织水平上对高原低氧环境代偿适应的重要机制。慢性缺氧可引起组织中毛细血管增生，尤其是心脏、脑和骨骼肌的毛细血管增生明显。毛细血管密度增加可缩短氧向组织细胞弥散的距离，增加组织的供氧量，具有代偿意义。缺氧引起毛细血管增生的机制尚不完全明确。长期缺氧时，细胞中低氧诱导因子 -1（hypoxia-inducible factor-1，HIF-1）含量增多，促进血管内皮生长因子（vascular endothelial growth factor，VEGF）等基因高表达和蛋白质合成，导致缺氧组织内毛细血管增生、密度增加。此外，缺氧时 ATP 生成减少，腺苷增加，也可以刺激血管生成。

3．血液循环　平原人进入高原后，红细胞和血红蛋白增多，血氧容量增加，血液的运氧能力增强，这是机体习服高原低氧环境的一项重要代偿机制。进入高原初期的血红蛋白增加是血液浓缩和脾等储血器官释放红细胞所致；而长期暴露高原后的血红蛋白增加则是由于红细胞生成增多，其机制主要是缺氧使促红细胞生成素（erythropoietin，EPO）产生、释放增多，进而促进血红蛋白的合成和红细胞系的分裂、增殖、分化与成熟。在高原低氧环境下，血液系统是受影响较早的系统之一。其中主要是红细胞系的代偿，表现为红细胞数量增多、血红蛋白含量增加，这些改变与海拔高度有关，即随着海拔升高，缺氧程度加重，红细胞、血红蛋白浓度相应明显增加。另外，红细胞和血红蛋白改变还与移居高原的时间有关。急进海拔为 3500 m 以上的高原后第 1 ～ 2 d 的健康男性青年血红蛋白、血细胞比容即明显升高，至 15 d 时已接近或高于高原世居者。在高原生活 1 ～ 2 年的移居者血细胞比容、血红蛋白始终高于世居者。研究表明，当机体暴露于低氧环境几小时后血液中促红细胞生成素明显增加，通过几天的习服逐渐下降，但仍可高于平原水平。随着对低氧环境的习服，红细胞和血红蛋白增多，显著提高血液的携氧能力，有利于氧的运输，但这有一定的限度，当超过限度时就会使血液黏滞度增高，降低氧的运输，加重组织缺氧，并发生高原红细胞增多症。除了红细胞系增生活跃外，其他血液成分也有不同程度的改变，如白细胞总数轻度增高，血小板及凝血系统也有轻度变化。

缺氧时，红细胞中 2,3-DPG 含量增多，氧解离曲线右移，有利于红细胞运输更多的氧，供组织、细胞利用。但同时又可减少肺毛细血管中血红蛋白与氧的结合。因此，缺氧时，氧解离曲线右移究竟是对机体有利还是有弊，取决于吸入气、肺泡气及动脉血氧分压的变化程度。若动脉血氧分压由 13.3 kPa 降至 7.98 kPa，其变动范围正处于氧解离曲线平坦段，对动脉血氧饱和度影响不大，此时的曲线右移，有利于血液内的氧向组织释放，具有代偿意义；若动脉血氧分压降低处于氧解离曲线陡直部分，此时的氧解离曲线右移将严重影响肺泡毛细血管中的血红蛋白与氧的结合，使动脉血氧饱和度下降，因而没有代偿作用。

4．组织与细胞的改变

（1）肌红蛋白增多：长期居住高原的人，体内组织中肌红蛋白（myoglobin，Mb）含量增加。肌红蛋白是存在于骨骼肌、心肌细胞内的氧结合蛋白，结构与血红蛋白相似，但比血红蛋白对氧的亲和力大的多。当 PO_2 为 10 mmHg 时，血红蛋白的氧饱和度为 10%，而肌红蛋白的氧饱和度为 70%。因此，肌红蛋白具有重要的储氧功能，被称为“储氧库”。当组织活动时肌红蛋白可在氧分压很低的组织间液和细胞线粒体之间传输氧，从而提供氧给组织利用。慢性缺氧时肌肉组织中肌红蛋白含量增加，一方面有利于增强细胞从血氧分压很低的组织间液摄取氧，增加细胞氧的储备；另一方面可促进氧在组织内的弥散，这是机体在组织与细胞水平上高原习服的重要机制之一。

（2）线粒体对氧的利用增强：线粒体是细胞用氧和产生能量物质的主要场所，其结构、功能的改变和数量的增加直接影响细胞的能量产生过程。急性缺氧时，细胞线粒体氧化磷酸化功能降低，随着缺氧时间的延长，线粒体呼吸链酶的活性增加、氧化磷酸化功能逐渐恢复甚至增强。线粒体功能增强，可增加能量的产生，弥补因缺氧造成的能量供应不足；而线粒体数目增加可缩短氧的弥散距离，增加细胞氧的摄取。这也是细胞提高缺氧条件下氧利用效率、习服高原低氧环境的重要机制。

（3）葡萄糖的无氧酵解增强：高原低氧条件下，细胞无氧酵解增强的机制与机体对葡萄糖的转运增加、代谢物的调节作用增强、酵解酶的活性和含量增加有关。缺氧时细胞葡萄糖摄取增加与葡萄糖转运体（glucose transporter，GLUT）有关。GLUT 有多种类型，分布于不同组织细胞的细胞膜和细胞质中的囊泡中，但只有细胞膜上的 GLUT 才具有转运葡萄糖的功能。在缺氧早期，细胞质中的 GLUT 发生膜转位，并激活细胞膜上原有的和转位来的 GLUT，使其功能活化，增加葡萄糖转运。随着缺氧时间的延长，葡萄糖转运逐渐回降，但 GLUT 表达增加，细胞对葡萄糖转运能力的储备增强。人体观察发现，参与葡萄糖无氧酵解过程的酶含量和活性明显增加，如乳酸脱氢酶、磷酸甘油酸激酶 -1、丙酮酸激酶 -M 等。研究表明，进入海拔为 3700 ~ 5400 m 的高原 10 多天后，人体血液中乳酸含量明显升高，而且随着海拔的升高而显著升高。缺氧时，机体无氧酵解能力增强，除了与缺氧时代谢物对无氧酵解过程中酶活性的调节有关外，还与缺氧相关的基因表达增强，使参与糖酵解的酶含量增加有关。虽然葡萄糖无氧酵解所产生的能量仅为葡萄糖有氧氧化所产生能量的 1/18，但缺氧时细胞无氧酵解能力增强无疑是能量供应的一种应急措施，具有积极的代偿意义，是重要的习服机制（图 2-5）。

（四）高原习服的影响因素

了解和掌握高原习服的影响因素不仅有助于提高进入高原人群的习服水平，同时对正确评价高原习服的水平具有积极的指导作用。关于高原习服的影响因素很多，归纳起来主要有以下几个方面：

1．海拔高度　海拔越高，空气越稀薄，缺氧越重，机体对高原习服的难度越大。一般认为，人类可适应的海拔高度为 4500 ~ 5300 m，超过 5500 m 长期生居住就很困难了。

2．登高速度　进入高原的登高速度也影响习服能力，登高速度越快，习服越差。如急速登高海拔在 4000 m 以上地区，机体不可避免地要出现高原不适症状，随着登高速度增加，高原肺水肿等急性高原病的发生率增高。因此，条件许可时，宜缓慢登高。

3．气候状况　气候恶劣、寒冷、昼夜温差大是高原地区的主要气候特点，寒冷会使外周血管收缩，机体耗氧量增加，可诱发或加重高原病，降低机体的习服能力。因此，在高原地区注意防寒保暖能增强机体的习服能力。

4．机体状况　如年龄、体重、身高、体质、爱好等均可影响机体对高原的习服能力，一般年老体弱者及患有心、肺等慢性疾病或体型肥胖者更易发生习服不良或高原反应时间延长等情况。在同一个海拔高度时，凡能加重心、肺负荷或增大机体耗氧量的因素，均可降低机体对高原的习服能力，反之则可促进机体对高原的习服能力。因此，心、肺等重要器官有严重疾病的人不宜进入高原。

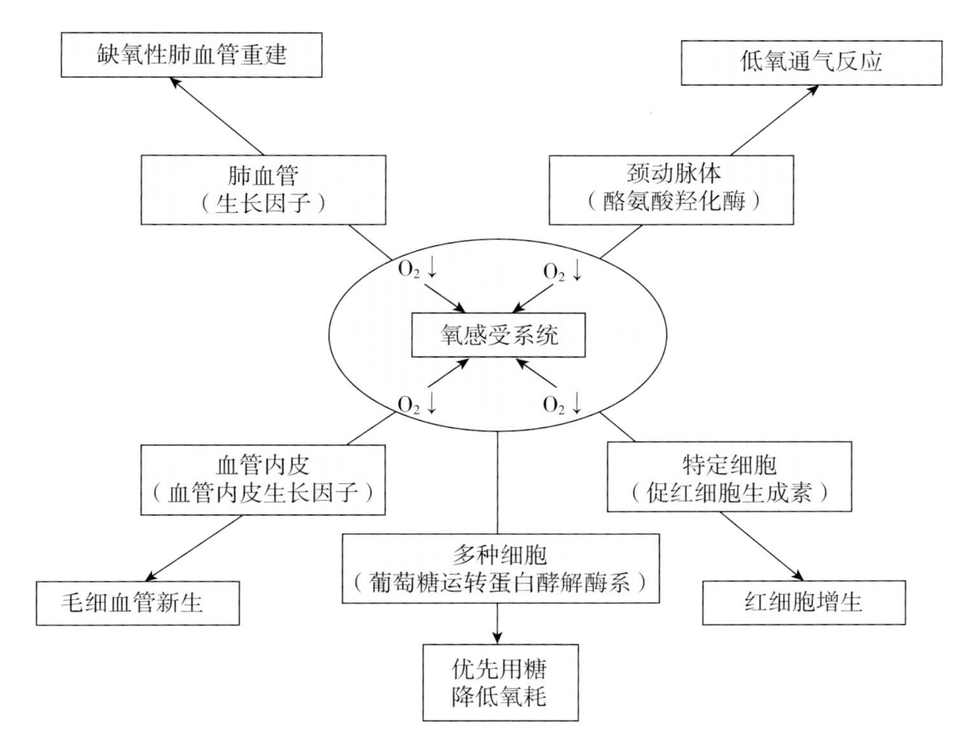

图 2-5　缺氧习服的机制

5．精神心理因素　初入高原者，由于对高原环境特点不了解，加上自然条件的直接影响，会产生紧张、恐惧等情绪，常可促进高原反应甚至高原病的发生。因此，进入高原前要进行有针对性的健康教育，正确认识高原环境，消除心理紧张、恐惧，有助于提高机体对高原的习服能力。精神心理因素影响高原习服能力，所以消除心理畏惧情绪是非常重要的。

6．劳动强度　平原人进入高原后其劳动能力均有不同程度的下降，劳动强度过大常可诱发高原病的发生。因此，进入高原后的适应性锻炼应循序渐进，持之以恒，注意劳逸结合。在高原上的劳动量及劳动时间应适当控制，并应延长睡眠时间。乘飞机进入高原者，到达高原后 1 周内应减少活动，避免剧烈运动或重体力劳动，预防因身体过度疲劳和耗氧量过大而诱发高原病。

7．营养状况　营养状况对高原习服有重要的影响，良好的饮食、丰富的营养有利于高原习服。进入高原环境后要注意加强营养，应以高糖、高蛋白、低脂肪饮食为主，适当补充多种维生素，以提高对高原的习服能力。

8．体育锻炼　体育锻炼能改善和提高机体的各器官的功能状态，增强高原习服能力。进入高原环境前 30 d 左右开始进行体育锻炼，或如果进入 4000 m 以上高海拔地区前，最好在海拔 2000 ～ 3000 m 地区短暂停留，进行阶梯式适应锻炼，均可有效提高机体的习服能力。

9．个体差异　机体对高原的习服能力存在明显的个体差异。一些对缺氧特别敏感的人，在海拔 2000 ～ 3000 m，就可以出现高原反应。大量研究表明，人群中确实存在有急性高原病的易感者，他们对高原低氧特别敏感，一旦进入高原极易发生高原病。如能在进入高原前将这些易感者挑选出来，则有益于提高整个群体的习服。一般来讲，体力充沛、爱好运动的青壮年对高原低氧的耐受力较强，高原习服能力强。但是，个体差异还直接与机体的耗氧量有关。身体强壮而耗氧量高的人，若机体的代偿能力低，反而对缺氧耐受性差，容易出现高原反应，高原习服能力差。

10．高原居住时间　对高原的习服能力也主要取决于在高原的居住时间。高原习服是一个时间依赖的渐进过程，一般在高原停留时间越长，习服就越完全。高原习服需要的时间与海拔高度有关，海拔越高需要的时间越长。通常在进入高原 2 ～ 3 周后，高原反应症状基本消失，安静状态下呼吸、脉搏、血压等也较初入高原时明显下降；进入高原 2 ～ 3 个月后，高原反应症状消失，安静状态下呼吸、脉搏接近或略高于平原值，血压趋于稳定，红细胞、血红蛋白增加到一定数量后保持稳定，一般活动后无明显不适。

（五）促进高原习服的措施

人体对高原环境具有强大的习服适应能力，在一定限度内通过采取适当的措施可以加快习服过程，促进高原习服。研究发现，有效促进高原习服的措施对于提高进入高原人群的健康水平具有重要意义。

1．进入高原前

（1）消除对高原恐惧心理、避免精神过度紧张，这一点非常重要。

（2）患有感冒、上呼吸道疾病者不适宜进入高原地区；妇女不宜在月经前期进入高原，这是由于妇女月经前期醛固酮和抗利尿激素分泌增加，可间接引起水钠潴留，发生习服不良。

（3）适应性运动锻炼：国内外研究与实践公认对低氧环境的适应性运动锻炼是预防急性高原病、促进缺氧习服适应的有效措施，如体育运动、深呼吸、气功等。适应性运动锻炼促进高原习服的机制可能在于增强心、肺功能，改善机体对氧的摄取、运输和利用。有研究表明，进入高原前和进入高原后，坚持做深呼吸运动及呼吸操锻炼能加速对高原的习服，因深慢呼吸能增加肺通气量，增加氧的吸入量。

（4）阶梯性习服：进入高原的速度宜慢不宜快，应该阶梯进入。为了加快高原习服过程的建立，平原进入高原最好先在较低的高原上停留一段时间，使机体对较低海拔有一定的习服后，再上至中等高度地区并停留一段时间，最后到达预定高度。早在 1969 年 Singh 等建议，先在 2440 m、3350 m 和 4270 m 高原各停留 1 周后，再进入 5500 m 高原是大有好处的。阶梯习服的原则已被广大的高原医学工作者所接受，并广泛应用于登山运动员的训练和实际的登山活动中。

（5）预防性药物习服：实践证明，应用能提高机体缺氧耐力、减少或减轻急性高原病发生的药物，有利于促进高原习服。因此，可服用相应的药物，保持机体最佳功能状态，如乙酰唑胺、银杏片、复方丹参滴丸、红景天胶囊、复方黄芪茯苓口服液、复方党参片及多种维生素（维生素 B、维生素 C、维生素 E）、辅酶 Q10 等抗缺氧性药物的服用。一般来讲预防性药物在进入高原前 1 ～ 2 d 开始服用即可，而红景天胶囊应该在进入高原前 2 周就要持续服用，才能发挥作用。

（6）缺氧预处理习服：研究表明，机体对缺氧的习服能力可以通过缺氧预处理的方式得到加强。缺氧预处理是指机体经过短暂时间的缺氧后，对后续的更长时间的或更严重的缺氧性损伤具有强大的抵御和保护效应。目前，利用间歇性吸入低氧混合气体、进行体育锻炼或者利用低压舱反复间断缺氧，都是有效促进习服的措施，但是对于缺氧预处理的时间、程度及缺氧预处理间隔时间、次数等，还要进行深入的研究。

2．进入高原后

（1）避免体力负荷过重、过度疲劳、剧烈活动和情绪兴奋，步行、上楼梯要缓慢。

（2）高原的气候特点是早晚温差较大，要注意合理增、减衣服，预防感冒及上呼吸道感染。

（3）保持合理的膳食结构。①热量：高原地区饮食应保持高热量，因为人体在高原地区 5 d 所消耗的能量比平原地区多 3% ～ 5%，并且停留时间越久所消耗热量越多；②营养物质供给比例：缺氧条件下的有氧代谢以糖为主，这是机体在缺氧条件下节约用氧进行产能的一种有效方式，因此高原应以高糖、高蛋白、低脂肪饮食为主；③多食新鲜蔬菜和水果：维生素消耗量在缺氧条件下是平时的 2 ～ 5 倍，通过食用新鲜蔬菜和水果可补充维生素和纤维素；④切忌吃得过饱，最好保持“七分饱”状态；⑤一定要注意保持饮食清洁、卫生，不宜吃冰冷食物；⑥适当多饮水：由于高原空气湿度低，人体容易脱水，加上血红蛋白增高，导致血液黏滞度增加，极易形成血栓，引发心、脑血管意外。

（4）减少烟、酒量。因香烟产生的一氧化碳与血红蛋白的亲和力是氧气的 250 ～ 300 倍，大量吸烟会明显加重高原反应。酒中的乙醇除对肝细胞有损伤外，还会增加体内耗氧量，使热量散发，并引起神经兴奋，在高原上尤其危险。乙醇在高原上最大的危险是容易引起胃黏膜充血、糜烂，最终导致上消化道大出血，尤其与解热镇痛药合用时。因此，在高原环境饮酒需要严格控制，如果能较好地适应高原环境，可以少饮一些低度的红葡萄酒或青稞酒，有助于睡眠，但严禁酗酒。

另外，实践表明，有些人进入高原后，少量吸烟可以预防或减轻急性高原反应。这可能与烟碱引起的中枢神经系统的兴奋、呼吸加快、支气管扩张、肺泡通气量增加及香烟燃烧时产生的一氧化碳气体分子引起血管扩张等有关。

（5）高原环境睡眠的变化。高原低氧环境中，机体的神经内分泌调节和呼吸调节功能发生改变，引起昼夜生理节律改变，而且随着海拔的升高，将会引起睡眠紊乱。进入高原后，大多数人会睡眠表浅、入睡延迟或频繁觉醒，甚至出现严重的失眠。建议睡觉时以高枕侧卧为佳，要保持充足的睡眠。必要时，可服用催眠药以保证睡眠。

（6）进入高原后 3 d 内尽量避免洗澡，因洗澡不仅会消耗体力，增加耗氧量，而且容易引起感冒。

（7）进入高原后立即出现高原反应者并不多见，一般来说 2 ～ 3 d 后出现高原反应的可能性最多，强度则因人而异。进入高原后如有头痛、头晕和恶心、呕吐、疲乏、头昏或者头重脚轻的感觉等急性高原反应症状应及时吸氧，必要时就诊。一旦患感冒、上呼吸道疾病等应立即去医院就诊治疗。国外普遍认为乙酰唑胺是急性高原反应的首选防治药物，乙酰唑胺加小剂量地塞米松对缓解急性高原反应症状效果更好。服用复方丹参片、复方党参片，也可缓解高原反应。服用氨酚待因可以有效缓解头痛症状。

二、高原适应

（一）高原适应的概念

生物进化的概念中，适应（adaptation）是指生物在生存竞争中形成一定性状，具有在特定环境下生存并繁衍的能力。高原适应（high altitude adaptation）是指高原上的人群或动物种系为能够在高原上生存，经过高原生活数千年至数万年而自然选择所获得或产生的一种可遗传的形态结构、生理和生化方面的特征性改变过程，从而建立起了与低氧环境对立统一，以保证其在高原环境中正常的生命活动。高原适应是机体对高原环境产生良好的整体结构和功能的全面适应，而且作为生物学性状固定下来，经过遗传机制传给后代。高原适应也称为“先天性适应”（congenital adaptation）或者“遗传适应”（genetic adaptation）。

（二）高原适应的机制

世界上高原人群分布很广，包括亚洲、非洲、北美洲和南美洲的高原地区，在欧洲（阿尔卑斯山区）和大洋洲（巴布亚、新几内亚）也有少数高原居民，已知全世界居住高原历史最长的两个民族是南美洲的印第安人和喜马拉雅山的藏族人。早在 1987 年 Moore 就报道，前者在南美洲安第斯高原生活了大约 9 千年，后者在青藏高原生活了大约 2.5 万年，最近很多研究进一步证实藏族人在青藏高原生活的时间为 3 万～ 5 万年。这些研究结果提示，高原世居者在长期的低氧环境生存过程中，在自然选择的作用下，发生了遗传变异，从而使高原世居者的生理学变化和适应机制不同于移居高原的平原人，各系统从组织解剖到生理、生化功能都发生了一系列适应高原低压、低氧环境的改变。其中神经、呼吸、循环等系统改变较大，主要表现在以下几方面。

1．呼吸系统　高原上肺通气功能的增强是机体适应低氧环境的重要机制。随着功能的改变胸廓的解剖形态也会逐渐发生改变。高原世居者与移居者相比，胸廓宽大，胸径指数增大，呈“圆状胸”，肺容量及肺表面积也增大。秘鲁学者发现，高原世居的印第安人胸廓指数（胸厚 / 胸宽 × 100）和胸腔容积比居住在低海拔的秘鲁白种人大，且呈现桶状趋势。有人对拉萨 3472 名儿童胸廓形态调查显示，藏族儿童胸廓前后径与左右径的比值明显大于汉族儿童，即藏族儿童胸廓呈圆形，而汉族儿童胸廓呈椭圆形，提示高原世居人群确有桶状胸趋势。这种特征能使整个胸腔容积增加，通过过度换气使双肺通气增加，肺容量和肺内表面积增大，有利于气体弥散，因而摄氧能力增强。肺容量和肺弥散量的增大是人体对高原低氧环境最佳适应的初始机制，会摄取更多的氧，保证机体在低氧环境下有效地生活和工作。

研究发现，汉族人移居高原初期由于缺氧引起的通气反应增强，随着在高原居留时间的延长，低氧引起的通气反应逐渐减弱，出现低氧通气反应钝化，其钝化的程度与他们移居高原时间的长短成正比。南美洲印第安人和喜马拉雅山藏族人的静息通气量和运动通气量都明显低于平原人，长期生活在高原的居民其外周化学感受器对低氧通气反应是钝化的。这种通气反应钝化在某种意义上来讲是有益的，如运动状态下它可减轻运动引起的呼吸困难，从而使运动显得轻松、有效。

近来有些学者对高原居民通气反应钝化提出疑问，认为一些高原人群对低氧呼吸调节与平原人群相似是他们已取得自然适应性的一种表现。通气反应的钝化可能也与居住的海拔高度有关。高原世居藏族人通气反应的钝化与居住的海拔高度有关，中海拔地区藏族人的低氧通气反应斜率和最大运动通气量均高于高海拔地区藏族人，两者之间呈正相关，说明中海拔地区藏族人对低氧的刺激反应保持较高的通气反应，而高海拔地区藏族人则明显钝化。长期生活在南美和北美高原的人群低氧通气反应钝化，通气水平比初入高原的平原人低，而高原世居藏族人则与之相反，在室内静息呼吸时，藏族人比汉族人呼吸频率快，每分通气量大，但是他们的动脉氧分压和呼气末二氧化碳分压并无不同，说明他们的肺泡通气水平相似，低氧可以增加世居藏族人每分通气量和呼气末二氧化碳分压，移居汉族人则没有此作用。

另外，研究比较了藏族和南美、北美高原世居者的肺总量、肺活量和胸围，在校正了身高和体表面积之后，藏族人肺总量及胸围与安第斯人及北美高原居民相同，显著高于高原汉族居民，高原世居者肺体积扩大可以增加气体弥散面积，从而缩小肺泡 - 动脉血氧分压差。关于高原人肺弥散能力的变化已有资料证实，高原久居和世居者的肺弥散能力明显增加，高原世居者肺弥散能力比平原移居者高 20% ~ 50%，这可能与高原世居者的肺容积比较大有关。

2．循环系统　高原地区发生肺动脉高压和肺血管壁增厚的直接原因是缺氧，有研究报道，高原世居的人或动物，尽管他们生活在较严重的低压、低氧环境中，但他们的肺动脉压并不增高、肺血管壁不增厚，仍保持在平原人的水平。科学家认为这些变化是由于他们在长期的自然选择过程中已获得了对高原环境最佳适应的表现，并认为此种适应具有遗传特性，世居藏族人肺动脉压力和阻力显著低于移居汉族人和其他高原世居者。比较高原世居藏族人和南美及北美高原世居者的低氧性肺血管收缩（hypoxic pulmonary vasoconstriction，HPV）反应显示，高原世居藏族人的低氧性肺血管收缩显著低于后两者。另外有研究发现高原世居人群肺小动脉肌层增厚而升主动脉中层厚度较平原人群薄，说明高原居民体循环不仅在功能上而且也在形态学上发生了适应性改变。世居藏族人肺动脉压力和阻力显著低于移居汉族人和其他高原世居者，接近最大运动量或是吸入低氧混合气体仅轻度增加藏族人肺动脉压或肺阻力，由此可知，通过自然选择淘汰这种低氧性肺血管收缩反应是适应高原的一种表现。世居藏族人肺动脉压力及低氧收缩反应低，也可能是由于藏族人肺小动脉缺乏肌层平滑肌。安第斯山区的印第安人虽然已在高原生活多年，但对自然选择来说还不够长，因而仍会出现轻度肺动脉肌化和肺动脉高压。对青藏高原土生动物牦牛和高原鼠兔的组织学研究均显示了薄壁的肺血管结构，肌性肺动脉中层很薄，而肺小动脉则缺乏肌层。

慢性缺氧对心功能的影响不同于急性缺氧。一般认为，慢性缺氧可抑制中枢及外周化学感受器，降低交感神经张力，改变心肌传导系统功能等。故高原久居及世居者的心率相对缓慢，心输出量接近或略低于平原人，动脉血压特别是收缩压明显降低，但舒张压仅轻度下降或基本不变，因此，高原久居和世居者的基础血压偏低。流行病学调查显示，在青藏高原地区高血压的患病率明显低于全国平均水平，尤其是世居藏族及蒙古族人的高血压患病率显著低于汉族人，与南美洲安第斯山的高原居民相一致。青海的研究者将每年因急性心肌梗死住院和死亡人数与平原地区规模相似的医院进行比较，结果发现高原地区急性心肌梗死发病率低，死亡率也较低，尸检资料分析表明，高原人主动脉和冠状动脉粥样硬化的发生率低，发生时间较晚，病变程度也较轻，可能与高原人群心输出量和血压较低，动 - 静脉血氧含量差较大相关。但也有一些高原世居者可发生肺动脉高压，认为其直接原因是肺泡缺氧引起的血管收缩，但它的具体发生机制目前尚不完全清楚。研究表明，汉族移居者的心脏储备功能降低，但机制尚不十分明确，可能与低氧对心肌的损害有关。另外，有研究表明，缺氧时心肌线粒体出现结构改变和功能受损，影响能量的生成，引起心肌收缩功能降低。

3．血液系统　移居高原或出生在高原的平原人血红蛋白浓度一般都高于平原人，这对增加氧运输起重要作用。而完全适应的高原世居居民或土生动物，在低氧环境下似乎并不以增加血红蛋白来提高携氧量和组织摄氧量，而以改变血红蛋白氧亲和力来适应环境。另外，血红蛋白的改变也可受遗传、种族、地理环境等因素的影响。在探讨种族及遗传差异方面近年也相继有很多报道，虽然不同研究者所采用的方法及海拔高度有所不同，但从这些结果中可以看出，土生动物的血红蛋白、血细胞比容等几乎与平原动物相似，通过增加血红蛋白氧亲和力，提高运氧能力并加速向组织释氧，使组织获得足够的氧，通过这些代偿作用使组织可利用氧达到或接近正常水平，这被认为是机体对低氧环境最佳适应的重要机制之一。

低氧可使骨髓造血功能增强，红细胞中的2,3-DPG含量增多，氧解离曲线右移，从而增加氧的运输和促进血红蛋白释放氧，具有代偿意义，但是红细胞持续增多又会出现高原红细胞增多症。以往的研究认为，移居者和南北美高原世居者易患高原红细胞增多症，而藏族人相对较少。近年发现，部分世居藏族人也有红细胞增多症，其患病率随海拔高度的增高明显增加，不过世居藏族人患病率明显低于移居汉族人。世居藏族人的血红蛋白浓度比同一海拔高度的移居汉族人和安第斯高原居民低10～40 g/L，并且随海拔高度的上升，其血红蛋白浓度的增加也小于安第斯高原居民。世居藏族人和移居汉族人的全血容量、血浆容量和红细胞体积均相似，与其他高原民族水平大致相同。世居藏族人血红蛋白浓度较低可能是由于单个红细胞所含血红蛋白浓度较低，可能是他们呼吸功能较强、缺氧程度较低、低氧红细胞生成敏感性迟钝所致。世居藏族人的这种低血红蛋白浓度有其遗传基础，可能是自然选择的结果。

4．高原适应机制的遗传性改变　高原适应中基因表达水平的改变是缺氧时细胞内的分子事件，使细胞对缺氧产生应答反应，以维持细胞的稳态。细胞或机体为适应在缺氧环境下生存，使某些基因的表达发生改变。这些受缺氧所诱导表达基因改变，是缺氧时细胞乃至机体所发生的一些重要生理或病理生理改变的分子基础。目前已经发现的缺氧诱导表达的基因有几十种。在缺氧状态下，细胞内编码内皮细胞生长因子（VFGF）、促红细胞生成素（EPO）、酪氨酸羟化酶及参与葡萄糖无氧酵解的许多酶基因等多种基因的转录与表达发生改变，从而影响细胞的功能状态，这些基因统称为缺氧反应基因（hypoxia responsive gene，HRG），其序列中含有缺氧反应时对基因转录起调控作用的顺式作用元件，称为缺氧反应元件（hypoxia responsive element，HRE）。

在缺氧细胞中，缺氧相关转录因子与特定的HRE结合，调控HRG的表达。低氧诱导因子1（hypoxia-inducible factor-1，HIF-1）是机体对缺氧反应极其重要的由α和β两个亚单位组成的异二聚体转录调节因子，其中α亚单位感受氧调节，是调节HIF-1的活性的功能亚单位，而β亚单位为结构性表达。序列同源性α亚单位目前认为有3种：HIF-1α、HIF-2α、HIF-3α，三种均受低氧的诱导。低氧引起HIF-1α等转录因子的活化，继而对一系列低氧反应的靶基因进行的转录调节，上调或下调某些基因的表达。这些受缺氧所诱导表达的基因，是缺氧时细胞乃至机体发生代偿适应性或损伤性改变的分子基础。HIF-1不仅可通过介导EPO、VFGF和一氧化氮合酶（NOS）的表达，使红细胞的生成增加、毛细血管增生和肺血管扩张，增加细胞内氧的供应，而且还可通过介导葡萄糖转运体和糖酵解酶的表达，增强细胞对缺氧的适应耐受。同时，缺氧可以诱导肺血管内皮细胞及肺血管平滑肌细胞释放生长因子和细胞因子，主要包括血小板源生长因子（platelet derived growth factor，PDGF）、成纤维细胞生长因子（fibroblast growth factor，FGF）、上皮细胞因子（epidermal growth factor，EGF）、胰岛素样生长因子（insulin like growth factor，IGF）、白细胞介素（interleukin，IL）、内皮素（endothelin，ET）和血管紧张素Ⅱ（angiotensin Ⅱ，Ang Ⅱ）等。它们之间形成调节网络，对细胞的增殖和分化起重要调节作用。这些调节作用对于促使红细胞增多，促进低氧通气反应和缺氧性肺血管增压反应，促进血管平滑肌细胞增生、分化及增强细胞糖酵解等方面起重要的作用。

研究证明，藏族人在高原人群中已获得了最佳的高原适应性，藏族人在高原上经过漫长的进化和演变，在遗传基因上发生了很大的改变来适应低氧环境。大量的研究表明，高原世居藏族人较其他高原世居和移居人群能更好地适应高原低氧环境。人体对高原低氧环境的适应涉及众多复杂的因素，受基因和环境因素的相互影响。目前通过对低氧适应相关基因进行深入的研究和对比，找出这些高原适应相关的候选基因及其多态性，并且研究这些基因与环境因素的相互作用已经成为高原医学领域的研究重点。

随着全基因组关联分析（genome wide association study，GWAS）与外显子测序等研究方法和技术的进步，以及与之相匹配的全新统计策略的应用，对藏族人高原适应相关基因的研究取得了突破性进展，为进一步深入揭示藏族人高原适应的遗传机制奠定了基础，为选择候选基因提供了丰富的资料。

近年来，国内外的科学家们成功筛选出一些与高原适应相关的候选基因。HIF 通路中的内皮 PAS 区域蛋白基因（*EPAS1*）和 1 号染色体上的九同源体 1 基因［egl nine homolog 1（C. elegans），*EGLN1*］发生的基因序列变异在藏、汉族人中存在明显差异，且这种变异与藏族人低血红蛋白水平密切相关。检测藏、汉族人全基因组中 100 万个单核苷酸多态性（SNP）发现 *EPAS1* 基因中 25 个 SNP 和 *EGLN1* 基因 6 个 SNP 与高原适应相关，其构成的单体型在藏族人群中明显高于平原人群。通过对 50 例世居藏族人的外显子（包含 92% 的人类基因）进行测序，发现 *EPAS1* 基因（也称 *HIF-2* 基因）46441523 位点等位基因 G 在世居藏族中的频率远远高于汉族，且发现这个位点的基因型与血红蛋白含量密切相关，提示 *EPAS1* 基因与高原适应相关，*EPAS1* 基因是低氧诱导因子调节通路中的重要基因。通过 GWAS 研究 30 例世居藏族的 SNP 位点，发现由世居藏族的 *EGLN1* 基因的 229793717A/T、229667980T/C 和 229665156T/C 位点构成的单倍型及由位于 22 号染色体上的过氧化物酶体增殖物激活型受体基因（peroxisome proliferator-activated receptor A，*PPARA*）的 44827140A/G、44832376C/A、44842095T/C 位点构成的单倍型与世居藏族人的血红蛋白含量较低密切相关，由此认为正是这种原因导致藏族人具有特别的高原适应性。

研究发现，藏族人群能够适应高海拔地区低氧环境，并且免于患高原疾病的一个重要遗传机制就是 *EPAS1* 基因的多态性。为了揭示世居藏族人低血红蛋白浓度的遗传变异，科学家们在海拔 3200 m 以上的三个不同地区共收集了 200 多份世居藏族人样品，通过对他们的基因组数据进行分析，并与人类基因组国际单体型图（HapMap）计划中居住在低海拔地区的汉族人群基因组数据进行比较，发现位于 2 号染色体上“*EPAS1* 基因”的选择信号最为强烈，特别是该基因的多态性与藏族人群的低血红蛋白浓度密切相关；同时发现 *EPAS1* 的 ra4953354 位点的频率在世居藏族人中与汉族人中存在显著的差别。青藏高原世居人群的血红蛋白浓度明显低于生活在同样高度的安第斯人群，而与低海拔人群的血红蛋白水平接近，正是这种遗传基因可能阻止了藏族人群血红蛋白浓度的过度升高，降低了各种高原性疾病发生的可能性。

肌红蛋白是存在于肌肉中携氧和储氧的蛋白质，对藏族人肌红蛋白等位基因进行大量的分析研究发现，高原藏族人群 79A 等位基因频率比平原人群高，世居藏族人肌红蛋白等位基因有利于他们对低氧环境的适应。线粒体存在于细胞质内，参与人体许多代谢过程，线粒体是细胞氧利用的产能环节，为细胞的“动力站”，同时人类线粒体是细胞核外唯一存在遗传物质的细胞器。对在拉萨地区海拔为 3000 ～ 4500 m 的范围内 54 名世居藏族人进行 mtDNA 序列的测定，发现 38 例是藏族人独有的单倍体，42 例存在 62 个 mtDNA 基因突变，23 个基因变异仅在藏族人所特有的，这说明藏族人 mtDNA 是高度多态性。研究发现，*EPAS1*、*EGLN1*、*PPARA* 和 *FANCA* 等 30 多个候选基因，在藏族人群的高原适应中发挥了重要作用。

总之，高原世居者对高原环境低氧的遗传性适应的机制一直是学者们研究的热点。从目前国内、外高原医学研究的进展来说，在高原适应机制的研究方面对遗传和环境因素的研究还不充分，高原适应在多大程度上受遗传基因的调控还不十分清楚。基于此，当前对机体内相关血红蛋白、各类酶、受体、多肽及转录因子基因进行系列研究，找到一些不同于平原人的 DNA 多态性位点及其功能调控机制是今后研究的重点领域之一。

三、高原脱适应症

高原脱适应症（de-adaptation to high altitude），又称为“高原脱习服症”“低原反应”，是近年来高原医学研究的一个新课题。目前认为，高原脱适应症是指高原世居者或已习服高原环境的移居者到平原后，出现的一系列功能、代谢甚至结构改变的病理变化和表现。长期以来，人们认为从高原低氧环境到平原后，空气中的氧分压增加，体内氧饱和度提高，机体的缺氧状态得到改善，会对机体产生有益的影响。但事实并非如此，一部分人会因此出现了一些临床症状和体征，其对机体造成的不良影响却没有引起人们足够的关注和警觉。近年的研究发现，有50% ~ 80%高原移居者或世居者到平原后会出现头痛、头晕、乏力、胸闷、心悸、嗜睡或失眠、食欲减退、心律失常、智力减退、肢体间歇性水肿等一些非特异性表现，甚至出现一系列生理和病理改变；有些人出现心、肺、肝、肾、血液等生理指标异常。目前对此反应的影响因素说法不一，有人报道，其发病率与高原居住地的海拔、居住年限、年龄等呈正相关。

高原脱适应症是机体对复杂外部环境适应不良的综合性表现，从平原到高原然后再返回到平原，机体要经过高原低氧习服、平原常氧再适应两个过程，机体内部发生适应性生理调节变化甚至病理改变等是必然的。现在对高原脱适应症的研究还处于初期阶段，对其发生机制及规律尚不清楚，缺乏对高原脱适应症的明确诊断标准和防范措施，也未见到相关分子、基因表达方面的研究报道，要全面阐释这些机制尚需更加深入的研究。目前认为，机体脱离高原环境返回平原后，原来高原低氧环境引起的机体血流动力学和血液流变学的改变，如肺动脉高压、红细胞增生、血细胞黏附甚至微循环淤滞等仍然影响着氧的供给和组织细胞对氧的充分利用，此时，机体的整个状态不能适应富氧环境，人体在高原环境中形成的神经内分泌调节机制和各器官及组织细胞的代偿作用等不能及时进行适应性调整，机体因缺氧引起的一系列生理性和病理性改变及损伤仍需要较长时间才能恢复。对于高原脱适应症的治疗目前仍然采取抗缺氧的办法，即抗缺氧药物治疗（如银杏叶片、复方红景天胶囊、复方丹参片和复方党参片等）和高压氧疗。若长期不能纠正高原脱适应症，必将显著影响人体的健康状况。

第四节　高原病理生理学

一、高原病理生理学概述

高原病理生理学（high altitude pathophysiology）是研究高原环境因素，如低压性缺氧和寒冷等，影响机体功能、代谢和形态异常改变的特点、规律和机制，以及高原环境因素引起高原特发性疾病的发生、发展和转归规律的科学。高原病理生理学既属于高原医学的范畴，也属于病理生理学的范畴。人类都生活在一定的环境中，高原是一个特殊的人类生存和活动的空间，高原地区人群（包括世居和移居人群）的疾病谱、人口结构、心理状态、健康概念、生活习俗及所处的社会环境均有其特殊性。高原环境因素本身会引起一些特发性疾病，而许多疾病在高原地区也有其特殊性。高原病理生理学的任务就是以暴露于高原环境的人体和动物为研究对象，实验研究与临床研究相结合，揭示高原特发性疾病的发病机制，以及常见疾病在高原地区的发病特点，为这些疾病的预防、诊断、治疗和康复及高原地区的保健等提供科学依据。

高原病理生理学研究的主要任务和内容包括以下几个方面。

1．高原环境因素对机体功能、代谢和形态结构的影响及机制　高原环境因素对机体的影响是广泛的、非特异性的，涉及机体的呼吸、循环、血液、神经、消化、泌尿、生殖、内分泌、免疫、物质代谢等多个系统，在整体、系统、器官、组织、细胞、分子和基因水平等多个层面上均有所变化，从而影响机体的功能、代谢和形态结构的改变。这不仅是高原特发性疾病的发病学基础，也是高原地区多发性疾病、慢性疾病及一些病理过程在高原上有其特殊的发生与发展规律、病理改变和临床表现的病理生理学基础。

2．机体对高原环境的习服、适应规律和机制　居住在我国高原地区的人群中，既有千百年来世代居住在高原的以藏族为主的各少数民族，也有从平原进入高原的移居者。其中藏族是在高原居住历史最久的民族，已经获得了对高原环境的良好适应。从平原进入高原的移居者，可发生一系列代偿适应性变化，从而获得良好的在高原环境中生活和工作的能力，产生高原习服。有关机体对高原环境的习服、适应的规律和机制是高原病理生理学的重要研究内容。

3．高原病发生、发展、转归的规律和机制 高原病（high altitude disease）是由高原低氧引起的一类高原特发性疾病，其发生、发展的核心和关键是高原低压性缺氧导致的一系列病理生理学改变。高原病根据发病急缓分为急性高原病和慢性高原病两大类，再根据低氧性损害在某些器官系统更为集中和突出而进行临床分型。高原病既可发生于移居高原者，也可发生于高原世居者，是影响高原居民身心健康的重要原因。深入研究高原病发生、发展、转归的规律和机制，为高原病的预防和治疗提供实验和理论依据，是高原病理生理学的根本任务之一。另外，许多常见疾病、慢性疾病及一些病理过程在高原上由于缺氧的影响有其特殊发生、发展规律和病理改变，这也是高原病理生理学和高原医学的研究范畴和内容。

二、高原病理生理学研究进展

高原病理生理学与临床医学、运动医学、航空航天医学、急救医学等学科关系十分密切。随着医学基础科学的飞速发展，学科交叉及各种先进技术的广泛采用，高原病理生理学也在自己的领域中取得了重大的进展，使人们对该领域内的许多基础理论问题和疾病机制有了全新的认识。

（一）多组学研究

多组学研究在高原病理生理学研究领域才刚刚兴起，越来越多的高原医学家开始涉及该领域的研究。

在对青藏高原、安第斯高原等高海拔地区人群的基因组学研究中显示出强有力证据的HIF基因包括*EPAS1*和*EGLN1*。*EPAS1*编码HIF2α，*EGLN1*编码PHD2。近年来，我国两个独立研究团队同时在《科学》（*Science*）期刊发表论文，阐述了藏族人群高原低氧适应的遗传学机制，发现藏族人群低氧通路的*EGLN1*、*EPAS1*、*PPARA*等基因多态性，尤其以*EPAS1*基因在高原低氧环境下的藏族人群中的进化速率最快，这些基因在藏族人群中的变化很可能阻止了藏族人血红蛋白浓度的过度升高，降低了慢性高原病发生的可能性。通过比较，汉族人的这些基因的基因型与之不同，可能是导致其高原失习服而罹患高原病的主要原因，科学合理地解释了低压性缺氧引起的慢性高原病的发病机制。

蛋白质组学研究也已经应用到高原病理生理学研究领域，通过建立藏族居民股外侧肌的差异蛋白质组学图谱，发现藏族高海拔世居者和生长于低海拔地区的藏族居民可在某种程度上防止氧化性损伤，可能具有特殊的代谢性调节。在间断低氧大鼠海马CA1区和CA3区蛋白质组学研究中，推断低氧导致的CA1区损伤可能与新陈代谢增强、应激相关蛋白表达增加、细胞凋亡致结构蛋白和细胞完整性受到破坏有关。

低氧对众多代谢途径的影响，使体内内源性小分子代谢产物水平也随之发生大幅改变。采用尿液研究急性缺氧导致的人体系统性变化，发现嘌呤和腺苷代谢产物在人体暴露于缺氧环境后表达水平显著提高。急性高原缺氧后红细胞腺苷一磷酸（AMP）激活的蛋白激酶在体内高度表达，腺苷浓度和可溶性CD73活性也急剧升高，进一步揭示了缺氧环境下机体的适应机制。

（二）高原临床研究方面

高原病理生理学的临床研究主要关注急、慢性高原病，其目的是揭示高原特发疾病的发生、发展和转归。高原环境下的缺氧是引起高原病的根本原因，但是随后许多学者注意到急、慢性高原病的人群分层现象和发病时长的差异。急性高原病除了与高原低氧、过度的体力劳动、精神情绪过度紧张、寒冷、上呼吸道感染、饮酒、过饱、水盐摄入不当等诱发因素有关外，还与遗传因素密切相关。日本信州大学、印度医学研究所、中国陆军军医大学高原医学系、中国西藏民族大学、中国青海大学高原医学研究中心等开展了临床和遗传学研究。目前，中国陆军军医大学新桥医院建成全球最大的急性高原病临床数据库，已经对采集到的2万余份以不同方式进入高原的人群资料及样本进行分析研究，这将在大幅度降低急性高原病的发病率及急性重症高原病死亡率研究、提高急性高原病预防和快速处置能力研究、推动高原地区医药卫生行业发展等方面发挥重大作用。

慢性高原病是指长期居住在海拔2500 m以上的居民对高原环境丧失习服所致的独特临床综合征。对该病的认识一直以来存在概念含混不清、标准不一。2004年在青海西宁举行的第六届国际高原医学大会上，才确立了新的慢性高原病的定义，统一了其命名和分型，制订了新的诊断标准。新分型将原来的慢性高原病分为慢性高原病（即高原红细胞增多症）和高原肺动脉高压两个类型。慢性高原病的主要原因是高原低压性低氧，其病程缓慢，逐渐发展为红细胞增多、肺动脉高压、低氧血症等，临床以疲乏无力、头痛、头晕、睡眠差、神经精神紊乱为主要表现。慢性高原病发生和发展的病理生理学变化较为复杂，主要集中在：①呼吸驱动减弱；②促红细胞生成素的作用；③血红蛋白氧亲和力降低；④肺动脉高压的形成；⑤吸烟、肥胖、睡眠呼吸紊乱。近几年，国内、外开展了临床、基础和遗传学研究，提出慢性高原病还和遗传因素密切相关。目前，最新临床研究发现了慢性高原病并发脑栓塞的病例报告，美国报道2例、中国西藏自治区报道11例高原红细胞增多症患者中3例有脑血栓形成，6例有点状和片状脑出血。对15例慢性高原病患者行头颅CT扫描，发现有4例出现大脑前动脉和（或）豆纹动脉血栓栓塞。随后，对30例慢性高原病患者头部影像学观察发现，其中9例存在慢性高原病合并脑水肿，说明慢性高原红细胞增多症可导致脑水肿，在全球属于首次报道。这些研究将进一步拓宽研究视野，为临床提供更多监测指标，在大幅度改善高原生活质量等方面发挥重要作用。

近年来，中国的“脑科学计划”已作为重大科技项目被列入“十三五”规划，许多中国科学家正在这个科学领域进行探索。藏族人群在青藏高原生活了2.5万年，是世界上居住高原时间最长且适应最佳的民族。据调查高原藏族人群神经退行性变患病率显著低于国内其他已报道人群，高原世居藏族人群可能存在独特的基因型在低氧环境下对脑认知功能存在保护作用，成为未来开展研究的热门领域。与此同时，高原脑科学的研究将是今后高原医学科研工作的重点领域。此外，以往国内、外对高原病理生理学的研究多集中在呼吸、循环、中枢神经、运动等系统，而高原低氧所引起的免疫损伤一直未引起足够的重视。流行病学资料显示，高原居民肺部感染有增加的倾向，高海拔地区士兵比低海拔地区士兵易患肺炎，高原世居居民婴儿肺炎的发病率和死亡率明显增加，高原患病毒性感冒更易发展为高原肺水肿。青海大学医学院高原医学研究团队已经在该领域开展了相关工作，并进行了研究报道。这些研究结果提示，低氧可能损伤机体的防御功能，降低机体的免疫功能，增加机体对疾病的易感性，促进高原病的发生、发展，这将严重影响进驻高原者的身体健康和高原作业效率，是亟待解决的问题。因此，高海拔低氧环境机体免疫功能降低及损伤的病理生理学及其防治措施的研究越来越得到重视，而与肠道菌群相关的高原免疫功能研究也成为热点之一。

（刘永年　杨应忠）

参考文献

[1] 张世范，吴天一．危重病急症与多脏器功能障碍——高原与平原．北京：人民军医出版社，2004．

[2] 高玉琪．高原病理生理学．北京：人民卫生出版社，2006．

[3] 崔建华．高原医学基础与临床．北京：人民军医出版社，2012．

[4] 格日力．高原医学．北京：北京大学医学出版社，2014．

[5] 崔建华．高原医学研究与临床．郑州：河南科学技术出版社，2016．

[6] 李文，刘忠，袁亚东．高原分子医学．上海：复旦大学出版社，2011．

[7] 王苹苹，孔繁平，陈学群，等．低氧细胞应激的HIF-1信号通路．浙江大学学报（医学版），2011，40（5）：559-566．

[8] 张华耀，张彦雪，杨哲新，等．习服高原与脱习服．中国应用生理学杂志，2012，28（1）：94-96．

[9] 李雪冰．高原低氧适应与EPAS1/HIF-2α及EGLN1/PHD2的相关性．医学综述，2014，20（3）：401-404．

[10] 张倩，官立彬．血红蛋白与高原习服适应的研究进展．重庆医学，2014，43（6）：753-757．

[11] 丁丽，柏维尧，柯涛．高原低氧习服研究进展．实用预防医学，2015，22（3）：379-382．

[12] 王超臣，罗勇军．促进高原习服与提高高原作业能力措施研究进展．人民军医，2017（3）：316-319．

[13] Simonson TS，Yang Y，Huff CD，et al．Genetic evidence for high-altitude adaptation in Tibet．Science，2010，329（5987）：72-75．

[14] Yi X，Liang Y，Emilia HS，et al．Sequencing of 50 human exomes reveals adaptation to high altitude．

Science，2010，329（5987）：75-78.

[15] MacInnis MJ，Koehle MS，Rupert JL. Evidence for a genetic basis for altitude illness：2010 update. High Alt Med Biol，2010，11（4）：349-368.

[16] Keith B，Johnson RS，Simon MC，HIF1α and HIF2α：sibling rivalry in hypoxic tumour growth and progression. Nat Rev Cancer，2011，12（1）：9-22.

[17] Peng Y，Yang Z，Zhang H，et al. Genetic variations in Tibetan populations and high-altitude adaptation at the Himalayas. Mol Biol Evol，2011，28（2）：1075-1081.

第三章

基因异常与疾病

第一节 染色体畸变

染色体是机体中承载基因的重要物质，一旦染色体数目发生变化或者染色体结构发生改变，将导致其上所承载的基因或者基因群（簇）增加、缺失、重组，从而破坏基因的平衡，影响基因表达水平及结果，将会引起机体的一系列变化，如细胞功能改变或丧失，器官形态、结构及功能异常。大量临床资料显示，染色体结构、数目发生改变会导致生长发育迟缓、多发畸形、智力低下等，有些染色体异常可直接导致自然流产。

一、染色体结构的改变

（一）染色体结构改变的基础

机体在一定条件下，如受到化学诱变剂、病毒及其他病原体、电离辐射等因素诱变后，人类染色体会发生断裂，并产生相应的断裂片段。如果染色体发生断裂后其断裂片段又重新原位接合，一般不会引起遗传效应，对细胞功能不产生影响；但如果染色体断裂后其断裂片段并未在原位发生重接或者发生变位重接，就会形成不同类型的染色体结构畸变。由此可见，染色体在一定条件下发生断裂、变位重接是染色体结构畸变的基础。

（二）常见的染色体结构畸变类型

常见的染色体结构畸变主要包括染色体缺失、染色体易位、染色体倒位、染色体重复等。

1．染色体缺失

（1）末端缺失：染色体长臂末端或短臂末端发生一次断裂后，断裂的末端片段没有与断裂端重新结合，从而形成了一条末端（长臂或短臂末端）缺失的染色体和一个无着丝粒的染色体断裂片段。因为该断裂片段没有着丝粒，不能与纺锤丝相连，所以经过一次分裂后就丢失，导致子代细胞中该断裂片段上所承载的基因全部丢失，影响机体相关器官、细胞功能的正常发挥。其核型如例所示：46, XY, del（7）（q21）。

（2）中间缺失：一条染色体同一臂内（长臂或短臂）发生两次断裂，断裂片段没有与断裂位点重新结合，而两个断裂点重接，最终形成一条短长臂或短臂的中间缺失。染色体中间缺失也导致其承载的基因丢失，从而影响机体器官、细胞功能的正常发挥。其核型如例所示：46, XY, del（9）（q21; q22）。

2．染色体易位　同源染色体或者非同源染色体之间因染色体发生断裂后相互进行片段交换称为易位，主要包括相互易位、罗伯逊易位和插入易位。

（1）相互易位：两条染色体同时发生断裂，然后两断裂片段相互更换染色体位置后再次重接（一条染色体上断裂片段互换到另外一条已断裂的染色体上），从而形成两条新的衍生染色体。如果相互易位只涉及断裂位置而不造成片段丢失，意即表示所承载的DNA或基因没有发生丢失，称为平衡易位。如3号染色体q21处发生断裂，其断裂片段与7号染色体q13断裂片段相互交换后，形成两条新的衍生染色体。其核型如例所示：46, XX, t（3, 7）（q21; q13）。

相互易位后在配子产生时，理论上可以形成18种不同类型的配子，如果其与正常配子受精后，形成18种不同类型的合子，其中只有一种为表型正常的易位携带者，其余受精合子均流产。

（2）罗伯逊易位：指近端着丝粒染色体在着丝粒处形成融合的易位，也称为着丝粒融合。

（3）插入易位：当两条非同源染色体同时发生断裂时，其中一条染色体发生两次断裂形成一段断裂的片段，另外一条只发生一次断裂，前一条断裂片段插入这条只发生一次断裂的染色体断裂位点中，从而形成两条新的衍生染色体，这类易位称为插入易位。

3．染色体倒位　一条染色体上发生两次断裂，然后断裂片段旋转180°后重新接合，这类染色体畸变称为倒位。染色体倒位主要分为臂内倒位和臂间倒位。

4．染色体重复　指在染色体上某个区带增加了一份或者几份以上，结果导致部分区段三体型。

5．等臂染色体　一条染色体的两个臂从形态、遗传结构及承载基因都完全相同的染色体称为等臂染色体。理论上一般认为一条染色体在着丝粒处发生横裂，长臂或者短臂各自形成一条染色体，即成为等臂染色体。

6．环状染色体　当一条染色体的长臂和短臂同时各发生一次断裂时，其含有着丝粒的染色体长臂和短臂断臂端再次重接形成环状染色体，而无着丝粒的染色体断裂片段丢失。

二、染色体数目的改变

大量研究显示，畸变因素如电离辐射、生物因素、化学因素、遗传因素和母亲年龄因素等也可引起染色体数目的改变，又称为染色体数目异常。染色体数目异常主要包括整倍体异常和非整倍体异常两大类。

（一）染色体数目异常发生的主要机制

染色体数目异常发生的主要原因是配子发生减数分裂过程中或者受精卵的早期卵裂过程中出现了染色体复制、分裂、配对过程异常。

1．染色体整倍体异常发生的主要机制　包括双雄受精、双雌受精、核内复制和核内有丝分裂。

双雄受精指两个精子同时进入一个卵子受精，形成三倍体合子。两组染色体来自父体、一组染色体来自母体，导致三倍体合子染色体异常的发生。双雌受精指在卵子发生过程中，第二次减数分裂时，次级卵母细胞没有将第二极体的一组染色体排出卵外，形成了含有两组染色体的二倍体卵子，当其与来自父体的正常精子受精时，形成三倍体合子。核内复制指体细胞在一次细胞分裂时，染色体不是按正常规律复制一次而是复制两次，每个染色体形成4条染色单体，后期在子细胞中形成了四倍体染色体。核内有丝分裂是指当细胞进行分裂时，染色体正常复制一次，但到分裂中期时，由于某些因素的诱导，使核膜未破裂、纺锤体也没有形成，细胞末期未发生细胞分裂，结果细胞内染色体形成四倍体。

2．染色体非整倍体异常发生的主要机制　主要是细胞分裂时染色体发生不分离或者染色体丢失导致的，包括减数分裂不分离、有丝分裂不分离、染色体丢失等。

减数分裂不分离指在配子形成过程中，需进行减数分裂，由于某种因素（外在或者内在的）导致同源染色体或二分体不分离，形成染色体数目异常的配子（$n+1$ 或者 $n-1$），这种现象称为减数分裂不分离，是导致染色体非整倍体异常发生的原因之一。如果减数分裂不分离发生在后期Ⅰ，则产生的所有配子均为染色体数目异常，如果发生在后期Ⅱ，则有50%的配子染色体数目异常，50%的配子染色体数目正常。

有丝分裂不分离是指体细胞或者受精卵的有丝分裂过程中发生姐妹染色体单体不分离。有丝分裂不分离也是导致嵌合体的主要原因。嵌合体是指体内同时存在两种或者两种以上染色体数目不同的细胞群体的个体。

染色体丢失的主要原因是在细胞有丝分裂过程中，尤其在分裂后期，某一姐妹染色体单体的着丝粒没有与纺锤体相连，因此无法使其被牵引到细胞的某一极参与新的细胞核的形成，最终使该细胞丢失一条染色体而形成亚二倍体。

（二）染色体数目异常的类型

1．整倍体异常　人类体细胞中正常染色体数目是二倍体（$2n$），如果在此基础上整组增加或者减少，可导致体细胞中染色体的整倍体异常，如出现单倍体（n）、三倍体（$3n$）、四倍体（$4n$）等。临床上目前只观察到精子和卵子是单倍体（n），未观察到单倍体（n）的胎儿或者新生儿。

（1）三倍体：指体细胞中染色体由3个染色体组组成，有69条（$3n$）染色体。其主要临床症状为身体发育畸形、智力低下、发育迟缓。三倍体胎儿容易流产，主要是因为胚胎在发育过程中进行细胞有丝分裂时，形成三极纺锤体，从而导致染色体分裂中期、后期分布和配对紊乱，使子细胞中的染色体数目异常，胚胎无法正常发育。

（2）四倍体：指体细胞中染色体由4个染色体组组成，有92（$4n$）条染色体。四倍体患者在临床上极为罕见，目前只有1例多发畸形的四倍体患者被发现，四倍体以上的其他多倍体的染色体数目异常的病例目前尚无报道。

2．非整倍体异常　人类细胞内染色体在二倍体基础上增加或减少1条（$2n+1$ 或 $2n-1$）、数条染色体，使细胞中染色体数目不是整倍体变化，这样的细胞称为非整倍体。

（1）亚二倍体：指细胞中染色体数目比二倍体减少1条（$2n-1$）或者几条的细胞。

（2）超二倍体：指细胞中染色体数目比二倍

体多 1 条（2*n*+1）或者几条细胞。

三、染色体畸变与疾病

因染色体结构改变或者染色体数目异常导致的疾病，统称为染色体病。染色体发生畸变后引起的染色体病患者临床症状一般情况下具有一些相同特点：一是患者身体发育迟缓较为明显；二是伴随智力低下；三是身体多发畸形及具有一些特殊的皮肤纹路等。

常见的染色体病分为常染色体病和性染色体病。较为典型的常染色体病包括 21 三体型、18 三体型、13 三体型、5p 部分单体型等。其中 21 三体型又称唐氏综合征（Down syndrome），其主要核型为 47, XX（XY）, +21 或者嵌合体 46, XX（XY）/47, XX（XY）, +21，是患者体细胞中多了一条第 21 号染色体所致，主要临床症状为智力严重低下、生长迟缓、畸形、免疫力低下等。18 三体型又称爱德华综合征（Edward syndrome），是体细胞中多了一条 18 号染色体所致，其临床症状较为复杂，包括智力低下、发育严重迟缓、小眼、小口、唇裂或者腭裂、身体畸形、先天心脏病、摇椅足等，主要核型为 47, XX（XY）, +18 或者嵌合体 46, XX（XY）/47, XX（XY）, +18。13 三体型又称帕托综合征（Patau syndrome），是体细胞中多了一条第 13 号染色体所致。其主要临床症状为严重智力低下、生长和发育迟缓、存活率低、畸形等，其核型主要为 47, XX（XY）, +13，或者嵌合体型 46, XX（XY）/47, XX（XY）, +13。5p 部分单体型又称猫叫综合征（cat cry syndrome），主要因为患儿哭声似猫叫声而得名，是体细胞中 5 号染色体短臂末端缺失导致的，其核型为 46, XY（XX）, del（5）（p15.1），其临床症状为患儿哭声像猫叫、声音弱而尖、斜视、耳低位、小下颌、第 5 指短小等。性染色体病主要是性染色体（X 或者 Y）数目异常或者结构改变导致的各类疾病，其共同的临床特征主要是性腺发育不全或者两性畸形。常见的性染色体病主要包括特纳综合征（Turner syndrome）、克兰费尔特综合征（Klinefelter syndrome）、X 三体或者多体综合征、XYY 综合征及两性畸形征等。

第二节　基因突变

一、基因突变的概念

正常情况下，一切生物细胞内的基因在长期生存、进化过程中能保持相对恒定和不变，但是在一些内在或者外在因素的影响、诱导下，基因可能会发生改变，这种遗传物质的变化及其所引起的相对应的表型的变化称为突变。基因突变主要指 DNA 分子中的核苷酸序列发生改变，从而使遗传密码编码发生变化，导致其最终编码的氨基酸发生变化，从而引起表型的改变。从个体自身来说，任何基因的改变都有可能是对自身有害的，单从长期进化和适应外界环境来说，某些基因的改变，使机体或者生物体本身更加适应环境，又是有利的。基因的突变可以发生在体细胞，也可以发生在生殖细胞如配子中，前者称为体细胞突变，后者称为生殖细胞突变。体细胞突变可能只影响机体或者组织、器官等局部功能，但不传递给子代，而生殖细胞突变直接影响子代，因其突变通过有性生殖而遗传给子代。

二、基因突变的分类

基因突变的方式有不同种类，在人类基因组中最常见的基因突变主要包括碱基替换、移码突变和动态突变三种。基因突变不仅仅会发生在外显子区域、也会发生在内含子区域、启动子及其上游区域、剪接部位、终止子及其下游区域等。

（一）碱基替换

在某个基因上，DNA 序列中的一个碱基对被另外一个不同的碱基对所代替，称为碱基替换。这种替换分为转换和颠换两种突变形式。DNA 分子中，一种嘌呤替换另外一种嘌呤或者一种嘧啶替换另外一种嘧啶，称为转换。DNA 分子中，一种嘌呤替换另外一种嘧啶或者一种嘧啶替换另外一种嘌呤，称为颠换。碱基替换主要因为DNA分子中单个碱基发生了变化，因此又称点突变。研究表明，烷化剂、亚硝铵、5-溴尿嘧啶等化学试剂可以诱发DNA点突变。DNA序列中发生点突变后，使原密码子发生改变，导致编码的氨基酸或者氨基酸序列变化，会出现三种结果，即同义突变、错义突变和无义突变。

1．同义突变 DNA分子中发生了碱基替换，使mRNA上的密码子突变成为另外一个密码子，但是其所编码的氨基酸未发生改变，不影响其最终产生的蛋白质功能，因此没有产生突变效应。因为编码氨基酸的密码子具有兼并性，碱基虽然发生替换成为另外一个密码子，但是均编码同一氨基酸，这类突变称为同义突变。例如，AGA、AGG、CGA、CGU、CGG、CGC等密码子均编码同一个氨基酸——精氨酸，如果它们之间发生了突变，虽然碱基有所改变，但是因为都编码同一个氨基酸，因此其突变为同义突变。

2．错义突变 DNA分子中因为碱基对替换，使其密码子突变为另外一种密码子，其编码的氨基酸也随之变为另外一种氨基酸，这类突变称为错义突变。如异常血红蛋白β链上的mRAN分子中编码的GAA密码子变位AAA，使所对应的氨基酸由谷氨酸变为赖氨酸，从而导致疾病发生；Toll样受体4在896A > G错义突变与重型急性胰腺炎胰腺坏死组织的感染相关；在肝豆状核变性病例中发现了精氨酸变为亮氨酸的错义突变患者。

3．无义突变 DNA分子中某一个碱基的替换，使原来编码某一氨基酸的密码子突变成为终止密码子UAG、UAA、UGA中的一种，使多肽链的合成提前终止，可导致多肽片段失去活性或者无法发挥正常的功能，这种突变称为无义突变。无义突变发生的位置可以在非保守性氨基酸上，也可以在保守性氨基酸上。无义突变最主要的结果是在基因阅读框内提前产生无义密码子，并形成提前终止密码子mRNA（premature termination codon mRNA，PTC-mRNA），后者在翻译过程中在细胞内会通过一种保护机制而降解（无义突变介导的mRNA降解），使该类无功能或功能相对缺失的蛋白质在细胞内含量降低或缺失。在大多数遗传病中，50% ～ 70%的病例是由于基因分子中发生了无义突变。如进行性假肥大性肌营养不良（又称迪谢内肌营养不良）因为在其mRNA编码区域产生无义突变，导致翻译提前终止，生成的多肽产物不能用于合成肌肉生长所需的蛋白质，从而导致该疾病的发生。再如血友病、家族性良性天疱疮、糖原贮积症Ⅴ型（又称麦卡德尔病）、囊性纤维化等中均发现无义突变是主要的致病机制。

（二）移码突变

基因的DNA碱基序列中插入或者缺失1个或者几个碱基对，使在插入点或者缺失位点下游的DNA编码序列发生改变，这种改变称之为移码突变。移码突变中的碱基因为增加或者缺失导致DNA碱基序列发生变化，使其编码的相应氨基酸发生改变，可从一种氨基酸编码翻译后成为另外一种氨基酸，或者使多肽链的合成提前或者延迟终止，这样有可能使最终产生的蛋白质功能发生变化，影响其正常作用的发挥。已经发现在胃癌中微卫星不稳定性、β地中海贫血症、急性淋巴细胞白血病中的某些基因突变与DNA移码突变的发生有关。此外，人类异常血红蛋白HbW1也是其中一个碱基发生丢失使编码序列延长导致的。因为移码突变会导致氨基酸序列或者蛋白质功能的改变，其产生的遗传后果一般较为严重。

（三）动态突变

在基因中，DNA分子组成中的核苷酸序列可重复部分的拷贝数发生不同程度的增加称为动态突变。可重复序列从3个到数十个不等。动态突变也是人类遗传病相关的一种突变机制，属于基因多态性特点之一。在遗传病的分子机制研究中，发现可重复序列的拷贝数与患者发病年龄有一定关系。动态突变的产生原因主要是基因中DNA在复制过程中先通过自发或者诱发使重复拷贝数或者碱基组成发生较低频率、极少的改变，这种改变主要以“链滑动”（strand-slippage）模式产生的。当细胞进行分裂时，配对的含有可重复序列的片段在扩增后，没有及时准确地与另外一条链配对，使新生链继续不断扩增，形成的多余未配对结构或者被核酸酶及时识别并被切除，或者未被识别、切除，从而使新生链中可重复序列拷贝数目增加。微卫星DNA的重复也是动态突变结果的一种形式，已经证明微卫星DAN的拷贝数改变与某些疾病相关。如在强直性肌营养不良中发现一段 600 bp 的 AGC 重复片段与其发病有关，共济失调症中发现 AAG 重复片段可能是其致病原因之一。已经发现 AAG 拷贝数与发病年龄、发病严重性有正相关；脆性位点 FRA16B 的产生主要是其基因上有一段 33 bp 长的富含 AT 碱基对的小卫星 DAN 重复所导致的，这些均说明动态突变在一定程度上与遗传病有着较为密切的关系。

三、基因突变的分子机制

人类基因 DNA 极为保守，很少发生突变，除非受到物理、化学等因素的诱导，其自发性发生突变的概率约为 10^{-6}，碱基发生突变后，会引发细胞基因组自我保护或修复机制，以使机体基因组 DNA 在其保证度和完整度上不发生变化。DNA 错配修复系统（DNA mismatch repair system）就是保护 DNA 不发生变化的保护系统之一。越是高等生物，保护自己基因组 DNA 不变的体系越完整。如果在一定条件下，因为内外因素的诱导，发生基因突变或者变异，轻则导致蛋白失去功能，重则导致各类疾病发生，如脑血管病、恶性肿瘤、神经性疾病、糖尿病、免疫性疾病等。基因突变主要分为基因结构变异和基因表达变异两种。基因结构变异包括点突变、基因扩增、基因插入、基因融合、染色体移位、大片段 DNA 缺失、三核苷酸重复序列增加等。

1．基因结构变异　基因结构变异主要是指因各类物理、化学因素或生物因素，如紫外线、烷化剂、亚硝酸盐、真菌及病毒等，引起 DNA 碱基、碱基序列或者对 mRNA 剪接的变化。其中 DNA 碱基变化或者碱基序列变化包括同义突变、无义突变、错义突变、移码突变、动态突变等类型。此类突变通过改变碱基原型（一种嘌呤变成另外一种嘌呤、一种嘧啶变成另外一种嘧啶，或者嘌呤与嘧啶之间相互转换），或者改变碱基序列，从而影响其产物（多肽或者蛋白质）功能发生改变，最终影响机体的遗传特征，导致疾病的发生。此外，mRNA 在剪接过程中，如果正确的碱基被错误的碱基所代替，或者导致异常的 mRNA 产生，最终引起性状改变（多肽或者蛋白质功能改变），也可导致疾病发生。同时，在点突变中，单核苷酸多态性（single nucleotide polymorphism，SNP）突变是机体中存在的较为普遍的一种多态性，通过基因组 DNA 中（A、T、C、G）碱基发生突变使 DNA 序列发生改变，最终形成不同的多态性变化。很多研究和实验结果表明，虽然 SNP 变化不影响细胞的具体功能，但是其变化与个体对疾病发生和药物的敏感度有关。如心血管疾病、肾疾病、高血压、高脂血症、肿瘤的发生等均与不同的 SNP 有关，通过对 SNP 变化的研究，可以对一些疾病的发生进行早期预测、诊断，对预防疾病的发生有重要的意义。

2．基因表达变异　指基因在其表达水平上的变化，如过度表达、表达量不足或者严重缺乏，这种异常均容易导致某些疾病的发生。研究表明，癌基因的激活或者抑癌基因的缺失、失活与肿瘤发生有密切关系。如抑癌基因神经纤维瘤 -2 型（*NF2*）基因、*P53* 基因等发生基因突变或者基因表达产物缺失、变化，最终导致疾病发生。其中 *NF2* 基因或者其产物发生变异，可导致胶质瘤、神经纤维瘤的发生；*P53* 作为管家基因和抑癌基因，发生突变后可导致多种肿瘤发生。因为抑癌基因发生突变后，其抑制细胞生长的作用丧失，从而缺乏对肿瘤细胞恶性增殖的抑制作用导致肿瘤的发生。

四、基因突变与相关疾病

（一）肿瘤与基因突变

基因突变导致肿瘤发生主要与癌基因的激活和抑癌基因的丢失、失活或者抑制有关。下面以常见的几个基因为例，介绍癌基因和抑癌基因突变与肿瘤发生的关系。

1．癌基因 *MYC* 激活与肿瘤发生　*MYC* 基因是一种细胞癌基因，其高水平表达时可使啮齿类成纤维细胞向肿瘤细胞转化。*MYC* 基因也可以通过染色体易位被激活，如常见的通过 8 号染色体与 14 号染色体易位，使 8 号染色体上的 *MYC* 基因与 14 号染色体上的免疫球蛋白重链基因融合而被激活。虽然在不同肿瘤中影响 *MYC* 基因的染色体易位断裂点的具体位置可能不同，但是其共同特点是染色体易位导致 *MYC* 基因正常的表达调控机制发生了改变，从而影响其下游信号途径功能的正常发挥，致使肿瘤发生。*MYC* 在一些肿瘤类型中持续高表达主要是基因扩增的结果，如小细胞肺癌、乳腺癌、结肠癌等。因 *MYC* 基因在细胞增殖中具有重要的作用，当*MYC*表达持续增高时，细胞失去相应的控制而发生恶性增殖。

2．抑癌基因*NF2*突变与肿瘤发生 抑癌基因*NF2*编码产生施万膜蛋白（又称膜突样蛋白，merlin），此抑癌基因或其产物施万膜蛋白如果发生突变，丢失或者失去活性，将导致神经纤维瘤（neurofibroma）、神经鞘瘤（schwannoma）、脑膜瘤（meningioma）、间皮瘤（mesothelioma）等肿瘤的产生。由于在其蛋白质的N端存在一个共同的保守结构区域，即FERM结构域（four-point-one protein/ezrin/radixin/moesin，FERM domain），施万膜蛋白和细胞绒毛蛋白（又称埃兹蛋白，ezrin）、根蛋白（radixin）、膜突蛋白（moesin）同属于4.1蛋白家族（4.1 protein family）；它们在连接质膜蛋白与细胞肌动蛋白骨架系统，以及在传递有关与细胞骨架重构相关的信号方面起重要作用，而施万膜蛋白在其氨基酸序列518位的丝氨酸处（Ser518）进行去磷酸化对其蛋白活性具有重要意义。抑癌基因蛋白施万膜蛋白主要有2个不同的异构体蛋白，即merlin-1和merlin-2，其主要不同在于蛋白序列的C端，即从N端开始的前579个氨基酸序列是相同的，此后merlin-1的C端由16个带电氨基酸组成，merlin-2的C端由11个不带电的氨基酸序列组成。其中只有merlin-1显示出具有肿瘤抑制作用，而merlin-2却缺乏此抑制功能。为了激活merlin-1，使其具有抑癌基因蛋白功能，需要如下三个步骤，即在丝氨酸（Ser518）处去磷酸化，在其N端保守的FERM结构域内进行一次自我折叠，另外需要merlin-1蛋白头尾之间（N端和C端）进行分子内的连接整合（heat-to-tail interaction）。而merlin-2和其他由*NF2*基因突变产生的不同突变蛋白缺乏犹如merlin-1蛋白头尾之间的连接整合，因此缺乏抑癌基因蛋白所具有的肿瘤抑制功能。当*NF2*基因发生突变或者其产物施万膜蛋白发生变化使其缺乏抑癌作用时，细胞失去相应的抑制能力而转为恶性增殖。

（二）心血管疾病与基因突变

研究发现，在心血管疾病中，原发性高血压、高脂血症、动脉粥样硬化、心肌肥厚等疾病的发生与基因突变有密切的关系。如高血压是与多种心血管疾病相关的致病危险因素之一，通常认为是环境因素与遗传因素共同作用的结果，一氧化氮合酶（nitric oxide synthase，*NOS*）基因在其中扮演较为重要的角色。*NOS*基因第23号内含子G10T和第7号外显子G298T的基因多态性与高血压相关。激肽释放酶-激肽系统也在血压调控、心血管调节中具有重要作用。激肽释放酶通过激肽受体在利尿、利钠、舒张血管、降低血压等方面进行调节。内皮素家族基因*ET-1*、*ET-2*和*ET-3*参与血管收缩、促进血管平滑肌增殖，从而调节血压。*ET-1*和*ET-2*基因的C19BT突变体、A985G突变型与高血压发病有密切关系。血管紧张素转换酶（angiotensin-converting enzyme，*ACE*）基因多态性有三种基因型，分别为DD、DI和II，其中DD基因型与高血压心肌肥厚有关，通过*ACE*基因表达增高，使血管紧张素Ⅱ含量增加，促进血管收缩，参与高血压的发生。

（三）神经系统与基因突变

神经系统疾病的发生与基因突变有密切关系，如阿尔茨海默病、精神分裂症等。淀粉样前体蛋白（amyloid precursor protein，APP）广泛存在于全身组织细胞，是具有膜受体蛋白样结构的跨膜糖蛋白。研究发现在阿尔茨海默病患者21号染色体上*APP*基因第17号外显子编码的缬氨酸被异亮氨酸、苯丙氨酸或者甘氨酸所代替，揭示基因突变与该病的发生有密切关系。正常条件下，APP由β分泌酶裂解为可溶性β-淀粉样蛋白（β-amyloid protein，Aβ），如果基因突变可使APP氨基酸序列发生变化，从而产生不可溶解或者易于沉淀的Aβ，这种沉淀的聚合物对神经元具有毒性，可让神经元发生退行性改变。此外，研究发现，APP大量减少时，Aβ的释放量也随之减少。目前已经发现*APP*基因中存在6种错义突变。*APP*基因最终产物的改变，导致阿尔茨海默病的发生。

（四）线粒体基因突变与疾病

线粒体是细胞内半自主性细胞器，是真核细胞核外唯一含有DNA的细胞器，其DNA上无核苷酸结合蛋白，缺少相应组蛋白的保护，也没有DNA损伤修复系统，这使线粒体DNA容易发生突变。已经发现线粒体DNA突变后会出现一些临床症状，如耳聋、失明、贫血、心肌病、肌病等。Leber遗传性视神经病（Leber hereditary optic neuropathy，LHON）是一种罕见的眼部线粒体相关的疾病，严重者完全失明。其主要原因是线粒体中9种编码蛋白的基因，被发现至少有18种错义突变直接或间接地导致了LHON的发生，并且研究发现线粒体基因上三种突变（G11778A、G3460A和T14484C）之一也与LHON发病有关。其中G1178A突变会降低呼吸链复合物关联底物氧化作用效率，G3460A和T14484C突变也会导致呼吸链复合物Ⅰ的活性，从而影响光诱导的神经通路中的作用和效率。神经病变伴运动型共济失调和视网膜色素变性（neuropathy，ataxia and retinitis pigmentosa，NARP）也是一种少见的线粒体疾病，患者出现近端肢体肌无力、抽搐、痴呆、视网膜色素变性等症状。这主要是因为在线粒体*ATPase 6*基因的第8993位点发生了T到G的颠换，使相应的亮氨酸改变为精氨酸，最终结果是阻止了复合物Ⅴ在呼吸链上的质子转位而导致该病发生。此外，肌阵挛癫痫伴破碎红纤维综合征（MERRF）、线粒体脑肌病伴高乳酸血症和卒中样发作（MELAS）、链霉素耳毒性耳聋等疾病的发生都与线粒体DNA突变有关。

第三节　基因表达调控

中心法则（genetic central dogma）的核心内容是基因的表达，即遗传信息从DNA传递给RNA，再从RNA传递给蛋白质，完成遗传信息的转录和翻译，将基因型转化为表型的过程。蛋白质参与并控制细胞的一切代谢活动，而决定蛋白质合成的结构信息和时序信息则在基因组核酸分子中。生物在生长发育过程中，基因表达是按一定时间程序而且随着内外环境条件的变化而加以调整，这就是时序调节（temporal regulation）和适应调节（adaptive regulation）。基因由此而分为两类：管家基因（housekeeping gene），其表达产物大致以恒定水平始终存在于细胞内，这类基因的表达为组成型表达（constitutive expression）；可调基因（regulated gene），它们的产物只有在细胞需要时才表达，为调节型表达（regulated expression）。

基因表达是生物分子（主要是生物大分子如DNA、RNA和蛋白质）相互作用的结果，无论是转录或是翻译，都在由蛋白质（或核蛋白）复合物构成的装置（转录装置、剪接体和核糖体）上进行。基因表达在不同的水平上，如基因组水平、转录水平（包括转录前、转录和转录后）、翻译水平（翻译和翻译后）都可以进行调节。真核生物由于核结构的存在，转录和翻译在空间上和时间上都被隔开，基因表达强化了各级水平的调节。因此，真核生物基因表达受多级调节系统（multistage regulation system）的调节。

一、基因组水平的调控

基因组水平的调控包括整条染色体或染色体部分区段的丢失或扩增所导致的基因拷贝数变化，从而引起基因表达水平改变。在DNA和染色质水平上所发生的一些永久性变化，例如，染色体DNA的断裂（breakage）、某些序列的删除（elimination）、扩增（amplification）、重排（rearrangement）、修饰（moifcation）及异染色质化（heterochromatinization）等通过改变DNA序列和染色质结构从而影响基因表达的过程均属于基因组水平的调控。一般来说，低等动物发育过程中细胞的决定和分化常通过基因组水平的加工改造来实现；高等动物对于分化后不再需要的基因则采取异染色质化的方式来永久性地加以关闭。但在高等生物中产生抗体的淋巴细胞在发育过程中有明显的基因重排。转座因子能引起基因组序列和表达的改变，而转座频率又受到发育阶段和组织分化的影响，可能转座因子在发育过程中起着某种作用。此外，当基因组发生重排时，可能引起严重的缺陷和失调，如造成细胞癌变。因此基因组水平的调控，特别是基因重排，引起人们的极大关注。例如，癌基因拷贝数扩增和抑癌基因丢失导致癌基因表达升高、抑癌基因表达缺失，这是肿瘤发生、发展的重要机制。作为重要的癌基因，*c-MYC*在小细胞肺癌中发生基因拷贝数扩增的频率很高，在乳腺癌和结直肠癌中也出现拷贝数扩增。*MYC* 家族的另外两个成员 *n-MYC* 和 *l-MYC* 基因在小细胞肺癌中也通过拷贝数扩增而活化。胶质瘤、神经母细胞瘤等多种肿瘤中存在 *n-MYC* 基因拷贝数扩增。DNA 水平的异常增高成为癌基因 *MYC* 在肿瘤组织中表达增高、活化的重要机制。作为转录因子，MYC 蛋白在细胞生长中发挥关键作用，调节与细胞增殖相关的基因的转录，此外还参与细胞凋亡、干细胞分化、糖代谢途径的调控。抑癌基因的 DNA 拷贝数缺失，最典型的例子就是杂合型缺失，即抑癌基因的一个拷贝发生了基因突变，而另一个拷贝由于发生染色体片段缺失而缺失。杂合型缺失是抑癌基因出现表达水平下降、功能缺失的重要机制。而抑癌基因（如 *RB*、*P16*、*TSC1*）的失活在肿瘤发生机制中占据重要地位。同样，基因组序列发生改变，较常见的是失去段特殊序列，或是一段序列从一个位点转移到另一个位点。重排可使表达的基因发生切换，由表达一种基因转为表达另一种基因，例如，单倍体酵母配对型的转换，非洲锥虫表面抗原的改变等。

二、转录水平的调控

转录水平的调控是基因表达调控全过程中最关键、核心的环节。转录水平的调控是由 DNA 调控序列与转录调控相关因子相互作用完成的。无论是原核生物还是真核生物，基因表达调控总是通过反式作用因子（trans-acting factor）与顺式作用元件（cis-acting element）之间的作用来完成的。前者是蛋白质或 RNA，后者是一段 DNA 或一段 RNA。

顺式作用元件是指与结构基因串联的特定 DNA 序列，一般位于编码基因所处染色体区段上、下游。顺式作用元件本身不编码任何蛋白质，只有与特定的调节蛋白相结合，才能发挥其调控基因表达的功能。这些元件主要包括启动子（promoter）、终止子（terminator）、增强子（enhancer）、沉默子（silencer）等。

反式作用因子又称基因特异性转录因子（gene specific transcription factors），是由调节基因编码的产物，包括蛋白质（即调节蛋白）和 RNA（如 miRNA），可能跟其靶基因不在同一条染色体 DNA 上。反式作用因子能识别启动子、启动子近侧元件和增强子中的特异靶序列，即通过与顺式作用元件相互识别作用来调节基因的表达，且其调控结果分为两种：促进基因的表达，称为正调控（positive control）；或阻遏基因的表达，称为负调控（negative control）。转录水平的调控是基因表达调控中最为关键的层面。图 3-1 是顺式作用元件和反式作用因子相互作用调控基因表达模式图。

启动子一般位于基因转录起始位点 5' 上游 100 ~ 200 bp 以内，至少包括一个转录起始点及一组具有独立功能的 DNA 序列元件，每个元件长度为 7 ~ 20 bp，是决定 RNA 聚合酶 Ⅱ 转录起始点和转录效率的关键序列。增强子一般位于启动子上游或下游，能够增强该基因转录活性，但其本身不具备启动子活性（图 3-2）。终止子是给予 RNA 聚合酶转录终止信号的 DNA 序列，沉默子能抑制基因转录，属于负调控元件。

病毒感染宿主后，如果含有增强子的病毒基因组整合到宿主细胞基因组，则可能会增强整合区附近某些宿主基因的转录。当增强子随某些染色体片段移位时，能够提高新位置周围基因的转录。例如，某些肿瘤中发生的 18 号染色体与 14

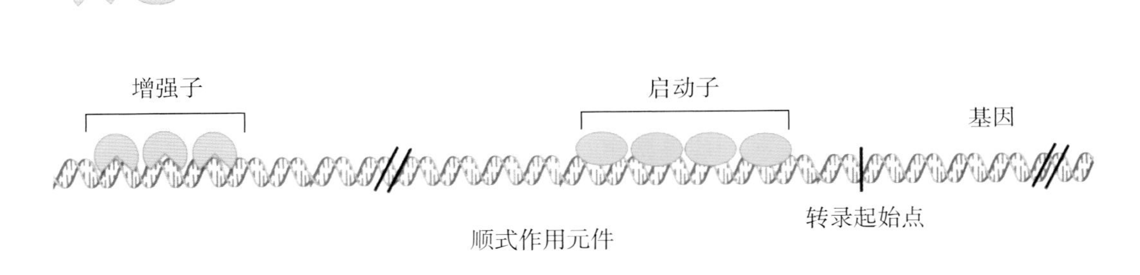

图 3-1　基因表达调控模式图

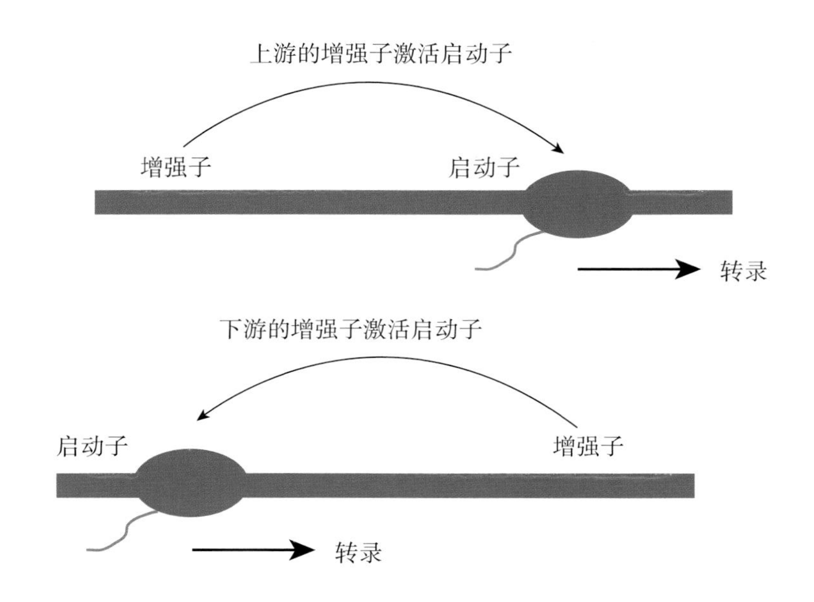

图 3-2 增强子作用模式图

增强子发挥作用与其位置无关，增强子可位于基因启动子上游，也可位于启动子下游

号染色体的易位 t（14；18）（q32；q21），导致 14q32 上的免疫球蛋白重链基因（*IgH*）的增强子转移到 18q21 区段 *BCL-2* 基因的上游。由于 *IgH* 的表达丰度很高，其增强子的活性很强，故后果是 *BCL-2* 表达水平显著升高。*BCL-2* 是重要的抗凋亡基因，其表达水平升高有助于细胞存活，不受凋亡通路控制，是肿瘤发生机制的重要环节。

转录因子本身也受细胞内多种信号通路调控，它能通过调节下游多个（甚至上百个）关键靶基因的表达而控制多种生物学功能，转录因子成为分子医学研究领域的重要内容之一。例如，转录因子 E2F 家族能够识别的共有序列为 TTT（C/G）GCGC（C/G），其调控（指转录激活或抑制）的靶基因约有 1200 个。这些靶基因的功能涉及细胞周期、细胞生长、分化、凋亡、DNA 复制等方面。但同时，E2F 可与其他调控蛋白结合并受其调节，最重要的调控蛋白是视网膜母细胞瘤蛋白（RB），为抑癌基因 *RB* 的产物。RB 与 E2F 的结合不影响 E2F 与 DNA 的结合，但可显著抑制其转录调节活性。当 RB 被 CDK 磷酸化后，构型发生改变，释放 E2F，使 E2F 恢复活性而转录激活其靶基因。大部分人类肿瘤中 E2F 通路出现异常，其机制包括 RB 基因突变或失活、CDK 活性改变等。

另外，突变、缺失或甲基化修饰可影响顺式作用元件，使其不能被转录因子正确识别和结合；转录因子发生结构和功能改变，能影响其与顺式作用元件的结合。两者均可导致基因转录水平的异常。

三、转录后水平的调控

真核生物基因转录后水平的调控主要涉及基因转录后的加工及修饰，包括 RNA 前体的剪接加工与成熟 mRNA 的细胞核浆转移等。这些转录后加工修饰及转运过程也是基因表达调控的重要环节，如 mRNA 的可变剪接、RNA 编辑等。

大部分真核生物编码蛋白质的基因是由若干个外显子和内含子间隔排列而成。刚刚从基因组 DNA 上转录下来的 RNA 是包含外显子和内含子的初级转录本，为核不均一性 RNA（heterogeneous nuclear RNA，hnRNA），hnRNA 需要经过 5′ 端加 7- 甲基鸟嘌呤的帽结构（m7GpppN）、3′ 端加多聚腺苷酸尾（polyadenylate tail，PolyA tail）结构，同时要切除内含子并连接外显子等过程，才能成为成熟的 mRNA 分子，成熟的 mRNA 分子经细胞核的核孔转运至细胞质中，翻译相关蛋白质。其中，内含子可通过连续 2 次转酯反应以自我剪接（self-splicing）的方式被切除。大多数真核生物 mRNA 前体的剪接是在一个被称为剪接体（spliceosome）的复合体中进行，该复合体由 5 种 RNA 及上百种蛋白质组成。其中 5 种 RNA 分别是 U1、U2、U4、U5 和 U6，统称为核内小

RNA（small nuclear RNA，snRNA），它们的长度在 100 ~ 200 个核苷酸之间，各自与多个蛋白质结合为核小核糖核蛋白（small nuclear ribonuclear protein，snRNP）。真核生物 snRNP 中的 RNA 和蛋白质都高度保守。在内含子剪接过程中，各种 snRNP 先后结合到 mRNA 前体分子上，使内含子形成套索，从而拉近相邻外显子。剪接体的组装需要 ATP 供能，剪接体中起催化作用的多为其 RNA 组分（图 3-3）。

有些 mRNA 的初级转录物，在不同的组织中可因剪接方式的不同而产生具有不同遗传密码的 mRNA，从而翻译生成不同的蛋白质产物，这种加工方式称为可变剪接（alternative splicing）。哺乳动物基因组的大多数基因可通过可变剪接产生 1 种以上的蛋白质。例如，甲状腺中的降钙素（calcitonin）及脑中的降钙素基因相关肽（calcitonin gene-related peptide，CGRP）就是来自同一个初级转录物。

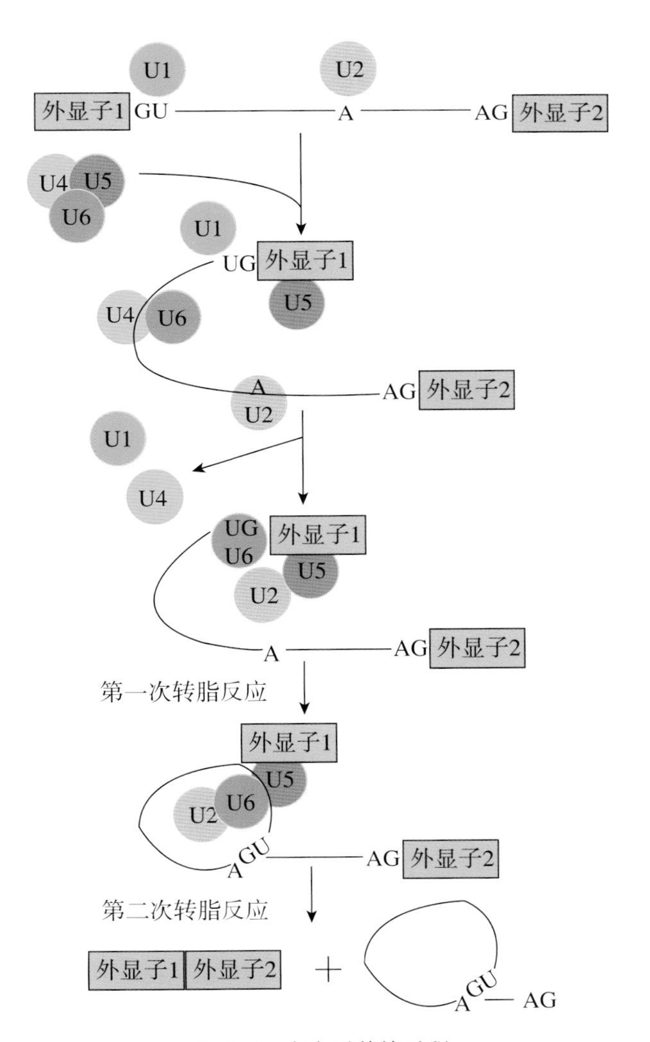

图 3-3　内含子剪接过程

RNA 编辑（RNA editing），可以改变 mRNA 初级转录物的序列，包括单个碱基的插入、缺失或改变。常见的 RNA 编辑包括两种方式：特异位点的腺嘌呤（A）或胞嘧啶（C）的脱氨基，分别变为次黄嘌呤（I）和尿嘧啶（U）；向导 RNA（guide RNA）指导的尿苷插入或缺失。经 RNA 编辑产生的 mRNA 携带的编码信息也就发生了改变，从而可能导致氨基酸序列的变化，这与基因表达的组织特异性和时空特异性相关，也与某些疾病的发生有关，如哺乳动物的载脂蛋白 B（apolipoprotein B，ApoB）mRNA 就存在 C → U 转换。ApoB 有 ApoB-100（分子量为 511 000 kDa）和 ApoB-48（分子量 20 000 kDa）两种形式。ApoB-100 在肝内合成，ApoB-48 含有与 ApoB-100 完全相同的 N 端 2152 个氨基酸残基，在小肠合成。*ApoB* 基因在小肠转录生成 mRNA 前体后，第 26 个外显子上某位点的 C 经脱氨基反应变为 U，使原来 2153 位上的谷氨酰胺密码子 CAA 变成了终止密码子 UAA，从而生成较短的 ApoB-48。催化这一反应的脱氨酶仅存在于小肠，肝细胞不含此酶，体现了基因表达的组织特异性调控。

四、蛋白质翻译水平的调控

蛋白质生物合成即翻译是基因表达的最后一步，影响蛋白质合成的因素同样也能调节基因表达。真核生物蛋白质翻译水平的调控，主要是影响 mRNA 的稳定性、mRNA 的运输及有选择性的翻译。mRNA 5' 端的帽子结构和 3' 端的多聚腺苷酸尾结构都有利于 mRNA 的稳定性并能提高翻译的效率。没有这些结构的转录产物会很快被核酸酶降解，其翻译活性明显下降；帽子结构可以促进蛋白质生物合成过程中起始复合物的形成。

在成熟 mRNA 编码区的前、后均存在非翻译区，成熟 mRNA 的 5' 端非翻译区序列存在翻译调节因子的识别位点，启动信号 AUG 前后的核苷酸序列对 mRNA 的翻译效率影响很大。蛋白质合成速率很大程度上取决于起始水平，通过磷酸化调节起始因子（eIF）活性对蛋白质合成的起始阶段有重要的控制作用。下面以网织红细胞的蛋白质合成为例探讨其调节机制。葡萄糖饥饿、缺氧和氧化磷酸化受抑制等所有导致缺乏 ATP 的因素均能诱导细胞产生翻译抑制物；血红素的缺乏亦有类似情况。在细胞中蛋白质的合成与能量代谢有关，而血红素由于在细胞色素和细胞色素氧化酶合成中的作用，可作为能量代谢水平的指标而调节 mRNA 的翻译功能。血红素对蛋白质合成的控制作用是通过一种称为血红素控制的翻译抑制物（heme controlled translational inhibitor）来实现的，其本质是 eIF-2 激酶，它能选择性地将蛋白质合成起始因子 eIF-2a 亚基的 Ser 磷酸化。这种起始因子磷酸化后便失去正常再生能力。eIF-2 激酶本身也有磷酸化和脱磷酸两种形式，磷酸化的 eIF-2 激酶具有活性，脱磷酸后失去活性。eIF-2 激酶的磷酸化是由依赖 cAMP 的蛋白激酶 A 所催化，它的活性受控于血红素。如果有血红素存在时，蛋白激酶 A 不被 cAMP 活化，eIF-2 激酶以无活性的脱磷酸形式存在，eIF-2 具有起始活性。当血红素缺乏时，蛋白激酶 A 被 cAMP 活化，eIF-2 激酶以磷酸化的活化形式存在，使 eIF-2 被磷酸化而失去再生活性。这一级联反应通过控制 eIF-2 的起始活性而调节蛋白质的合成。在细胞生长速度恢复或增加时，受生长因子或其他刺激的诱导，该结合蛋白被蛋白激酶磷酸化而失活。蛋白质翻译水平还存在其他多种调节机制。

五、蛋白质翻译后水平的调控

蛋白质翻译后水平的调控主要是蛋白质合成后的加工修饰、正确折叠、靶向输送及程序性降解等。蛋白质合成后刚从核糖体释放的新生多肽链没有生物活性，多数需在合成进行中或合成后，经过不同的翻译后加工修饰才能逐步形成具有天然构象的有活性的功能蛋白质，并按照一定的靶向输送机制转移到特定的亚细胞部位去发挥各自的生物学作用。蛋白质多肽链的主要加工形式包括以下几种。

（一）蛋白质合成后的加工修饰

1．多肽链中氨基端和羧基端的修饰　在原核生物中几乎所有蛋白质都是从 N- 甲酰甲硫氨酸（fMet）开始，真核生物从甲硫氨酸开始。当肽链合成达 15 ～ 30 个氨基酸残基时，脱甲酰基酶水解除去其 N 端的甲酰基，然后氨肽酶再切除 1 个或多个 N 端氨基酸。因此原核生物肽链合成后，70% 的肽链 N 端没有 fMet。某些蛋白质在羧基端也要进行修饰。

2．肽链中氨基酸残基的共价修饰　肽链中氨基酸残基的共价修饰直接影响着蛋白质功能的发挥。①磷酸化修饰：某些蛋白质分子中的丝氨酸、苏氨酸、酪氨酸残基的羟基，在酶催化下被 ATP 磷酸化。磷酸化在酶的活性调节中有重要意义。②羟基化修饰：胶原中羟脯氨酸和羟赖氨酸是脯氨酸和赖氨酸经羟化反应形成的。③谷氨酸的羧化：在需要维生素 K 的酶的催化下，某些蛋白质（如凝血酶原等凝血因子）在谷氨酸残基上额外引入羧基。这些羧基与 Ca^{2+} 结合是启动凝血机制所必需的。④甲基化修饰：一些肌细胞蛋白质和细胞色素 C 的赖氨酸残基需要甲基化，某些蛋白质中的一些谷氨酸残基的羧基也需要甲基化，以除去负电荷。

3．糖基化修饰　游离的核糖体所合成的多肽链一般不带糖链，膜结合的核糖体所合成的多肽链通常带有糖链。糖蛋白（glycoprotein）是一类含糖的结合蛋白，由蛋白质和糖两部分以共价键相连。糖基化修饰与许多免疫相关蛋白功能的发挥密切相关。

（二）新生蛋白质的正确折叠

新生蛋白质的正确折叠需要多种蛋白质的参与与调节，最常见的有异构酶和伴侣蛋白质。新生多肽链中正确的二硫键形成受蛋白质二硫键异构酶（protein disulfide isomerase，PDI）的催化。PDI 与蛋白质底物的多肽主链结合，并优先与含半胱氨酸残基的肽发生相互作用。PDI 广泛的底物特异性使它能够加速多种含二硫键蛋白质的折叠。通过二硫键的改组，PDI 能使蛋白质很快地找到热力学上最稳定的配对方式。PDI 在加速折叠中间体的二硫键改组中起特别重要的作用，例如此酶可使牛胰蛋白酶抑制剂中间体二硫键改组的速率提高 6000 倍。蛋白质中肽键几乎总是反式构型的，但 X-Pro 肽键（X 代表任一残基）例外，其 6% 或更多一些是顺式构型。脯氨酰异构化是体外许多蛋白质折叠的限速步骤。肽基脯氨酸异构酶（peptidyl prolyl isomerase）通过扭转肽键加速顺 - 反异构化。

新生蛋白质多肽链在高浓度时倾向于聚集，

因此需要分子伴侣（molecular chaperone）的蛋白质家族参与蛋白质折叠。它们通过抑制新生肽链不恰当的聚集并排除与其他蛋白质不合理的结合，协助多肽链的正确折叠。如热休克蛋白（heat shock protein，HSP）和陪伴蛋白（chaperonin）等。

（三）新生蛋白质的靶向输送

新生蛋白质被靶向输送至特定部位如细胞核、线粒体及其他细胞器，或分泌至细胞外及体液中，通过体液循环输送至靶器官发挥功能，这些环节都可影响蛋白质表达的空间特异性。蛋白质的靶向输送需要经过复杂机制，所有靶向输送的蛋白质在其一级结构中均存在分选信号，它们可引导蛋白质运送到细胞的特定部位，称为信号序列（signal sequence）（表 3-1）。有的信号序列存在于肽链的 N 端，有的在 C 端，有的在肽链内部；有的输送完成后被切除，有的被保留。信号序列可与信号识别颗粒（signal recognition particle，SRP）结合，诱导蛋白质正确转运。

（四）蛋白质的程序性降解

蛋白质的程序性降解也是蛋白质翻译后的重要调控机制，可控制蛋白质的寿命和表达水平，直接影响蛋白质在细胞中的“量”。因此，蛋白质翻译后水平的调控失常同样可以引起蛋白质功能紊乱从而引发疾病。体内蛋白质的降解是由一系列蛋白酶（protease）和肽酶（peptidase）完成的。真核细胞中蛋白质的降解有两条途径：一是不依赖 ATP 溶酶体降解途径；二是依赖 ATP 和泛素（ubiquitin）- 蛋白酶体途径。其中，泛素是一种分子量为 8.5×10^3（含 76 个氨基酸残基）的小分子蛋白质。泛素化是降解体内蛋白质的主要途径，特别是降解错误折叠的蛋白质和短寿命的关键酶等。在蛋白酶体降解蛋白质的过程中，泛素对各种蛋白质的标记起关键作用。待降解蛋白质通过三个酶，即泛素激活酶、泛素结合酶和泛素 - 蛋白连接酶，进行泛素化标记并由蛋白酶体降解。该途径涉及细胞周期（周期蛋白降解）、DNA 修复、NF-κB 激活、病毒感染及许多其他重要的生理和病理过程。

六、表观遗传学（epigenetics）修饰

观遗传学修饰也可调控基因表达水平，其机制包括 DNA 甲基化（和去甲基化）、组蛋白修饰和非编码 RNAs，如微 RNA（microRNA，miRNAs）。其可以在不改变 DNA 序列的情况下产生可遗传的表型变化。“表观遗传”一词最早是由 Waddington 在 1939 年提出的，同时提出了“表观遗传景观”这一术语，以描述将遗传性状转化为可视化表型的分子和生物机制，这些机制与启动和维持表观遗传沉默和调节基因表达有关，将影响细胞分化、基因表达、X 染色体失活、胚胎发育和基因组印记等过程。此外，表观遗传特征的破坏会对细胞功能产生重大影响，从而导致基因表达失调，并有可能导致“表观遗传病”的发生和发展。表观遗传学与各种疾病的发生发展相关，如自身免疫病、癌症、先天性疾病、智力低下、内分泌疾病、儿科疾病、神经精神疾病等，被认为是疾病发生的三大因素之一（图 3-4）。与专注于遗传学领域的众多研究相比，对表观遗传学的研究是相当新的。与难以逆转的遗传学变化相比，表观遗传学的畸变可以在药物上得到逆转。新兴

表3-1 靶向输送蛋白质的信号序列

蛋白种类	信号序列	结构特点
分泌蛋白及膜蛋白	信号肽	由 13 ~ 36 个氨基酸残基组成，位于新生肽链 N 端
核蛋白	核定位序列	由 4 ~ 8 个氨基酸残基组成，通常包含连续的碱性氨基酸（Arg 或 Lys），在肽链的位置不固定
内质网蛋白	内质网滞留信号	肽链 C 端的 Lys-Asp-Glu-Leu 序列
核基因组编码的线粒体蛋白	线粒体前导肽	由 20 ~ 35 个氨基酸残基组成，位于新生肽链 N 端
溶酶体蛋白	溶酶体靶向信号	甘露糖 -6- 磷酸（Man-6-P）

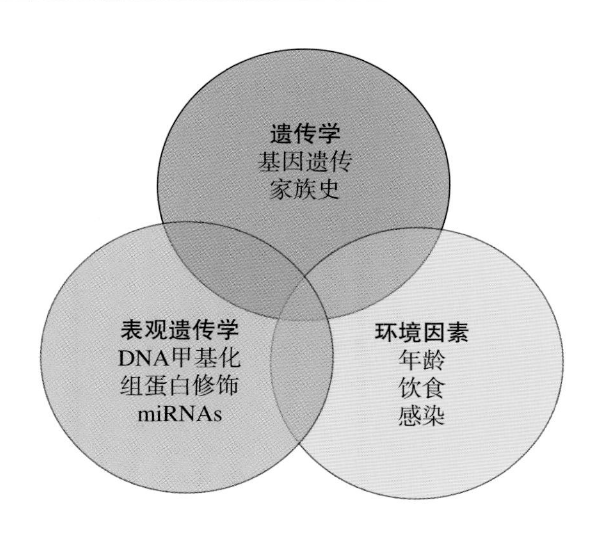

图 3-4 疾病构成因素

的表观遗传学工具可被用于疾病的预防、诊断和治疗。随着针对参与基因表达调控的特定表观遗传机制的药物的开发，开发和利用表观遗传学工具是一种适当和有效的方法，可以在临床上应用于各种疾病的治疗。

(一) DNA 高甲基化抑制基因表达

目前，DNA 甲基化是一种特征明确、研究深入的表观遗传修饰，可以追溯到 1969 年 Mahler 和 Griffith 的研究，他们的研究表明 DNA 甲基化可能在长期记忆的功能中发挥重要作用。甲基化发生在一个胞嘧啶残基的 5′ 位，这个胞嘧啶残基可以被许多 DNA 甲基转移酶（DNA methyltransferase，DNMT）甲基化和维持，这些酶在转录因子的沉默及防御内源性逆转录病毒基因的表达中发挥着重要作用。在 DNA 复制过程中，DNMT 向胞嘧啶未触及的 C-5 位置添加甲基，这有助于发生新的 DNA 甲基化。基因组序列中富含 CpG 位点的区域称为 CpG 岛（CpG islands），在人类基因组中约有 29 000 个这样的 CpG 岛，至少有 200 bp，这段序列在较为保守。估计约有 60% 的基因与 CpG 岛关联。大多数 CpG 岛位于基因的启动子及第一外显子区域，CpG 岛的甲基化状况影响基因表达。一般说来，发生在启动子序列的 CpG 岛高甲基化抑制了转录因子与启动子的识别结合，导致基因不能启动转录；而去甲基化则可诱导基因的重新活化和表达。发生在 CpG 岛甲基化后很容易被自发地脱氨基形成胸腺嘧啶，而未甲基化的 CpG 可以转化为尿嘧啶。位于一些启动子区域的 DNA 被甲基化时，可能导致可遗传的转录沉默（图 3-5）。发生在一些重要基因如 *P16^INK4A^*、*CDH1*、*DAPK*、*P14ARF* 上的甲基化，可以促进肿瘤的发生。

肿瘤细胞常表现为基因组整体甲基化水平低，而抑癌基因启动子区甲基化水平高；癌基因启动子区域 DNA 的低甲基化激活了癌基因使染色体失去稳态，而抑制基因启动子区域 DNA 的高甲基化使抑癌基因沉默（图 3-6）。基因组整体甲基化

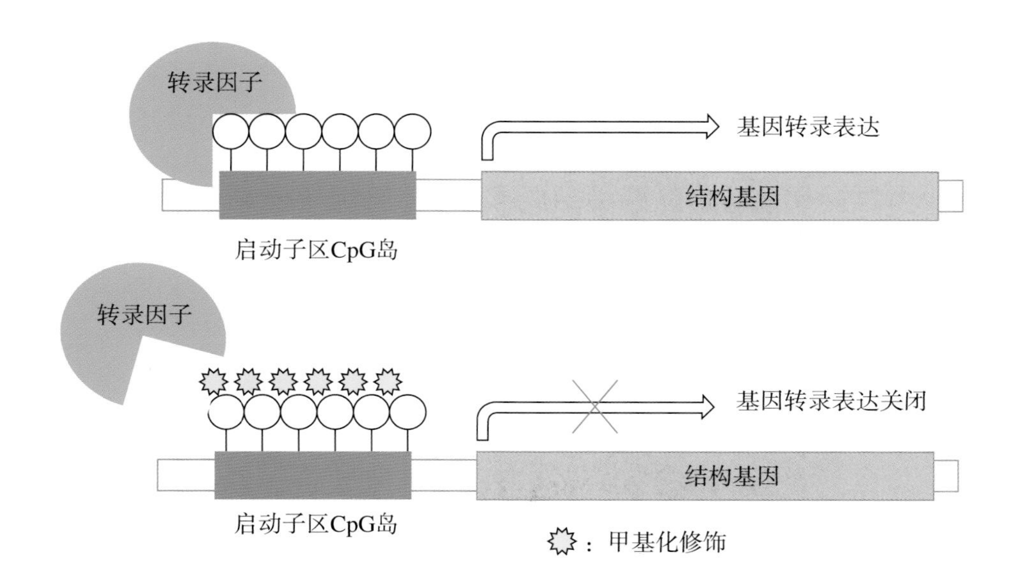

图 3-5 DNA 甲基化抑制基因转录的机制
基因启动子区的甲基化可影响转录激活因子和其识别序列的结合，直接抑制基因表达

水平降低可诱发染色体不稳定，而区域特异性甲基化水平升高则是抑癌基因失活的主要机制之一。例如，抑癌基因（*P53* 或 *P16*）附近的 CpG 岛的甲基化通常与这些基因的沉默相关。另外，自身免疫病如系统性红斑狼疮患者的 T 细胞中存在 DNA 甲基转移酶（DNMT）活性降低，DNA 存在异常的低甲基化，饮食中缺乏叶酸和维生素，会降低甲基转移酶的活性，使基因组低甲基化容易诱发多种疾病或加快发病速率。精神分裂症和情绪障碍与 DNMT 基因相关。基因高甲基化抑制脑组织中 Reelin 蛋白的表达，Reelin 蛋白是维持正常神经传递、大脑信息存储和突触可塑性所必需的蛋白质。此外，无论 DNA 甲基化水平增高还是降低，都与人的衰老过程相关。随着年龄的增长，甲基化作用呈进行性增长，患癌的可能性增大。

（二）组蛋白修饰

组蛋白修饰是表观遗传学的另一个关键机制。组蛋白复合物由 2 个不稳定的二聚体 H2A、H2B 和 1 个四聚体 H3 及 H4 组成，包括 147 bp 的线性 DNA 缠绕其上，形成核小体，是真核生物 DNA 高级结构的基础。组蛋白复合物促进了基因组 DNA 的凝聚，并对转录后的修饰有影响。一些修饰，如乙酰化、甲基化、泛素化和磷酸化等，发生在组蛋白尾部的保守赖氨酸上。组蛋白甲基化可以表明转录激活和抑制，单甲基化、双甲基化和三甲基化的状态有不同的影响。甲基化是由组蛋白甲基转移酶（HMT）激活，其中，组蛋白对 H3 的修饰是研究得最透彻的，也是最有特点的。H3K4 和 H3K36 的二聚体和三聚体形式是组蛋白修饰的常见位点，并导致转录的激活。相反，

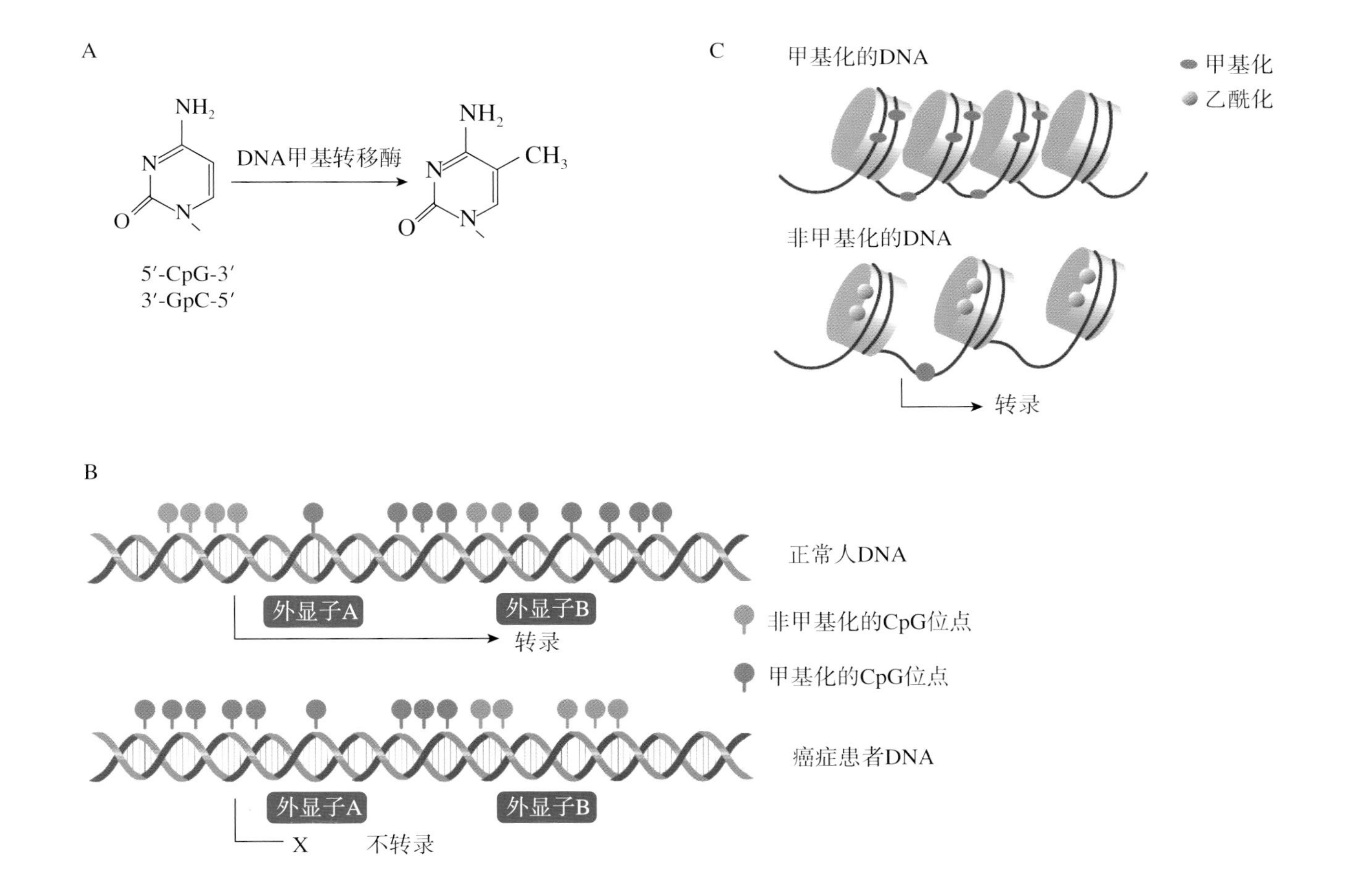

图 3-6 表观遗传学修饰对基因转录调控的影响

A．CpG 岛的 C 可以被甲基转移酶修饰，加上一个甲基；B．DNA 甲基化和组蛋白去乙酰化可以抑制基因的转录；C．肿瘤细胞中，抑癌基因启动子往往发生高甲基化而使转录受到抑制

H3K92/3 和 H3K27me2/3 修饰则导致基因沉默。特别是，组蛋白成分 H3K9 主要存在于基因稀疏的区域，如端粒和中心粒。这种组蛋白成分还与 X 染色体失活和启动子区域的基因抑制有关。相反，H3K27 一般存在于基因丰富的区域。研究表明，组蛋白 H3 突变与巨骨细胞瘤和软骨细胞瘤有关，也被发现是儿童高等级胶质瘤的高频率突变。组蛋白甲基化相关酶的突变都可能导致疾病的发生，如癌症、自身免疫病、内分泌疾病和心理障碍。

(三)组蛋白乙酰化增强基因表达

组蛋白乙酰化（acetylation）只发生在 N- 端的赖氨酸残基，可将赖氨酸的正电荷去除，减少组蛋白和 DNA 之间的亲和性，使 RNA 聚合酶及转录因子能够接触启动子区。大多数情况下，组蛋白乙酰化可增强转录，而去乙酰化则抑制转录（图 3-7）。乙酰化是最早被发现的与转录有关的组蛋白修饰方式。乙酰化由组蛋白乙酰转移酶（histone acetyltransferase，HAT）催化，乙酰化主要发生在组蛋白 H3 和 H4 的 N 端尾部比较保守的赖氨酸残基上。组蛋白尾部残基的乙酰化能够使组蛋白携带正电荷量减少，降低其与带负电荷 DNA 链的亲和性，促使参与转录调控的各种蛋白因子与 DNA 结合，进而发挥转录调控作用。组蛋白的乙酰化是一可逆的动态过程，由 HAT 和组蛋白去乙酰基酶（histone deacetylase，HDAC）维持平衡。这种可逆的乙酰化修饰使染色质结构发生动态的改变，并对基因的转录产生相应的影响。根据在细胞中的分布特点，传统上将 HAT 分为两大类。A 型：位于细胞核，通过核小体组蛋白的乙酰化调控基因表达，可识别并乙酰化组蛋白赖氨酸。B 型：位于细胞质，在组装为核小体前将组蛋白乙酰化，其功能是将新生的核心组蛋白乙酰化。组蛋白乙酰化为染色质的状态提供了一个可识别的标记，这一标记是动态的，可逆的，涉及三个独立而又相关的过程：书写（writing）：给选定的赖氨酸添加乙酰基，由乙酰基转移酶负责；阅读（reading）：识别并结合乙酰化赖氨酸，含 bromo 结合域蛋白；清除（erasing）：清除赖氨酸的乙酰基基团，由去乙酰基酶执行。

总之，DNA 甲基化和组蛋白修饰往往是相辅相成、共同发生的，如 DNA 甲基化区域常伴随组蛋白去乙酰化，共同抑制基因的表达，反之亦然。

七、非编码 RNA 调控异常与相关疾病

非编码 RNA（non-coding RNA）是指不编码蛋白质的 RNA。它们虽然不被翻译成蛋白质，但却参与了编码基因的转录调控，并在蛋白质翻译过程中发挥关键作用。其中，编码 RNA 实际上就是成熟的信使 RNA（message RNA）；非编码 RNA 分为两大类，即组成性非编码 RNA 和调

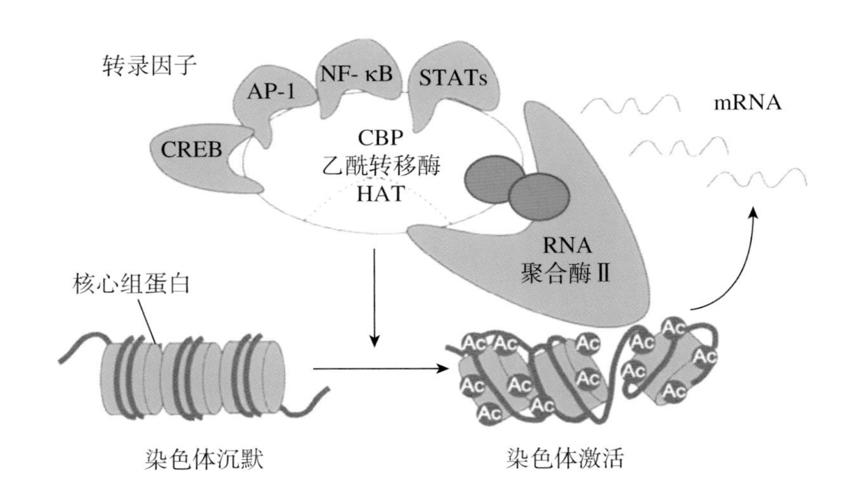

图 3-7 组蛋白乙酰化调节基因的转录

组蛋白乙酰化减少组蛋白和 DNA 之间的亲和性，使 RNA 聚合酶及转录因子能够接触启动子区。大多数情况下，组蛋白乙酰化可增强转录，而去乙酰化则抑制转录

控性非编码RNA（图3-8）。组成性非编码RNA主要包括核糖体RNA（ribosomal RNA）、转运RNA（transfer RNA）、小核RNA（small nuclear RNA）、核仁小RNA（small nucleolar RNA），这些是参与蛋白质合成所必需的，调控性非编码RNA包括piwiRNA（piwi-interacting RNA）、微RNA（miRNA）和长链非编码RNA（long non-coding RNA，lncRNA）等。这些RNA的共同特点是都能从基因组上转录而来而不翻译成蛋白质，在RNA水平上作为关键因子各自行使其生物学功能，参与RNA的剪接和修饰、蛋白质的转运及调控基因表达。高等生物多达一半以上的DNA转录为RNA，其中绝大多数为非编码RNA。

调控性非编码RNA主要的生物学功能为参与转录调控、RNA剪切和修饰、mRNA的翻译、蛋白质的稳定和转运、染色体的形成和结构稳定等过程，因此，这些非编码RNA在胚胎发育、组织分化、信号转导、器官形成等基本的生命活动中及在肿瘤、免疫系统疾病、神经性疾病等的发生和发展中都发挥着重要的功能。

1．微RNA（miRNA）　长度为21～23 nt，属小分子非编码单链RNA。在细胞核中，编码miRNA的基因为长度约为几千个碱基的初级转录本pri-miRNA，在Drosha和Pasha蛋白质复合体的作用下被加工成含有60～70 nt具有发夹结构的miRNA前体（pre-miRNA），再在RanGTP/Exportin55转运蛋白的协助下从核内转运到细胞质中。在细胞质中，pre-miRNA被RNase Ⅲ酶家族中的成员Dicer所识别，并通过对茎环结构的剪切和修饰形成双链，并与Argonaute家族蛋白形成RNA诱导的沉默复合体，在miRISC中形成成熟的单链miRNA。成熟的miRNA可以与靶基因mRNA的3′-非翻译区（the three primer untranslated region，3′-UTR）通过不完全配对结合降低mRNA稳定性或抑制靶基因的翻译，从而参与调控基因表达。研究发现，每个miRNA可以调控多个靶基因，多个miRNA也可调控同一个靶基因，异常的miRNA表达可以导致整个调控网络的破坏，从而导致人类疾病包括恶性肿瘤的产生及发展。miRNA可参与细胞的生长、分化、衰老、凋亡、自噬、迁移、侵袭等多种过程。因此，miRNA成为目前研究的热点，特别是在肿瘤研究中发现miRNA通过影响肿瘤细胞的增殖、细胞周期、凋亡、侵袭转移和药物代谢等而增强肿瘤细胞的恶性生物学行为或导致正常细胞的恶性转化。迄今，很多具有细胞增殖和凋亡的功能的miRNA抑癌基因和致癌基因得以鉴定，可作为肿瘤病因学、生物学特性、组织分型和临床分级分期的分子标志物之一。例如，定位于染色体脆性区域17q23.2的miR-21是具有原癌基因活性的miRNA，其在乳腺癌、肝癌、脑瘤等多种恶性肿瘤中表达显著上调，并与乳腺癌等肿瘤的恶性分级呈正相关。研究发现Stat3参与调控miR-21的转录。在恶性胶质瘤细胞中敲除miR-21后，细胞

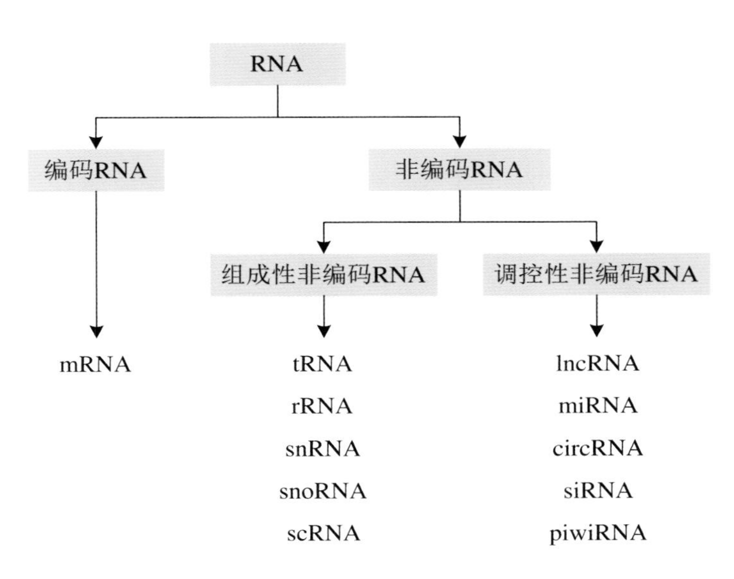

图3-8　体内RNA的分类

周期相关蛋白 caspases 被活化，导致细胞凋亡率上升。敲除 miR-21 的肿瘤细胞株在小鼠体内的成瘤能力显著降低。

2．长链非编码 RNA（lncRNA） 是一类转录本长度为 200 ~ 100 000 nt 的 RNA 分子，一般不直接参与蛋白编码和蛋白质合成，但是可在表观遗传水平、转录水平和转录后水平调控基因的表达。lncRNA 可以来源于蛋白质编码基因、假基因及蛋白质编码基因之间的 DNA 序列。lncRNA 定位于细胞核内和细胞质内。lncRNA 具有强烈的组织特异性与时空特异性，不同组织之间的 lncRNA 表达量不同，同一组织或器官在不同生长阶段，lncRNA 表达量也不同。lncRNA 在很多生命活动中发挥重要的作用，与机体的生理和病理过程均有密切的关系。lncRNA 的作用机制有以下几种：①结合在编码基因上游启动子区干扰基因的表达；②抑制 RNA 聚合酶Ⅱ及组蛋白修饰，影响下游基因的表达；③与编码基因的转录本形成互补双链，干扰 mRNA 的剪切，形成不同的剪切形式；④与特定蛋白质结合，调节相应蛋白质的活性。通过上述途径，可从染色质重塑、转录调控及转录后加工等多个层面上实现对基因表达的调控。多梳类（Polycomb group，PcG）蛋白可以结合并沉默上千基因，lncRNA 使 PcG 蛋白靶向特异的基因组位置。例如，来源于 HOXC 位点的 lncRNA HOTAIR 通过与 PcG 蛋白 PRC2 相互作用，反式沉默 HOXD 位点的基因表达。而三胸家族（trithorax group，TrxG）蛋白则能够维持基因的活化状态，它们与目标位点的结合也均是由 lncRNA 指导。

3．piwiRNA 主要存在于哺乳动物的生殖细胞和干细胞中，长度为 24 ~ 31 nt 的 RNA 分子，通过与 PIWI 亚家族蛋白结合形成 piwiRNA 复合物来调控基因沉默途径，其主要作用之一是沉默减数分裂过程中被激活的转座子（transposon）。piwiRNA 通过碱基互补配对寻找靶标，而 PIWI 蛋白负责切割靶标 RNA，将这些 RNA 降解。在切割靶标的过程中 piwiRNA 大量复制产生正反馈，在转录水平沉默转座子——最终结果是诱导转座子插入位点形成组成型异染色质。piwiRNA 参与转座子基因的甲基化调节：转座子是基因组中可以移动位置的 DNA 序列，其本质是病毒等病原体入侵之后遗留在宿主基因组中的 DNA 序列，是寄生 DNA 的主要类型。经过漫长的进化，转座子已成为真核生物基因组的重要组成成分。在基因组中转座子的移动（转座）可诱导剪切和插入位点的突变，导致基因组不稳定。在哺乳动物细胞中，piwiRNA 和 PIWI 蛋白特异性表达在生殖细胞中，piwiRNA 具有保护基因组免受寄生 DNA 侵扰损害的功能，对于维持生殖细胞 DNA 的稳定性和功能具有十分重要的作用。

4、环状 RNA（circRNA） 是广泛存在于真核细胞中的一种内源性非编码 RNA，参与多种肿瘤的发病机制、诊断和靶向治疗，circRNA 几乎存在于所有癌症类型中，通过多种机制调节癌细胞的增殖、迁移、侵袭和凋亡。随着对 circRNA 的进一步了解，大量研究确定了 circRNA 在多种疾病，尤其是癌症（包括宫颈癌、胰腺癌、乳腺癌、卵巢癌、结直肠癌、食道癌、膀胱癌、肝癌和肺癌）中起关键调控作用。circRNA 在癌症中的异常表达可能是由于某些剪接体基因等关键调节因子的某些突变导致的遗传和（或）表观遗传变化。circRNA 在免疫细胞和自身免疫性疾病中差异表达，包括类风湿性关节炎和系统性红斑狼疮。研究表明，circRNA 富含外泌体。外泌体是分泌性囊泡，通过传递货物（包括蛋白质、脂质、DNA 和 RNA）来介导细胞间通信。癌细胞与肿瘤微环境之间的外泌体介导的串扰促进上皮间质转化、血管生成和免疫逃逸，从而可能有助于癌症的侵袭和转移。最近的研究结果显示，来自特定位点（如囊泡）的 circRNA 可能作为信号分子发挥作用，可用于临床应用。circRNA 与骨肉瘤细胞增殖、凋亡、转移、化疗敏感性或耐药性及临床价值之间的存在潜在联系。circRNAs 通过一种调控机制与 miRNAs 结合，其中内源性 RNA 竞争间接调控 miRNA 下游靶基因对应的 mRNA 表达，促进乳腺癌的进展。 circRNA-miRNA-mRNA 轴可能是乳腺癌早期诊断和预后的标志物和潜在的乳腺癌治疗靶点，为乳腺癌生物标志物和治疗策略的开发提供了无限可能。

第四节　高原低氧适应相关基因

高原环境最显著的特点是低压、低氧。随着海拔的增高大气压逐渐降低，吸入气氧分压降低，肺泡气氧分压和动脉血氧分压也随之降低。高原环境下机体会出现一系列功能、代谢甚至是结构的改变。青藏高原是世界海拔最高的高原，平均海拔为 3000 m 左右。藏族世居于青藏高原，对高原有着良好的适应能力，研究发现世居于高原的藏族在基因水平上较平原居民有所不同。

一、内皮型一氧化氮合酶基因

一氧化氮（nitric oxide，NO）是一种脂溶性的广泛分布于生物体内各组织中的生物信使分子，可快速透过生物膜，松弛血管平滑肌细胞，扩张血管，产生降压效应，其生成依赖于一氧化氮合酶（NOS）（图 3-9），特别是内皮型一氧化氮合酶（eNOS/NOS3）。高原肺水肿（high altitude pulmonary edema，HAPE）是一种常见的急性高原病，其发生机制与肺动脉高压密切相关。研究发现高原肺水肿耐受者体内 NO 浓度显著高于患者，高原居民 NO 浓度高于平原居民。*eNOS* 基因多态性分析显示 G894T 和 4b/4a 多态性在耐受者与高原肺水肿患者中明显不同，显示完全连锁不平衡。在耐受者中，野生型 G2b（G894T，4b/4a）、G2A（G894T，2922A/G）　和 G2b2A（G894T，4b/4a，2922A/G）高表达，野生型 GGbbAATT 组合过度表达。在高原肺水肿患者中，杂合子 GTba 基因型比野生型显著增高；4 种杂合子 GTbaAGTC（2786T/C）组合与野生型 GGbb 相比显著高表达，且 GGbb 组合与 NO 升高显著相关，提示 NO 减少和杂合子组合与高原肺水肿有关。

平原高原肺水肿易感者和耐受者的 *eNOS* 基因 Glu298Asp 变异的 Asp 等位基因频率分别为 25.6% 和 9.8%，27 bp 同向重复序列可变数（variable number tandem repeat，VNTR）eNOS4a 等位基因频率分别为 23.2% 和 6.9%。易感组 Glu298Asp 和 27bpVNTR eNOS4a 同时存在者占 26.8%，而耐受组则不存在两种变异共存的个体。因此 *eNOS* 具有 298Glu-Asp 替换者或 27bpVNTReNOS4a 者易于发生高原肺水肿，同时两等位基因都具有者更易发生，而 Glu298Glu 且不具有 eNOS4a 者不易发生高原肺水肿。高原世居者与平原居民比较发现 Glu 和 NOS4b 等位基因频率在夏尔巴人显著高于非夏尔巴人（低地者），另外，野生型 Glu298Glu 和 eNOS4b4b 的组合在夏尔巴人（66.7%）显著高于非夏尔巴人（47.7 %），提示 *eNOS* 野生型 Glu298Glu 和 4b4b 可能有利于高原低氧适应或耐受。

二、肾素－血管紧张素－醛固酮系统相关基因

肾素-血管紧张素-醛固酮系统（renin-angiotensin-aldosterone system，RAAS）具有调节血管张力、增加水钠潴留和升高血压等作用。血管紧张素转换酶（angiotensin converting enzyme，ACE）是唯一调节 RAAS 的主要的效应分子血管紧张素Ⅱ（angiotensin Ⅱ，Ang Ⅱ）的关键酶，

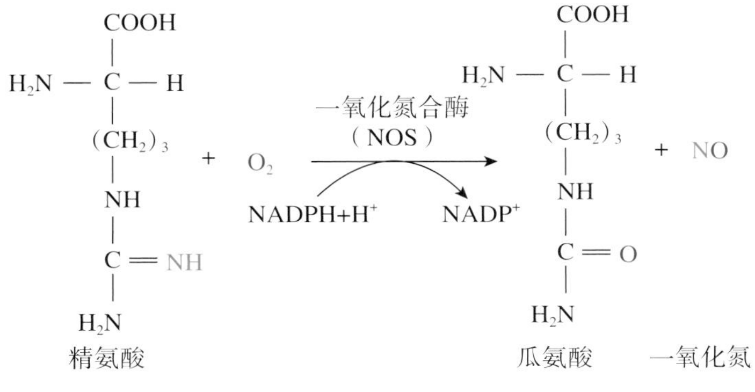

COOH
H_2N-C-H
$(CH_2)_3$
NH
C = NH
H_2N
精氨酸

$+\ O_2$ 一氧化氮合酶（NOS） NADPH+H^+ → $NADP^+$

COOH
H_2N-C-H
$(CH_2)_3$
NH
C = O
H_2N
瓜氨酸

+ NO
一氧化氮

图 3-9　一氧化氮的合成

目前认为ACE Ⅱ的主要作用是与ACE共同调节体内血管紧张素1～7、血管紧张素Ⅰ、血管紧张素Ⅱ的水平，对体内血压、体液和内环境稳定起重要的调控作用。对*ACE*基因16号内含子287bp插入（I）和缺失（D）基因型分布与频率研究发现，土著高原组I/D 3种基因型分布：II为0.46，ID为0.43，DD为0.11；II基因型在移居组为0.6，比土著者更高，在平原居民ID杂合子分布频率比II和DD纯合子高得多；I等位基因频率在世居者为0.67，移居者为0.72，平原者为0.55。这些结果表明，II基因型与高原适应有关，表达该基因型的移居者可能更有利于习服。

在对日本受试者血管紧张素Ⅱ受体1型基因A1166 C和G1517 T单核苷酸多态性（SNP）及ACE-I/D多态性进行研究，发现在高原肺水肿易感者和耐受者中该受体基因G1517 T SNP分布具有显著性差异；在易感者中肺动脉压、肺血管阻力和肺血管阻力指数显著增高，后二者D等位基因活性点显著高于Ⅰ等位基因活性点，提示血管紧张素Ⅱ受体1型可能与高原肺水肿易感性有关，但ACE-I/D多态性与高原肺水肿易感性无关。

SaO_2的维持可能与ACE基因型有关。在对珠峰快速攀登者（12 d）和慢速攀登者（18 d）SaO_2与*ACE*基因型进行了比较，发现慢速攀登组SaO_2与其基因型之间的联系没有统计学意义，而快速攀登组SaO_2与其基因型之间有明显关联，表现为II基因型攀登者在到达5180 m高原时SaO_2显著高于ID和DD基因型攀登者。认为II基因型降低ACE活性，维持动脉SaO_2以利于攀登者发挥运动能力。

醛固酮合酶基因*CYP11B2*的野生型344T等位基因内含子2改变（Iw/Ic）、A5160 C多态性及这些复等位基因组合在拉达克高原土著人有显著的高表达，且这些野生型等位基因与低醛固酮水平之间具有相关性，提示这些醛固酮合酶基因位点可能是与高原低氧适应相关。

三、低氧诱导因子1α基因

低氧诱导因子1（hypoxia-inducible factor-1，HIF-1）是低氧诱导因子家族成员之一，主要参与低氧的调节，由α和β两个亚基构成。常氧状态下，脯氨酸羟化酶可将HIF-1α第402和564位的脯氨酸羟化，进而通过泛素化途径被降解，因而细胞质中HIF-1α保持较低水平。低氧状态下，脯氨酸羟化酶活性下降，HIF-1α降解减少而进入细胞核与HIF-1β结合形成二聚体，进而激活低氧相关因子表达低氧诱导因子，加强糖酵解反应，为细胞提供能量，促进血管生成和红细胞携氧能力，从而改善细胞的物质代谢，在高原应激条件下导致肺通气增加，动脉氧分压上升，从而缓解高原低氧对人体的影响。

*HIF-1α*基因内含子13存在二核苷酸重复多态性现象，其中夏尔巴人GT14次重复频率高，而日本人GT15次重复频率高。该基因外显子12的G1790A位点藏族GG基因型频率显著低于汉族，而GA基因型频率显著高于汉族。这表明G1790A的GA基因型可能与藏族人群适应高原低氧有关。

四、热休克蛋白基因

热休克蛋白（heat shock protein，HSP）家族具有保护机体（或细胞）不受损害或少受损害的功能，其成员HSP70在高原缺氧应激时，能产生一系列相应的生理反应，增强细胞对有害损伤的耐受程度，维持细胞的正常生理功能，提高细胞生存率。高原病热休克蛋白HSP70-1、HSP70-2和HSP70-hom在190 G/C、1267 A/G、2437 G/C位点的多态性显示，HSP70-2 B/B和HSP70-hom A/A、B/B基因型在高原病患者中表达显著增高，HSP70-hom A/B基因型则表达下降。表明HSP70-2 B/B和HSP70-hom A/A、B/B基因型的个体易患高原病，HSP70-hom A/B基因型不易患高原病。

五、谷胱甘肽硫转移酶基因

谷胱甘肽硫转移酶（glutathione S-transferase，GST）是清除活性氧（reactive oxygen species，ROS）作用的关键酶之一。长期高海拔生活会使机体产生过多的活性氧，引起脂质过氧化。生活在海拔3500～4500 m处和1300 m处的藏族人肌肉GSTP1-1的含量分别比对照组尼泊尔人（1300 m居住）高出380%和50%，在蛋白表达增高同时，GSTP1-1的mRNA高出80%，这种增高的现象可能具有遗传特点。GSTT1缺失基因型频率在藏族登山队员和平原汉族人群中有显著性差异；GSTP1-105 变异基因型频率差异非常显著，其等位基因 A 和 G 在两组人群中有显著性差异。而 GSTM1 缺失基因型在两组中无显著性差异。提示 GSTT1 和 GSTP 基因型可能与高原低氧反应敏感性有关。

六、肺泡表面活性物质相关蛋白基因

肺泡表面活性物质相关蛋白 A（pulmonary surfactant-associated protein A，SP-A）能够明显地增强Ⅱ型肺泡细胞抗氧化能力，防止肺水肿。检测高原肺水肿患者组、高原肺水肿耐受组和高原适应组 SP-A1C1101T、C1193G、C1416T、T3138C、T3192C、T3234C 位点和 SP-A2 G1649C、C2474T、A2491C、A3265C 位点发现，高原适应组较高原肺水肿耐受组 C1101T 在 C 等位基因、C1193G 在 C 等位基因、C1416T 在 T 等位基因、T3138C 在 C 等位基因、T3192C 在 T 等位基因、T3234C 在 T 等位基因、G1649C 在 C 等位基因、C2474T 在 T 等位基因、A2491C 在 C 等位基因有显著高频率分布，提示 *SP* 两个基因有较多的多态性位点与高原适应和高原性肺水肿的发生相关联。高原人群对高原肺水肿的耐受能力提高，可能与 *SP-A* 基因的适应性改变有关。研究发现在夏尔巴人 *SP-A2* 基因 C3265A 位点 A 等位基因频率和 AA、AC 基因型频率较广东省汉族人有显著升高；在夏尔巴人 *SP-A1* 基因 C3241T 位点 C 等位基因频率和 CC、CT 基因型频率较广东省汉族人显著升高。但在 *SP-A1* 基因 A1544G 位点等位基因频率和基因型频率无统计学差异。提示夏尔巴人 *SP-A2* 基因的 3265 位点 A 等位基因可能是一个保护性基因。*SP-A1* 基因 3241 位点 C 等位基因也可能是高原低氧的适应性突变。

七、其他基因

肌红蛋白（Mb）是存在于肌肉中的携氧和储氧蛋白质，藏族人群中 Mb79A 等位基因频率比海平面的人高，提示藏族人 Mb79A 的等位基因可能有利于低氧环境的适应。在低氧诱导下，葡萄糖转运体 1（glucose transporter 1，GLUT-1）的数量与活性会升高。检测汉族与藏族登山运动员 *GLUT-1* 基因 G+22999T、A22841T 位点 SNP 发现，藏族登山运动员在 +22999 位点 T 等位基因频率和 GT/TT 基因型频率显著高于平原汉族人，而 22841 位点各基因型构成和等位基因分布则无统计学差异。因此，*GLUT-1* 基因 G+22999T 单核苷酸多态性可能与藏族人对高原低氧的良好适应性有关。内皮素是一种具有很强的血管收缩活性的多肽，受低氧和妊娠的不同调节。高原土著居民血浆内皮素 -1 水平低于平原居民。高原世居者中，长重复序列 31—45、G 等位基因、长重复序列 GG 和 Lys198Lys 基因组合均显著地高表达；长重复序列 –3A/–3A、GG 和 Lys198Lys 基因型与内皮素 -1 低水平显著相关。这些等位基因的存在及其影响的低内皮素 -1 水平可能与高原低氧适应有关。

（苏占海　安娟　刘辉琦）

参考文献

[1] Wang P，Ha AY，Kidd KK，et al. A variant of the endothelial nitric oxide synthase gene（NOS3）associated with AMS susceptibility is less common in the Quechua，a high altitude native population. High Alt Med Biol，2010，11（1）：27-30.

[2] Stobdan T，Ali Z，Khan AP，et al. Polymorphisms of renin-angiotensin system genes as a risk factor for high-altitude pulmonary oedema. J Renin Angiotensin Aldosterone Syst，2011，12（2）：93-101.

[3] Chen Y，Jiang C，Luo Y，et al. Interaction of CARD14，SENP1 and VEGFA polymorphisms on susceptibility to high altitude polycythemia in the Han Chinese population at the Qinghai-Tibetan Plateau. Blood Cells Mol Dis，2016，57：13-22.

[4] Tsai MC，Lin HJ，Lin MT，et al. High-altitude pulmonary edema can be prevented by heat shock protein 70-mediated hyperbaric oxygen preconditioning. J Trauma Acute Care Surg，2014，77（4）：585-591.

[5] Wu AL，Xiong YS，Li ZQ，et al. Correlation between single nucleotide polymorphisms in hypoxia-related genes and susceptibility to acute high-altitude pulmonary edema. Genet Mol Res，2015，14（3）：11562-11572.

[6] 刘忠，李文华. 高原低氧适应遗传基因与非适应者的差异. 中国组织工程研究与临床康复，2011，15（7）：1285-1289.

第四章

细胞信号转导异常与疾病

生物体的复杂性表现在其结构和功能高度有序、协调。细胞周期、增殖、分化、细胞死亡都是细胞的一些基本过程，而这些过程对于整体生命活动常常是相互联系、密不可分的。细胞周期是细胞增殖和分化的基础，细胞死亡则是细胞活动的终结，自噬是以细胞死亡的形式出现，而其目的却是更好地让细胞存活，细胞死亡和自噬的异常均会导致疾病的发生，而细胞信号转导通路调控着细胞周期、增殖、分化、死亡等多种重要的细胞过程。

细胞信号转导（cell signal transduction）是指细胞通过位于细胞膜或细胞内的受体，接受细胞外信号，通过细胞内复杂的级联信号转导，进而调节胞内蛋白质的活性或基因表达，使细胞发生相应生物学效应的过程。激活的信号转导通路通过对相应靶蛋白表达或活性（功能）的调节（如离子通道的开闭、酶和功能蛋白的激活等）及基因表达改变，调节细胞的增殖、分化、代谢、适应、防御、自噬和凋亡等过程，它们的异常与疾病，如高原性心脏病、肿瘤、心血管病、糖尿病、某些神经精神性疾病及多种遗传病的发生、发展密切相关。

细胞信号转导异常可以局限于单一成分（如特定受体）或某一环节，亦可同时或先后累及多个环节甚至多条信号转导，造成调节信号转导的网络失衡。受体和细胞信号转导分子异常既可以作为疾病的直接原因，引起特定疾病的发生，亦可在疾病的过程中发挥作用，促进疾病的发展。某些信号转导蛋白的基因突变或多态性虽然并不能导致疾病，但它们在决定疾病的严重程度及疾病对药物的敏感性等方面起着重要作用。细胞每时每刻都受到大量不同的细胞外刺激作用，驱动细胞内多条信号转导通路，这些信号通路都有严密的协调关系，不同的信号分子、不同的信号转导通路之间存在着交互通话（crosstalk），从而构成复杂的信号转导网络（图 4-1）。细胞信号分子间是通过蛋白 - 蛋白相互作用（protein-protein interaction）而传递信号的，只有使蛋白质间相互作用顺利进行，细胞的正常生命活动才有保障。只有对细胞信号转导网络有了很好的认识，才能全面理解细胞内复杂的信号转导过程，也才能更好地揭示信号转导障碍引起疾病的分子机制。因此对信号转导系统与疾病关系的研究不仅有助于阐明疾病的发生、发展机制，还能为新药设计和制定新的治疗方法提供思路和作用靶点。

第一节 细胞信号转导的概述

细胞信号转导系统由细胞信号、接受信号的受体或类似于受体的物质、细胞内信号转导通路及细胞内的效应器组成。信号转导过程包括细胞对信号的接受、信号转导通路的激活和信号在细胞内的传递。

一、细胞信号转导的过程

（一）细胞信号种类

细胞信号主要包括化学信号和物理信号。

1. 化学信号　化学信号一般通过细胞受体起作用，故又称为配体（ligand），包括：①可溶性的化学分子，如激素、神经递质和神经肽、细胞生长因子和细胞因子、细胞的代谢产物（如 ATP、活性氧、进入体内的病原体产物）及药物和毒物等；②气体分子；③细胞外基质成分和与质膜结合的分子（如细胞黏附分子等）。化学信号的作用方式包括：内分泌（endocrine）、旁分泌（paracrine）、自分泌（autocrine）及内在分泌（intracrine）等。

2. 物理信号　物理信号的种类很多，主要包括各种射线、光信号、电信号、机械信号（摩擦力、压力、牵张力及剪应力等）及冷、热刺激等。已证明物理信号能激活细胞内的信号转导通路，如视网膜细胞中的光受体，可以感受光信号并引起相应的细胞转导信号系统激活。但目前多数物理信号是如何被细胞接受和启动细胞内信号转导的尚不完全清楚。

3. 生物大分子的结构信号　生物大分子（蛋白质、核酸、多糖）的三维结构是分子识别的基

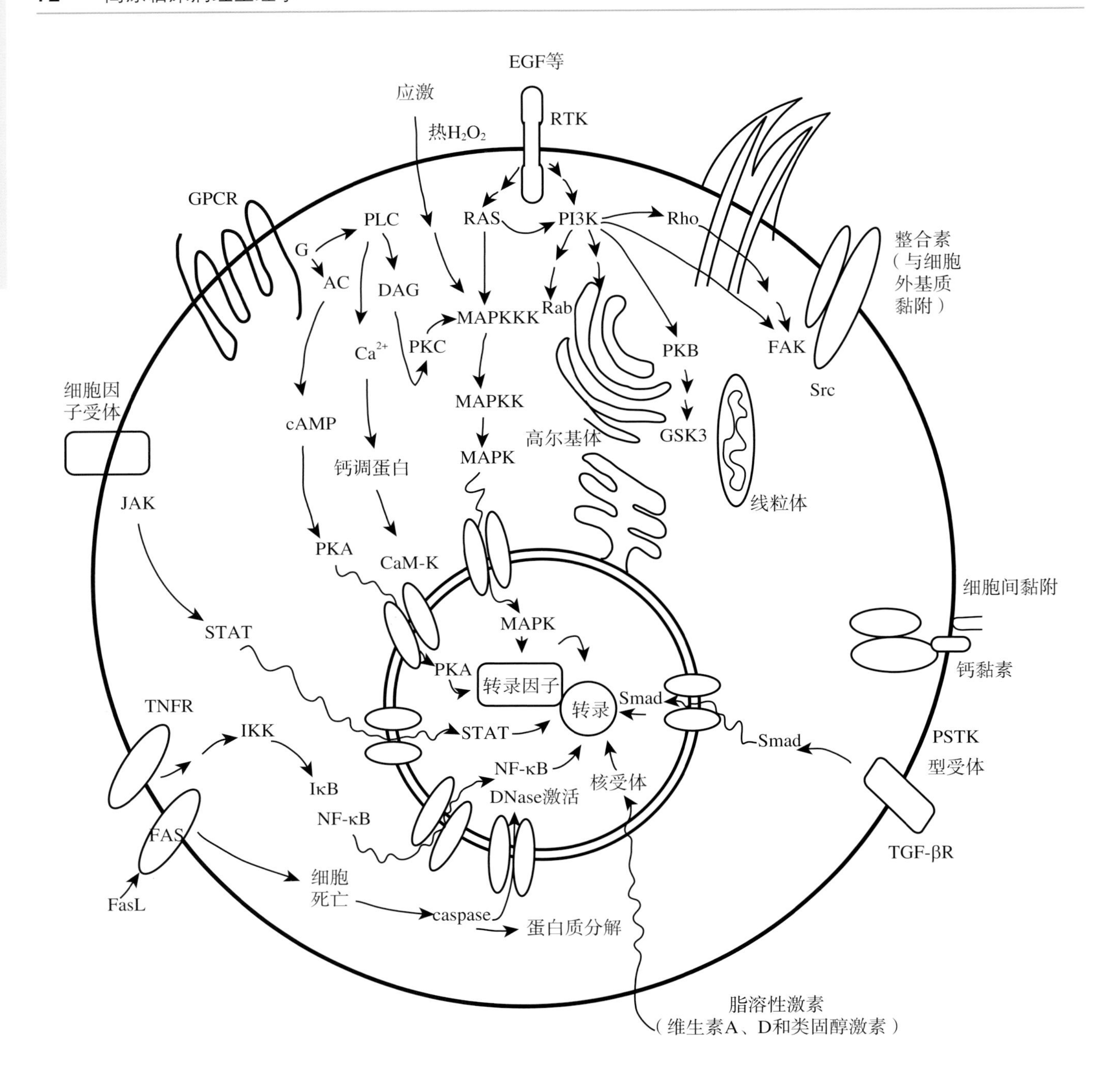

图 4-1 真核细胞信号转导模式

础，决定了细胞间的识别和黏附、信息分子与受体的识别和结合、细胞信号转导通路中信号转导分子的连接及信号复合物的形成。

（二）细胞信号的接受和转导

细胞信号由受体或类似于受体的物质接受，然后将信息转发到细胞内，启动细胞信号转导过程。

1．细胞受体　受体是指细胞或细胞内一些能与细胞外信号分子相互作用的分子（蛋白质、糖脂等）。根据分布部位可将受体分为膜受体与细胞内受体。膜受体占受体的大多数，细胞内受体主要是核受体超家族。

（1）膜受体（membrane receptor）：膜受体一般为跨膜糖蛋白，具有膜外区、跨膜区和细胞内区。根据它们的分子结构不同，可分为G蛋白偶联受体（G protein coupled receptor，GPCR）家族、赖氨酸蛋白激酶（protein tyrosine kinase，PTK）型受体或受体型赖氨酸激酶（RTK）家族、丝氨酸/苏氨酸蛋白激酶（PTK）型受体家族、死亡受体家族（如肿瘤坏死因子受体、细胞凋亡信号受体等）、离子通道型受体家族（如N受体、N-甲基-D-门冬氨酸受体、环核苷酸受体、三磷酸肌醇受体、雷诺丁受体等）、细胞黏附分子（如钙黏素、整合素等）等。

（2）核受体（nuclear receptor，NR）：核受体本质上为一类配体依赖的转录调节因子。其配体为脂溶性分子，受体与配体结合后，主要通过调节靶基因的表达产生生物学效应，主要包括：糖皮质激素受体（glucocorticoid receptor，GR）、性激素受体（SHR）、甲状腺激素受体（thyroid hormone receptor，TR）、1,25（OH）$_2$D$_3$受体（VDR）、维甲酸受体（RAR）、代谢性受体、小分子气体受体、孤儿受体（orphan receptor）等。

2．细胞信号转导的基本过程　细胞信号转导过程是将细胞信号通过受体或类似物质将信号导入细胞内，并引起细胞内一系列信号转导蛋白的构象、活性或功能变化，从而实现调控细胞结构和功能的作用。细胞信号转导的过程十分复杂，而且存在广泛的细胞通路间的交叉调控，其基本转导过程归结为图4-2。

（三）常见的细胞信号转导通路

1．膜受体介导的跨膜信号转导通路　膜受体一般是跨膜的糖蛋白，可分为膜外区、跨膜区和细胞内区，均具有与配体结合的功能，根据它们在结构上的同源性和信号转导模式上的类似性，可将它们分为不同的受体类型或家族。

（1）G蛋白偶联受体（GPCR）：又称七次跨膜受体，其配体包括多种激素、神经递质、神经肽、趋化因子、前列腺素及气体分子等。GPCR在细胞代谢和组织、器官的功能调控中发挥重要作用。此外，GPCR还介导多种药物如β-受体阻断药、抗组胺药、抗胆碱药、阿片制剂等的作用。G蛋白是信号跨膜转导过程中的“分子开关”，它由α、β、γ三个亚基组成，G蛋白偶联受体与配体结合后，能使α亚基从与GDP结合的非活性形式转变为与GTP结合的活性形式，并与β、γ亚基解离，活化的G蛋白再激活下游的多条信号转导通路而发挥生物学效应。Gα又分为兴奋性G蛋白（G_s）、抑制性G蛋白（G_i）、G_q、G_{12}四个亚家族。活化的G蛋白能激活以下多条信号转导通路，如图4-3所示。

1）通过G_s，激活腺苷酸环化酶（AC），并引发cAMP-PKA通路。蛋白激酶A（PKA）能使多种蛋白磷酸化，并调节其功能。

2）通过G_i，抑制AC活性，导致cAMP水平降低，导致与G_s相反的效应。

3）通过G_q蛋白，激活磷脂酶C（PLCβ），产生脂质第二信使二酰甘油（DAG）和肌醇三磷酸（IP3），DAG可激活蛋白激酶C（PKC），后者可通过多种机制促进基因表达和细胞增殖，如在血管平滑肌细胞中的PKC能使Ca^{2+}通道磷酸化，激活电压门控钙通道，造成细胞外Ca^{2+}内流，而IP3能激活平滑肌和心肌内质网（肌质网）上作为钙通道的IP3受体，使内质网（肌质网）释放Ca^{2+}，导致细胞内Ca^{2+}浓度增高，从而增加平滑肌和心肌的收缩力。Ca^{2+}还能激活Ca^{2+}-钙调蛋白

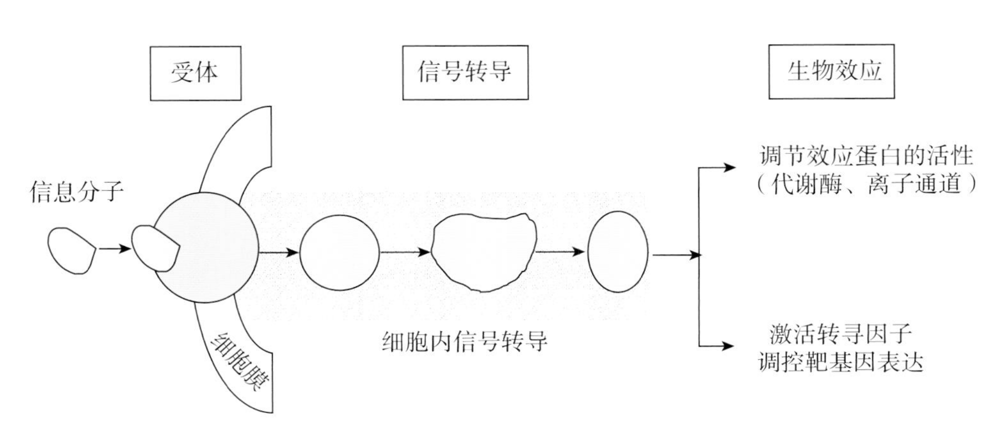

图4-2　细胞信号转导基本过程

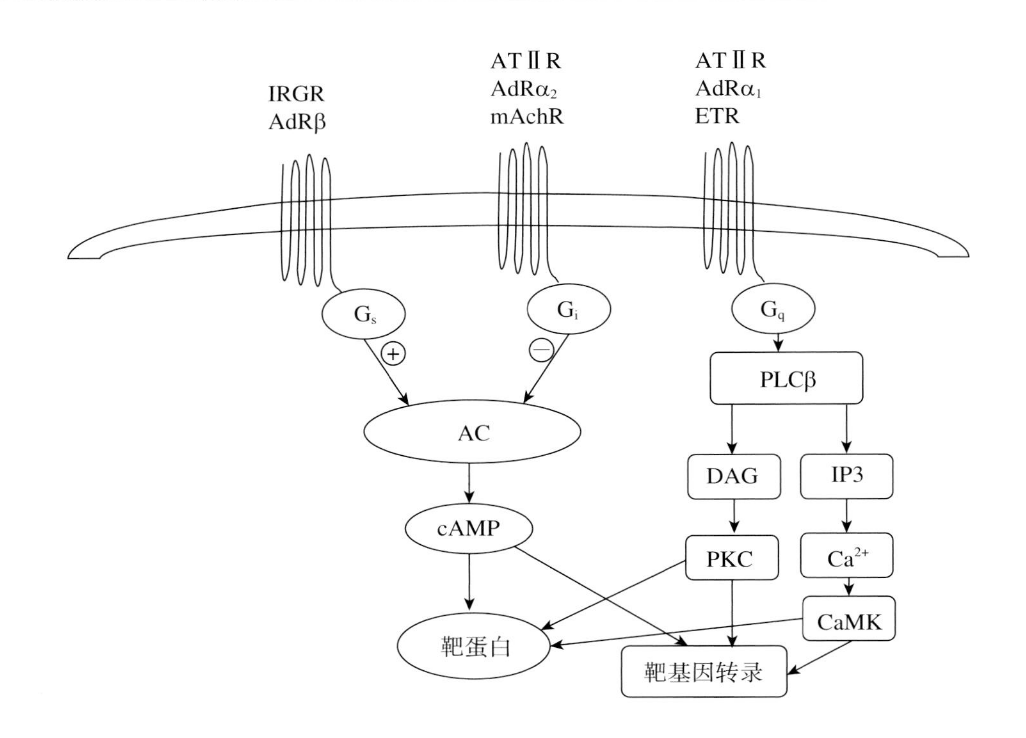

图 4-3　G 蛋白偶联受体接到的细胞信号转导通路

依赖性蛋白激酶（CaMK），产生多种生物学效应。

4）G 蛋白其他磷脂酶通路：除激活 PLC 外，GPCR 还能激活其他磷脂酶。如激活磷脂酶 A2（PLA2），促进花生四烯酸、前列腺素、白三烯和血栓素 A_2（TXA_2）的生成；激活磷脂酶 D（PLD），产生磷脂酸等。它们也是细胞内重要的脂质第二信使。

5）PI3K-PKB 通路：磷脂酰肌醇 3 激酶（phosphatidylinositol 3- kinase，PI3K）能被包括激活 G 蛋白和小 G 蛋白在内的多种细胞外信号所激活。活化 PI3K 能使磷脂酰肌醇分子中的 3 位羟基磷酸化，其产物 PI（3，4）P_2 和 PI（3，4，5）P_3 能激活被称为磷酸肌醇依赖性蛋白激酶（PDK）的蛋白激酶，后者再激活蛋白激酶 B（PKB/AKT）。PI3K-AKT/PKB 通路能促进细胞存活和抗凋亡，并参与包括调节细胞的变形和运动在内的多种功能。

6）离子通道通路：已证明多种 G 蛋白偶联受体与配体结合后，还能直接或间接地调节离子通道的活性，从而参与对神经和心血管组织的功能调节。

（2）酪氨酸蛋白激酶型受体：又称受体型酪氨酸激酶（receptor tyrosine kinase，RTK），其成员分属于 20 种不同的受体家族，包括胰岛素受体、多种生长因子受体及与其有同源性的癌基因产物。它们在细胞的生长、分化、代谢及有机体的生长发育中发挥重要作用。配体与受体胞外区结合后，受体发生二聚化，使自身具备 PTK 活性并催化胞内区酪氨酸残基自身磷酸化，磷酸化的酪氨酸可被一类含有 Src 同源区域 2（SH2）的蛋白质识别，通过级联反应向细胞内进行信号转导：①经 RAS 蛋白激活丝裂原激活的蛋白激酶（RAS-MAPK）通路；②经 PLCγ 激活蛋白激酶 C（PLCγ-PKC 通路）；③经磷脂酰肌醇 3 激酶激活蛋白激酶 B（PI3K-PKB 通路），从而引发相应的生物学效应（图 4-4）。

（3）与 PTK 连接的受体：包括细胞因子受体超家族（cytokine receptor superfamily）、淋巴细胞抗原受体和部分细胞黏附分子。它们中的大多数参与调节造血、免疫和炎症反应。这类受体的细胞内区无 PTK 活性，但它们与配体结合后，能通过受体的异源或同源寡聚化激活与它们连接的细胞内非受体型 PTK，启动不同的细胞内信号转导通路。此外，该家族受体也能激活 RTK 激活的信号转导通路（图 4-5）。

（4）丝氨酸 / 苏氨酸蛋白激酶型受体：转化生

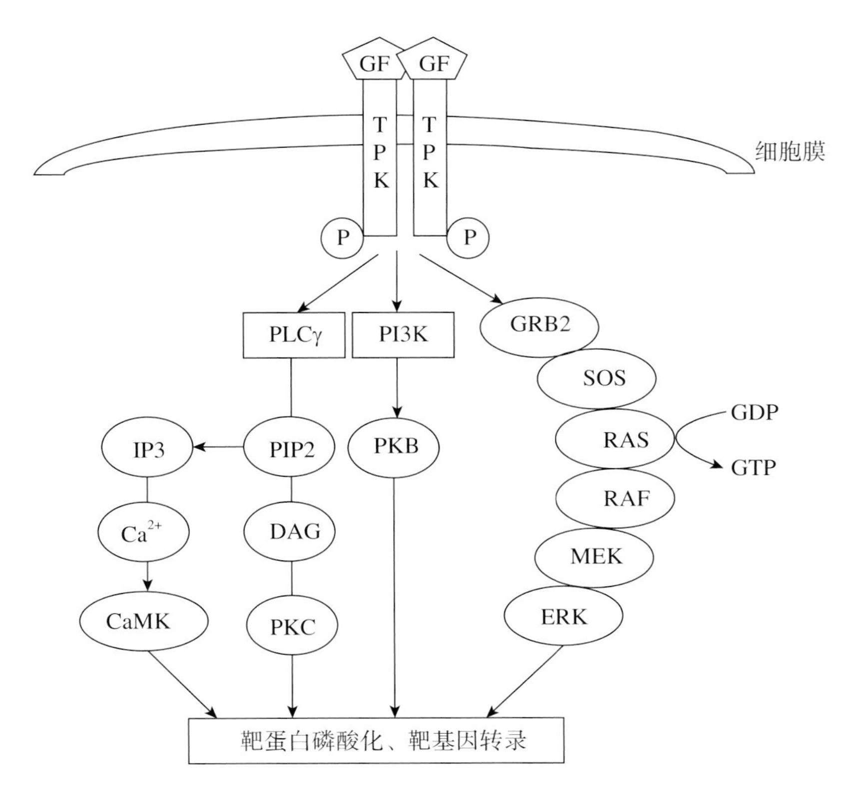

图 4-4　酪氨酸型受体信号转导通路

长因子 β（transforming growth factor β，TGF-β）受体超家族是具有丝氨酸 / 苏氨酸蛋白激酶活性的受体。该受体超家族有近 20 个成员，每种受体又分为Ⅰ型和Ⅱ型两种类型。它们的共同特征是细胞内区都有丝氨酸 / 苏氨酸蛋白激酶区。该家族的配体包括 TGF-β 家族、活化素家族和骨形态发生蛋白家族。受体与配体结合后能磷酸化下游的 Smad 蛋白家族，后者以二聚体的形式转入核内，调节靶基因的转录。

（5）肿瘤坏死因子受体（TNFR）家族：肿瘤坏死因子受体家族已发现有十几个成员，它们介导其配体对细胞增殖、细胞分化、细胞保护、细胞毒、抗病毒及诱导凋亡等作用。迄今了解较多的是作为死亡受体的家族成员，如 TNFR、细胞凋亡信号受体（FAS）和死亡受体 3（DR3）等。

（6）离子通道型受体：离子通道型受体（ionotropic receptor）分为质膜受体和胞内受体。前者主要存在于突触后膜和运动终板上，它们的配体通常是神经递质，亦称配体或递质门控离子通道，其作用是介导神经信号的快速转导。后者分布于质膜或内质网膜上，与配体结合部位在细胞质侧。由于这类受体既是受体又是离子通道，当它们与配体结合后，可直接导致通道的开放，通过离子的跨膜流动转导信号。

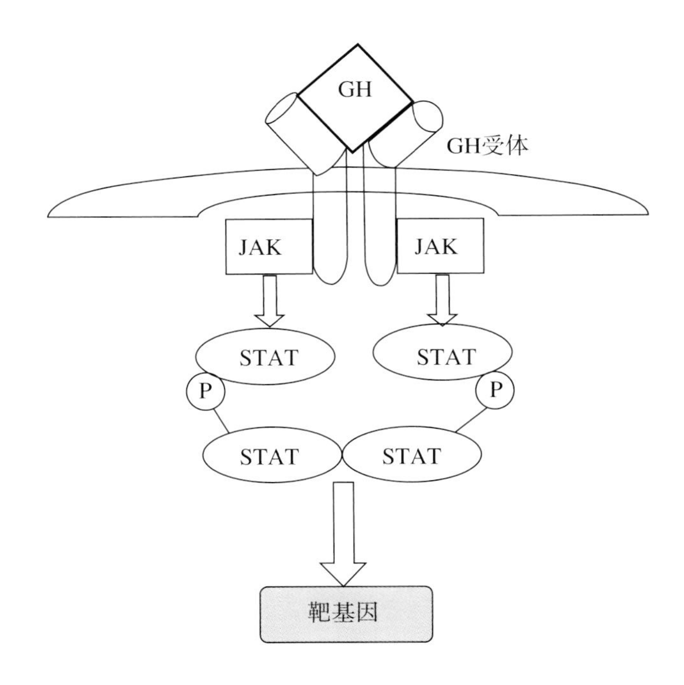

图 4-5　非受体型酪氨酸蛋白激酶信号转导通路

（7）WNT信号转导通路：Nusse 和 Varmus 于1982年在小鼠乳腺癌组织中发现了一种依赖病毒基因插入才能被激活的 *WNT* 基因，当时他们将这种基因定义为 *INT1*。随后有学者发现 *INT1* 基因与1973年报道的果蝇的无翅基因（*Wingless*）为同源基因，它可控制胚胎的轴向发育，而 *INT1* 基因对神经系统的胚胎发育也起到重要作用，因此两种基因合并，命名为 *WNT*。随后通过聚合酶链式反应鉴定出了一系列 *WNT* 家族基因，多种不同种属的动物中均检测到了 *WNT* 基因，对小鼠和人的研究也鉴定出了19个。在细胞中WNT信号通路至少有4条：①经典的WNT-β-连环蛋白（β-catenin）信号通路，调节核内靶基因表达；②平面的细胞极性通路，涉及Jun氨基端蛋白激酶（JNK）和细胞骨架重新排列；③ WNT-Ca^{2+} 通路，与胞内 Ca^{2+} 的增加及蛋白激酶C和磷脂酶C的激活有关；④调控纺锤体的定向运动和不对称细胞分裂的通路。WNT信号通路是参与重要细胞过程的高度保守的一条通路，其对胚胎发育、细胞极性、细胞迁移和细胞增殖、机体免疫、应激等过程均有控制作用。

2．核受体介导的信号转导通路　核受体中的类固醇激素受体和非类固醇激素受体介导的细胞信号转导通路，分别以糖皮质激素受体（GR）和甲状腺激素受体（TR）为代表叙述如下。

（1）糖皮质激素受体：位于细胞质，与热休克蛋白（HSP）结合存在，处于非活化状态。配体与受体的结合使HSP与受体解离，激活的受体二聚化并移入核内，与DNA上的激素反应元件（hormone response element，HRE）相结合或与其他转录因子相互作用，增强或抑制基因的转录。

（2）甲状腺激素受体：位于核内，不与HSP结合，多以同源或异源二聚体的形式与DNA或其他蛋白质结合，配体入核与受体结合后，激活受体并通过HRE调节基因转录。

二、细胞信号转导的调节

细胞信号转导系统参与调节细胞的几乎所有生命活动，而信号转导蛋白的数量和功能也受到严格的调控。

（一）信号调节

如前所述，许多因素都可以作为细胞信号引起一定细胞的信号转导系统活化，从而调节细胞结构和功能。目前对具有生物活性的化学信号（即配体）的认识较多，因此下面以配体为例解释信号分子如何调控相应的信号转导通路。

根据配体引发细胞反应的结果不同，将其分为两大类：激动剂与拮抗剂。前者与受体结合可激活受体的内在活性；后者与受体结合可阻断激动剂与受体结合，从而抑制激动剂的作用。

配体一般通过两种方式控制信号转导蛋白的活性。

1．配体与信号蛋白结合直接改变信号蛋白活性　如细胞内信使分子cAMP与二酰甘油（DAG）能分别激活蛋白激酶A（PKA）和蛋白激酶C（PKC）。

2．配体通过激活受体型蛋白激酶控制信号转导　细胞外信号（如胰岛素）可激动酪氨酸蛋白激酶型受体即胰岛素受体，通过激活多条信号转导通路控制糖、蛋白质代谢及细胞增殖等功能。

（二）受体调节

1．受体数量的调节　当体内配体持续升高时，配体-受体复合物可被细胞内化，内化后配体及部分受体被降解，部分受体返回细胞膜重新利用，可致自身受体数量减少，称为受体下调（receptor down-regulation）；持续高浓度的配体与受体结合，除可引起自身受体下调外，还可引起其他受体明显增多，称为受体上调（receptor up-regulation）。一般来说，当受体下调时，可引起该受体介导的信号转导抑制；当受体上调时，则引起该受体介导的信号转导增强。

2．受体亲和力的调节　受体的磷酸化和脱磷酸化是调节受体亲和力的最重要方式。当然，受体的变构及受体的寡聚化也会影响受体的亲和力。受体对配体刺激的反应增强，称为受体增敏（receptor hypersensitivity）；受体对配体刺激的反应衰退，称为受体脱敏（receptor desensitization）。一般来说，当受体脱敏时，可引起该受体介导的信号转导抑制；当受体增敏时，则引起该受体介导的信号转导增强。

在通常情况下，受体上调与受体增敏相联系，受体下调与受体脱敏相联系。此外，受体的调控还可通过受体扣押（receptor detainment）和受体内陷（receptor invagination）、受体的信号转导脱偶联及闲置受体（idle receptor）即储备受体（spare receptor）来实施。

（三）受体后调节

1．通过可逆磷酸化快速调节效应蛋白的活性　多种信号转导通路中被激活的蛋白激酶（如PKA、PKB、PKC、MAPK等）和磷酸酶能通过对各种效应蛋白（如酶、离子通道、离子泵、运输蛋白、骨架蛋白、转录因子等）进行可逆的磷酸化修饰，快速调节它们的活性和功能，导致神经兴奋和抑制、肌肉收缩、腺体的分泌、离子转运、代谢等生物效应。磷酸化修饰还可以导致转录因子活化，如促进存在于细胞质的转录因子信号转导及转录活化因子（STAT）、核因子κB（NF-κB）核转位，增强核转录因子激活蛋白-1（AP-1）、P53等与DNA的结合能力，或者提高转录因子的转录活性，进而调节基因表达。以丝裂原激活的蛋白激酶（mitogen-activated protein kinase，MAPK）家族为例，该家族的酶包括细胞外信号调节蛋白激酶（extracellular signal-regulated kinase，ERK）、c-Jun氨基端蛋白激酶（c-Jun N-terminal protein kinase，JNK）或称应激激活的蛋白激酶（stress activated protein kinase，SAPK）和p38MAPK。MAPK家族酶的激活机制相似，都是通过磷酸化的三步酶促级联反应进行的，即MAPK激酶激酶（MAPKKK）磷酸化激活MAPK激酶（MAPKK），后者磷酸化后再激活MAPK。但参与不同通路的磷酸化级联反应的酶的组成不同。

研究表明，生长因子等相关刺激可作用于ERK通路；物理、化学因素引起的细胞外环境变化及促炎细胞因子可调节JNK/SAPK通路；紫外线照射、细胞外高渗、促炎细胞因子及病原体等都能激活P38MAPK通路。通过ERK通路，调节生长、发育和分化；通过JNK/SAPK通路和P38MAPK通路，共同调节炎症反应、凋亡及生长、分化。Rho GTP酶（Rho GTPase）属于RAS超家族，参与细胞迁移、吞噬、收缩和黏附等活动。ROCK又称Rho激酶（Rho-associated kinase），是目前功能研究最为详细的Rho下游靶效应分子。Rho-ROCK信号通路诱导细胞骨架重组、细胞迁移和应力纤维形成，与内皮通透性、组织收缩和生长等多种生理功能有关，参与糖尿病肾病、眼疾病、肿瘤、心脏病、神经损伤性疾病、高血压、辐射损伤和白血病等疾病的发生（图4-6）。

2．通过调控基因表达产生较为缓慢的生物效应　转录因子的活性也受可逆磷酸化修饰快速调节，受到这种调节所表达的基因产物中有一些也是转录因子，它们可进一步调节基因表达。而核受体本身就是配体依赖性的转录调节因子，它们与配体结合后能直接进入核内调节靶基因表达。此外，信号转导通路还能在翻译水平促进基因表达。表达的产物使细胞发生分裂、分化、结构和功能变化及应激反应等。

以上说明了细胞信号系统的组成及信号转导

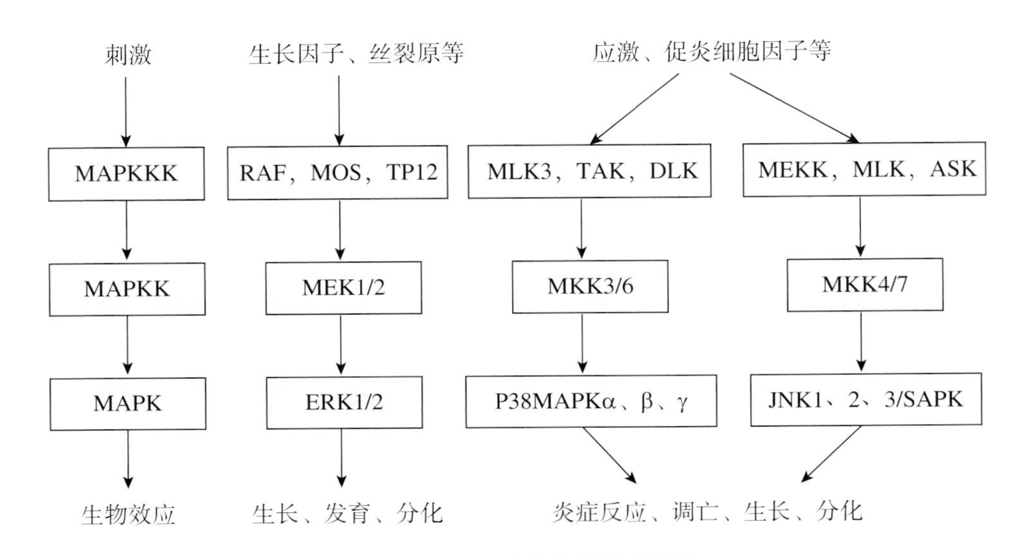

图4-6　MAPK家族信号转导通路

的一般模式。可以看出，特定的信号转导通路由特定的受体和信号转导蛋白组成，这是构成信号转导通路特异性的基础。但不同的信号通路间不是相互独立的，而是存在相互联系和作用的交互通话，形成高度有序的复杂的信号网络。一种刺激往往可同时激活细胞内的数条信号转导通路，它们相互调节、相互协同或制约。此外，某些膜受体介导的信号转导通路和核受体信号转导通路之间也存在交互通话。因此，细胞的最终命运是多条信号转导通路综合作用的结果。

第二节 缺氧的细胞信号转导通路

机体对缺氧的代偿性反应是由细胞感受缺氧的刺激通过信号转导而发生的。例如：颈动脉体的主细胞在缺氧时产生神经介质，再通过反射引起肺通气增强及心血管活动增强；肺泡缺氧可通过肺动脉内皮细胞产生的血管活性物质调节血管张力，缺氧也可直接作用于肺血管平滑肌细胞使其细胞膜 K^+ 通道关闭而收缩血管；气道上分布的神经上皮小体在低氧时释放的介质可影响肺通气和肺循环；肾小管周围间质细胞因缺氧刺激产生的促红细胞生成素可增强骨髓造血功能等。可见，机体对缺氧的反应实际上均为细胞对缺氧的反应所致，是细胞感受缺氧的刺激通过信号转导发生的反应。因此，细胞对缺氧的感受器（sensor）和受体后信号转导（signal transduction）为近年来的研究热点，由于缺氧条件、程度及持续时间的不同，缺氧对信号转导通路活性的影响结果报道不一。主要有以下几种主要的信号转导通路。

一、缺氧与丝裂原激活的蛋白激酶通路

丝裂原激活的蛋白激酶（MAPK）是一组广泛存在于细胞内具有丝氨酸和苏氨酸双磷酸化能力的蛋白激酶。MAPK 主要由 3 个家族成员组成：细胞外信号调节蛋白激酶（ERK）、应激活化蛋白激酶（SAPK/JNK）和 P38 蛋白激活激酶（P38MAPK）。JNK 和 P38MAPK 主要介导应激如热、化学、氧化、渗透压、牵张和缺血等反应，而 ERK 主要介导生长因子和细胞因子引起的细胞增殖反应。

缺氧作为一种应激原对 MAPK 的影响：缺氧使人绒毛膜癌细胞 JAR 细胞系细胞 STAT3 和 p-STAT3 蛋白表达水平降低，凋亡增加。在分离的大鼠心肌缺血再灌注模型中，P38 表现为持续激活。在培养的心肌细胞及大鼠心肌缺血缺氧模型中观察到，缺氧时，3 种 MAPK 都被激活，ERK 的活化对心肌有保护作用，而 P38 和 JNK 活化则诱导心肌细胞凋亡。慢性、中度缺氧时，可通过 HIF-1α 和 PKCδ-JNK1 通路诱导细胞自噬；而快速、严重的缺氧时通过 HIF 非依赖途径诱导细胞自噬。在缺氧情况下，NO 可通过 PI3K 或 MAPK 信号通路诱导 HIF-1 产生，促进血管新生，干扰代谢性适应反应，以重新适应缺血的生理环境。

二、缺氧与丝氨酸 / 苏氨酸蛋白激酶通路

AMP 活化蛋白激酶（AMP-activated protein kinase，AMPK）在真核细胞生物中广泛存在，属丝氨酸 / 苏氨酸蛋白激酶。AMPK 能感知细胞能量代谢状态的改变，并通过影响细胞物质代谢的多个环节维持细胞能量供求平衡，是调节细胞能量代谢的开关，称为“细胞能量调节器”。多种刺激因素可以激活 AMPK，包括低血糖、缺血、缺氧、热休克、运动等。

研究表明，缺氧或抑制氧化磷酸化的因素（如寡霉素）均可增加 AMP/ATP 比值，激活 AMPK，AMPK 激活后，通过增加糖酵解、葡萄糖摄取和抑制蛋白合成等途径促使 ATP 产生增加和降低 ATP 消耗。同时，AMPK 激活后还可促使线粒体酶活性增加，使氧化磷酸化效率提高。在解偶联蛋白（uncoupling protein，UCP）研究中发现，缺氧时大鼠骨骼肌 UCP3 表达增加，而应用 AMPK 激活剂 5- 氨基咪唑 -4- 甲酰胺核糖核苷酸（AICAR）也可促使 UCP3 表达增加，说明缺氧条件下，UCP3 的表达可能是通过 AMPK 介导的。Mi 等报道，阻断 AMPK 活性将减弱缺氧诱导反应，如 HIF-1 靶基因的表达、血管内皮生长因

子的分泌、葡萄糖摄取和HIF-1依赖的报告基因的表达，说明AMPK在HIF-1转录活性及其靶基因表达中起重要作用，总之，AMPK可能在缺氧条件下对氧感受的信号转导和代谢适应调节起重要作用。

三、HIF-1α 通路

HIF-1是在缺氧条件下发挥重要作用的特异性转录调节因子。最近研究表明，HIF-1可在缺氧时上调内皮素-1（endothelin-1，ET-1）、血管内皮生长因子（vascular endothelial growth factor，VEGF）、诱生型一氧化氮合酶（inducible nitric oxide synthase，iNOS）、血红素加氧酶-1（heme oxygenase1，HO-1）等靶基因的表达，参与缺氧性肺动脉高压的形成。在许多类型的实体肿瘤中，缺氧是很常见的，肿瘤细胞迅速增殖，形成巨大的实体肿瘤肿块，导致周围血管阻塞和压迫。HIF-1转录因子的激活是在这个严酷的微环境中由缺氧细胞所采用的最被认可的途径。激活的HIF-1在肿瘤细胞的适应性反应中起着至关重要的作用，通过转录激活超过100个下游基因，这些基因可调节肿瘤生存和进展所需的重要生物过程，包括参与葡萄糖代谢、细胞增殖和迁移及血管生成的基因。

此外，PI3K-AKT-mTOR、WNT-β-catenin、Rho-Rho激酶等通路也与缺氧引起的肺动脉高压及肿瘤形成相关。

第三节　信号转导异常发生的环节和机制

从信号的发放、接受到信号在细胞内的传递，直至作用于靶蛋白最终出现效应是一个完整、连续的过程。因此，上述任何一个环节出现障碍可能都会影响到最终的效应，进而造成与这种信号转导相关的细胞代谢和功能障碍，并由此引起疾病。已证明生物学因素、理化因素及遗传因素等都可以导致信号转导异常。某些信号转导蛋白的基因突变或多态性虽然并不能直接导致疾病，但它们在决定疾病的严重程度及疾病对药物的敏感性等方面起重要作用。

一、细胞外信号发放异常

（一）体内神经和体液因子分泌异常

体内某种配体产生减少或配体的拮抗因素过多，不能充分激活相应的信号转导通路，可影响细胞的功能。如胰岛素分泌不足或体内产生抗胰岛素抗体会导致糖尿病，而生长激素过少可导致侏儒症。配体产生过多使受体和信号通路过度激活也能导致细胞功能和代谢紊乱。如甲状腺素分泌过多可导致甲状腺功能亢进；当脑缺血、缺氧或创伤时谷氨酸释放增加，再摄取减少，因而造成谷氨酸在脑内大量聚集导致神经兴奋性毒性作用。除了某一种信号发放异常外，在一些病理情况下（如缺血、缺氧、炎症、创伤等）体内可出现多种神经内分泌的改变，进而导致细胞信号转导的改变。在正常情况下，心脏的舒缩功能有赖于神经内分泌系统的调控，当心脏泵血功能受损、心输出量减少不能满足机体代谢需要时，可激活神经内分泌、体液系统，引起交感神经兴奋、肾素-血管紧张素-醛固酮系统激活，导致儿茶酚胺、血管紧张素Ⅱ、醛固酮、内皮素、血管升压素及一些多肽生长因子和细胞因子分泌增多。它们能通过各自的受体激活相应的信号转导通路，导致心收缩力增强、回心血量增多等效应，在维持心泵功能和维持血流动力学的稳态及重要脏器的灌流方面发挥重要作用。但神经体液因子对细胞信号转导通路的过度激活也会产生有害作用，可导致心脏的舒缩功能降低，甚至对心肌细胞还有毒性作用，可诱导心肌细胞凋亡，从而促进心力衰竭的发生和发展。

（二）病理性或损伤性刺激

一些信号对细胞具有损伤作用，它们又被称为应激原，可导致细胞应激反应。这些信号主要包括以下两类。

1．病原体及其产物的刺激　某些病原体及其产物进入人体后，可通过宿主细胞表面的病原体受体或相关的膜表面分子激活细胞内的信号转导通路，在后续的免疫和炎症反应中起重要作用。如已证实Toll样受体（Toll-like receptor，TLR）是一类病原体识别相关的受体，在哺乳动物细胞中已鉴定了至少10个同源物。它们能与多种病原体及其产物结合，结合后通过激活细胞内的多条信号转导通路，在病原体感染引起的免疫和炎症反应中起重要作用，目前了解较多的是脂多糖（LPS）通过其受体启动炎症细胞内的信号转导通路。脂多糖的受体是TLR4、CD14和MD-2组成的复合物。脂多糖与单核巨噬细胞和中性粒细胞等细胞表面的受体结合后，启动炎症细胞内的信号转导通路，激活转录因子NF-κB，从而产生多种细胞因子、趋化因子和诱生型的一氧化氮合酶等的表达，参与炎症反应（图4-7）。另外，脂多糖还可激活丝裂原激活的蛋白激酶家族，可磷酸化并激活一系列转录因子，进一步调节能与脂多糖反应的细胞因子的表达。总之，脂多糖能通过激活多条细胞内的信号转导通路启动炎症反应。激活的炎症细胞能释放促炎细胞因子（如IL-β和TNF-α等）、趋化因子、脂质炎症介质和活性氧等，它们与炎症反应细胞膜上各自的受体结合后，可导致炎症细胞的进一步激活和炎症反应的扩大，引起炎症级联反应。

2．理化刺激　紫外线、离子射线、过多的活性氧及化学致畸和致癌物等可以损伤DNA；一些DNA非损伤性的刺激，如剪应力、创伤、渗透压改变和缺氧等也能损伤细胞。细胞能通过不同方式识别或感受上述刺激信号，诱发细胞内信号转导，并导致基因表达改变和特定蛋白质数量或功能改变，对细胞产生特异或非特异性保护作用。但如果病因过强或作用时间过长时，可引起细胞损伤，诱导细胞凋亡或造成细胞坏死。

二、受体异常

受体异常是最早发现的信号转导蛋白异常。20世纪70年代初，Brown和Goldstein首先报道

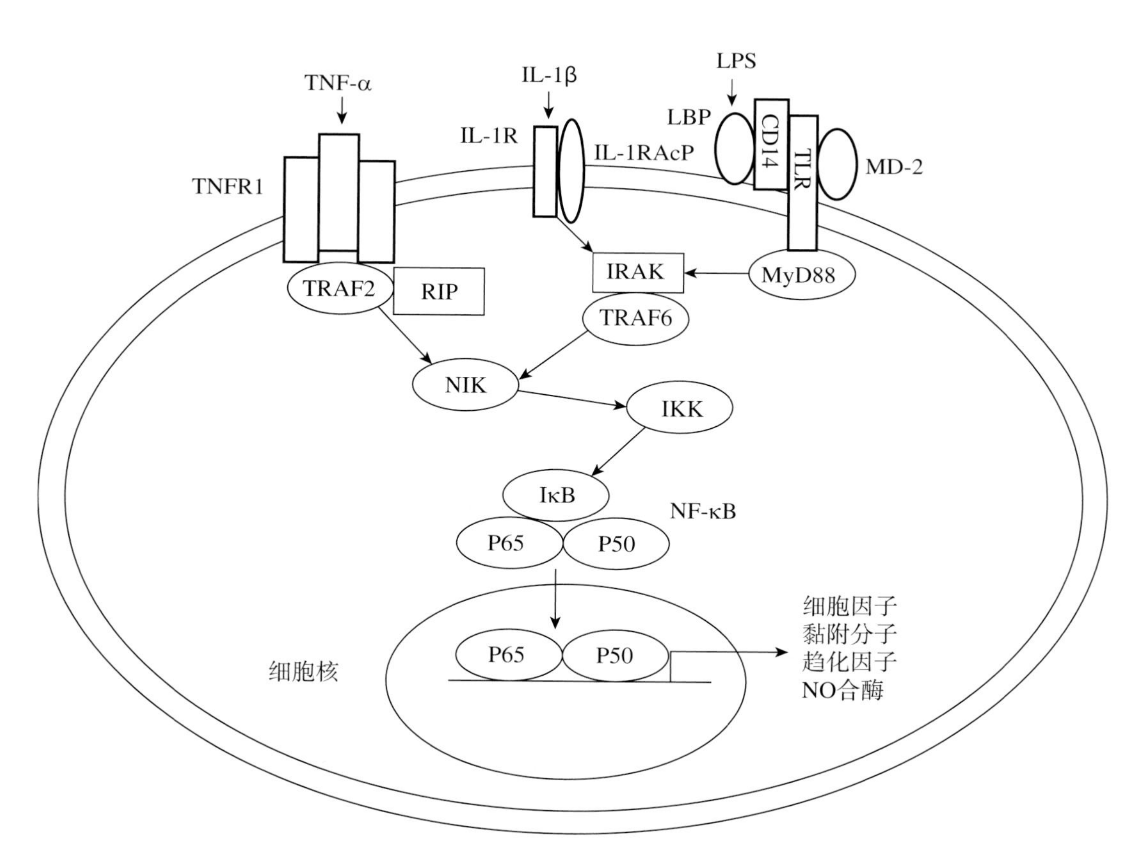

图4-7　NF-κB信号转导通路

低密度脂蛋白（LDL）受体缺陷以后，随着研究进展，越来越多的受体和受体后信号转导蛋白异常与疾病的关系得到阐明。

受体异常可由编码受体的基因突变、免疫学因素和继发性改变所致。基因突变可使受体数量改变或功能（如受体与配体结合功能、受体激酶的活性、核受体的转录调节功能等）异常。另外，如果受体本身没有异常，但受体功能所需的相关因子或辅助因子缺陷，也可导致受体功能异常。基因突变发生在生殖细胞可导致遗传性受体病，而发生在体细胞的突变与肿瘤的发生、发展有关。

（一）遗传性受体病

1．受体数量改变引发的疾病　受体合成数量减少、组装或定位障碍，使受体生成减少或受体降解增加，最终导致受体数量减少或缺失，出现受体功能丧失，导致靶细胞对相应配体不敏感。现在了解最多的是激素抵抗综合征，这类疾病的特点是患者体内的相应激素水平并无明显降低，但由于细胞受体缺陷，使患者表现出该激素减少的症状和体征。例如：家族性高胆固醇血症（familial hypercholesterolemia，FH）是由于基因突变引起低密度脂蛋白（low-density lipoprotein，LDL）受体数量减少或功能异常，对血浆 LDL 的清除能力降低，患者出生后血浆 LDL 含量即高于正常，发生动脉粥样硬化的危险也显著升高；家族性肾性尿崩症患者血中抗利尿激素（ADH）水平正常或高于正常水平，患者发生尿崩症是其肾远曲小管和集合管上皮细胞对抗利尿激素的反应性降低所致；另外还有雄激素不敏感综合征，当雄激素受体减少或者基因突变等原因导致其功能低下时，患者可出现不同程度的性分化发育障碍，表现为男性假两性畸形或特发性无精症和少精症。

2．受体结构异常引发的疾病　基因突变导致受体结构改变，引起其功能降低或缺失，如受体与配体结合障碍、受体酶活性降低及受体 G- 蛋白偶联障碍、受体与 DNA 结合障碍、受体的调节异常等。由于某些受体蛋白的过度表达，或受体功能获得性突变，即基因突变使受体成为异常的不受控制的激活状态，以及受体的抑制性成分缺陷，都能使细胞内特定信号转导通路过度激活。现已证实促甲状腺激素受体（TSHR）存在两种突变：如果发生的是失活性突变，使甲状腺细胞对 TSH 不敏感，造成 TSH 抵抗综合征，患者表现为甲状腺功能减退；如果发生的是功能获得性突变，导致患者甲状腺功能亢进。

（二）自身免疫性受体病

自身免疫性受体病是体内产生了针对自身受体的抗体所致。抗受体抗体的产生机制至今尚未阐明，现认为与遗传和环境因素共同作用有关。如由于基因突变导致受体一级结构改变使受体具有抗原性，或受体原来隐蔽的抗原决定簇暴露，或某一受体蛋白与外来抗原（如感染的病原体）有共同的抗原决定簇，使细胞在对外来抗原产生抗体和致敏淋巴细胞的同时，也对相应受体产生交叉免疫反应。此外，由于遗传因素和环境因素导致机体免疫功能紊乱时，将“自我”当成“非我”，都有可能导致抗自身受体抗体的产生。抗受体抗体分为阻断型和刺激型。前者与受体结合后，可阻断受体与配体的结合，从而阻断受体的信号转导通路和效应，导致靶细胞功能低下。后者可模拟信号分子配体的作用，激活特定的信号转导通路，使靶细胞功能亢进。如自身免疫性甲状腺病分为 Graves 病（又称 Basedow 病或毒性甲状腺肿）和桥本甲状腺炎（慢性淋巴细胞性甲状腺炎）两种，前者表现为甲状腺功能亢进，后者表现为甲状腺功能减退。此外，重症肌无力患者体内发现有抗 N 型乙酰胆碱受体（nAChR）的抗体，该抗体能阻断运动终板上的 nAChR 与乙酰胆碱结合，导致肌肉收缩障碍。

（三）继发性受体异常

当体内配体浓度发生明显而持续的变化时，可以改变自身受体或其他受体的数量和亲和力，如使受体数量减少和亲和力降低的受体下调和脱敏，以及使受体数量增多和亲和力增加的受体上调和增敏。这种配体对受体的自身调节（auto regulation）具有配体浓度和时间依赖性，靶细胞对配体反应性的改变会影响细胞的代谢和功能，并可导致疾病的发生。已有实验表明，心力衰竭时血中去甲肾上腺素浓度过高可使 β 受体下调及受体与 G 蛋白解偶联，使细胞内 cAMP 生成减少，导致去甲肾上腺素的正性肌力作用减弱，从而促进心力衰竭的发展。受体调节性变化还与机体对药物的敏感性有关，长时间使用某些药物可致相应受体下调，使组织细胞对药物不敏感。

三、受体后信号转导通路异常

受体后信号转导通路异常多由基因突变所致的信号转导蛋白失活或异常激活引起，主要见于遗传病和肿瘤。如人膀胱癌细胞 *RAS* 基因编码序列第 35 位核苷酸由正常 G 突变为 C，相应的 RAS 蛋白第 12 位甘氨酸突变为缬氨酸，使其处于持续激活状态。另外，非胰岛素依赖型糖尿病（non-insulin dependent diabetes mellitus，NIDDM，即 2 型糖尿病）的发生除了与胰岛素受体（insulin receptor，IR）异常有关外，尚与受体后信号转导成分如 PI3K 和胰岛素受体底物（insulin receptor substrate，IRS）的基因突变密切相关。基因突变使 PI3K、IRS-1 和 IRS-2 的表达不同程度地下调，导致胰岛素受体后信号转导障碍而引发 NIDDM。

此外，受体后信号转导通路异常也可由配体异常或病理性刺激所致。如霍乱（cholera）的发生机制：霍乱弧菌通过分泌活性极强的外毒素——霍乱毒素（cholera toxin，CT），选择性催化小肠黏膜上皮细胞中的 G_s 亚基的第 201 位精氨酸核糖化，导致 G_s 的 GTP 酶活性丧失，不能将结合的 GTP 水解成 GDP，从而使 G_s 处于不可逆性激活状态，不断刺激腺苷酸环化酶促进 cAMP 生成，使细胞质中的 cAMP 含量增加至正常的 100 倍以上，导致小肠上皮细胞膜蛋白质构型改变，大量 Cl^-、Na^+ 和水分子持续转运入肠腔，引起严重的腹泻和脱水，患者可因循环衰竭而死亡。

肢端肥大症和巨人症：生长激素（growth hormone，GH）是腺垂体分泌的多肽激素，其功能是促进机体生长。生长激素的分泌受下丘脑的生长激素释放激素（GHRH）和生长激素释放抑制激素（GHRIH，又称生长抑素）的调节。GHRH 经激活 G_s，导致腺苷酸环化酶活性升高和 cAMP 积聚，cAMP 可促进分泌生长激素的细胞增殖和分泌；生长抑素则通过减少 cAMP 水平，抑制生长激素分泌。在分泌生长激素过多的垂体腺瘤中，有 30% ～ 40% 是由于编码 G_s 的基因点突变，其特征是 G_s 第 201 位的精氨酸被半胱氨酸或组氨酸所取代，或第 227 位的谷氨酰胺被精氨酸或亮氨酸所取代，这些突变抑制了 GTP 酶活性，使 G_s 处于持续激活状态，腺苷酸环化酶活性升高，cAMP 含量增加，垂体细胞生长和分泌功能活跃。因此，在这些垂体腺瘤中，信号转导障碍的关键环节是 G_s 过度激活导致的 GHRH 和 GHRIH 对生长激素分泌的调节失衡，生长激素的过度分泌，可刺激骨骼过度生长，在成人引起肢端肥大症（acromegaly），在儿童引起巨人症（gigantism），如图 4-8 所示。

需要指出的是，细胞信号系统是一个网络系统，信号转导通路之间存在交互通话。某种信号蛋白的作用丧失后，可由别的信号蛋白来替代，或者功能相近的信号转导通路间发生功能上的互补，使细胞的功能、代谢不受明显影响，因此并非所有的信号转导蛋白异常都能导致疾病。

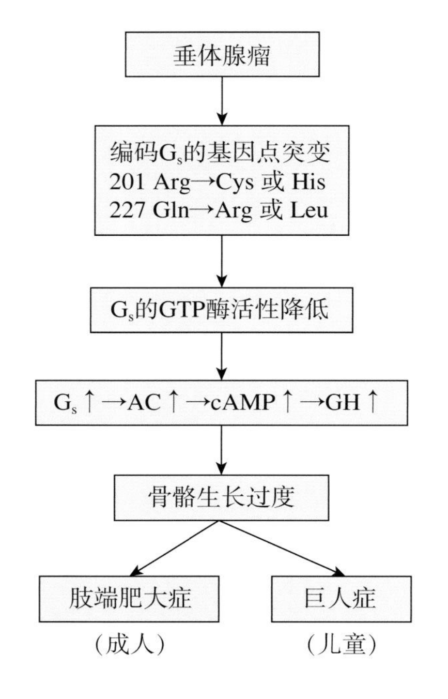

图 4-8 肢端肥大症与巨人症发生机制示意图

第四节　多环节细胞信号转导异常与疾病

受体和细胞信号转导异常既可以作为导致疾病的直接原因，也可在疾病的过程中发挥作用，促进疾病的发展。细胞信号转导异常可以局限于单个信号或信号转导成分，如遗传病和自身免疫病，也可同时或先后累及多个环节甚至多条信号转导途径，造成调节信号转导的网络失衡，使细胞增殖、分化、凋亡、代谢或功能调控失常，并导致疾病。已有大量的研究表明，糖尿病、肿瘤和心血管病等通常具有多环节的复杂的信号转导改变和异常。

一、胰岛素抵抗性糖尿病

由于受体数量减少、亲和力降低、受体阻断型抗体的作用、受体功能缺陷及受体后信号转导蛋白的缺陷（如失活性突变等），可使特定信号转导过程减弱或中断，造成靶细胞对该信号的敏感性降低或丧失，进而导致与这种信号转导相关的细胞代谢和功能障碍，并由此引起疾病。糖尿病分为胰岛素依赖型（1型）和非胰岛素依赖型（2型），1型主要是胰岛素水平降低所致，2型的发病率明显高于1型，主要表现为靶细胞对胰岛素的不敏感或者抵抗，故又称为胰岛素抵抗性糖尿病。目前该病发病的原因还不清楚，胰岛素受体、受体后信号转导通路和其效应蛋白的改变是当前该病研究中关注的热点。

（一）遗传性胰岛素抵抗

遗传性的胰岛素抵抗包括leprechaunism综合征、Rabson-Mendenhall综合征和A型胰岛素抵抗。该病患者中有50多种胰岛素受体的基因突变，突变呈明显的异质性，以点突变为主，分布于受体的胞外区和PTK区。突变可导致受体合成障碍、受体向细胞膜运输受阻、受体与胰岛素亲和力下降、PTK活性降低及受体降解加快等，导致靶细胞对胰岛素反应丧失。

（二）自身免疫性胰岛素抵抗

患者多为女性，除糖尿病外，还合并其他自身免疫病，如系统性红斑狼疮等。患者血中可测到抗胰岛素受体抗体，以阻断型为主，与受体结合后可阻断胰岛素与受体的结合及效应。

（三）继发性胰岛素抵抗

已证明体内胰岛素水平持续性增高可以下调胰岛素受体，导致靶细胞对胰岛素的反应性下降，发现部分肥胖者有高胰岛素血症及糖耐量异常，并伴有细胞表面的胰岛素受体减少。

除了受体异常外，已证明在严重的创伤、应激、感染时，大量产生的应激激素（糖皮质激素）和细胞因子（如TNF-α）等可通过干扰胰岛素受体后信号转导通路及细胞内的代谢，导致组织细胞对胰岛素的抵抗并造成糖代谢紊乱。

二、肿瘤

恶性肿瘤的特征是高增殖、低分化，并具有转移能力。多种致瘤因素如病毒感染可以导致基因突变，使原癌基因激活或者抑癌基因失活，而它们的产物中有很多是多成分、多环节的。肿瘤的早期主要是与增殖、分化、凋亡有关的基因改变，造成调控细胞生长、分化和凋亡信号转导异常，使细胞出现增殖失控、分化受阻和（或）凋亡障碍，而晚期则是控制细胞黏附和运动性的基因发生变化，使肿瘤细胞获得转移特性。

（一）促细胞增殖的信号转导过强

1．促细胞增殖因子产生增多　自分泌机制在肿瘤发生、发展过程中发挥重要作用。已证明多种肿瘤组织能分泌生长因子，如转化生长因子α（TGF-α）、血小板衍生生长因子（PDGF）、成纤维细胞生长因子（FGF）等，同时肿瘤细胞通常具有上述生长因子的受体。因此，肿瘤细胞可通过自分泌机制导致自身的过度增殖。

2．受体的改变　包括促细胞增殖因子受体的表达增多或异常激活。

（1）某些生长因子受体表达异常增多：大量实验表明，恶性肿瘤常伴有某些生长因子受体表达的异常增多，且其表达量与肿瘤的生长速度密切相关。酪氨酸蛋白激酶受体是多种生长因子受体及与其有同源性的癌基因产物，它们与生长因子结合后，可启动多条信号转导通路，促进基因表达和细胞周期的运行，导致细胞增殖。此外，已在脑胶质瘤、乳腺癌、卵巢癌、结肠癌等多种肿瘤组织中证实有血管内皮细胞生长因子受体、成纤维细胞生长因子受体及血小板衍生生长因子受体的高表达，这些生长因子受体能介导相应生长因子促进血管生成的作用，在肿瘤的进展过程中也起着重要作用。

（2）突变使受体组成型激活：已在多种肿瘤组织中证实有 PTK 的组成型激活突变。如在肺癌、乳腺癌、卵巢癌中发现一种缺失了 N 端配体结合区的头部截短的表皮生长因子受体，这种受体处于配体非依赖性的持续激活状态，能持续刺激细胞的增殖。

3．细胞内信号转导蛋白的改变　已发现肿瘤中有多种促进增殖的细胞内的信号转导蛋白改变，在人类肿瘤中发生频率最高的突变是小 G 蛋白 RAS 的激活型突变。

（二）抑制细胞增殖的信号转导过弱

细胞癌变过程不仅可由促进细胞增殖的信号转导通路过强所致，还可能由生长抑制因子受体的减少、丧失及受体后信号转导通路异常，使细胞的生长负调控机制减弱或丧失所致。转化生长因子 β 对多种肿瘤细胞具有抑制增殖及诱导凋亡的作用，转化生长因子 β 受体是具有丝氨酸 / 苏氨酸蛋白激酶活性的受体，受体与配体结合后，能磷酸化下游的 Smad 蛋白家族，后者以二聚体的形式转入核内，调节靶基因的转录。已发现在肿瘤细胞如胃肠癌、肝癌及淋巴瘤中有转化生长因子 β 受体 Ⅱ 型受体的突变，并在多种肿瘤中证实有 Smad-4 的失活、突变或缺失。受体和 Smad 的突变可导致转化生长因子 β 的信号转导障碍，使细胞逃脱转化生长因子 β 的增殖负调控而发生肿瘤。此外，转化生长因子 β 还可通过促进细胞外基质的生成和刺激肿瘤组织血管的增生，促进肿瘤的发生和发展。

三、心肌肥厚和心力衰竭

当高血压和瓣膜病时，心肌细胞受到的机械和化学刺激增多，机械刺激主要表现为心肌负荷过重，心肌细胞受到的牵拉刺激增多，这种牵拉刺激及心泵功能损害、心输出量减少又可以导致神经内分泌和体液系统激活，使化学刺激（信号）如儿茶酚胺、血管紧张素 Ⅱ、醛固酮、血管升压素、内皮素及心肌细胞内一些细胞因子和生长因子等释放增多。它们能通过各自的受体激活相应的信号转导通路，导致心收缩力增强，回心血量增多。牵拉刺激及化学信号的长时间作用还与心肌肥厚和心室重塑的发生密切相关。此外，上述机械和化学信号的过度增多或者长时间作用对机体也存在有害的作用，可以使心肌收缩力减弱，导致心肌细胞的凋亡，从而参与心力衰竭的发生和发展。

（一）参与心肌肥厚发生的信号转导通路

导致心肌肥厚发生的既有上述的化学信号（激素、生长因子等），又有机械信号，它们通过引发心肌细胞内复杂的信号转导通路，激活转录因子，导致基因表达的改变，诱导心肌细胞 RNA 和蛋白质的合成，并最终导致心肌肥大和心室重塑的发生。

1．激活 PLC-PKC 通路　去甲肾上腺素、血管紧张素 Ⅱ 及在心血管疾病中体内增多的神经体液因子和生长因子（细胞因子）等可以激活 PLC，激活的 PKC 可通过多种机制促进基因表达，刺激细胞的增殖，故在高血压心肌肥厚的形成中发挥重要作用。

2．激活 cAMP-PKA 通路　去甲肾上腺素等配体与 G 蛋白偶联受体结合后，可以通过刺激型 G 蛋白，激活腺苷酸环化酶，从而激活 cAMP-PKA 通路。PKA 能使多种蛋白磷酸化，并调节其功能。

3．激活 MAPK 家族的信号通路　生长因子、肾上腺素和血管紧张素等化学信号及牵拉刺激等机械信号还能激活 MAPK 家族中的一些成员，激活的 MAPK 家族成员能转入核中，通过使转录因子磷酸化，调节基因表达，促进心肌细胞的增殖，参与心肌肥大的形成。

4．其他信号转导通路　牵拉刺激和化学信号（如心肌组织中生长因子和细胞因子等）还能激活心肌细胞中 PI3K-AKT 通路和 Janus 激酶（Janus kinase，JAK）- 信号转导和转录活化因子（signal transducer and activator of transcription，STAT）通路，促进心肌细胞的增殖和基质成分（如胶原纤维）增多和沉积。

（二）与心力衰竭发生相关的信号转导异常

由于持续的心肌负荷过重、心肌梗死、感染、瓣膜疾病等使心肌收缩能力降低，导致组织长期灌注不足，会造成循环中去甲肾上腺素、血管紧张素Ⅱ等神经激素大量分泌及心肌TNF-α等促炎细胞因子过度表达，这些长期过度增加的体液因素所导致的信号转导改变可以导致以下结果。

1．β-肾上腺素信号转导继发性异常　儿茶酚胺对心脏有正性肌力作用，因此心输出量减少可致交感神经兴奋，血中去甲肾上腺素浓度增高，这种增高可增加心肌收缩力，具有代偿意义。但如长期过度增高，可使β-受体下调及受体与G蛋白解偶联，形成信号转导缺陷，造成去甲肾上腺素的正性肌力作用减弱，可促进心力衰竭的发展。

2．促进心肌细胞凋亡的信号转导增强　由于心肌是不分裂的细胞，故心肌细胞凋亡在心力衰竭的发生、发展中起重要作用。已证明心力衰竭发生时不但有心肌细胞功能异常，而且还有心肌细胞数量的减少。能导致心肌细胞凋亡的因素有过度增多的体液因素，如去甲肾上腺素、血管紧张素Ⅱ及衰竭心脏表达增多的TNF-α等；此外在感染和缺血再灌注损伤时，大量生成的活性氧也能导致细胞凋亡。

四、炎症

炎症反应是机体对于各种外源性或内源性损伤因子引起的组织或细胞损伤所产生的机体防御性反应，发生机制非常复杂，涉及多种细胞，如内皮细胞、单核巨噬细胞、成纤维细胞、血小板等。而导致炎症反应的因素繁多，主要包括物理性因子、化学性因子、生物性因子、组织坏死和变态反应等。参与炎症调节的因子主要有激素、体液因子、细胞黏附分子（cell adhesion molecule，CAM）及代谢产物，它们之间具有相互促进或相互拮抗的关系，共同促进或抑制炎症的发生，构成了复杂的炎症调控网络。细胞信号转导系统不仅参与炎症细胞的激活，炎症的启动、放大和炎症反应过程，还参与抑制炎症的信号转导，因而在炎症反应的调控中发挥重要作用。这种调控的目的是保持炎症的适度，既能通过炎症反应清除病原体和异物，又能防止过度炎症反应对组织的损伤。

（一）导致炎症细胞激活和放大的信号转导通路

炎症启动的特征是参与炎症反应的细胞，如单核巨噬细胞、中性粒细胞（PMN）、血小板和内皮细胞等被激活。能激活炎症细胞的有病原体及其产物、免疫复合物、补体，以及创伤和坏死组织的产物等，它们通过不同的受体启动炎症细胞内的信号转导途径。某些病原体及其产物进入机体后，可通过宿主细胞表面的病原体受体或相关的膜表面分子激活细胞内的信号转导通路，在病原体感染引起的免疫和炎症反应中起重要作用。如已证实的Toll样受体（Toll-like receptor，TLR）是一类病原体识别相关的受体，在哺乳动物细胞中已鉴定了至少10个同源物。它们能与多种病原体及其产物结合，结合后能激活P38MAPK等细胞内的多条信号转导通路，并能激活转录因子NF-κB，在病原体感染引起的免疫和炎症反应中起重要作用。

1．脂多糖受体介导的激活炎症细胞的信号转导　内毒素的主要毒性成分是脂多糖（LPS），在革兰氏阴性菌致病中起十分重要的作用。研究证实，脂多糖受体是由Toll样受体4（TLR4）、CD14和髓样分化蛋白2（myeloid differential protein 2，MD2）组成的复合物。LPS与单核巨噬细胞和中性粒细胞等细胞表面的受体结合后，通过TLR4与胞内区的连接蛋白（如MyD88）结合，激活IL-1受体连接的蛋白激酶（IL-1 receptor associated kinase，IRAK），启动炎症细胞内的多条信号转导通路，其具体过程如下。

（1）激活转录因子NF-κB：NF-κB是参与免疫与炎症反应的重要的转录因子，能被多种细胞外信号如LPS、促炎细胞因子（IL-1，TNF-α等）所激活，静息时NF-κB的二聚体与其抑制性蛋白IκB结合，以无活性的形式存在于细胞质中，上述细胞外信号的受体能通过接头蛋白激活诱导NF-κB的激酶（NF-κB-inducing kinase，NIK），NIK为一种丝氨酸/苏氨酸蛋白激酶，能磷酸化IκB激酶（IKK或IκK）并使其激活，后者可使IκB磷酸化，导致IκB与NF-κB分离并被降解，NF-κB 得以进入核内调节多种基因，包括多种细胞因子（IL-2、IL-6、IL-8、TNF-α、GM-CSF、IFN-β 等）、趋化因子、某些黏附分子及诱生型一氧化氮合酶等的表达，参与炎症反应（图 4-7）。

（2）激活多种磷脂酶信号转导通路：如 PLC-PKC 信号通路、钙信号通路，还能激活磷脂酶 A2（PLA2），产生花生四烯酸及其衍生物等脂质炎症介质。

（3）激活 MAPK 家族成员：LPS 和促炎细胞因子与受体结合后，还能激活 MAPK 家族的 JNK 和 P38MAPK（图 4-6），它们又可磷酸化并激活一系列转录因子，如 c-Jun 氨基端激酶（JNK）、转录激活因子 -2（ATF-2）、EIK1 和 MEF2 等，这些转录因子可进一步调节能对 LPS 反应的细胞因子的表达。应用 P38 的拮抗剂 SB203580 可以阻断严重感染时 LPS、IL-1 和 TNF 介导的细胞毒性效应。

总之，LPS 能启动炎症细胞内多条信号转导通路，并能激活多种转录因子（如 NF-κB），促进促炎细胞因子（如 IL-1β 和 TNF-α 等）、趋化因子、脂质炎症介质和活性氧等因子的合成和释放。参与炎症反应的细胞膜上又具有上述因子的受体，这些因子与受体结合后，可导致炎症细胞的进一步激活和炎症反应的扩大，引起炎症级联反应（inflammatory cascade）。

2．TNF-α 受体和 IL-1 受体介导的炎症细胞的信号转导　TNF-α 和 IL-1 主要由活化的单核巨噬细胞和中性粒细胞等产生，是脂多糖作用的主要介导物和体内最重要的促炎细胞因子。TNF-α 受体分为 1 和 2 型（TNFR1 和 TNFR2）。TNF-α 能诱导 TNFR1 形成三聚体，激活作为细胞凋亡执行器的 caspase 家族，从而引发细胞凋亡（图 4-1）。TNFR1 和 IL-1 受体（IL-1R）还能通过接头蛋白（如肿瘤坏死因子受体相关因子 TRAF2 或 TRAF6）激活 NIK-IKK-NF-κB 通路（图 4-7）及 MAPK 家族信号转导通路等，使单核巨噬细胞分泌 TNF-α、IL-1、IL-6、IL-8 等，导致细胞因子级联反应（cytokine cascade），这些促炎细胞因子可进一步激活白细胞和内皮细胞，使其表达黏附分子，并可使中性粒细胞出现吞噬活性，释放蛋白酶和氧自由基，从而导致炎症反应的扩大。

（二）参与炎症反应的黏附分子及其信号转导通路

如上述，激活的炎症细胞可通过它们释放的促炎细胞因子、趋化因子和其他的炎症介质及表达的细胞黏附分子等，参与炎症反应。已知在静息状态下，微血管内皮细胞仅表达少量与白细胞特异结合的黏附分子。白细胞虽表达与内皮细胞黏附的黏附分子，但表达量低。炎症时激活的白细胞在细胞因子和趋化因子等作用下，表达黏附分子增多。如已证明激活的白细胞表达的整合素 β1 和 β2 亚族及 L- 选择素明显增多，而激活的血管内皮细胞也依次表达血管细胞黏附分子 -1（VCAM-1）、细胞间黏附分子 -1（ICAM-1）和 E- 选择素。实验表明，当内皮细胞被激活后 2 h，内皮细胞表面的 ICAM-1 增加 30 倍，E- 选择素增加 100 倍。其中，ICAM-1 的增加在 12 ～ 24 h 达到高峰，可持续 72 h，在这些黏附分子的介导下，白细胞向炎症部位的浸润经历了在血管内滚动，与血管内皮细胞牢固黏附，与内皮下基底膜作用并释放弹性蛋白酶和胶原酶，破坏血管基底膜，穿出血管进入炎症灶等一系列过程（图 4-9）。其中，整合素与细胞外基质结合后，还可激活白细胞内的多条信号转导通路，包括使细胞内 Ca^{2+} 浓度增高、激活多种蛋白激酶（如多种 PTK、PKC、ERK、JNK 等），激活小 G 蛋白 Rho 和激活 PI3K 的信号转导通路。趋化因子与白细胞表面受体结合也能激活上述通路，由黏附分子和趋化因子激活的细胞信号转导，可导致白细胞的骨架重构，促进白细胞的变形和运动，从而使其穿出血管进入炎症灶。

（三）参与抗炎作用的信号转导

为防止过度的炎症反应对机体的损害，体内具有复杂的、多层次的抗炎机制。

1．抗炎细胞因子的作用　炎症细胞既能产生炎症介质，也能生成具有抗炎作用的因子，如 IL-4、IL-10 等，IL-10 被称为细胞因子合成抑制因子，可抑制多种细胞因子的生成。一些炎症细胞还能表达膜联蛋白 -1，该蛋白的主要作用是通过与磷脂底物的结合抑制 PLA2 的活性，使脂质炎症介质前列腺素（PG）、血栓烷 A_2（TXA_2）、白三烯（LT）和血小板活化因子（PAF）合成减少。

2．受体水平的抑制物　已知 TNF-α、IL-1 和 IL-6 等都有其可溶性受体。这些可溶性受体能与它们的配体结合，但不能介导信号转导，起促炎细胞因子拮抗剂的作用。IL-1 受体还有内源性拮

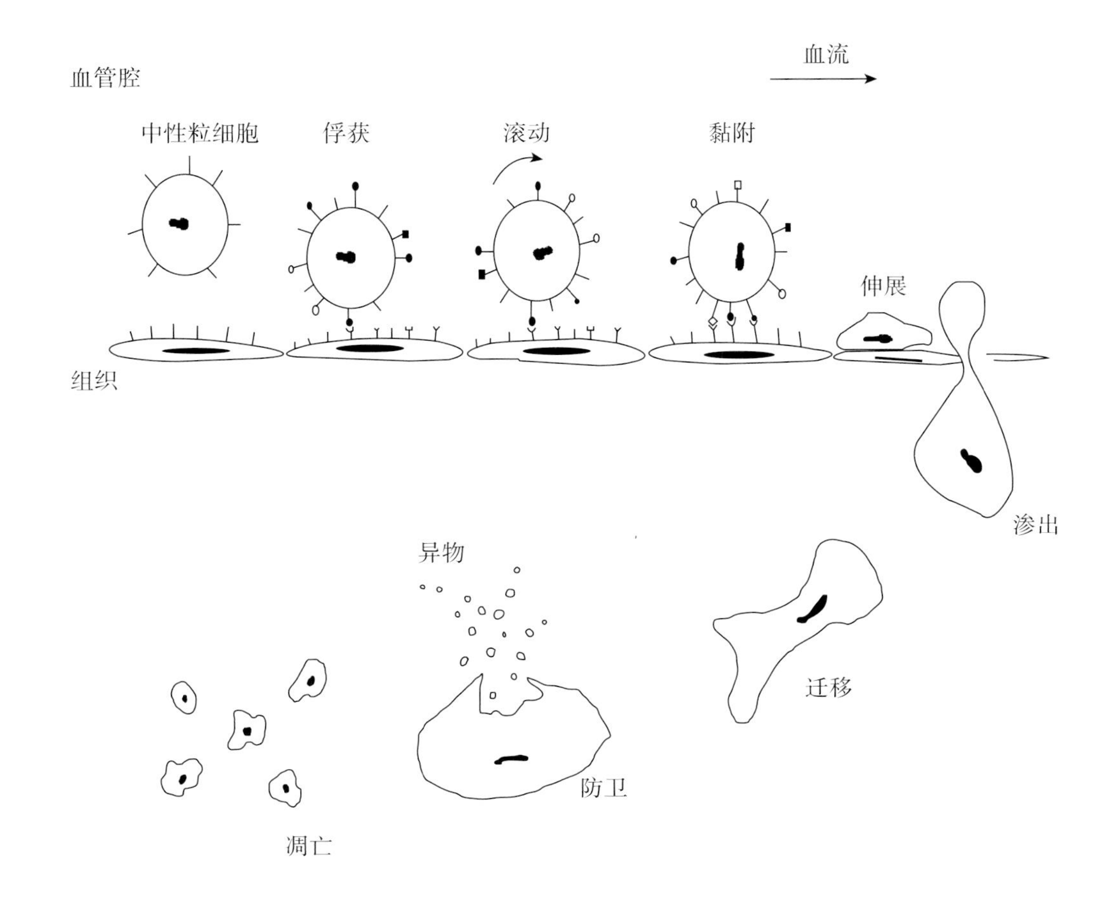

图 4-9 炎症时白细胞的黏附、渗出过程

抗剂（IL-1 receptor antagonist，IL-1Ra），也称为IL-1γ，它和IL-1α、IL-1β（通常简称为IL-1）同源，但由不同的基因编码。IL-1Ra能与IL-1受体特异性结合，但结合后不能启动细胞的信号转导通路，起封闭受体的作用。正常人血浆中有低活性的IL-1Ra，经脂多糖刺激后，血浆IL-1Ra活性可升高100倍。这些受体水平的拮抗物能钝化促炎细胞因子的生物学功能，保护组织免受过度的炎症损害。

3．糖皮质激素（GC）的抗炎作用　糖皮质激素具有强大的抗炎作用，其作用通过糖皮质激素受体介导。糖皮质激素受体为核受体家族成员。作为配体依赖性的转录调节因子，它与糖皮质激素结合后，能诱导膜联蛋白 -1 和IL-1受体拮抗剂等抗炎物质的表达，并能通过在转录水平与NF-κB和AP-1的相互拮抗作用抑制多种炎症介质、细胞因子、趋化因子的表达，因此，可以将糖皮质激素喻为调制体内炎症的“总开关”。

炎症反应失控将导致严重后果，如促进炎症反应的信号转导过强，或者抑制炎症反应的信号转导过弱，使炎症反应过度，可损伤血管内皮细胞和组织细胞，造成类风湿性关节炎、急性呼吸窘迫综合征等炎症性疾病，并在休克、缺血再灌注损伤等的发生与发展过程中起重要作用，炎症的扩散还可导致全身炎症反应综合征（SIRS），严重时甚至引起多器官功能障碍。反之，则导致炎症反应过弱，当机体遭遇感染和损伤时，不能充分调动机体的防御反应。

第五节 细胞信号转导调控与疾病防治的病理生理学基础

近些年来在细胞生长、分化、凋亡及功能和代谢的调控机制等方面的研究取得了很多新的进展，揭示了信号转导异常与疾病的关联，还为新疗法和新一代药物的设计提供了新思路和作用的新靶点。以纠正信号转导异常为目的的生物疗法和药物设计已成为近年来一个新的研究热点。

迄今为止，在临床上已试用了“信号转导疗法”治疗细胞信号转导异常引发的一系列疾病。例如，多种受体的激动剂和拮抗剂、离子通道的阻滞剂、蛋白激酶如PTK、PKC、PKA、P38MAPK的抑制剂等，它们中有些在临床应用时已取得明确的疗效，有些也已显示出一定的应用前景。如帕金森病患者的脑中多巴胺浓度降低，可通过补充其前体物质，调整细胞外信息分子水平进行治疗，而针对一些受体的过度激活或抑制引起的疾病，可分别采用受体拮抗剂或受体激动剂达到治疗目的。再如，GPCR参与了生物体内大部分的生理活动和信号调节，近年来，GPCR的结构研究得到了跨越式的发展，使更多GPCR精细结构逐渐展现在人们面前，GPCR对细胞信号的识别、传导和调控机制将得到更为全面的理解和认识。同时，GPCR的三维结构也有助于相关药物设计和研发，对于人类疾病的治疗具有重要意义。PI3K通路与肿瘤的发生、发展、转归有密切关系。PI3K-AKT-mTOR信号通路可以被多种途径激活，包括酪氨酸激酶受体如表皮生长因子受体（EGFR）、胰岛素样生长因子受体（IGFR）、G蛋白偶联受体（GPCR）。最近研究已经表明，PI3K-mTOR的双重抑制剂可以通过对该信号通路上的多个关键位点进行抑制，同时防止AKT介导的信号的增加，达到抗肿瘤的作用。

（王生兰）

参考文献

[1] 王建枝，钱睿哲．病理生理学．3版．北京：人民卫生出版社，2015．
[2] 卢健．病理生理学．8版．北京：人民卫生出版社，2013．
[3] 张浩楠，吴蓓丽．G蛋白偶联受体的结构生物学研究．自然杂志，2016，38（3）：193-199．
[4] 陈颖，韩进松，王重庆，等．PI3K/mTOR双重小分子抑制剂的研究进展．药学实践杂志，2014，32（5）：332-336．
[5] Salminen A，Kaarniranta K，Kauppinen A．AMPK and HIF signaling pathways regulate both longevity and cancer growth：the good news and the bad news about survival mechanisms．Biogerontology，2016，17：655-680．
[6] 李文华，刘忠，袁东亚．高原分子医学．上海：复旦大学出版社，2011．
[7] 王建枝，钱睿哲．病理生理学．9版．北京：人民卫生出版社，2018．
[8] 韩佳寅，易艳，梁爱华，等．Rho/ROCK信号通路研究进展．药学学报，2016，51（6）：853-859．
[9] 徐鹏，顾清，张明．WNT/β-catenin信号通路在疾病中的作用及其调控机制的研究进展．中华劳动卫生职业病杂志，2017，35（12）：946-948．
[10] 李圆圆，丁凤云．WNT信号通路及其拮抗剂的研究进展．临床医药文献电子杂志，2019，6（96）：197．
[11] Bekus R，Schrader T．Artificial signal transduction．ChemistryOpen，2020，9（6）：667-682．
[12] Yang J，Nie J，Ma X，et al．Targeting PI3K in cancer：mechanisms and advances in clinical trials．Mol Cancer，2019，18（1）：26．
[13] Magnelli L，Schiavone N，Staderini F，et al．MAP kinases pathways in gastric cancer．Int J Mol Sci，2020，21（8）．

第五章

细胞增殖和凋亡异常与疾病

细胞是构成生命体的基本单位，许多疾病的发生与细胞损伤有密切的关系，而细胞的损伤与细胞自身的增殖、分化、凋亡有关系密切。细胞通过分裂增加数量，通过分化形成特定形态、结构和生理功能的子代细胞，参与胚胎的发育和形态的造就；通过凋亡清除体内无能的、有害的、突变的或受损细胞，保证细胞的数量和质量。细胞的增殖、分化和凋亡贯穿于生命的全过程，并在胚胎发育和机体稳态的调节中发挥重要作用。正常情况下，细胞的增殖、分化、凋亡等过程受到严格的调控，它们的调控既受细胞外信号的影响，又依靠细胞内级联反应，使细胞的增殖、分化或凋亡有序地进行，其中任何一个环节发生障碍，均可使体内特定的细胞、组织和器官的结构、功能或代谢出现异常，导致疾病的发生。

第一节　细胞增殖异常

细胞增殖（cell proliferation）是指细胞分裂及再生的过程，细胞通过分裂进行增殖，将遗传信息传给子代，保持物种的延续性和数量的增多。细胞增殖是通过细胞周期来实现的，细胞周期是一个多阶段和多因素参与的有序的调节过程。

一、细胞周期的概述

细胞周期（cell cycle）或称细胞增殖周期，是指细胞从前一次分裂结束起到下一次分裂结束为止的活动过程，所需的时间称为细胞周期时间，一般分为两个阶段：分裂间期和分裂期。分裂间期包括 G1 期、S 期、G2 三个时期：G1 期（first gap phase，DNA 合成前期）、S 期（synthetic phase，DNA 合成期）、G2 期（second gap phase，DNA 合成后期）；分裂期即 M 期（mitotic phase，有丝分裂期），可分为前期（prophase）、中期（metaphase）、后期（anaphase）和末期（telophase）。细胞按照 G1 期→ S 期→ G2 期→ M 期完成其增殖，其中，最为关键的是 S 期，此期细胞进行 DNA 倍增和染色体复制。人体大多数细胞在增殖过程中，M 期占据细胞周期的时间相对较少，大约 1 h，而间期时间根据细胞类型的不同可以是数小时，亦可以持续到终身。在一个增殖的细胞群中，并不是所有细胞均处于增殖或同步增殖状态，根据增殖特征体内细胞分为以下三种。

1．周期性细胞　也称连续分裂细胞。这些细胞能连续按 G1 期→ S 期→ G2 期→ M 期四个阶段循环进行分裂，体内具有代表性的细胞如表皮细胞、骨髓细胞、生殖细胞，这类细胞始终保持活跃的分裂能力，连续进入细胞周期循环，它们担负着组织生长和修复等任务。周期性细胞始终处于增殖和死亡的动态平衡之中，不断地增殖以补充衰老脱落或死亡的细胞，这种更新称为稳态更新（steady-state renewing）。

2．G0 期细胞　也称休眠细胞或暂不增殖细胞。这种细胞暂时脱离细胞周期，不进行增殖，但在受到适当刺激后可返回细胞周期，进行细胞增殖，如肝细胞、肾细胞。

3．终端分化细胞　也称不分裂细胞，一般情况下是一些不可逆地脱离细胞周期、丧失增殖能力并具有一定的生理功能的细胞，如成熟的红细胞、神经细胞和心肌细胞等高度分化的细胞，它们丧失了分裂能力。但最近研究有迹象表明，这些细胞在特定条件下可返回细胞周期，并进行增殖。

细胞周期有以下特点。①单向性：细胞只能沿 G1 期→ S 期→ G2 期→ M 期方向推进而不能逆向；②阶段性：不同时相细胞形态和代谢特点有明显差异，细胞可因某种原因在某时相停滞，当条件适宜时，细胞又可重新活跃进入下一时期；③检查点：增殖细胞在分裂过程中，为了保证 DNA 复制和染色体分配的质量，细胞内存在监控机制，各时相交叉处存在检查点（check point），只有通过检查点的检查，细胞才能进入下一个时相，以此决定下一步的增殖趋向；④细胞微环境：细胞外信号、条件也能影响细胞周期是否顺利推进。

二、细胞周期的分子调控机制

细胞周期的调控在时空上非常严密，以此确

保细胞周期有序交替和各时相依次有序变更。调控主要来自两个方面：细胞周期自身调控和细胞外信号对细胞周期的调控。

（一）细胞周期自身调控

细胞周期调控机制的核心是一组周期蛋白依赖性激酶（cyclin-dependent kinase，CDK）。CDK在细胞周期中起着关键作用，其活性的高低决定细胞周期是否顺利进行。在细胞周期中影响CDK活化的因素有三个。①周期蛋白（cyclin）：可以带动CDK磷酸化和去磷酸化，CDK的磷酸化（激活）可以推动细胞周期进行。②CDK活化激酶（CDK-activating kinase，CAK）：参与CDK的磷酸化，CAK是CDK通路的上游信号分子。③CDK抑制因子（cyclin dependent kinase inhibitor，CKI）：是CDK的抑制物，可与cyclin -CDK复合物结合抑制CDK的活性，使细胞周期停止（图5-1）。另外，RB、P53、MYC等也参与对CDK的活性调控。

1．周期蛋白　为细胞周期运转的驱动力之一，由于其在细胞内的数量随细胞周期的过程发生变化而得名。周期蛋白是一组结构类似、能结合并调节CDK的蛋白质，统称为周期蛋白家族。已发现哺乳动物的细胞中至少有11种周期蛋白，共16个成员，即cyclin A、cyclin B1—2、cyclin C、cyclin D1—3、cyclin E、cyclin F、cyclin G1—2、cyclin I、cyclin H、cyclin K和cyclin T1—2。根据作用在细胞周期的时相不同，周期蛋白分为三大类，即G1期、S期、G2/M期的周期蛋白。周期蛋白主要通过泛素（ubiquitin）- 蛋白酶体系统进行泛素化降解，各类周期蛋白在细胞周期中自始至终以恒定的速度产生，在有丝分裂时消失是因为降解大于合成，在间期时累积是由于合成大于降解。例如，cyclin B1从S期开始逐渐增加，但到有丝分裂结束时，cyclin B1分解突然加速，cyclin B1水平迅速下降。周期蛋白本身没有酶活性，作为调节亚基，需要与催化亚基CDK结合形成复合物，激活相应的CDK和加强CDK对特定底物的作用，驱动周期前行。不同细胞CDK的表达在细胞周期各期是稳定的，但由于周期蛋白的周期性波动导致CDK的活性呈周期性变化，进而推动细胞周期进行和细胞增殖。

2．周期蛋白依赖性激酶（CDK）　CDK亦为

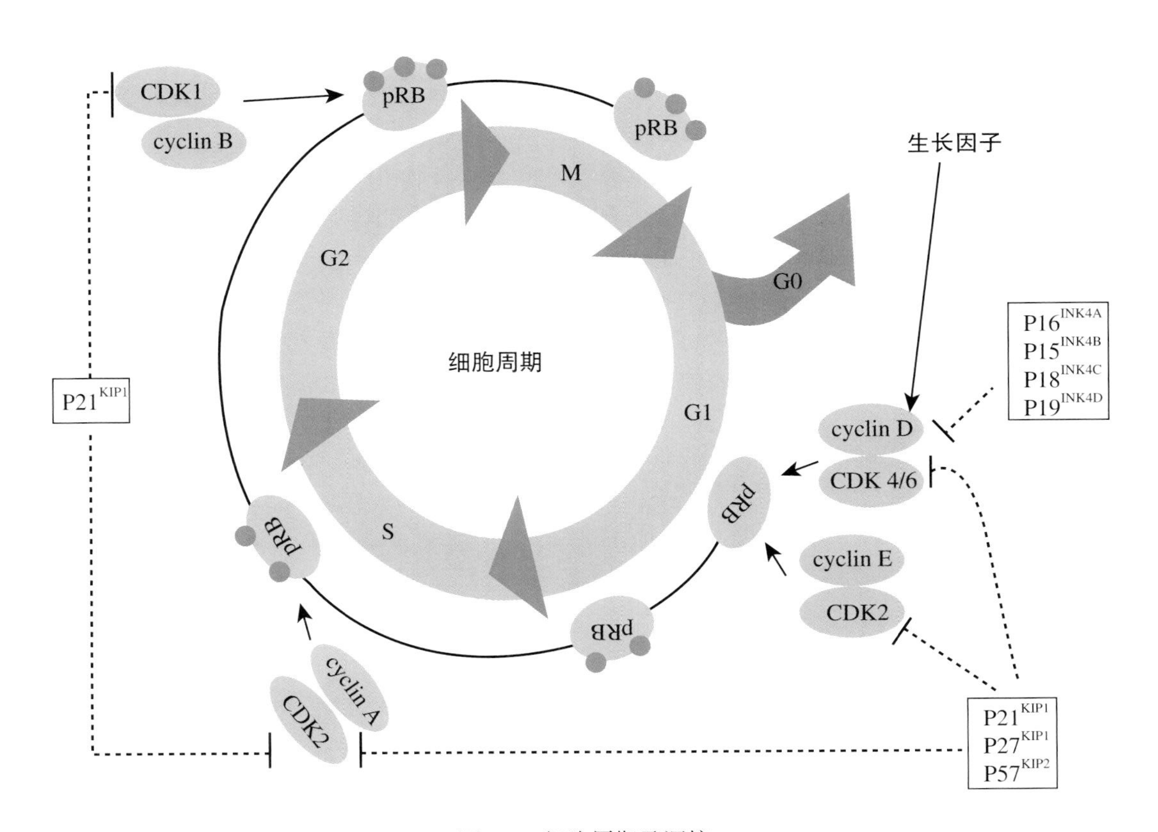

图5-1　细胞周期及调控

细胞周期运转的驱动力之一，是一组丝氨酸/苏氨酸（serine/threonine，Ser/Thr）蛋白激酶，各成员有不同程度的同源性，故称CDK家族，已发现CDK家族有9个成员，即CDK 1～9。

CDK的激活依赖于与周期蛋白的结合和其分子中某些氨基酸残基的磷酸化状态。含催化亚基的CDK需要周期蛋白提供调节亚基才能显示活性，只有周期蛋白浓度升高达到阈值时，才能与相应的CDK结合形成cyclin-CDK复合物，这时CDK才能被激活；CDK分子中含有活化部位和抑制部位，只有前者处于磷酸化和后者处于去磷酸化状态，CDK才显活性。CDK的活性还受其上游CAK的影响。CAK可使CDK分子中活化部位的氨基酸残基进一步磷酸化而完全活化CDK的活性。CDK可泛素化降解灭活，CKI可特异性抑制CDK的活性。

每个CDK可和特定的周期蛋白结合，不同的cyclin-CDK复合物在细胞周期的不同阶段被触发（表5-1）。CDK7与cyclin H结合形成的活性复合物称为CDK活化激酶（CAK）。CAK能够使细胞周期调控中的所有主要的cyclin-CDK底物磷酸化而被激活，这种CAK引起的某一种cyclin-CDK底物的磷酸化，与周期蛋白的时相起伏相平行。在G1期，细胞表达三种cyclin D（D1、D2和D3），cyclin D与CDK4/6结合，激活CDK4/6，是细胞从G0期进入G1期所必需的。但与其他周期蛋白不同的是，cyclin D并不周期性表达，只要生长因子持续刺激细胞就可以合成。cyclin E也表达于G1期，它与CDK2结合，使细胞完成G1期向S期的转换。S期的向前推进则需要cyclin A与CDK2形成的激酶复合物。在G2晚期和M早期，cyclin A与CDK1结合后启动细胞向M期推进。但在G2期内主要是cyclin B的表达，cyclin B与CDK1形成复合物呈现功能，并直接与细胞成熟进行有丝分裂相关，故又将该复合体称为成熟促进因子（maturation promoting factor，MRF）。很多情形下还有其他不同的CDK作为补偿来参与细胞周期的调控，以弥补某些特定的cyclin-CDK复合物的不足。有些CDK只在某些特定的组织中发挥功能，并不是所有已发现的CDK都参与细胞周期的调控。

3．CDK抑制因子（CKI） CKI是特异抑制CDK的蛋白，CKI可与CDK结合，也可与cyclin-CDK复合物结合，从而调控CDK的活性。CKI分子量较小，已经发现2个家族CKI。①激酶4抑制因子（inhibitors of kinase 4，INK4）家族：包括$P15^{INK4B}$、$P16^{INK4A}$、$PL8^{INK4C}$和$P19^{INK4D}$等。INK4家族可与CDK4/6特异结合并抑制其活性，目前研究较多的为$P16^{INK4A}$，它是G1/S限制点负调控机制的重要组成部分，可通过与周期蛋白D竞争结合CDK4或CDK6，抑制cyclin D-CDK4或CDK6复合物的形成和活性，减少视网膜母细胞瘤蛋白（retinoblastoma protein，pRB）磷酸化，增加游离E2F-1与去磷酸化pRB结合，使细胞阻滞于G1期，$P16^{INK4A}$表达在S期达高峰。这种负反馈调节可确保DNA稳定，若细胞运转机器“刹车”失灵，将导致肿瘤发生。②激酶抑制蛋白（kinase inhibitory protein，KIP）家族：亦称CDK相互作用蛋白1（CDK-interacting protein 1，CIP1）或野生型P53激活片段1（wild-type P53 activated fragment 1，WAF1）家族，包括$P21^{KIP1}$、$P27^{KIP1}$和$P57^{KIP2}$等。KIP家族可广谱抑制CDK活性，以$P21^{KIP1}$、$P27^{KIP1}$研究较多。$P21^{KIP1}$可通过N-末端分别与cyclin D-CDK4、cyclin A-CDK2和

表5-1 cyclin -CDK复合物及相关蛋白

相关CDK	周期蛋白（cyclin）	细胞周期效应	相关蛋白质	底物
CDK4，CDK2，CDK5，CDK6	cyclin D1，cyclin D2，cyclin D3	G1期	RB，P21，P27，P15，P16，PCNA	RB
CDK2	cyclin E	G1期及G1/S转换	P107+E2F，P21，PCNA	RB
CDK2，CDK1（CDC2）	cyclin A	S期及G2/M转换	P1+E2F，P21，PCNA	RB
CDK1（CDC2）	cyclin B1，cyclin B2	分裂期	P21，PCNA	RB
CDK7	cyclin H	所有时相	—	CDK1，CDK4，CDK6

cyclin E-CDK2 结合并抑制其活性，减少 pRB 磷酸化，引起 G1 期阻滞而促进修复，以消除 DNA 损伤引发肿瘤；另外 $P21^{KIP1}$ 还参与细胞应激状态的信号转导，调节其合成——主要有 P53 依赖性和 P53 非依赖性两条途径。$P27^{KIP1}$ 为停止细胞分裂所必需，在休眠细胞内高表达，而在增殖细胞内低表达。$P27^{KIP1}$ 与 G1 后期所形成的 cyclin E-CDK2 复合物结合，通过 C- 末端抑制 CDK2（T160）的磷酸化，灭活其活性，阻滞细胞周期的进程。

4．cyclin-CDK 复合物的底物　CDK 被激活后，通过磷酸化靶蛋白引起细胞周期的改变，最受关注的是 CDK4/6-cyclin D 复合物的底物 pRB。G1 期早期，pRB 被磷酸化，继而引起其与组蛋白脱乙酰基蛋白（HDAC）形成的复合物被破坏，其中的转录因子 E2F 和停靠蛋白 1（DP-1）被释放出来，正反馈调节某些基因的转录，这些基因的蛋白质产物，如 cyclin A、cyclin E 和 CDC25 等，都是细胞在 S 期进程所必需的。此外，CDK2-cyclin E 复合物参与 pRB 高磷酸化状态的维持。在 G1/S 转换点，CDK2-cyclin E 复合物还磷酸化 $P27^{KIP1}$ 蛋白，诱导其降解。核蛋白 NPAT 同时也可被 CDK2-cyclin E 磷酸化激活，NPAT 蛋白峰值一般出现在 G1/S 转换点，推测其可能在细胞进入 S 期的过程中发挥主要作用。组蛋白 H1 是 CDK2-cyclin E 和 CDK1-cyclin B 的共同底物，CDK1-cyclin B 还可以磷酸化细胞骨架蛋白，如核纤层蛋白（nuclear lamins）、微管、波形纤层蛋白（vimentin）和钙调结合蛋白（caldesmon），从而对染色体集聚、核膜解体、中间丝解聚及微丝的重组有重要作用。周期蛋白 A 依赖的激酶通过磷酸化 DNA 多聚酶 α 调节 DNA 复制的起始过程。其他 CDK 底物包括 CDK 自身调节因子 Wee1 和 CDC25，都是保证正确的有丝分裂过程必不可少的。

5．细胞周期检查点　细胞周期检查点（checkpoint）是细胞周期中的一套保证 DNA 复制和染色体分配质量的检查机制，是一类负反馈机制。当细胞周期进程中出现异常事件，如 DNA 损伤或 DNA 复制受阻时，这类调节机制被激活，及时地中断细胞周期的运行。待细胞修复或排除故障后，细胞周期才能恢复运转。细胞周期检查点分为三种。① DNA 损伤检查点：在 G1/S 交界处检查，当位于 G1/S 交界处的 DNA 损伤检查点探测和获得 DNA 受损信号，则由效应器中断细胞周期进程，将细胞阻滞在 G1 期，并启动 DNA 修复，以保证 DNA 的质。② DNA 复制检查点：在 S/G2 交界处检查，当 DNA 复制量不足时细胞将阻滞在 S 期，以保证 DNA 的量，使细胞周期精确和有序进行。③纺锤体组装检查点：在分裂期起作用，检测纺锤体有无组装、染色体是否正确排列并与纺锤体连接，以及染色体是否正确分配等。因此，细胞周期中某一检查点失灵、检查点的组成部件受损或检查点控制回路调节障碍将导致细胞增殖异常，其与疾病和衰老等密切相关。

（二）细胞外信号对细胞周期的调控

细胞外信号分为增殖信号和抑制信号。增殖信号包括生长因子、丝裂原、分化诱导剂等。生长因子可与细胞膜上的相应受体结合，将生长信号跨膜传递给细胞质内蛋白，通过信号分子的级联反应最终使转录因子转移至细胞核内，通过这一系列反应推动细胞进入细胞周期。如表皮生长因子（epidermal growth factor，EGF）可与细胞膜 EGF 受体结合，启动胞内的信号转导，促进 cyclin D 合成，并抑制 CKI 合成。cyclin D 与相应 CDK 结合促使细胞周期由 GO 期进入 G1 期，如丝裂原刺激持续存在，细胞周期继而进入 S 期。抑制信号如转化生长因子 β（transforming growth factor-β，TGF-β）可与细胞膜 TGF-β 受体结合，启动细胞内信号通路，调控 cyclin 和 CDK 等的表达，在 G1 期抑制 CDK4 的表达，同时还诱导 $P21^{KIP1}$、$P27^{KIP1}$ 和 $P15^{INK4B}$ 等 CKI 产生，使细胞阻滞于 G1 期，在体内外能广泛抑制正常细胞和肿瘤细胞生长。

三、缺氧在细胞周期调控中的作用

缺氧是指因组织供氧减少或用氧障碍引起细胞代谢、功能和形态结构异常变化的病理过程。不同物种、组织、器官、部位和细胞类型（包括肿瘤细胞）对缺氧的反应及耐受程度不同，因此不同细胞在缺氧作用下有着不同的增殖效应：有的细胞会出现增殖肥大，如肺血管平滑肌细胞（pulmonary vascular smooth muscle cell，PVSMC）增殖、血管内皮细胞增生、红细胞增多、成纤维细胞增殖、心肌细胞肥大等；而有的细胞则萎缩退化，甚至凋亡坏死，如缺氧性骨骼肌萎缩等。本节主要以缺氧时肺动脉平滑肌细胞

(pulmonary arterial smooth muscle cell，PASMC）为例，说明缺氧与细胞增殖的关系及相关调控机制。

（一）缺氧与细胞增殖

血管平滑肌细胞（vascular smooth muscle cell，VSMC）增殖为缺氧性肺血管变化的主要特征。根据结构及功能不同，目前将血管平滑肌细胞分为收缩型和合成型两种表型，两种表型之间存在过渡型细胞。收缩型血管平滑肌细胞呈分化状态，主要功能是维持血管的弹性和收缩血管，细胞质内含有丰富的肌丝及致密体，平滑肌 α 肌动蛋白（SM-α-actin）含量多，而增殖、迁移能力差。合成型血管平滑肌细胞细胞质中参与生物合成的内质网、线粒体及高尔基体含量较多，并散在一些肌丝束，分化程度低或未分化，缺乏收缩能力，具有很强的增殖、移行及外分泌能力。体外研究表明，血管平滑肌细胞的增殖在一定缺氧范围内随着培养环境中氧浓度的升高而降低，因而缺氧促进血管平滑肌细胞的增殖，而高氧对血管平滑肌细胞的增殖具有显著的抑制作用。

正常生理情况下，尽管体内有各种生长因子，但肺动脉平滑肌细胞增殖很低，说明正常血管壁可分泌相关生长抑制因子抑制肺动脉平滑肌细胞的增殖。与其他血管平滑肌细胞一样，肺动脉平滑肌细胞不是一个终末分化细胞，在特定条件如创伤、缺氧等情况下发生可逆的以基因表达改变为特征的表型转化并开始增殖。研究发现缺氧初期肺动脉平滑肌细胞体积增大，“峰谷”长势不明显，细胞质内线粒体，粗面内质网和高尔基体含量增多，肌丝减少，细胞质内 SM-α-actin 含量减少，说明缺氧时肺动脉平滑肌细胞的表型由收缩型向合成型转换，因而肺动脉平滑肌细胞表型的转换是细胞增殖的前提条件，只有经过向合成型表型转化的平滑肌细胞才能对丝裂原产生反应而增殖。

在整个肺部血管系统中，存在对低氧产生不同增殖反应的细胞亚群，不同部位的肺动脉平滑肌细胞存在明显的异质性，甚至同一部位存在着增殖活性不同的肺动脉平滑肌细胞。目前大部分实验发现低氧对肺动脉平滑肌细胞增殖有促进作用，然而，也有部分体外实验发现，低氧有抑制肺动脉平滑肌细胞增殖的作用。不同研究中低氧对肺动脉平滑肌细胞增殖的不同结果可能由于以下原因：①不同的实验物种及不同部位的细胞（比如肺动脉远端及近端）可能对低氧诱导的反应不同；体内及体外进行低氧研究时肺动脉平滑肌细胞增殖所受的影响因素有差异。②实验时分离到的肺动脉平滑肌细胞的亚群不同。③缺氧程度不同。一般来说，中度缺氧（1% ～ 5% 氧浓度）比严重缺氧或无氧更易产生促有丝分裂作用，5% 氧浓度可加强 HIF-1 依赖的 PDGF-AB、FGF2 和 EGF 的释放，促进肺动脉平滑肌细胞增殖。④培养基中血清浓度超过 2% 似乎更有利于对缺氧的增殖反应，另外培养基中接种的肺动脉平滑肌细胞浓度不同，增殖结果亦不一样。

（二）缺氧诱导细胞增殖机制

多种因素参与调控缺氧条件下肺动脉平滑肌细胞的增殖。缺氧时肺动脉平滑肌细胞的收缩和增殖受肺血管内皮细胞（pulmonary vascular endothelial cell，PVEC）旁分泌调控。缺氧时由于血管壁受损导致肺血管内皮细胞分泌血管活性物质，与肺动脉平滑肌细胞上的相应受体结合并激活，进而引起信号在肺动脉平滑肌细胞细胞质与细胞核之间转导，相关基因表达增加，通过对周期蛋白表达的调节，使细胞进入细胞周期而完成增殖过程，从而使肺动脉平滑肌细胞大量增殖。新近研究发现，肺动脉平滑肌细胞和肺血管内皮细胞之间尚可通过直接的缝隙连接和释放包含有遗传信息 mRNA 和 miRNA 的囊泡等相互作用影响细胞增殖，甚至血管外膜中成纤维细胞、炎症细胞均参与到肺动脉平滑肌细胞的增殖过程。但在人体内肺动脉平滑肌细胞增殖的具体机制目前尚未完全阐明。缺氧可诱导肺血管内皮细胞、肺血管外膜中纤维细胞及肺动脉平滑肌细胞本身释放不同的生长因子、细胞因子、细胞外基质、炎症因子及黏附分子，对肺动脉平滑肌细胞的增殖起重要作用。这些参与肺动脉平滑肌细胞增殖的相关因子主要包括：一氧化氮（nitric oxide，NO）、5- 羟色胺（5-hydroxytryptamine，5-HT）、降钙素基因相关肽（calcitonin gene-related peptide，CGRP）、血小板源生长因子（platelet derived growth factor，PDGF）、成纤维细胞生长因子（fibroblast growth factor，FGF）、白细胞介素（interleukin，IL）、前列环素 2（prostacyclin，PGI_2）、血栓素 A_2（thromboxane A_2，TXA_2）、内皮素（endothelin，ET）和血管紧张素

Ⅱ（angiotensin Ⅱ，Ang Ⅱ）、转化生长因子β超家族（transforming growth factor β superfamily，TGF-β）相关因子、血管活性肠肽（vasoactive intestinal peptide，VIP）、细胞间黏附分子-1（Intercellular cell adhesion molecule-1，ICAM-1）等。通常这些血管活性因子之间可形成调节网络保持平衡，当促细胞增殖因子如5-HT、ET-1、Ang Ⅱ、TXA_2等作用增强，而抗增殖因子如NO、PGI_2、VIP等作用减弱时，会导致肺动脉平滑肌细胞增殖。在上述因子的作用下，肺动脉平滑肌细胞由收缩型向合成型转化并增殖，同时也释放多种生长因子和细胞因子，反过来促进肺动脉平滑肌细胞自身的大量增殖。

1．缺氧引起细胞增殖的信号转导 肺动脉平滑肌细胞和内皮细胞等所释放的细胞因子及生长因子等细胞外信号转入细胞核内的机制非常复杂，目前研究最多的与肺动脉平滑肌细胞增殖有关的信号转导途径主要包括如下几条通路。

（1）MAPK信号通路：丝裂原激活的蛋白激酶（mitogen activated protein kinases，MAPK）信号通路广泛存在于各种细胞中，是一组具有丝氨酸/苏氨酸双磷酸化能力的蛋白激酶，包括ERK1/2、P38MAPK和JNK。MAPK可以被缺血、低氧、激素等多种细胞外信号激活，发生MAPKKK-MAPKK-MAPK三级级联反应，作用于核内转录因子，调控基因的表达，参与细胞的生长、增殖、分化、凋亡等。

缺氧及生长因子可激活 肺动脉平滑肌细胞中ERK1/2、P38MAPK、JNK信号通路，抑制上述三种MAPK的活性可以减轻肺动脉平滑肌细胞增殖。其中，ERK是MAPK家族中最重要的成员，也是研究最多的亚型。研究发现，ERK1/2诱导的肺动脉平滑肌细胞增殖可能与细胞周期蛋白cyclin D1的增加，以及DNA结合转录因子早期生长应答蛋白1（EGR1）和GATA4的上调有关。最新研究提示，ERK1/2通过上调cyclin E1的表达，从而促进肺动脉平滑肌细胞增殖，而ERK抑制剂（PD98059）或沉默cyclin E1基因，则可以抑制肺动脉平滑肌细胞增殖。

（2）磷脂酶C-蛋白激酶C信号通路：生长因子或细胞因子作用于血管平滑肌细胞后可激活磷脂酶C（Phospholipase C，PLC），PLC可水解细胞膜内侧的二磷酸磷脂酰肌醇（PIP_2），生成1,4,5-三磷酸肌醇（IP3）和1,2-二酰肌醇（diacylglycerol，DAG）两种重要的细胞内信息分子。IP3可促进细胞内贮存Ca^{2+}的释放，从而增加细胞内的Ca^{2+}浓度，通过调节增殖有关的蛋白质磷酸化而促进肺动脉平滑肌细胞增殖。

（3）SRC-FAK信号通路：SRC为细胞质蛋白激酶，参与生长因子介导的信号转导。SRC家族有以下几个主要特征：与膜锚定有关的N末端豆蔻酰化（myristoylation）序列，SRC同源区域2和3（SH2和SH3），激酶区域和C端非催化区域。血管紧张素Ⅱ（Ang Ⅱ）与血管平滑肌细胞作用2 min，即可使SRC活性增加2～3倍，并刺激SRC底物磷脂酶C磷酸化，而抗SRC单克隆抗体可明显抑制Ang Ⅱ的作用。黏着斑激酶（focal adhesion kinase，FAK）是两个25 kD局部黏附复合物，最初从转染了v-SRC的鸡胚成纤维细胞中分离出来。FAK在血管平滑肌细胞迁移和增殖过程中起重要作用。在培养的血管平滑肌细胞中，Ang Ⅱ迅速刺激FAK酪氨酸磷酸化，SRC参与FAK的磷酸化过程，此过程要求一个多聚复合物形成，后者由连结蛋白、GTP酶及效应蛋白PLC组成。

（4）JAK-STAT信号通路：JAK（Janus kinase，Janus激酶）-STAT（signal transducers and activators of transcription，信号转导及转录活化因子）是不同于MAPK的另一条核内信号转导通路。JAK家族的成员有JAK1、JAK2、JAK3和酪氨酸激酶2（TYK2）。STAT是细胞质内潜在的转录因子，现已证实哺乳动物至少有7个STAT：STAT1、STAT2、STAT3、STAT4、STAT5A、STAT5B、STAT6。JAK-STAT信号通路参与机体多种生理和病理过程的调节，还参与血管壁的重塑。活化的JAK/TYK刺激转录因子家族STT酪氨酸磷酸化，后者进入细胞核并与SIE原件结合，刺激“早期生长应答基因”转录。干扰素（IFN）、Ang Ⅱ和一些生长因子可通过受体酪氨酸激酶活化激活JAK激酶。Ang Ⅱ、IFN-α和IFN-γ迅速刺激血管平滑肌细胞JAK2和TYK2活化及STAT1磷酸化，使其增殖。

（5）受体酪氨酸激酶途径：生长因子（如PDGF、EGF和FGF等）通过其受体将信号转入细胞内。当PDGF与细胞上的相应受体结合后，受体可发生二聚化和自身磷酸化，进而活化受体的酪氨酸激酶，再次激活 RAS、RAF 和 MAPKK，也可通过 PLCγ 途径激活 PKC，最终可激活 MAPK，后者通过被转位，启动细胞内调节细胞增殖的基因表达，最终导致细胞增殖。

（6）RhoA/ROCK 信号通路：RhoA 作为 Rho 家族中最重要的一员，隶属于 RAS 超家族小分子 GTP 蛋白，与其他 G 蛋白分子相似，具有 GTP 酶活性，有 GTP 偶联激活和 GDP 偶联非激活两种存在状态，多种生长因子或细胞因子可通过其受体激活与之偶联的蛋白激酶。ROCK 是一种丝氨酸/苏氨酸激酶，有 ROCK1（ROKb）和 ROCK2（ROKa）两种亚型。ROCK 作为 RhoA 主要的下游靶分子，可介导 RhoA 的多种生物学功能。肺动脉平滑肌细胞增殖与 RhoA/ROCK 信号通路密切相关，在肺动脉高压（pulmonary artery hypertension，PAH）动物模型及患者的肺血管中，ROCK 的活性明显增强。研究发现，RhoA/ROCK 信号通路通过激活 JNK 和 ERK1/2 介导肺动脉平滑肌细胞增殖。进一步研究表明，RhoA/ROCK 信号通路通过活化 ERK1/2，调控 $P27^{KIP1}$ 的表达，进而发挥诱导肺动脉平滑肌细胞增殖的作用。另有研究提示，RhoA/ROCK 信号通路激活后可增加基质金属蛋白酶 2（MMP2）的分泌，致使细胞外基质降解增加，破坏血管结构，同时促进炎症细胞趋化、移行，释放细胞外基质中的多种炎症因子，促进肺动脉平滑肌细胞增殖，导致肺血管重塑。

（7）Ca^{2+}-CaN-NFAT 信号通路：钙调神经磷酸酶（calcineurin，CaN）是一种 Ca^{2+}-钙调蛋白依赖的丝氨酸/苏氨酸磷酸酶，可催化多种磷酸化蛋白质去磷酸化，主要通过活化 T 细胞核因子（nuclear factor of activated T-cells，NFAT）在 Ca^{2+} 介导的信号转导中发挥作用。NFAT 家族共有 4 种亚型，包括 NFATc1（NFAT2/c）、NFATc2（NFAT1/p）、NFATc3（NFAT4/x）和 NFATc4（NFAT3）。细胞质内高浓度的 Ca^{2+} 加强 Ca^{2+}-钙调蛋白依赖的丝氨酸/苏氨酸磷酸酶的活性，使 NFAT 去磷酸化而活化，激活的 NFAT 进入核内可诱导靶基因的转录。研究表明，Ca^{2+}-CaN-NFAT 信号通路可促进肺动脉平滑肌细胞增殖。在肺动脉高压动物模型及患者中，NFAT 的活性增强，电压门控钾通道 Kv1.5 减少，抗凋亡基因 *BCL-2* 增加，表明 Ca^{2+}-CaN-NFAT 信号通路通过 Kv1.5/BCL-2 诱导肺动脉平滑肌细胞增殖，参与肺血管重塑。在慢性缺氧性肺动脉平滑肌细胞的研究中发现，NFATc3 通过激活 RhoA/ROK 信号通路而发挥介导肺动脉平滑肌细胞增殖的作用。最新研究发现，Ca^{2+}-CaN-NFAT 信号通路通过促进细胞周期进展（上调 cyclin A，激活 CDK2）而引起肺动脉平滑肌细胞增殖。

（8）TGF-β-Smad 信号通路：TGF-β 以无活性的蛋白前体形式合成与分泌，活化的 TGF-β 可与细胞膜表面具有丝氨酸/苏氨酸激酶活性的 TGF-β 受体Ⅰ和 TGF-β 受体Ⅱ结合，进而激活下游效应蛋白，调控细胞的增殖、分化。Smad 蛋白是 TGF-β 最主要的下游靶蛋白，TGF-β 与其受体结合后，促使 Smad2/3 磷酸化，活化的 Smad2/3 与 Smad4 结合，形成 Smad2/3-Smad4 复合物进入细胞核内，与其他转录因子共同协调靶基因的转录。在肺动脉高压动物模型中，TGF-β 的活性明显升高，阻滞 TGF-β-Smad 信号通路，可逆转右心室心肌肥厚、肺血管重塑，降低右心室压力。在转基因小鼠研究中，进一步证明 TGF-β-Smad 信号通路参与低氧诱导的肺动脉平滑肌细胞增殖，引起肺血管重塑，参与肺动脉高压的发病。但 TGF-β-Smad 信号通路活化后调控哪些靶基因的表达进而导致肺动脉平滑肌细胞增殖，目前仍不清楚。

（9）Notch 信号通路：Notch 信号通路由 Notch 受体、配体、细胞内效应分子 CSL［CBF1、Su（H）和 LAG-1 组成］及 Notch 的调节分子等组成。Notch 受体由细胞外区域、跨膜区和细胞内区域（notch intracellular domain，NICD）组成。在哺乳动物中发现，Notch 受体有 4 种亚型（Notch1 ～ 4）和 5 种配体（Jagged1、Jagged2、delta1、delta3 和 delta4）。Notch 受体与其配体结合后，经 α-转化酶、γ-促分泌酶作用，发生 2 次蛋白水解反应，Notch 释放出的细胞内段结构域 NICD 进入细胞核内，与细胞核内的 CBF1 结合，取代 CBF1 与共抑制子 CIR、SKIP、SHARP、SMRT 等的结合，形成转录活化因子，从而促进下游靶基因 *HES*、*HRT* 或 *HEY* 的表达。研究发现正常的肺动脉平滑肌细胞，仅表达低水平的 Notch3 受体，而在肺动脉高压患者的肺动脉平滑肌细胞中，Notch3 和 HES5 的表达异常增高。Notch3 信号转导通路的活化可刺激肺动脉平滑肌细胞增殖。基因敲除平滑肌细胞中的 Notch3 受体或给予 γ-分泌酶抑制剂 DAPT（可抑制 Notch3 受体裂解产生 NICD）干预，可抑制肺动脉平滑肌细胞的增殖。而缺氧条件下，缺失 *Notch3* 基因的小鼠不能发展为肺动脉高压。同时，Notch1 激活后亦可刺激肺血管平滑肌细胞增殖，并证明这一作用与 Notch 活化导致的 HRT2 上调和 $P27^{KIP1}$ 下调有关。

（10）PI3K-AKT 信号通路：蛋白激酶 B（Protein kinase B，PKB 或 AKT）是磷脂酰肌醇 3- 激酶（phosphatidylinositol 3-kinase，PI3K）信号转导途径中一个重要的作用因子，活化的 AKT 进一步激活下游靶基因，与细胞增殖有关的基因有糖原合酶激酶 3（*GSK3*）、$P21^{KIP1}$、$P27^{KIP1}$、*mTOR*、结节性硬化症基因 2（*TSC2*）等。近年研究发现，PI3K/AKT/PKB 信号通路与肺动脉平滑肌细胞的增殖有关，5- 羟色胺或血小板衍生生长因子通过激活 PI3K/AKT 信号通路促进肺动脉平滑肌细胞增殖。在大鼠的肺动脉高压模型中，AKT 的磷酸化水平显著升高，同时伴有细胞周期抑制蛋白 P53 和 $P27^{KIP1}$ 的下调及细胞周期蛋白 cyclin D1 的上调。另一研究发现，5- 羟色胺通过激活 PI3K/AKT（mTOR）/ P70 核糖体 S6 激酶通路而促进肺动脉平滑肌细胞增殖，而特异性抑制 PI3K/AKT 信号通路或沉默 *AKT* 基因，可以减低核糖体 S6 激酶的磷酸化，逆转肺动脉平滑肌细胞增殖。最新研究显示，血小板衍生长因子激活 AKT（mTOR）通路后，可增加钙池钙通道诱发的 Ca^{2+} 内流，从而促进肺动脉平滑肌细胞增殖。

此外，与线粒体功能相关的葡萄糖摄取及 WNT 信号通路也与血管平滑肌细胞的增殖有一定关系。

2．缺氧时细胞增殖的调控基因　刺激信号转入细胞核内可引发增殖相关基因的表达，包括 *MYC*、*FOS*、*JUN*、*SIS*、*BCL-2*、*P53*、*RAS*、*TGF-β1* 基因等。

（1）*RAS* 基因：*RAS* 基因是一种促进细胞增殖的原癌基因。它的产物是分子量为 21 kD 的 RAS 蛋白（P21），属单聚体的 GTP 酶超家族，是一种细胞表达信号转导蛋白。作用于 RAS 信号途径的细胞外配体是一些生长因子，它们与膜相应受体结合，使受体胞质面的酪氨酸蛋白激酶活化，信号通过 RAS 蛋白传递使细胞增殖。

（2）B 细胞淋巴瘤 -2 基因（*BCL-2*）和 BCL-2 相关 X 基因（*BAX*）：*BCL-2* 是第一个被确认为具有抑制细胞凋亡作用的基因，其机制尚未完全了解。生理水平的 BCL-2 是细胞生存和周期调节所必需的。BCL-2 与 MYC 共存时，细胞增殖更加明显。在缺氧情况下，BCL-2 主要通过抑制血管平滑肌细胞的凋亡而促进细胞增殖。

（3）*P53* 和 *P16* 基因：*P53* 基因是研究最多的一种抑癌基因，可以抑制细胞的生长，它的突变与肿瘤的发生关系密切。导入野生型 *P53* 基因可阻断血管平滑肌细胞增殖周期进程，并可诱导 $P16^{INK4A}$ 基因的表达。由于 $P21^{KIP1}$ 蛋白可被 *P53* 诱导，可知 *P53* 基因通过诱导 $P16^{INK4A}$ 表达抑制细胞的增殖，而突变型 *P53* 基因缺乏这种诱导作用。体外培养的人血管平滑肌细胞诱导 *P53* 基因表达对血管平滑肌细胞的增殖周期有抑制作用。*P53* 家族与其相关调节基因形成的基因网络被损伤等刺激激活后，可阻止遗传信息受损的细胞进入细胞周期。

（4）*MYC*、*FOS*、*JUN* 和 *SIS* 基因：这是一组具有相似功能的原癌基因。*MYC* 基因对细胞的增殖有正负双重调节，在某些基因存在时表现为正调节，否则为负调节。缺氧时，内皮细胞可释放 PDGF 等生长因子，后者作用于血管平滑肌细胞使 *MYC* 表达增多，导致血管平滑肌细胞增殖。一些药物可通过抑制 *MYC* 的表达而抑制血管平滑肌细胞的增殖。缺氧可通过丝裂原激活的蛋白激酶途径诱导血管平滑肌细胞中 *FOS* 和 *JUN* 基因的表达，促进血管平滑肌细胞的增殖。溶血性磷脂酰胆碱可诱导血管平滑肌细胞中的 *FOS* 和 *JUN* 基因的表达，提示 *JUN* 与血管平滑肌细胞重塑有关。*SIS* 基因主要表达于细胞周期的 G0/G1 期，因为其表达产物的相对分子质量为 28 kD 蛋白，所以也被称为 *P28*，与 PDGF 的 β 链相同。*SIS* 在血管内皮细胞、血管平滑肌细胞、单核细胞中的表达产物在细胞外的效应类似于 PDGF。

3．细胞周期水平的调控与细胞增殖　人体内细胞的增殖主要受多种生长因子的调节。健康成人体内血管平滑肌细胞高度分化，由于生长因子浓度很低，故血管平滑肌细胞大部分进入 G0 期。在病理因素作用下，细胞可重新进入细胞周期。缺氧可使肺血管平滑肌细胞及肺血管内皮细胞释放多种生长因子、细胞因子和大量细胞外基质，DNA 合成增强，它们作用于细胞表面受体后使细胞内发生一系列信号转导，调节细胞周期相关基因的表达，使细胞进入增殖周期，最终引起肺血管平滑肌细胞增殖。细胞周期分析表明，常氧条件下肺血管平滑肌细胞以G0/G1期细胞为主，S期和G2/M期细胞占少数。在缺氧早期肺血管平滑肌细胞增殖受到抑制，12 h以后肺血管平滑肌细胞发生表型转换和增殖。缺氧12 h后S期细胞数增多，缺氧24 h后G2/M期细胞数增多，有丝分裂活动最强，而G0/G1期的细胞数较少。体内外研究表明，降钙素基因相关肽作用于血管平滑肌细胞，可抑制cyclin D、cyclin E的积累，使血管平滑肌细胞停止于G0/G1期，从而阻滞细胞周期的运转，对血管平滑肌细胞增殖有抑制作用，亦可使血管平滑肌细胞从合成型向收缩型逆转。

第二节　细胞凋亡异常

一、概述

对于细胞死亡的研究历史悠久，但主要是探讨各种致病因子引起的细胞“意外”死亡即坏死（necrosis）。但是，在生命过程中，更经常进行着的是细胞生理性死亡。1972年，病理学家Kerr等首次提出细胞凋亡（apoptosis）的概念。细胞凋亡是机体正常细胞在受到生理和病理性刺激后出现的一种自发的死亡过程，是一个主动、高度有序、基因控制及一系列酶参与的“自杀”现象，为程序性细胞死亡（programmed cell death，PCD）的形式之一，主要通过胱天蛋白酶（caspase）如caspase-3、8、9等介导。细胞凋亡与细胞坏死有着明显的区别（表5-2）。

表5-2　细胞凋亡与细胞坏死比较

特征	细胞凋亡	细胞坏死
诱导因素	生理及弱刺激	强烈刺激
细胞数量	单个细胞丢失	成群细胞死亡
膜完整性	保持到晚期	早期即丧失
染色质	凝聚、呈半月状	稀疏、呈网状
细胞核	早期固缩、断裂	晚期破碎
细胞器	无明显变化	肿胀、坏死
胞内容物	无释放	释放
细胞形状	形成凋亡小体	破裂成碎片
基因组DNA	有控降解，片段化	随机降解
大分子合成	一般需要	不需要
基因调控	有	无
后果	不引起炎症反应	引起炎症反应
意义	生理死亡方式	病理死亡方式

凋亡细胞的形态学特点包括：凋亡细胞呈圆形或卵圆形，有暗嗜酸性的细胞质和致密的紫色核染色质碎片。早期细胞质浓缩、细胞体积缩小，细胞质密度更大，细胞器更紧密，细胞核收缩，染色质在核膜下发生聚集。核内染色质凝聚是凋亡最典型的特征。随后细胞核破裂，大量胞质膜起泡形成质膜小包，膜结构逐渐发生变化，质膜小包包裹着破裂的细胞核和细胞碎片形成凋亡小体，这一过程被称为“出芽”。线粒体、溶酶体等细胞器在此过程中均无破裂。接着这些凋亡小体被巨噬细胞、薄壁细胞或者肿瘤细胞识别并吞噬，然后在这些细胞体内降解。在细胞凋亡和清除凋亡小体的整个过程中均不会发生炎症反应，这是因为：细胞凋亡的发生往往是单个而不是连接成群；凋亡过程中，膜的完整性还在，凋亡细胞的胞内物质并没有外溢；产生的凋亡小体迅速被周围相关细胞识别并吞噬。

凋亡细胞的生化特征：在凋亡过程中，细胞内Ca^{2+}和Mg^{2+}浓度升高，由于特定的内源性核酸内切酶的活化，使DNA在核小体连接区出现了断裂，形成以180～200 bp核小体为基本单位的DNA片段，这些片段在琼脂糖凝胶电泳中呈现出凋亡细胞典型的低分子量阶梯状DNA区带图谱。

细胞凋亡在保证多细胞生物健康生存过程中扮演着关键角色。它在多细胞生物的组织分化、器官发育、机体稳态的维持中有着重要的意义。细胞凋亡发生异常会导致疾病的发生，如肿瘤、自身免疫病、病毒感染和神经退行性变性疾病等。

近年来发现并证实一种新的程序性细胞死亡方式——细胞焦亡（pyroptosis），又称细胞炎性坏死，“pyro”译为火烧或发热；“ptosis”表示下降，最初由Cookson和Brennan在2001年命名。

细胞焦亡最早是指炎性 caspase-1 激活后发生的一种细胞程序性死亡，而 caspase-1 的上游是各种不同的炎症小体（inflammasome），这些炎症小体在感知对应的病原或危险信号后而活化 caspase-1。他们发现感染鼠沙门菌的巨噬细胞死亡是依赖于 caspase-1 的，并伴有大量促炎症因子的释放。研究表明，另一类炎性 caspase-11、4、5，作为细胞内的脂多糖受体，在识别细菌来源的脂多糖被活化后，也可以导致细胞焦亡。与凋亡相似，焦亡也涉及 caspase，也正是由于这个原因，在 1992 年焦亡这个现象被观察到后，人们对其性质一直理解不是很清楚，很长一段时间内也被混淆为凋亡。相比于细胞凋亡，细胞焦亡发生得更快，形态学变化表现为细胞不断胀大直至细胞膜破裂，导致细胞内容物的释放，引发强烈的炎症反应。

细胞焦亡信号通路包括：①依赖 caspase-1 的经典途径。在细菌、病毒等信号的刺激下，细胞内的模式识别受体作为感受器，识别这些信号，通过接头蛋白凋亡相关斑点样蛋白（ASC）与 caspase-1 的前体结合，通过炎症小体介导，使 caspase-1 活化。活化的 caspase-1 一方面切割消化道皮肤素 D（gasdermin D，GSDMD）诱导细胞膜穿孔，细胞破裂，释放内容物，引起炎症反应；另一方面切割 IL-1β 和 IL-18 的前体，形成有活性的 IL-1β 和 IL-18，募集炎症细胞聚集，扩大炎症反应。②依赖 caspase-4、5、11 的非经典途径。在细菌等信号的刺激下，caspase-4、5、11 被活化，活化的 caspase-4、5、11 切割，GSDMD，一方面诱导细胞膜穿孔，细胞破裂，释放内容物，引起炎症反应；另一方面，诱导 caspase-1 活化，进而对 IL-1β 和 IL-18 的前体进行切割，形成有活性的 IL-1β 和 IL-18，募集炎症细胞聚集，扩大炎症反应。

对细胞焦亡的研究目前取得了明显进展，包括：①除了，GSDMD，还有其他的 GSDM 分子也可以造成细胞焦亡。②之前研究认为，caspase-1、4、5、11 的活化代表了细胞焦亡的发生，caspase-3 的活化代表了细胞凋亡的发生。2017 年，邵峰院士团队发现在化疗的癌症患者中，会有焦亡的发生，而这个过程与上面提到的通路不一致，是由 caspase-3 切割消化道皮肤素 E（GSDME），从而造成细胞焦亡，而当 GSDME 缺失时，caspase-3 的活化则引起细胞凋亡的发生。③ IL-1 的释放与 GSDMD 的释放并不是同时发生的。④炎症因子的释放除了通过 GSDMD 介导的细胞穿孔，还有其他的路径。

铁死亡（ferroptosis）亦是近几年发现的一种新的程序性细胞死亡形式，2012 年由 Brent R. Stockwell 团队正式命名。其在形态学、生物化学和遗传学等方面与凋亡、坏死有较大差别。铁死亡是在小分子物质诱导下发生的氧化性细胞死亡，具有铁离子依赖性，包括以下几个特点：细胞死亡过程中伴随着大量的铁离子的累积，同时还会出现脂质过氧化；在细胞的细微结构中，会出现比正常细胞小的线粒体，且线粒体膜皱缩，同时线粒体嵴减少、消失，外膜破碎，电镜下表现为细胞内线粒体变小及双层膜密度增高。铁死亡的发生是细胞内脂质活性氧（reactive oxygen species，ROS）生成与降解的平衡失调所致。铁死亡诱导剂通过不同的通路（包括铁稳态的调节通路，RAS 通路及胱氨酸转运通路）直接或间接作用于谷胱甘肽过氧化物酶（glutathione peroxidase，GPX），导致细胞抗氧化能力降低、ROS 堆积，最终引起细胞氧化性死亡。多种物质和外界条件可引发铁死亡，如小分子 erastin 通过抑制细胞膜上的胱氨酸 - 谷氨酸交换体，降低了细胞对胱氨酸的获取，使 GPX4 的底物——谷胱甘肽合成受阻，进而引发膜脂 ROS 的积累和铁死亡；此外，另一种小分子 RSL3 作为 GPX4 的抑制剂也可引发铁死亡。目前的研究表明，铁死亡与神经系统疾病、肿瘤（特别是乳腺癌、弥漫性大 B 细胞淋巴瘤）、缺血再灌注损伤、肾损伤、动脉粥样硬化、糖尿病、心脏病等疾病有关，因此均可对这些疾病进行深入的研究，探索铁死亡是否可能成为治疗这些疾病的潜在治疗靶点。

二、细胞凋亡的生物学过程及其调控

（一）细胞凋亡调控相关因素

1. 生理性因素

（1）某些激素和细胞因子的直接作用：如糖皮质激素为淋巴细胞凋亡的典型信号；甲状腺素在蝌蚪尾巴凋亡性退化中充当重要的信号；肿瘤坏死因子可诱导多种细胞凋亡。

（2）某些激素和细胞因子的间接作用：如睾丸组织发育不良使睾酮不足，可致前列腺上皮细胞凋亡；腺垂体分泌的促肾上腺皮质激素不足可促进肾上腺皮质细胞凋亡等。

2．病理性因素

（1）一般认为能对细胞造成伤害的许多因素都可诱导凋亡，如生物因素、射线（如紫外线，γ射线等）、化学毒素、应激、化疗药、缺血、缺氧、较温和的温度刺激、病毒感染等，甚至营养缺乏和过度功能负荷都可诱导凋亡。

（2）某些因素如各种化学促癌物、某些病毒（EB病毒）、某些细胞因子、某些激素等可抑制凋亡，能否诱导细胞凋亡可能与有害因素的种类、强度和持续的时间等相关。

细胞凋亡抑制性因素有：某些细胞因子，如IL-2、NGF等；某些激素，如ACTH、睾酮、雌激素；其他还有Zn^{2+}、苯巴比妥、半胱氨酸蛋白酶抑制剂、EB病毒、牛痘病毒、中性氨基酸等。

（二）凋亡的生物学过程

从细胞受到凋亡诱导因素的作用到细胞凋亡结束大致可分成以下四个阶段。

1．凋亡信号转导　细胞内外的凋亡诱导因素通过受体或非受体途径作用于细胞产生一系列复杂的生化反应，并形成与凋亡有关的第二信使——cAMP、Ca^{2+}、神经酰胺等信号分子形成死亡信号，激活后续的凋亡程序。

2．凋亡基因激活　调控的凋亡基因在接受死亡信号后，开始按预定程序启动，并合成执行凋亡所需的各种酶和相关物质。

3．凋亡的执行　凋亡主要的执行者是核酸内切酶（endogenous nuclease，DNase）和胱天蛋白酶，前者彻底破坏细胞生命活动所必需的全部指令，后者可导致细胞结构的全面解体。

4．凋亡细胞的清除　凋亡细胞最终化解为凋亡小体，邻近的巨噬细胞或其他细胞能识别凋亡小体的表面标志，并将其吞噬、分解。

凋亡的整个过程在数分钟至数小时不等，各个阶段都有负调控因子存在，以形成完整的反馈环路，使凋亡过程受到精密的调控。

（三）细胞凋亡的发生机制

当细胞受到如糖皮质激素、热、辐射、营养缺乏、病毒感染、缺氧和细胞内钙浓度增加等刺激时，细胞内凋亡信号即可被释放。细胞凋亡途径主要有线粒体介导的凋亡通路（内源性途径）、死亡受体介导的通路（外源性途径）、内质网通路。

1．线粒体介导的凋亡通路　也称内源性途径，该通路最为经典。线粒体是细胞发生凋亡的主要调控场所，参与大多数细胞凋亡的调控过程。线粒体是细胞ATP生成的主要场所，在线粒体内、外膜之间存在线粒体通透性转换孔（mitochondrial permeability transition pore，MPTP），线粒体通透性转换的发生在细胞凋亡中起着举足轻重的作用。引起线粒体通透性转换孔开放的因素分为细胞外源性损伤和细胞自身衰老两方面，外源性损伤（如钙超载、氧化应激过度、pH过高、线粒体膜电位下降、能量衰竭、药物诱导等）可导致细胞坏死和凋亡，而细胞自身衰老主要导致细胞凋亡。在生理情况下，线粒体通透性转换孔周期性开放，使膜间隙的正离子或质子进入基质，从而防止膜间隙正离子的过度蓄积。线粒体膜电位下降是凋亡的早期表现，一旦线粒体膜电位损耗，细胞就会进入不可逆的凋亡过程。在各种促细胞凋亡信号作用下，线粒体通透性转换孔不可逆地过度开放，线粒体跨膜电位崩解，呼吸链解偶联，线粒体基质渗透压升高，内膜肿胀，位于线粒体膜间隙的细胞色素C（cytochrome C，Cyto-C）等促凋亡活性蛋白释放至细胞质内，在ATP或dATP存在的情况下，细胞色素C与凋亡蛋白酶激活因子1（apoptosis protease activating factor 1，Apaf-1）形成多聚复合体，再进一步与凋亡起始分子caspase-9结合形成凋亡体，激活caspase-9，从而激活下游的凋亡执行分子caspase-3、caspase-6和caspase-7等诱导细胞凋亡的级联反应，切割底物使细胞凋亡。其中，活性caspase-3是级联反应中关键蛋白酶，是多种凋亡途径的共同下游效应部分，作用底物大多是细胞中参与DNA修复、mRNA裂解、类固醇合成及细胞骨架重建等过程的功能蛋白质。除可以释放细胞色素C之外，线粒体通透性转换孔还可以诱导第二线粒体来源的胱天蛋白酶激活剂（the second mitochondrial derived activator of caspase，Smac）的释放，Smac/低等电点IAP直接结合蛋白（direct IAP binding protein with low pI，Diablo）在细胞凋亡时随细胞色素C一起释放到细胞质，通过与凋亡抑制蛋白（inhibitor of apoptosis protein，IAP）、X连锁凋亡抑制蛋白（X-linked inhibitor of apoptosis protein，XIAP）等相互作用，直接抑制下游胱天蛋白酶并可多途径调节细胞凋亡，从而成为线粒体途径的一部分。因此它本身并不能诱导凋亡，只是解除凋亡抑制的一种方式。研究发现Smac或Diablo比细胞色素C大，并且只有成熟的Smac或Diablo才具有生物活性，因此在其释放前必须有个加工过程。

BCL-2位于线粒体内膜，在维持线粒体电位中起重要作用。BCL-2家族控制着线粒体外膜和内膜的通透性，因此是线粒体凋亡途径的主要调控者，它们通过激活一系列下游基因发挥调节凋亡作用。BCL-2家族中，BAX是线粒体途径的主要介导者。BAX经活化后，从细胞质转入线粒体，线粒体膜通透性破坏，致细胞色素C等释放而介导线粒体途径的细胞凋亡。另外，线粒体亦可通过释放凋亡诱导因子（apoptosis induce factor，AIF）直接诱导凋亡的发生，它的发生是不依赖于胱天蛋白酶途径的。AIF是核基因组编码的一种相对分子量为50 000的膜间蛋白，可快速激活核酸内切酶，并增强caspase-3的水解活性，导致细胞DNA断裂，引起细胞凋亡。AIF是联系线粒体和核凋亡的另一条通路。

2．死亡受体介导的凋亡通路　该通路为胞外信号所诱导的细胞凋亡途径，因此也称外源性凋亡通路。哺乳动物细胞表面至少有8种死亡受体：FAS、TNFR1、TNFR2、DR3、DR4、DR5、DcR1和DcR2，它们都属于TNF-α受体家族成员，它们共同的特征是都具有相似的、富含半胱氨酸的细胞外结构域，并且都具备一个80 kD大小的细胞内死亡区域（Death domain，DD），死亡区域一般使死亡受体与胞内凋亡机制相连。其中最典型的死亡受体有FAS（又称APO-1或CD95）和TNFR1（又称P55或CD120a）。经由死亡受体（如TNF、FAS等）与FAS相关死亡结构域蛋白（FAS-associated death domain，FADD）的结合而激活caspase-8和caspase-10，进一步激活凋亡执行caspase-3、6、7，从而促进凋亡的发生。

（1）FAS/FAS配体（FASL）死亡通路：FAS属于Ⅰ型膜蛋白，主要以膜受体形式存在，在细胞凋亡中具有信号转导作用。FASL属于细胞表面的一种Ⅱ型膜蛋白。FASL可与FAS结合，导致FAS细胞内的死亡区域形成三聚体的活化形式，随后募集FADD，FASL-FAS-FADD形成了死亡诱导信号复合物（death inducing signaling complex，DISC），DISC形成后引起细胞质内前胱天蛋白酶8（procaspase-8）分子激活，而后激活的procaspase-8相互连接，进一步自我激活启动下游的胱天蛋白酶相关蛋白酶级联反应，最终导致细胞凋亡。另一方面激活的caspase-8也可将位于细胞质的促凋亡蛋白BID切割成截断的Bid（truncated BID，tBID），tBID有很强的促凋亡活性，再次作用于线粒体释放细胞色素C，通过caspase-9、3发挥促凋亡作用，将死亡受体介导的途径与线粒体途径联系起来，放大凋亡信号。该通路中，DISC的形成是级联反应的关键步骤。

（2）TNFR死亡通路：TNF通过肿瘤坏死因子受体（TNFR1和TNFR2）介导其生物学活性。TNFR1包含具有转导细胞死亡信号所必需的一段高度同源性的氨基酸序列（即DD），TNFR2缺乏DD，但这两个受体都可介导凋亡。TNFR不具有酶解活性，但可募集其他分子转导信号。当与TNF结合后，TNFR1三聚体化，然后募集一个衔接蛋白TNF相关死亡结构域（TNFR-associated death domain，TRADD）。TRADD可以引起两条信号转导通路的激活：①招募FADD，FADD通过募集和活化胱天蛋白酶激活凋亡通路；②招募肿瘤坏死因子受体相关因子-2（TRAF2）和丝/苏氨酸蛋白激酶（RIP），TRAF2和RIP活化NF-κB诱导激酶（NIK），NIK使NF-κB抑制蛋白发生磷酸化，并促进NF-κB的降解和释放，后者转位至细胞核，激活一系列基因表达，导致细胞凋亡发生。

3．内质网通路　内质网是存在于真核细胞中的一种重要细胞器，具有蛋白质合成、折叠、组装、修饰、转运等功能，参与固醇类脂质合成和糖类代谢，也是细胞贮存Ca^{2+}的场所，具有调节细胞内Ca^{2+}浓度的功能。各种刺激因素，如氧化应激、缺血、钙稳态失衡、蛋白过度表达等，均可导致大量未折叠或错误折叠蛋白在内质网内蓄积，引发一系列应激反应，称为内质网应激（endoplasmic reticulum stress，ERS）。根据诱发原因不同，内质网应激反应主要包括三条信号通路：未折叠蛋白反应（unfolded protein response，UPR）、内质网超负荷反应（endoplasmic reticulum overload response，EOR）和固醇调节级联反应，目前研究较清楚的通路为未折叠蛋白反应。未折叠蛋白反应可以通过促进蛋白正确折叠、暂时抑制蛋白合成、加快降解未折叠蛋白，使内质网的稳态恢复，有利于细胞生存。但当内质网应激时间过长或强度过高时，便会启动细胞凋亡。内质网应激会导致细胞内钙超载或钙离子稳态失衡，一方面激活caspase-12，进而激活caspase-9，促进凋亡的发生，另一方面诱导BCL-2家族中促凋亡蛋白BAX和Bak的激活而诱导凋亡。未折叠蛋白反应是介导内质网应激最重要的信号机制，其主要是由1个ER分子伴侣葡萄糖调节蛋白/免疫球蛋白重链结合蛋白（GRP78/BIP）和3个ER应激感受蛋白即RNA依赖的蛋白激酶样内质网激酶（PERK）、激活转录因子-6（ATF-6）和需肌醇酶-1（IRE-1）所介导的保护性应激反应。目前，已知内质网应激诱导细胞凋亡的途径有三条：① *CHOP/GADD153* 基因的激活转录；② JNK的激活通路；③内质网特有的半胱氨酸蛋白酶caspase-12的激活通路。

4．细胞凋亡的不同信号转导通路之间的联系 细胞凋亡的不同信号转导通路不是孤立发挥作用，而是紧密联系和相互作用的，整个信号转导系统呈现复杂的网状调控结构，不同的诱导因素可通过相同的信号转导通路诱发细胞凋亡；同一诱导因子在不同的信号转导通路中表现出截然不同的作用。在凋亡通路中，细胞可能走其中1条通路，也可能2条，甚至多条，而这些通路的启动时间各不相同。

线粒体介导的与死亡受体介导的凋亡通路可在caspase-3处会合，激活caspase-3下游底物而诱导细胞凋亡，也可在 *BCL-2* 基因产物处会合。最近提出了Ⅰ型细胞和Ⅱ型细胞的概念，在Ⅰ型细胞中，可能是由于caspase-8过度激活，细胞不需要内在途径的细胞凋亡，因此，*BCL-2* 对死亡受体介导的凋亡通路不起作用。相反，在Ⅱ型细胞中，DISC形成较弱，通过死亡受体介导的通路激活的caspase-8酶切 *BCL-2* 家族中BID，从而进入细胞凋亡的线粒体介导的凋亡通路。外源性通路和内源性通路通过caspase-8的作用底物BID联系起来。

内质网通路和线粒体介导的通路之间存在着密切的联系。在内质网中，相对高浓度的 Ca^{2+} 可激活细胞质中的钙依赖性蛋白酶，从而启动内质网通路。在通常情况下，内质网释放 Ca^{2+} 又可以作用于线粒体使其释放细胞色素C，进入线粒体介导的凋亡途径，因此，内质网释放 Ca^{2+} 是线粒体释放细胞色素C的一个早期过程。*BCL-2* 家族中促凋亡的基因 *BAK* 和 *BAX* 可快速清除内质网中的 Ca^{2+}，减少进入细胞质中的 Ca^{2+}，从而减少线粒体内 Ca^{2+} 聚集，抑制细胞凋亡。

内质网通路和死亡受体介导的通路也是密切相关的。死亡受体FAS与其配体结合后通过衔接蛋白FADD激活caspase-8，同时内质网膜上的BAP31也能被caspase-8特异剪切，进而诱导内质网 Ca^{2+} 的释放，从而使线粒体膜通透性、膜电位改变，线粒体细胞色素C的释放增加，诱导凋亡的发生。未剪切的BAP31与内质网的A4蛋白结合，抑制FAS诱导的细胞色素C的释放和导致的凋亡。

（四）细胞凋亡调控相关的基因

在进化过程中控制细胞生死的程序已经以基因的形式存储于细胞中，当细胞受到凋亡诱导因素作用后，经信号转导系统传递激活凋亡相关基因，细胞即按死亡程序自动走向死亡。在细胞中同样也存在着抑制凋亡的基因，对促进凋亡的基因起对抗作用。正常情况下这两类基因处于协调的对立统一状态，以确保细胞生死有序。根据功能的不同可将凋亡相关基因分为三类：抑制凋亡基因、促进凋亡基因和双向调控基因。

1．*BCL-2* 基因 因其表达产物首先在B细胞淋巴瘤中分离出来而得名，是一种细胞原癌基因产物。BCL-2蛋白家族控制着线粒体外膜和内膜的通透性，因此是线粒体凋亡途径的主要调控者，它们通过激活一系列下游基因发挥调节凋亡作用。现已发现BCL-2蛋白家族16个成员，根据其所包含的同源结构域（BH1—4）的不同分为三类亚家族：促凋亡蛋白（如BAK、BOK、BAX和BCL-rambo）、抗凋亡蛋白（如BCL-2、BCL-w、BCL-1、A1、BCL-B和BCL-X_L）及BH3-only蛋白（BIM、BID、BAD、BIK、Puma和Noxa）。BH3-only是一类促凋亡蛋白，通过抑制BCL-2抗凋亡成员的活性或激活BAX/BAK样促凋亡成员的活性来调节细胞凋亡。BCL-2蛋白家族成员对凋亡的控制主要取决于其抗凋亡与促凋亡成员间量的对比，此外磷酸化等蛋白修饰也与其调节凋亡有关。BCL-2蛋白家族中，BAX是线粒体途径的主要介导者。BAX活化后，从细胞质转入线粒体，线粒体膜通透性破坏，致细胞色素C等释放而介导线粒体途径的细胞凋亡。

2．*P53*基因 野生型*P53*基因编码的P53蛋白是一种负调控因子，具有诱导细胞凋亡及抑制细胞增殖的作用。该蛋白是一种DNA结合蛋白，具有转录激活作用，其在细胞周期G1/S期交界处发挥检查点的作用，一旦发现有缺陷的DNA，通过刺激CKI表达引起G1期阻滞，并启动DNA修复机制，如修复失败则启动细胞凋亡机制。野生型P53蛋白可直接下调*BCL-2*基因表达，在基因转录水平，能激活*BAX*基因的表达，同时野生型P53蛋白能增强促凋亡基因*FAS*的表达。此外，野生型P53蛋白还可转位到线粒体，模拟BH3-only样蛋白的功能直接诱导细胞凋亡。野生型P53蛋白的这一功能使那些遗传信息出错、有可能演变为恶性肿瘤的细胞被消灭在萌芽之中，因而被称为"分子警察"。当野生型*P53*基因发生突变或缺失时，则对DNA损伤不能识别和修复，细胞带着受损的DNA进入S期分裂增殖，丧失促进细胞凋亡作用。人类肿瘤一半以上具有*P53*基因突变和缺失。

3．*MYC*基因 原癌基因*MYC*基因是细胞凋亡调控中又一个重要的相关基因，其表达产物既可推进细胞周期，促使细胞转化，抑制细胞分化，又可介导细胞凋亡的发生。MYC蛋白作为重要的转录调节因子，既可激活介导细胞增殖的基因，也可激活介导细胞凋亡的基因，常与其他细胞凋亡调控蛋白一起对细胞的凋亡起调控作用，具有双向调节作用。细胞增殖或凋亡取决于细胞接受何种信号及细胞所处的生长环境。例如，在*MYC*基因表达后，如果没有足够的生长因子持续作用，细胞就发生凋亡；反之，细胞就处于增殖状态。有研究显示，*MYC*基因反义寡核苷酸能明显抑制胃MKN-45细胞增殖、诱导细胞凋亡和下调MYC蛋白水平。

4．*IAP*基因 凋亡抑制蛋白IAP家族是一组具有杆状病毒IAP重复序列（baculoviral IAP repeat，BIR）结构域和抑制细胞凋亡的蛋白。很多真核细胞中均发现有IAP家族成员。IAP蛋白的BIR结构域是其抑制细胞凋亡的结构基础，只要具有BIR结构域，IAP蛋白就具有抑制细胞凋亡的作用。在人类已确认有6种IAP相关蛋白，这些蛋白的过度表达，都可以不同程度地抑制多种因素引起的细胞凋亡。在酵母和哺乳动物细胞中，IAP蛋白能通过抑制caspase-3、7、9等的活性抑制细胞凋亡。

5．其他基因 *JUN*、*FOS*、*MYB*、*ASY*、*RB*等基因都与细胞凋亡有关。

（五）细胞凋亡调控相关的酶

1．胱天蛋白酶（caspase） 又称凋亡蛋白酶，是一组存在于细胞质中具有类似结构的蛋白酶。它的激活是凋亡发生机制中关键环节之一，是细胞凋亡执行者，它们的活性位点均包括半胱氨酸残基，能够特异地切割靶蛋白天冬氨酸残基后的肽键，切割的结果是使靶蛋白活化或失活，并非完全降解。迄今为止，至少已有14种胱天蛋白酶被发现，依据胱天蛋白酶结构和功能的不同可分为三类：①起始凋亡蛋白酶（initiator caspases），包括具有长N端前区的caspase-2、8、9、10，能对细胞凋亡的信号发生反应，启动细胞的自杀过程；②效应凋亡蛋白酶（effector caspases），包括具有短N端前区的caspase-3、6、7，是细胞凋亡过程中的执行者，能水解特定蛋白底物。③与炎症有关的凋亡蛋白酶，包括caspase-1、4、5、11、12、13、14。

胱天蛋白酶对底物的切割不仅特异，而且高效。已确定的胱天蛋白酶作用底物有60多个，主要有：①凋亡蛋白酶激活的DNA酶抑制物（inhibitor of caspase-activated deoxyribonuclease，ICAD）。胱天蛋白酶可水解ICAD，使凋亡蛋白酶激活的DNA酶（caspases-activated deoxyribonuclease，CAD）处于活性状态，从而使DNA片段化。②核纤层（lamina）蛋白。胱天蛋白酶可分解核纤层，导致核裂解。③细胞骨架蛋白。胱天蛋白酶水解细胞的骨架蛋白，导致细胞解体并形成凋亡小体。④其他胱天蛋白酶：在凋亡级联反应（cascade）中，其他胱天蛋白酶可被caspase-3水解，参与到凋亡过程中。⑤与细胞凋亡相关的抑制蛋白（如BCL-2）。胱天蛋白酶可灭活BCL-2，消除BCL-2蛋白的抗细胞凋亡作用，同时BCL-2水解片段也有促细胞凋亡的作用。

2．内源性核酸内切酶 细胞凋亡过程中执行染色质DNA切割任务的是内源性核酸内切酶，有Ca^{2+}/Mg^{2+}非依赖性核酸内切酶和Ca^{2+}/Mg^{2+}依赖性核酸内切酶。后者以无活性的形式存在于细胞核内，其激活需Ca^{2+}/Mg^{2+}等二价金属离子的存在。凋亡蛋白酶激活的DNA酶（CAD）就是一种细胞内源性核酸内切酶。正常情况下，CAD与ICAD结合成无活性的二聚体，位于细胞质中，当ICAD被胱天蛋白酶水解后，CAD与ICAD分离而被激活，从而进入细胞核，导致DNA的降解。凋亡细胞双链DNA发生两种类型的断裂：首先是形成高分子量的DNA片段，50 kb和（或）300 kb，可能由染色质中的DNA断裂形成。其次，内源性核酸内切酶作用于DNA双链的核小体（nucleosome）连接部，形成180 ~ 200 bp或其整倍数的片段，在琼脂糖凝胶电泳中呈梯状（ladder pattern）条带，这是判断凋亡发生的客观指标之一。

3．组织型转谷氨酰胺酶（tissue-type transglutaminase）与凋亡小体的形成有关，它通过催化γ谷氨酰与ε赖氨基交联形成稳定的构架，使内容物保留在凋亡小体内。同时在细胞质Ca^{2+}浓度增加时，亦能活化定位于细胞质的钙蛋白酶（calpain），以参与酶的活化和膜的再塑等凋亡过程。

总之，细胞凋亡的调节是非常复杂的，参与的分子也非常多，还有很多不为所知的机制需要进一步探索。

三、缺氧在细胞凋亡调控中的作用

机体中的细胞对缺氧的反应有赖于细胞的种类、缺氧的严重程度及持续的时间。缺氧程度较轻时，细胞可启动内在习服机制，抵抗缺氧而得以生存，而严重持续的缺氧若超过细胞对缺氧的耐受能力，细胞则出现坏死与凋亡。相对于其他类型的细胞，血管内皮细胞对低氧环境的承受能力更强，但在机体局部血管过度生长、微环境变化等病理生理过程中，血管内皮细胞可由于低氧应激而引起凋亡。需要指出的是，不同部位的血管内皮细胞对低氧诱导的凋亡结果不一致。

研究发现，低氧3 h时，内皮细胞EA.hy926凋亡率明显高于常氧对照组，表明短期低氧应激可以明显促进血管内皮细胞的凋亡；骨骼肌细胞在外界低氧环境时易处于缺氧状态，这种缺氧趋势与细胞凋亡存在某种直接或间接的联系，有研究表明，低氧7 d组大鼠骨骼肌细胞凋亡明显增加。在一定强度的运动中，机体组织和细胞处于一种相对缺血和缺氧的状态，肌肉细胞内氧分压降至较低水平时，在骨骼肌组织中也能检测到细胞凋亡的发生。造成不同细胞对低氧条件有不同反应的关键原因可能是低氧导致一些非肿瘤细胞P53蛋白积累触发凋亡，而诱导另一些细胞（尤其是癌变细胞）表达HIF-1或者凋亡抑制蛋白，表现出细胞分裂或抗凋亡效应。缺氧可通过线粒体损伤、钙超载、自由基、HIF-1、P53、FAS/FASL等多种途径导致细胞凋亡。

（一）缺氧诱导细胞凋亡的触发因素

1．线粒体细胞色素C　细胞色素C是一种核编码的蛋白质，分子量约14.5 kD，位于线粒体内膜的呼吸链复合物Ⅲ和Ⅳ之间，在传递电子和ATP生成过程中起重要作用。生理情况下，线粒体内膜对物质通透性具有高度选择性，细胞色素C很难从内膜进入细胞质中，实验结果显示，细胞缺氧时通过细胞内信号转导，或直接使线粒体结构受损，线粒体应激，使线粒体通透性转换孔开放，使凋亡启动因子如呼吸链成分细胞色素C自线粒体释放入细胞质中。

2．活性氧（reactive oxygen species，ROS）　ROS包括超氧化物阴离子和自由基等，是需氧细胞在许多代谢反应和各种相应刺激作用下产生的。缺氧可导致细胞产生ROS，并导致细胞内蛋白酶、脂肪氧合酶A_2等酶被激活，促使黄嘌呤脱氢酶（XD）向黄嘌呤脱氧酶（XO）转化，促进多种自由基如O_2和HO·等生成。缺氧后复氧使细胞进一步产生氧化应激反应，更利于活性氧生成。这些线粒体及非线粒体源性自由基均可促进脂质过氧化、蛋白磷酸化等，增加的自由基在亚毒剂量时可以充当信号分子，调节细胞质Ca^{2+}浓度以启动胱天蛋白酶级联激活，另一方面促使信号转导相关蛋白质磷酸化，从而调控细胞凋亡。此外，ROS还可通过影响凋亡相关基因如*JUN*、*FOS*等表达而影响凋亡进程。

3．胞质内钙超载　Ca^{2+}作为第二信使或死亡信号分子转导分子，通过参与某些和细胞凋亡相关的蛋白激酶和核酸激酶的活化介导细胞凋亡。缺氧是导致钙超载的最常见原因，其可能的机制包括：①缺氧时钠-钾泵功能受损，Na^+大量内流使细胞内Na^+浓度明显升高，钠钙交换蛋白以反向转运的方式将Na^+从细胞内排出，Ca^{2+}进入细胞；②缺氧时细胞膜严重受损，对Ca^{2+}的通透性明显增加；③缺氧时产生的大量氧自由基可以造成肌浆网膜损伤，钙泵功能抑制，使肌浆网摄 Ca^{2+} 减少，细胞质内 Ca^{2+} 浓度升高；④线粒体膜损伤抑制氧化磷酸化过程，使 ATP 生成减少，细胞膜和肌浆网摄钙能量供应不足，促进钙超载的发生。

（二）缺氧诱导细胞凋亡的信号通路及分子机制

1．缺氧诱导细胞凋亡的信号通路

（1）线粒体介导的细胞凋亡通路：线粒体对低氧最为敏感，因此在低氧信号转导和细胞凋亡中均发挥重要作用。细胞内氧化磷酸化、能量代谢和抗活性氧化均有赖于线粒体功能。研究表明，缺氧所导致的细胞凋亡，首先表现为线粒体功能紊乱，尤其是线粒体跨膜电位的破坏。组织细胞缺氧时，细胞膜离子泵功能障碍，膜通透性增高，受体功能障碍导致 Na^+ 大量内流，细胞内 Na^+ 浓度升高，进而激活钠 - 钾泵，增加 Na^+ 排出并消耗大量 ATP，这又进一步增强线粒体氧化磷酸化的过程。严重缺氧时，ATP 生成减少，使钠 - 钾泵功能障碍，细胞内 Na^+ 增多，因细胞内钠水潴留导致线粒体膜通透性增高，线粒体肿胀。当线粒体 PO_2 降到临界点 1 mmHg 时，具有抑制线粒体内脱氢酶的功能，ATP 生成进一步减少，呼吸链被破坏。

（2）死亡受体介导的细胞凋亡通路：FAS 是死亡受体家族成员之一，是细胞膜上的跨膜蛋白，属于肿瘤坏死因子受体家族，由胞外结合区、跨膜区及细胞质内区域构成，FAS 通过与 FASL 结合而被激活。通过剪切 caspase-8 酶原，使其变成具有活性的 caspase-8，而激活 caspase-3 并诱导细胞凋亡。FAS 在肺内表达，据报道，FASL 可诱导人肺血管平滑肌和血管内皮细胞的凋亡。NO 和 cGMP 作为肺血管平滑肌细胞的介质，可以上调 *FAS* 和 *FASL* mRNA 及这些细胞的蛋白表达。此外，NO 诱导的细胞凋亡可以被抗 FASL 抗体抑制，cGMP 也可引起 caspase-8 激活，而炎症因子 TL1 也可增加 FAS 受体的表达。

（3）内质网介导的细胞凋亡通路：其机制可能是内质网中过多蛋白积累或钙平衡破坏，引起内质网压力增高，从而导致细胞凋亡。

2．缺氧诱导细胞凋亡的分子机制　胱天蛋白酶级联在缺氧细胞诱导细胞凋亡信号传递过程中扮演重要角色，caspase-3 活化是该过程中的关键环节。在缺氧细胞中，ATP 耗减能直接激活胱天蛋白酶的上游转导。引起线粒体通透性转换孔开放的药物可以诱导线粒体释放 AIF，并直接激活 caspase-3。研究表明，在单纯缺氧条件下，线粒体通透性转换孔开放迅速并且不可逆，提示缺氧细胞中存在类似机制。同时，受 caspase-3 调节的 DEVD 酶活性在缺氧细胞中呈时间依赖性显著增加。虽然在线粒体和细胞质中均存在 caspase-3 前体，但目前尚不能肯定这些前体在线粒体还是在细胞质中被激活。缺氧致细胞质 Ca^{2+} 浓度增高，也能直接激活胱天蛋白酶级联，且无需新的基因表达或蛋白磷酸化。

缺氧诱导的凋亡主要是通过抗凋亡蛋白过度表达来阻滞的，并且是以剂量依赖性的方式作用。在缺氧条件下，凋亡抑制蛋白 BCL-2 高表达，不仅能保持缺氧细胞线粒体成分完整，还可阻止 ROS 生成、拮抗 H_2O_2 等多种氧化剂诱导的细胞凋亡，这些氧化剂在低浓度时主要通过凋亡途径损伤细胞。BCL-2 也能阻止钙离子跨膜转运而阻止凋亡发生。但在慢性缺氧过程中，可因 BCL-2 表达降低，促使大鼠胸腺细胞凋亡。其他与凋亡相关的基因，如 *P53*、*FAS*、*JUN* 等均参与了缺氧诱导的细胞凋亡的调控。有研究显示，缺氧所致细胞凋亡过程中，P53 表达上调能导致活性氧生成增加，诱导细胞凋亡。低氧所致的迟发性神经元坏死细胞中，JUN 大量表达。急性缺氧时脑细胞 BCL-2、BAX 表达下降，FASL 阳性，P53、BCL-xL 的 mRNA 表达增加。细胞内 Ca^{2+} 水平增加，脑细胞凋亡增加；慢性缺氧尤其形成肺动脉高压时，大鼠肺组织细胞 MYC、FOS、BCL-2 表达增加，P53 表达下降，细胞凋亡减少。

低氧诱导因子 1（HIF-1）与细胞凋亡的关系及其作用机制错综复杂，在缺氧组织细胞凋亡中扮演着双重角色，既可发挥抗凋亡作用，又可发挥促进凋亡作用。缺氧组织内 HIF-1 诱导或抑制细胞凋亡可能与 *BCL-2* 和 *P53* 等基因有关。BCL-2 具有抑制凋亡作用，野生型 *P53* 具有诱导凋亡功能，当其发生基因突变后成为突变型 *P53* 时又可抑制细胞凋亡。HIF-1 可诱导野生型 *P53* 突变为突变型 *P53*，上调 BCL-2 的表达，进而抑制凋亡的发生，但也可通过其他途径诱导凋亡。氧浓度及 ATP 与细胞凋亡关系密切，只要细胞在缺氧过程中有足够的糖酵解产生的 ATP，就可以执行细胞凋亡。此外ROS的生成亦有助于缺氧诱导的细胞凋亡。目前一般认为慢性缺氧或严重缺氧条件下，HIF-1与P53相互作用，产生诱导凋亡作用；而轻度缺氧时，则表现为抗凋亡的作用。

第三节 缺氧与细胞增殖、凋亡相关疾病

细胞增殖和凋亡有重要的生理和病理意义，如果其中任何一个环节发生障碍，可使体内特定的细胞、组织和器官的结构、功能或代谢出现异常，导致疾病的发生。缺氧是多种疾病的基本病理过程，能够诱发一系列危害细胞的级联反应，临床常见于心脑血管疾病、呼吸系统疾病、肿瘤、外伤、妊娠和分娩期间等。目前大多数研究是建立在动物模型、人离体组织及细胞培养或仅有的小样本人体尸检组织上的，因此仍没有一个完美的人体缺氧模型。缺氧与细胞增殖及凋亡之间的相互关系仍未完全明了，具体原因在于：①不同物种、不同缺氧的动物模型、不同的试验方法（包含细胞因子、血清浓度）所得到的结果不一致，位于同一器官不同部位的同类细胞存在明显的异质性；②不同严重程度和持续时间的缺氧对于不同组织及细胞的增殖及凋亡影响不同；③不同细胞的局部微环境亦影响细胞的存活及凋亡；④非缺氧依赖的调节途径亦影响细胞的存活和凋亡；⑤HIF在细胞增殖、凋亡中具有重要的作用，虽然HIF-1α和HIF-2α在结构上相似，但其作用及结果可能相反。

现将细胞增殖及凋亡在临床上常见的几种与缺氧相关性疾病如慢性高原病、缺氧性肺动脉高压及肿瘤发生、发展过程中的作用做一说明。

一、慢性高原病

长期以来，许多学者对慢性高原病（chronic mountain sickness，CMS）发病机制进行了大量研究，认为其发病机制与以下因素有关：呼吸驱动减弱（低氧通气反应钝化和低氧通气降低）、Hb-O_2亲和力下降、低氧诱导因子（hypoxia-induced factor，HIF）-低氧反应基因（hypoxia response gene，HRG）信号调控系统异常、促红细胞生成素（erythropoietin，EPO）、血管内皮生长因子（vascular endothelial growth factor，VEGF）等与细胞增殖有关的多种因子表达增高。另外，遗传适应等在慢性高原病发生、发展中发挥重要作用，炎性因素、氧自由基、吸烟、肥胖、睡眠呼吸紊乱、高原内分泌激素紊乱等对其也有一定影响。目前研究认为细胞增殖和凋亡的失衡是慢性高原病发展的重要原因，其中红系细胞增殖增强是其发病的主要原因。但慢性高原病具体机制仍需进一步研究。

（一）慢性高原病与红细胞增殖

在慢性缺氧刺激下，低氧诱导因子（HIF）的2个亚型HIF-1和HIF-2均显著上调，目前的研究显示，HIF-EPO途径可能是慢性高原病的主要途径。HIF能刺激肾、肝等大量分泌EPO。EPO通过与骨髓等造血器官的EPO受体结合，激活JAK2-STAT5相关信号转导通路，进而通过上调膜蛋白、细胞骨架及血红蛋白表达而诱导红细胞的大量增殖。但也有学者观察到，慢性高原病患者血清中EPO浓度与非慢性高原病患者无明显差异，但急进高原的健康人EPO水平则明显高于以上两组，提示EPO可能在急性缺氧中起更为重要的作用。

慢性缺氧可上调核转录因子激活蛋白-1（activator protein-1，AP-1）、NF-κB等信号，进而促进血管内皮生长因子（vascular endothelial growth factor，VEGF）、内皮素-1（endothelin-1，ET-1）、葡萄糖转运体（glucose transporter）等的表达，这些均是调控造血微环境的重要因子。另外研究还发现，高原性缺氧亦能通过上调白细胞介素（IL-3、IL-6）而诱导非促红细胞生成素依赖性红细胞增生。

研究发现，高原世居的藏民群体能对抗缺氧环境得益于一些与HIF调控相关重要的基因变异，如*EPAS1*、*EGLN1*、*PPARA*等，而上述基因可降低血红蛋白水平，高原居民中此类基因变异率上升是长期缺氧环境选择的结果。另外，线

粒体 mtDNA 的基因型、*HLA-DQA1*、*CYP2E1* 与 *YP17A1* 基因多态性变化可影响慢性高原病的发生。在近期迁徙到青藏高原的汉族人群中发现，细胞分裂周期蛋白 42（cell division cycle 42，CDC42）mRNA 表达显著较低；CDC42 作为造血干细胞分裂增殖的抑制信号，当其水平下降时可刺激造血干细胞增殖而诱发慢性高原病。因此，慢性高原病的发生可能存在民族与种群的差异。

（二）慢性高原病与红细胞凋亡

慢性高原病患者骨髓单个核细胞凋亡减少，应用体外培养技术对慢性高原病有核红细胞进行观察，发现其凋亡明显减少。FAS/FASL 介导的细胞凋亡与促红细胞生成素介导的红细胞增殖之间相互作用，共同维持造血系统的稳态。有研究发现，成熟红细胞完全耐受 FAS 介导的凋亡，而 FASL 阳性的成熟红细胞可在低促红细胞生成素水平下诱导未成熟红细胞凋亡，在缺氧所致的高促红细胞生成素水平下这种负反馈解除，红细胞大量增殖。低氧条件下 HIF-1 还可诱导 VEGF 表达，而使 ERK 的磷酸化，降低 BAX/BCL-2 比值，通过 MAPK/ERK 途径阻止细胞凋亡。

慢性缺氧状态下机体也存在明显的细胞凋亡。FAS 的可溶性分子 sFAS 可竞争性结合 FASL，从而抑制凋亡信号；研究显示，慢性高原病患者血清中 sFAS 水平下降，未成熟红细胞凋亡增多。在高原极端环境下，细胞内环境被破坏，引发 mRNA 高表达及基因序列错位排列，加速细胞增殖、凋亡或坏死，进而诱发多种炎症介质（如 IL-6、HIF-1 等）反应。HIF-1 的高表达可使促凋亡的 P38 MAPK、P53、P21 上调，并使抑制凋亡的 BCL-2 下调，使造血干细胞凋亡增加。另有研究发现，在缺氧早期阶段，随着时间的延长，骨髓细胞的凋亡逐渐增加，因此推测急性缺氧时骨髓细胞凋亡增加，而在长期慢性缺氧时骨髓细胞凋亡下调。此外，高原强紫外线辐射可诱导细胞线粒体损伤，致使细胞色素 C 释放、红细胞内 Ca^{2+} 浓度增加，协同促进红细胞凋亡。环氧合酶 -2（COX-2）、热休克蛋白（HSP）、IAP 家族中尤其存活蛋白（survivin）亦参与红细胞的凋亡，但研究结果均未得出明确结论。

目前骨髓细胞凋亡与慢性高原病的关系仍未完全定论，主要原因可能在于：凋亡是多种因素参与的过程，慢性高原病并不是由高原低氧单因素决定的；在由骨髓干细胞到红系祖细胞、骨髓有核红细胞、成熟红细胞的发育过程中，不同阶段的细胞在不同程度的低氧及作用时间影响下，凋亡的结果可能存在不一致；不同的细胞研究模型乃至凋亡检测的方法、凋亡的检测基因及蛋白均影响凋亡结果。因此在研究慢性高原病引起的凋亡时应该有一种全局、动态的思路。

二、缺氧性肺动脉高压

高原缺氧或肺部疾病所致的慢性持续缺氧可引起缺氧性肺动脉高压，它是以肺血管阻力进行性增加和肺血管重塑为特点，可导致右心衰竭或死亡的一种肺血管疾病。低氧性肺血管重塑是一种由多种细胞和分子参与的复杂病理生理过程，有其特异性的肺部大、小血管改变。

（一）肺动脉血管的结构及形态学变化

正常肺动脉血管壁分三层：含有成纤维细胞的外膜；以肺动脉平滑肌细胞为主，有一个或者多个弹性薄层的中膜；只有一层内皮细胞的内膜。目前多利用动物模型来研究缺氧性肺动脉高压，虽然由于物种的类别、性别及发育阶段的不同而有各种病理进程上的差别，但仍然可以帮助了解人类的肺动脉高压。在动物模型中观察到“类平滑肌细胞”出现在无肌性的血管段、增厚的外膜及肌化的中膜，这说明血管的重塑发生在血管的全层，而非某个单独层面。组织学证据表明，内膜在形态学上改变相对较小，有不同程度的纤维化，但在某些物种如大鼠可导致血管内膜增厚，其基础是内皮细胞肥大、增生。中膜的增厚是由增殖、肥大的肺动脉平滑肌细胞不断聚积和以胶原蛋白、弹性蛋白为主的细胞外基质沉淀的增加所引起；外膜增厚则是由于成纤维细胞及细胞外基质的显著增加。缺氧性肺动脉高压最主要的特征性变化为远端血管肌化加强并延伸到原先未肌化的小动脉中。慢性缺氧下肺动脉血管重塑时，肺远端动脉的重塑改变对肺动脉高压起着更为重要的作用（图 5-2）。

（二）低氧条件下肺血管重塑的细胞及分子机制

在细胞水平上，人和大型哺乳动物的肺动脉

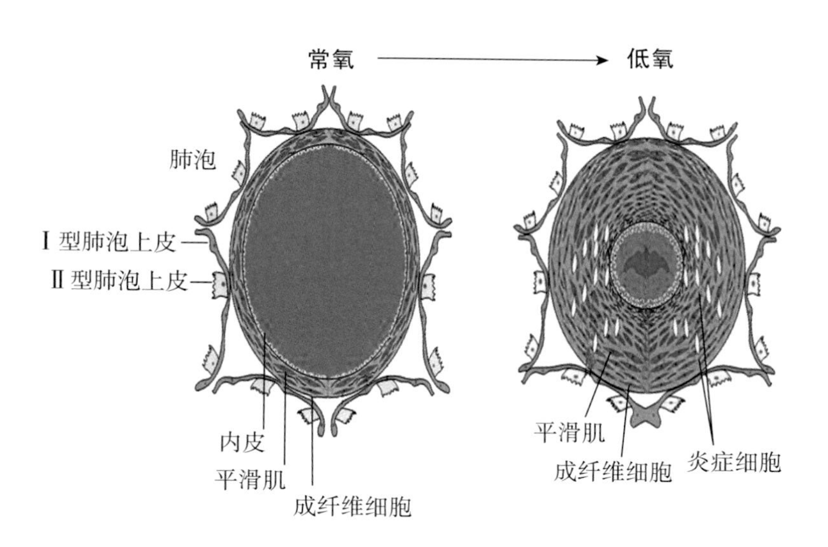

图 5-2 慢性缺氧下细胞增殖、迁移与肺动脉重塑

血管壁的增厚主要是因为平滑肌细胞的增殖、迁移及凋亡相对减少，伴随胶原及弹性蛋白的沉积。同时，纤维细胞增殖和迁移加强，它们具有分化成平滑肌细胞样的潜能，并分泌基质蛋白。在肺血管重塑过程中，内皮细胞、肺动脉平滑肌细胞、外膜纤维细胞可通过自分泌、旁分泌方式相互影响，亦可通过直接的缝隙连接和释放囊泡等非旁分泌方式相互作用。血管局部或循环系统的祖细胞，包括单核细胞、树突细胞和T细胞在内的炎症细胞浸润，组蛋白脱乙酰基酶表观遗传调控机制及低氧诱导的miRNA的表达异常均参与了肺血管重塑过程。

1．内膜内皮细胞　低氧是引起肺血管内皮细胞损伤及功能失调、导致低氧性肺血管异常收缩及形成肺动脉高压的始动因素。内皮细胞可感受氧浓度、生长因子、血流及其压力的改变，缺氧时内皮细胞释放大量血管活性物质，从而对平滑肌细胞的增殖起促进作用。同时分泌更多的黏连蛋白、纤连蛋白与弹性蛋白，从而使内皮细胞出现间质转化，表现出类似平滑肌细胞样的功能，作用于邻近细胞并招募免疫细胞、血液干细胞及炎症相关细胞，直接或间接影响平滑肌和纤维细胞的增殖。同时，在某些物种及严重缺氧时发现了内皮细胞的明显增殖。凋亡研究方面，由于低氧早期内皮细胞发生了凋亡，凋亡的内皮细胞可释放大量血管活性因子，引起平滑肌细胞的增殖，而剩余的内皮细胞可能为抵抗凋亡的内皮细胞，可发生增殖。

2．中膜平滑肌细胞　肺动脉平滑肌细胞增殖在肺血管重塑中起着主导性的作用，肺动脉中膜结构的变化程度直接决定着肺动脉高压的严重程度。肺动脉中膜的增厚除了动脉血管中固有肺动脉平滑肌细胞的增生和肥大之外，还与中膜中出现的异质性非常强、分化较差的“类平滑肌细胞”有关，其可在低氧时增殖、肥大。在人和大型哺乳动物的研究中发现，近端肺大、中动脉中膜的增厚主要是由于平滑肌细胞的增殖及胶原蛋白和弹性蛋白的沉积，中膜中包含一种异质性非常强的“类平滑肌细胞”，可以在低氧时增殖及肥大，其来源目前尚未明确。而远端阻力性肺小动脉的平滑肌细胞本身增殖较低，其血管重塑可能由于低氧或多种炎症因子的刺激下血液前体细胞和血管内皮细胞增殖、分化为“类平滑肌细胞”，增殖并迁移到中膜，导致中膜增厚，同时，低氧可促进肺动脉外膜中成纤维细胞或肌成纤维细胞早期激活、分化成“类平滑肌细胞”，继而移行至中膜，导致中膜增厚。因此，低氧性肺血管重塑时肺动脉中膜中肺动脉平滑肌细胞的来源可能是多源性的，必须以一种动态的眼光来看待整个病理生理过程，而在此过程中涉及多种细胞在低氧时的表型转化。

肺动脉平滑肌细胞增殖和凋亡失衡是导致低

氧性肺血管重塑的重要原因。体内、外实验研究都发现，低氧可通过多种不同的信号通路来促进肺动脉中膜中平滑肌细胞的收缩和增殖效应，调节机制涉及 HIF 的激活、线粒体代谢的抑制和 ROS 释放的改变。另外，酪氨酸激酶、丝裂原激活的蛋白激酶、蛋白激酶 C、磷脂酰肌醇 3 激酶、Smad 磷酸化、离子通道和 Rho 激酶亦参与其中，而 cGMP 或环磷酸腺苷调节的抗增殖信号通路变得不太活跃。细胞的凋亡主要通过内部和外部两个途径来完成，内部主要通过线粒体膜的破裂及细胞色素 C 的释放来实现，而外部主要通过 CD95、TNF-α、FAS 配体等蛋白与细胞膜凋亡受体结合进而启动凋亡程序。促进肺动脉平滑肌细胞凋亡的主要活性物质有 ROS、NO 及血管紧张素Ⅱ，此外，低氧时相关离子通道蛋白的增加和减少及 BCL-2 家族也都参与了肺动脉平滑肌细胞的凋亡过程。由于低氧可以降低肺动脉平滑肌细胞上钾离子通道的活性，抑制 K^+ 外流，导致细胞内 K^+ 浓度的增加，肺动脉平滑肌细胞凋亡减少。另外，缺氧性肺动脉高压大鼠可能存在肺动脉平滑肌细胞凋亡延迟的现象，导致增殖和凋亡的平衡被打破，促进了缺氧性肺动脉高压肺血管重塑的形成。

3．外膜成纤维细胞 外膜成纤维细胞在缺氧性肺动脉高压发展过程中也发挥了重要作用，在低氧早期即可诱导外膜发生重塑。体内实验发现，低氧条件下肺动脉外膜的成纤维细胞比肺动脉平滑肌细胞更具有增殖特性。越来越多的实验发现，在低氧反应中，血管外膜成纤维细胞是最早被激活的细胞类型，激活后的成纤维细胞可经历表型改变，开始增殖、分化，可上调血管收缩因子的表达，细胞外基质蛋白分泌加强，直接影响平滑肌细胞张力，刺激平滑肌细胞强烈增殖。例如，通过产生 ROS 影响平滑肌的收缩状态；破坏内皮产生 NO 影响平滑肌的舒张，产生多种炎症因子和化学介质，如单核细胞趋化蛋白 -1（monocyte chemotactic protein 1，MCP-1）、基质细胞衍生因子（stroma cell-derived factor 1，SDF-1）、VEGF，募集炎症细胞和前体细胞。同时，血管外膜成纤维细胞可移行转化为“类平滑肌细胞”，进而使无肌型小动脉肌化，这在肺远端动脉血管重塑中有重要意义。

目前对于缺氧性肺动脉高压的研究涉及缺氧的直接因素、细胞外神经体液因素、离子通道（钙通道、钾通道）、基因表达等诸多方面，并证实缺氧作为始动因素，通过直接或间接方式对血管功能和结构产生影响。总之，缺氧性肺动脉高压的发病过程极其复杂，还需要进一步研究。

三、肿瘤

肿瘤的特性之一是生长快速。随着肿瘤细胞的快速生长，肿瘤细胞数量增多，体积增大，其内部的血液供应不足，尤其是中心部位由于血管供血的相应不足，逐渐导致肿瘤内部氧的供应和消耗发生失衡，在一定程度或一定区域出现缺氧。低氧是实体肿瘤微环境的典型特征之一，对肿瘤的生存、增殖、凋亡、迁移、浸润、代谢及治疗抵抗都具有重要作用。

（一）肿瘤的缺氧状态

肿瘤在人类机体内生长，需求的氧更多，然而在肿瘤自身的生长过程中则获取的氧较少，往往处于低氧甚至缺氧的微环境中。人类的正常机体组织中的氧分压为 30 ～ 60 mmHg，而肿瘤的氧分压在大多数区域中常低于 5 mmHg。5 mmHg 氧分压相当于约 0.7% 气态氧含量。当肿瘤直径＜ 2 mm 时，肿瘤基本上可长时间处于休眠状态；而当肿瘤直径＞ 2 mm 时，肿瘤则处于快速生长阶段，此阶段中新生血管的生长速度滞后于肿瘤自身生长速度，由于新生血管不能提供充足的氧、营养及能量，故肿瘤中心常形成坏死区，从而在坏死区与有氧区之间则形成了所谓的低氧区细胞带。因此，绝大多数实体肿瘤的生长边缘区域或者在直径＞ 2 mm 的肿瘤内部几乎均存在缺氧区域。肿瘤内的区域性缺氧会选择性地产生异型性较大的细胞，其较大的异型性可能与细胞的突变概率增加、肿瘤的侵袭及转移有关的基因表达增高有关。

（二）肿瘤内缺氧微环境的产生原因和分类

肿瘤内缺氧微环境的机制如下：①肿瘤快速生长致使细胞内耗氧量增加；②肿瘤新生血管在结构和功能上都不健全，血液运输氧的能力下降，造成循环性缺氧；③大多数肿瘤有缺乏血供的表现；④扩散距离增加，且氧扩散受限；⑤抗肿瘤治疗所诱发的贫血。根据成因不同，肿瘤的低氧可分为慢性低氧（渗透限制型低氧）和急性低氧（灌注限制型低氧）两种。慢性低氧是肿瘤细胞快速增殖与血液供应相对滞后的结果。靠近血管的肿瘤细胞由于氧和营养物质充足，细胞增殖迅速，而距离血管半径超过 180 μm 的区域，肿瘤细胞大量坏死，成为坏死区。介于两者之间的厚度为 10 ~ 20 μm 的细胞层为低氧肿瘤细胞，这些细胞与血管有一定距离，氧扩散速率减慢，张力下降，供氧不足，即为慢性低氧。急性低氧是由于血管的临时阻断或血流方向改变造成的血管关闭，这可能造成血液回流，关闭的血管可以再次开启，将含氧血液再灌注低氧组织，但这会造成复氧损伤。

（三）缺氧微环境与恶性肿瘤的相互作用

肿瘤缺氧微环境的形成是一个持久、循序渐进的过程，其对肿瘤的影响是多方面的。在肿瘤的发生、发展过程中，肿瘤细胞和肿瘤缺氧微环境之间是相互作用、相互影响的。低氧可以诱导机体生物学行为发生变化，加快肿瘤的恶性转变，如调控癌细胞的分化、促进癌细胞的增殖、选择性抵抗凋亡、促进肿瘤的侵袭和转移等。因此，缺氧微环境对肿瘤的增殖、凋亡、侵袭及转移等有重要影响，是肿瘤逐渐恶化并且不断发生转移的重要原因。

1．缺氧微环境与肿瘤细胞增殖及细胞周期调控　正常的细胞周期调控受到严重破坏是恶性肿瘤的核心问题。肿瘤细胞应对缺氧微环境的一种对策就是细胞周期阻滞。低氧会使细胞周期阻滞在 G0/G1 期，而 HIF 信号通路被认为在这个调控过程中是必不可少的。有报道表明，低氧会诱导 CKI 如 $P21^{KIP1}$ 和 $P27^{KIP1}$ 的表达，从而发生 G0/G1 期阻抑。另外，G1/S 期监测点的关键调控蛋白 cyclin D1 在低氧条件下的表达也会下降，引起细胞周期阻抑。严重的缺氧环境还可能通过诱导内质网应激未折叠蛋白反应和 DNA 损伤应激等机制阻滞细胞的增殖，甚至诱导细胞凋亡。

然而，不同程度的缺氧水平似乎对肿瘤细胞周期调控存在不同的作用。如轻微的缺氧反而可能促进细胞周期的进程，加速肿瘤细胞的增殖，这可能与该环境下细胞会通过 HIF 通路分泌更多的促生长因子有关，如 EGF、IGF-1、IGF-2 等。另外，不同的 HIF-α 元件也可能发挥不同的作用。例如，HIF-1α 被报道会抑制 MYC，从而引起细胞周期阻抑；而 HIF-2α 则恰恰相反，会在转录水平直接激活 MYC 而促进细胞周期进程。

2．缺氧微环境与肿瘤细胞凋亡　在肿瘤发展过程中，肿瘤细胞数目不断增多，肿瘤体积不断增大。这一方面与肿瘤细胞的过度增殖有关，而另一方面，也和许多肿瘤细胞获得逃避凋亡的能力有关。肿瘤细胞逐渐开始抵抗凋亡是一个复杂而持续渐进的过程。在这个过程中，低氧在细胞促凋亡和抗凋亡这两个方面都发挥着作用。低氧对凋亡调控的选择性可能跟肿瘤的特异性及进展水平有关。低氧条件下，线粒体由于缺氧而影响其正常的产能过程，膜内外质子传递受阻造成线粒体膜电位降低，ATP 再生受到抑制，从而激活促凋亡蛋白 BAX 和 BAK，导致线粒体释放大量细胞色素 C 进入细胞质中，与 Apaf-1 及 caspase-9 等形成凋亡复合物，引发细胞凋亡反应。另外，促凋亡因子 BCL-2/ 腺病毒 E1B 结合蛋白 3（BNIP3）和 NIP3 样蛋白 X（NIX）也会被低氧上调，从而削弱 BCL-2 的抑制凋亡的作用，并且 BNIP3 在转录水平直接受 HIF-1α 调节而激活。除此之外，低氧还会通过增加线粒体释放氧自由基，上调诱生型一氧化氮合酶（iNOS）促进 NO 释放及激活 JNK 信号通路等机制来促进细胞凋亡。另一方面，低氧可以上调抗凋亡蛋白 BCL-2、BCL-X_L 和 IAP-2 以提高细胞的抗凋亡能力。低氧条件下，PI3K-AKT 信号通路也被激活，而该通路被认为对细胞的存活和增殖发挥了重要的促进作用。同时，低氧可以通过激活 HIF 而促使细胞分泌 EGF、IGF-1、IGF-2、PDGF 等多种生长因子促进细胞存活和增殖。目前认为在急性的、轻微的缺氧情况下，肿瘤细胞可能会在适应这种缺氧微环境后抵抗凋亡继而存活下来；然而严重的缺氧微环境的持久存在则会使肿瘤细胞选择凋亡。

肿瘤发生过程中的基因突变、生长过程中不断发生的缺氧和来自细胞外基质的多种生长因子的作用共同决定着肿瘤的命运。HIF-1 是调节肿瘤细胞适应缺氧状态、诱导血管发生、促进细胞增殖和演进的转录因子。因此不断发现新的 HIF-1 活化因素，探索其活化机制及其靶蛋白对肿瘤发生、发展和演进过程的阐明起着重要的作用。

（李国元）

参考文献

[1] 格日力. 高原医学. 北京：北京大学医学出版社，2015.

[2] 李文华，刘忠，袁东亚. 高原分子医学. 上海：上海复旦大学出版社，2011.

[3] Martin RW，Hossein AG，Norbert W，et al. Pathophysiology and treatment of high-altitude pulmonary vascular disease. Circulation，2015，131：582-590.

[4] 王建枝，殷莲华. 病理生理学. 8版. 北京：人民卫生出版社，2013.

[5] Stenmark KR，Fagan KA，Frid MG. Hypoxia-induced pulmonary vascular remodeling cellular and molecular mechanisms. Circ Res. 2006，99：675-691.

[6] 吴媛媛，王贵佐，李满祥. 肺动脉平滑肌细胞增殖的分子信号机制研究进展. 南方医科大学学报，2013，33（12）：1852-1855.

[7] 潘纩，Abukhousa IMO，王艺东. 新型程序性细胞死亡方式——焦亡的研究进展. 现代生物医学进展，2019，9（19）：1793-1795.

[8] 程淇，易晓芳. 铁死亡在肿瘤耐药中作用的研究进展. 中国癌症杂志，2020，2（30）：148-153.

第六章

水、电解质代谢紊乱

水是机体内含量最多的成分和生命活动的必需物质。如果人无水摄入，7 ~ 10 d即会有生命危险。体内并无纯水，体内的水与溶解在其中的物质统称为体液（body fluid），其化学组成类似海水，反映了人类进化的起源。

体液中的溶质包括电解质与非电解质两大类。各种盐在水中解离为带1个或多个电荷的离子，称为电解质（electrolyte）。体内主要的电解质有Na^+、K^+、Ca^{2+}、Mg^{2+}、Cl^-、HCO_3^-、HPO_4^{2-}、SO_4^{2-}等。非电解质在溶液中不解离，因而是不带电荷的溶质，包括尿素、葡萄糖、氧、二氧化碳和有机酸等。

疾病、外界环境的剧烈变化、医源性因素常会引起机体发生或伴有水、电解质代谢紊乱（disturbances of water and electrolyte metabolism），从而导致体液的容量、分布、电解质浓度和渗透压的变化。如果得不到及时的纠正，水、电解质代谢紊乱又可引起全身各器官系统特别是心血管系统、神经系统的生理功能和机体的物质代谢发生相应的障碍，严重时常可导致患者死亡，故水、电解质代谢紊乱在临床上具有十分重要的意义。通过了解水、电解质的生理调节机制与产生水、电解质代谢紊乱的病理生理机制有助于对它们的识别与处理，对临床防治实践有很大帮助。

第一节　水、电解质的正常代谢

一、体液的容量与分布

正常成年男性的体液总量占其体重的60%，但是体液总量会因年龄、性别、体内脂肪组织含量的不同而有一定的变化（表6-1）。从婴儿到老年人，体液量占体重的比例逐渐减少。新生儿体液量约占体重的80%，婴儿占70%，学龄儿童约占65%，成年人占60%，而老年人的体液量则仅占体重的40% ~ 50%，相对减少的体液总量使老年人更容易发生脱水。婴幼儿体液虽然占体重比例大，但其中细胞外液尤其是组织间液占的比重较大，且婴幼儿体表面积大，代谢旺盛，肾的浓缩功能差，故婴幼儿水的交换率较高，即水的摄入多，尿量亦多，每天水的交换量达细胞外液总量的50%，而成人仅为14%，加上婴幼儿不显性失水比成人多，且婴幼儿的神经、内分泌、呼吸、泌尿系统等发育尚不完善，对体液容量变化非常敏感，因此婴幼儿在疾病过程中更容易发生水、电解质代谢紊乱。

肥胖者与肌肉发达者体液含量也有明显的不同。由于脂肪组织含水量为10% ~ 30%，而肌肉组织的含水量为75% ~ 80%，体液总量随脂肪的增加而减少，因此肥胖的人体液总量占体重的比例较少，对缺水的耐受性较差。因女性皮下脂肪组织较为丰富，所以成年男性的体液量比女性平均多约6%。

细胞膜将体液分隔成细胞内液（占体重的40%）和细胞外液（占体重的20%），而毛细血管壁又将细胞外液分隔为血浆（占体重的5%）和组织间液（占体重的15%）。细胞外液中还有一些特

表6-1　正常人体液的分布和容量（占体重的百分比）

（单位：%）

	成人（男）	成人（女）	儿童	婴儿	新生儿	老年人
体液总量	60	55	65	70	80	52
细胞内液	40	35	40	40	35	27
细胞外液	20	20	25	30	45	25
细胞间液	15	15	20	25	40	20
血浆	5	5	5	5	5	5

殊的分泌液，如胃肠道消化液、脑脊液、关节囊液等，是细胞消耗能量完成一定的化学反应分泌出来的，称为透细胞液或跨细胞液（transcellular fluid），由于这部分液体分布于一些腔隙如胃肠道、颅腔、关节囊、胸膜腔、腹膜腔中，又称为第三间隙液，虽然仅占细胞外液极小的一部分（占体重的1% ～ 2%），但如果这部分体液大量丢失，如腹泻、胸腔积液、腹水等，也会引起细胞外液容量减少。此外，存在于结缔组织、软骨和骨质中的水也属于细胞外液，但它们与细胞内液的交换十分缓慢，称为慢交换液（slow exchange fluid），在生理情况下变化不大，临床意义相对较小。

二、体液中主要电解质及其分布

体液中主要的电解质有 Na^+、K^+、Ca^{2+}、Mg^{2+}、Cl^-、HCO_3^-、HPO_4^{2-} 和 SO_4^{2-} 等。细胞内液和细胞外液不仅在容量上存在差别，而且在组成成分上也明显不同（表6-2）。细胞外液主要的阳离子是 Na^+，主要的阴离子是 Cl^-，其次是 HCO_3^-、HPO_4^{2-}、SO_4^{2-}、有机酸和蛋白质；组织间液和血浆电解质的主要区别在于血浆含有较高的蛋白质（7%），而组织间液蛋白质含量仅为0.05% ～ 0.35%，这与蛋白质不易透过毛细血管进入组织间液有关，其对维持血浆胶体渗透压、稳定血容量有重要意义。

细胞内液主要的阳离子是 K^+，其次是 Mg^{2+}，主要的阴离子是 HPO_4^{2-} 和蛋白质，Na^+ 的浓度远远低于细胞外液。细胞膜两侧的电荷梯度是神经及肌肉动作电位的产生所必需的，细胞膜两侧 K^+ 和 Na^+ 浓度的悬殊差异依靠细胞膜上的钠 - 钾泵（又称 Na^+-K^+-ATP 酶）的作用得以保持，钠 - 钾泵每分解 1 分子的 ATP 可将 2 个 K^+ 移入细胞内，同时将 3 个 Na^+ 移出至细胞外。不同部位体液中电解质的组成及各自的浓度各不相同，但正常情况下，所含阴、阳离子数的总量是相等的，并保持电中性，处于动态平衡，保持相对稳定。

三、体液的渗透压

细胞膜是一种半透膜，对水具有高度通透性，而对其他多数溶质则不具有这种性质。水能通过细胞膜到达溶质浓度较高的一侧，此现象称为渗透作用（osmosis）。为阻止水经过半透膜进入浓度较高的溶液，在溶液一侧所施加的压力称为渗透压。它是一切溶液所固有的一种特性，是由溶液中溶质的微粒所产生的渗透效应形成的。在一定温度下，溶液的渗透压取决于溶液中渗透活性颗粒（溶质分子或离子）数目，而与颗粒大小、电

表6-2 体液中电解质的分布及浓度

电解质	细胞内液（mmol/L水）	细胞间液（mmol/L水）	血浆	
			（mmol/L水）	（mmol/L血浆）
阳离子总量	194	155.5	167.0	154
Na^+	15	147.0	154.0	142
K^+	150	4.0	5.4	5
Ca^{2+}	2	2.5	5.4	5
Mg^{2+}	27	2.0	2.2	2
阴离子总量	194	155.5	167.0	154
Cl^-	1	114.0	111.8	103
HCO_3^-	10	30.0	29.3	27
HPO_4^{2-}	100	2.0	2.2	2
蛋白质负离子	63	1.0	17.3	16
有机酸根	—	7.7	5.4	5
SO_4^{2-}	20	1.0	1.0	1

荷、质量无关。溶质产生渗透作用和渗透压的能力可用“渗量或渗透摩尔（osmole）”来衡量。1摩尔非渗透、不电离的物质相当于1渗量。因此，在讨论渗透压问题时，临床上有时用渗透摩尔浓度（osmolality）即毫渗量/升（mOsm/L）来衡量溶液的渗透压。对于非电解质溶液（如葡萄糖溶液）来说，1 mOsm/L等于1 mmol/L；对电解质溶液来说，1 mOsm则等于1 mmol离子，如1 mmol/L NaCl电离成1mmol/L Na^+和1 mmol/L Cl^-，故其渗透摩尔浓度为2 mOsm/L。

体液内主要起渗透作用的溶质是电解质。血浆和组织间液的渗透压90%～95%来源于Na^+、Cl^-和HCO_3^-，剩余的5%～10%来源于其他离子、葡萄糖、氨基酸、尿素及蛋白质等。细胞内液的渗透压大约50%来源于K^+，其次是HPO_4^{2-}。由于细胞膜对水分子可以自由通透，因此血浆、组织间液和细胞内液的渗透压是相同的，通常维持在280～310 mmol/L。渗透压在此范围的溶液称为等渗溶液，如0.9%的NaCl溶液。在此种溶液中，细胞内外没有渗透压梯度，因此，细胞既不会肿胀也不会皱缩。渗透压高于310 mmol/L的溶液为高渗溶液，细胞在高渗溶液中会发生皱缩。例如，在细胞外加入高渗的Na^+溶液，提高细胞外液的渗透压，细胞内的水将会沿着渗透压梯度流出细胞，从而减少细胞内液的体积，引起细胞皱缩。相反，渗透压低于280 mmol/L的溶液为低渗溶液，如果将细胞置于低渗溶液中，水将沿着渗透压梯度从细胞外流入细胞内，导致细胞肿胀。由蛋白质等大分子（胶体颗粒）形成的渗透压，称为胶体渗透压（colloid osmotic pressure）；而由Na^+、K^+等离子（晶体颗粒）形成的渗透压，称为晶体渗透压（crystalloid osmotic pressure）。血浆蛋白质所产生的胶体渗透压极小，仅占血浆总渗透压的1/200，与血浆晶体渗透压相比微不足道，但由于其不能自由通透毛细血管壁，因此对于维持血管内外液体的交换和血容量具有十分重要的作用。

四、水、电解质的生理功能

（一）水的生理功能

1．促进物质代谢　水既是一切生化反应进行的必需物质，又是良好的溶剂，能够溶解许多物质，加速化学反应，有利于营养物质及代谢产物的运输和代谢废物的排泄。

2．调节体温　水能维持产热与散热的平衡，1 g水在37℃完全蒸发时需要吸收2407 J热量；水的流动性大，体液各部分中水的交换非常迅速。因此，水对体温调节起重要作用。

3．润滑作用　泪液、唾液、关节囊的滑液、胸膜腔和腹膜腔的浆液对所在部位起到润滑作用，如防止眼球干燥有利于眼球转动，保持口腔和咽部湿润有利于吞咽，减少组织间的摩擦有利于关节转动等。

4．结合水的作用　体内的水有相当大的一部分是以结合水的形式存在（其余的是以自由水的形式存在）。结合水与蛋白质、黏多糖和磷脂等结合，发挥复杂的生理功能。各种组织、器官含自由水和结合水的比例不同，因而坚实程度不同，心脏含水79%，比血液仅少4%，但由于心脏主要含结合水，故它的形态坚实柔韧，而血液则循环流动。

（二）电解质的生理功能

机体电解质分为有机电解质（如蛋白质）和无机电解质（即无机盐）两部分。无机电解质的主要金属阳离子为Na^+、K^+、Ca^{2+}、Mg^{2+}，主要阴离子则为Cl^-、HCO_3^-、HPO_4^{2-}等。电解质的主要功能如下。

1．维持体液的渗透压和酸碱平衡　例如K^+是细胞内主要的阳离子，是维持细胞内渗透压的基础。K^+又能通过细胞膜与细胞外液中的H^+、Na^+进行交换，参与细胞内外的渗透压和酸碱平衡的调节。

2．维持神经、肌肉、心肌细胞的静息电位，参与其动作电位的形成

$$\text{神经肌肉应激性} \propto \frac{[K^+]\cdot[Na^+]\cdot[OH^-] \quad \cdots\cdots\cdots\cdots(\text{应激性离子})}{[Ca^{2+}]\cdot[Mg^{2+}]\cdot[H^+] \quad \cdots\cdots\cdots\cdots(\text{瘫痪性离子})}$$

$$\text{心肌应激性} \propto \frac{[Ca^{2+}]\cdot[Na^+]\cdot[OH^-] \quad \cdots\cdots\cdots\cdots(\text{应激性离子})}{[K^+]\cdot[Mg^{2+}]\cdot[H^+] \quad \cdots\cdots\cdots\cdots(\text{瘫痪性离子})}$$

从以上公式可看出，神经、肌肉和心脏的兴奋性与上述各种离子的关系十分密切。例如，高钾血症可导致心律失常和使心脏停搏于舒张期，因此在临床上，人们可采用静脉注射葡萄糖和胰岛素来降低血钾浓度，还可采用静脉注射葡萄糖酸钙拮抗高钾的方法加以治疗。

3．参与新陈代谢等生理活动　多种无机离子作为金属酶或金属活化酶的辅助因子，在细胞水平对物质代谢进行调节。例如，羧肽酶含锌，黄嘌呤氧化酶含锰，多种激酶需 Mg^{2+} 激活，淀粉酶需 Cl^- 激活；K^+ 参与糖原和蛋白质的合成，每合成 1 g 糖原有 0.15 mmol/L K^+ 进入细胞，每合成 1 g 蛋白质有 0.45 mmol/L K^+ 进入细胞。反之，当糖原或蛋白质分解时，也有等量 K^+ 返回血浆。

4．构成组织的成分　如钙、磷、镁是骨骼和牙齿的组成成分。

五、水、钠的平衡及其调节

正常人每天水的摄入和排出处于动态平衡之中。一般情况下，成人 24 h 水摄入量为 2000 ~ 2500 ml，水的来源有饮水、食物水、代谢水。成人每天饮水量波动于 1000 ~ 1300 ml，食物水含量 700 ~ 900 ml。糖、脂肪、蛋白质等营养物质在体内氧化生成的水称为代谢水，每天约 300 ml（每 100 g 糖氧化时产生 60 ml，每 100 g 脂肪可产生 107 ml，每 100 g 蛋白质可产生 41 ml），在严重创伤如挤压综合征时，大量组织破坏可使体内迅速产生大量内生水。每破坏 1 kg 肌肉约可释放水 850 ml。

机体排出水主要有四条途径，分别为消化道（粪便）、皮肤（可感蒸发和不感蒸发）、肺（呼吸蒸发）和肾（尿）。每天由皮肤蒸发的水（不显汗）约 500 ml，通过呼吸蒸发的水约 350 ml，这一过程往往不易被察觉，因此被称为不感蒸发（insensible perspiration），前者仅含少量电解质，而后者几乎不含电解质，故这两种蒸发排出的水可当作纯水来看待；可感蒸发（sensible perspiration）时，汗液是一种低渗溶液，含 NaCl 约为 0.2%，并含有少量的 K^+，因此，在炎夏或高温环境下活动导致大量出汗时，会伴有电解质的丢失。健康成人每天经粪便排出的水约为 150 ml，尽管在正常情况下通过此途径排出的水很少，但在腹泻时，通过此途径可丢失大量的水，导致严重的水、电解质代谢紊乱。一般情况下，成人每天由尿液排出的水为 1000 ~ 1500 ml。需要指出的是，正常成人每天至少排出 500 ml 尿液才能清除体内的代谢废物。因为成人每天尿液中的固体物质（主要是蛋白质代谢终产物及电解质）一般不少于 35 g，尿液最大浓度为 6% ~ 8%，所以每天排出 35 g 固体溶质的最低尿量约为 500 ml，再加上不感蒸发、呼吸蒸发及粪便排水量，每天最低排出的水量为 1500 ml。要维持水出入量的平衡，每天需水 1500 ~ 2000 ml，称日需要量。正常情况下每天的出入量保持平衡，尿量则视水的摄入情况和其他途径排水的多少而增减。

正常成人体内钠总量的 40% 与骨骼的基质结合，是不可交换的；另外 50% 在细胞外液，10% 在细胞内液，是可以交换的。血钠浓度的正常范围为 130 ~ 150 mmol/L，细胞内液中的 Na^+ 浓度仅为 10 mmol/L（水）左右。成人每天所需的钠为 4 ~ 6 g（100 ~ 200 mmol/L），天然食物中含钠甚少，故人们摄入的钠主要来自食盐。每天从食物（食盐）中得到的钠往往超过机体的需要，摄入的钠几乎全部由小肠吸收，多余的钠经肾随尿排出。摄入多排出亦多，摄入少排出亦少。如果无钠饮食数天至数十天，则尿钠排出几乎为零。此外，汗液虽为低渗液，随汗液亦可排出少量的钠，如大量出汗，也可丢失较多的钠，而钠的排出通常也伴有氯的排出。

细胞外液容量和渗透浓度相对稳定是通过神经内分泌系统的调节实现的，与机体内水与盐（NaCl）的平衡紧密相关。水的平衡主要由饮水中枢（drinking center）及抗利尿激素（antidiuretic hormone，ADH）调节，主要维持血浆等渗；而钠平衡则主要受醛固酮（aldosterone，ALD）调节，主要维持细胞外液的容量及组织灌流。

（一）饮水中枢

饮水中枢又称渴中枢，位于下丘脑视上核侧面，与渗透压感受器相邻，并有部分交叉重叠。近来认为第三脑室旁的穹隆下部和终板血管器也与渴感有关。血浆晶体渗透压升高和血容量减少都可以引起饮水中枢兴奋而导致渴感。血管紧张素Ⅱ增加也可以引起渴感，其机制可能与降低渴感阈值有关。

（二）抗利尿激素

抗利尿激素由下丘脑视上核和室旁核的神经元合成，并沿着这些神经元的轴突下行到垂体后叶储存。正常渗透压感受器阈值为 280 mmol/L，当成人细胞外液渗透压有 1% ～ 2% 变动时，就可影响抗利尿激素的释放。非渗透性刺激，即血容量和血压的变化，可通过左心房和胸腔大静脉处的容量感受器和颈动脉窦、主动脉弓的压力感受器而影响抗利尿激素的分泌，细胞外液容量要有 10% 减少才能引起渴感和抗利尿激素释放，但是后者的作用一旦激发，其作用更强。临床上，当血容量严重减少时，尽管渗透压不高，抗利尿激素分泌仍很多。其他非渗透性因素如疼痛、精神紧张、吸烟、恶心、呕吐等也可刺激抗利尿激素分泌。

在生理状况下，不会因为饮水和盐摄入的多少而使细胞外液的渗透压发生显著的改变。只有当机体内水不足或摄入较多的食盐而使细胞外液的渗透压升高时，才能刺激下丘脑的视上核渗透压感受器和饮水中枢产生兴奋，使机体主动饮水而补充水的不足，促使抗利尿激素的分泌增多，加强肾远曲小管和集合管对水的重吸收，减少水的排出，使体内水的含量增加，血浆渗透压恢复正常。反之，当体内水过多或摄盐不足而使细胞外渗透压降低时，抑制渴感和抗利尿激素的释放，减弱肾远曲小管和集合管对水的重吸收，使水排出增多，使已降低的细胞外液渗透压增至正常（图 6-1）。

（三）醛固酮

醛固酮合成于肾上腺皮质，主要作用是促进肾小管和集合管对 Na^+ 的重吸收，同时通过 Na^+-K^+ 和 Na^+-H^+ 交换而促进 K^+ 和 H^+ 的排出，随着 Na^+ 的主动重吸收增加，Cl^- 和水的重吸收也增多。醛固酮的分泌主要受肾素 - 血管紧张素 - 醛固酮系统和血浆 Na^+ 浓度的调节。血容量和血钠浓度降低均能刺激醛固酮的分泌和释放。正常人体血钠浓度受饮水中枢和抗利尿激素的调节保持相对稳定，血钠浓度的降低对醛固酮的影响相对较小，即便存在低钠血症，它对醛固酮的影响也常常被同时存在的血容量的改变所产生的影响掩盖。血容量减少，醛固酮分泌增多；血容量增多，醛固酮分泌则减少（图 6-2）。

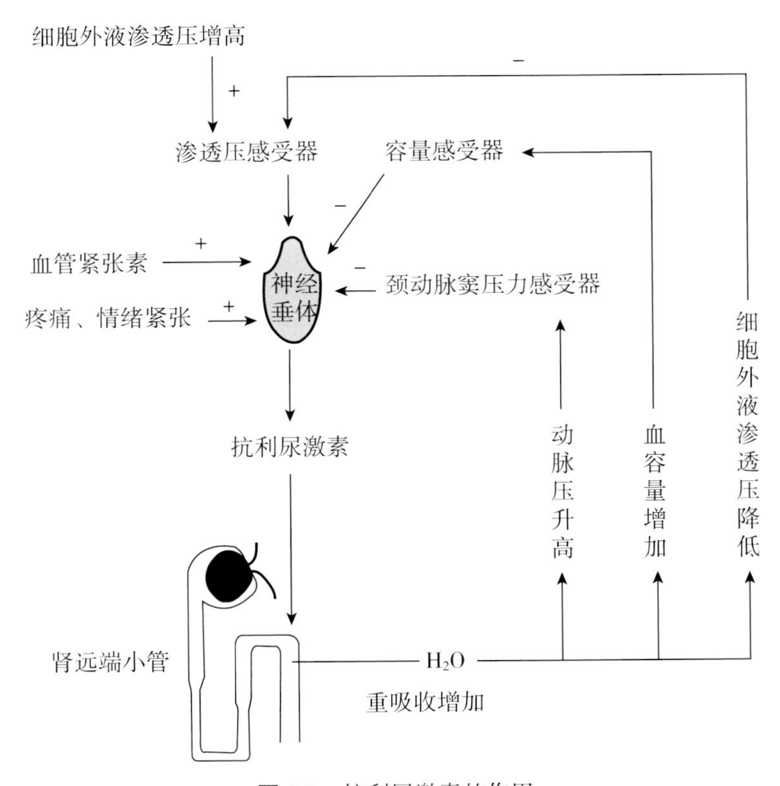

图 6-1　抗利尿激素的作用

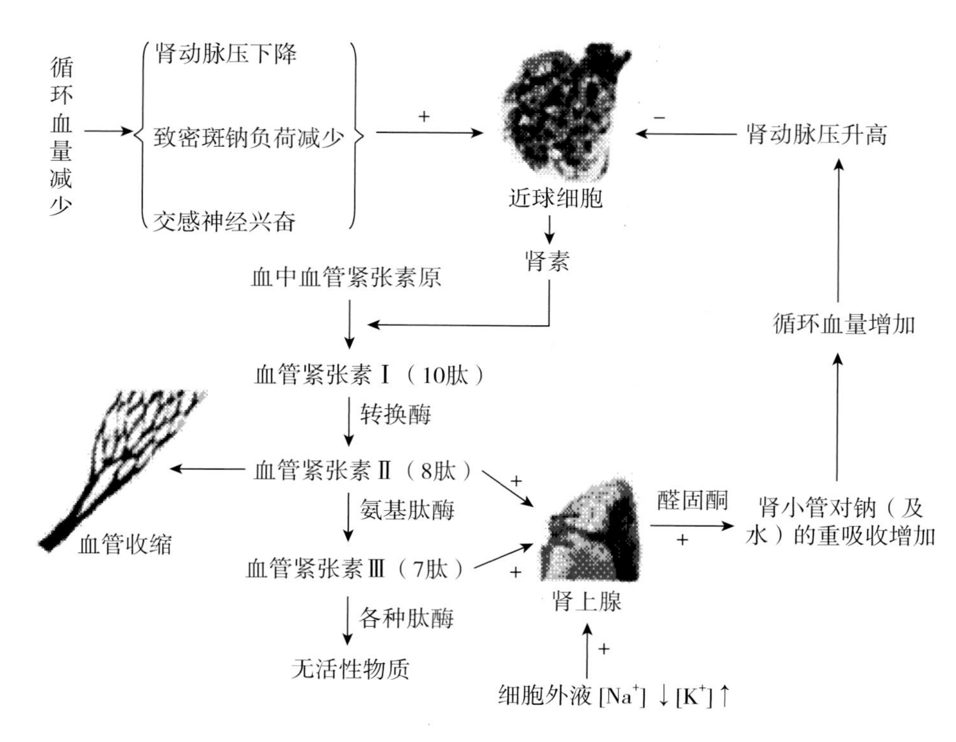

图 6-2 醛固酮系统的调节

（四）心房利尿钠肽

近年研究证明，心房利尿钠肽（atrial natriuretic peptide，ANP）也是影响水钠代谢的重要体液因素。心房利尿钠肽又称心房肽，是一组由心房肌细胞产生的多肽，由 21 ～ 33 个氨基酸组成。当心房扩张、血容量增加、血 Na^+ 浓度增高或血管紧张素增多时，将刺激心房肌细胞合成、释放心房利尿钠肽。心房利尿钠肽释放入血后，将主要从四个方面影响水钠代谢：①减少肾素的分泌；②抑制醛固酮的分泌；③对抗血管紧张素的缩血管效应；④拮抗醛固酮的滞 Na^+ 作用。反之，当限制钠和水的摄入、血容量减少、血管紧张素减少时心房利尿钠肽分泌、释放减少。因此，有人认为体内可能有一个心房利尿钠肽系统与肾素 - 血管紧张素 - 醛固酮系统一起担负着调节水钠代谢的作用。

（五）水孔蛋白

水孔蛋白（aquaporin，AQP）又称水通道蛋白，是一组构成水通道与水通透有关的细胞膜转运蛋白，广泛存在于动物、植物及微生物界。目前在哺乳动物组织鉴定的水孔蛋白有 20 余种，每种水孔蛋白有其特异性的组织分布，不同水孔蛋白在肾和其他器官的水吸收和分泌过程中有着不同的作用和调节机制。参与水平衡调节的水孔蛋白有 AQP1、AQP2、AQP3、AQP4。AQP1 位于近曲小管髓袢降支管腔膜和基膜、降支直小血管腔膜和基膜，对水的运输和通透发挥调节作用。此外，AQP1 也位于红细胞膜上，生理状态下有利于红细胞在渗透压变化的情况下，如通过髓质高渗区时得以生存。AQP2、AQP3 位于集合管，在肾浓缩机制中起重要作用，当 AQP2 发生功能缺陷时，将导致尿崩症；拮抗 AQP3 可产生利尿反应。AQP4 位于集合管主细胞基质侧，可能提供水流出通道。有研究证实，AQP5 主要分布于泪腺和颌下腺，可能的作用是提供分泌通道。在Ⅰ型肺泡细胞也有 AQP5 分布，其对肺水肿的发生有一定作用。AQP0 是眼晶状体纤维蛋白的主要成分（占 60%），现认为其对水通透的特性是维持晶状体水平衡，改变 AQP0 可能会导致晶状体水肿和白内障。

（六）肾的作用

肾是在维持内环境稳定中起关键作用的重要器官。肾通过滤过流经肾的血液，选择性重吸收水、电解质、非电解质及泌尿而调节机体的体液、电解质及酸碱平衡。肾还排出代谢废物（如尿素、肌酸、尿酸等）和外源性化学物质。除这些调节和排泄功能外，肾还分泌肾素、前列腺素、活化型维生素 D_3 和促红细胞生成素等。

肾的主要功能是维持细胞外液的容量与组成于正常范围之内，这是通过肾小球的滤过、肾小管及集合管的重吸收与分泌而完成的。

1．肾小球的滤过　尿的形成开始于肾小球的滤过。在肾小球有三类物质滤出：电解质（Na^+、K^+、Ca^{2+}、Mg^{2+}、Cl^-、HCO_3^-、HPO_4^{2-}）、非电解质（糖、氨基酸、尿素、尿酸、肌酸）和水。肾血流量（renal blood flow，RBF）约等于心输出量（cardiac output，CO）的 l/4，即 1200 ml/min。正常血细胞压积约为 45%，肾血浆流量（renal plasma flow）为 660 ml/min，其中 1/5 即 125 ml/min 可经肾小球滤过，称为肾小球滤过率（glomerular filtration rate，GFR），相当于每天有 170 ～ 180 L 液体（原尿）滤过肾小球。尽管如此，这一过程却完全是依赖于肾小球毛细血管与肾小管之间的压力梯度完成的，并不消耗任何能量。

2．肾小管的重吸收与分泌　尿液形成的第二步是对滤过物质的选择性重吸收，滤过物质又从肾小管回到肾小管周围的血管；此外，还有一些物质则从肾小管周围的血管分泌至肾小管。这种选择性重吸收及分泌过程通过主动与被动两种机制完成。

（1）近曲小管中的等张重吸收　肾小球滤过液刚进入近曲小管时与血浆等渗。在近曲小管有多达 80% 的滤过液被等张重吸收至管周毛细血管，约 20% 滤过液保留在肾小管内，在作为终尿排出体外之前还需进一步通过浓缩机制来调节。

（2）尿的浓缩与稀释　正常个体尽管饮水与排尿的量变化很大，但体液中总的溶质浓度维持恒定，这是通过排出浓缩或是稀释的尿来调节的。摄入大量液体，导致体液被稀释，尿亦被稀释，大量的水迅速排出体外；相反，饮水短缺或摄入溶质过量，导致体液中溶质浓度增高，则尿被高度浓缩，使溶质的排出超过水，保留下来的水有助于体液中溶质的浓度趋于正常。

肾中有皮质肾单位与近髓肾单位两类不同的肾单位。近髓肾单位的髓袢比皮质肾单位的髓袢长得多，在尿的浓缩中起更为重要的作用。经浓缩后，原尿中 99% ～ 99.5% 的水均被重吸收，仅有 0.5% ～ 1% 的滤过液最后作为终尿排出体外。

第二节　水、钠代谢紊乱

细胞外液中的主要阳离子为 Na^+，水、钠代谢障碍总是同时或先后发生，导致体液容量和渗透压的改变，临床上常将两者的代谢障碍合并讨论。根据体液容量变化不同将其分为脱水和水过多，二者又可根据细胞外液渗透压的不同分为高渗性、低渗性和等渗性；根据血钠浓度的变化可分为高钠血症、低钠血症（表 6-3）。本节主要按照以容量变化为主线的分类，讨论临床上常见的水、钠代谢障碍。

一、脱水

脱水（dehydration）是指体液容量的明显减少，根据脱水时水、钠丢失的比例不同分为三种类型：以失水为主者，即失水多于失钠，称为高渗（原发）性脱水；以失钠为主者，称为低渗（继发）性脱水；水、钠按其在血浆中的含量成比例丢失者，称为等渗性脱水。

（一）高渗性脱水

高渗性脱水（hypertonic dehydration）的特点是失水多于失钠，血清钠浓度 > 150 mmol/L，血浆渗透压 > 310 mmol/L，细胞外液和细胞内液均减少，而以细胞内液减少更甚。

1．原因和机制

（1）水摄入不足：见于水源断绝的各种情况，如沙漠迷路、海难、地震灾难；患者不能或不会主动饮水，如频繁呕吐、昏迷和极度衰弱的患者

表6-3 水、钠代谢障碍的分类

血清钠水平	细胞外液减少	细胞外液增多	细胞外液正常
血清钠降低	低容量性低钠血症（低渗性脱水）	高容量性低钠血症（水中毒）	等容量性低钠血症
血清钠升高	低容量性高钠血症（高渗性脱水）	高容量性高钠血症（盐中毒）	等容量性高钠血症
血清钠正常	血清钠正常的细胞外液减少（等渗性脱水）	正常血清钠水过多（水肿）	正常状态

等；饮水中枢障碍，如下丘脑病变可损害饮水中枢；有些并不引起失语症的大脑皮质脑血管意外的老年患者也可发生渴感障碍。

（2）水丢失过多

1）经肾丢失水过多：①中枢性或肾性尿崩症时，因抗利尿激素产生和释放不足或肾远曲小管和集合管对抗利尿激素缺乏反应，远端肾小管对水的重吸收减少，排出大量稀释尿；②以肾间质损害为主的肾疾病，因肾浓缩功能障碍，排出大量稀释尿；③静脉输入甘露醇、山梨醇、尿素、高渗葡萄糖或长期静脉外营养使用高蛋白流质饮食及糖尿病酮症酸中毒时，因肾小管液高渗而致渗透性利尿，失水多于失钠。

2）经消化道丢失水过多：严重的呕吐、腹泻，尤其是婴幼儿慢性腹泻排出大量低钠浓度的水样便，也可经胃肠道丢失大量低渗液体，如部分婴幼儿腹泻，其粪便钠浓度在 60 mmol/L 以下。

3）经皮肤丢失水过多：在高温环境、剧烈运动、高热、甲状腺功能亢进时，通过皮肤的不感蒸发丢失几乎不含电解质的纯水或低渗汗液；大量出汗时，汗为低渗液，每小时可丢失水 800 ml 左右。

4）经呼吸道丢失水过多：任何原因引起的过度通气都可使呼吸道黏膜的不感蒸发增加以致大量失水。

通常单纯由于水丢失过多很少引起高渗性脱水，因为血浆渗透压稍有增加，就会使饮水中枢兴奋，机体饮水后血浆渗透压降至正常，往往同时存在水摄入不足才会引起明显的高渗性脱水。在临床实践中，高渗性脱水的原因常是综合性的，如婴幼儿腹泻导致高渗性脱水的原因除了丢失肠液、摄入水不足外，还有发热、出汗、呼吸增快等因素引起的失水过多。

2．对机体的影响

（1）口渴：高渗性脱水时，失水多于失钠，由于细胞外液渗透压增高，刺激饮水中枢（渴感障碍者除外），患者渴感显著，可促进患者主动饮水补充体液。

（2）细胞脱水：细胞外液渗透压增高，水由细胞内向细胞外移动，细胞外液量得到补充，而细胞内液量明显减少，致细胞脱水（图 6-3）。细胞脱水可导致细胞功能、代谢障碍，尤以脑细胞脱水的临床表现最为明显，可引起嗜睡、昏迷等一系列中枢神经系统功能障碍，甚至导致死亡。由于颅腔容积固定，脑体积的缩小可使介于颅骨与脑皮质之间的血管被牵拉，故尸检可见脑出血（特别是蛛网膜下腔出血）、脑血液循环障碍及脑软化。

（3）尿的变化：细胞外液渗透压升高，促进抗利尿激素分泌、释放，肾小管重吸收水增多，尿量减少，尿比重升高；在轻症或早期，血钠升高可抑制醛固酮的分泌、释放，尿中仍有钠排出且其浓度因水重吸收增多而升高，在重症或晚期，

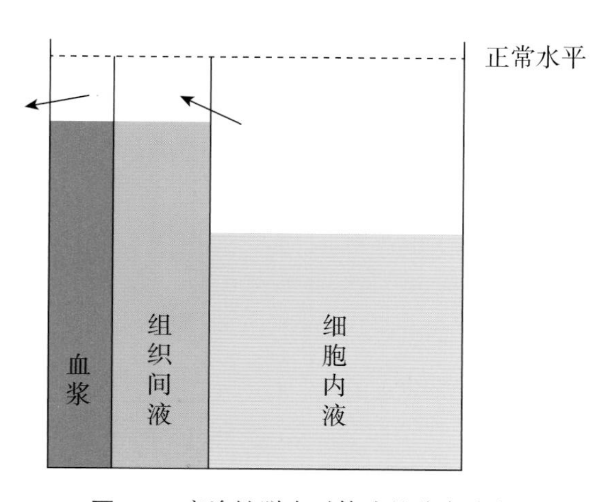

图 6-3 高渗性脱水时体液的分布改变

由于血容量明显减少，机体优先维持血容量，醛固酮分泌、释放增多致尿钠减少。

（4）脱水热：严重脱水时，从皮肤蒸发的水减少，散热受影响，而小儿体温调节中枢发育尚不完善，兼之细胞脱水，易出现体温升高，称为脱水热。

高渗性脱水患者细胞外液可由饮水、细胞内水的外移、肾小管重吸收水增多三方面得到补充，故不容易发生休克。

3．分度 根据脱水程度可将高渗性脱水分为三度。①轻度：失水量相当于体重的2% ~ 5%，患者黏膜干燥，汗少，皮肤弹性减低，口渴，尿量少，尿渗透压通常 > 600 mmol/L，尿比重 > 1.020（肾浓缩功能障碍者如尿崩症患者等除外），可出现酸中毒，但不发生休克，婴幼儿患者啼哭无泪，前囟凹陷，眼球张力低下。②中度：失水量相当于体重的5% ~ 10%。表现为患者严重口渴、恶心，腋窝和腹股沟干燥，皮肤弹性缺乏，血液浓缩，心动过速，直立性低血压，中心静脉压下降，表情淡漠，肾功能低下，少尿，血浆肌酐和尿素氮水平增高，血清钾浓度可在正常范围的上限或稍高，尿渗透压通常大于800 mmol/L，尿比重 > 1.025（肾浓缩功能障碍者如尿崩症患者等除外），发生酸中毒。③重度：失水量相当于体重的10% ~ 15%。患者经常发生休克，临床主要表现有少尿或无尿，血压下降，脉搏快而弱。患者肾功能受损害，血浆肌酐和尿素氮上升，血清 K^+ 升高，代谢性酸中毒严重。重度脱水常可导致死亡，脱水程度超过此界限时，很少人能够耐受。

4．防治的病理生理学基础 防治原发疾病；高渗性脱水时因血钠浓度高，故应给予5%葡萄糖溶液。严重者可静脉注射2.5%或3%葡萄糖溶液。应注意，高渗性脱水时虽血钠浓度高，但患者仍有钠丢失，故还应补充一定量的含钠溶液。

（二）低渗性脱水

低渗性脱水（hypotonic dehydration）的特点是失钠多于失水，血清钠浓度 < 130 mmol/L，血浆渗透压 < 280 mmol/L，细胞外液减少，细胞内液视脱水低渗的程度可减少、不减少或轻度增加。

1．原因和机制

（1）经皮肤丢失：见于大面积烧伤，大量出汗后只补充水而不补充钠，汗虽为低渗液，但大量出汗也可伴有明显的钠丢失（每小时可丢失30 ~ 40 mmol钠），若只补充水则可造成细胞外液低渗。

（2）丧失大量消化液而只补充水：这是临床最常见的失钠原因，见于腹泻、呕吐，部分是因胃、肠吸引术丢失体液而只补充水或输注葡萄糖溶液。

（3）经肾丢失：①肾实质性疾病使肾间质结构受损，肾浓缩功能障碍，水钠排出增加。②急性肾衰竭多尿期，肾小管液中尿素等溶质浓度增高，可通过渗透性利尿作用使肾小管上皮细胞对钠、水重吸收减少。③在所谓"失盐性肾炎"的患者中，由于受损的肾小管上皮细胞对醛固酮的反应性降低，故远侧肾小管（近年有人认为是集合管）细胞对钠重吸收障碍。④水肿患者长期使用排钠利尿药，如呋塞米（速尿）、依他尼酸（利尿酸）、氢氯噻嗪等均能使肾小管重吸收钠减少而排出增多；如果再限制钠盐摄入，则钠的缺乏更为明显。⑤肾上腺皮质功能不全时，常见于原发性慢性肾上腺皮质功能减退症（又称艾迪生病，Addison disease），主要是因为醛固酮分泌减少，故肾小管对钠重吸收减少，肾排出钠增多。

对上述经肾失钠的患者，如果只补充水而忽略了补充钠盐，就可能引起低渗性脱水。

由此可见，低渗性脱水的发生，往往与治疗措施不当（失钠后只补充水而不补充钠）有关，这一点应引起充分的注意。但是，即使没有这些不适当措施，大量体液丢失本身也可以使有些患者发生低渗性脱水。这是因为大量体液丢失所致的细胞外液容量的显著减少，可通过对容量感受器的刺激而引起抗利尿激素分泌增多，结果使肾重吸收水增加，因而引起细胞外液低渗（低渗性脱水）。

2．对机体的影响

（1）口渴不明显：轻症或早期患者不会出现渴感，重症或晚期患者由于血容量明显减少可引起饮水中枢兴奋而产生轻度渴感。

（2）细胞水肿：低渗性脱水时，细胞外液渗透压下降，水由细胞外向细胞内移动，使细胞外液进一步减少，渗透压下降明显时可出现细胞水肿（图6-4），细胞水肿导致细胞功能、代谢障碍，以脑细胞水肿的临床表现最为明显，出现头痛、意识模糊、惊厥、昏迷等一系列中枢神经系统障

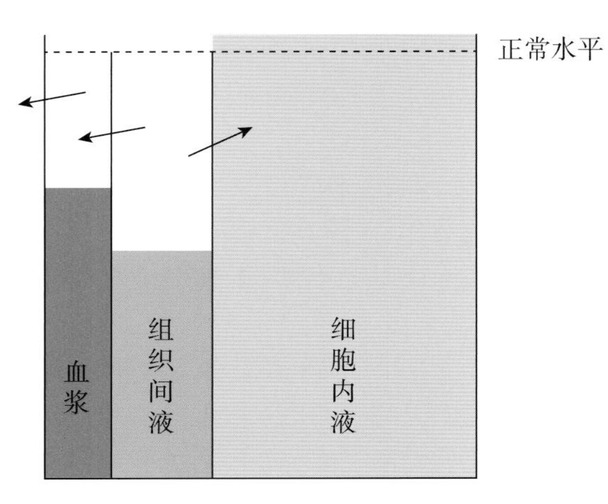

图 6-4 低渗性脱水时体液的分布改变

碍症状。

（3）尿的变化：细胞外液渗透压下降，抑制抗利尿激素分泌释放，肾小管对水重吸收减少。轻症或早期患者尿量一般不减少；而重症或晚期患者由于血容量明显减少，机体优先维持血容量，抗利尿激素分泌、释放增多，尿量减少。由肾外原因所致的低渗性脱水，因醛固酮分泌释放增多，尿钠减少；而肾性原因所致脱水患者尿钠增多。

（4）休克倾向：低渗性脱水时丢失的体液主要是细胞外液，使低血容量进一步加重，表现为静脉塌陷、动脉血压下降。在三种类型的脱水中低渗性脱水最易出现休克，这是低渗性脱水的主要特点。

（5）脱水外貌：低渗性脱水时，由于细胞外液减少，血液浓缩，血浆胶体渗透压升高使组织液的生成相对减少，组织液明显减少，表现为皮肤弹性明显降低，黏膜干燥，眼窝和婴儿囟门凹陷等脱水外貌，在三种类型的脱水中最为明显。

3．分度　根据缺钠程度和临床症状，可将低渗性脱水分为三度。①轻度：相当于成人每千克体重缺失氯化钠 0.5 g。患者常感疲乏、头晕，直立时可发生昏倒（昏厥），尿中氯化钠很少或缺如。②中度：相当于成人每千克体重缺失氯化钠 0.5 ~ 0.75 g。此时患者可有厌食、恶心、呕吐、视物模糊、收缩压轻度降低、起立时昏倒、心率加快、脉搏细弱、皮肤弹性减弱、面容消瘦等表现。③重度：相当于成人每千克体重缺失氯化钠 0.75 ~ 1.25 g，患者可有表情淡漠、木僵等神经症状，最后发生昏迷，并有严重休克。

4．防治的病理生理学基础　去除原因（如停用利尿药）、防治原发疾病，一般应用等渗氯化钠溶液及时补足血容量即可达到治疗目的。如已发生休克，要积极抢救。

（三）等渗性脱水

等渗性脱水（isotonic dehydration）指患者水、钠等比例丢失，或经过机体调节，血清钠浓度仍维持在 130 ~ 150 mmol/L，血浆渗透压在 280 ~ 310 mmol/L 的等渗状态，主要是细胞外液减少，细胞内液减少不明显。

1．原因和机制

（1）经消化道丢失：所有小肠分泌液及胆汁和胰液的钠浓度都在 120 ~ 140 mmol/L，为等渗液。因此，肠炎、小肠瘘、小肠梗阻等可引起等渗体液丧失。

（2）经皮肤丢失：见于大面积烧伤、创伤等丢失血浆。

（3）体腔内大量液体潴留：见于大量胸腔积液、腹水的形成。

2．对机体的影响

（1）口渴：轻症或早期患者不会出现渴感，重症或晚期患者由于血容量明显减少可引起饮水中枢兴奋而产生轻度渴感。

（2）尿液改变：由于细胞外液量减少，血容量下降，可促进抗利尿激素和醛固酮分泌释放而使肾对钠、水的重吸收增加，因而细胞外液得到一定的补充，同时尿钠含量减少，尿比重降低。

（3）休克倾向：介于高渗性脱水与低渗性脱水之间。

（4）脱水外貌：介于高渗性脱水与低渗性脱水之间。

（5）细胞外液容量减少而渗透压在正常范围，故细胞内、外液之间维持了水的平衡，细胞内液容量无明显变化（图 6-5）。若细胞外液容量减少迅速而严重，患者也可发生休克。

必须注意，脱水的性质并不是一成不变的，它与引起脱水的原因、速度、程度、水钠丢失的比例、治疗的情况密切相关。例如，肠炎导致等渗性小肠液的丢失，为等渗性脱水，如不予治疗，患者的皮肤和呼吸道不感蒸发不断失水后可转变为高渗性脱水；如果大量饮水或输入葡萄糖溶液不补充电解质则可转变为低渗性脱水。以上三种类型的脱水各有特点，其区别参见表 6-4。

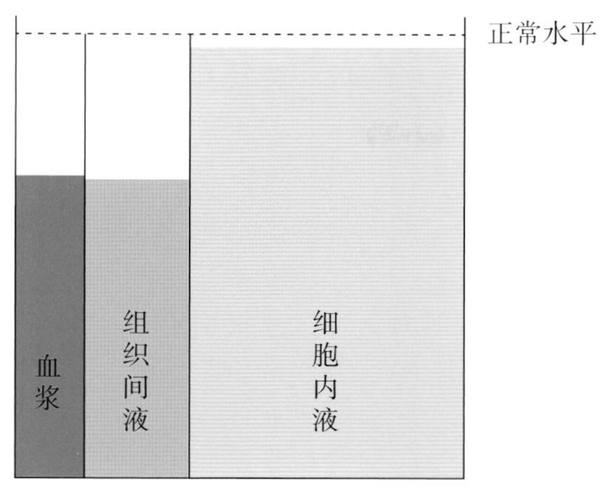

图 6-5　等渗性脱水时体液的分布改变

3．防治的病理生理学基础　防治原发病，输注渗透压偏低的氯化钠溶液，其渗透压以等渗溶液渗透压的 1/2 ～ 2/3 为宜。

二、水过多

水过多（water excess）是指体液容量增多。按照细胞外液渗透压不同可分为低渗、高渗和等渗性水过多。

（一）低渗性水过多（水中毒）

低渗性水过多（hypotonic water excess）的特点是体液容量增大，伴血清钠浓度小于 130 mmol/L，血浆渗透压小于 280 mmol/L，又称为水中毒（water intoxication）。从钠代谢失调角度，属于稀释性低钠血症。正常人摄入较多的水时，由于神经内分泌系统和肾的调节作用。可将体内多余的水很快经肾排出，故不致发生水潴留，更不会发生水中毒，但给抗利尿激素分泌过多或肾排水功能低下的患者输入过多的水时，则可引起水在体内潴留，并伴有包括低钠血症在内的一系列症状和体征，即出现水中毒。

1．原因和机制　水中毒临床多见于急、慢性肾衰竭少尿期患者被输入过多液体时，或是抗利尿激素分泌过多者。

（1）肾排水功能不足：见于急慢性肾功能不全少尿期和严重心力衰竭或肝硬化，由于肾排水功能急剧降低或有效循环血量和肾血流量减少，肾排水明显减少，若增加水负荷易引起水中毒。

（2）抗利尿激素分泌异常增多：由于抗利尿激素促进肾远曲小管和集合管上皮细胞重吸收水，故各种原因引起的抗利尿激素分泌过多，均可使水经肾排出减少，从而使机体易于发生水中毒，可见于以下情况。

1）急性应激状态（外伤、手术）时可刺激下丘脑的视上核使抗利尿激素分泌增多。

2）某些药物的作用，如镇痛药、异丙肾上腺素、某些抗癌药、口服降糖药、前列腺素抑制药、降脂药等可促进抗利尿激素的释放或增强抗利尿

表6-4　三类脱水的比较

项目	低容量性低钠血症（低渗性脱水）	低容量性高钠血症（高渗性脱水）	正常容量血钠、水过少（等渗性脱水）
原因	失水＜失钠	失水＞失钠	等渗性液体大量丢失
血清钠浓度（mmol/L）	＜ 130	＞ 150	130 ～ 150
血浆渗透压（mmol/L）	＜ 280	＞ 310	280 ～ 310
主要失液部分	细胞外液（细胞间液）	细胞内液	细胞内、外液
口渴	早期无，重度脱水者有	明显	有
脱水貌	明显	早期不明显	明显
外周衰竭	早期可发生	轻症无	早期不明显
血压	易降低	正常→重症者降低	易降低
尿量	正常→重症者减少	减少	减少
尿氯化物量	极少或无	正常→重症者减少	减少
治疗	使用等渗或高渗盐溶液	5% 葡萄糖溶液或低渗盐水	2/3 等渗的盐溶液

激素对肾远曲小管和集合管的作用。

3）肾上腺皮质功能低下，肾上腺皮质激素分泌减少，对下丘脑分泌抗利尿激素的抑制作用减弱致抗利尿激素分泌增多。

4）抗利尿激素分泌异常增多综合征（syndrome of inappropriate ADH secretion，SIADH），包括：恶性肿瘤，如肺燕麦细胞癌、胰腺癌、霍奇金（Hodgkin）淋巴瘤及淋巴肉瘤等；中枢神经系统疾病，如脑脓肿、脑肿瘤、硬脑膜下出血、蛛网膜下腔出血、脑血管血栓形成、病毒性或细菌性脑炎、细菌性或结核性脑膜炎及早老性痴呆等；肺疾患，如肺结核、肺脓肿、病毒性及细菌性肺炎等。患者体内常可检出高水平抗利尿激素或抗利尿激素样物质，可能与肿瘤合成并释放较多的类似抗利尿激素的多肽类物质，或某些病变刺激下丘脑分泌抗利尿激素过多有关。

（3）医源性抗利尿激素用量过多：临床上在治疗尿崩症时，过量使用抗利尿激素或在使用抗利尿激素后未注意控制水的出入平衡，可引起水潴留。

（4）低渗性脱水晚期：由于细胞外液向细胞内转移，可造成细胞内水肿，若此时输入大量水就可引起水中毒。

2．对机体的影响

（1）细胞外液量增加：水中毒患者细胞外液量增加，但早期潴留在细胞间液中的水尚不足以产生凹陷性水肿，晚期或重度患者方可出现凹陷症状。实验室检查可见血液稀释，血浆蛋白、血红蛋白和血细胞比容降低，尿比重下降（肾功能障碍者例外）。

（2）细胞水肿：由于细胞外液低渗，水自细胞外向细胞内转移，过多的水大部分存在于细胞内，造成细胞内水肿，严重者将影响器官功能。细胞水肿导致细胞功能代谢障碍，尤其是脑细胞水肿致中枢神经系统功能障碍最突出，可出现头痛、恶心、呕吐、视盘水肿、定向力障碍、意识障碍，甚至可出现小脑幕裂孔疝、枕骨大孔疝，导致呼吸、心搏停止而死亡。

（3）低钠血症：血钠浓度下降可出现厌食、恶心、呕吐、腹泻、肌无力等症状。

（4）尿液变化：尿量减少，尿钠增多，其中尿量减少是原发病所致。虽然细胞外液的渗透压降低可促进醛固酮的分泌、释放，使尿钠减少，但由于血容量的增多可抑制醛固酮的分泌、释放，使心房利尿钠肽的分泌、释放增多并减少近曲小管对钠的重吸收，所以总的来说尿钠的排出是增加的。

（5）体重增加：因过多水在体内潴留致患者体重增加。

3．防治的病理生理学基础　治疗原发病，急性肾衰竭、术后及心力衰竭的患者，应严格限制水的摄入；轻症患者停止或限制水摄入，造成水的负平衡即可自行恢复；重症或急症患者，除严格进水外，应适当给予高渗盐水，迅速纠正脑细胞水肿，或静脉给予甘露醇等渗透性利尿药或呋塞米等强效利尿药以促进体内水的排出。

（二）高渗性水过多（盐中毒）

高渗性水过多（hypertonic water excess）的特点是血容量和血钠均增高，血清钠浓度大于150 mmol/L，血浆渗透压大于310 mmol/L，又称为盐中毒（salt poisoning）。

1．原因和机制　高渗性水过多临床上较少见，主要见于治疗低渗性脱水或酸中毒时输入过多高渗盐溶液所致。

（1）医源性盐用量过多：临床上在治疗低渗性脱水或酸中毒时，过量使用高渗盐水或碳酸氢钠溶液，可引起水钠潴留。

（2）原发性钠潴留：原发性醛固酮增多症患者，因醛固酮持续过量分泌，导致肾小管水钠重吸收增加，引起血钠含量和细胞外液容量的增加。

2．对机体的影响　高渗性水过多时细胞外液渗透压增高，水由细胞内向细胞外移动，导致细胞脱水，严重者可引起嗜睡、昏迷等一系列中枢神经系统功能障碍。

3．防治的病理生理学基础　防治原发病；使用利尿药，对肾功能正常者可用强效利尿药，如呋塞米，以除去过量的钠；透析治疗，对肾功能低下及对利尿药反应差者，或血清钠浓度＞200 mmol/L 者，可在连续监测血浆电解质水平下，进行腹膜透析，但需连续监测血浆电解质水平，以免透析过度。

（三）等渗性水过多（水肿）

等渗性水过多（isotonic water excess）可分为两种情况：过量的体液潴留在血管内称高容量血

症，通常见于容量依赖性高血压；过多体液潴留在组织间隙或体腔内则称水肿（edema）。在水肿的范畴内，习惯上又将液体积聚在体腔内的病理变化，称为积水或积液（hydrops）。

1．水肿的分类

（1）按水肿波及的范围分类：局部性水肿（local edema），如炎性水肿；全身性水肿（anasarca），如心性水肿、肾性水肿、肝腹水等。

（2）按发病原因分类：肾性水肿、肝性水肿、心性水肿、营养不良性水肿、淋巴性水肿等。

（3）按发生水肿的器官、组织分类：皮下水肿、脑水肿、肺水肿等。

（4）根据皮肤有无凹陷分类：凹陷性水肿（pitting edema），又称为显性水肿（frank edema）；非凹陷性水肿（non-pitting edema），又称为隐性水肿（recessive edema）。

水肿不是独立的疾病，是多种原因引起的一种体征。全身性水肿多见于充血性心力衰竭（心性水肿）、肾病综合征（肾性水肿）及肝疾病（肝性水肿），也见于营养不良（营养不良性水肿）和某些内分泌性疾病。有的水肿至今原因不明，称“特发性水肿”。局部性水肿常见于器官、组织的局部炎症（炎性水肿），静脉阻塞及淋巴管阻塞（淋巴性水肿）等情况。

2．水肿的发生机制　生理情况下，组织间液量保持相对恒定有赖于血管内外液体交换和体内外液体交换的平衡。如上述动态平衡遭到破坏，则可发生水肿。其基本机制可概括为两大方面，即血管内外液体交换平衡失调（组织液的生成增多）和体内外液体交换平衡失调（水钠潴留）。

（1）血管内外液体交换平衡失调（组织液生成增多）：组织间隙的液体有两种存在形式，其中1% 是游离的，具有流动性，即游离态液体，能与血液和淋巴液迅速交换，其余99% 的液体存在于胶原网状物（化学成分是透明质酸、胶原和黏多糖等）中，即凝胶态液体，其更新速度比较缓慢。

正常情况下，血浆与组织液之间通过毛细血管壁不断进行液体交换，使组织液的生成和回流保持动态平衡，这种平衡主要决定于以下几个因素（图 6-6）。

1）驱使血管内液滤出的力量是有效流体静压：有效流体静压 = 毛细血管平均压（17 mmHg）－组织间隙流体静压（–6.5 mmHg）= 23.5 mmHg。

2）促使液体回流至毛细血管内的力量是有效胶体渗透压：有效胶体渗透压 = 血浆胶体渗透压（28 mmHg）－组织间液胶体渗透压（5 mmHg）= 23 mmHg。

3）平均有效滤过压=有效流体静压(23.5 mmHg)－有效胶体渗透压（23 mmHg）= 0.5 mmHg。可见，正常情况下组织液的生成略大于回流。

4）淋巴回流：组织液回流的剩余部分由淋巴系统回流进入血液循环，由于淋巴管壁的通透性

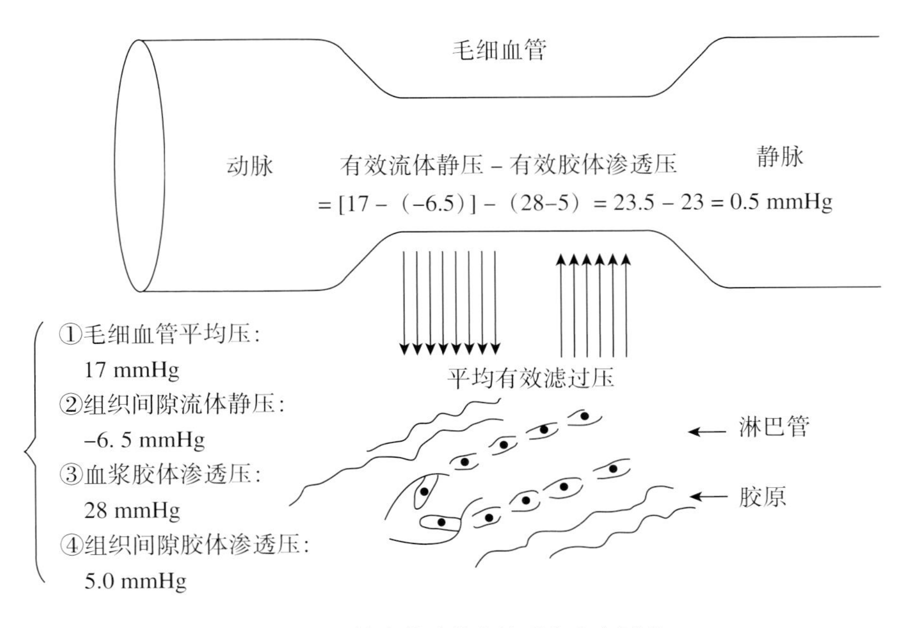

图 6-6　血管内外液体交换平衡决定因素

较高，还可将细胞代谢生成或经毛细血管漏出的蛋白质等大分子物质，也输入体循环。生理情况下，即组织间隙的流体静压为 –2 mmHg 时，淋巴回流为每小时 0.1 ml/100 g 组织，回流的液体约为每小时 120 ml，当组织间隙流体静压增高至 0 时，淋巴回流可增加 10 ～ 50 倍。同时组织间隙的胶原网状物对液体也具有强大的吸附能力。

如果上述的因素同时或相继失调，都可能成为水肿发生的重要原因。

1）毛细血管内流体静压增高：可导致有效流体静压增高，平均实际滤过压增大，组织液生成增多，当超过淋巴回流的代偿能力时，便可以引发水肿。毛细血管流体静压增高常见的原因是全身或局部的静脉压升高，逆向传递到毛细血管静脉端和微静脉，使毛细血管内有效流体静压增高。如右心衰竭时体静脉压的增高，可导致全身性水肿的发生；左心衰竭时肺静脉压的增高，可导致肺水肿发生；肿瘤压迫静脉或静脉血栓形成也会导致局部水肿的发生；动脉充血也可引起毛细血管内流体静压增高，成为炎性水肿的机制之一。

2）血浆胶体渗透压下降：血浆胶体渗透压主要取决于血浆白蛋白含量。当血浆白蛋白含量降低时，血浆胶体渗透压下降，平均实际滤过压增大，组织液生成增多，超过了淋巴回流的代偿能力而引起水肿。引起血浆白蛋白含量下降的因素有：①蛋白质合成障碍，常见于肝硬化和严重营养不良。因白蛋白主要合成于肝，所以若长期禁食、胃肠功能障碍或肝功能障碍，都可使蛋白合成减少。②蛋白质丧失过多，如肾病综合征时，大量蛋白质从尿中丧失。③蛋白质分解代谢增强，常见于慢性消耗性疾病，蛋白质被大量动用，如恶性肿瘤、慢性感染等。

3）微血管壁通透性增高：正常情况下，毛细血管壁仅允许微量的蛋白质滤出，从而保持了血管内外的胶体渗透压梯度。生物性及理化性的致病因素可直接损伤微血管壁，或通过释放炎症介质使管壁通透性增高，使血浆蛋白从毛细血管和微静脉壁滤出，造成血浆胶体渗透压下降，组织间胶体渗透压升高，导致有效胶体渗透压下降，促使溶质及水滤出。这种情况见于：①各种炎症性疾病，炎症灶内释放组胺、5- 羟色胺、激肽、缓激肽、前列腺素等炎症介质造成血管通透性的增加；②过敏性疾病，过敏局部产生组胺、激肽等物质；③其他，如某些血管神经性疾病、毒物对血管的直接损害都可发生水肿。此类水肿液中蛋白质含量较高。

4）淋巴回流障碍：淋巴回流的抗水肿作用不仅表现在能将组织液及其所含蛋白质回收入循环，且具有在组织液生成增多时的回流代偿能力。在某些病理条件下，当淋巴管道被阻塞时，淋巴回流受阻或不能代偿性加强回流时，含蛋白的水肿液在组织间隙中积聚，形成淋巴性水肿。如丝虫病，由于主要的淋巴管道被成虫堵塞，加之炎症反应和长期慢性水肿及结缔组织增生，可引起下肢的慢性水肿，其临床典型表现为下肢增粗，形同象腿，又称“象皮腿”；恶性肿瘤侵入并堵塞淋巴管，乳腺癌根治术，摘除主干通过的腋窝淋巴结后，也可在相应部位发生水肿。这类水肿液的特点是蛋白质的含量较高，可达 40 ～ 50 g/L。

（2）体内外液体交换平衡失调（水钠潴留）：正常人水和钠的摄入量和排出量处于动态平衡，从而保持体液量的相对恒定。这种平衡的维持依赖于排泄器官正常的结构和功能、体液的容量及渗透压的调节。肾在调节水钠平衡中起重要作用，正常时经肾小球滤过的水和钠，99% ～ 99.5% 被肾小管重吸收，只有 0.5% ～ 1% 由尿排出，其中 60% ～ 70% 由近曲小管主动重吸收，远曲小管和集合管对水和钠的重吸收主要受激素的调节，这些调节因素保证了肾小球 - 肾小管平衡，简称球 - 管平衡（glomerulo tubular balance），即肾小管重吸收率的多少始终随着肾小球滤过率的高低而相应变化。如果任何因素破坏了这种平衡，而使肾排泄水和钠减少，导致体内水钠潴留，则称为肾小球 - 肾小管失衡，简称球 - 管失衡（glomerulo tubular imbalance）。目前研究认为球 - 管失衡可能与下列三种情况相关：①肾小球滤过率下降，肾小管重吸收不变。②肾小球滤过率不变，肾小管重吸收增加。③肾小球滤过率降低的同时，肾小管重吸收增加（图 6-7）。

上述三点说明导致体内外液体交换障碍（水钠潴留）的主要因素是肾小球滤过率下降和（或）肾小管重吸收增加导致的球 - 管失衡，是水肿发生的重要原因。

1）肾小球滤过率下降：当肾小球滤过率下降，不伴有肾小管重吸收相应减少时，就会导致水钠潴留。肾小球滤过率的高低取决于肾小球的有效

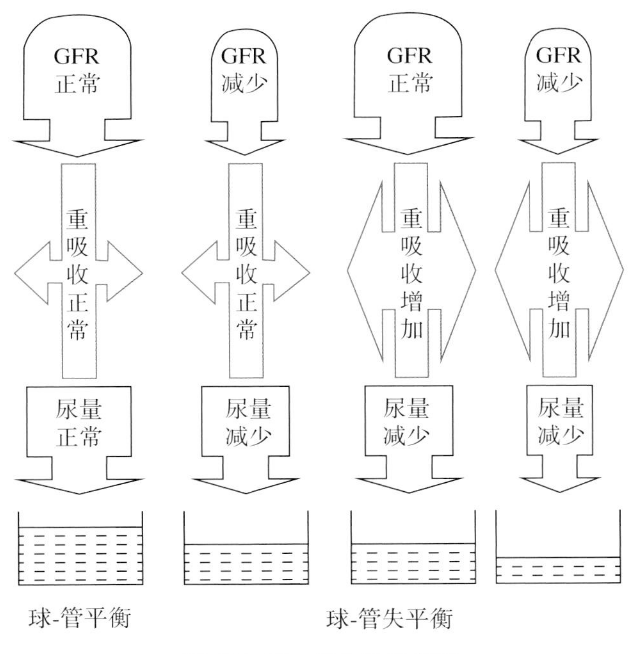

图 6-7　球 - 管失平衡类型

滤过压、滤过膜的通透性和滤过面积的大小。

引起肾小球滤过率下降的常见原因有：①广泛的肾小球病变，如急性肾小球肾炎时，炎性渗出和内皮细胞的肿胀，或慢性肾小球肾炎时，肾单位大量破坏，滤过面积明显减少。②有效循环血量明显减少，使肾血流量下降。如充血性心力衰竭、肾病综合征、肝硬化伴腹水时，有效循环血量不足，使肾血流量下降，肾小球滤过率降低，这是发生水肿的一个重要原因，而继发性的交感 - 肾上腺髓质系统和肾素 - 血管紧张素 - 醛固酮系统的兴奋，使肾血流量进一步减少。

2）肾小管重吸收增加：包括近曲小管、远曲小管和集合管重吸收水和钠增多。

当有效循环血量减少时，近曲小管重吸收水和钠增多使肾排水减少，成为某些全身性水肿发病的重要原因。主要与以下因素有关。①心房利尿钠肽分泌减少：心房利尿钠肽由心肌细胞释放，它可抑制近曲小管重吸收钠，还可抑制醛固酮的分泌。正常人血液循环中存在低浓度的心房利尿钠肽。当血容量、血压、血钠含量等因素发生变化时，就会影响心房利尿钠肽的分泌和释放。例如，有效循环血量明显减少时，心房的牵张感受器兴奋性降低，使心房利尿钠肽分泌减少，近曲小管重吸收水和钠增多，导致或促进水肿的发生、发展。②肾小球滤过分数（glomerular filtration fraction，GFF）增加：肾小球滤过分数增加是肾内物理因素的作用。肾小球滤过分数是肾小球滤过率与肾血浆流量的比值，正常值为 19%（15% ~ 20%）。有效循环血量减少时，如充血性心力衰竭或肾病综合征等，肾血浆流量与肾小球滤过率均减低，由于出球小动脉收缩比入球小动脉更明显，使肾小球滤过压增高，滤过率相对增加，则滤过分数增高，同时无蛋白滤液由肾小球滤出相对增多，进入管周毛细血管血液中血浆蛋白浓度相对增高，血浆胶体渗透压升高，而管周毛细血管因血流量减少而使流体静压又下降，从而促进了近曲小管重吸收水和钠增多而致水钠潴留。

远曲小管和集合管对水钠的重吸收主要受激素的调节。①醛固酮增多：醛固酮增加的原因有分泌增加和灭活减少。当有效循环血量下降，或其他原因使肾血流量减少时，肾血管灌注压下降，可刺激入球小动脉壁的牵张感受器及肾小球滤过率降低，使流经致密斑的钠量减少，可使近球细胞肾素分泌增加，肾素 - 血管紧张素 - 醛固酮系统被激活，醛固酮增多，对钠和水的重吸收增加，即肾保留钠和水，试图恢复循环血量，临床上见于充血性心力衰竭、肾病综合征及肝硬化腹水。肝硬化患者肝细胞灭活醛固酮的功能减退，也是血中醛固酮含量增高的原因，使水和钠重吸收增多。②抗利尿激素增多：抗利尿激素主要促进对水的重吸收。充血性心力衰竭发生时，有效循环血量下降使左心房和胸腔大血管的容量感受器所受的刺激减弱，反射性引起抗利尿激素分泌增加；肝功能障碍时，抗利尿激素灭活减少，使血中抗利尿激素水平增高。

当有效循环血量减少时，发生肾血流重分布，即大量的血流转移到近髓肾单位，而通过皮质肾单位的血流明显减少。近髓肾单位因髓袢长，其肾小管深入髓质高渗区，故对水和钠的重吸收功能较皮质肾单位要强，结果使肾小管对水和钠的重吸收增多。肾血流重分布的机制可能是肾皮质交感神经丰富，以及肾素含量较高，形成的血管紧张素也较多。

以上是水肿发病机制中的基本因素。其中水钠潴留是形成全身性水肿的基本机制，组织液生成大于回流是局部水肿形成的必要机制。在各种不同类型的水肿发生、发展中，通常是多种因素同时或先后发挥作用，同一因素在不同的水肿发病机制中所处的地位也不同。因此，在治疗实践中，必须对患者具体问题具体分析。

3．水肿的特点

（1）水肿液的性状：水肿液呈等渗，根据其蛋白质含量不同分为漏出液和渗出液（表6-5）。①漏出液（transudate）的特点：水肿液的相对密度低于1.015；蛋白质的含量低于2.5%（g/100 ml）；细胞数少于500/100 μl。②渗出液（exudate）的特点：水肿液的相对密度高于1.018；蛋白质含量可达3% ～ 5%（g/100 ml），是毛细血管通透性增高所致，多见于炎性水肿。

表6-5 漏出液与渗出液区别

项目	漏出液	渗出液
原因	非炎症反应性	炎症反应性
外观	淡黄、透明水样	浑浊、血性、脓性
比重	＜ 1.015	＞ 1.018
凝固性	不凝	自凝
蛋白定量（g/L）	＜ 25	＞ 40
细胞计数（10^6/L）	＜ 100	＞ 200
细胞分类	淋巴细胞为主	中性粒细胞为主
细菌	无	正常阳性

（2）水肿的皮肤特点：皮下水肿是全身性水肿和体表局部水肿常见的体征，易出现在组织疏松的部位（如眼睑、阴囊部）和身体的下垂部位（如足踝部）。局部一般表现为肿胀，弹性降低，皱纹浅平，温度降低，在皮下组织较少的部位以手指按压片刻，移开后可见凹陷，且经久不易复原，称为凹陷性水肿，又称为显性水肿。事实上，全身性水肿患者在出现凹陷之前已有组织液的增多，但此时用手指按压并无凹陷，又称为隐形水肿，这是由于机体的抗水肿能力在发挥代偿作用，即分布在组织间隙中的胶体网状物（化学成分是透明质酸胶原及黏多糖等）对液体的强大吸附能力和膨胀性。也就是说只有当组织间液体的积聚超过胶体网状物的吸附能力时，才游离出来形成游离态液体，当游离态液体积聚到一定量时，用手指按压该部位皮肤，游离的液体向周围散开，形成凹陷，数秒后凹陷自然平复。

（3）全身性水肿的分布特点：常见的全身性水肿是心性水肿、肾性水肿、肝性水肿。一般来说，心性水肿首先出现于低垂部位，肾性水肿首先表现为眼睑或面部水肿，肝性水肿则以腹水为多见。水肿液的这个分布特点主要与下列因素有关。

1）重力效应：毛细血管流体静压受重力影响，距心脏水平面垂直距离越远的部位，外周静脉压与毛细血管流体静压越高。所以，右心衰竭时体静脉回流障碍，首先表现为下垂部位的流体静压增高与水肿。

2）组织结构特点：一般来说，组织结构疏松、皮肤伸展度大的部位容易容纳水肿液；因此，肾性水肿由于不受重力的影响容易发生在组织疏松的眼睑部。

3）局部血流动力学因素参与水肿的形成：肝硬化时由于肝内广泛的结缔组织增生与收缩，以及再生肝细胞结节的压迫，肝静脉回流受阻，进而使肝静脉压和毛细血管流体静压增高，成为肝硬化时易伴发腹水的原因。

（4）水肿对机体的影响：除炎性水肿具有稀释毒素、运送抗体等抗损伤作用外，其他水肿对机体都有不同程度的不利影响。

1）引起细胞营养障碍：过量的液体在组织间隙中积聚，使细胞与毛细血管间的距离增大，增加了营养物质在细胞间的弥散距离。另外，受骨及包膜等限制的组织和器官，急速发生重度水肿时，常压迫微血管使营养血流减少，导致细胞变性，如脑水肿时的神经细胞水肿等。

2）导致组织、器官功能障碍：水肿对组织、器官功能活动的影响，取决于水肿发生的速度及程度。急速发展的重度水肿因来不及适应及代偿，可能引起比慢性水肿重得多的功能障碍。若为生命活动的重要器官，则可造成更为严重的后果。如脑水肿引起颅内压升高甚至脑疝常危及生命；喉头水肿可引起气道阻塞，严重者可因窒息而死亡；而双下肢水肿的影响较小。

4．肺水肿与脑水肿

（1）肺水肿：过多的液体积聚在肺组织内称为肺水肿（pulmonary edema）。水肿液可以积聚在肺间质，也可以积聚在肺泡腔。肺水肿的主要机制如下。

1）肺毛细血管流体静压增高：正常毛细血管流体静压平均为0.933 kPa（7 mmHg）。肺静脉回流受阻或肺血容量急剧增加，可使肺毛细血管流体静压增高，超过3.99 kPa（30 mmHg），即可导致肺水肿的发生。此型肺水肿见于：①左心衰竭，使肺静脉回流受阻；②严重休克，使肺静脉明显收缩及白细胞黏附嵌塞在微小静脉；③纵隔肿瘤，压迫肺静脉、左心房；④肺血容量急剧增加，如大量输入非胶体溶液。

2）肺毛细血管壁通透性增高：肺毛细血管内皮细胞因各种理化因素、生物因素等作用而受损，导致肺毛细血管壁通透性增高，见于大叶性肺炎、氧中毒等。

3）血浆胶体渗透压下降：能促进肺水肿的发生。肺组织具有强大的抗水肿的能力，当重度血浆胶体渗透压降低同时存在引起肺水肿的其他因素时，才能发生肺水肿。

4）肺淋巴回流障碍：肺间质纤维化或癌细胞肺淋巴道转移可导致淋巴管阻塞，也是引起或促进肺水肿发生的因素之一。

（2）脑水肿：指脑组织液体过多引起的脑体积增大、重量增加。根据脑水肿的发生原因、机制和部位不同，可分为三种类型。

1）血管源性脑水肿（vasogenic cerebral edema）：是脑水肿最常见的类型，主要是由于细菌毒素及氧自由基的直接损伤、炎症介质等因素的作用使脑毛细血管壁通透性增高，使组织间隙液体过多而导致水肿。此型脑水肿可见于脑外伤、颅内肿瘤、脑血管意外等。

2）间质性脑水肿（interstitial brain edema）：主要是先天性或后天性原因，压迫或阻塞导水管或脑室孔道引起的，如颅内肿瘤等。

3）细胞毒性脑水肿（cytotoxic brain edema）：多见于缺血或中毒引起的细胞损害。由于细胞膜的 Na^+-K^+-ATP 酶失活，细胞内水钠潴留，引起细胞（神经细胞、胶质细胞、内皮细胞）肿胀，细胞外间隙减少。此型水肿可同样累及灰质和白质。

5．防治的病理生理学基础

（1）防治原发病：如对心力衰竭、肾病综合征的预防和治疗。

（2）对症处理：对于全身性水肿，选用适当的利尿药，必要时限制水、钠的摄入；对于局部性水肿，可通过引流和改变体位缓解水肿。

三、高原环境对人体水、钠代谢的影响

处于高原环境，机体将调整水、钠、钾代谢平衡，以适应高原环境。这些代谢平衡的改变具有其特殊特征。

（一）高原环境下水代谢的改变

1．低温　高原低温环境下，机体散热量明显减少，这是交感神经兴奋，皮肤血管收缩引起皮肤血流量剧减，并且汗腺分泌减少而导致。机体深处静脉与动脉相伴分布，两者间进行热量交换，使部分热量运回至机体内部，降低了热量损失。由于外界环境低温，呼吸道的水蒸发也大为降低。

2．缺氧　高原环境的另一特点是低氧。当机体处于低氧环境下，机体的动脉血氧分压下降，可导致低氧血症。此时随着海拔高度上升而呼吸加快，以增加肺通气量，对抗低氧环境。然而肺通气量的增加导致从肺部丧失的水量也成倍增加，可导致机体脱水。高原缺氧还可引起头痛、厌食、饮水减少、呕吐等高原反应症状，从而改变水代谢平衡。

3．低气压与空气干燥　空气湿度对机体体表水分的蒸发具有重大影响。通常大气压是空气压力与水蒸气压力的总和。水蒸气压愈大，空气中水含量愈高，相对湿度越大。大气压随着海拔的升高而下降，水蒸气压也相应较低，从而形成高原环境的另一显著特征——气候干燥。在此环境下体表水分更易蒸发，呼吸道水分散失加重。高原环境的空气稀薄，气压低，对机体体表水分的蒸发具有促进作用，可引起体液容积发生变化，从而影响机体水代谢平衡。

4．太阳辐射　在高海拔地区，可因人体吸收太阳热量较平原地区大而获得过多的热量，为维持机体热能的恒定和体温的正常，汗液的蒸发量增加，从而影响机体水代谢平衡。

（二）高原环境下钠代谢的改变

高原环境下机体醛固酮分泌减少，心房利尿钠肽增加。醛固酮的减少，促使肾小管保钾排钠的作用减弱，肾小管重吸收 Na^+ 减少，同时心房利尿钠肽分泌的增多，促使肾排钠，引起机体缺钠。动物实验结果显示，急进高原，心房利尿钠肽水平增高降低了醛固酮对肾素、血管紧张素Ⅱ的反应性，使醛固酮处于低水平状态，这对急性高原适应有积极作用。当缺氧加剧时，细胞内 ATP 合成降低，使细胞膜上的钠 - 钾泵功能失调，

Na^+ 进入细胞，导致体内 Na^+ 分布改变，减少了血浆 Na^+ 浓度。

（三）高原肺水肿

高原肺水肿（high altitude pulmonary edema，HAPE）是指人体进入高原或从高原进入更高海拔地区时，由于高原缺氧导致肺动脉压突然升高、肺血容量增加、毛细血管内液体渗出至肺间质及肺泡而引起的以肺间质或肺泡水肿为特征的一种高原特发病，是一种非心源性肺水肿。通常是机体在 2 ～ 4 d 内上升到 3000 m 高原即可发生 HAPE，常与上升速度有关，发病率为 1% ～ 2%，部分快速上升到 4500 m 的人，发病率可达 10%，从高原下到平原再次返回高原时亦可发生。HAPE 发病个体差异很明显，具有上呼吸道疾患或感染者更易发生，有缩窄性肺循环如单侧肺动脉缺失者更加危险。本病发病急、进展快，救治不及时可导致死亡。

1．发病机制

（1）肺动脉压增高：①高原缺氧引起肺动脉不均一收缩，血液转移至收缩较弱的部位，导致该部位毛细血管内压增高；②高原缺氧引起血管内皮细胞损伤，内皮细胞分泌的扩血管物质 NO、PGI_2 减少，缩血管物质 ET、TXA_2 增多导致肺动脉压增高；③血管内皮细胞损伤引起局部血栓形成，导致血液转移至未被栓塞部位，造成该部位毛细血管内压增高。

（2）肺毛细血管通透性增高：①肺动脉压增高对血管造成机械性损伤；②缺氧时炎症细胞聚集，分泌炎症因子、活性氧等物质引起血管内皮细胞通透性增加，液体渗出增多。

（3）肺血容量增加：高原缺氧环境下，部分人会出现水、电解质代谢紊乱，导致水钠潴留引起肺血容量增加，这与 ADH 分泌增多、RAAS 活性增强、ANP 分泌减少相关。

2．临床表现

（1）症状：早期患者出现疲乏、全身无力、头痛、头昏、胸闷、心悸、气促、精神萎靡、神志恍惚等症状，继之出现咳嗽，咳出白色或黄色泡沫痰，重者咳出粉红色或血性泡沫痰，多至大量从鼻口涌出，患者烦躁不安，不能平卧，神志模糊以致昏迷。剧烈咳嗽、咳粉红色泡沫痰是其典型特征。

（2）体征：突出体征是肺部有湿啰音，重者双肺布满湿啰音，并伴痰鸣音，心音常被掩盖，轻者双肺或一侧肺底可闻及细湿啰音。患者颜面、口唇、甲床明显发绀，重者面色灰暗。

3．治疗

（1）早发现、早诊断、早治疗：最可靠有效的方法是立即下降海拔至少 1000 m，并绝对卧床休息，取斜坡卧位。

（2）吸氧是治疗的关键：强调早期给氧。吸氧 4 ～ 6 L/min，缓解后改为 2 ～ 3 L/min，注意吸氧后不能断然停氧，以免病情反复加重。高压氧舱治疗更为有效。

（3）应用硝苯地平等扩血管药物：硝苯地平等可降低肺动脉压，有效改善患者临床症状及体征，但对于伴有脱水或血压下降的患者应慎用。

（4）其他：可应用脱水药或利尿药减少肺血容量，应用糖皮质激素降低肺毛细血管通透性并提高机体应激能力。合并呼吸道感染者给予抗生素治疗。

（四）高原脑水肿

高原脑水肿（high altitude cerebral edema，HACE）是指人体急速进入高原或从高原迅速进入更高海拔地区，由于高原低压缺氧引起严重脑功能障碍，出现严重的神经精神症状、共济失调甚至昏迷的一种高原特发病。其特点是起病急骤，进展迅速，常合并高原肺水肿，多器官功能衰竭等，病死率高。高原脑水肿的发病率为 0.5% ～ 2%，高原缺氧是发生高原肺水肿的根本原因。

1．发病机制

（1）脑细胞能量代谢障碍：高原低氧使脑细胞代谢发生障碍，能量生成不足，细胞膜钠泵功能障碍，细胞内 Na^+ 增加导致细胞内渗透压增高，水分进入细胞内形成细胞内水肿。

（2）脑微血管通透性增高：低氧使脑微血管内皮细胞受损，微血管通透性增高，液体渗出形成间质性脑水肿。

（3）脑微循环流体静压增高：低氧导致脑血管扩张和脑血流量增加，同时高原低氧引起的机体水、电解质紊乱，导致水钠潴留，进一步增加脑血流量，使脑循环内流体静压升高，引起液体外渗。

2．临床表现　高原脑水肿的突出临床表现是意识丧失。患者在意识丧失前出现剧烈头痛、恶心、呕吐、烦躁不安、躁动、谵妄等症状，可出现发绀、呼吸困难、视物模糊、颈项强直或抵抗、对光反射迟钝、瞳孔散大、视盘水肿等体征。

3. 治疗　治疗原则包括卧床休息、吸氧、脱水、保护脑功能。在及时组织就地抢救的同时，应尽早转送患者至低海拔地区或平原，但在病情未稳定的情况下，严禁长途运送患者。

（1）一般治疗措施：患者必须绝对卧床休息，降低氧耗。

（2）吸氧：采用低浓度、低流量、持续给氧，以 2 ~ 4 L/min 为宜。

（3）药物治疗：脱水药可消除脑水肿，降低颅内压；糖皮质激素可减轻毛细血管和细胞膜的通透性及炎症反应，纠正水、电解质、酸碱平衡紊乱；抗生素可预防和控制感染；代谢类药物可促进脑细胞代谢及改善脑循环。

第三节　钾代谢紊乱

一、正常钾代谢及其生理功能

（一）钾的体内分布

K^+ 是细胞内分布的主要阳离子，K^+ 的平衡电位就是神经、肌肉细胞的静息膜电位。正常机体内钾的动态平衡和细胞内外钾的分布平衡对于维持细胞的正常代谢功能乃至机体生命活动极为重要。成人体内含钾总量为 50 ~ 55 mmol/kg，其中细胞内钾约占 90%，细胞内液钾浓度为 140 ~ 160 mmol/L；细胞外液钾约占 1.4%，细胞外液钾浓度为 3.5 ~ 5.5 mmol/L，细胞内外钾浓度差异十分显著，比例可达 35 ∶ 1。如此悬殊的细胞内外钾浓度差的形成，主要依靠细胞膜上的 Na^+-K^+-ATP 酶，通过消耗能量的主动转运过程来实现，每消耗 1 分子 ATP，从细胞内泵出 3 个 Na^+，同时泵入 2 个 K^+，从而保证 K^+ 成为细胞内液中的主要阳离子，Na^+ 成为细胞外液中的主要阳离子。另外骨钾约占总钾量的 7.6%，跨细胞液（消化液等）钾约占 1%。

（二）钾的平衡调节

人体钾的来源全靠食物获得。蔬菜、水果等天然食物中富含钾盐，成人每天随饮食摄入的钾为 40 ~ 120 mmol（2 ~ 4 g）。进入体内的钾，90% 约 4 h 后经肾从尿中排出，少量随粪便（5 ~ 10 mmol）、汗液（0 ~ 10 mmol）排出体外。从肾小球滤出的钾几乎全部在近曲小管重吸收，尿中排出的钾主要是远曲小管分泌的。肾排钾的特点是“多吃多排，少吃少排，不吃也排”。在钾摄入量极少甚至不摄钾的情况下，肾每天仍能排出 20 ~ 40 mmol 的钾，2 周后，每天还有 5 ~ 10 mmol 的钾排出。因此低钾血症是临床上常见的病理过程。

正常人摄入或静脉内输入钾后需经 15 h 左右，细胞内外钾才能达到平衡，而在病理情况下（如心力衰竭时），因 Na^+-K^+-ATP 酶活性降低，达到平衡所需要的时间则更长（约 45 h）。因此，低钾血症时补钾需要有耐心。钾的平衡主要是通过钾的跨细胞转移和肾调节两大基本机制来完成的。

1. 钾的跨细胞转移　钾的跨细胞转移的基本机制为泵 - 漏（pump leak）机制。泵指钠 - 钾泵，即 Na^+-K^+-ATP 酶，可逆浓度差将钾转运入细胞内；漏指钾顺浓度差通过各种钾通道流出细胞。影响细胞内外钾分布的主要因素如下。

（1）胰岛素：胰岛素促使钾转移到细胞内，主要通过活化细胞表面 Na^+-H^+ 逆向转运体，将细胞外的钠转运到细胞内，细胞内钠浓度升高又激活 Na^+-K^+-ATP 酶，将 Na^+ 泵出细胞外，K^+ 泵入细胞内。此外，胰岛素还可使 Na^+-K^+-ATP 酶合成增加，使葡萄糖转运体增多，间接使血钾降低。

（2）儿茶酚胺：儿茶酚胺对钾分布的影响因受体不同而异。兴奋 α 受体，能降低细胞对钾的摄取，促进钾自细胞内移出。兴奋 β 受体，可通过受体偶联的酪氨酸蛋白激酶信号通路激活细胞膜上 Na^+-K^+-ATP 酶，促进细胞摄取钾，使钾进入细胞内；儿茶酚胺还可促进糖原分解而刺激胰岛素分泌，间接促进钾进入细胞内。肾上腺素由于具有激活 α 和 β 两种受体的活性，其作用表现为首先引起一个短暂（1 ~ 3 min）的高钾血症，随后出现持续较长时间的血钾浓度轻度下降。

（3）血钾浓度：血钾浓度升高可直接激活 Na^+-K^+-ATP 酶，促进钾进入细胞内。相反，低钾血症时，钾从细胞内溢出以维持血钾浓度。

（4）酸碱平衡状态：酸中毒时，细胞外液 H^+ 浓度增加，为了维持细胞外液 pH 不变，H^+ 进入细胞内，交换出细胞内的 K^+，使细胞外液 K^+ 浓度升高。相反，碱中毒时，细胞外液 H^+ 浓度减小，细胞内 H^+ 代偿性地释出，给以补偿，为了维持体液电中性，必然同时换入相应量的 K^+，从而使细胞外液 K^+ 浓度降低。一般认为血液 pH 每升高或降低 0.1，血清钾浓度将降低或升高 0.6 mmol/L。因此，酸中毒时常伴有高钾血症，而碱中毒时则常伴有低钾血症。

（5）物质代谢状况：细胞在摄取葡萄糖合成糖原时，每合成 1 g 糖原约有 0.33 mmol 的钾进入细胞。细胞在摄取氨基酸合成蛋白质时，每合成 1 g 蛋白质约伴有 0.45 mmol 的钾进入细胞内。相反，在糖原和蛋白质分解过程中，细胞内释出相应量的钾。因此，在组织生长、创伤修复或长期应用胰岛素时，由于合成代谢增强，钾进入细胞增多，可能发生低钾血症。当组织破坏、溶血、肿瘤细胞坏死、挤压综合征时，钾可从细胞内释出，尤其当肾功能不全出现少尿或无尿时，容易发生高钾血症。

（6）渗透压与运动：细胞外液渗透压的急性升高可促进钾从细胞内移出，这可能是因细胞外液高渗引起水向细胞外移动时将钾也带出，且高渗引起的细胞脱水使细胞内钾浓度升高也促进钾外移。反复的肌肉收缩使细胞内钾外移，而细胞外液的钾浓度升高可促进局部血管扩张，增加血流量，这有利于肌肉的活动。运动所引起的血清钾升高通常是轻度的，但在极剧烈运动时，血清钾的升高也可非常迅速而明显。如在极限量运动时，血清钾可在 1 min 内升高至 7 mmol/L。

（7）机体总钾量：机体总钾量的不足或增高也可引起体内钾跨细胞分布的改变。一般来说，机体总钾量不足时，细胞外液钾浓度的下降比例大于细胞内液钾浓度的下降比例。必须注意的是，从绝对量上，细胞内液钾丢失量仍明显大于细胞外液的钾丢失量，但从相对量上比，细胞外液钾浓度下降量更显著，因此，$[K_i]/[K_o]$ 的比值增大，使静息膜电位的负值增大，甚至出现骨骼肌兴奋性的超极化阻滞。反之，体内总钾量过多时，通常也表现为细胞外液钾浓度相对较明显的升高。

此外，某些药物、毒物、细胞膜的损伤等病理因素亦会对钾的跨细胞转运产生明显影响。

2．肾对钾的排泄　肾排泄钾的过程可大致分为三个部分：肾小球的滤过、近曲小管和髓袢对钾的重吸收、远曲小管和集合管对钾排泄的调节。

钾可自由通过肾小球滤过膜，因此，除非发生肾小球滤过率的明显下降，肾小球滤过作用不会对钾的平衡产生影响。近曲小管和髓袢重吸收滤过钾量的 90% ～ 95%，该吸收比通常属非调节性吸收，即无论机体缺钾或钾过多，该段肾小管对钾的重吸收率始终维持在滤过钾量的 90% ～ 95%。对不断变动的钾摄入量，机体主要依靠远曲小管和集合管对钾的分泌和重吸收的调节维持体内钾的平衡。

远曲小管、集合管调节钾平衡的机制：根据机体的钾平衡状态，远曲小管、集合管既可向小管液中分泌排出钾，在极端高钾膳食的情况下，分泌排泄的钾量甚至可超过肾小球滤过的排钾量，也可重吸收小管液中的钾，最低可使终尿中的钾排出量降至肾小球滤过量的 1% 以下。

（1）远曲小管、集合管的钾分泌机制：正常情况下，大约有 1/3 的尿钾是由远曲小管和集合管分泌出来的。钾的分泌由该段小管上皮的主细胞（占上皮细胞的 90% 左右）完成。主细胞基底膜面的钠 - 钾泵将 Na^+ 泵入小管间液，而将小管间液的 K^+ 泵入主细胞内，由此形成的主细胞内钾浓度升高驱使钾被动弥散入小管腔中。主细胞的管腔面细胞膜对钾具有高度的通透性。影响主细胞钾分泌的因素通过以下三个方面调节钾的分泌：①影响主细胞基底膜面的钠 - 钾泵活性；②影响管腔面细胞膜对钾的通透性；③改变从血液到小管腔的钾的电化学梯度。

（2）集合管对钾的重吸收：由于正常膳食含有较丰富的钾，一般情况下，远曲小管和集合管对钾平衡的主要功能是分泌钾。只在摄钾量明显不足的情况下，远曲小管和集合管才显示出对钾的净吸收。该段小管对钾的重吸收主要由集合管的闰细胞（intercalated cell）执行。闰细胞的管腔面分布有氢 - 钾泵（H^+-K^+-ATP 酶），也称质子泵，向小管腔中分泌 H^+ 而重吸收钾。缺钾时，闰细胞肥大，腔面细胞膜增生，对钾的重吸收能力增强。

（3）影响远曲小管、集合管排钾的调节因素

1）细胞外液的钾浓度：细胞外液的钾浓度升高可明显增加远曲小管和集合管分泌钾的速率。其对主细胞分泌钾的三个调节机制都有促进作用：细胞外液钾浓度升高可刺激钠-钾泵的活性；增大管腔面细胞膜对钾的通透性；降低肾间质液钾浓度与小管细胞内液钾浓度的差，从而也减少小管细胞内液钾向肾间质的反漏。

2）醛固酮：醛固酮促进肾分泌钾的机制在于激活细胞膜上 Na^+-K^+- ATP 酶，通过消耗 ATP 的过程，重吸收钠增加，细胞内钠浓度增加，有利于肾小管上皮细胞内钾排入管腔；肾小管对钠重吸收增加，管腔内负电荷增大，有利于肾小管上皮细胞内的钾进入管腔；增加肾小管上皮细胞管腔膜上钾通道开放的数量。近年还证明醛固酮能促进机体由粪便和汗液排钾。

3）远曲小管和集合管中尿液的流速和流量：钾主要由远曲小管和集合管分泌排出，远端肾小管内液体流速及流量增加，如利尿药（呋塞米、依他尼酸、氢氯噻嗪、乙酰唑胺等）长期大量应用，可降低小管内液体中钾浓度，扩大肾小管中尿液和肾小管细胞内液中的钾浓度差，从而促进钾的分泌。

4）肾小管细胞管腔面跨膜电位：肾小管上皮细胞分泌 K^+ 受管腔膜面跨膜电位的影响，皮质集合管钾分泌细胞的正常跨膜电位（管腔负电位）为 –50 ～ –35 mV。当小管液中的 Na^+ 大量被重吸收，或管腔内滞留有大量不易吸收的阴离子，如 HCO_3^-、SO_4^{2-}、HPO_4^{2-}、乳酸根、乙酰乙酸根、β-羟丁酸根等，或肾小管上皮细胞内 K^+ 和 H^+ 浓度增高时，都可使跨膜电位差增大，促使肾小管上皮细胞内钾顺此电位梯度被分泌排出。

5）酸碱平衡状态：氢离子浓度升高可抑制主细胞的钠-钾泵，使主细胞分泌钾的功能受阻，因此，急性酸中毒时肾排钾减少；碱中毒时则肾排钾增多。但慢性酸中毒患者却常显示尿钾增多，其原因是慢性酸中毒可使近曲小管的水、钠重吸收受抑制，从而使远曲小管的原尿流速增大，该作用可超过 H^+ 对远曲小管、集合管主细胞钠-钾泵的抑制作用，从而出现慢性酸中毒时肾排钾反增多的现象。

3．结肠的排钾功能　正常时摄入的钾 90% 由肾排出，10% 的钾由肠道排出，该部分钾主要由结肠上皮细胞以类似于远曲小管上皮主细胞分泌钾的方式向肠道分泌，因此，结肠分泌钾量亦受醛固酮的调控。在肾衰竭、肾小球滤过率明显下降的情况下，结肠分泌钾量平均可达摄入钾量的 1/3（34%），成为重要排钾途径。

此外，汗液中也含有少量的钾，为 5 ～ 10 mmol/L，经汗的排钾量通常很少。但在炎热环境、重度的体力活动情况下，也可经皮肤丢失相当数量的钾。

（三）钾的生理功能

1．维持细胞新陈代谢　钾参与多种新陈代谢过程，与糖原和蛋白质合成有密切关系。细胞内一些与糖代谢有关的酶类，如磷酸化酶和含巯基酶等必须有高浓度钾存在才具有活性。

2．保持细胞静息膜电位　钾是维持细胞膜静息电位的物质基础。静息膜电位主要取决于细胞膜对钾的通透性和膜内、外钾浓度差。由于安静时细胞膜只对钾有通透性，随着细胞内钾向膜外的被动扩散，造成内负外正的极化状态，形成了静息电位。此电位对神经肌肉组织的兴奋性是不可缺少的。

3．调节细胞内外的渗透压和酸碱平衡　由于大量钾贮存于细胞内，不仅维持了细胞内液的渗透压和酸碱平衡，也因而影响了细胞外液的渗透压和酸碱平衡。

二、钾代谢紊乱

钾代谢障碍通常以血钾浓度的高低分为低钾血症和高钾血症。测定血钾可取血浆或血清，血清钾通常比血浆钾约高 0.4 mmol/L，这主要由凝血过程中血小板释放一定数量的钾所致。血清钾的正常值为 3.5 ～ 5.5 mmol/L。血清钾浓度基本上能反映体内钾的水平，但在异常情况下，两者之间并不一定呈现平行关系（如低钾血症型周期性瘫痪，有低钾血症，但机体可不缺钾），而临床上的症状和体征主要取决于血清钾浓度异常变化的速度和程度。所以钾代谢紊乱主要是指细胞外液中钾浓度的异常变化，尤其是血清钾浓度的变化。它包括低钾血症和高钾血症，是水、电解质代谢紊乱中的一种常见的病理过程。

（一）低钾血症

血清钾浓度＜3.5 mmol/L称为低钾血症（hypokalemia）。低钾血症时，机体的含钾总量不一定减少，如细胞外钾向细胞内转移时，就属于此种情况。但多数情况下，低钾血症常伴有体内钾总量的减少。

1．原因和机制

（1）摄入不足：由于天然食物富含钾，由钾摄入不足引起缺钾的病例较为罕见。只有在不能进食如胃肠道梗阻或昏迷，禁食如胃肠手术后，胃肠外营养时没有同时给予钾或补钾不够时，才会导致缺钾和低钾血症。

（2）排出过多

1）经消化道丢失：大量消化液丧失是小儿低钾血症最常见的原因，见于腹泻、呕吐、胃肠减压等。钾经消化道丢失的机制：①因消化液富含钾（唾液18.9 mmol/L，胃液14 mmol/L，肠液6.2～7.2 mmol/L，胆汁6.6 mmol/L，胰液4～5 mmol/L），消化液丧失即丢失钾；②大量丧失消化液导致血容量减少时，可引起醛固酮分泌增加，醛固酮可促使肾排钾增多；③滥用灌肠剂或缓泻剂，致胃肠道功能紊乱，钾在小肠的吸收减少；④呕吐时丢失酸性胃液使细胞外液呈代谢性碱中毒，钾进入细胞增多，且碱中毒时肾排钾也增多。

2）经肾丢失：这是成人失钾最重要的原因。这种情况常见于：长期大量的使用髓袢或噻嗪类利尿药。钾经肾丢失的机制：①利尿药抑制髓袢升支粗段及远曲小管起始部对氯和钠的重吸收，使到达远曲小管内的钠量增多，钠钾交换量随之增加，因而导致钾排泄量增多。②内、外源性渗透性利尿作用如高渗甘露醇等也可使机体失钾。③抑制近曲小管碳酸酐酶活性的利尿药也能通过使远曲小管中钠钾交换增多，促进钾排出。④肾小管性酸中毒，可由遗传性因素、肾实质疾病或药物导致的肾损害所引起，分远曲小管性酸中毒和近曲小管性酸中毒。远曲小管性酸中毒是集合管质子泵（H^+泵）功能障碍使H^+排泄和K^+重吸收受阻，致酸潴留而钾丢失；近曲小管性酸中毒是近曲小管重吸收HCO_3^-和K^+障碍所致，若再合并其他物质的重吸收障碍，则称为范科尼综合征（Fanconi syndrome），除尿钾和HCO_3^{2-}丢失过多外，还出现糖尿、氨基酸尿、磷酸盐尿等。⑤药物（如两性霉素）损害，可导致小管上皮对H^+的通透性增高，致使管腔液中的H^+反流回血中，加重酸中毒。⑥醛固酮分泌过多，如原发性醛固酮增多症、继发性醛固酮增多症、库欣综合征（Cushing syndrome）、异位性促肾上腺皮质激素分泌增多等时，肾排钾增多。⑦渗透性利尿，如急性肾衰竭的多尿期，糖尿病高血糖时所致的渗透性利尿，以及甘露醇的应用，随着远曲小管内尿液流速加快，导致尿钾增多；⑧镁缺失，因髓袢升支的钾重吸收有赖于肾小管上皮细胞的钠-钾泵，而此酶又需Mg^{2+}的激活，故缺镁时，可能因为细胞内Mg^{2+}不足而使此酶失活，钾重吸收障碍，引起钾丢失。⑨肾疾患，如肾盂肾炎等亦可使肾排钾增多；⑩远曲小管中难以重吸收的阴离子增多，如SO_4^{2-}、HPO_4^{2-}、HCO_3^-、β-羟丁酸、乙酰乙酸、青霉素及羧苄西林等在远曲小管液中增多时，可增大肾小管液的负电荷，带正电荷的钾易从肾小管上皮细胞内向管腔中转移，从而使钾分泌增多。

3）经皮肤丢钾：大量出汗，如在炎热环境下的剧烈体力活动，每天排汗量可达10 L以上，其累积缺钾量可在7～10 d达到500 mmol，为机体总钾量的1/8～1/7。

（3）钾向细胞内转移增多：因细胞外钾向细胞内转移而引起低钾血症，但体内总钾量未变，主要见于以下情况。

1）急性碱中毒：细胞外液钾急剧转入细胞内，因而可引起低钾血症。pH每上升0.1，血钾浓度可下降10%～15%。

2）糖原合成增强：如应用大剂量胰岛素治疗糖尿病酮症酸中毒时，血钾随葡萄糖大量进入细胞内以合成糖原，因而血钾降低。

3）β受体活动增强：增加细胞膜上钠-钾泵的活性，促进K^+进入细胞内。

4）毒物作用：某些毒物如钡、粗制棉籽油（主要毒素为棉酚）可引起钾通道的阻滞，使钾细胞外出受阻，钾在细胞内潴留而致细胞外低钾。

5）低钾血症型周期性瘫痪：是常染色体显性遗传疾病，常在剧烈运动、应激、给予胰岛素或肾上腺素时发作，钾突然进入细胞内使血浆钾浓度急剧下降，临床表现为周期性反复发作的肌麻痹。如不予治疗，6～48 h后钾返回细胞外，血浆钾浓度恢复正常，肌张力可自行恢复。其机制与骨骼肌细胞膜上电压门控钙通道的基因位点突变有关，基因突变导致一个组氨酸被精氨酸取代，使钙内流受阻，肌肉兴奋 - 收缩耦联障碍，因此患者出现瘫痪。此外，部分甲状腺毒症患者可出现与家族性低钾性周期性麻痹相似的临床表现。此类患者的低钾性麻痹是甲状腺素过度激活钠 - 钾泵，使细胞摄钾过多所致。

2．对机体的影响　低钾血症可引起机体功能代谢变化，其临床表现与血钾降低的速度、程度及机体的个体差异密切相关，一般而言，血浆钾浓度低于 2.5 ～ 3.0 mmol/L 时才出现严重的临床症状。低钾血症的临床表现也常被原发病和水、钠代谢紊乱所掩盖。慢性失钾者，虽然血钾浓度也降低，但临床症状不明显。低钾血症主要临床表现是神经和肌肉（横纹肌、平滑肌、心肌等）的功能障碍。

（1）对神经和骨骼肌的影响

1）维持神经和肌细胞静息电位：钾是维持神经和肌细胞静息电位的物质基础，静息膜电位的绝对值 $|E_m|$ 与细胞内外钾浓度比值［K_i］/［K_o］成正比，当急性低钾血症时，细胞外液钾浓度急剧下降，［K_i］/［K_o］增大，细胞内 K^+ 外流增多，使 E_m 负值增大，与阈电位 E_t 之间的距离 $|E_m - E_t|$ 增大，需要增加刺激强度才能引起兴奋，即细胞兴奋性降低，严重时甚至不能兴奋，引起肌肉松弛无力甚至麻痹，通常把这种因 $|E_m - E_t|$ 增大而导致可兴奋性细胞的兴奋性降低称为超极化阻滞。而慢性低钾血症由于病程缓慢，细胞内钾逐渐移至细胞外以代偿细胞外液低钾，使［K_i］/［K_o］变化不大，E_m 无明显变化，细胞兴奋性基本正常，不会出现肌肉松弛无力及麻痹。此外，低钾血症时出现的肌肉松弛无力也受血浆 Ca^{2+} 浓度及 pH 的影响。细胞外 Ca^{2+} 对骨骼肌细胞膜 Na^+ 内流有竞争性抑制作用，因此，血浆 Ca^{2+} 浓度增高时，Na^+ 内流受抑制，触发 Na^+ 快速内流而产生的 0 期去极化受影响，即阈电位上移，从而加大了 E_m 与 E_t 间的距离，膜兴奋性降低。相反，血浆 Ca^{2+} 浓度降低时，对细胞膜 Na^+ 内流的抑制作用减弱，阈电位下降，膜兴奋性增高。血浆 pH 升高时，兴奋性增加，pH 降低时，兴奋性降低（图 6-8）。

2）对中枢神经系统的影响：轻度低钾血症患者常表现为精神萎靡、神情淡漠、倦怠；重者有反应迟钝，定向力减弱，嗜睡甚至昏迷。其发生机制可能是：①低钾血症时脑细胞静息电位负值增大使兴奋性下降。②缺钾影响糖代谢，使 ATP

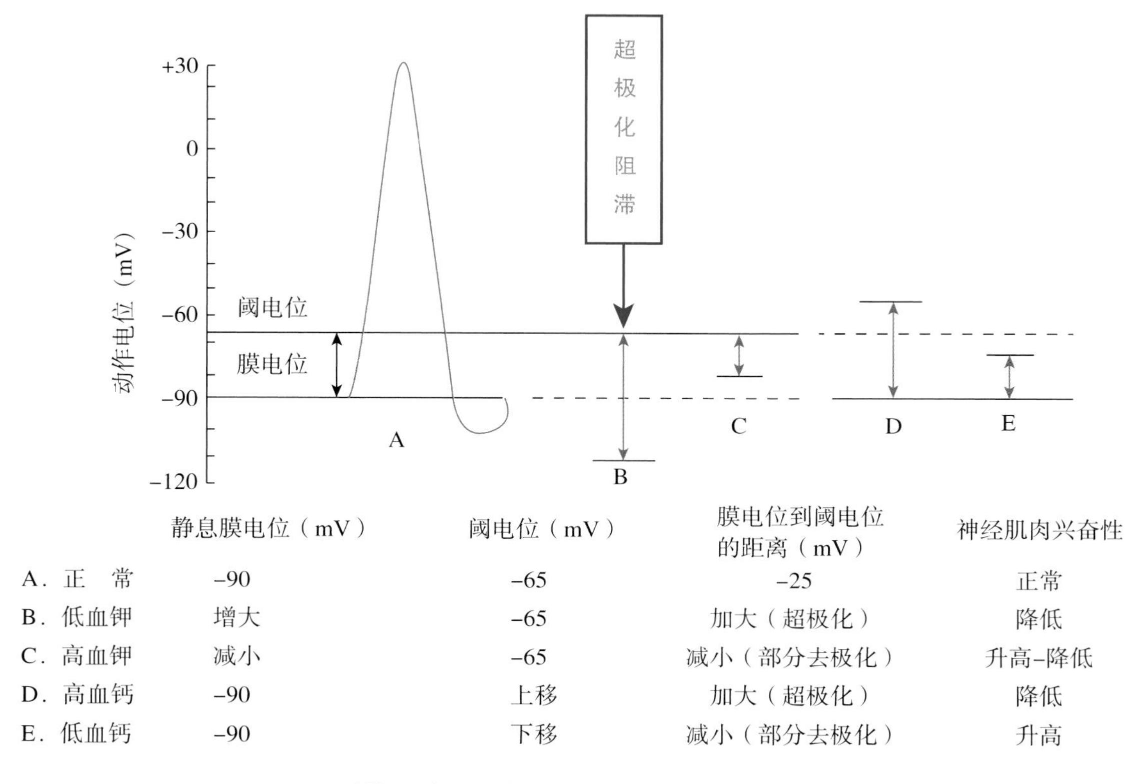

	静息膜电位（mV）	阈电位（mV）	膜电位到阈电位的距离（mV）	神经肌肉兴奋性
A．正　常	-90	-65	-25	正常
B．低血钾	增大	-65	加大（超极化）	降低
C．高血钾	减小	-65	减小（部分去极化）	升高-降低
D．高血钙	-90	上移	加大（超极化）	降低
E．低血钙	-90	下移	减小（部分去极化）	升高

图 6-8　低钾血症对骨骼肌细胞膜电位的影响及超极化阻滞

生成减少，影响脑细胞功能。③血清钾浓度降低，可使脑细胞膜钠 - 钾泵活性下降。

3）横纹肌溶解：钾对骨骼肌的血流量有调节作用。局部钾浓度增加可引起血管扩张，致使血流量增加。严重钾缺乏（血钾低于 2.5 mmol/L）患者，肌肉运动时不能从细胞释出足够的钾，以致发生缺血、缺氧而引起肌痉挛、缺血性坏死和横纹肌溶解，进而可能发生肾衰竭。此外，严重低钾血症时，发生横纹肌溶解还与肌肉代谢障碍有关。

4）对消化系统平滑肌的影响：低钾血症时平滑肌兴奋性下降，使胃肠道运动减弱，患者出现腹胀、厌食、恶心、呕吐等症状，严重时可发生麻痹性肠梗阻。其发生机制为低钾血症引起消化道平滑肌细胞超极化阻滞，ATP 的产生和利用发生障碍，从而导致收缩力下降。

慢性失钾时，如经胃肠道或肾失钾时则症状不明显，很少出现肌肉麻痹。这是因为当血清钾浓度缓慢下降时，随着细胞内外钾浓度差扩大，细胞内的钾有充分时间外移，以维持细胞内外钾浓度的正常比值。尽管此时细胞内外钾浓度均有所降低，但对静息膜电位影响不大，神经肌肉兴奋性几乎无改变，临床症状不明显。

（2）对心血管系统的影响：低钾血症可引起包括心室颤动在内的各种心律失常。一般认为，低钾血症引起心律失常的发病机制可能主要与低钾影响心肌电生理特性有关。

1）心肌兴奋性增高：急性低钾血症时，心肌细胞的静息电位减小，这可能是由于低血钾对膜静息钾通透性有抑制作用造成的。静息电位的减小使静息电位更接近阈电位，因而引起兴奋所需的阈刺激也小，即心肌细胞的兴奋性增高，细胞外钾浓度降低对钙内流抑制作用减弱，故钙内流加速，复极化 2 期（平台期）缩短，有效不应期缩短，心肌细胞钾电导降低所致的钾外流减慢，可使复极化 3 期（末期）延长，第二次 0 期去极化波可在第一次复极化完毕之前（膜处于部分去极化状态）到达。心电图上可见代表复极化 2 期的 S-T 段压低，相当于复极化 3 期的 T 波压低并增宽。超常期延长反映在 T 波后出现明显的 U 波（图 6-9）。

2）心肌传导性降低：低钾血症时因心肌静息电位减小，故去极化时钠内流速度减慢，0 期去极化的速度减慢，幅度变小，因而心肌传导性降低

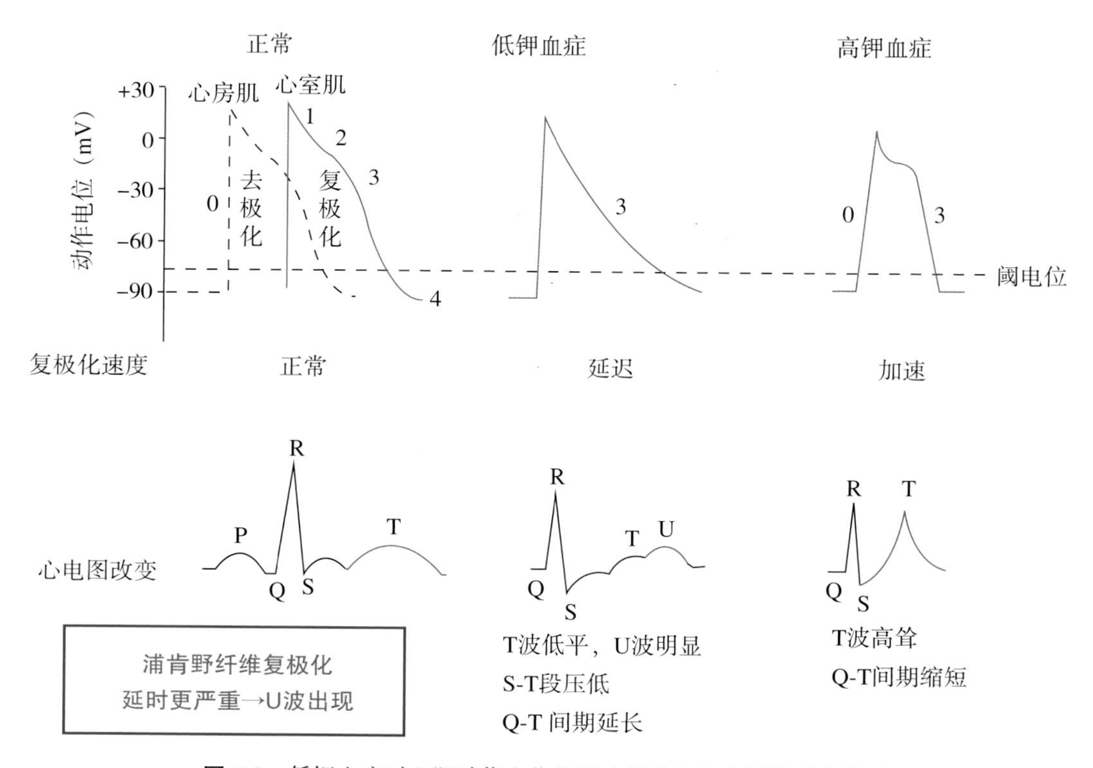

图 6-9 低钾血症对心肌动作电位的影响及其与心电图的对应关系

（图 6-10）。

心电图变化有：① QRS 综合波增宽：QRS 综合波是由快速传导的去极化波扩布到整个心室所产生，相当于心室肌动作电位的升支（0 期）和早期下降支（1 期），此综合波增宽起因于心室肌传导性降低。② P - R 间期延长：这表明去极化波从心房传到心室所需的时间延长。

3）心肌自律性增高：低钾血症时心肌细胞膜钾电导降低，故舒张中期钾外流减慢而持续性的钠内流相对加速。因此，房室束 - 浦肯野纤维系统等组织的快反应细胞在 4 期（舒张期）的自动去极化加速，故自律性增高。

4）心肌收缩能力先增强后减弱：细胞外液的 K^+ 与 Ca^{2+} 在心肌细胞膜上相互竞争抑制，低钾血症时，K^+ 对 Ca^{2+} 的抑制减弱，在复极化 2 期 K^+ 外流减慢，Ca^{2+} 内流增多并加速，心肌细胞内钙浓度增加，兴奋 - 收缩耦联加强，心肌收缩能力增强。但在重症、慢性低钾血症时，由于心肌细胞内缺钾，从而影响心肌细胞的代谢，使心肌收缩能力减弱。

故低钾血症时，心电图的主要表现有：T 波压低、增宽、倒置，为复极化 3 期延长之故；T 波后出现高大的 U 波，一般认为与超常期延长有关；S-T 段压低，是因为 2 期一时性 Ca^{2+} 内流加速，促进了一时性 K^+ 外流，导致的复极化 2 期加速；Q-T 或 Q-U 间期延长，P-R 间期或 P-Q 间期延长，QRS 综合波增宽都是心肌传导性降低所致，反映了心肌细胞兴奋的扩布减慢。心肌自律性增高使心率增快并可导致异位心律，其中低平增宽的 T 波后出现明显的 U 波，以及 S-T 段压低为低钾血症或缺钾的特征性心电图表现（图 6-9）。

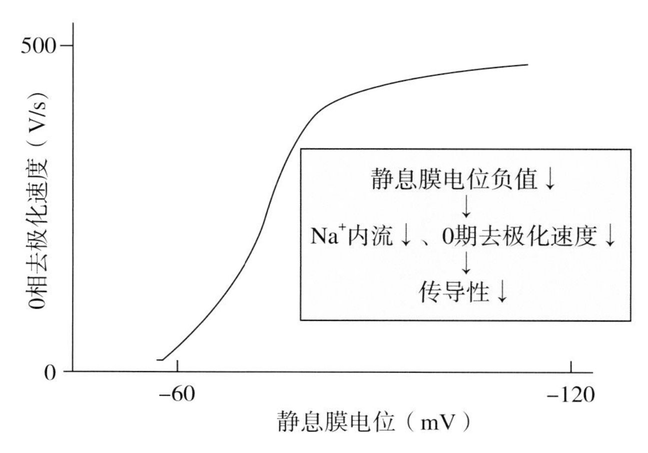

图 6-10 低钾血症对心肌传导性的影响

5）病理生理学损害：低钾血症对心肌生理特性的影响表现出较典型的病理生理学损害。①心律失常：由于自律性增加，可出现窦性心动过速；异位起搏的插入而出现房性或室性期前收缩，多源性或室性心动过速，严重者出现心室扑动或颤动，再加上兴奋性升高，3 相复极化延缓所致的超常期延长更促进了心律失常的发生。②对洋地黄类强心药物毒性的敏感性增高：洋地黄是治疗心力衰竭的一类主要强心药，而心力衰竭患者常因摄入不足或使用利尿药等引起缺钾和低钾血症。低钾血症时，洋地黄与钠 - 钾泵的亲和力增高，会明显增大洋地黄致心律失常的毒性作用，明显降低其治疗效果而增大其毒性作用。

（3）对肾的影响

1）功能变化：① 尿浓缩功能障碍。缺钾时集合管和远曲小管上皮细胞受损，抗利尿激素虽能与肾小管上皮细胞膜受体结合并激活腺苷酸环化酶，但 cAMP 生成不足，故发生水的重吸收障碍；缺钾时髓袢升支粗段对 NaCl 的重吸收障碍，妨碍了髓质渗透梯度的形成而影响对水的重吸收，因而可导致多尿和低比重尿。②低钾血症时，肾小管上皮细胞 NH_3 生成增加，近曲小管对 HCO_3^- 重吸收增强，这是低钾血症时引起碱中毒的原因之一。

2）形态结构的变化：人体钾缺乏时，近端小管上皮细胞发生空泡变性，偶尔也见于远端肾小管上皮细胞。此外，还可见到间质纤维化和小管萎缩或扩张。

（4）对酸碱平衡的影响：低钾血症患者的酸碱平衡状态与原发疾病或引起低钾血症的原因有关。例如，当原发疾病为肾小管性酸中毒，或引起缺钾的原因为腹泻时，患者可伴有代谢性酸中毒；当引起缺钾的原因是长时间应用高效能利尿药如呋塞米、依他尼酸时，患者可出现代谢性碱中毒。但是，缺钾和低钾血症本身往往倾向于引起代谢性碱中毒。

1）低钾血症时（原因为细胞外钾向细胞内转移者除外），细胞内钾向细胞外释出，细胞外的 H^+ 转移入细胞内，从而使细胞外液 H^+ 浓度降低。

2）缺钾时肾分泌 H^+ 和重吸收 HCO_3^- 增多，同时排氯增多，机体缺氯就可引起代谢性碱中毒。碱中毒时，尿液一般呈碱性，但在缺钾等引起的代谢性碱中毒时，因缺钾肾小管上皮细胞 Na^+-K^+

交换减少，促进 H^+-Na^+ 交换增强，导致肾分泌 H^+ 增多，尿液呈酸性。此种状况称为“反常性酸性尿”（paradoxical acidic urine）。

（5）对糖代谢的影响：低钾血症可引起轻度血糖升高，因为低钾血症能引起胰岛素分泌减少或作用减弱，同时，血浆钾浓度降低可直接增高血糖。

3．防治的病理生理学基础

（1）消除病因，积极治疗原发病。尽快恢复患者的饮食和肾功能。

（2）补钾：如果低钾血症严重或出现明显的临床症状如心律失常或肌肉瘫痪等，应及时补钾。

补钾最好口服，因恶心、呕吐等原因不能口服者或病情严重时，才考虑静脉滴注补钾。静脉滴注补钾一般应注意以下事项：一般当每天尿量大于 500 ml 时，才可静脉补钾，每小时滴入量以 10 ～ 20 mmol 为宜；每天滴入量不宜超过 120 mmol；输入液中钾浓度不得超过 40 mmol/L 。

细胞内缺钾恢复较慢，有时需补钾 4 ～ 6 d 后细胞内外的钾才能达到平衡，严重病例需补 10 ～ 15 d 以上。因此，治疗钾缺乏勿操之过急。

（3）积极治疗并发症：引起低钾血症的原因中，有不少可以同时引起水、钠、镁等的丧失，应及时检查，一经发现应积极处理。

（二）高钾血症

血清钾浓度 > 5.5 mmol/L，称为高钾血症（hyperkalemia）。但有时血清钾浓度增高并不意味体内钾的含量也相应增高，在体内钾含量减少时，血清钾浓度也可能升高。此外还需注意假性高钾血症的发生。其临床常见的原因是血标本处理不当，损伤了大量红细胞、白细胞和血小板，引起细胞内的钾大量释放入血清而导致血清钾测定浓度增高。

1．原因和机制

（1）钾输入过多：静脉补钾量过多，速度过快，或静脉输注大量库存血或大剂量青霉素钾盐时，特别是在肾功能低下时易发生高钾血症。经胃肠道摄入钾过多往往不会发生高钾血症。

（2）肾排钾减少：是引起高钾血症的最主要原因。

1）肾小球滤过率减少：急性肾衰竭患者出现少尿或无尿、慢性肾衰竭末期、休克、严重腹水、出血等均可因肾小球滤过率减少或肾小管排钾功能障碍而导致血钾升高。

2）盐皮质激素缺乏：醛固酮的主要作用是促进远曲小管和集合管对 Na^+ 的重吸收和 K^+、H^+ 的分泌。醛固酮分泌减少或作用减弱时，经常发生高钾血症。临床上常见于肾上腺皮质功能减退和双侧肾上腺切除，还可见于醛固酮减少症（hypoaldosteronism）和Ⅳ型肾小管性酸中毒。产生醛固酮减少症的原因很多，可以是低肾素性的或原发性合成障碍（先天性合成酶缺乏）、醛固酮抵抗。Ⅳ型肾小管性酸中毒是醛固酮分泌不足或肾小管上皮细胞对其反应性降低所引起。

3）长期应用保钾利尿药。螺内酯和氨苯蝶啶等抗醛固酮利尿药，具有抑制肾小管对醛固酮反应的作用。

（3）钾移出细胞外过多

1）酸中毒：酸中毒时，细胞外液中的 H^+ 进入细胞内被缓冲，为了维持体液电中性，同时有细胞内的 K^+ 和 Na^+ 被释放到细胞外。酸中毒还可引起肾小管上皮细胞内 H^+ 浓度增加，致使 H^+-Na^+ 交换增多，抑制 Na^+-K^+ 交换，从而导致高钾血症。pH 每降低 0.1，血清钾约升高 0.6 mmol/L。这在高氯性代谢性酸中毒时表现得比较明显，而在有机酸增多的代谢性酸中毒或呼吸性酸中毒时，血钾升高相对较弱。

2）组织缺氧：严重缺氧时，ATP 生成不足，细胞膜钠 - 钾泵功能障碍，非但细胞外液中的钾不能泵入细胞，而且细胞内液中的钾可大量外流，引起高钾血症。

3）高血糖合并胰岛素不足：这见于糖尿病。正常人高血糖刺激胰岛素分泌反可使血钾降低，但糖尿病患者胰岛素缺乏、高血糖造成的高渗和糖尿病常常伴随的酮体增高性酸中毒都促进钾外移，使血钾升高。

4）大量溶血和组织坏死：如异型输血、严重创伤（挤压综合征）等情况时，组织受损使细胞内钾大量释出。若伴有肾功能不全，即可发生高钾血症。

5）药物：如 β 受体阻断药、洋地黄类药物中毒等通过干扰钠 - 钾泵的功能妨碍细胞摄钾。骨骼肌松弛药氯琥珀胆碱则可增大骨骼肌膜的钾通透性，使钾外漏增多。

2．对机体的影响　高钾血症对机体的影响主要表现为心律失常和肌无力，但严重的高血钾性瘫痪较少见，在血钾水平升高尚未导致瘫痪之前，患者已因致命性的心律失常或心搏骤停而死亡。

（1）对神经和肌肉组织的影响

1）急性高钾血症：轻症时（血清钾浓度 5.5 ~ 7.0 mmol/L），由于细胞外液钾浓度上升，$[K_i]/[K_o]$ 比值减小，静息期细胞内钾外流减少，$|E_m|$ 减小，与阈电位间的距离缩短，较弱的刺激便能引起兴奋，细胞兴奋性增高，表现为四肢感觉异常，肌肉疼痛、肌震颤等症状。重症时（血清钾浓度 7 ~ 9 mmol/L），由于 $[K_i]/[K_o]$ 比值减小，静息期细胞内钾外流明显减少，使 E_m 与 E_t 水平接近，当 $E_m - E_t \approx 0$ 时细胞膜快钠通道失活，细胞处于去极化阻滞状态，不能兴奋，表现为肌肉软弱无力，弛缓性麻痹（图 6-11）。

2）慢性高钾血症：由于病程缓慢，通过代偿 $[K_i]/[K_o]$ 变化不大，$|E_m|$ 无明显变化，很少出现神经肌肉的症状。

（2）对心脏的影响：高钾血症对患者最主要的危险是其心脏毒性作用，引起各种心律失常，尤其是重症高钾血症，可引起心室颤动和心搏骤停，最为凶险。

1）对心肌兴奋性的影响：与高钾血症对神经肌肉兴奋性的影响相似，在血钾浓度迅速轻度升高（血清钾 5.5 ~ 7 mmol/L）时，心肌细胞静息电位也轻度减小，引起兴奋所需的阈刺激也较小，即心肌兴奋性增高。当血钾浓度迅速显著升高（血清钾 > 7 ~ 9 mmol/L）时，由于静息电位过小，心肌兴奋性也将降低甚至消失。

高钾血症时心肌细胞膜的钾通透性明显增高，故钾外流加速，复极化（3 期）加速。因此，动作电位时间和有效不应期均缩短，但由于细胞外高钾抑制钙在 2 期内流，故 2 期有所延长。心电图显示相当于心室肌复极化的 T 波狭窄高耸，相当于动作电位时间的 Q-T 间期缩短（图 6-12）。

2）对心肌传导性的影响：高钾血症时，由于静息电位减小，故动作电位 0 期（去极化）的幅度变小，速度减慢，因而兴奋的扩布减慢，即传导性降低。心房内、房室间或心室内均可发生传导延缓或阻滞。心电图上相当于心房去极化的 P 波压低、增宽或消失；相当于房室传导的 P-R 间期延长，相当于心室去极化的 R 波降低；相当于心室内传导的 QRS 综合波增宽。

3）对心肌自律性的影响：高钾血症时心肌细

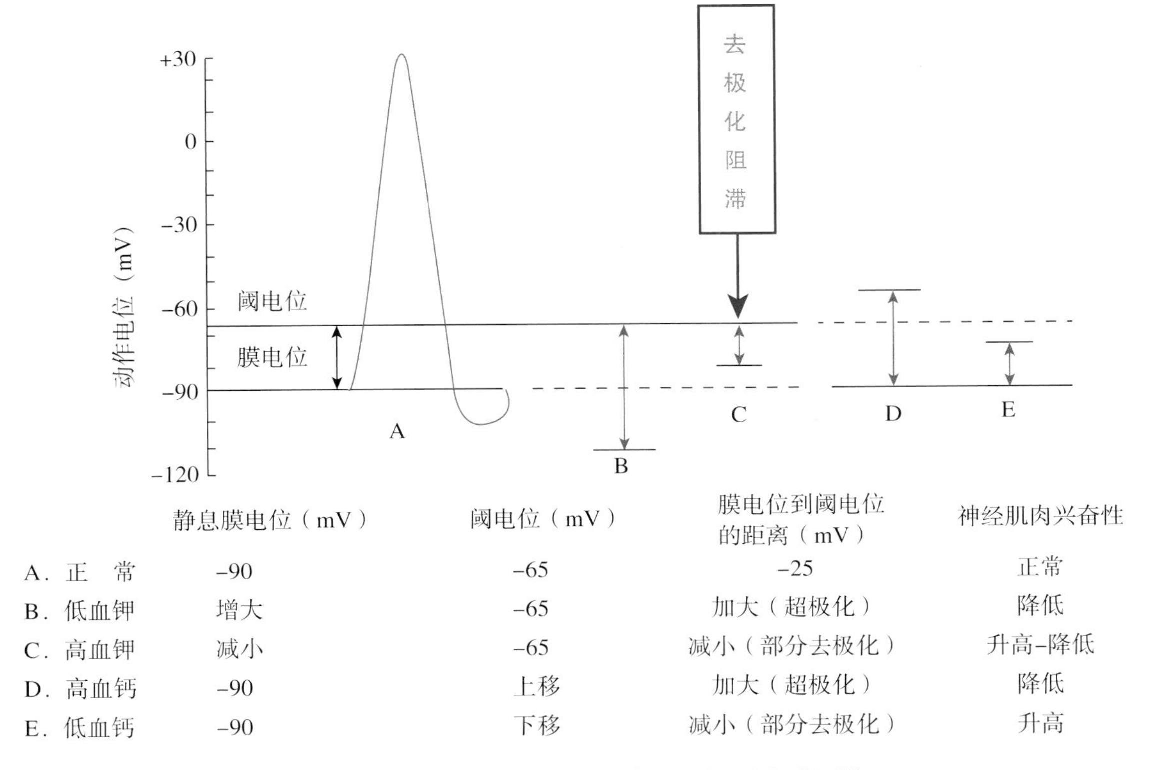

	静息膜电位（mV）	阈电位（mV）	膜电位到阈电位的距离（mV）	神经肌肉兴奋性
A. 正　常	−90	−65	−25	正常
B. 低血钾	增大	−65	加大（超极化）	降低
C. 高血钾	减小	−65	减小（部分去极化）	升高–降低
D. 高血钙	−90	上移	加大（超极化）	降低
E. 低血钙	−90	下移	减小（部分去极化）	升高

图 6-11 高钾血症对骨骼肌膜电位的影响及去极化阻滞

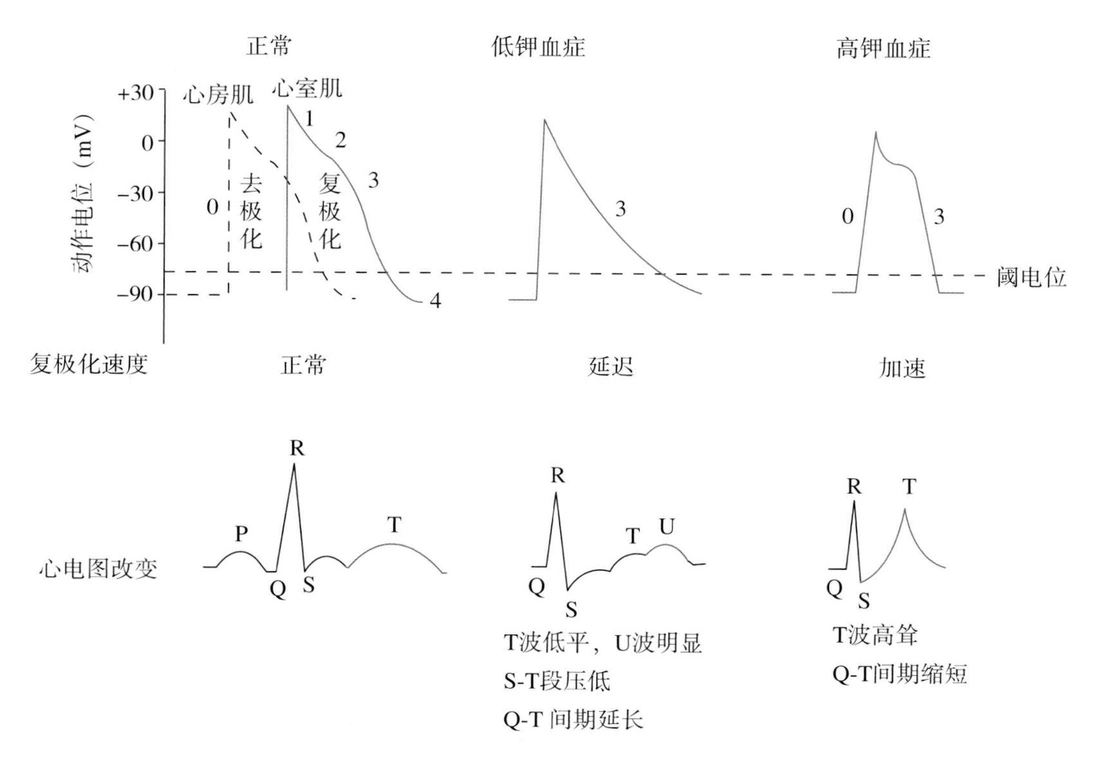

图 6-12 高钾血症对心肌动作电位的影响及其与心电图的对应关系

胞膜的钾通透性增高，故在到达最大复极电位后，细胞内钾的外流比正常时加快而钠内流相对减慢，因而自动去极化减慢，自律性降低。

4）心肌收缩能力减弱：高钾血症时，K^+ 对 Ca^{2+} 的抑制增加，在复极 2 期 K^+ 外流加速，Ca^{2+} 内流减少，心肌兴奋 - 收缩耦联减弱，心肌收缩能力减弱。

因此，高钾血症心电图改变为早期 T 波高尖，基底狭窄，Q-T 间期缩短，随后由于心肌传导性明显下降，P 波和 QRS 波振幅降低，间期增宽，S 波增深，心房去极化的 P 波因传导延缓变得低平，严重时无法辨认，出现 P 波消失。由于自律性降低，可出现窦性心动过缓，窦性停搏；由于传导性降低，可出现各类型的传导阻滞，如房室、房内、室内传导阻滞等；因传导性、兴奋性异常等的共同影响可出现折返激动，导致心室颤动。

（3）对酸碱平衡的影响：高钾血症时细胞外 K^+ 浓度升高，细胞外 K^+ 内移，而细胞内 H^+ 移向细胞外；而此时肾小管上皮细胞内 K^+ 浓度升高，H^+ 浓度降低，使肾小管 K^+- Na^+ 交换增强，H^+- Na^+ 交换减弱，尿排出 K^+ 增加，排 H^+ 减少，因此高钾血症常伴有代谢性酸中毒。酸中毒时机体应排酸性尿，但此时为维持血钾的平衡，排出的尿液呈碱性，因而称为"反常性碱性尿"（paradoxical alkaline urine）。

（4）其他：血浆钾浓度的显著升高，能直接刺激胰岛素释放；能使血浆肾上腺素水平升高；还可以导致代谢性酸中毒。

钾代谢紊乱的原因和对机体的影响如表 6-6 所示。

3．防治的病理生理学基础

（1）防治原发疾病，去除引起高钾血症的原因。

（2）降低血钾的常用方法

1）葡萄糖和胰岛素同时静脉注射使钾向细胞内转移；应用碳酸氢钠不仅可以提高血液 pH 而促进 K^+ 进入细胞内，而且 Na^+ 还能拮抗 K^+ 对心肌的毒性作用。

2）使钾排出体外：阳离子交换树脂聚磺苯乙烯钠（sodium polystyrene sulfonate）经口服或灌肠后，能在胃肠道内进行 Na^+-K^+ 交换而促进体内钾的排出。对于严重高钾血症患者，可用腹膜透析或血液透析（人工肾）移出体内过多的钾。

（3）注射钙剂和钠盐：高钾血症可采用静脉注射钙剂和钠盐以改善心肌电生理特性。

表6-6　钾代谢紊乱的原因和对机体的影响

项目	低钾血症	高钾血症
钾的摄入	不足：不能进食或禁食，胃、肠外给予钾溶液	过多：常为医源性，尤其肾功能不全时较快补钾
钾的丢失	过多：呕吐、腹泻、肠瘘；使用保钠、渗透性利尿药；肾功能不全、间质性肾疾患；醛固酮增多	减少：肾衰竭和某些肾疾患；肾上腺皮质功能不全；应用保钾利尿药
钾分布异常	细胞外液钾进入细胞内：碱中毒、胰岛素治疗、家族性周期性麻痹	细胞内钾逸出细胞外：酸中毒、严重缺氧、周期性瘫痪、溶血或严重组织细胞损伤、使用洋地黄
临床表现	软弱无力，软瘫，呼吸肌麻痹	肌肉震颤、肌痛、肌肉软弱、弛缓性麻痹
心肌自律性	增高	降低
心肌兴奋性	增高	轻度：增高；重度：降低
心肌传导性	降低	降低
心肌收缩能力	增高	降低
心电图特点	P-R 间期延长；QRS 综合波增宽；S-T 段压低；T 波低平、U 波明显；Q-T 间期延长	P 波低、宽；P-R 间期延长、QRS 波增宽；S-T 段上抬；高 T 波；Q-T 间期缩短
临床特征	心率加快、心律失常或发生心室颤动	心律失常（心室颤动）或心脏停搏
酸碱平衡	继发代谢性碱中毒（酸性尿）	继发代谢性酸中毒（碱性尿）
消化道	肠蠕动减弱、腹胀、麻痹性肠梗阻	肠绞痛、腹泻
治疗	治疗原发病、口服补钾	注射钠盐、钙剂拮抗高钾，给胰岛素、葡萄糖降血钾

（4）限制钾的摄入。

三、高原环境对人体钾代谢的影响

高原环境下机体钾代谢出现变化。通常机体钾的水平处于正常范围内，部分人群血钾水平降低。这是由于高原缺氧时，醛固酮分泌反应迟钝，醛固酮分泌增加，肾排钾增多；同时高原低氧通气反应增强，呼吸性碱中毒，促使钾从细胞外转移至细胞内，肾排钾量增多。此外少部分人群的高原反应出现恶心、呕吐、厌食、腹泻等消化道症状，钾摄入不足或排出增多。

部分研究发现，当进入高原后，部分人群的血钾呈现增高的现象，可能与缺氧时肝糖原和肌糖原的分解增多有关，钾随糖原分解而进入血液，造成高钾血症。

目前认为，高原环境下，机体血钾含量的变化规律与其高原环境的适应能力有关。例如，缺氧较轻时，通过机体的代偿机制，可使钾代谢维持正常水平。当进入海拔较高的地区，且机体耐受力较低时，可出现急性高原反应，钾摄入减少或排出增多，机体钾代谢可能出现负平衡。如果高原缺氧十分严重，机体分解代谢增强，细胞膜 ATP 酶活性明显改变，可出现高钾血症。

（吴　穹　邢永华）

参考文献

[1] 陈主初. 病理生理学. 北京：人民卫生出版社，2005.

[2] 吴立玲. 病理生理学. 北京：北京大学医学出版社，2008.

[3] 王建之. Pathophysiology. 北京：科学出版社，2006.

[4] 金惠铭. 病理生理学. 7版. 北京：人民卫生出版社，2008.

[5] Halperin ML，Goldstein MB. Fluid，electrolyte，and acid-base physiology. 3rd edition. Beijing：Science Press/Harcourt Asia/W. R Saunders，2001.

[6] Heidari L，Winquist A，Klein M，et al. Environmental research and public health susceptibility to heat-related fluid and electrolyte imbalance emergency department visits in Atlanta，Georgia，USA. International Journal of Environmental Research and Public Health，2016，13（10）：982.

[7] El-Sherif N，Turitto G. Electrolyte disorders and arrhythmogenesis. Cardiol J，2011，18（3）：233-245.

[8] Palmer BF, Clegg DJ. Physiology and pathophysiology of potassium homeostasis. Adv Physiol Educ, 2016, 40 (4): 480-490.
[9] Hoppe LK, Muhlack DC, Carr PR, et al. Association of abnormal serum potassium levels with arrhythmias and cardiovascular mortality: a systematic review and meta-analysis of observational studies. Cardiovascular Drugs Therapy, 2018, 32 (2): 197-212.
[10] Jesse Goldman, Gautam S, Choure. Metabolic disturbances of acid-base and electrolytes. critical care study guide. Springer New York, 2010: 691-713.
[11] Lee JW. Fluid and electrolyte disturbances in critically ill patients. Electrolyte Blood Press, 2010, 8 (2): 72-81.

第七章

酸碱平衡与酸碱平衡紊乱

机体的组织、细胞必须具有适宜的酸碱度才能维持正常的代谢和生理功能，满足正常的生命活动。细胞外体液酸碱度的相对恒定是维持内环境稳定的重要机制之一。正常情况下，机体摄入一些酸性或碱性的食物，在代谢过程中也会不断产生酸性或碱性物质，但体液的酸碱度依靠体内的一系列缓冲和代偿调节仍能维持相对的稳定，不同部位的体液维持着不同的pH（表7-1），动脉血pH保持在7.35 ~ 7.45（平均7.40）这一狭窄的范围内。这种机体维持体内酸碱相对稳定的过程称为酸碱平衡（acid-base balance）。在病理情况下，因酸碱超负荷和（或）调节机制障碍会导致体内酸碱稳态破坏称为酸碱平衡紊乱（acid-base disturbance）或酸碱失衡（acid-base imbalance）。

表7-1 人体不同部位体液pH

体液	pH
胃液	1.00 ~ 3.00
脑脊液	7.31 ~ 7.34
尿液	5.00 ~ 6.00
胰液	7.80 ~ 8.00
动脉血	7.35 ~ 7.45

第一节 酸和碱的概念及调节

一、酸和碱的概念

在化学反应中，凡能释放H^+的物质，称为酸（acid），如H_2CO_3、HCl、NH_4^+、H_2SO_4等；凡能接受H^+的物质称为碱（base），如OH^-、HCO_3^-、NH_3、SO_4^{2-}等。酸释放出H^+的同时必然形成一种碱，称为共轭碱；碱接受H^+的同时，必然形成一种酸，称为共轭酸。因此，酸总是与相应的碱形成一个共轭体系。如：

$$H_2CO_3 \rightleftharpoons H^+ + HCO_3^-$$

$$H_2PO_4^- \rightleftharpoons H^+ + HPO_4^{2-}$$

$$NH_4^+ \rightleftharpoons H^+ + NH_3$$

$$HPr \rightleftharpoons H^+ + Pr^-$$

蛋白质（Pr^-）在体液中可与H^+结合成为蛋白酸（HPr），所以蛋白质也是一种碱。

二、体液中酸、碱性物质的来源

人体内的酸、碱性物质可以来自体内细胞的分解代谢，也可从体外少量摄取。在普通膳食条件下，体内产生的酸性物质要远远超过碱性物质。

（一）酸性物质的来源

酸性物质主要由体内代谢产生。

1．物质代谢的终产物主要是酸　糖、脂肪和蛋白质在其分解代谢过程中，氧化的最终产物主要是CO_2和H_2O，二者结合生成碳酸（H_2CO_3），这是机体分解代谢过程中产生最多的酸性物质。H_2CO_3可分解成H^+和CO_2，CO_2以气体形式从肺排出体外，所以称为挥发性酸（volatile acid）。其反应式如下。

$$CO_2 + H_2O \rightleftharpoons H_2CO_3 \rightleftharpoons H^+ + HCO_3^-$$

CO_2和H_2O结合为H_2CO_3的可逆反应虽可自发地进行，但主要是在碳酸酐酶（carbonic anhydrase，CA）的作用下进行，碳酸酐酶主要存在于红细胞、肾小管上皮细胞、肺泡上皮细胞、胃肠黏膜上皮细胞等。

组织细胞代谢产生CO_2的量相当可观。在安静状态下，正常成人每天可产生300 ~ 400 L的CO_2，如果全部与H_2O生成H_2CO_3，相当于每天释放15 mol左右的H^+。任何使机体代谢率增加的因素（如运动、发热等）均可导致CO_2的产生增加，通过肺的调节增加CO_2呼出。通常将肺对CO_2呼出量的调节称为酸碱呼吸性调节。

2．物质代谢的中间产物组成非挥发性酸　不能以气体形式由肺呼出而只能通过肾由尿排出的酸性物质称为非挥发性酸（involatile acid），又称固定酸（fixed acid）。如蛋白质分解代谢产生的硫酸、磷酸、尿酸等，糖酵解产生的甘油酸、丙酮酸和乳酸，脂肪分解代谢产生的乙酰乙酸、β-羟丁酸等。一般情况下，蛋白质的分解代谢是非挥发性酸的主要来源，体内非挥发性酸的生成量与食物中蛋白质的摄入量成正比。成人每天由非挥发性酸所释放的 H^+ 仅 50 ~ 100 mmol，与每天产生的挥发性酸相比要少得多。

3．外源性非挥发性酸 机体有时会摄入一些酸性食物（如乙酸等）或服用酸性药物（如氯化铵、水杨酸等），成为酸性物质的另一来源，但其量相对较少。

（二）碱性物质的来源

体内碱性物质主要来自食物，特别是蔬菜、瓜果中所含的有机酸盐，如柠檬酸盐、苹果酸盐和草酸盐，均可与 H^+ 反应分别转化为柠檬酸、苹果酸和草酸，在体内经三羧酸循环代谢为 CO_2 和 H_2O，而其所含的 Na^+ 或 K^+ 则可与 HCO_3^- 结合生成碱性盐。体内代谢过程也可产生少量的碱性物质，如氨基酸脱氨基所生成的氨。氨可经肝代谢后生成尿素，正常时对体液的酸碱度影响不大，在酸中毒时，肾小管细胞分泌的氨可中和原尿中的 H^+，形成 NH_4^+，以铵盐形式排出（图 7-1）。

三、酸碱平衡的调节

尽管机体不断生成和摄取酸性或碱性物质，但血液 pH 并不发生显著变化，这是由于体液中的缓冲系统可以减轻酸碱负荷对 pH 的影响，以及肺和肾对酸碱平衡的有效调节维持了酸碱的稳态。

（一）血液缓冲系统的调节作用

血液缓冲系统是维持酸碱稳态的第一线反应，由弱酸（缓冲酸）及其相对应的弱酸盐（缓冲碱）

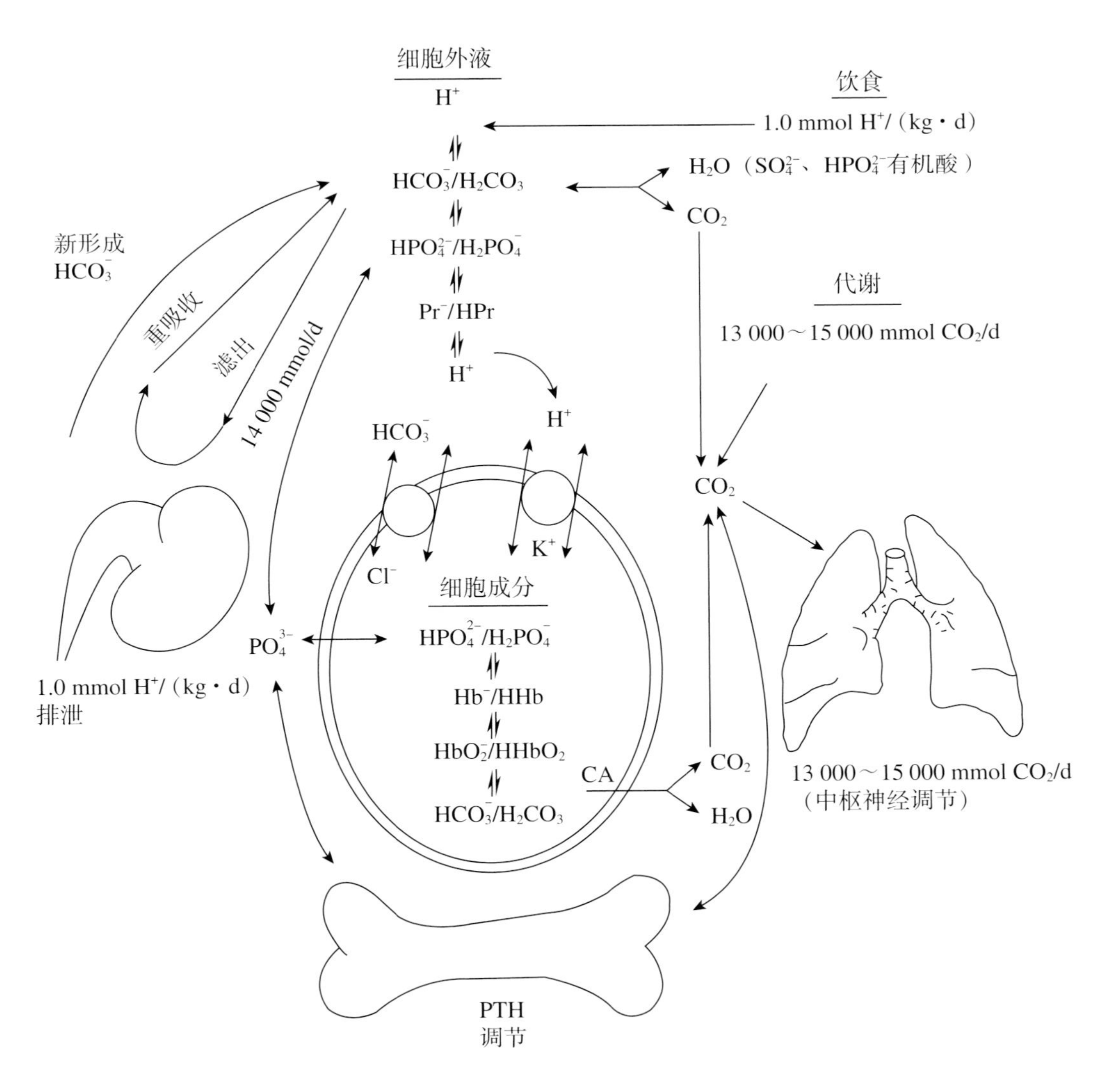

图 7-1 酸和碱的生成、缓冲及调节

组成，主要有碳酸氢盐缓冲系统、磷酸盐缓冲系统、血浆蛋白缓冲系统、血红蛋白缓冲系统和氧合血红蛋白缓冲系统五种（表 7-2）。

表7-2 血液的五种缓冲系统

缓冲系统	缓冲酸		缓冲碱
碳酸氢盐缓冲系统	H_2CO_3	$\rightleftharpoons$	$H^+ + HCO_3^-$
磷酸盐缓冲系统	$H_2PO_4^-$	$\rightleftharpoons$	$H^+ + HPO_4^{2-}$
血浆蛋白缓冲系统	HPr	$\rightleftharpoons$	$H^+ + Pr^-$
血红蛋白缓冲系统	HHb	$\rightleftharpoons$	$H^+ + Hb^-$
氧合血红蛋白缓冲系统	$HHbO_2$	$\rightleftharpoons$	$H^+ + HbO_2^-$

当 H^+ 过多时，表 7-2 中的反应向左进行，使 H^+ 的浓度不至于发生大幅度的增高，同时缓冲碱的浓度降低；当 H^+ 减少时，反应向右进行，使 H^+ 的浓度得到部分的恢复，同时缓冲碱的浓度相应增加。

1．碳酸氢盐缓冲系统　是血液中最主要的缓冲系统，可以立即缓冲所有的非挥发性酸和碱。该系统具有以下特点。①缓冲能力强：在细胞外液中含量最高，总含量占血液缓冲总量的 53%（表 7-3）；②可以进行开放性调节：碳酸能转变为 CO_2，将血液的缓冲调节与肺的调节作用联系在一起，碳酸氢盐能通过肾调控，也由此与肾调节联为一体；③仅能缓冲非挥发性酸。

2．其他缓冲系统　体内挥发性酸的缓冲主要靠非碳酸氢盐缓冲系统，特别是血红蛋白、氧合血红蛋白缓冲系统发挥重要作用；磷酸盐缓冲系统存在于细胞内、外液中，主要在细胞内液中发挥作用；蛋白质缓冲系统存在于血浆及细胞内，只有当其他缓冲系统全部动用后，其作用才显示出来。

表7-3 血液各缓冲体系的含量与分布

缓冲体系	占全血缓冲体系（%）
血浆 HCO_3^-	35
细胞内 HCO_3^-	18
HbO_2 及 Hb	35
磷酸盐	5
血浆蛋白	7

3．缓冲调节的特点　缓冲调节属于化学反应，其特点是即刻发挥作用，但总体能力有限，仅能减轻酸碱的明显变化。这是因为：①缓冲对总量有限；②仅能将强酸（碱）变为弱酸（碱），不能彻底清除酸碱。

（二）肺的调节作用

肺在酸碱平衡中的作用是通过改变肺泡通气量来控制 CO_2 的排出量，以此来释出挥发性酸，使血浆中［HCO_3^-］/［H_2CO_3］的比值接近正常，保持 pH 相对恒定，即肺通过控制挥发性酸的释出维持 pH 相对恒定。肺的这种调节受延髓呼吸中枢的控制，呼吸中枢接受来自中枢化学感受器和外周化学感受器的刺激。

呼吸中枢化学感受器对动脉血二氧化碳分压（arterial partial pressure of carbon dioxide，$PaCO_2$）的变化非常敏感，$PaCO_2$ 升高虽不能直接刺激中枢化学感受器，但因 CO_2 是脂溶性物质，容易透过血脑屏障（blood brain barrier，BBB），使脑脊液 H^+ 浓度增加，pH 降低，刺激位于延髓腹外侧表面对 H^+ 有极高反应的中枢化学感受器，兴奋呼吸中枢，使呼吸加深、加快，增加肺泡通气量。$PaCO_2$ 的正常值为 40 mmHg，若增加到 60 mmHg 时，肺通气量可增加 10 倍，导致 CO_2 排出量显著增加，从而降低血液中 H_2CO_3 浓度和 $PaCO_2$，实现反馈调节。但如果 $PaCO_2$ 增加到 80 mmHg 以上，反而抑制呼吸中枢，称 CO_2 麻醉。

呼吸中枢也接受外周化学感受器的刺激而兴奋，特别是颈动脉体化学感受器能感受缺氧、pH 和 CO_2 改变的刺激，但较迟钝。动脉血氧分压（arterial partial pressure of oxygen，PaO_2）在低于 60 mmHg 时，能刺激外周化学感受器，反射性引起呼吸加深、加快，增加肺泡通气量。但 PaO_2 降低对呼吸中枢的直接作用是抑制效应。总之，外周化学感受器与中枢化学感受器相比，反应没有 $PaCO_2$ 升高或 pH 降低通过延髓中枢化学感受器发挥调节作用敏感。

（三）肾的调节作用

机体在代谢过程中产生的大量酸性物质，需不断消耗 HCO_3^- 和其他碱性物质来中和，因此必须及时补充碱性物质和排出多余的酸，血液 pH 才不会发生明显变动。肾主要调节非挥发性酸，通过排出非挥发性酸或保留碱的作用来维持血浆 HCO_3^- 浓度，调节 pH 相对恒定。普通饮食条件下，尿液的 pH 在 6.0 左右，根据体内酸碱水平的变化，尿液 pH 可降至 4.4 或升至 8.2，足见肾调节酸碱平衡能力的强大。肾调节酸碱平衡的主要机制如下。

1．近端小管分泌 H^+ 和重吸收 HCO_3^-　近端小管以 Na^+-H^+ 逆向转运的方式分泌 H^+ 和重吸收 HCO_3^-。近端小管上皮细胞分泌 H^+ 的同时，从管腔中重吸收 Na^+，两者转运方向相反，称 Na^+-H^+ 交换或 Na^+-H^+ 逆向转运，常伴有 HCO_3^- 的重吸收。近端小管上皮细胞内富含碳酸酐酶，能催化 CO_2 与 H_2O 结合生成 H_2CO_3，而 H_2CO_3 可解离为 HCO_3^- 和 H^+，H^+ 由肾小管上皮细胞分泌进入小管液中，与小管液中的 Na^+ 进行交换，这种 Na^+-H^+ 交换是一个继发性主动转运，所需的能量来自基侧膜上 Na^+-K^+-ATP 酶，该酶通过消耗 ATP 使细胞内 Na^+ 的泵出多于 K^+ 泵入，使细胞内 Na^+ 处于较低的浓度，有利于小管液中 Na^+ 与细胞内 H^+ 交换。Na^+ 进入细胞后，通过近端小管上皮细胞基侧膜的 Na^+-HCO_3^- 载体与细胞内形成的 HCO_3^- 同向转运至血液。肾小球滤过的 $NaHCO_3$ 约 85% 被近端小管重吸收，这是因为近端小管上皮细胞管腔面刷状缘也富含碳酸酐酶，小管分泌的 H^+ 与小管液中的 HCO_3^- 结合生成 H_2CO_3，H_2CO_3 在碳酸酐酶的作用下解离为 H_2O 和 CO_2，H_2O 随尿排出，脂溶性高的 CO_2 迅速弥散进入细胞，并在细胞内碳酸酐酶的催化下与 H_2O 结合生成 H_2CO_3，从而完成一次分泌 H^+ 和重吸收 HCO_3^- 的循环（图 7-2）。因此，肾小管重吸收 HCO_3^- 是以 CO_2 的形式进行的，在碳酸酐酶的作用下肾小管上皮细胞每分泌 1 个 H^+，可使 1 个 Na^+ 和 1 个 HCO_3^- 重吸收回血液。酸中毒时，碳酸酐酶活性增高，分泌 H^+ 及保留碱的作用就会加强。

2．远端小管和集合管主动分泌 H^+ 和重吸收 HCO_3^-　远端小管和集合管主动分泌 H^+，酸化尿液并重吸收 HCO_3^-。与近端肾小管相比，原尿在流经远端肾小管及集合管后，尿液的 pH 显著下降，即尿液酸化，此过程主要由远端小管及集合管的闰细胞承担。闰细胞又称泌 H^+ 细胞，其细胞内的碳酸酐酶催化 CO_2 与 H_2O 结合生成 H_2CO_3，H_2CO_3 解离出 H^+ 与 HCO_3^-，通过插入顶端膜的 H^+-ATP 酶主动分泌 H^+ 或通过 H^+-K^+-ATP 酶向管腔分泌 H^+，并交换 K^+，同时，HCO_3^- 在基侧膜以 Cl^--HCO_3^- 交换的方式重吸收至血液。分泌出的 H^+ 与小管液中的 HPO_4^{2-} 结合转变为 $H_2PO_4^-$，使尿液酸化（图 7-2）。当尿液 pH 为 4.8 时，HPO_4^{2-} 与 $H_2PO_4^-$ 的比值由正常的 4∶1 变为 1∶99，即尿液中的磷酸盐几乎都已转变成了 $H_2PO_4^-$。因此，磷酸盐的酸化在促进 H^+ 的排出过程中起一定作用，但作用有限。

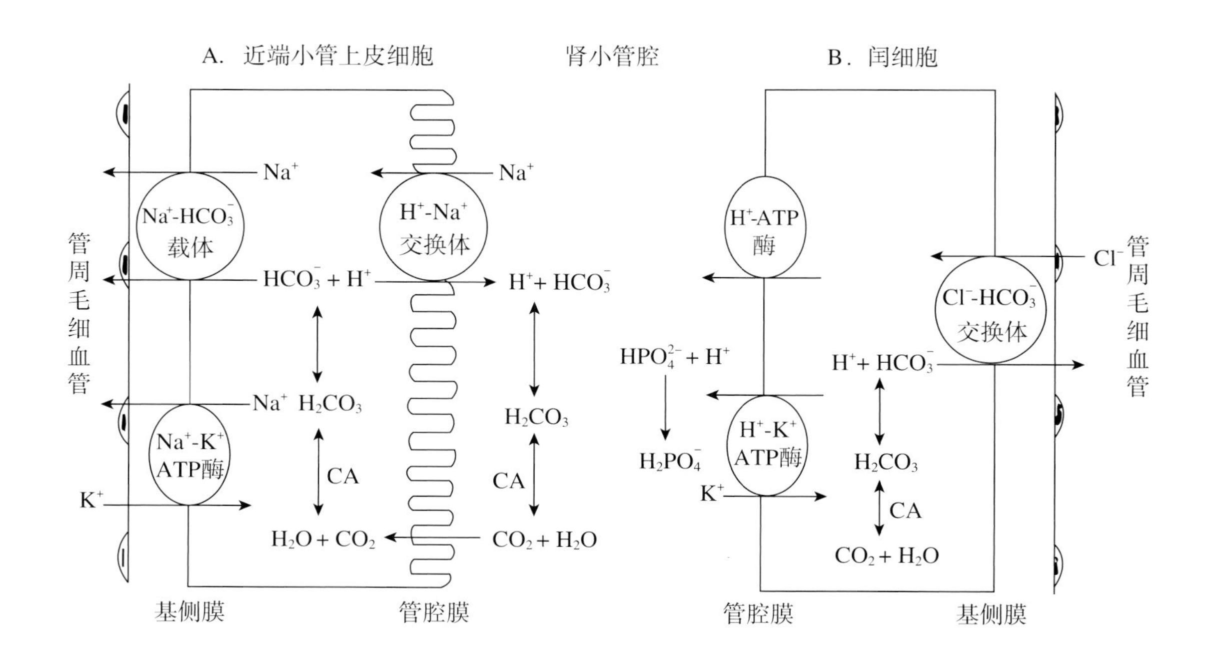

图 7-2　近端小管和集合管分泌 H^+ 和重吸收 HCO_3^- 过程示意图

远端小管及集合管还可分泌 H^+ 和 K^+，均与管腔中的 Na^+ 进行交换，分别称为 Na^+-H^+ 交换和 Na^+-K^+ 交换，且二者之间存在相互抑制。当机体发生酸中毒时，小管分泌 H^+ 浓度增加，Na^+-H^+ 交换加强，Na^+-K^+ 交换抑制，造成血中 K^+ 浓度增高。

3．近端小管分泌氨（NH_3）和铵（NH_4^+） 近端小管以非离子扩散和 Na^+-NH_4^+ 逆向转运方式分泌 NH_3 和 NH_4^+，同时保碱。NH_3 和 NH_4^+ 的生成和排出是 pH 依赖性的，近端小管上皮细胞是产生 NH_3 和 NH_4^+ 主要场所。谷氨酰胺在谷氨酰胺酶（glutaminase，GT）作用下，产生 NH_3 和谷氨酸，谷氨酸在谷氨酸脱氢酶作用下生成 NH_3 和 α-酮戊二酸，α-酮戊二酸代谢生成 2 个 HCO_3^-。NH_3 是脂溶性分子，可以自由通过细胞膜扩散进入小管液中，也可以与细胞内 H_2CO_3 解离的 H^+ 结合生成 NH_4^+，然后由近端小管分泌入小管液中，并以 Na^+-NH_4^+ 交换方式将小管液中的 Na^+ 换回。进入近端小管细胞内的 Na^+ 与细胞内的 HCO_3^- 结合一起通过基侧膜的 Na^+-HCO_3^- 同向转运体转运入血液，即近端小管分泌 NH_3 和 NH_4^+，同时保碱（图 7-3A）。谷氨酰胺酶的活性受 pH 影响，酸中毒越严重，酶的活性越高，产生 NH_3 和 α-酮戊二酸也越多，尿排 NH_4^+ 量也越多。

4．远端小管和集合管分泌 NH_3 远端小管和集合管以非离子扩散的方式直接分泌 NH_3。远端小管和集合管上皮细胞内也有谷氨酰胺酶，可使谷氨酰胺分解而释放 NH_3。肾小管管周毛细血管弥散入细胞的 NH_3 和细胞代谢产生的 NH_3 被扩散分泌入小管液中，并与小管液中的 H^+ 结合生成 NH_4^+，从尿中排出。酸中毒严重时，当远端小管和集合管分泌的 H^+ 与磷酸盐缓冲后，使尿液 pH 下降到 4.8 左右，磷酸盐缓冲系统不能进一步行使缓冲功能，可由肾单位分泌 NH_3 中和尿液中 H^+，并结合成 NH_4^+ 从尿中排泄（图 7-3B）。

（四）组织细胞的调节作用

组织细胞通过膜内外的离子交换和细胞内液的缓冲系统起调节作用。

组织细胞内液也是机体酸碱平衡的缓冲池，细胞的缓冲作用首先通过细胞膜上的离子交换而实现，红细胞和肌细胞均能发挥这种作用。细胞膜内外可进行 H^+-K^+、H^+-Na^+、Na^+-K^+、Cl^--HCO_3^- 等双向离子交换以维持电中性。如细胞外液 H^+ 增加时，H^+ 弥散入细胞，而 K^+ 从细胞内移出；反之，当细胞外液 H^+ 减少时，H^+ 由细胞内移出，细胞外 K^+ 则进入细胞内，所以酸中毒往往伴有高钾血症，而碱中毒时可伴有低钾血症。Cl^--HCO_3^- 的交换也很重要，因为 Cl^- 是可以自由交换的阴离子，当

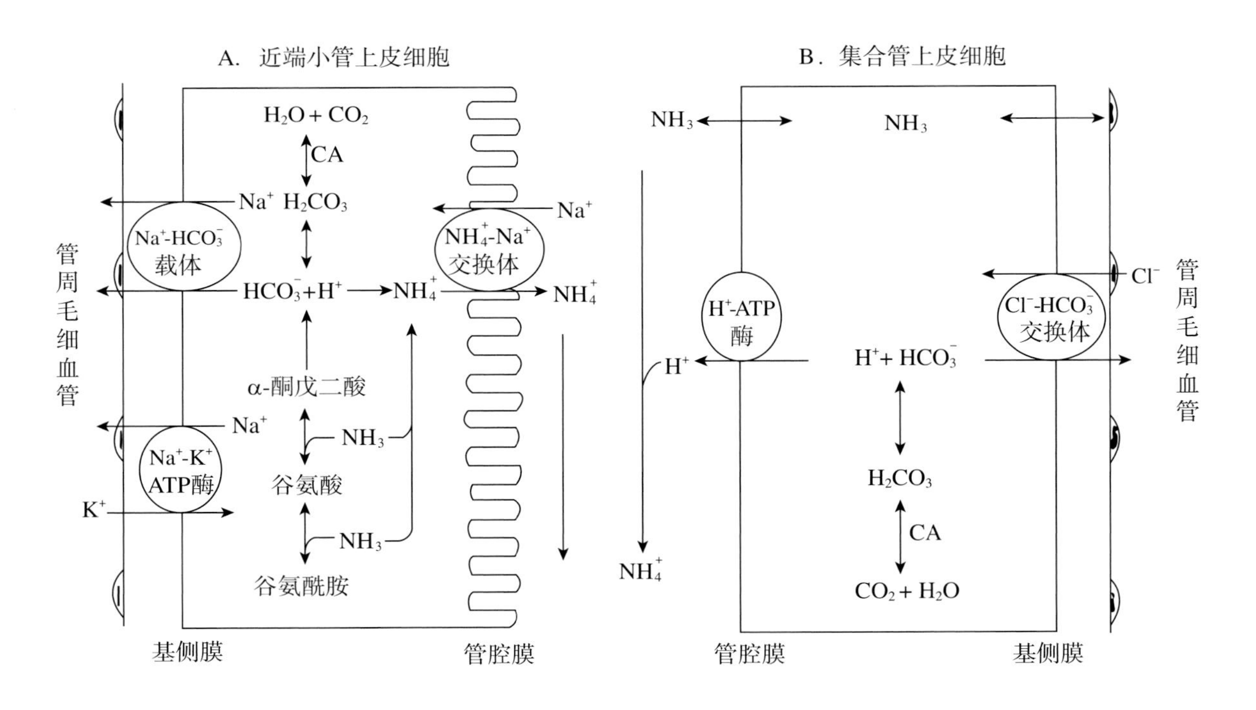

图 7-3 尿铵形成示意图

HCO_3^- 升高时，它的排泄只能由 Cl^-- HCO_3^- 交换完成。特别是红细胞 Cl^--HCO_3^- 的交换对急性呼吸性酸碱平衡紊乱的调节起重要作用。

通过细胞膜上的离子交换，将细胞外的酸碱度变化转移至细胞内，这样可减轻细胞外液的酸碱度变化并引起继发性离子平衡紊乱，但又使细胞内液发生相同性质的酸碱度变化。然后，细胞内缓冲系统（如血红蛋白、氧合血红蛋白缓冲系统、磷酸盐缓冲系统和蛋白质缓冲系统等）对通过离子交换进入细胞内的 H^+ 等进行缓冲。

此外，肝可以通过尿素的合成清除 NH_3 来调节酸碱平衡。在甲状旁腺激素的作用下，骨骼的钙盐分解有利于对 H^+ 的缓冲。例如：$Ca_3(PO_4)_2 + 4H^+ \longrightarrow 3Ca^{2+} + 2H_2PO_4^-$。

上述调节因素共同维持体内的酸碱平衡，但在作用时间和强度上是有差别的。血液缓冲系统反应最为迅速，但缓冲作用有限；肺的调节作用效能大，也很迅速，在数分钟内开始发挥作用，30 min 时达最高峰，但仅对 CO_2 有调节作用；细胞内液的缓冲能力虽较强，但发挥作用有限；肾的调节作用发挥更慢，常在数小时后才开始发挥作用，3 ～ 5 d 才达高峰，但其作用强大而持久，能有效地排出非挥发性酸，保留 $NaHCO_3$，各系统共同作用，最终维持正常的酸碱平衡水平。

第二节　酸碱平衡紊乱常用指标及分类

一、常用指标及其意义

（一）pH

pH 是反映酸碱度的指标，pH 和 H^+ 浓度均是反映酸碱度的指标，由于血液中 H^+ 浓度很低，因此，广泛使用 H^+ 浓度的负对数即 pH 来表示酸碱度。

1．pH 的计算　pH 通过 Henderson-Hasselbalch 方程式计算。根据 Henderson-Hasselbalch 方程式，缓冲溶液的 pH 与溶液所含弱酸盐和弱酸的浓度比例有关，即 $pH = pK_a + lg[A^-]/[HA^-]$。式中，HA 代表弱酸，$A^-$ 代表弱酸根，pK_a 是弱酸解离常数的负对数。血液缓冲对以碳酸氢盐缓冲为主，故血液 pH 计算公式为 $pH = pK_a + lg[HCO_3^-]/[H_2CO_3]$。$H_2CO_3$ 浓度由 CO_2 溶解量（dCO_2）决定，而 dCO_2 = 溶解度（α）× $PaCO_2$（Henry 定律），CO_2 的溶解度 α = 0.03，$PaCO_2$ 正常值为 40 mmHg，$[HCO_3^-]$ 正常值为 24 mmol/L，H_2CO_3 的 $pK_a = 6.1$，代入方程式，则动脉血 pH 正常值为 $pH = pK_a + lg[HCO_3^-]/\alpha \times PaCO_2 = 6.1 + lg24/1.2 = 6.1+1.30 = 7.40$。由于 pK_a 和 α 均为常数，可将 Henderson-Hasselbalch 方程式简化为 $pH \propto [HCO_3^-]/PaCO_2$。该简化公式反映了 pH、$[HCO_3^-]$ 和 $PaCO_2$ 三个参数之间的相互关系（图 7-4）。由此，可以得出以下推论。

（1）pH 主要取决于 $[HCO_3^-]$ 与 $[H_2CO_3]$ 的比值，pH 为 7.4 时其比值为 20/1。其中任何一项发生改变使两者比值不能维持 20/1，pH 将偏离 7.4。比值减小发生酸中毒，比值增大发生碱中毒。

（2）方程式中 $[HCO_3^-]$ 是受肾调节的代谢性因素，$PaCO_2$ 是受肺调节的呼吸性因素，因此血液的 pH 受呼吸因素和代谢因素两方面的影响。由代谢因素改变而引起的酸碱平衡紊乱称为代谢性酸中毒或代谢性碱中毒；由呼吸因素改变而引起的酸碱平衡紊乱称为呼吸性酸中毒或呼吸性碱中毒。

（3）当病因引起 $[HCO_3^-]$ 或 $PaCO_2$ 任何一项原发性改变时，机体代偿必将使另一项发生继发性变化以维持 pH 趋于恒定。经过代偿变化后，维持了 $[HCO_3^-]$ 与 $PaCO_2$ 的比值不变，pH 回到正常范围内，称为代偿性酸碱平衡紊乱。如果经过代偿变化后，pH 不能回到正常范围，就称为失代偿性酸碱平衡紊乱。

2．正常动脉血 pH 及其变化的意义　血气分析仪可直接用 pH 和 CO_2 电极测出 pH 和 $PaCO_2$，并根据 Henderson-Hasselbalch 方程式计算出 $[HCO_3^-]$。正常人动脉血 pH 为 7.35 ～ 7.45，平均值是 7.40。凡 pH 低于 7.35 为酸血症，提示失代偿性酸中毒；凡 pH 高于 7.45 为碱血症，提示失代偿性碱中毒；但仅根据 pH 不能完全判别酸碱平衡紊乱的类型，不能判定是代谢性还是呼吸性酸碱平衡紊乱。pH 在正常范围内，可以表示无酸碱平衡紊乱，也可能处于代偿性酸中毒或碱中毒，或同时存在酸中毒

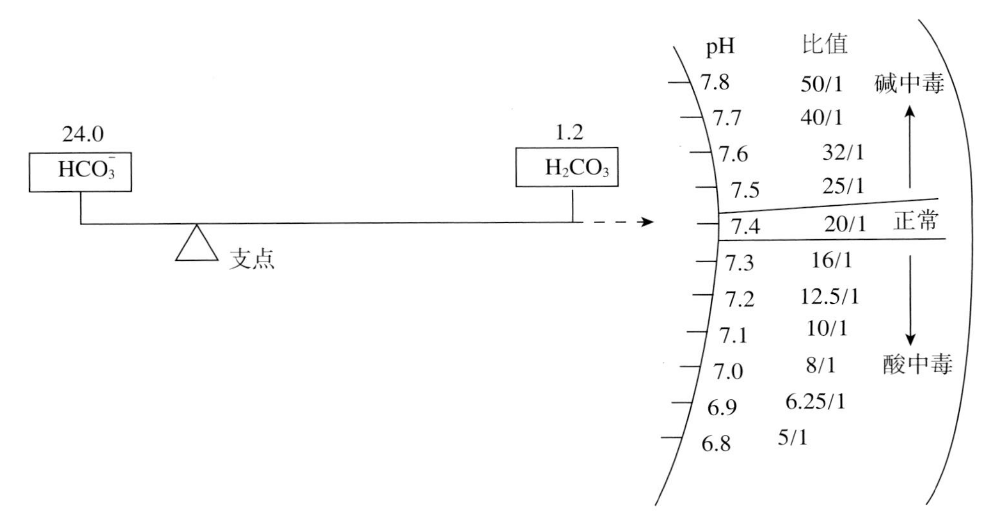

图 7-4 Henderson-Hasselbalch 方程式与 pH 的关系

和碱中毒，酸碱相互抵消，pH 可处于正常值范围，因此，需进一步测定［HCO_3^-］和 $PaCO_2$。

（二）动脉血二氧化碳分压（$PaCO_2$）

$PaCO_2$ 是指血浆中呈物理溶解的 CO_2 分子产生的张力。由于 CO_2 通过呼吸膜弥散快，$PaCO_2$ 相当于肺泡气 CO_2 分压（$PACO_2$），因此测定 $PaCO_2$ 可了解肺泡通气量的情况。$PaCO_2$ 与肺泡通气量成反比：通气不足，$PaCO_2$ 升高；通气过度，$PaCO_2$ 降低。所以 $PaCO_2$ 是反映呼吸因素的指标，其正常值为 33 ~ 46 mmHg，平均值为 40 mmHg。由 $PaCO_2$ 原发性改变引起的酸碱平衡紊乱称为呼吸性酸碱平衡紊。$PaCO_2$ ＞ 46 mmHg，表示肺泡通气不足，造成 CO_2 潴留，可见于呼吸性酸中毒或代偿后的代谢性碱中毒；$PaCO_2$ ＜ 33 mmHg，表示肺泡通气过度，CO_2 排出过多，可见于呼吸性碱中毒或代偿后的代谢性酸中毒。

（三）碳酸氢盐

碳酸氢盐是反映代谢性因素的指标，血液中存在如下反应：

$$CO_2 + H_2O \rightleftharpoons H_2CO_3 \rightleftharpoons HCO_3^- + H^+$$

从反应式可知，CO_2 的改变可影响血浆中 HCO_3^- 的实际量，据此，将反映代谢性因素的指标分为两类。

1．标准碳酸氢盐（standard bicarbonate，SB） 指在标准条件下测得的血浆中 HCO_3^- 的含量，即血液温度为 38℃、血红蛋白氧饱和度为 100%，用 $PaCO_2$ 为 40 mmHg 的气体平衡后测定。由于标准化后 HCO_3^- 不受呼吸因素的影响，故 SB 是仅仅反映酸碱平衡代谢性因素的指标。SB 的正常值为 22 ~ 27 mmol/L，平均 24 mmol/L。SB 在代谢性酸中毒时降低，代谢性碱中毒时升高。但在慢性呼吸性酸中毒或慢性呼吸性碱中毒时，由于肾的代偿作用，也可以继发性升高或降低。

2．实际碳酸氢盐（actual bicarbonate，AB） 指隔绝空气的血液标本在实际 $PaCO_2$、体温和血氧饱和度条件下测得的血浆 HCO_3^- 浓度，是受呼吸因素影响的代谢指标。因受呼吸和代谢两方面因素的影响，正常人 AB 与 SB 相等（$PaCO_2$ 正常值为 40 mmHg），两者数值均降低表明有代谢性酸中毒，两者数值均增高表明有代谢性碱中毒。AB 与 SB 的差值反映了呼吸因素对酸碱平衡的影响。若 AB ＞ SB，表明 $PaCO_2$ ＞ 40 mmHg，见于呼吸性酸中毒（属原发性改变）或代偿后的代谢性碱中毒（属继发性改变）；若 AB ＜ SB，表明 $PaCO_2$ ＜ 40 mmHg，见于呼吸性碱中毒（属原发性改变）或代偿后的代谢性酸中毒（属继发性改变）。

（四）缓冲碱

缓冲碱（buffer base，BB）是指在标准条件下，血液中一切具有缓冲作用的负离子碱的总和，包括血浆和红细胞中的 HCO_3^-、Hb^-、HbO_2^-、Pr^-、HPO_4^{2-}。正常值为 45 ~ 52 mmol/L，平均值为 48 mmol/L。代谢性酸中毒时 BB 减少，而代谢性碱中毒时 BB 升高。

（五）碱剩余

碱剩余（base excess，BE）是指在标准条件下，用酸或碱滴定全血标本至 pH 7.40 时所需的酸或碱的量（mmol/L）。若需用酸滴定，说明被测血液碱过剩，以正值表示；若需用碱滴定，则说明被测血液碱缺失，以负值表示。

全血 BE 正常值范围为 –3 ～ +3 mmol/L，代谢性酸中毒时 BE 负值增加，而代谢性碱中毒时 BE 正值增加。

（六）阴离子隙

阴离子隙（anion gap，AG）是反应非挥发性酸含量的指标，指血浆中未测定阴离子（undetermined anion，UA）与未测定阳离子（undetermined cation，UC）的差值，即 AG = UA – UC。正常机体血浆中阴、阳离子总数相等，均为 151 mmol/L，从而保持电中性（图 7-5）。Na^+ 占血浆中阳离子总数的 90%，称为可测定阳离子。HCO_3^- 和 Cl^- 占血浆中阴离子总量的 85%，称为可测定阴离子。血浆中 UA 为 HCO_3^- 和 Cl^- 以外的所有阴离子，包括 Hb^-、HbO_2^-、Pr^-、HPO_4^{2-}、SO_4^{2-} 和有机酸根阴离子，UC 为 Na^+ 之外的所有阳离子，包括 K^+、Ca^{2+}、Mg^{2+} 等。由于 $[Na^+]$ +UC = $[HCO_3^-]$ + $[Cl^-]$ + UA，则 AG 可按下式计算：AG = UA – UC = $[Na^+]$ – $[Cl^-]$ – $[HCO_3^-]$ = 140 – 104 – 24 = 12（mmol/L）。AG 的波动范围是 12 ± 2 mmol/L。

AG 实际是反映血浆中非挥发性酸含量的变化，主要由 HPO_4^{2-}、SO_4^{2-} 和有机酸根组成，也受 Pr^- 的影响。AG 可增高也可降低，但增高的意义较大，可帮助区分代谢性酸中毒的类型和诊断混合性酸碱平衡状况。目前多以 AG > 16 mmol/L 作为判断是否有 AG 增高型代谢性酸中毒的界限。AG 增高常见于磷酸盐和硫酸盐潴留、乳酸堆积、酮体过多、水杨酸中毒及甲醇中毒等固定酸增多，也可见于与代谢性酸中毒无关的情况，如脱水、使用大量含钠盐的药物和骨髓瘤患者释出本周蛋白过多。AG 降低在诊断酸碱失衡方面意义不大，仅见于未测定阴离子减少或未测定阳离子过多如低蛋白血症等。

二、酸碱平衡紊乱的分类

病理情况下，由于酸碱超负荷、严重不足或调节机制障碍，使 $[HCO_3^-]$ 或 $PaCO_2$ 发生改变并超过机体的代偿调节范围，则必然伴有血液 pH 的改变。根据原发改变是代谢因素还是呼吸因素，是单一失衡还是 2 种以上的酸碱失衡同时存在，酸碱平衡紊乱可分为单纯型酸碱平衡紊乱（simple acid-base disturbance）和混合型酸碱平衡紊乱（mixed acid-base disturbance）。单纯型酸碱平衡紊乱包括代谢性酸中毒、呼吸性酸中毒、代谢性碱中毒和呼吸性碱中毒。混合型酸碱平衡紊乱包括二重酸碱平衡紊乱和三重酸碱平衡紊乱。

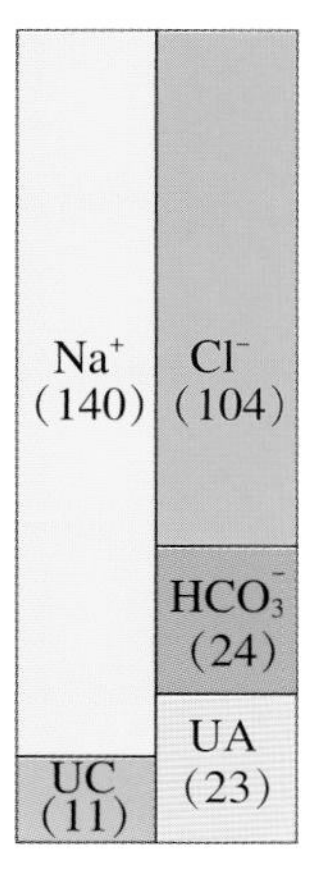

图 7-5 血浆阴离子隙图解（单位：mmol/L）

第三节 单纯型酸碱平衡紊乱

一、代谢性酸中毒

代谢性酸中毒（metabolic acidosis）是以血浆 $[HCO_3^-]$ 原发性减少导致 pH 降低为特征的酸碱平衡紊乱。它是临床上最常见的酸碱失衡。

（一）病因和机制

1. 酸负荷增多　是代谢性酸中毒的主要原因，主要见于缺氧和其他代谢性疾病时非挥发性酸生成过多或肾功能障碍时非挥发性酸排出减少，以及酸摄入过多，酸超负荷而使 HCO_3^- 缓冲丢失。

（1）内源性非挥发性酸生成过多：①乳酸酸中毒（lactic acidosis）。任何原因引起的缺氧，如休克、心力衰竭、心脏骤停、低氧血症、严重贫血、肺水肿、一氧化碳中毒等，都可以使细胞内糖的无氧酵解增强而引起乳酸增加，产生乳酸酸中毒。此外，严重肝疾患使乳酸转化利用障碍也可引起血浆乳酸过高。②酮症酸中毒（ketoacidosis）。糖尿病、严重饥饿和酒精中毒等使脂肪大量动员产生酮体（其中 β- 羟基丁酸、乙酰乙酸为酸性物质），超过了外周组织的氧化能力及肾排出能力时可发生酮症酸中毒。

（2）肾排酸减少：①严重肾衰竭。由于肾小球滤过率（GFR）严重降低，体内非挥发性酸不能由尿排泄，特别是硫酸根和磷酸根在体内蓄积，血中 H^+ 浓度增加导致 HCO_3^- 被缓冲而使浓度下降。②远端肾小管性酸中毒（distal renal tubular acidosis，DRTA）。发病环节是远端小管集合管分泌 H^+ 障碍，尿液不能被酸化，H^+ 在体内蓄积导致 HCO_3^- 浓度进行性下降。

（3）外源性非挥发性酸摄入过多：①水杨酸中毒。大量摄入阿司匹林（乙酰水杨酸）经缓冲 HCO_3^- 浓度下降，水杨酸根潴留而引起酸中毒。②甲醇中毒。甲醇在体内很快代谢为甲酸，急性中毒主要引起阴离子隙增高型代谢性酸中毒。③含氯的成酸性盐摄（输）入过多。氯化铵、盐酸精氨酸或盐酸赖氨酸等药物在体内代谢过程中可产生大量 HCl，即 $2NH_4Cl + CO_2 \longrightarrow (NH_2)_2CO + 2HCl + H_2O$。

2．碱过少是代谢性酸中毒的重要原因

（1）HCO_3^- 直接丢失过多：肠液、胰液和胆汁中碳酸氢盐含量高于血浆，严重腹泻、肠道瘘管或引流等均可引起 HCO_3^- 从肠道大量丢失；大面积烧伤时，大量血浆渗出也伴有 HCO_3^- 丢失。

（2）肾 HCO_3^- 重吸收和生成减少：①近端肾小管性酸中毒（proximal renal tubular acidosis，PRTA），发病环节是 Na^+-H^+ 转运体功能障碍或碳酸酐酶活性降低，HCO_3^- 在近端肾小管重吸收减少，尿中排出增多，导致 HCO_3^- 浓度降低。②大量使用碳酸酐酶抑制剂，如乙酰唑胺可抑制肾小管上皮细胞内碳酸酐酶活性，使肾小管对 HCO_3^- 生成和重吸收减少而从尿中丢失。

（3）HCO_3^- 被稀释：快速输入大量无 HCO_3^- 的液体，如葡萄糖或生理盐水，可使血液中 HCO_3^- 被稀释造成稀释性代谢性酸中毒。

3．血钾升高　常导致代谢性酸中毒。各种原因引起细胞外液 K^+ 浓度增加时，K^+ 与细胞内 H^+ 交换，引起细胞外 H^+ 增加，导致代谢性酸中毒。这种酸中毒时体内 H^+ 总量并未增加，H^+ 从细胞内逸出，造成细胞内 H^+ 下降，故细胞内呈碱中毒。在远端小管，由于上皮细胞分泌 K^+ 功能增强，通过管腔侧 K^+-Na^+ 交换的增强而抑制 H^+-Na^+ 交换，使远曲小管上皮细胞分泌 H^+ 减少，致使血液中 H^+ 浓度升高，而尿液呈碱性，称为反常性碱性尿（paradoxical alkaline urine）。

（二）分类

根据阴离子隙（AG）值将代谢性酸中毒分为两类，即 AG 增高型代谢性酸中毒（metabolic acidosis with increased anion gap）和 AG 正常型代谢性酸中毒（metabolic acidosis with normal anion gap）。

1．AG 增高型代谢性酸中毒　指除了含氯以外的任何非挥发性酸的血浆浓度增大时的代谢性酸中毒。如乳酸酸中毒、酮症酸中毒、磷酸和硫酸排泄障碍在体内蓄积和水杨酸中毒等。其特点是 HCO_3^- 用于缓冲 H^+，非挥发性酸的 H^+ 被 HCO_3^- 缓冲，其酸根（乳酸根、β- 羟丁酸根、乙酰乙酸根、磷酸根、硫酸根、水杨酸根）增高。这部分酸根均属未测定的阴离子，所以 AG 增大，而血 Cl^- 浓度正常，故又称正常血氯代谢性酸中毒（图 7-6B）。

2．AG 正常型代谢性酸中毒　其特点是 HCO_3^- 丢失。当 HCO_3^- 浓度降低，而同时伴有 Cl^- 浓度代偿性升高时，则呈 AG 正常型或高血氯性代谢性酸中毒（图 7-6C）。此类型常见于：消化道直接丢失 HCO_3^-，轻度或中度肾衰竭分泌 H^+ 减少，肾小管性酸中毒 HCO_3^- 重吸收减少或分泌 H^+ 障碍，使用碳酸酐酶抑制剂，高钾血症及含氯的酸性盐摄入过多和稀释性酸中毒等。

（三）机体的代偿调节

体液的缓冲系统、细胞内外的离子交换、肺和肾的调节是维持酸碱平衡的重要机制，也是发生酸碱平衡紊乱后机体进行代偿的重要环节。代谢性酸中毒时，机体的代偿调节有以下表现。

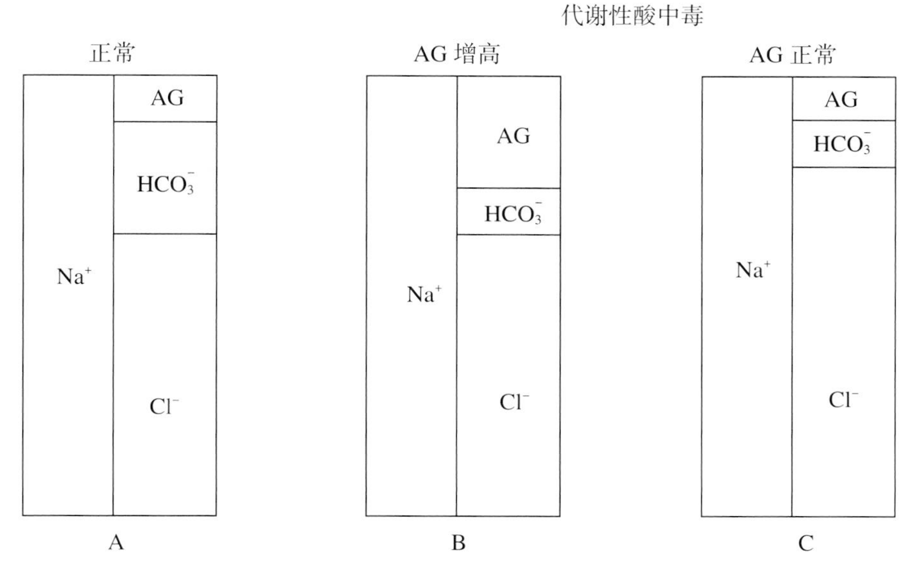

图 7-6　正常和代谢性酸中毒时血浆阴离子隙（AG）

A．正常情况；B．AG 增高型代谢性酸中毒；C．AG 正常型代谢性酸中毒

1．缓冲调节　代谢性酸中毒时，血浆中增高的 H^+ 立即被血浆缓冲系统进行缓冲，HCO_3^- 及其他缓冲碱不断被消耗，迅速引起碱性指标值下降和高钾血症。反映酸碱平衡的代谢指标 AB、SB、BB 均降低，BE 负值增大。2 ~ 24 h 后，大约 1/2 的 H^+ 可通过离子交换方式进入细胞内并被细胞内的缓冲系统缓冲，而细胞内液的 K^+ 转移到细胞外液，引起高钾血症。

2．呼吸深快　血液 H^+ 浓度增加，刺激颈动脉体和主动脉体化学感受器，反射性引起呼吸中枢兴奋，增加呼吸的深度和频率，明显地改变肺泡通气量。当代谢性酸中毒 pH 由 7.4 降至 7.0 时，肺泡通气量由正常 4 L/min 增加到 30 L/min 以上，呼吸加深加快是代谢性酸中毒的主要临床表现（也称为酸中毒大呼吸，库斯莫尔呼吸），其代偿意义是使血液中 H_2CO_3 浓度（或 $PaCO_2$）继发性降低，维持 $[HCO_3^-]/[H_2CO_3]$ 比值接近正常，使血液 pH 趋向正常。呼吸的代偿反应非常迅速，一般在酸中毒 10 min 后就出现呼吸增强，30 min 后即达代偿，12 ~ 24 h 达代偿高峰，代偿最大极限是 $PaCO_2$ 可降到 10 mmHg。

代谢性酸中毒越严重，呼吸代偿也越强，其原发性 $[HCO_3^-]$ 降低与继发性 $PaCO_2$ 代偿性降低在单纯性代谢性酸中毒时呈一定比例，即 $[HCO_3^-]$ 原发性降低 1 mmol/L，$PaCO_2$ 继发性代偿降低 1.2 mmHg。代偿预测公式：$\Delta PaCO_2$ (mmHg) $= 1.2 \times \Delta[HCO_3^-] \pm 2$ 或 $PaCO_2$ (mmHg) $= 40 + 1.2 \times \Delta[HCO_3^-] \pm 2$，也可用 $PaCO_2$ (mmHg) $= 1.5 \times [HCO_3^-] + 8 \pm 2$。单纯性代谢性酸中毒时，实测的 $PaCO_2$ 下降的值都在代偿预测公式范围之内。如果实测的 $PaCO_2$ 值大于预测代偿的最大值，说明体内有 CO_2 潴留，可能合并呼吸性酸中毒。如果实测的 $PaCO_2$ 值小于预测代偿的最低值，说明 CO_2 排出过多，可能合并呼吸性碱中毒。

3．肾调节　调节作用缓慢且对肾功能障碍引起的代谢性酸中毒无代偿作用。除了肾功能障碍引起的代谢性酸中毒外，肾对其他原因引起的代谢性酸中毒均可发挥重要代偿调节作用。代谢性酸中毒时，肾通过加强分泌 H^+、NH_3 和 NH_4^+ 及重吸收 HCO_3^-，使 HCO_3^- 在细胞外浓度有所恢复。因为酸中毒时，肾小管上皮细胞中的碳酸酐酶和谷氨酰胺酶活性增强，使尿中可滴定酸和 NH_4^+ 排出增加，并重新生成 HCO_3^-。但肾的代偿作用缓慢，一般要 3 ~ 5 d 才能达高峰，在肾功能障碍引起的代谢性酸中毒时，肾纠正酸中毒作用几乎不能发挥。

代谢性酸中毒的血气参数如下：由于 HCO_3^- 原发性降低，所以 AB、SB、BB 值均降低，BE 负值增大，pH 正常（代偿性代谢性酸中毒）或小于 7.35（失代偿性代谢性酸中毒）；通过呼吸代偿，$PaCO_2$ 继发性下降，AB < SB；如可排除呼吸性碱中毒，则提示代谢性酸中毒。

（四）对机体的影响

代谢性酸中毒主要引起心血管系统和中枢神经系统的功能障碍，慢性代谢性酸中毒还可引起骨质脱钙，严重代谢性酸中毒能产生致死性室性心律失常、心肌收缩力减弱及血管对儿茶酚胺的反应性降低。

1．抑制心血管系统功能

（1）室性心律失常：代谢性酸中毒时出现的室性心律失常与血钾升高密切相关。高钾血症的发生除与细胞外 H^+ 进入细胞与 K^+ 交换、K^+ 逸出有关外，还与酸中毒肾小管上皮细胞分泌 H^+ 增加而排 K^+ 减少有关。重度高钾血症由于严重的传导阻滞和心肌兴奋性消失可引起致死性心律失常和心脏停搏。

（2）心肌收缩力减弱：pH 下降时心肌对儿茶酚胺的反应性降低，但由于肾上腺髓质分泌肾上腺素增多，仅在 $pH < 7.2$ 时才出现心肌抑制，心输出量减少。酸中毒引起心肌收缩力减弱的可能机制如下。① H^+ 竞争性抑制 Ca^{2+} 与肌钙蛋白钙结合亚单位的结合，影响兴奋 - 收缩耦联；② H^+ 影响 Ca^{2+} 内流；③ H^+ 影响肌浆网 Ca^{2+} 释放。

（3）血管对儿茶酚胺的反应性降低：H^+ 增多时，能降低外周血管对儿茶酚胺的反应性，尤其是毛管前括约肌最为明显，使血管容量不断扩大，回心血量减少，血压下降。所以治疗休克时，首先要纠正酸中毒，才能改善血流动力学障碍。

2．抑制中枢神经系统功能　代谢性酸中毒时，中枢神经系统功能障碍表现为疲乏、肌肉软弱无力、感觉迟钝、精神萎靡不振，甚至意识障碍、昏迷，最后可因呼吸中枢和心血管运动中枢麻痹而死亡。其发生的可能机制如下。①神经细胞能量代谢障碍：酸中毒时生物氧化酶类的活性受到抑制，氧化磷酸化过程减弱，致使 ATP 生成减少，脑组织能量供应不足。②抑制性神经递质 γ- 氨基丁酸（GABA）增多：酸中毒时脑组织中谷氨酸脱羧酶活性增强，GABA 转氨酶活性下降，使 GABA 生成增多、转化障碍，GABA 在中枢神经系统大量蓄积，引起抑制效应。

3．慢性酸中毒引起骨质脱钙　慢性肾衰竭、严重糖尿病、长期呼吸系统疾病伴代谢性酸中毒和氧张力明显降低（乳酸增加）时，造成骨质脱钙，骨量减少；小儿可发生骨骼发育受影响，生长延缓，甚至发生肾性佝偻病和纤维性骨炎；成人可发生骨软化症、易骨折等。其机制是酸中毒抑制成骨细胞的矿物质沉积，而且氧张力下降阻碍成骨细胞的生长和分化，从而阻碍骨形成，同时可强烈刺激破骨细胞的形成，从而促进破骨细胞吸收骨组织的有机物和矿物质。因此，局部 pH 和氧张力下降对骨骼形成产生一系列负面效应。

4．酸中毒常引起高钾血症　一般来说，酸中毒与高钾血症互为因果关系，即酸中毒引起高钾血症，高钾血症引起酸中毒。酸中毒时细胞外液 H^+ 增加并向细胞内转移，为了维持电荷平衡，细胞内的 K^+ 以 H^+-K^+ 交换方式向细胞外转移，引起血钾增高；此外，酸中毒时肾分泌 H^+ 增加，分泌 K^+ 减少，导致 K^+ 在体内潴留，也引起高钾血症。但也有酸中毒与低钾血症同时并存的情况。如肾小管性酸中毒因肾分泌 K^+ 较多，可出现低钾血症；又如严重腹泻导致酸中毒时，既有 HCO_3^- 随肠液的大量丢失，也有 K^+ 随肠液的大量丢失，故可出现低钾血症。

（五）防治的病理生理学基础

1．防治原发病　预防和治疗原发病、去除引起代谢性酸中毒的病因是治疗代谢性酸中毒的基本原则。针对不同病因采取相应的治疗措施，如糖尿病酮症酸中毒应以胰岛素治疗为主，剧烈腹泻起的酸中毒应立即应用抗菌药物治疗肠炎等。

2．采用碱性药物纠正酸中毒　纠正代谢性酸中毒首选的碱性药物是 $NaHCO_3$，因其溶液可直接静脉输入，$NaHCO_3$ 溶液的浓度有 1.25%、4%、5%、7.5% 四种。一般主张在血气监护下分次补碱，按每 −1 个 BE，每千克体重补 $NaHCO_3$ 0.3 mmol，剂量宜小不宜大。轻度代谢性酸中毒 $[HCO_3^-] > 16$ mmol/L 时，可以少补，甚至不补，因为肾有排酸保碱的能力，约有 50% 的酸要靠非碳酸氢盐缓冲系统来调节。其他碱性物如乳酸钠等也常用来治疗代谢性酸中毒，其可通过肝转化为 HCO_3^-，但肝功不良或乳酸酸中毒时不宜使用。

3．防治低钾血症和低钙血症　酸中毒时，不仅使细胞内外钾分布异常引起高钾血症，而且可使血中游离钙增多。纠正酸中毒后，K^+ 返回细胞内，钙以结合钙的形式存在，易发生低钾血症和低钙血症，后者可引起手足抽搐。特别是严重腹泻引起的酸中毒，更应注意防治低钾血症和低钙血症的发生。

二、呼吸性酸中毒

呼吸性酸中毒（respiratory acidosis）是以血浆 H_2CO_3 浓度或 $PaCO_2$ 原发性增高导致 pH 降低为特征的酸碱平衡紊乱。它也是临床上较为常见的酸碱失衡。

（一）病因和机制

1．通气障碍　是导致呼吸性酸中毒最常见的原因。临床常见的通气障碍使 CO_2 排出受阻的原因如下。

（1）呼吸中枢抑制：如颅脑损伤、脑炎、脑血管意外、呼吸中枢抑制剂（吗啡、巴比妥类）及麻醉剂用量过大或酒精中毒等。

（2）呼吸肌麻痹：急性脊髓灰质炎、脊神经根炎、有机磷中毒、重症肌无力、家族性周期性麻痹及重度低血钾时，呼吸运动失去动力，可造成 CO_2 排出障碍。

（3）胸廓病变：胸部创伤、严重气胸或胸腔积液、胸廓畸形等均可严重影响通气功能，引起呼吸性酸中毒。

（4）呼吸道阻塞：喉头痉挛和水肿、溺水、异物堵塞气管等常造成急性呼吸性酸中毒，而慢性阻塞性肺疾病（chronic obstructive pulmonary disease，COPD）、支气管哮喘等则是慢性呼吸性酸中毒的常见原因。

（5）肺部疾患：心源性急性肺水肿、重度肺气肿、肺部广泛性炎症或肺组织广泛纤维化、急性呼吸窘迫综合征等均可因通气功能障碍而发生呼吸性酸中毒。

2．吸入气 CO_2 含量过高　如通风不良的环境使空气中 CO_2 含量过高，或呼吸机使用不当，通气量过小而使 CO_2 排出困难，导致吸入气 CO_2 含量过高，引起呼吸性酸中毒。

（二）分类

呼吸性酸中毒按病程分为两类，即急性呼吸性酸中毒和慢性呼吸性酸中毒。

1．急性呼吸性酸中毒　指 $PaCO_2$ 急剧升高未达 24 h，常见于急性气道阻塞、急性心源性肺水肿、中枢或呼吸肌麻痹引起的呼吸骤停及急性呼吸窘迫综合征等。

2．慢性呼吸性酸中毒　指 $PaCO_2$ 高浓度潴留持续超过 24 h 以上，见于气道及肺部慢性炎症引起的慢性阻塞性肺疾病及肺组织广泛纤维化或肺不张时。

（三）机体的代偿调节

呼吸性酸中毒发生的最主要原因是通气功能障碍，所以肺往往不能发挥代偿作用，体内升高的 $PaCO_2$（H_2CO_3）也不能靠碳酸氢盐缓冲系统缓冲，因而主要靠血液及细胞内非碳酸氢盐缓冲系统缓冲和肾代偿。

1．细胞内液缓冲系统代偿　急性呼吸性酸中毒时，肾的代偿作用十分缓慢，难以发挥作用；血浆中 NaPr 或 Na_2HPO_4 含量较低，缓冲 H_2CO_3 的效能不大。因此，细胞内外离子交换及细胞内缓冲作用是急性呼吸性酸中毒的主要代偿方式，包括以下两种变化。

（1）H^+-K^+ 交换：随着 $PaCO_2$ 升高，H_2CO_3 解离为 H^+ 和 HCO_3^-，H^+ 与细胞内 K^+ 进行交换，进入细胞内的 H^+ 被 K_2HPO_4、KPr 缓冲，血浆 HCO_3^- 浓度可有所增加，有利于维持［HCO_3^-］与［H_2CO_3］的比值，同时 K^+ 外移可诱发高钾血症。

（2）红细胞的缓冲作用：血浆中的 CO_2 可通过弥散进入红细胞，在碳酸酐酶的催化下生成 H_2CO_3，又解离为 H^+ 和 HCO_3^-，H^+ 主要被血红蛋白或氧合血红蛋白缓冲，HCO_3^- 则进入血浆与 Cl^- 交换，结果血浆中 HCO_3^- 浓度有所增加，而 Cl^- 浓度则降低。

以上这种离子交换和缓冲作用十分有限，往往 $PaCO_2$ 每升高 10 mmHg，血浆 HCO_3^- 仅代偿性增高 0.7 ～ 1 mmol/L，不足以维持［HCO_3^-］与［H_2CO_3］的正常比值，所以急性呼吸性酸中毒时 pH 往往低于正常值，呈失代偿状态。其预测公式如下：$\Delta[HCO_3^-] = 0.1 \times \Delta PaCO_2 \pm 1.5$ 或预测 $[HCO_3^-] = 24 + 0.1 \times \Delta PaCO_2 \pm 1.5$。

急性呼吸性酸中毒时血气参数如下：$PaCO_2$ 原发性增高，AB 继发性轻度增高，SB、BB 和 BE 维持正常，AB ＞ SB，pH ＜ 7.35。

2．肾排酸保碱增强　这是慢性呼吸性酸中毒的主要代偿形式。由于肾的代偿，慢性呼吸性酸中毒有可能是代偿性的。因 $PaCO_2$ 和 H^+ 浓度升高持续 24 h 以上，可刺激肾小管上皮细胞内碳酸酐酶和线粒体中谷氨酰胺酶的活性，促使肾小管上皮细胞分泌 H^+、NH_3 及 NH_4^+，同时增加对 HCO_3^- 的重吸收。这种作用的充分发挥常需 3 ～ 5 d 才能完成，因此急性呼吸性酸中毒来不及代偿，而在慢性呼吸性酸中毒时，由于肾的强大的保碱作用，随 $PaCO_2$ 升高，HCO_3^- 浓度也成比例增高，$PaCO_2$ 每升高 10 mmHg，血浆 HCO_3^- 浓度代偿性增加 3.5 ～ 4.0 mmol/L，使 $[HCO_3^-]$ / $[H_2CO_3]$ 比值接近 20 ∶ 1，因而在轻度和中度慢性呼吸性酸中毒时有可能代偿。慢性呼吸性酸中毒的代偿预测公式：$\Delta[HCO_3^-] = 0.4 \times \Delta PaCO_2 \pm 3$ 或预测 $[HCO_3^-] = 24 + 0.4 \times \Delta PaCO_2 \pm 3$。

单纯性慢性呼吸性酸中毒时，实测的 $[HCO_3^-]$ 值应在代偿预测的范围之内；如果实测的 $[HCO_3^-]$ 值大于预测代偿的最大值，说明体内有过多的 HCO_3^-，可能合并代谢性碱中毒；如果实测的 $[HCO_3^-]$ 值小于预测代偿的最低值，则说明 HCO_3^- 回收不够，可能合并代谢性酸中毒。肾的最大代偿极限是使 $[HCO_3^-]$ 继发性升高到 45 mmol/L。

慢性呼吸性酸中毒时血气参数如下：$PaCO_2$ 原发性增高，SB、AB、BB 均继发性明显增高，BE 正值增大，AB ＞ SB、pH 多数在正常范围下限（代偿性慢性呼吸性酸中毒），严重时可小于 7.35（失代偿性慢性呼吸性酸中毒）。

（四）对机体的影响

呼吸性酸中毒对机体的影响与起病速度、严重程度、原发病及低氧血症等有关。轻、中度急性呼吸性酸中毒引起心输出量增加、血压可正常或升高；严重急性呼吸性酸中毒则引起心律失常、心肌收缩力减弱、外周血管扩张、血钾升高等。此外，$PaCO_2$ 升高可引起一系列血管运动中枢和神经精神方面障碍。

1．CO_2 引起持续性头痛　CO_2 有直接舒张血管作用，而高浓度又可刺激血管运动中枢，间接引起血管收缩，其强度大于直接的扩血管作用。但由于血管壁上无 α 受体，故 CO_2 潴留可引起脑血管扩张，脑血流量增加，常引起持续性头痛，尤以夜间和晨起严重，眼底血管扩张扭曲，严重时出现视盘水肿。

2．高碳酸血症引起多种精神神经系统功能异常　呼吸性酸中毒对中枢神经系统的影响可出现多种精神神经系统功能异常。当 $PaCO_2$ 大于 80 mmHg 时，早期可出现头痛、焦虑不安，进一步发展可有震颤、精神错乱、嗜睡，甚至昏迷，称之为 CO_2 麻醉。因呼吸衰竭引起的以中枢神经系统功能紊乱为主的精神神经综合征称为肺性脑病（pulmonary encephalopathy）。

（五）防治的病理生理学基础

1．治疗原发病　是防治呼吸性酸中毒的基本原则。如去除呼吸道梗阻或痉挛使之通畅，使用呼吸中枢兴奋药或人工呼吸器，对慢性阻塞性肺疾病患者采用抗感染、解痉和祛痰等疗法。

2．改善通气功能　是治疗呼吸性酸中毒的关键。改善肺通气量，使 $PaCO_2$ 逐步下降对呼吸性酸中毒的治疗极为重要。对肾代偿后代谢因素指标也增高的患者，切忌过急使用人工呼吸器使 $PaCO_2$ 迅速下降到正常，因肾对 HCO_3^- 升高的代偿功能还来不及做出反应；结果又引起代谢性碱中毒，使病情复杂化。更应避免过度人工通气使 $PaCO_2$ 降低到更危险的呼吸性碱中毒。

3．谨慎补碱　呼吸性酸中毒时，由于肾保碱的代偿作用，HCO_3^- 可以继发性代偿性升高，应该慎用碱性药物，特别是通气尚未改善前，错误地使用碱性药物 $NaHCO_3$，可引起代谢性碱中毒，使病情加重，死亡率增高。在通气改善后，也可谨慎地补给一种不含钠的有机碱——羟甲基氨基甲烷（THAM），可迅速降低血浆 $PaCO_2$ 和 $[H^+]$，但大量快速滴入此药，可抑制呼吸中枢、引起低血压，故输液速度不宜过快。

三、代谢性碱中毒

代谢性碱中毒（metabolic alkalosis）是以血浆 $[HCO_3^-]$ 原发性增高导致 pH 上升为主要特征的酸碱平衡紊乱。

（一）病因和机制

1．H^+ 丢失过多　是代谢性碱中毒的主要原因。

（1）经胃丢失：常见于剧烈呕吐和胃液引流使富含 HCl 的胃液大量丢失。正常情况下，胃黏膜壁细胞富含碳酸酐酶，能将 CO_2 和 H_2O 催化生成 H_2CO_3，H_2CO_3 解离为 H^+ 和 HCO_3^-，然后 H^+ 与来自血浆的 Cl^- 合成 HCl，进食时分泌到胃腔中，而 HCO_3^- 则与 Cl^- 交换进入血浆，使血浆 HCO_3^- 一过性增高，称为“餐后碱潮”，直到酸性食糜进入十二指肠后，在 H^+ 刺激下，十二指肠上皮细胞与胰腺分泌大量的 HCO_3^-，同时也有等量的 H^+ 流入血液。这样，H^+ 和 HCO_3^- 彼此在血浆和消化道内都得到了中和，使血液 pH 保持相对恒定。病理情况下，大量胃液丢失引起代谢性碱中毒的机制有：①胃液中 H^+ 丢失，使胃壁、肠液和胰腺的 HCO_3^- 得不到 H^+ 中和，造成血浆中 HCO_3^- 浓度升高；②胃液中的 Cl^- 丢失可引起低氯性碱中毒；③胃液中 K^+ 丢失可引起低钾性碱中毒；④胃液大量丢失引起有效循环血量减少，可通过继发性醛固酮增多引起代谢性碱中毒。

（2）经肾丢失：①应用利尿药。肾小管上皮细胞也富含碳酸酐酶，使用袢利尿药（呋塞米等）利尿时，抑制了髓袢升支粗段对 Cl^-、Na^+ 和 H_2O 的重吸收，使到达远端小管的尿液流量增加，NaCl 含量增高，促进远端小管分泌 H^+、K^+ 增加，以加强对 Na^+ 的重吸收，Cl^- 以氯化铵的形式由尿排出。此外，由于肾小管远端尿液流速增加，冲洗作用使小管内 H^+ 浓度急剧降低，促进了 H^+ 的分泌排出。H^+ 经肾大量丢失使 HCO_3^- 大量重吸收，以及丧失含 Cl^- 的细胞外液而形成低氯性碱中毒。②肾上腺皮质激素过多。盐皮质激素过多，尤其是醛固酮过多可通过刺激集合管泌氢细胞的 H^+-ATP 酶促进 H^+ 分泌，也可通过保 Na^+ 排 K^+ 促进 H^+ 分泌，从而造成低钾性碱中毒。此外，糖皮质激素过多如皮质醇增多症（库欣综合征）也可发生代谢性碱中毒，因为糖皮质激素也有盐皮质激素的活性。

2．HCO_3^- 负荷增加　是代谢性碱中毒的重要原因。外源性 HCO_3^- 负荷增加常为医源性，见于：①消化性溃疡患者服用过量的 $NaHCO_3$；②纠正代谢性酸中毒时静脉滴注过多的 $NaHCO_3$；③大量输入含柠檬酸盐抗凝的库存血，因柠檬酸盐在体内代谢后生成 HCO_3^-。此外，脱水时只丢失 H_2O 和 NaCl 可造成浓缩性碱中毒（contraction alkalosis）。以上均可使血浆 HCO_3^- 浓度升高，发生代谢性碱中毒。但应当指出，肾具有较强的排泄 $NaHCO_3$ 的能力，正常人每天摄入 1000 mol 的 $NaHCO_3$，2 周后血浆内 HCO_3^- 浓度只是轻微上升，只有当肾功能受损后服用大量碱性药物时才会发生代谢性碱中毒。

3．低钾血症　低钾血症时，细胞内的 K^+ 向细胞外转移，同时细胞外的 H^+ 向细胞内转移，可发生代谢性碱中毒而使细胞内 H^+ 增多。此时，肾小管上皮细胞内缺 K^+，K^+-Na^+ 交换减少，而 H^+-Na^+ 交换增多，H^+ 排出增多使尿液呈酸性，称为反常性酸性尿（paradoxical acidic urine）。

4．肝衰竭　肝衰竭时，血氨增高（NH_3 可中和 H^+），也可导致代谢性碱中毒。

（二）分类

根据给予生理盐水后代谢性碱中毒能否被纠正而将其分为两类，即盐水反应性碱中毒（saline-responsive alkalosis）和盐水抵抗性碱中毒（saline-resistant alkalosis）。

1．盐水反应性碱中毒　特点是有效循环血量不足和低氯、低钾。盐水反应性碱中毒主要见于呕吐、胃液吸引及应用利尿药时。由于伴随细胞外液减少、有效循环血量不足，也常有低钾和低氯存在，而影响肾排出 HCO_3^- 的能力，使碱中毒得以维持。给予等张或半张的盐水来扩充细胞外液，补充 Cl^-，能促进过多 HCO_3^- 经肾排出，使碱中毒得以纠正。

2．盐水抵抗性碱中毒　特点是肾上腺皮质激素增多和低钾。盐水抵抗性碱中毒常见于原发性醛固酮增多症、皮质醇增多症、血容量减少引起的继发性醛固酮增多症、严重低钾血症及全身性水肿使用利尿药后等，维持因素是盐皮质激素的直接作用和血钾降低，这种碱中毒患者单纯补充盐水没有治疗效果。

（三）机体的代偿调节

1．缓冲调节　可引起碱性指标值升高和低钾血症。代谢性碱中毒时，H^+ 浓度降低，OH^- 浓度升高，OH^- 可被缓冲系统中弱酸（H_2CO_3、HHb、$HHbO_2$、HPr、$H_2PO_4^-$）所缓冲，使 HCO_3^- 及其他非 HCO_3^- 缓冲碱浓度均升高。同时，细胞内外离子交换，细胞内 H^+ 逸出，而细胞外 K^+ 进入细胞内，从而产生低钾血症。

2．呼吸浅慢　对代谢性碱中毒的调节有限。代谢性碱中毒时，由于 H^+ 浓度降低，呼吸中枢抑制，呼吸变浅、变慢，肺通气量减少，$PaCO_2$ 继发性升高，以维持 $[HCO_3^-]/[H_2CO_3]$ 的比值接近正常，缓解 pH 升高。呼吸的代偿反应比较快，往往数分钟即可出现，12 ～ 24 h 达代偿高峰。

但这种代偿是有限度的，很少能达到完全代偿，因为呼吸抑制导致的 PaO_2 降低和 $PaCO_2$ 上升均能刺激呼吸中枢，减少代偿作用。因而，即使严重的代谢性碱中毒时，$PaCO_2$ 也极少能超过 55 mmHg，即肺的代偿极限是使 $PaCO_2$ 继发性升高到 55 mmHg。肺的代偿公式：$\Delta PaCO_2 = 0.7 \times \Delta[HCO_3^-] \pm 5$ 或预测 $PaCO_2 = 40 + 0.7 \times \Delta[HCO_3^-] \pm 5$。

单纯型代谢性碱中毒时，实测 $PaCO_2$ 在预测 $PaCO_2$ 范围之内；如果实测值大于预测值的最大值说明体内有 CO_2 潴留，可能合并呼吸性酸中毒；如果实测值小于预测值的最小值，说明 CO_2 排出过多，可能合并呼吸性碱中毒。

3．肾排酸保碱缓慢减少　是代谢性碱中毒的代偿特点。代谢性碱中毒时，肾的代偿作用发挥较晚，血浆 H^+ 浓度下降和 pH 升高使肾小管上皮细胞内碳酸酐酶和谷氨酰胺酶活性减弱，肾小管分泌 H^+、NH_3 和 NH_4^+ 减少，对 HCO_3^- 的重吸收也相应减少，导致血浆 HCO_3^- 浓度有所回落，以维持血中 $[HCO_3^-]/[H_2CO_3]$ 比值。由于 HCO_3^- 从尿中排出增加，在代谢性碱中毒时尿液呈碱性，但在低钾性碱中毒时，肾小管上皮细胞内酸中毒导致分泌 H^+ 增多，尿液呈酸性。肾对 HCO_3^- 排出增多的最大代偿时限需要 3 ～ 5 d，所以，急性代谢性碱中毒时肾代偿不起主要作用。

通过以上体液缓冲、肺和肾的代偿，代谢性碱中毒的血气参数变化规律如下：代谢性指标（SB、AB、BB）均原发性升高，BE 正值增大，$PaCO_2$ 继发性升高，AB ＞ SB，pH 在正常范围上限（代偿性代谢性碱中毒）或大于 7.45（失代偿性代谢性碱中毒）；但要除外呼吸性因素的影响，SB 和 AB 均升高。

（四）对机体的影响

轻度代谢性碱中毒患者通常无症状，或出现与碱中毒无直接关系的表现，如因细胞外液量减少而引起的乏力、肌痉挛、直立性眩晕；因低钾血症引起的多尿、口渴等。但是，严重的代谢性碱中毒则可出现许多功能、代谢变化。

1．中枢神经系统功能障碍　严重代谢性碱中毒患者常出现烦躁不安、精神错乱、谵妄、意识障碍等中枢神经系统症状。其可能的发生机制如下。①γ- 氨基丁酸含量减少：血浆 pH 升高时，γ- 氨基丁酸转氨酶活性增高而谷氨酸脱羧酶活性降低，使 γ- 氨基丁酸分解加强而生成减少。γ- 氨基丁酸含量减少则对中枢的抑制作用减弱。②缺氧：血浆 pH 升高使血红蛋白氧解离曲线左移，血红蛋白与的 O_2 亲和力增高，不易将结合的 O_2 释出造成组织供氧不足，而脑组织对缺氧特别敏感，可因供氧不足导致出现精神神经症状。

2．神经肌肉应激性增高　碱中毒时，因 pH 升高使血浆游离 Ca^{2+} 浓度减少，神经肌肉的应激性增高，导致出现面部和肢体肌肉抽动、手足抽搐甚至惊厥等症状。

3．碱中毒常伴有低钾血症　代谢性碱中毒时常伴有低钾血症，与细胞内外 H^+-K^+ 交换增强及肾小管上皮细胞分泌 H^+ 减少、排钾增多有关。低钾血症除可引起肌肉软弱无力或麻痹外，严重时还可引起心律失常。

（五）防治的病理生理学基础

纠正代谢性碱中毒的根本途径是促使血浆中过多的 HCO_3^- 从尿中排出。但是，即使是肾功能正常的患者，也不易完全代偿。因此，代谢性碱中毒的治疗方针应该是在进行基础疾病治疗的同时去除代谢性碱中毒的维持因素。

1．盐水反应性碱中毒的防治　补充盐水是防治盐水反应性碱中毒的主要措施。盐水反应性碱中毒患者只要口服或静脉注射等张或半张的盐水即可恢复血浆 HCO_3^- 浓度。其机制如下：①由于扩充了细胞外液容量，消除了“浓缩性碱中毒”成分的作用，并消除了低血容量所致的继发性醛固酮增多；②由于有效循环血量得以恢复，增强肾小管重吸收 HCO_3^- 的因素已不存在，使血浆中过多的 HCO_3^- 从尿中排出；③由于远端肾小管液中 Cl^- 含量增加，使皮质集合管分泌 HCO_3^- 增强。

检测尿液 pH 和 Cl^- 浓度可以判断治疗效果。反常性酸性尿患者治疗前因肾排 H^+ 增加使尿液 pH 多在 5.5 以下；细胞外液容量和血 $C1^-$ 恢复后，则开始排出过剩的 HCO_3^-，故尿液 pH 可达 7.0 以上，偶尔超过 8.0。这类碱中毒除利尿药能引起 Cl^- 缺乏外，多数情况下 Cl^- 经尿液排出不多，尿液 Cl^- 浓度常在 15 mmol/L 以下。因此，治疗后尿液碱化及尿液 Cl^- 浓度增高则说明治疗有效。

虽然盐水可以恢复血浆 HCO_3^- 浓度，但并不能改善缺钾状态。因此，伴有高度缺钾者，应补充 K^+，只有补充 KCl 才有效，而其他阴离子如

HCO_3^-、乙酸根、柠檬酸根替代 Cl^-，均能促进 H^+ 排出，使碱中毒得不到纠正。

严重代谢性碱中毒可直接给予酸进行治疗。例如，用 0.1 mol/L HCl 缓慢静脉注射，HCl 在体内被缓冲后可生成 NaCl：$HCl + NaHCO_3 \longrightarrow NaCl + H_2CO_3$。

此外，临床上也使用 NaCl、KCl、盐酸精氨酸和盐酸赖氨酸治疗代谢性碱中毒，对游离钙减少的患者也可补充 $CaCl_2$，总之，补氯即可排出 HCO_3^-。

2．盐水抵抗性碱中毒的防治　盐水抵抗性碱中毒需用抗醛固酮药物或碳酸酐酶抑制剂干预。全身性水肿患者应尽量少用袢利尿药以预防发生碱中毒。碳酸酐酶抑制剂乙酰唑胺可抑制肾小管上皮细胞内的碳酸酐酶活性，因而分泌 H^+ 和重吸收 HCO_3^- 减少，增加 Na^+ 和 HCO_3^- 的排出，结果既达到治疗碱中毒的目的又可减轻水肿。盐水抵抗性碱中毒同盐水反应性碱中毒一样，也可以用尿 pH 变化判断治疗效果。肾上腺皮质激素过多引起的碱中毒，需用抗醛固酮药物和补钾去除代谢性碱中毒的维持因素。

四、呼吸性碱中毒

呼吸性碱中毒（respiratory alkalosis）是以血浆 H_2CO_3 浓度或 $PaCO_2$ 原发性减少而导致 pH 升高为特征的酸碱平衡紊乱。

（一）病因和机制

肺通气过度是各种原因引起呼吸性碱中毒的基本机制，原因如下。

1．低氧血症和肺疾患　吸入气氧分压过低如高原病及外呼吸功能障碍如肺炎、肺梗死、肺栓塞、哮喘、间质性肺疾病、肺水肿等，均可因 PaO_2 降低而引起通气过度。

2．呼吸中枢受到直接刺激　精神性通气过度见于癔症发作、小儿哭闹，中枢神经系统疾病如脑血管意外、脑炎、脑外伤及脑肿瘤等均可刺激呼吸中枢引起过度通气。某些药物（如水杨酸类）、氨等可直接兴奋呼吸中枢致通气增强。革兰氏阴性杆菌败血症也是引起过度通气的常见原因。甲状腺功能亢进、高热等因机体代谢率过高使肺通气增强。除此之外，疼痛、焦虑、肿瘤、发热等可引起中枢性呼吸失调。

3．人工呼吸机使用不当　常因通气量过大而引起呼吸性碱中毒。

（二）分类

呼吸性碱中毒根据病程可分为两类，即急性呼吸性碱中毒和慢性呼吸性碱中毒。

1．急性呼吸性碱中毒　指 $PaCO_2$ 在 24 h 内急剧下降，常见于人工呼吸机过度通气、癔症、高热和低氧血症时。

2．慢性呼吸性碱中毒　指持久的 $PaCO_2$ 下降超过 24 h，常见于慢性颅脑疾病、肝疾患、缺氧和氨兴奋呼吸中枢引起持久的 $PaCO_2$ 下降而导致 pH 升高。

（三）机体的代偿调节

呼吸性碱中毒时，虽然 $PaCO_2$ 降低对呼吸中枢有抑制作用，但只要刺激肺通气过度的原因持续存在，肺的代偿调节作用就不明显。当有效肺泡通气量超过每天需要排出的 CO_2 量时，可使血浆 H_2CO_3 浓度降低，pH 升高。由低碳酸血症而致的 H^+ 减少，可由血浆 HCO_3^- 浓度的降低而得到代偿。这种代偿作用包括迅速发生的细胞内液缓冲和缓慢进行的肾排酸减少。

1．细胞内液缓冲　是急性呼吸性碱中毒的主要代偿方式。急性呼吸性碱中毒时，由于血浆 H_2CO_3 浓度迅速降低，故 HCO_3^- 相对增高。约 10 min 内，细胞内血红蛋白、磷酸和蛋白等非碳酸氢盐缓冲系统释放 H^+，H^+ 从细胞内移出至细胞外并与 HCO_3^- 结合，使血浆 HCO_3^- 浓度下降，H_2CO_3 浓度有所回升，而细胞外 K^+ 进入细胞内以维持电平衡，故血 K^+ 浓度降低。H^+ 也可来自细胞代谢产生的乳酸，因为碱中毒能促进糖酵解，使乳酸生成增多，其机制可能与碱中毒影响血红蛋白释放氧，从而造成组织缺氧和糖酵解增强有关。另外，部分血浆 HCO_3^- 进入红细胞内与 H^+ 结合，并进一步生成 CO_2，CO_2 从红细胞进入血浆形成 H_2CO_3，促使血浆 H_2CO_3 浓度回升。在 HCO_3^- 进入红细胞时，有等量 Cl^- 从红细胞进入血浆，使血 Cl^- 浓度升高。由于这种缓冲作用十分有限，所以急性呼吸性碱中毒往往是失代偿的。

一般 $PaCO_2$ 每降低 10 mmHg，血浆 HCO_3^- 浓度代偿性降低 2 mmol/L。$PaCO_2$ 原发性下降与 HCO_3^- 浓度继发性下降的关系可遵循下列公式：

$\Delta[HCO_3^-] = 0.2 \times \Delta PaCO_2 \pm 2.5$，即预测 $[HCO_3^-] = 24 + 0.2 \times \Delta PaCO_2 \pm 2.5$。

2．肾排酸减少　是慢性呼吸性碱中毒的主要代偿形式。由于肾的代偿调节是个缓慢的过程，故仅在慢性呼吸性碱中毒时充分发挥调节作用，表现为肾小管上皮细胞分泌 H^+、NH_3 和 NH_4^+ 减少，重吸收 $NaHCO_3$ 减少，尿液呈碱性。

在慢性阶段，由于肾的代偿调节和细胞内缓冲，平均 $PaCO_2$ 每降低 10 mmHg，血浆 HCO_3^- 浓度代偿性下降 5 mmoL/L，其最大代偿极限是使血中 $[HCO_3^-]$ 继发性下降 15 mmol/L。代偿公式：$\Delta[HCO_3^-] = 0.5 \times \Delta PaCO_2 \pm 2.5$，即预测 $[HCO_3^-] = 24 + 0.5 \times \Delta PaCO_2 \pm 2.5$。

单纯型慢性呼吸性碱中毒时，实测 $[HCO_3^-]$ 在预测 $[HCO_3^-]$ 的范围之内。如果实测值超出预测值的最大值，表明 HCO_3^- 过多，合并代谢性碱中毒；如果实测值小于预测值的最小值，表明 HCO_3^- 过少，则合并代谢性酸中毒。

呼吸性碱中毒的血气参数变化如下：急性呼吸性碱中毒时 $PaCO_2$ 降低，AB 降低，而 SB、BB、BE 均正常，AB ＜ SB，pH ＞ 7.45。慢性呼吸性碱中毒时 $PaCO_2$ 降低，AB 明显降低，SB、BB 降低，BE 负值增大，AB ＜ SB，pH 在正常范围上限（代偿性慢性呼吸性碱中毒）或大于 7.45（失代偿性慢性呼吸性碱中毒）。

（四）对机体的影响

1．更易出现中枢神经系统功能障碍和神经肌肉应激性增高　呼吸性碱中毒对机体的损伤作用与代谢性碱中毒相似（中枢神经系统功能障碍、神经肌肉应激性增高、低血钾、血红蛋白氧解离曲线左移），但更易出现眩晕、四肢及口周围感觉异常、意识障碍及抽搐等，抽搐与低 Ca^{2+} 有关。神经系统功能障碍除与碱中毒对脑功能的损伤有关外，还与脑血流量减少有关，因为低碳酸血症可引起脑血管收缩。据报道 $PaCO_2$ 下降到 20 mmHg 时，脑血流量可减少 35% ～ 40%。当然，精神性过度换气患者的某些症状，如头痛、气急、胸闷等属精神性的，与碱中毒无关。

2．血浆磷酸盐浓度降低　多数严重呼吸性碱中毒患者血浆磷酸盐浓度明显降低。其原因是细胞内碱中毒使糖原分解增强，葡萄糖 -6- 磷酸盐和 1,6- 二磷酸果糖等磷酸化合物生成增加，结果消耗了大量的磷，致使细胞外液磷进入细胞内。

（五）防治的病理生理学基础

1．防治原发病　呼吸性碱中毒的治疗应首先防治原发病和去除引起通气过度的原因。如应用呼吸机时适当调整呼吸机的潮气量和呼吸频率，对精神性过度通气患者进行心理治疗或酌情使用镇静剂。

2．吸入含 CO_2 的气体　对急性呼吸性碱中毒患者可吸入含 5% CO_2 的混合气体，或用纸袋罩于患者口鼻使其再吸入呼出气体以维持血浆 H_2CO_3 浓度。

3．纠正低钙血症　对手足搐搦者可静脉注射葡萄糖酸钙进行治疗。

第四节　混合型酸碱平衡紊乱

两种或三种不同类型的单纯型酸碱平衡紊乱同时发生，称为混合型酸碱平衡紊乱。混合型酸碱平衡紊乱包括二重酸碱平衡紊乱（double acid-base disturbance）和三重酸碱平衡紊乱（triple acid-base disturbance）。二重酸碱平衡紊乱可以有不同的组合形式，通常将两种酸中毒或两种碱中毒合并存在，使 pH 向同一方向移动的情况称为酸碱一致型或酸碱相加型酸碱平衡紊乱，而将一种酸中毒与一种碱中毒合并存在，使 pH 向相反方向移动的情况称为酸碱混合型或酸碱相消型酸碱平衡紊乱。由于酸碱一致型二重酸碱平衡紊乱者不可能同时存在呼吸性酸中毒和呼吸性碱中毒，因此，三重酸碱平衡紊乱只存在两种类型。临床混合型酸碱平衡紊乱类型见表 7-4。

一、酸碱一致型二重酸碱平衡紊乱

（一）呼吸性酸中毒合并代谢性酸中毒

呼吸性酸中毒合并代谢性酸中毒是临床常见的一种混合型酸碱平衡紊乱。

表7-4　临床混合型酸碱平衡紊乱类型

二重酸碱平衡紊乱类型（5种）	三重酸碱平衡紊乱类型（2种）
呼酸合并代酸	呼酸合并高 AG 代酸和代碱
呼酸合并代碱	呼碱合并高 AG 代酸和代碱
呼碱合并代酸	
呼碱合并代碱	
高 AG 代酸合并代碱	

呼酸：呼吸性酸中毒；代酸：代谢性酸中毒；呼碱：呼吸性碱中毒；代碱：代谢性碱中毒；AG：阴离子隙

1．病因　严重通气障碍（CO_2潴留）伴非挥发性酸产生增多，常见于：①心搏和呼吸骤停；②慢性阻塞性肺疾患合并心力衰竭或休克；③糖尿病酮症酸中毒并发肺部感染引起呼吸衰竭；④严重低钾血症累及心肌及呼吸肌；⑤药物及一氧化碳中毒。

2．特点　由于呼吸性因素和代谢性因素均朝酸性方向变化，因此，HCO_3^-浓度减少时呼吸不能代偿，$PaCO_2$增多时肾也不能代偿，两者不能相互代偿，呈严重失代偿状态，并形成恶性循环，可导致死亡。患者 AB、SB、BB 均降低，BE 负值增大，AB ＞ SB，$PaCO_2$升高，pH 明显降低，血浆 K^+浓度升高，AG 增大。

（二）代谢性碱中毒合并呼吸性碱中毒

1．病因　常见于通气过度伴碱潴留，如肝衰竭、败血症、严重创伤的患者分别因高血氨、高热、疼痛刺激呼吸中枢而发生通气过度，使 CO_2排出过多，加之使用排钾利尿药、剧烈呕吐、大量输入库存血等使体内碱增多。

2．特点　因呼吸性和代谢性因素均朝碱性方向变化，$PaCO_2$降低，血浆 HCO_3^-浓度升高，两者不能相互代偿，呈严重失代偿状态，预后极差。AB、SB、BB 均升高，BE 正值增大，AB ＜ SB，pH 明显升高，K^+浓度降低。

二、酸碱混合型二重酸碱平衡紊乱

（一）呼吸性酸中毒合并代谢性碱中毒

呼吸性酸中毒合并代谢性碱中毒也是临床常见的一种混合型酸碱平衡紊乱。

1．病因　常见于慢性阻塞性肺疾患伴呕吐或应用排钾利尿药及激素等。

2．特点　$PaCO_2$和 HCO_3^-浓度均升高而且升高的程度均已超出彼此代偿范围预测值的上限，AB、SB、BB 均升高，BE 正值增大，AB ＞ SB，pH 可正常、略低或略高。

（二）代谢性酸中毒合并呼吸性碱中毒

1．病因　可见于：①糖尿病、肾衰竭、感染性休克及心、肺疾病等危重患者伴有高热或机械通气过度；②慢性肝病高血氨并发肾衰竭；③水杨酸或乳酸盐中毒、有机酸（水杨酸、酮体和乳酸）生成增多。水杨酸盐刺激呼吸中枢可发生典型的代谢性酸中毒合并呼吸性碱中毒的混合型酸碱失衡。

2．特点　HCO_3^-浓度和 $PaCO_2$均降低且小于代偿范围预测值的下限，AB、SB、BB 均降低，BE 负值增大，AB ＜ SB，pH 可正常或轻度变化。

（三）代谢性酸中毒合并代谢性碱中毒

1．病因　常见于剧烈呕吐合并腹泻并伴有低钾血症和脱水，尿毒症或糖尿病合并剧烈呕吐。

2．特点　由于导致血浆 HCO_3^-浓度升高和降低的原因同时存在，彼此相互抵消，常使血浆 HCO_3^-浓度、$PaCO_2$在正常范围，AG 升高。

酸碱混合型二重酸碱平衡紊乱的诊断比较复杂，可结合临床资料并借助预计代偿公式等综合判断。

三、三重混合型酸碱平衡紊乱

（一）呼吸性酸中毒合并 AG 增高型代谢性酸中毒和代谢性碱中毒

该型的特点是 $PaCO_2$明显升高，AG ＞ 16 mmol/L，HCO_3^-浓度一般也升高，血 Cl^-浓度明显降低。

（二）呼吸性碱中毒合并 AG 增高型代谢性酸中毒和代谢性碱中毒

该型的特点是 $PaCO_2$降低，AG ＞ 16 mmol/L，HCO_3^-浓度可高可低，血 Cl^-浓度一般低于正常。

三重混合型酸碱平衡紊乱比较复杂，必须在充分了解原发病情的基础上，结合实验室检查进行综合分析才能得出正确结论。

第五节 判断酸碱平衡紊乱的病理生理学基础

临床所见酸碱平衡紊乱极其复杂，在诊断时，患者的病史和临床表现能为判断提供重要线索，血气分析结果是判断酸碱平衡紊乱类型的决定性依据，血清电解质检查可提供有价值的参考资料，计算AG有助于区别单纯型代谢性酸中毒的类型及诊断混合型酸碱平衡紊乱，而经代偿公式计算代偿的最大范围可判定是单纯型还是混合型酸碱平衡紊乱。

一、根据pH判断酸碱平衡紊乱的性质

pH < 7.35为失代偿性酸中毒；pH > 7.45为失代偿性碱中毒；pH在7.35 ~ 7.45范围内，不能排除没有酸碱平衡紊乱，尚需观察$PaCO_2$和[HCO_3^-]是否在正常范围。若3个参数都在正常范围，无酸碱平衡紊乱；若pH正常而另外2个参数超出正常范围，肯定有酸碱平衡紊乱。

二、根据病史和原发性改变判断酸碱平衡紊乱的类型

从pH的变化不能判定引起酸碱平衡紊乱的原发病因，亦不能决定酸碱平衡紊乱的类型。因此密切结合病史、找出引起酸碱平衡紊乱的原发性改变是判断酸碱平衡紊乱类型的重要依据。主要由于通气功能改变而导致的酸碱平衡紊乱，$PaCO_2$为原发性改变：如果$PaCO_2$原发性升高引起pH下降称为呼吸性酸中毒；如果$PaCO_2$原发性降低引起pH升高称为呼吸性碱中毒。主要由于肾疾患或休克等而导致的酸碱平衡紊乱，[HCO_3^-]为原发性改变：如果[HCO_3^-]原发性降低引起pH下降称为代谢性酸中毒；如果[HCO_3^-]原发性升高引起pH升高称为代谢性碱中毒。例如，患者有慢性阻塞性肺疾病，pH偏低，血浆$PaCO_2$和[HCO_3^-]均升高，根据病史，肺通气量减少引起的$PaCO_2$升高是酸碱平衡紊乱最可能的原发性变化，而[HCO_3^-]升高是代偿性反应，患者的酸碱平衡紊乱为呼吸性酸中毒。

三、根据代偿情况判断单纯型或混合型酸碱平衡紊乱

酸碱平衡紊乱时，机体代偿的规律是代谢性酸碱平衡紊乱主要靠肺代偿，而呼吸性酸碱平衡紊乱主要靠肾代偿；代偿调节引起与原发性改变方向一致的继发性改变，但有一定的限度。表7-5是在临床实践中总结归纳出的单纯型酸碱平衡紊乱的预计代偿公式，应用代偿公式是简便有效地区别单纯型与混合型酸碱平衡紊乱的手段。

单纯型酸碱平衡紊乱时，[HCO_3^-]/$PaCO_2$变化的方向总是一致的，代偿引起的继发性改变一定不超出代偿范围（代偿预计值）和代偿的最大限度。

混合型酸碱平衡紊乱时，[HCO_3^-]/$PaCO_2$变化的方向有些是一致的，有些则是相反的。

1．[HCO_3^-]/$PaCO_2$变化方向相反　为酸碱一致型二重酸碱平衡紊乱。

如果[HCO_3^-]/$PaCO_2$的变化方向相反，即一个升高，一个下降，两者不能相互代偿，pH发生显著变化，则可以判定为两个独立因素分别引起了酸碱平衡紊乱，两个都是原发性改变，患者发生了二重酸碱平衡紊乱。例如，心搏、呼吸骤停时，代谢紊乱使[HCO_3^-]明显下降，呼吸停止使$PaCO_2$急剧升高，则可判定为代谢性酸中毒合并呼吸性酸中毒；[HCO_3^-]升高而$PaCO_2$下降，则可判定为代谢性碱中毒合并呼吸性碱中毒

2．[HCO_3^-]/$PaCO_2$变化方向一致　为酸碱混合型二重酸碱平衡紊乱。

一种酸中毒与一种碱中毒并存的酸碱混合型酸碱平衡紊乱，[HCO_3^-]与$PaCO_2$变化方向是一致的，但变化的程度均已超出彼此代偿范围。例如，当患者因肺通气功能障碍使$PaCO_2$原发性升高，通过肾的调节，[HCO_3^-]代偿性升高，如果使用利尿药不当或出现呕吐，血浆[HCO_3^-]亦有

表7-5 常用单纯型酸碱平衡紊乱的预计代偿公式

原发平衡紊乱	原发性变化	继发性代偿	预计代偿公式	代偿时限	代偿极限
代谢性酸中毒	$[HCO_3^-]$ ↓↓	$PaCO_2$ ↓	$PaCO_2 = 1.5\times[HCO_3^-]+8\pm2$		10 mmHg
			$\Delta PaCO_2 = 1.2\times\Delta[HCO_3^-]\pm2$	12 ~ 24 h	
代谢性碱中毒	$[HCO_3^-]$ ↑↑	$PaCO_2$ ↑	$PaCO_2 = 40+0.7\times[HCO_3^-]\pm5$		55 mmHg
			$\Delta PaCO_2 = 0.7\times\Delta[HCO_3^-]\pm5$	12 ~ 24 h	
呼吸性酸中毒	$PaCO_2$ ↑↑	$[HCO_3^-]$ ↑			
急性			$\Delta[HCO_3^-] = 0.1\times\Delta PaCO_2\pm1.5$	几分钟	30 mmol/L
慢性			$\Delta[HCO_3^-] = 0.35\pm\Delta PaCO_2\pm3$	3 ~ 5 d	45 mmol/L
呼吸性碱中毒	$PaCO_2$ ↓↓	$[HCO_3^-]$ ↓			
急性			$\Delta[HCO_3^-] = 0.2\times\Delta PaCO_2\pm2.5$	几分钟	18 mmol/L
慢性			$\Delta[HCO_3^-] = 0.5\times\Delta PaCO_2\pm2.5$	3 ~ 5 d	15 mmol/L

注：有“Δ”为变化值，无“Δ”示绝对值；代偿时限指体内达到最大代偿反应所需的时间；代偿极限指单纯型酸碱失衡代偿所能达到的最小值或最大值

原发性升高，较易出现呼吸性酸中毒合并代谢性碱中毒。此时，患者 $PaCO_2$ 与 $[HCO_3^-]$ 均明显升高，而 pH 无显著变化，仅靠 pH、病史及 $PaCO_2$ 与 $[HCO_3^-]$ 的变化方向已难以区别是单纯型还是混合型酸碱平衡紊乱，需要计算代偿预计值来进一步分析判断。

病例：某肾衰竭患者因无尿放置了导尿管，2 d 后出现低血压和发热，尿中含有大量白细胞和细菌，血气检查结果：pH 7.32，$PaCO_2$ 20 mmHg，$[HCO_3^-]$ 10 mmol/L。试分析其酸碱平衡紊乱的类型。

病例分析：从血气变化看，pH 7.32 表明为酸中毒，患者有肾衰竭病史及 $[HCO_3^-]$ 降低，故可以判断是代谢性酸中毒；根据代谢性酸中毒的代偿公式，$PaCO_2$ 代偿预计值 = 40 − 1.2 ×（24 − 10）± 2 = 21.2 ~ 25.2（mmHg）。患者实测 $PaCO_2$ 为 20 mmHg，低于代偿预计值，表明患者还存在使 $PaCO_2$ 降低的原发因素（如发热刺激呼吸中枢），故诊断为代谢性酸中毒合并呼吸性碱中毒。

四、根据 AG 判断代谢性酸中毒类型及混合型酸碱平衡紊乱

AG 是区分代谢性酸中毒类型的标志，也是判断是否有三重混合型酸碱平衡紊乱不可缺少的指标。如果 AG 正常，则不会有三重酸碱平衡紊乱；相反，如果 AG ＞ 16 mmol/L，则表明有 AG 增高型代谢性酸中毒，同时提示有三重混合型酸碱平衡紊乱的可能。值得注意的是，如果 AG 升高，那么在判断酸碱平衡紊乱时，一定要对 $[HCO_3^-]$ 进行补偿。因为导致 AG 升高的酸性物质中和了血中的 HCO_3^-。碱补偿量为增高的 AG（ΔAG），即 ΔAG = AG − 12 = $\Delta[HCO_3^-]$。未被非挥发性酸中和前实际的 $[HCO_3^-]$ = 实测 $[HCO_3^-]$ 值 + $\Delta[HCO_3^-]$。

三重混合型酸碱平衡紊乱的判断较为复杂，下面举例介绍其诊断思路。

病例：某肺源性心脏病、呼吸衰竭合并肺性脑病患者，应用利尿药、激素等治疗。血气及电解质检查结果：pH 7.43，$PaCO_2$ 61 mmHg，$[HCO_3^-]$ 138 mmol/L，$[Na^+]$ 140 mmol/L，$[Cl^-]$ 74 mmol/L，$[K^+]$ 3.5 mmol/L。试分析患者有何种酸碱平衡紊乱。

病例分析：①根据肺源性心脏病病史、$PaCO_2$ 原发性增高，提示有慢性呼吸性酸中毒；②计算 AG = 140 − 38 − 74 = 28（mmol/L），AG 明显升高，提示患者有代谢性酸中毒存在，有三重酸碱平衡紊乱的可能；③计算未被非挥发性酸中和前的实际 $[HCO_3^-]$，$[HCO_3^-]$ = 38 +（28 − 12）= 54（mmol/L）；④按慢性呼吸性酸中毒代偿预计公式计算 $[HCO_3^-]$ 代偿预计值，$[HCO_3^-]$ = 24 + 0.4 ×（61 − 40）± 3 = 32.4 ± 3（mmol/L）；⑤比较中和前的实际 $[HCO_3^-]$（54 mmol/L）与预计的 $[HCO_3^-]$ 最大值（35.4 mmol/L），提示有代谢性碱中毒存在。

诊断：该患者为呼吸性酸中毒合并 AG 增高型代谢性酸中毒和代谢性碱中毒。

五、应用酸碱图验证所得结论

酸碱图（acid-base chart）是各种不同酸碱紊乱时动脉血 pH（或血浆 H^+ 浓度）、$PaCO_2$ 和 HCO_3^- 浓度三个变量关系的相关坐标图。其中以 Siggaard-Andersen 设计的图形较为常用，可为酸碱平衡的正确诊断提供简便而准确的手段（图 7-7）。图中纵坐标代表 $PaCO_2$，横坐标代表 pH 或 [H^+]。根据这两项参数的数值，在图中找到两个参数的交汇点，交汇点与斜形的等位线平行，可查出中线上血浆 [HCO_3^-] 和左上角的 BE 值，并根据两个参数的交汇点查出酸碱平衡乱的类型。若交汇点落在某种单纯型酸碱平衡紊乱的区域内，就指示患者为该种单纯型酸碱平衡紊乱；若交汇点落在两种单纯型酸碱平衡紊乱区域之间，便指示患者为相邻两种单纯型酸碱平衡紊乱的混合型。

需要指出的是，无论是单纯型还是混合型酸碱平衡紊乱，都不是一成不变的，随着疾病的发展和治疗措施的影响，原有的酸碱平衡紊乱可能被纠正，也可能转变或合并其他类型的酸碱平衡紊乱。因此在诊断和治疗酸碱平衡紊乱时，一定要密切结合患者的病史、临床资料，观测血 pH、$PaCO_2$ 及 [HCO_3^-] 的动态变化，综合分析病情，及时做出正确诊断和适当治疗。

第六节　高原人群酸碱平衡紊乱特征

高原地区的低氧环境会通过呼吸因素和代谢状态影响人体的酸碱平衡，其变化与进驻海拔的高度、时间长短和个体的年龄、性别、职业及劳动强度密切相关。

一、高海拔地区人体酸碱平衡的变化

（一）pH 的改变

急进高原后由于大气低压低氧，极易出现短暂性过度通气，过度的通气会使 $PaCO_2$ 在短时间内降低，这时肾还来不及排出相对多余的 HCO_3^-，血液的 pH 偏高，出现呼吸性碱中毒。血液 pH 的升高会使血红蛋白对氧的亲和力增高，这样有利于血液在肺部的氧合，也利于机体对低氧环境的习服；但在组织毛细血管网中血红蛋白对氧的亲和力过高不利于组织对氧的摄取和利用，这是其不利的一面。在高原世居人群和长期移居高原者中，由于体内酸碱平衡在一定的代偿调节范围之内形成了新的平衡，所以 pH 和 HCO_3^- 趋向正常。

（二）动脉血氧分压（PaO_2）的改变

随着海拔高度升高，大气压和大气氧分压下降，PaO_2 逐渐降低。但在人群中有高原移居者高于世居者、女性高于男性的倾向，这主要跟通气水平差异有关。

（三）动脉血二氧化碳分压（$PaCO_2$）的改变

$PaCO_2$ 随着海拔高度的升高而下降，这与高原大气压下降和低氧通气反应增强使 CO_2 排出过多有关。在高原地区由于呼吸增强排出过多的 CO_2 会产生低碳酸血症，往往是高原反应和高原病的发病因素之一。有资料表明，在移居高原的早期阶段（2 个月以内），$PaCO_2$ 将经历一个动态变化过程，即到达高原后 $PaCO_2$ 很快下降，4 天后进一步下降，第 4 周降至最低水平，以后逐渐恢复至当地久居人群的稳定水平，这与通气适应的变化是一致的。健康的高原居民平均二氧化碳浓度是随着高度的增加而减小，计算公式如下：$PaCO_2$（mmHg）= 38.3-2.5 × 海拔高度（km）。随海拔高度的增加，吸入气的氧分压下降，过度通气随之发生急性呼吸性碱中毒，可引起肾中碳酸氢盐排出增加，使 pH 恢复正常，引起代偿性呼吸性碱中毒或慢性低碳酸血症。

（四）标准碳酸氢盐（SB）和实际碳酸氢（AB）的改变

急进高原后 SB 一般在正常值范围内，AB 低于正常值。这是因为 SB 不受呼吸因素的影响，它

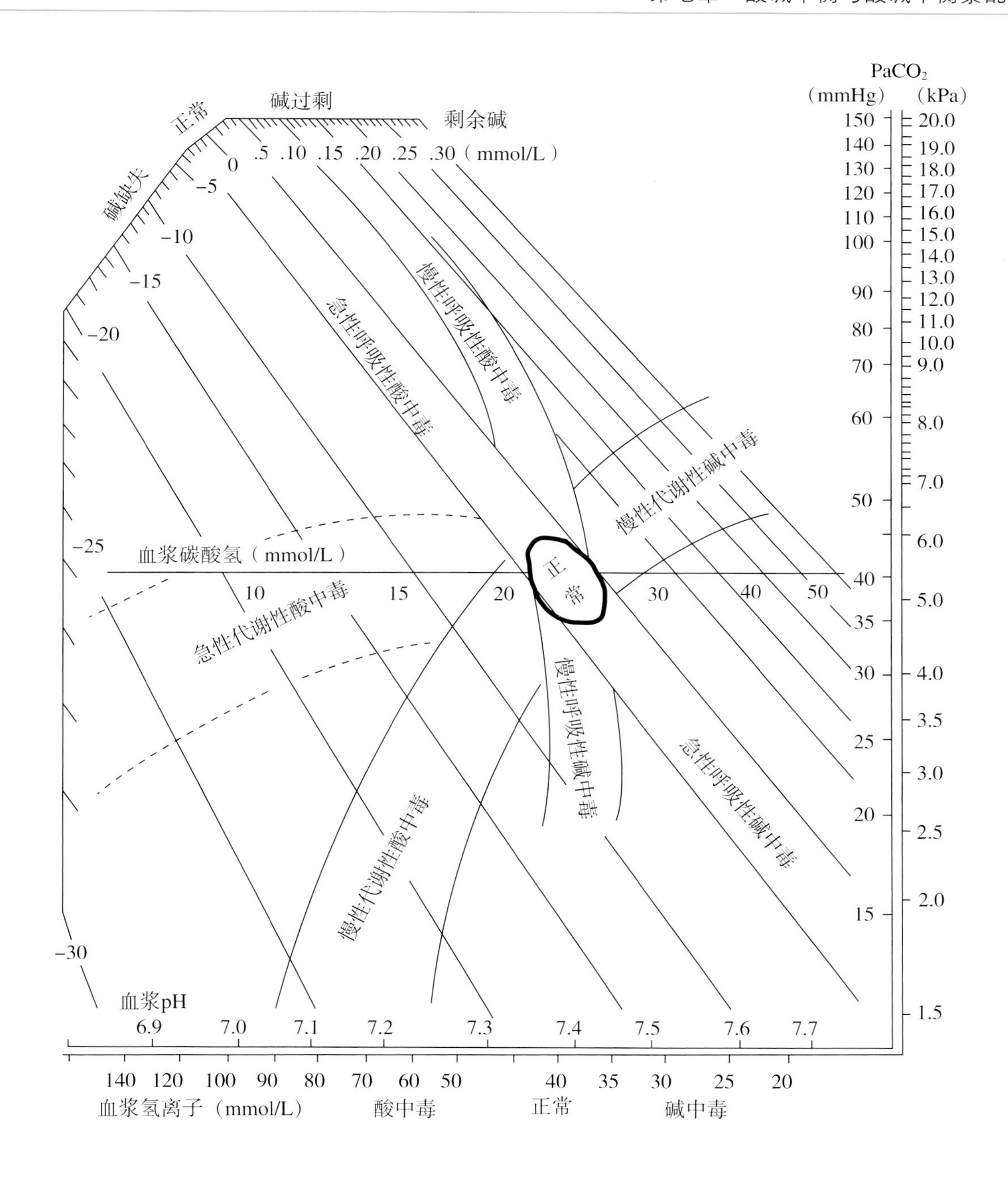

图 7-7　Siggaard-Andersen 酸碱图

反映碳酸氢盐的储备、肾的代偿功能和代谢性变化。高原健康人群标准碳酸氢盐在正常值范围内，而 AB 降低，说明高原地区居民多数存在过度通气，多处于代偿性呼吸性碱中毒，没有明显的代谢性酸碱平衡紊乱。但随着海拔的升高，HCO_3^- 浓度呈下降趋势。计算 1500 m 以上高原地区的 HCO_3^- 浓度时，必须考虑海拔高度，以避免对某一特定个体的酸碱失调进行过度诊断。

（五）碱剩余（BE）的改变

急进高原者碱剩余降低，这主要是缓冲碱减少所致，与 SB 和 AB 的测定结果相一致。

（六）肺泡 – 动脉血氧分压差［$P(A-a)O_2$］的改变

$P(A\text{-}a)O_2$ 是反映肺换气功能的一项指标，

P(A-a) O_2 增大说明肺泡内 O_2 转移至肺泡毛细血管的量减少，即肺换气功能减弱。由于存在气血屏障，在平原正常情况下，P(A-a) O_2 < 2.0 kPa。随着年龄增长，P(A-a) O_2 值增大，老年人 P(A-a) O_2 < 4.0 kPa。P(A-a) O_2 受吸入氧气浓度、通气血流比例、动静脉分流量、肺弥散功能、氧解离曲线特点、耗氧量及心输出量等因素的影响。高原世居人群肺弥散功能和肺换气功能增强，P(A-a) O_2 减小。

二、影响高原人体酸碱平衡的因素

(一)海拔高度

随着海拔高度升高，大气压逐渐降低，人体血液气体的测定值也随之发生相应的变化。不同海拔高度血气正常平均值见表 7-6。

(二)进驻高原的时间

人体从低海拔地区进入高原时，由于缺氧造成过度通气，导致呼吸性碱中毒。与此同时，机体通过细胞内、外液的缓冲和肾的代偿，对酸碱平衡紊乱进行代偿调节，排出碳酸氢盐，改善血液中碳酸氢盐与碳酸的比值，使血液 pH 恢复正常。但是机体的代偿需要一定时间，初入高原时往往存在明显的酸碱失衡，随着在高原居住时间的延长，在约 1 个月以后逐渐恢复正常。一般进入高原第 1 周 pH 达最高点，第 2 周开始下降，第 4 周基本恢复至低海拔时水平。

(三)年龄与性别

无论世居还是移居高原的居民，随年龄的增长，动脉血 pH 和动脉血氧分压均有逐渐下降的趋势，而动脉血二氧化碳分压却有所升高。高原移居者男、女差异明显，表现为女性 pH 和氧分压偏高，动脉血二氧化碳分压偏低。高原世居藏族人血气指标没有明显的男、女性别差异。

(四)职业与劳动强度

在高原地区，职业与劳动强度对机体的影响较大，对血气的影响主要是表现在血液酸碱度方面的变化，对动脉血氧分压和二氧化碳分压影响不大。由于血内乳酸含量随体力活动强度的增强而急剧增加，所以体力劳动者血液 pH 明显低于脑力劳动者。在高原进行较大负荷运动时，由于缺氧程度加重，乳酸、酮体等酸性代谢产物生成增多，会消耗血液中本来就少的缓冲碱，使碳酸氢盐与碳酸的比值变小，pH 下降。另外，高原人群酸碱平衡的稳定性差，在安静或轻微运动时，常可出现呼吸性碱中毒，但在长时间、大运动量的情况下，常合并代谢性酸中毒的发生。

(张 伟 曹学锋)

参考文献

[1] 李桂源. 病理生理学. 北京：人民卫生出版社，2010.

[2] 唐朝枢，刘志跃. 病理生理学. 北京：北京大学医学出版社，2013.

[3] 王建枝，钱睿哲. 病理生理学. 9 版. 北京：人民卫生出版社，2018.

[4] 高钰琪. 高原病理生理学. 北京：人民卫生出版社，2006.

[5] Zhou Q，Yang S，Luo Y，et al. A randomly-controlled study on the cardiac function at the early stage of return to the plains after short-term exposure to high altitude. PLoS

表7-6 不同海拔高度血气分析平均值

地区（海拔高度）	pH	$PaCO_2$（kPa）	PaO_2（kPa）	HCO_3^-（mmol/L）	SaO_2（%）	BE（mmol/L）
北京（31 m）	7.401	5.2	10.9	24.20	95.50	–0.92
乌鲁木齐（653 m）	7.405	5.1	10.7	23.60	95.80	–0.70
兰州（1517 m）	7.422	4.4	10.0	22.60	95.50	–2.40
西宁（2260 m）	7.451	4.1	9.3	22.89	94.49	–1.73
海晏县（3200 m）	7.445	4.0	8.0	22.11	92.00	–2.42

One, 2012, 7 (2): e31097.

[6] He B, Wang J, Qian G, et al. Analysis of high-altitude deacclimatization syndrome after exposure to high altitudes: a cluster-randomized controlled trial. PLoS One, 2013, 8 (5): e62072.

[7] van Hall G, Calbet JA, Søndergaard H, et al. The re-establishment of the normal blood lactate response to exercise in humans after prolonged acclimatization to altitude. J Physiol, 2001, 536 (Pt 3): 963-975.

[8] Höhne C, Pickerodt PA, Francis RC, et al. Pulmonary vasodilation by acetazolamide during hypoxia is unrelated to carbonic anhydrase inhibition. Am J Physiol Lung Cell Mol Physiol, 2007, 292 (1): L178-184.

[9] Ramirez-Sandoval JC, Castilla-Peón MF, Gotés-Palazuelos J, et al. Bicarbonate values for healthy residents living in cities above 1500 meters of altitude: a theoretical model and systematic review. High Alt Med Biol, 2016, 17 (2): 85-92.

[10] Zubieta-Calleja G, Zubieta-Castillo G, Zubieta-Calleja L, et al. Do over 200 million healthy altitude residents really suffer from chronic acid-base disorders. Indian J Clin Biochem, 2011, 26 (1): 62-65.

[11] Deb SK, Gough LA, Sparks SA, et al. Determinants of curvature constant (W') of the power duration relationship under normoxia and hypoxia: the effect of pre-exercise alkalosis. Eur J Appl Physiol, 2017, 117 (5): 901-912.

[12] Lühker O, Berger MM, Pohlmann A, et al. Changes in acid-base and ion balance during exercise in normoxia and normobaric hypoxia. Eur J Appl Physiol, 2017, 117 (11): 2251-2261.

[13] Arnett TR. Acidosis, hypoxia and bone. Arch Biochem Biophys, 2010, 503 (1): 103-109.

[14] Park JJ, Choi DJ, Yoon CH, et al. The prognostic value of arterial blood gas analysis in high-risk acute heart failure patients: an analysis of the Korean Heart Failure (KorHF) registry. Eur J Heart Fail, 2015, 17 (6): 601-611.

第八章

缺　氧

地球大气层氧环境的形成促成了生命的诞生，氧是生命活动至关重要的必需物质之一，机体组织细胞中的线粒体都会利用氧气，将食物进行物质代谢转化为有用的能量。正常成人静息状态下，每分钟耗氧量约为250 ml，剧烈运动时可增加8 ~ 9倍，但体内储存氧量仅有1.5 L，仅能维持机体正常代谢6 min左右，人的呼吸、心搏一旦停止，数分钟内就可因缺氧死亡。氧的获得和利用是一个复杂的过程，通过外呼吸、气体运输、内呼吸向组织细胞提供氧气，以上任何环节出现障碍，都可导致缺氧的发生。

缺氧（hypoxia）是指因组织供氧减少或用氧障碍引起细胞代谢、功能和形态结构异常变化的病理过程。缺氧是临床各种疾病如慢性阻塞性肺疾病、心肌梗死、脑卒中、CO中毒、急性呼吸窘迫综合征、休克、心功能不全等共有的基本病理过程，也是多种疾病引起死亡的重要原因之一，同时缺氧也是高原、航天、坑道和密闭环境中常见的现象，因防护不当可直接引起疾病，其中最为典型的就是高原病。

第一节 常用的血氧指标

氧在体内主要通过血液携带运输，通过呼吸、血液和循环不断地完成氧的摄取和输送，保证细胞生物氧化的需要。临床上通过测定某些血气指标以了解机体供氧和用氧的情况，这些指标称为血氧指标。常用的血氧指标有血氧分压、血氧容量、血氧含量和血氧饱和度等。

一、血氧分压

血氧分压（blood partial pressure of oxygen，PO_2）是指物理状态溶解于血液中的氧分子所产生的张力，又称血氧张力（blood oxygen tension）。正常成人动脉血氧分压（arterial partial pressure of oxygen，PaO_2）约为100 mmHg，取决于吸入气的氧分压和外呼吸功能；静脉血氧分压（venous partial pressure of oxygen，PvO_2）约为40 mmHg，其高低反映内呼吸功能的状况。血液中物理溶解的氧越多，血氧分压越高，反之亦然。PO_2的高低可影响血氧饱和度和血氧含量。

二、血氧容量

血氧容量（oxygen capacity of blood，CO_2max）是指在温度38℃、氧分压150 mmHg、二氧化碳分压40 mmHg条件下，100 ml血液中血红蛋白（hemoglobin，Hb）所能结合的最大氧量。正常成人Hb含量为150 g/L，在氧充分饱和时1 g Hb可结合1.34 ml氧，血氧容量正常值约为20 ml/dl。血氧容量取决于血液中Hb的质（与氧结合的能力）和量（100 ml血液中所含Hb的量），它反映血液携带氧的能力。

三、血氧含量

血氧含量（oxygen content of blood，CO_2）为100 ml血液实际的携氧量，包括物理状态溶解于血浆的氧（0.3 ml/dl）和与Hb实际结合的氧两部分，因前者量少，常忽略不计。正常成人动脉血氧含量（CaO_2）约为19 ml/dl，静脉血氧含量（CvO_2）约为14 ml/dl。血氧含量高低取决于血氧分压和血氧容量。动-静脉血氧含量差为动脉血氧含量减去静脉血氧含量的差值，正常值约为5 ml/dl，反映组织的摄氧能力。当血液流经组织的速度减慢时，组织从血液中摄取的氧可增多，回流的静脉血中氧含量减少，动-静脉血氧含量差可增大。如果组织利用氧的能力或氧合血红蛋白释放氧的能力明显减低，动-静脉血氧含量差可缩小。

四、血氧饱和度

血氧饱和度（oxygen saturation of blood，SO_2）是指血液中氧合血红蛋白（HbO_2）的量占全部可结合的血红蛋白量的百分比，即血液中HbO_2占总Hb的百分比，是血液中的氧浓度，它是呼吸、循环的重要指标。功能性氧饱和度为HbO_2浓度与HbO_2+可结合氧Hb浓度之比。动脉血氧饱和度

（SaO_2）指动脉血氧与Hb结合的程度，即单位Hb含氧的百分数，反映了Hb与氧的结合程度。临床上监测血氧饱和度可以对肺的氧合和血红蛋白携氧能力进行评估。正常动脉血氧饱和度（SaO_2）为95%～98%，静脉血氧饱和度（SvO_2）为70%～75%。SaO_2大小主要取决PO_2，两者之间的关系可用氧解离曲线（又称氧合血红蛋白解离曲线）表示（图8-1）。由于Hb与氧结合的生理特点，氧解离曲线呈S形。SO_2=（血氧含量－溶解的氧量）/血氧容量×100%。当血液pH下降、温度升高、CO_2增多或红细胞内2,3-二磷酸甘油酸（2,3-diphosphoglyceric acid，2,3-DPG）增多时，Hb与O_2亲和力降低，氧合血红蛋白解离曲线右移；反之氧合血红蛋白解离曲线左移，Hb与O_2亲和力增高。

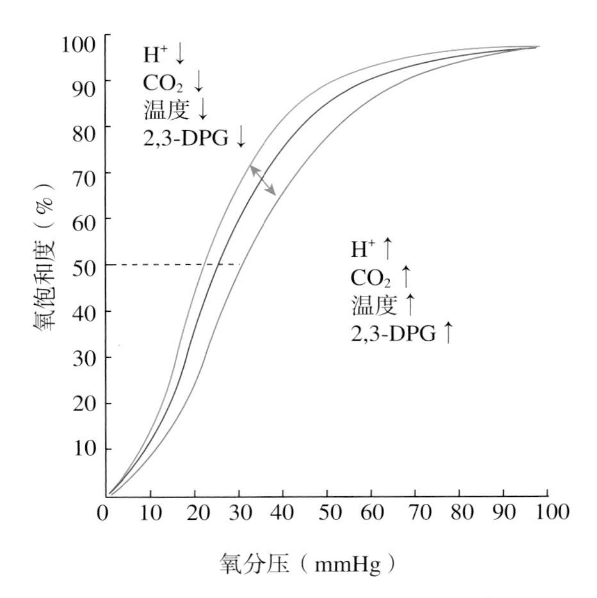

图8-1 氧解离曲线及其主要影响因素

Hb与氧的亲和力可用P_{50}来反映。P_{50}指Hb氧饱和度为50%时的氧分压，正常值为26～27 mmHg。P_{50}增大反映Hb与氧的亲和力降低，有利于向组织供氧；反之Hb与氧的亲和力增高，与Hb结合的O_2不易释放。

第二节 缺氧的类型、原因和发病机制

大气中的氧通过呼吸进入肺泡、弥散进入血液，再与血红蛋白结合，由血液循环输送到全身，最后被组织细胞摄取利用，其中任何环节发生障碍都可以引起缺氧。根据缺氧发生的原因和血氧变化特点，可将缺氧分为低张性缺氧、血液性缺氧、循环性缺氧和组织性缺氧四种类型（图8-2）。

一、低张性缺氧

以动脉血氧分压（PaO_2）降低、动脉血氧含量降低，并导致组织供氧不足为特征的缺氧称为低张性缺氧（hypotonic hypoxia），又称为乏氧性缺氧（hypoxic hypoxia）。

（一）原因

1．吸入气氧分压过低　多发生于海拔3000 m以上的高空、高原或通风不良的矿井、坑道环境中，或人工呼吸机使用不当，以及吸入被惰性气体或麻醉药过度稀释的空气时。大气压随着海拔的增高而降低，海拔平均每升高100 m，大气压约降低7.45 mmHg。海拔越高，大气压越低，吸入气氧分压越低，肺泡气氧分压和动脉血氧分压越低（表8-1），氧从血液向组织弥散的速度越慢，缺氧越严重。这类因吸入过低氧分压气体所引起的缺氧，又称大气性缺氧（atmospheric hypoxia）。其中因进入高原引起的缺氧又称高原性缺氧。

2．外呼吸功能障碍　肺通气功能障碍可导致肺泡气PO_2降低，肺换气功能障碍使肺泡弥散到血液中的氧减少，动脉血氧分压和血氧含量降低。外呼吸功能障碍引起的缺氧又称呼吸性缺氧（respiratory hypoxia），常见于呼吸道狭窄或阻塞（如异物阻塞、肿瘤压迫、喉头水肿、慢性阻塞性肺疾病和支气管痉挛等）、胸腔疾病（如胸腔积液、积血和气胸等）、肺部疾病（如肺炎、肺水肿、肺气肿和肺纤维化等）、呼吸中枢抑制或呼吸肌麻痹（如严重的低钾血症等）等。阻塞性睡眠呼吸暂停低通气综合征（obstructive sleep apnea-hypopnea syndrome，OSAHS）是指睡眠时上气道塌陷阻塞引起呼吸暂停和通气不足。其特征是患者睡眠时严重打鼾，出现反复的呼吸暂停、血

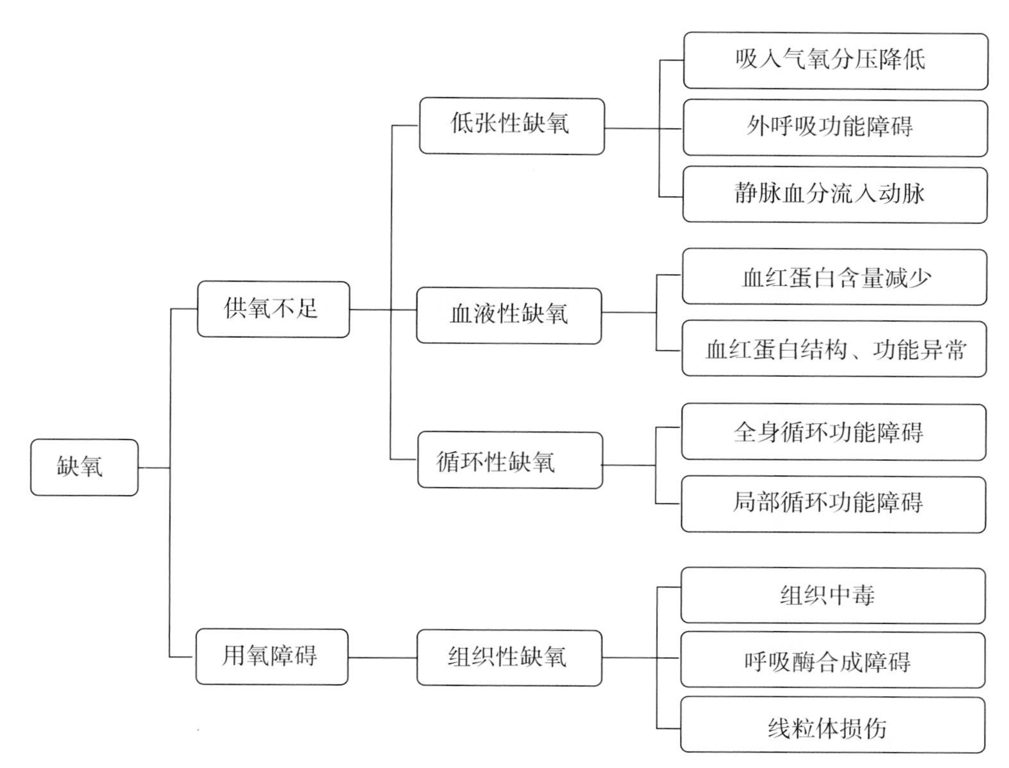

图 8-2　缺氧的原因与分类

表8-1　不同海拔高度的大气压、吸入气与肺泡气氧分压、动脉血氧饱和度

海拔高度（m）	大气压（mmHg）	吸入气氧分压（mmHg）	肺泡气氧分压（mmHg）	动脉血氧饱和度（%）
0	760	159	105	95
1000	680	140	90	94
2000	600	125	70	92
3000	530	110	62	90
4000	460	98	50	85
5000	405	85	45	75
6000	355	74	40	70
7000	310	65	35	60
8000	270	56	30	50
9000	230	48	＜25	20～40

氧饱和度降低。目前COVID-19、SARS、MERS、禽流感等引起的急性肺损伤甚至共同引发急性呼吸窘迫综合征（ARDS）及多器官功能障碍综合征（MODS）的发病机制中，患者低张性缺氧的问题更加突出。

3．静脉血分流入动脉　多见于某些先天性心脏病，如房间隔或室间隔缺损伴有肺动脉狭窄或肺动脉高压、法洛四联症等，右心的压力高于左心，出现右向左分流，静脉血掺入左心的动脉血，导致动脉血氧分压降低和氧含量降低。

（二）血氧变化的特点及缺氧的机制

低张性缺氧的血氧变化特点如下。① PaO_2 降低：外环境 PO_2 过低、外呼吸功能障碍均可导致吸入氧量减少，静脉血掺杂则直接降低动脉血氧含量，使血液中溶解氧减少；② CaO_2 减少：PaO_2 降低导致血液中与 Hb 结合的氧量减少，CaO_2 减少；③血氧容量正常或增加：如果 Hb 无质和量的改变，血氧容量一般可在正常范围，但慢性缺氧患者常因红细胞代偿性增生而使血氧容量增加；④ SaO_2 降低：血氧饱和度取决于 PO_2，低张性缺氧时 PaO_2 降低，故 SaO_2 降低；⑤动 - 静脉血氧含量差减少或者正常：低张性缺氧时，PaO_2 降低，CaO_2 减少，使同量血液中向组织弥散的氧量减少，故动 - 静脉血氧含量差一般是减少的。若慢性缺氧使组织利用氧的能力代偿性增强，则动 - 静脉血氧含量差的变化可不明显。

正常情况下，毛细血管中脱氧血红蛋白的平均浓度是 26 g/L。低张性缺氧时，毛细血管中脱氧血红蛋白浓度增加，当达到或超过 50 g/L 时，皮肤与黏膜（口唇、舌面及指甲床）呈青紫色，称为发绀（cyanosis）。血红蛋白正常的人，可根据发绀的程度大致估计缺氧的程度。当血红蛋白过多或过少时，发绀常与缺氧不一致。例如，重度贫血患者，血红蛋白可降至 50 g/L 以下，此时即使出现严重缺氧，也不会发生发绀。真性红细胞增多患者，由于血红蛋白异常增多，使毛细血管内脱氧血红蛋白含量超过 50 g/L，即使无缺氧也会出现发绀。

二、血液性缺氧

由于血红蛋白数量减少或性质改变，使血液携带氧的能力降低或血红蛋白结合的氧不易释放所引起组织供氧不足称为血液性缺氧（hemic hypoxia）。血液性缺氧主要特征为 PaO_2 正常，血氧含量下降，又称为等张性低氧血症（isotonic hypoxemia）。

（一）原因

血红蛋白含量减少或性质改变是血液性缺氧发生的主要原因。

1．血红蛋白含量减少　见于各种原因引起的严重贫血，使单位容积血液中血红蛋白数量减少导致血液携氧减少，故此类缺氧又称贫血性缺氧（anemic hypoxia）。贫血是血液性缺氧最常见的原因。

2．一氧化碳中毒　一氧化碳（CO）与血红蛋白结合形成碳氧血红蛋白（carboxyhemoglobin，HbCO）。一氧化碳与血红蛋白的亲和力是 O_2 与血红蛋白的 210 倍，即使吸入较低浓度的一氧化碳也可产生大量的 HbCO。当吸入气中含有 0.1% 的一氧化碳时，血液中的血红蛋白即可有 50% 转变为 HbCO，从而使大量血红蛋白失去携氧能力。一个血红蛋白分子虽然可同时与一氧化碳和 O_2 结合，但一氧化碳与血红蛋白分子中的 1 个血红素结合后，可使其余 3 个血红素与氧的亲和力增强，导致其结合的氧不易释出。此外，一氧化碳还能抑制红细胞内糖酵解，使 2,3-DPG 生成减少，引起氧解离曲线左移。因此，一氧化碳中毒不仅影响血红蛋白与氧的结合，同时影响氧的释放，容易造成组织严重缺氧。当血液中 HbCO 达到 10% ～ 20% 时，可出现头痛、乏力、眩晕、恶心、呕吐等症状；增至 50% 时，可迅速出现痉挛、呼吸困难、昏迷甚至死亡。长期大量吸烟者，动脉血 HbCO 可高达 10%，由此而引起的缺氧不可忽视。

3．高铁血红蛋白血症　正常时，血红蛋白中的铁主要以二价铁（Fe^{2+}）的形式存在，亚硝酸盐、过氯酸盐及磺胺衍生物等氧化物可使血红蛋白分子中的 Fe^{2+} 氧化成三价铁（Fe^{3+}），形成高铁血红蛋白（methemoglobin，$HbFe^{3+}OH$），导致高铁血红蛋白血症（methemoglobinemia）。高铁血红蛋白中的三价铁与羟基牢固结合，使羟基丧失携带氧的能力。血红蛋白分子中的 4 个 Fe^{2+} 中如有部分被氧化成 Fe^{3+}，剩余的 Fe^{2+} 虽能结合氧，但不易解离，使氧解离曲线左移，导致组织缺氧进一步加重。生理情况下，血液中的还原剂如还原型烟酰胺腺嘌呤二核苷酸（NADH）、维生素 C 和还原型谷胱甘肽等不断将高铁血红蛋白还原成二价铁血红蛋白，使正常成人血液中高铁血红蛋白含量仅占血红蛋白总量的 1% ～ 2%。高铁血红蛋白含量超过正常血红蛋白总量的 10% 即可出现缺氧表现，达到 30% ～ 50% 则发生严重缺氧，全身青紫、头痛、精神恍惚、意识不清甚至昏迷。高铁血红蛋白血症常见于亚硝酸盐中毒，如食用大量含有硝酸盐的腌菜或变质剩菜后，硝酸盐在肠道内被细菌还原成亚硝酸盐，后者可氧化血红蛋白成高铁血红蛋白而出现高铁血红蛋白血症。

4．血红蛋白与氧的亲和力异常增高　某些因素可增强血红蛋白与氧的亲和力，使氧解离曲线左移，氧不易被释放，引起组织细胞缺氧。如输入大量的库存血，由于库存血液中2,3-DPG含量低，导致氧解离曲线左移；输入大量碱性液体时，血液pH升高，可通过玻尔效应（Bohr effect）增强血红蛋白与O_2的亲和力；另外，目前已发现30多种血红蛋白病，是因肽链中氨基酸发生替代，使血红蛋白与O_2的亲和力成倍增高，从而引起组织细胞缺氧。

（二）血氧变化的特点及缺氧的机制

血液性缺氧的关键是血红蛋白的质或量发生改变，其血氧变化特点如下。①外呼吸功能和吸入气氧分压正常，PaO_2正常。②SaO_2正常或降低，贫血及Hb与O_2亲和力增强引起缺氧时，SaO_2正常；而CO中毒和高铁血红蛋白血症引起缺氧时，SaO_2均降低。因为SaO_2是指血液中HbO_2占总Hb的百分比，百分比计算公式的分子是HbO_2，此时HbO_2明显降低，而其分母是总Hb，总Hb包含HbO_2、$HbFe^{3+}OH$、HbCO和其他变形Hb等，总Hb维持正常。③由于血红蛋白数量减少（贫血）或性质改变时（高铁血红蛋白血症），CO_2max和CaO_2均降低；而CO中毒时将CO中毒患者的血液取出在体外用氧充分饱和后，大量O_2可竞争取代HbCO中的CO而形成HbO_2，测得CO_2max正常，但此时患者血液中的部分Hb已与CO结合形成HbCO，在体内Hb结合的O_2减少，CaO_2减少。④对于血红蛋白与氧亲和力异常增强导致的缺氧（如大量输入库存血，由于库存血中2,3-DPG含量减少导致氧解离曲线左移），CO_2max正常，CaO_2可降低不明显。⑤动-静脉血氧含量差低于正常：血液与组织、细胞之间的氧分压梯度是推动O_2向组织弥散的动力，由于贫血患者的血液流经毛细血管时，随HbO_2中O_2的释放，毛细血管床中血氧分压降低较正常快，氧弥散速度减慢，导致组织缺氧和动-静脉血氧含量差低于正常。血红蛋白与氧亲和力异常增强、CO中毒患者HbCO使氧解离曲线左移，血氧不容易释放进入组织，也使动-静脉血氧含量差低于正常。

血液性缺氧的患者毛细血管血液中脱氧血红蛋白含量小于5 g/dl，故可无发绀。血液性缺氧时，患者皮肤黏膜颜色可随病因不同而异：单纯血红蛋白减少时，因氧合血红蛋白浓度降低使皮肤黏膜呈苍白色；一氧化碳中毒患者，由于HbCO本身色泽特别鲜红有光泽，故当HbCO达到30%左右时，皮肤黏膜呈樱桃红色；高铁血红蛋白血症时，因$HbFe^{3+}OH$呈深咖啡色或青石板色，患者皮肤黏膜呈青紫色。因进食导致大量血红蛋白氧化而引起的高铁血红蛋白血症又称为肠源性发绀（enterogenous cyanosis）。

三、循环性缺氧

循环性缺氧（circulatory hypoxia）是指由于组织血流量减少引起的组织供氧不足，又称低动力性缺氧（hypokinetic hypoxia）。在循环性缺氧中，因动脉灌流不足引起的缺氧称为缺血性缺氧（ischemic hypoxia），因静脉回流障碍引起的缺氧称为淤血性缺氧（congestive hypoxia）。

（一）原因

1．全身性循环障碍　主要见于心力衰竭和休克等。心力衰竭患者心输出量减少，既可因组织血液灌流不足而发生缺血性缺氧，又可因静脉回流不畅发生淤血性缺氧。全身循环障碍引起的缺氧，易导致酸性代谢产物蓄积，发生酸中毒，使心肌收缩力进一步减弱，心输出量降低，加重循环性缺氧，形成恶性循环。严重时，患者可因心、脑、肾等重要器官功能衰竭而死亡。

2．局部性循环障碍　见于动脉粥样硬化、血栓形成和栓塞、血管病变如脉管炎、血管痉挛或受压等，因血管阻塞或受压，引起局部组织缺血性或淤血性缺氧。

（二）血氧变化的特点及缺氧的机制

循环性缺氧常见于器官的局部循环功能障碍，血氧变化的特点主要有：①PaO_2、SaO_2均可以是正常。②血红蛋白的质和量没有改变，CO_2max、CaO_2正常。③由于血流缓慢，血液流经毛细血管的时间延长，细胞从单位容量血液中摄取氧量增多，加之局部酸中毒致氧解离曲线右移，使静脉血氧含量降低，动-静脉血氧含量差增大。但由于供应组织的血液总量减少，弥散到组织细胞的总氧量仍不能满上皮细胞的需要。

缺血性缺氧如失血性休克时，因大量血液丧失及组织供血量不足，皮肤黏膜苍白。淤血性缺氧时，组织从血液中摄取的氧量增多，毛细血管中脱氧血红蛋白含量增加，易出现发绀。

当全身性循环障碍累及肺，如左心衰竭引起肺水肿，或休克引起急性呼吸窘迫综合征时，可合并呼吸性缺氧，使动脉血氧分压与氧含量低于正常，出现低张性缺氧的血氧变化特点。

四、组织性缺氧

在组织供氧正常的情况下，因组织、细胞利用氧障碍所引起的缺氧称为组织性缺氧（histogenous hypoxia），又称氧利用障碍性缺氧（dysoxidative hypoxia）。

（一）原因

1．组织中毒　细胞色素分子中的铁通过可逆性氧化还原反应进行电子传递，是细胞氧化磷酸化的关键步骤。氰化物、硫化物、鱼藤酮和某些药物过量皆可引起组织性缺氧，最典型的是氰化物中毒。各种无机或有机氰化物如 HCN、KCN、NaCN、丙烯腈和氢氰酸有机衍生物（多存在桃、杏子、李子、樱桃等水果的核仁中）等可由消化道、呼吸道或者皮肤进入人体内，氰化物迅速与氧化型细胞色素氧化酶的 Fe^{3+} 结合为氰化高铁细胞色素氧化酶，氰化高铁细胞色素氧化酶失去了由 Fe^{3+} 还原为 Fe^{2+} 的能力，不再能接受电子转变为还原型细胞色素氧化酶，也就失去了传递电子的能力，以致呼吸链中断，表现为组织不能正常利用氧生成 ATP。很少量 HCN（60 mg）即可致人死亡。无论急性还是慢性氰化物中毒，引起死亡的原因主要与中枢严重的能量代谢障碍引起中枢神经系统功能抑制有关。高浓度一氧化碳也能与氧化型细胞色素氧化酶的 Fe^{3+} 结合阻断呼吸链。硫化氢、砷化物和甲醇等中毒也主要因抑制细胞色素氧化酶的功能影响氧化磷酸化过程，使细胞利用氧障碍。鱼藤酮和巴比妥等可抑制电子从 NADH 向辅酶 Q 传递，阻断呼吸链。因毒性物质抑制细胞生物氧化引起的缺氧为组织中毒性缺氧（histotoxic hypoxia）。

2．呼吸酶合成障碍　机体内 ATP 高能磷酸键的主要来源是线粒体的氧化磷酸化，也可来自底物磷酸化。一些维生素可作为这些磷酸化酶的辅酶，其缺乏可以使组织细胞利用氧和 ATP 生成发生障碍。维生素 B_1 是丙酮酸脱氢酶的辅酶成分，缺乏可引起糖代谢中间产物丙酮酸氧化受阻，使机体尤其是神经组织发生能量代谢障碍，引起脚气病。维生素 B_2（核黄素）是呼吸链中的一种递氢体，也是构成黄素脱氢酶的辅基，缺乏时可引起呼吸链中断和广泛的物质代谢障碍。维生素 PP（烟酸及烟酰胺）是烟酰胺腺嘌呤二核苷酸（辅酶Ⅰ）和还原型烟酰胺腺嘌呤二核苷酸磷酸（辅酶Ⅱ）的组成成分，缺乏时可发生细胞氧的利用和能量代谢障碍。此外，泛酸（辅酶Ⅰ的成分）缺乏可影响以烟酰胺核苷酸脱氢酶类作为递氢体的功能。

3．线粒体损伤　线粒体是生物氧化的主要部位，严重损伤不仅会导致能量代谢障碍，也可能导致细胞功能障碍甚至死亡。大量放射线照射、细菌毒素、严重缺氧、钙超载、热射病、高温和高压氧等许多因素都可损伤线粒体，使细胞生物氧化发生严重障碍。

（二）血氧变化的特点及缺氧的机制

组织性缺氧发生的机制是细胞对氧的利用障碍，此时 PaO_2、CO_2max、CaO_2 及 SaO_2 均可正常。由于组织利用氧障碍，静脉血氧含量和氧分压高于正常，动-静脉血氧含量差变小。组织细胞利用氧障碍，使毛细血管中氧合血红蛋白含量高于正常，故皮肤黏膜色泽较红润，可呈红色或玫瑰红色。

各型单纯性缺氧的血氧变化特点见表 8-2。

表8-2　各型单纯性缺氧的血氧变化特点

缺氧类型	动脉血氧分压（PaO_2）	血氧容量（CO_2max）	动脉血氧含量（CaO_2）	动脉血氧饱和度（SaO_2）	动静脉血氧含量差（CaO_2-CvO_2）
低张性缺氧	↓	N 或↑	↓	↓	↓或 N
血液性缺氧	N	↓或 N	↓	N 或↓	↓
循环性缺氧	N	N	N	N	↑
组织性缺氧	N	N	N	N	↓

↓：降低；↑：升高；N：正常

临床所见的缺氧多为混合性缺氧。例如，心力衰竭时主要表现为循环性缺氧，若合并肺水肿又可发生低张性缺氧；感染性休克时可引起循环性缺氧，细菌内毒素还可导致组织利用氧障碍而发生组织性缺氧；严重失血可引起血液性缺氧，如果并发急性呼吸窘迫综合征时可伴有低张性缺氧。因此，在临床实践中要综合性分析、判断，采取准确的治疗措施。

第三节 缺氧对机体的影响

缺氧是临床上极为常见的病理过程，是造成许多疾病的主要原因之一。很多疾病或病理过程都可以引起缺氧，如冠心病、肺源性心脏病、脑卒中、糖尿病、肿瘤、呼吸功能障碍、休克、水肿等，而缺氧可对肿瘤、心血管系统疾病、代谢性疾病等疾病的发生、发展和转归产生重要影响。缺氧对机体的影响，取决于缺氧的原因、发生的速度、程度、部位、持续时间及机体的功能代谢状态。例如，氰化物中毒时，生物氧化过程迅速受阻，机体可在几分钟内死亡；在海拔 3000 m 的高原地区，适应良好的个体可正常工作和生活，一般情况下可不出现明显的症状；一氧化碳中毒时，当半数的血红蛋白与一氧化碳结合失去携带氧能力时，即可危及生命；贫血时，即使血红蛋白减少一半，患者仍可无明显不适。轻度缺氧主要引起机体的代偿反应，严重缺氧机体代偿不完全时导致细胞功能和代谢障碍，甚至结构破坏，影响重要器官系统时可危及生命。急性缺氧往往来不及充分代偿，以损伤表现为主；而慢性缺氧时机体的代偿反应和缺氧的损伤作用并存。下面以低张性缺氧为例介绍缺氧对机体的影响。

一、呼吸系统的变化

(一)代偿性反应

动脉血氧分压降低时呼吸加深加快，肺通气量增加，称为低氧通气反应（hypoxic ventilatory response，HVR），是急性缺氧最重要的代偿反应。发生机制：PaO_2 降低至 60 mmHg 以下时可刺激颈动脉体和主动脉体化学感受器，冲动经窦神经和迷走神经传入延髓，反射性地引起呼吸加深加快，使肺泡通气量增加。代偿意义：①呼吸深快可动员肺储备功能，增大肺泡弥散面积，促进氧的弥散，提高 PaO_2 和 SaO_2；②呼吸深快可使更多的新鲜空气进入肺泡，提高肺泡内氧分压，降低二氧化碳分压；③胸廓运动增强使胸腔负压增大，促进静脉回流和增加回心血量，从而增加心输出量和肺血流量，有利于血液摄取和运输更多的氧气。

低张性缺氧引起的低氧通气反应与缺氧的程度和持续时间有关。肺泡气氧分压越低，肺通气量越大（图 8-3）。当肺泡气氧分压维持在 60 mmHg 以上时，肺通气量变化不明显。当肺泡气氧分压低于 60 mmHg 时，肺通气量随肺泡气氧分压降低而显著增加。当人到达海拔 4000 m 的高原后，肺通气量立刻增加，比在海平面高 65%；2 ～ 3 d 后可高达海平面时 5 ～ 7 倍；久居高原后肺通气量逐渐回降至略高于海平面的 15% 左右。这是因为急性低张性缺氧早期，反射性呼吸增强引起低碳酸血症和呼吸性碱中毒，可对呼吸中枢起抑制作用，使肺通气量的增加受阻，所以肺通气量仅有限增加；数天后，通过肾代偿性排出 HCO_3^-，使脑组织中 pH 趋于正常，消除了碱中毒升高对呼吸中枢的抑制作用，此时缺氧对呼吸的兴奋作用得以显示，肺通气量明显增加；长期的缺氧刺激可使外周化学感受器的敏感性降低，所以通气量不再明显增加。由于肺通气量增加，呼吸肌的耗氧量随之增加，从而加剧机体氧的供需矛盾，故长期呼吸运动增强，对机体不利。

血液性缺氧和组织中毒性缺氧如果不合并 PaO_2 降低，呼吸系统的代偿不明显。循环性缺氧如累及肺功能时，可因 PaO_2 降低而使呼吸加深加快。

(二)损伤性变化

1．高原肺水肿 高原肺水肿（high altitude pulmonary edema，HAPE）指进入高原后因低氧加之某种诱发因素，引起的肺循环障碍而产生的以肺间质或肺泡水肿为特征的一种高原特发病。临床表现为胸闷、呼吸困难、咳嗽、咳白色泡沫

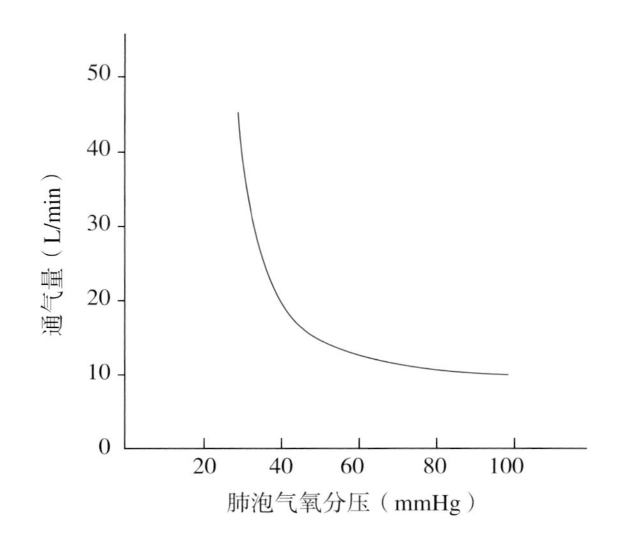

图 8-3 肺泡气氧分压与通气量之间的关系

痰，严重时咳粉红色泡沫痰、严重发绀，发病高峰在进入高原 48 ～ 72 h，多于夜间发病。高原肺水肿有明显的个体易感性和再发倾向。高原缺氧是其发病的根本原因，肺动脉压力过度增高是发病的中心环节。其主要发病机制如下。

（1）肺动脉压过度增高：缺氧引起肺小动脉不均匀收缩，导致肺动脉压增加，同时血液向收缩弱的部位转移，使其毛细血管流体静压增加，血浆、红细胞经肺泡 - 毛细血管膜漏出，发生间质性或肺泡性肺水肿。

（2）肺毛细血管壁通透性增高：缺氧时肺实质细胞、肺血管内皮细胞、肺泡巨噬细胞、中性粒细胞等释放氧自由基、IL-1、IL-6、肿瘤坏死因子、C 反应蛋白等炎症介质引起肺血管内皮损伤，导致通透性增高。

（3）肺血容量增加：缺氧导致交感 - 肾上腺髓质系统兴奋性增强，外周血管收缩，肺血流量增多，流体静压增加。

2．中枢呼吸衰竭　严重的急性缺氧可直接抑制呼吸中枢，出现周期性呼吸减弱甚至呼吸停止。当 PaO_2 ＜ 30 mmHg 时，缺氧对呼吸中枢的直接抑制作用超过 PaO_2 降低对外周化学感受器的兴奋作用，发生中枢性呼吸衰竭，表现为呼吸抑制、呼吸节律不规则、通气量减少。

二、循环系统的变化

（一）代偿性反应

低张性缺氧引起循环系统的代偿反应主要是心输出量增加、肺血管收缩、血流重新分布和毛细血管增生。

1．心输出量增加　心输出量增加可提高全身组织细胞的供血量，增加组织的供氧量，对急性缺氧有一定的代偿意义。心输出量增加的机制如下。

（1）心率加快：缺氧时可因肺通气增加引起肺膨胀，刺激肺牵张感受器，反射性地通过交感神经兴奋而引起心率加快。但呼吸运动过深也可通过反射使心率减慢，外周血管扩张和血压下降。

（2）心肌收缩力增强：缺氧可引起交感 - 肾上腺髓质系统兴奋，儿茶酚胺释放增多，作用于心肌 β- 受体，发挥正性肌力作用。

（3）静脉回心血量增加：胸廓及心脏活动增强，可导致静脉回流量增加和心输出量增多，有利于提高全身组织、器官的供氧量。

2．血流重新分布　急性缺氧时，心和脑供血量增多，而皮肤、内脏、骨骼肌和肾的血流量减少。血流重新分布的机制如下。

（1）急性缺氧时，由于交感神经兴奋，儿茶酚胺释放增多，使皮肤、骨骼肌和腹腔脏器等血管 α 受体密度较高的组织血管收缩，血流量减少。

（2）心和脑的血管 α 受体密度较少，对儿茶酚胺不敏感，主要受局部组织代谢产物如乳酸、腺苷、前列环素（prostacyclin I_2，PGI_2）等的扩血管作用使血流增加。

（3）缺氧时心脑血管平滑肌细胞膜的钙依赖性钾离子通道（K_{Ca}）和 ATP 依赖性钾离子通道（K_{ATP}）开放，钾外流增加，细胞膜超极化，Ca^{2+} 进入细胞减少，血管舒张。

血流的这种重新分布对于保证重要生命器官氧的供应是有利的。但新近有研究报道，中度缺氧（10% ～ 12%）时内脏、骨骼肌和非肢端皮肤血管分级扩张，有时可见肾血管适度扩张，肢端皮肤血管收缩，全身总的血管阻力降低。

3．肺血管收缩　肺循环的主要功能是使血液充分氧合，其循环的特点是低压力、低阻力。当某部分肺泡气 PO_2 降低及混合静脉血的氧分压降低时，可引起该部位肺小动脉收缩，使血流转向通气充分的肺泡，称为低氧性肺血管收缩（hypoxic pulmonary vasoconstriction，HPV），是肺循环独有的生理现象。缺氧性肺血管收缩有利于维持缺氧肺泡的通气血流比例，使流经这部分肺泡的血液仍能获得较为充分的氧并维持较高的 PaO_2。同时，当缺氧引起较为广泛的肺血管收缩并导致肺动脉高压时，上部肺组织的血流增加，使肺尖部肺泡相对较大的通气能得到更充分的利用，有助于维持较高的 PaO_2，因而具有一定的代偿意义。

4．组织毛细血管密度增加　慢性缺氧可引起组织中毛细血管增生，尤其是心脏、脑和骨骼肌的毛细血管增生明显。毛细血管密度增加可缩短氧向组织细胞弥散的距离，增加组织的供氧量，具有代偿意义。缺氧引起毛细血管增生的机制不明，可能与以下因素有关：长期缺氧时，细胞中低氧诱导因子 -1（HIF-1）含量增多，促进血管内皮生长因子（VEGF）等高表达和蛋白质合成，促进缺氧组织内毛细血管增生、密度增加；此外，缺氧时 ATP 生成减少，腺苷增加，也可以刺激血管生成。

（二）损伤性变化

1．缺氧性肺动脉高压　与急性缺氧引起肺血管收缩的代偿反应不同，长期缺氧引起肺血管结构重塑（remodeling），形成稳定的肺动脉高压。慢性缺氧引起肺血管结构重塑主要表现为直径 1 mm 至 100 μm 的小动脉中层的环形平滑肌增厚，小动脉和细动脉的内层出现纵行平滑肌。此外，肺血管壁中成纤维细胞肥大、增生，血管壁中胶原和弹性纤维沉积，与血管平滑肌细胞增殖肥大共同作用导致血管壁增厚、管腔狭窄，血管硬化，反应性降低，形成稳定的肺动脉高压。长期持续的肺动脉高压导致右心功能障碍，引发高原性心脏病或肺源性心脏病，其主要发病机制如下。

（1）缺氧抑制肺血管平滑肌细胞静息状况下钾通道（Kv），使 K^+ 外流减少，细胞膜去极化时，电压门控钙通道开放，Ca^{2+} 内流增多，引起血管收缩。

（2）缺氧时肺血管内皮细胞、肺泡巨噬细胞、肥大细胞等合成和释放多种缩血管物质，如血栓素 A_2、内皮素血管紧张素Ⅱ、5- 羟色胺等缩血管物质产生增多，而其舒血管物质合成和释放减少，如 NO、前列环素、心房利尿钠肽等舒血管物质产生减少，最终导致肺血管收缩。

（3）缺氧时引起交感神经兴奋，肺血管通过 α 受体的作用，引起肺血管的强烈收缩。

（4）缺氧时血管平滑肌细胞活性氧（reactive oxygen species，ROS）产生增多，ROS 可抑制钾通道的开放，使 Ca^{2+} 内流增多。同时 ROS 还可激活肌浆网受体，促进肌浆网释放大量 Ca^{2+}，使细胞内游离 Ca^{2+} 增多，肺血管收缩。细胞内 ROS 增多，可激活 RhoA-Rho 激酶（Rho 家族蛋白是 RAS 超家族中最早被克隆出来的蛋白 A）信号通路，进而提高肌球蛋白轻链的磷酸化水平（MLC-P），引起平滑肌持续收缩。

（5）缺氧时 RhoA 蛋白可与 HIF-1 介导，上调 VEGF、Rho 相关卷曲螺旋形成蛋白激酶（Rho associated coiled-coil forming protein kinase，ROCK）等多种增殖相关的基因表达，引起肺血管壁平滑肌细胞和成纤维细胞增生，管腔狭窄而导致肺动脉压持续升高。

（6）肺血管的持续收缩，可通过细胞骨架应力变化等途径促进细胞增殖，使肺血管壁增厚、管腔变窄，又促进肺动脉高压的发生。持久的肺动脉高压，可增加右心室后负荷而导致右心室肥大以至衰竭，因而是高原性心脏病和肺源性心脏病的主要发病机制（图 8-4）。

2．缺血性心脏病　严重缺氧可损伤心肌的收缩和舒张功能，因同时存在肺动脉高压，患者往往先表现为右心衰竭，严重时出现全心衰竭。

（1）心肌舒缩功能障碍：这是缺血性心脏病发生的主要原因，其机制如下。①缺氧使 ATP 生成减少，能量供应不足；② ATP 不足引起心肌细胞膜和肌浆网 Ca^{2+} 转运功能障碍，导致心肌 Ca^{2+} 转运和分布异常；③极严重的缺氧可引起心肌收缩蛋白破坏，心肌细胞变性、坏死，心肌舒缩功能障碍。

（2）心律失常：严重缺氧可引起窦性心动过缓、传导阻滞、期前收缩，甚至心室颤动。PaO_2 严重降低刺激颈动脉体化学感受器，反射性地使迷走神经兴奋，可引起心动过缓。心肌细胞内 K^+ 减少、Na^+ 增加使静息膜电位降低，心肌兴奋性和自律性增高，传导性降低。缺氧部位的心肌静息电位降低，使其与相邻较完好的心肌之间形成电位差，容易产生“损伤电流”并成为异位激动的

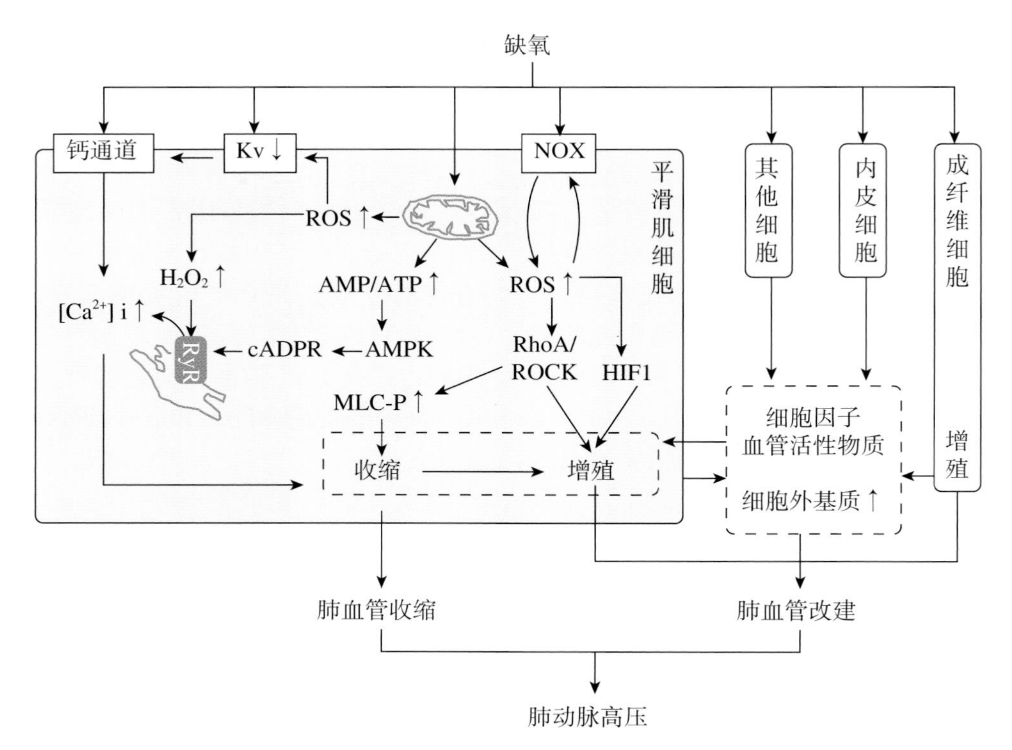

图 8-4 缺氧性肺动脉高压发生机制示意图

起源。严重的心肌受损也可导致完全性传导阻滞。因此，临床可见期前收缩和各种心律失常，包括心室颤动。

（3）回心血量减少：严重、持久的缺氧，体内产生大量乳酸、腺苷等代谢产物，可直接使外周血管扩张，微血管床扩大，引起血液淤滞和回心血量减少。慢性缺氧时，红细胞代偿性增多，血液黏滞度增高，血液回流阻力增大。严重脑缺氧导致呼吸中枢抑制和胸廓运动减弱，回心血量减少。回心血量减少又进一步降低心输出量，使组织的供血、供氧量减少。

三、血液系统的变化

（一）代偿性反应

缺氧使红细胞增多和氧解离曲线右移，使氧的运输和向组织释放氧的能力增强。

1．红细胞和血红蛋白增多　急性缺氧时，交感神经兴奋，脾、肝等储血器官收缩，将储存血液释放入体循环，可使循环血中的红细胞数目增多。慢性缺氧时红细胞增多主要是由骨髓造血功能增强所致。当低氧血流经肾近球小体时，刺激肾小管旁间质细胞生成并释放促红细胞生成素增多，促红细胞生成素促进骨髓干细胞分化为原红细胞，并促进其分化、增殖、成熟和释放，加速血红蛋白合成。慢性缺氧时骨髓还能释放更多网织红细胞进入血液。红细胞增多可增加血氧容量和血氧含量，提高血液携带氧的能力，使组织缺氧有一定程度的改善。

2．2,3-DPG 含量增多，红细胞释放氧能力增强　2,3-DPG 是红细胞内糖酵解过程的中间产物，二磷酸甘油酸变位酶（diphosphoglycerate mutase，DPGM）催化它的合成，二磷酸甘油酸磷酸酶（diphosphoglycerate phosphatase，DPGP）促进它的分解（图 8-5）。2,3-DPG 是负电性很高的分子，可结合于血红蛋白分子的中央空穴内，调节血红蛋白与氧的亲和力。

缺氧时，2,3-DPG 含量增高的主要机制如下。

（1）合成增加：低张性缺氧时氧合血红蛋白减少，脱氧血红蛋白增多。氧合血红蛋白的中央孔穴小不能结合 2,3-DPG，而 HHb 的中央空穴大，可结合 2,3-DPG（图 8-6）。脱氧血红蛋白增多，对 2,3-DPG 的结合增加，红细胞内游离的 2,3-DPG 减少，使 2,3-DPG 对磷酸果糖激酶和

DPGM 的抑制作用减弱，从而使糖酵解增强，2,3-DPG 合成增加。缺氧出现的代偿性过度通气所致呼吸性碱中毒，加之脱氧血红蛋白偏碱性，pH 增高，进而激活磷酸果糖激酶使糖酵解增强。

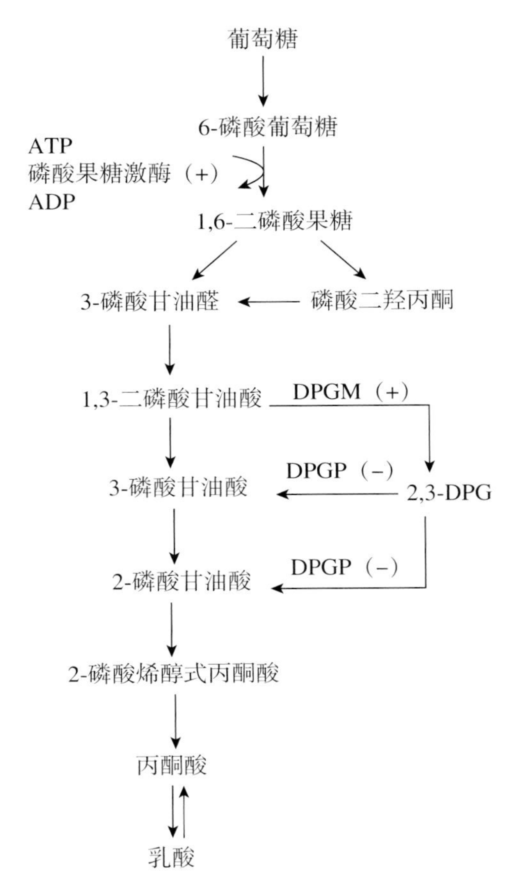

图 8-5 2,3-DPG 的生成与分解

DPGM：二磷酸甘油酸变位酶；DPGP：二磷酸甘油酸磷酸酶；(+)：pH 增高时促进反应；(-)：pH 降低时抑制反应

（2）分解减少：pH 增高可抑制 DPGP 的活性，使 2,3-DPG 分解减少。缺氧时，红细胞内 2,3-DPG 增多，氧解离曲线右移对机体的影响取决于吸入气、肺泡气及动脉血氧分压的变化程度。若动脉血氧分压在 60 mmHg 以上时，氧解离曲线处于平坦段，此时的曲线右移，有利于血液内的氧向组织释放；若动脉血氧分压低于 60 mmHg，处于氧解离曲线陡直部分，氧解离曲线右移则会影响肺泡毛细血管中血红蛋白与氧的结合，使动脉血氧饱和度下降，因而失去代偿意义。

（二）损伤性变化

红细胞过度增多，可使血液黏滞度和血流阻力明显增加，心脏的后负荷增加，是缺氧时发生心力衰竭的重要原因之一。严重缺氧时，红细胞内 2,3-DPG 增多引起的氧解离曲线右移将减少血红蛋白在肺中的氧合，使动脉血氧饱和度降低，组织供氧明显不足。

高原红细胞增多症（high altitude polycythemia，HAPC）是最常见的一种慢性高原病，指长期生活在海拔 2500 m 以上高原的世居者或移居者，对高原环境逐渐失去习服而导致的临床综合征，主要特征为过度的红细胞增多（男 ≥ 200 g/L，女 ≥ 190 g/L）。高原红细胞增多症患者主要表现为头痛、头晕、气短和（或）心悸、睡眠障碍、疲乏、局部发绀、手心及脚底有灼烧感、静脉扩张、肌肉及骨关节疼痛、食欲缺乏、记忆减退、精神不集中等症状，也是慢性高原病的一种。当患者转至低海拔地区症状可逐渐消失，重返高原可复发。

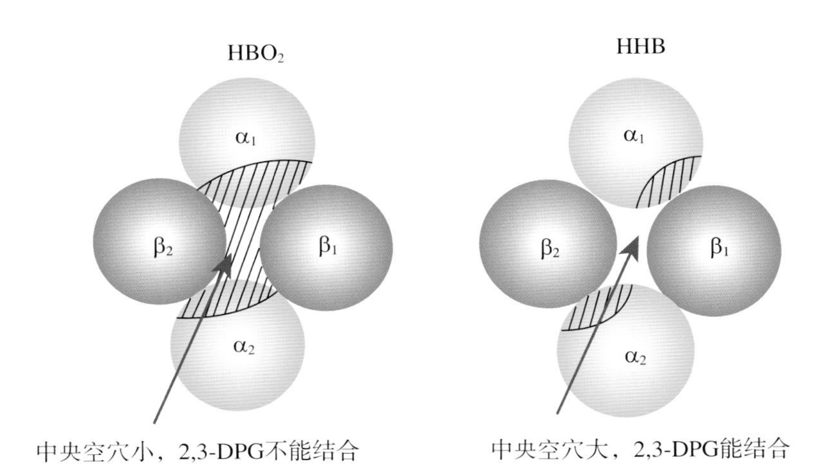

图 8-6 2,3-DPG 与血红蛋白分子中央空穴结合示意图

高原红细胞增多症主要发生机制是高原低氧环境使促红细胞生成素合成释放增加，该过程受到低氧诱导因子的调节。

四、中枢神经系统的变化

脑内氧和葡萄糖贮备很少，但对氧和营养物质的需求量却很高。脑重仅占体重的2%左右，脑血流却占心输出量的15%，可以说脑是一个“嗜血”的器官。脑所需的能量主要来自葡萄糖的氧化，其耗氧量约占机体总耗氧量的23%。因此脑对缺氧十分敏感，一旦血流完全阻断，数分钟内脑细胞即可发生不可逆损害。脑灰质又比白质的耗氧量多5倍，对缺氧的耐受性更差。

缺氧可出现一系列中枢神经系统功能紊乱的症状。急性缺氧患者可出现头痛，情绪烦躁，思维力、记忆力、判断力降低或丧失及运动不协调等症状，严重者可惊厥和昏迷。慢性缺氧时症状比较缓和，表现有注意力不集中、易疲劳、嗜睡及精神抑郁等症状。

缺氧致中枢神经系统功能障碍与脑水肿和脑细胞损伤有关。脑水肿的发生机制：①缺氧直接扩张脑血管，增加脑血流量和毛细血管内压，组织液生成增多；②缺氧所致代谢性酸中毒可增加毛细血管壁通透性，形成间质脑水肿；③ATP生成减少，细胞膜钠-钾泵功能障碍，细胞内水钠潴留，形成脑细胞水肿；④脑充血和脑水肿使颅内压升高，压迫脑血管加重脑缺血和脑缺氧，形成恶性循环。

高原脑水肿（high altitude cerebral edema, HACE）是急速进入高原或从高原迅速进入更高海拔地区时由于脑缺氧引起严重脑功能障碍，出现严重的神经精神症状、共济失调甚至昏迷的一种高原特发病，属急性高原病最严重类型。其特点是起病急骤，病程进展快，常合并高原肺水肿，多器官功能衰竭，病死率高。高原缺氧是发生高原肺水肿的根本原因。

1．脑细胞能量代谢障碍　脑细胞缺氧导致ATP生成减少，钠-钾泵不能正常运转，脑细胞水肿。缺氧还导致糖酵解作用增强，产生代谢性酸中毒，进一步抑制脑能量代谢。

2．脑血管扩张　缺氧可激活细胞膜上ATP敏感钾通道，导致脑血管平滑肌细胞膜超极化和钙通透性改变，使血管舒张。另外，缺氧刺激脑内一氧化氮、腺苷、前列腺素等多种舒血管物质生成及释放，导致血管舒张。脑血管扩张可导致脑血流量增加，进而引起脑循环流体静压增加。

3．脑血管通透性增高　缺氧引起IL-1及一氧化氮释放增加，使脑毛细血管内皮细胞间紧密连接破坏，从而导致通透性改变。另外，缺氧时，活性氧产生增加，引起氧化应激，导致脑血管内皮细胞脂质过氧化损伤，使通透性进一步增加。

五、组织细胞的变化

（一）代偿性反应

在供氧不足的情况下，组织细胞可通过增强对氧利用的能力及使无氧酵解增强，以获取维持生命活动所必需的能量。

1．细胞利用氧的能力增强　慢性缺氧时，细胞内线粒体的数目增多和膜表面积增大，同时呼吸链中的酶如琥珀酸脱氢酶、细胞色素氧化酶含量增多，酶活性增高，使细胞利用氧的能力增强。

2．无氧酵解增强　严重缺氧时，ATP生成减少，ATP/ADP比值下降，以致磷酸果糖激酶（控制糖酵解过程最主要的限速酶）活性增强，促使糖酵解过程加强，在一定程度上可补偿能量的不足。

3．肌红蛋白增加　慢性缺氧可使肌肉中肌红蛋白（myoglobin，Mb）含量增多，有增加机体氧储存量的作用。肌红蛋白和氧的亲和力较大（图8-7）。当氧分压为10 mmHg时，血红蛋白的氧饱和度约为10%，而肌红蛋白的氧饱和度可达70%，当氧分压进一步降低时，肌红蛋白可释出大量的

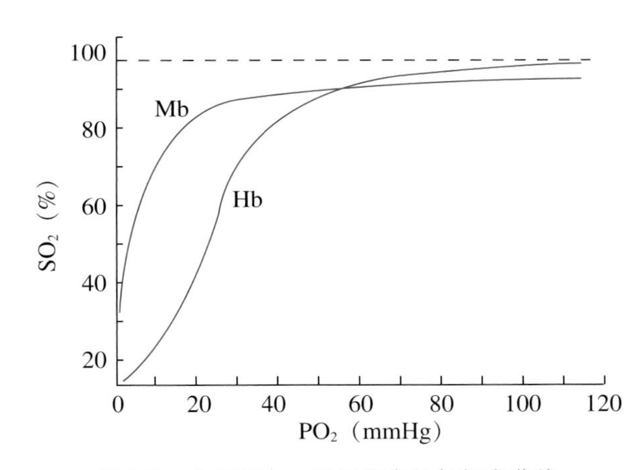

图8-7　血红蛋白、肌红蛋白的氧解离曲线

氧供细胞利用。

（二）损伤性变化

1．细胞膜损伤 一般而言，细胞膜是细胞缺氧最早发生损伤的部位。在细胞内ATP下降之前，细胞膜电位已经开始下降，主要因为细胞膜离子泵功能障碍、膜通透性增高、膜流动性下降和受体功能障碍。

（1）Na^+内流：Na^+内流使细胞内Na^+浓度增加并激活钠-钾泵，在泵出Na^+时需要消耗ATP，这又进一步增强线粒体氧化磷酸化过程和加重缺氧。严重缺氧时，ATP生成减少，钠-钾泵功能降低，导致细胞内水钠潴留。细胞水肿、线粒体肿胀和溶酶体肿胀，是细胞损伤和破坏的基础。

（2）K^+外流：细胞膜通透性增高导致K^+外流增加，钠-钾泵功能障碍使细胞外K^+不能泵入细胞。K^+是蛋白质包括酶等合成代谢所必需的离子，细胞内缺K^+将导致合成代谢障碍，酶的生成减少，进一步影响ATP的生成和离子泵的功能。

（3）Ca^{2+}内流：严重缺氧使细胞膜对Ca^{2+}的通透性增高，导致Ca^{2+}内流增加。ATP生成减少，影响细胞膜和肌浆网钙泵功能，使Ca^{2+}外流和肌浆网摄取Ca^{2+}减少，导致细胞内钙超载。Ca^{2+}进入线粒体增多，使线粒体功能障碍，加重ATP生成不足；Ca^{2+}可激活磷脂酶使膜磷脂分解，进一步引起溶酶体损伤和水解酶释放；细胞内Ca^{2+}增多可增加Ca^{2+}依赖性蛋白激酶的活性，促进自由基形成而加重细胞的损伤。

2．线粒体变化 轻度缺氧使线粒体功能加强，严重缺氧使线粒体受损，损伤的后果是使细胞赖以生存的能量减少。80%～90%的氧在线粒体内接受电子，通过氧化磷酸化过程生成ATP，余下的10%～20%在线粒体外用于生物合成、降解及生物转化等。严重缺氧引起线粒体损伤的机制如下。①氧化应激：缺氧时可产生大量氧自由基诱发膜脂质过氧化反应，破坏线粒体膜的结构和功能；②钙稳态紊乱：缺氧时，胞内钙超载可触发线粒体摄取Ca^{2+}，使Ca^{2+}在线粒体内聚集并形成磷酸钙沉淀，抑制氧化磷酸化作用，ATP生成减少；同时Ca^{2+}能激活多种钙依赖型降解酶，如磷脂酶A2（phospholipase A2，PLA2）、磷脂酶C（phospholipase C，PLC）、蛋白酶、核酸内切酶等，从而影响线粒体的结构和功能。缺氧时线粒体结构损伤主要表现为变形、肿胀、嵴断裂崩解、钙盐沉积、外膜破裂和基质外溢等。

3．溶酶体的变化 缺氧时因乳酸和酮体生成增多，导致酸中毒。pH降低时磷脂酶活性增高，细胞的膜性成分包括溶酶体膜的磷脂被分解，使膜通透性增高致溶酶体肿胀、破裂和释出大量溶酶体酶，可引起细胞及其周围组织的溶解、坏死。

综上所述，机体对缺氧的反应中，急性缺氧时以呼吸系统和循环系统的代偿反应为主；慢性缺氧时，主要是血液携氧能力和组织、细胞利用氧的能力增强。缺氧时肺通气及心脏活动增强发生迅速，但这些代偿活动本身要消耗能量和氧。红细胞增生和组织利用氧能力增强虽发生较缓，但这种代偿方式经济、持久。

缺氧除导致上述呼吸、循环、血液和中枢神经系统器官功能障碍外，其他如肝、肾、胃肠道和内分泌等功能均可因严重缺氧而受损害。

六、缺氧时的细胞反应及其分子机制

（一）低氧状态下的氧感知通路及分子机制

人体组织细胞要适应氧气水平的变化，组织细胞氧感知能力就成为细胞为适应长期进化而形成的一个重要的生理功能。那么细胞在氧分压或氧浓度变化的情况下，如何感知和适应的分子机制是一个值得研究的关键问题，而细胞低氧状态下氧感知通路及分子机制是目前研究的重要领域。

人类和哺乳类动物细胞对缺氧的适应性调节是通过改变一系列基因表达来实现的。长期以来的研究表明，缺氧时细胞水平发生的代偿适应性反应与缺氧相关基因的表达有着密切的关系。目前已知，缺氧可诱导上百种的基因表达，这些基因统称为缺氧相关基因（hypoxia related gene），这些缺氧相关基因的表达均受到转录因子的调节，其中最为重要的就是低氧诱导因子（hypoxia-inducible factor，HIF）家族。1994年由Gregg L.Semenza等在研究缺氧刺激肾分泌促红细胞生成素基因表达时发现的一种与特定DAN片段结合的蛋白质复合物，并随着氧浓度的改变发生相应的改变，这种复合物为HIF。后来Gregg L.Semenza、Peter J. Ratcliffe等开始对HIF进行广泛研究，并完成了对编码HIF的基因进行鉴定等一系列关键发现；William G. Kaelin等对肿瘤的发生、生长中基因突变引起 HIF 的基因大量表达，以及富氧环境下 HIF 的泛素化降解的研究有了重大发现。由于 William G. Kaelin、Peter J. Ratcliffe 和 Gregg L. Semenza 在细胞氧感知通路和适应氧变化的分子机制研究的突出贡献，他们荣获 2019 年诺贝尔生理学或医学奖。HIF 家族由成员 HIF-1、HIF-2、HIF-3 组成，其中 HIF-1 主要参与缺氧的调节，由 α 和 β 两个亚基构成。在常氧状态下，脯氨酸羟化酶可将 HIF-1α 第 402 和 564 位的脯氨酸羟化，进而 HIF-1α 通过泛素化途径被降解，因而细胞质中 HIF-1α 保持较低水平。缺氧状态下，脯氨酸羟化酶活性下降，HIF-1α 降解减少而进入细胞核与 HIF-1β 结合形成二聚体，进而激活缺氧相关基因的表达，如介导促红细胞生成素、血管内皮生长因子等基因的表达，所编码蛋白质的功能涉及红细胞生成、血管增生、糖酵解增强、细胞的增殖及分化等，在介导缺氧反应中发挥着重要的作用（图 8-8）。上述 HIF 的氧感知通路的研究结果，揭示了细胞如何感知和适应氧分压或氧浓度变化这一生命中最重要的适应过程之一的机制。同时，理解细胞在分子水平上氧感知和适应氧变化的机制，对深入理解肿瘤的发生及防治十分重要，另外低氧和许多疾病发生有关，如心肌梗死、脑卒中、贫血和外周血管疾病等，这将为这些疾病的临床治疗开辟新的路径。

（二）组织细胞对缺氧预处理的反应

缺氧预处理（hypoxic preconditioning，HPC）是指组织细胞受到一次或多次短暂性适度缺血或缺氧刺激后，触发机体的内源性保护机制，可使机体对接下来发生的严重的或致死性缺血或缺氧损伤产生高度的耐受和保护作用。缺氧预处理作为一种强大的内源性保护现象，其实质在于调动组织细胞的一系列潜在的抗缺血、抗缺氧潜能和机制，获得在缺血或缺氧条件下启动内源性细胞保护、细胞抗缺氧等多种应激能力，从而保持机体组织细胞生命力的能力和生物学策略。其具体机制如下：通过重复缺血或缺氧刺激后，激活颈动脉体、主动脉体及其他器官、组织的特异性氧感受器和信号转导通路，调节 HIF-1 的含量（低氧

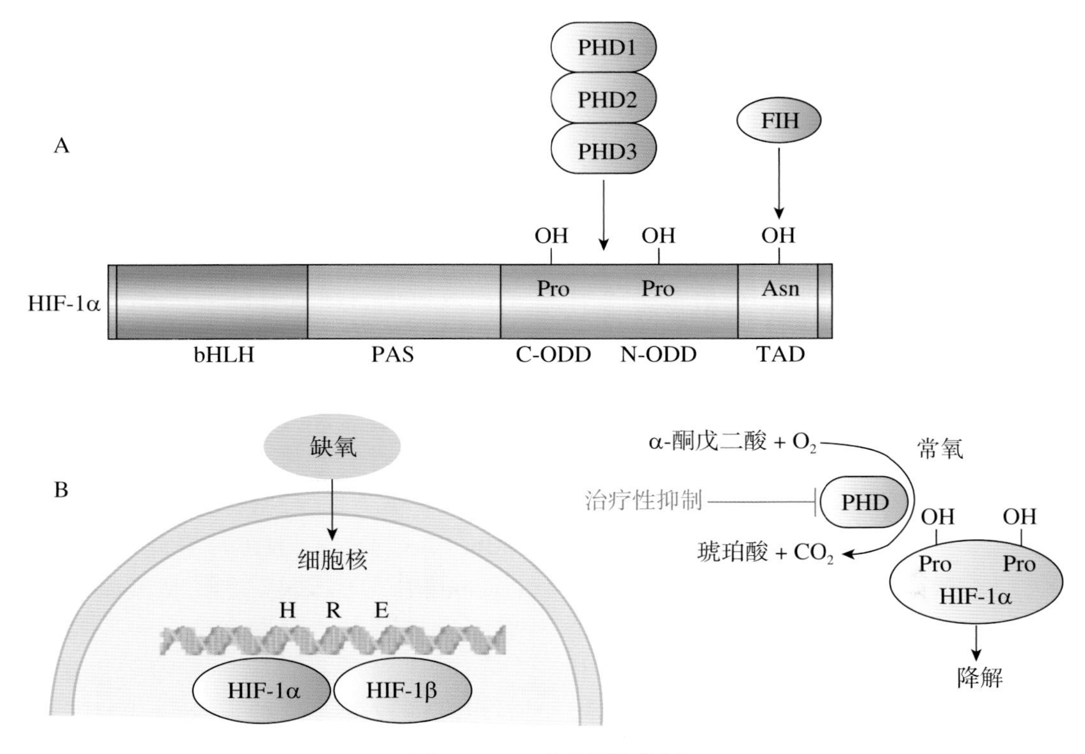

图 8-8 HIF 表达调控机制

PHD：脯氨酸羟化酶；FIH：低氧诱导因子抑制因子；Pro：脯氨酸；Asn：天冬酰胺；bHLH：碱性螺旋 - 环 - 螺旋结构域；PAS：Per-Arnt-Sim 结构域；ODD：氧依赖降解结构域；TAD：反式激活结构域

时，体内蛋白酶系统水解 HIF-1α 过程减弱），通过级联反应使 HIF-1 相关靶基因上调（HIF-1α 入核，与 HIF-1β 二聚体化，结合于低氧反应基因的 HIF-1 结合位点，促进所介导的基因转录），HIF-1 调节的基因涉及细胞能量代谢、离子代谢、血管的发生等多方面，从而发挥一系列的抗缺氧节能反应和细胞保护作用（图 8-9）。①低氧抑制细胞氧化磷酸化水平，上调与糖酵解相关的酶和葡萄糖转运体的表达，增强糖酵解生成 ATP；② HIF-1 介导血管内皮生长因子基因表达，从而使 VEGF 生成增多，刺激新生血管的形成，提高局部氧供应；③低氧刺激 HIF-1 介导促红细胞生成素基因表达，促红细胞生成素分泌促使红细胞数量增加，提高血液的运氧能力。

（三）缺氧对干细胞增殖和分化的影响

氧是生命存在的必需条件，然而低氧是生命发育的基本环境，如哺乳动物的胚胎是在低氧环境中发育生长的，成体哺乳动物的脑组织内局部氧水平只有 1% ～ 5%，属于一种生理性低氧环境。因此，低氧是干细胞的重要影响因素，且对多种干细胞增殖和分化有影响，并具有细胞类型特异性。研究证实，低氧分压状态下，干细胞的繁殖功能显著增强，包括胚胎干细胞和成体干细胞。如有学者研究发现，适度的低氧会不同程度地促进神经干细胞的增殖。此外，造血干细胞、骨髓间充质干细胞、脂肪干细胞、多能干细胞及肿瘤干细胞等在低氧条件下也会引起不同程度的增殖和分化。

实验研究发现，低氧状态下（氧含量为 1.5% ～ 5%），细胞每个阶段的平均扩增约为 9 倍，而相反在氧含量为 20% 的条件下，细胞每个阶段的平均扩增约为 5 倍。实际上人类胚胎干细胞增殖分化的组织内氧的浓度只有 1.5% ～ 5.3%，属于典型的低氧状态。通常体外常规细胞培养箱中研究干细胞增殖和分化时的氧的浓度为 21%。上述研究说明，生理性体内低氧对干细胞增殖和分化有重要作用，其机制主要涉及低氧诱导因子。HIF-1 是细胞感受氧气浓度的关键效应分子，又是低氧效应相关基因表达的最核心转录调节因子。HIF-1α 是调节细胞缺氧适应过程中重要的转录激活因子，在常氧下其在细胞和组织中含量很低，且在细胞质内处于失活状态；但是在缺氧条件下其含量则升高，可被激活并转移到细胞核，并与 HIF-1β 形成 HIF-1 分子，识别并结合包含有低氧反应元件的 DNA 序列。大量的研究表明，低氧条件

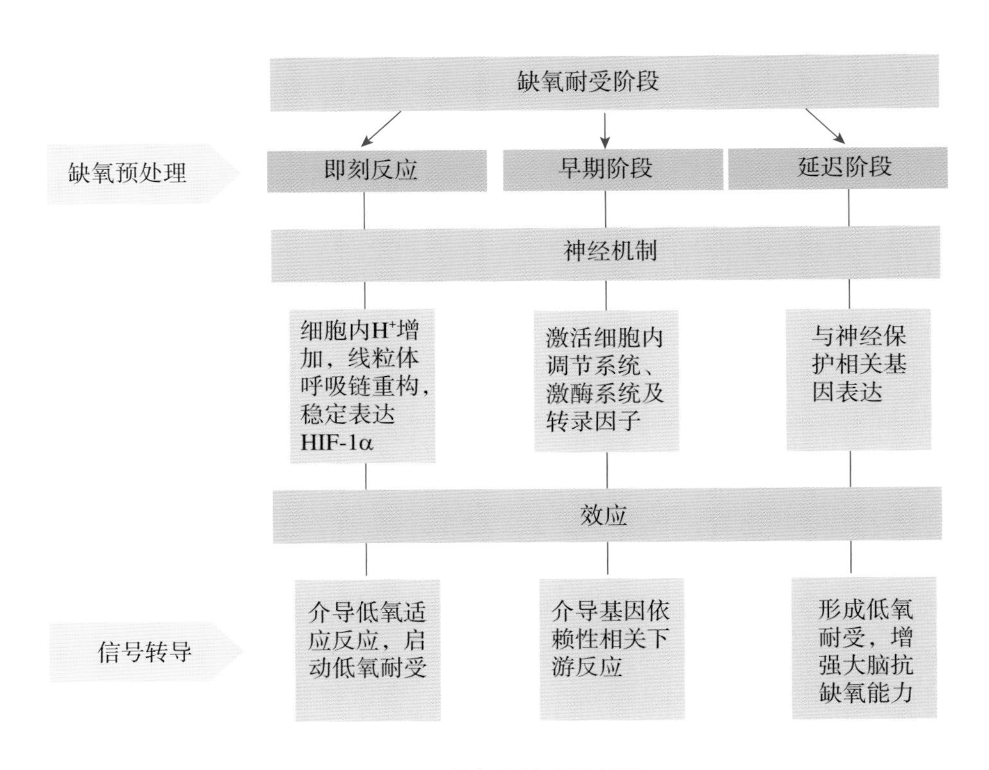

图 8-9　缺氧预处理示意图

上调细胞中HIF-1的表达，HIF-1通过调节EPO、VEGF及基质细胞衍生因子-1（stromal cell-derived factor-1，SDF-1）、碱性成纤维细胞生长因子（basic fibroblast growth factor，bFGF）等的编码基因，来调控血管生成和组织增殖分化，还通过WNT/β-catenin信号通路调控干细胞的增殖，尤其在低氧促进神经干细胞增殖过程中也起着重要作用。因此，低氧诱导干细胞的增殖和分化在血管重塑和修复、神经功能修复等方面发挥着重要的作用（图8-10）。

当然，临床应用中仍有许多问题需要解决：①相同的氧分压条件下，不同的干细胞促进增殖分化的趋势是有差别的，同种干细胞在不同氧分压条件下的增殖分化趋势也是不同的。所以氧分压的最佳比例和最适培养时间要进一步研究确定。②某些干细胞反复培养过程中的致瘤性问题有待进一步研究。

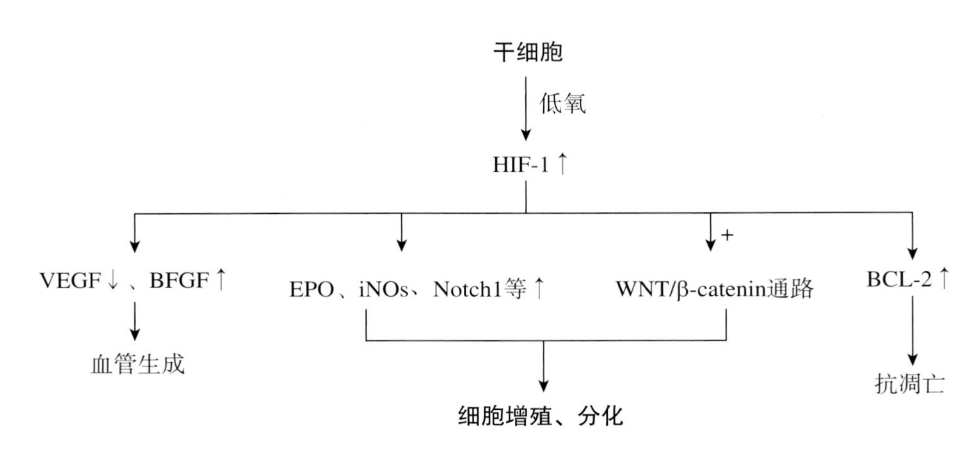

图8-10　缺氧与干细胞增殖、分化示意图

第四节　影响机体缺氧耐受性的因素

机体对缺氧有一定的耐受能力，不同年龄、机体功能、代谢状况、营养状况、生活环境等都可以影响到机体对缺氧的耐受能力。影响机体对缺氧耐受性的因素很多，主要取决于机体的代谢耗氧率和机体的代偿能力。

一、机体代谢耗氧率

基础代谢率高者耗氧多，对缺氧耐受性差，如发热、甲状腺功能亢进、中枢神经兴奋、体力活动、寒冷、情绪激动等状况均可增加机体耗氧量，对缺氧耐受性较差；反之，体温降低、中枢神经抑制、低温麻醉等可降低机体基础代谢率和耗氧率，提高其对缺氧的耐受性。

二、机体的代偿能力

机体通过呼吸、循环和血液系统的代偿反应能增加组织的供氧量，通过组织、细胞的代偿反应能提高对氧的利用率，这些都可以提高机体对缺氧的耐受性。但是这些代偿反应能力存在显著的个体差异，因而个体对缺氧的耐受性明显不同，如有严重的心、肺疾病及血液病患者由于代偿反应差，对缺氧的耐受性低。能引起心、肺储备功能降低的各种因素，都可导致机体对缺氧的耐受性下降。应该指出的是，机体的代偿能力是可以通过锻炼提高的。

三、适应性锻炼

体育锻炼可以改善心、肺功能，增强肺的通

气与换气效率，增加心输出量，提高血液携氧能力，还可以提高各种氧化酶的活性，从而提高机体对缺氧的耐受性。进入高原之前，开展以增加耐力为特征的适应性锻炼，可以增强机体进入高原后对缺氧的耐受，降低高原病的发生。运动员在适当低氧环境中进行训练，可以提高抗缺氧能力，进而有效提高运动成绩。我国运动员在大赛前会到青海多巴国家高原体育训练基地、云南高原体育训练基地进行集训，通过集训提高运动员耐缺氧能力，进而有效提高运动成绩。

四、年龄

机体对缺氧的耐受性与年龄有很大的关系。研究表明，初生或生后 20 d 左右的动物对缺氧的耐受性高。临床上新生儿出生过程中对缺氧的耐受性也较高，这可能与体内糖酵解过程较强和心肌内糖原含量较多有关。老年人对缺氧的耐受性较低，这可能与老年人的肺功能减弱及体内组织细胞摄取利用氧的效率下降有关。

五、个体差异和器官差异

机体对缺氧的耐受能力存在明显的个体差异。在同一海拔高度，有的人可以正常生活而没有明显的症状，但有的人就可以出现明显的高原反应。在高原环境中，某些身体强壮的中青年人，因代谢耗氧率高，如果代偿反应能力不充分，反而对缺氧的耐受性差；相反，某些体弱多病者（无心、肺疾病者）由于代谢耗氧率较低，对缺氧的耐受性较高。研究显示，高原肺水肿、高原红细胞增多症等急、慢性高原病有遗传易感性，存在相关易感基因。机体内部不同器官、组织因耗氧量不同而对缺氧的耐受性不同。中枢神经系统是机体内耗氧量最大的器官，对缺氧的耐受性差；相反，骨骼、结缔组织因耗氧量小，而对缺氧的耐受性相对较好。

第五节　缺氧防治的病理生理学基础

缺氧治疗的原则为去除病因和纠正缺氧。

一、去除病因

去除病因或消除缺氧的原因是缺氧治疗的关键。例如，对慢性阻塞性肺疾病、支气管哮喘、急性呼吸窘迫综合征等患者应积极治疗原发病，改善肺的通气和换气功能；对先天性心脏病患者，应及时进行手术治疗；对中毒引起急性组织缺氧患者，应及时解毒。

二、纠正缺氧

（一）氧疗

缺氧是临床上极为常见的病理过程，是造成许多疾病的主要原因之一。氧疗是临床上最基本的治疗措施。机体缺氧是由于氧债增大。氧债（oxygen debt）简单来讲是指机体所需的氧耗量与实测氧耗量之差。临床上许多疾病和病理过程中，由于循环功能障碍使机体供氧不足，以及高代谢状态使机体耗氧量增加，如休克、多器官功能障碍综合征、循环功能障碍及许多疾病的发生、发展等，导致体内的供氧和需氧失衡，组织细胞氧债增大。氧疗就是为了纠正氧债。

吸入氧分压较高的空气或纯氧治疗各种缺氧性疾病的方法为氧疗（oxygen therapy）。纠正氧债常采用常压氧疗和高压氧疗两种方法。氧疗是治疗缺氧的基本方法，对各种类型的缺氧均有一定的疗效，可提高肺泡气 PO_2，从而提高 PaO_2 和 SaO_2，增加动脉血氧含量，但因缺氧的类型不同，氧疗的效果有所不同。氧疗的有效性还取决于呼吸道的通畅、有效循环血量保障和正常的血液携氧能力等。

氧疗对高原、高空缺氧及外呼吸功能障碍等引起的低张性缺氧的效果最好。高原肺水肿患者吸入纯氧具有特殊的疗效，吸氧数小时至数日，肺水肿症状可显著缓解。常压氧疗对由右向左分流所致缺氧的作用较小，因为吸入的氧无法使经动静脉短路流入左心的血液发生氧合作用。但吸入纯氧可使血浆中物理溶解的氧量从 3 ml/L 增至 20 ml/L，从而使动脉血氧含量增加 10% 左右。吸入 3 个大气压纯氧（高压氧疗）可使血浆中物理溶解的氧增至 60 ml/L，如果心输出量正常，则可维持整个机体的需氧量。

血液性缺氧、循环性缺氧和组织性缺氧患者动脉血氧分压正常、血氧饱和度可正常或降低，此时吸氧大多数情况下虽然对提高 SaO_2 的作用有限（CO 中毒、亚硝酸盐中毒除外），但可明显提高 PaO_2、增加血液中溶解的氧量，改善组织氧供。此外，由于血液、组织液、细胞及线粒体之间的氧分压差是驱使氧弥散的动力，当氧分压差增大时，氧的弥散速度加快。一氧化碳中毒时，迅速将患者转移到通风良好的地方，同时立即吸氧，有条件时吸入纯氧，特别是高压氧可使血氧分压增高，氧与一氧化碳竞争与血红蛋白结合，促使碳氧血红蛋白解离，因而对一氧化碳中毒性缺氧效果较好；亚硝酸盐中毒时，使用亚甲蓝（美蓝）还原剂解毒，呼吸困难者给予吸氧；休克、循环功能障碍、心力衰竭等全身性循环功能障碍时，除补充血容量、增强心功能外，应该立即吸氧纠正全身缺氧状态；组织性缺氧时，可采用高压氧治疗缺氧。

临床实践表明，在近年来的 COVID-19、SARS、MERS、禽流感等引起的急性肺损伤甚至共同引发的急性呼吸窘迫综合征及多器官功能障碍综合征的救治中，纠正缺氧是一个关键治疗措施。一定要掌握好氧疗方式和时机，要在保持呼吸道通畅的基础上，尽早给予有效的氧疗。对于重症患者主要采用有创性机械通气治疗，如用高呼气末正压通气（positive end expiratory pressure，PEEP）和体外膜氧合（extracorporeal membrane oxygenation，ECMO）尤为重要，但必须要严格明确 ECMO 的具体应用指征，精准把握使用的窗口期是关键。

（二）防止氧中毒

在各种急性高原病的预防和治疗过程中，给氧是一个针对病因进行预防和治疗的重要措施，也是首先采用的措施。正确给氧可以及时缓解急性缺氧；若给氧方法不当，吸入氧浓度过高、持续时间过长，会导致氧中毒。当某些疾病需要采用氧疗时，也必须根据疾病的种类及患者的实际情况选择不同方式的氧疗方法，吸氧的浓度和吸氧的持续时间也有所不同。如果掌握不当，吸入氧浓度过高，不但不会产生治疗效果，反而会导致毒性反应的发生。

氧疗虽然对治疗缺氧非常重要，但吸入气氧分压（PiO_2）过高、给氧时间过长，可引起组织细胞损害、器官功能障碍，称为氧中毒。一般来说，0.5 个大气压以上的氧对组织细胞有毒性作用。一般认为氧中毒时组织细胞损伤的机制与活性氧的毒性作用有关。氧中毒的发生主要取决于吸入气氧分压而不是氧浓度（FiO_2）。吸入气的氧分压与氧浓度的关系：$PiO_2 = (PB - 47)\ FiO_2$。PB 为吸入气的压力，47 为水蒸气压力（单位为 mmHg）。氧中毒可引起人体全身性的损伤。由于人体各器官的敏感性不同，通常氧中毒主要造成呼吸系统、神经系统和眼睛的损伤。根据临床表现的不同，可将氧中毒分为肺型氧中毒和脑型氧中毒两种。

1．肺型氧中毒　肺是氧中毒最容易受累的器官，高氧主要损伤支气管黏膜和肺表面活性物质。肺型氧中毒发生于吸入 1 个大气压左右的氧 8 h 以后，表现为咽痛、胸骨后不适、烧灼或刺激感、胸痛、不能控制的咳嗽、呼吸困难、肺活量减小、PaO_2 下降。肺部呈炎性病变，有炎症细胞浸润，充血、水肿、出血，肺不张，两肺可闻及干、湿啰音，严重者可危及生命。正常人吸入氧浓度超过 60%，吸氧时间超过 1 ～ 2 d，就可发生肺损害。吸入高浓度氧能抑制细胞线粒体氧化酶活力，使肺泡膜表面活性物质减少，引起肺泡内渗液、肺泡不张等病理变化。长时间氧中毒可引起肺间质纤维化。肺型氧中毒的早期表现为肺功能改变，如肺活量减少，肺顺应性减低等。氧疗的患者如果发生氧中毒，吸氧反而使 PaO_2 下降，加重缺氧。因此，氧疗时应控制吸氧的浓度和时间，严防氧中毒的发生。

2．脑型氧中毒　吸入 2 个大气压以上的氧，可在短时间（6 个大气压的氧数分钟，4 个大气压的氧数十分钟）内引起氧中毒。患者主要表现为肌肉颤动、抽搐、烦躁、惊厥、面色苍白、出汗、恶心、晕厥、癫痫样发作等神经症状，以及幻视、幻听等视觉和听觉障碍的症状，严重者可昏迷、死亡。高压氧疗时，患者出现神经症状，应严格区分“脑型氧中毒”和“缺氧性脑病”。前者是先抽搐以后才昏迷，抽搐时患者是清醒的；而后者则先昏迷后抽搐。对脑型氧中毒患者应立即控制吸氧，但对缺氧性脑病患者则应加强氧疗。

氧中毒无特殊的治疗方法，关键是预防。要正确氧疗，严格控制吸入的氧分压、氧浓度和时间，防止氧中毒。

（刘永年 刘辉琦）

参考文献

[1] 王建枝，钱睿哲．病理生理学．9版．北京：人民卫生出版社，2019．

[2] 吴立玲，刘志跃．病理生理学．4版．北京：北京大学医学出版社，2019．

[3] 肖献忠．病理生理学．4版．北京：高等教育出版社，2018．

[4] 李桂源，钱睿哲．病理生理学．3版．北京：人民卫生出版社，2016．

[5] 格日力．高原医学．北京：北京大学医学出版社，2014．

[6] 崔建华．高原医学基础与临床．北京：人民军医出版社，2012．

[7] 祁生贵，吴天一．慢性高原病诊断标准及相关研究．高原医学杂志，2015，25（4）：1-11．

[8] 马四清，吴天一，张雪峰．急性重症高原病与多器官功能障碍综合征．北京：人民卫生出版社，2014．

[9] 龚启梅，凌均棨．低氧对成体干细胞增殖和分化的影响．国际口腔医学杂志，2011，38（6）：696-699．

[10] 汪臻，顾英．血氧饱和度的测量方法与临床应用．医学装备，1991，4（6）：3-5．

[11] D'Ignazio L，Batie M，Rocha S. Hypoxia and inflammation in cancer，focus on HIF and NF-kappaB. Biomedicines，2017，5（2）：21．

[12] Deynoux M，Sunter N，Herault O，et al．Hypoxia and hypoxia-inducible factors in leukemias．Front Oncol，2016，6：41．

[13] Ge RL，Simonson TS，Gordeuk V，et al．Metabolic aspects of high-altitude adaptation in Tibetans．Exp Physiol，2015，100（11）：1247-1255．

[14] Halliwill JR．Hypoxic regulation of blood flow in humans：Skeletal muscle circulation and the role of epinephrine．Adv Exp Med Biol，2003，543：223-236．

[15] Qi C，Zhang J，Chen X，et al．Hypoxia stimulates neural stem cell proliferation by increasing HIF-1α expression and activating WNT/β-catenin signaling．Cell Mol Biol（Noisy-le-grand），2017，63（7）：12-19．

[16] Choi JR，Yong KW，Wan Safwani WKZ．Effect of hypoxia on human adipose-derived mesenchymal stem cells and its potential clinical applications．Cell Mol Life Sci，2017，74（14）：2587-2600．

[17] Pimton P，Lecht S，Stabler CT，et al. Hypoxia enhances differentiation of mouse embryonic stem cells into definitive endoderm and distal lung cells. Stem ells Dev，2015，24（5）：663-676．

第九章

发热与失温

第一节 概 述

人类和哺乳动物具有比较完善的体温调节机制以维持体温相对恒定，即使内、外环境变化时，机体通过调控产热和散热之间的平衡以保持体温相对恒定，进而维持内环境稳态，这也是维持正常生命活动的重要因素之一。人体维持正常生理机能所需要的理想温度是 36 ~ 37℃（腋窝温度），在 40.5℃ 以上时，机体中的生物酶会失效，使人体的生物化学反应难以进行甚至诱发机体功能损害和脏器功能不全。而在 36℃以下时，生物化学反应会减慢，进而抑制人体机能，当核心体温低于 30℃时，死亡几乎无可避免。体温升高（发热、过热）和体温降低（失温、冻僵）都可以引起机体功能代谢改变，甚至导致死亡，但迄今为止对其本质认识还有待进一步阐明。

正常情况下体温变化受体温调节中枢调控而呈周期性波动，24 h 内波动不超过 1℃，通常下午体温较早晨高。体温正常值为 36.0 ~ 37.2℃。即使机体处于极端气温（严寒或高温）时，体温的变化也不超过 1℃。

一般认为体温升高超过正常值 0.5℃称为体温升高，包括生理性体温升高和病理性体温升高。某些生理情况出现的体温升高，如剧烈运动、月经前期及某些应激状态等，由于它们属于生理性反应，故称之为生理性体温升高；而病理性体温升高则主要包括发热（fever）和过热（hyperthermia）。

为了区分不同原因所致的体温升高，归纳了体温升高的分类（图 9-1）。

发热属于调节性体温升高，是指在致热原（pyrogen）的作用下使体温调节中枢的调定点上移而引起的超过正常体温值 0.5℃以上的调节性体温升高。人类研究发热已超过 2000 年的历史，发热是在长期进化过程中逐步演变和渐进形成，不少学者认为它属于自然疗愈的一种应答反应。发热是一种在高级中枢调控下的体温升高，体温调节的高级中枢位于视前区下丘脑前部（preoptic anterior hypothalamus，POAH）、中杏仁核（medial amygdaloid nucleus，MAN）、腹中隔区（ventral septal area，VSA）和弓状核（arcuate nucleus，ARC），而边缘系统、延髓和脊髓等部位被认为是体温调节的次级中枢。此外，大脑皮层也参与体温的行为性调节。根据体温调节的“调定点（set point，SP）”学说，调定点是指体温调节的参照信号，当机体核心体温偏离体温调定点时，体温调节中枢通过调控产热过程和散热过程使体温与调定点相适应。目前体温调节中枢体温调定点变化机制主要用体温调定点重置（resetting）理论来解释。发热的本质是体温调定点上移，而使机体体温在较高水平上波动。发热不是独立的疾病，而是疾病发生的重要信号。在整个病程中，体温变化往往反映病情变化，根据体温变化特点可对判断病情和估计预后甚至疾病诊断等具有重要参考意义。

过热属于非调节性体温升高，是指体温调节障碍所引起的被动性体温升高，并超过调定点水平。过热时体温调定点水平并未发生变化，而是由于体温调控障碍（如体温调节中枢受损包括下丘脑损伤、出血等）或散热障碍（如皮肤鱼鳞病、先天性汗腺缺乏症、中暑等）及产热器官功能异

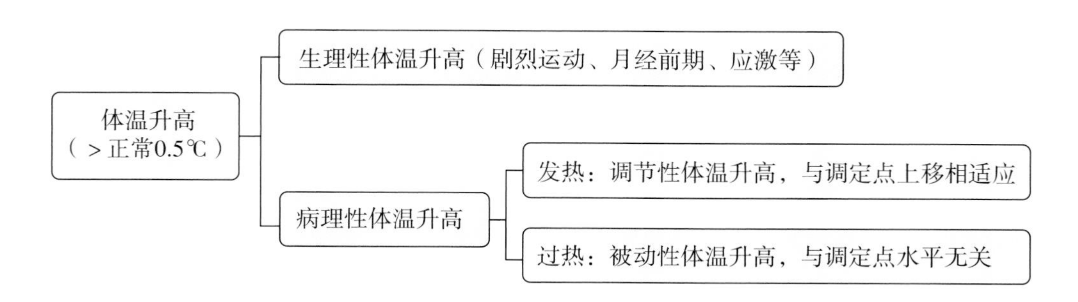

图 9-1 体温升高的分类

常（如甲状腺功能亢进，癫痫大发作剧烈抽搐，应用某些全身性麻醉药如氟烷、琥珀酰胆碱等）等所致的体温与调定点不相适应的过程。

失温（hypothermia）又称低体温症，是指人体热量流失大于热量补给，从而造成核心体温（即中央循环的温度）下降到35℃甚至以下，并产生一系列如寒战、困倦、心肺功能衰竭等症状，甚至最终导致死亡的病理过程。所谓核心体温（core temperature），是指人体深层脏器（如心脏、大脑、肝等）维持正常机能代谢所需要的温度，这是一个和外周组织温度相对的概念。生理状况下，人体肝脏、大脑和心脏的温度为38℃左右，肾脏和十二指肠的温度为37.6℃左右，口腔舌下温度为36.3 ～ 37.2℃，直肠温度为36.5 ～ 37.7℃（比口腔温度高0.2 ～ 0.5℃），腋窝温度36.0 ～ 37.0℃。失温发病原因主要是核心体温下降到35℃以下时，机体丢失热量大于产生热量，就会发生“失温”。失温常发生于高海拔高寒、戈壁、沙漠环境及极端天气条件下，亦可发生在任何季节和任何气候，包括亚热带或热带春夏季节遭遇极端天气；失温也可能由创伤、败血症或其他疾病引起代谢热量减少或影响温度调节机制而发生。热传递条件包括温度、湿度、风力，这三个因素是失温最常见的直接原因，三因素当中只要有两个因素出现状况就有可能会出现失温。

失温和冻伤、冻僵在医学上都是一个失温的病理过程，它们既相关又有所不同。冻伤是指人体表面因接触寒冷空气、液体、物体而造成的肢体和表皮组织麻木、水疱和坏死的病症。冻僵是寒冷环境引起体温过低所导致以神经系统和心血管损伤为主的严重的全身性疾病甚至可危及生命。冻僵过程可分为四期：兴奋期、兴奋减弱期、抑制期、完全麻痹期。各期之间不是截然分开，是相互连续的。其发生过程与失温发生过程基本是一致的，但冻僵的过程中，患者初期的兴奋状态和后期的行为异常的情况更为常见。不管是局部还是全身低温均可导致包括循环动力学受损、凝血功能障碍、血液循环阻力增加和代谢需求增加，从而导致低氧血症、代谢性酸中毒、低血糖和低钙血症甚至危及生命。

第二节　发热的病因与机制

一、发热激活物

发热激活物（pyrogenic activators）是指各种能够刺激机体产内源性致热原细胞产生致热性细胞因子即内源性致热原（endogenous pyrogen，EP）的物质。发热激活物又称EP诱导物，包括外源性致热原（exogenous pyrogen）和某些体内产物。

（一）外源性致热原

1．细菌

（1）革兰氏阳性菌：此类细菌感染是常见的发热原因，主要有葡萄球菌、链球菌、肺炎球菌，白喉杆菌和枯草杆菌等。这类细菌的致热成分包括全菌体、菌体碎片及释放的外毒素（exotoxin）等，如金黄色葡萄球菌细胞壁成分肽聚糖（peptidoglycan，PepG）等可激活单核巨噬细胞，产生并释放细胞因子，具有致热性。这些细菌的外毒素，如金黄色葡萄球菌肠毒素（staphylococcal enterotoxin，SE）和毒性休克综合征毒素-1（toxic shock syndrome toxin-1，TSST-1）主要以超抗原形式激活T细胞，引起发热。

（2）革兰氏阴性菌：典型菌群有大肠埃希菌、伤寒沙门菌、淋病奈瑟菌、脑膜炎奈瑟菌、志贺菌等。这类菌群的致热物质除全菌体及其细胞壁中所含的肽聚糖外，其细胞壁中的脂多糖（lipopolysaccharide，LPS）又称为内毒素（endotoxin，ET），致热性尤为突出。脂多糖包括三个基本亚单位：O-多糖、R-核心多糖和脂质A（lipid A）；其致热性主要取决于脂质A，脂质A是引起发热的主要物质。

脂多糖是最常见的外源性致热原，耐热性高，一般需160℃干热灭菌2 h才能灭活，一般灭菌方法难以清除，是临床上输血、输液过程的主要污染物。

（3）分枝杆菌：典型菌群为结核杆菌。其全菌体及细胞壁中所含的肽聚糖、多糖和蛋白质都具有致热作用。结核杆菌活动性感染者多数伴有发热和盗汗的典型表现，且往往在其他临床症状之前出现。

2．病毒 常见病毒有流行性感冒病毒、严重急性呼吸综合征（severe acute respiratory syndrome，SARS）冠状病毒、严重急性呼吸综合征冠状病毒2（severe acute respiratory syndrome coronavirus 2，SARS-CoV-2）、麻疹病毒、柯萨奇病毒、风疹病毒、出血热病毒等。病毒是以其全病毒体和其所含的血细胞凝集素致热。流行性感冒病毒尚含有一种毒素样物质可引起发热。流行性感冒和SARS等疾病最主要的症状就是发热。

3．真菌 许多真菌感染引起的疾病也伴有发热。真菌的致热因素是全菌体及菌体内所含的荚膜多糖和蛋白质。如白色念珠菌感染所致的鹅口疮、肺炎、脑膜炎；组织胞浆菌、球孢子菌和副球孢子菌引起的深部感染；新型隐球菌所致的慢性脑膜炎等均可引起发热。

4．螺旋体 引起发热的常见的螺旋体有钩端螺旋体、回归热螺旋体和梅毒螺旋体。钩端螺旋体内含有溶血素和细胞毒因子等，主要表现为发热、头痛、乏力。回归热螺旋体感染后，其代谢裂解产物引起回归热，表现为周期性高热、全身疼痛和肝、脾增大。梅毒螺旋体感染后可伴有低热，可能与螺旋体内所含外毒素相关。

5．疟原虫 疟原虫感染人体后，其休眠子进入红细胞并发育成裂殖子，当红细胞破裂时，大量裂殖子和代谢产物（疟色素等）释放入血，引起高热。

其他病原微生物如衣原体、支原体、立克次体感染机体后，有时也会引起发热。

（二）体内产物

1．免疫复合物（抗原抗体复合物） 实验证明，免疫复合物对产EP细胞有激活作用。许多自身免疫病都伴有顽固性发热，如系统性红斑狼疮、类风湿、皮肌炎，说明免疫复合物可能是产内源性致热原细胞的激活物。

2．类固醇 体内某些类固醇（steroid）产物有致热作用，如本胆烷醇酮（etiocholanolone）是睾酮的中间代谢产物。实验证明，将本胆烷醇酮给人体肌内注射时，可引起明显的发热反应，但本胆烷醇酮并不引起家兔、猫、狗、小鼠甚至是猴的发热反应，说明其有种系特异性。此外，本胆烷醇酮在周期性发热患者血浆中的浓度升高，表明其与发热有关；而其他类固醇如糖皮质激素和雌激素，则能够抑制EP的产生和释放。因此，有人认为类固醇代谢失调是某些周期性发热的原因，如肝癌、肝硬化、肾上腺癌等的周期性发热。

3．致炎刺激物 有资料表明，尿酸盐结晶和硅酸盐结晶等在体内不仅可以引起炎症反应，其本身即可激活单核巨噬细胞产生和释放EP。阻断吞噬过程并不影响EP的产生。

4．其他 某些肿瘤细胞如肾癌、白血病和淋巴瘤可分泌细胞因子，引起发热；严重的心脏病、大手术、核辐射等导致体内组织损伤和坏死，分解产物作为发热激活物，均可引起发热。此外，补体系统可被免疫复合物及凝集素等活化，参与并介导这些物质诱导的发热过程。

二、内源性致热原

目前认为，发热的发病学机制之一是发热激活物作用下产生内源性致热原。内源性致热原（EP）是指各种发热激活物作用于产内源性致热原细胞而后产生和释放的能够引起体温升高的细胞因子。这些能够合成并释放致热性细胞因子的细胞被称为产内源性致热原细胞。它们主要包括单核细胞、巨噬细胞、内皮细胞、淋巴细胞、星形胶质细胞、小胶质细胞及肿瘤细胞等。

（一）内源性致热原的种类

内源性致热原是一组内源性、不耐热的小分子蛋白质。静脉注射能够迅速引起发热反应。目前比较公认的内源性致热原主要有以下几种。

1．白细胞介素-1（IL-1） IL-1主要由单核细胞、巨噬细胞、内皮细胞、星形胶质细胞及肿瘤细胞等多种细胞在发热激活物作用下产生的多肽类物质。IL-1家族包括IL-1α、IL-1β、IL-1γ/IL-18和IL-1受体拮抗剂（IL-1Ra）。其中IL-1α是酸性蛋白质，IL-1β是中性蛋白质，两者可作用于相同的受体，并有相同的生物学活性。IL-1受体广泛分布于脑内，靠近体温调节中枢（视前区-下丘脑前部，POAH）的下丘脑外侧区受体密度高。IL-1对体温调节中枢的活动有明显的影响，将其给鼠、家兔等动物静脉内注射或导入脑室后均可引起体温升高，大剂量可引起双相热。IL-1β 的主要作用是刺激内皮细胞上调 IL-6 表达，而 IL-1γ/IL-18 则可刺激自然杀伤细胞（NK 细胞）和 T 细胞分泌干扰素，说明 IL-1 亦通过调控 IL-6 和干扰素参与发热过程；IL-1 不耐热，70℃加热 3 min 即失活，目前认为 IL-1Ra 不具有致热性。在 ET 引起发热的动物血液中有大量 IL-1 存在，其反应可被水杨酸钠（解热药）阻断，这是水杨酸类药物解热降温的机制之一。

2．肿瘤坏死因子（TNF） 多种发热激活物如葡萄球菌、链球菌、内毒素等都可诱导巨噬细胞、淋巴细胞等产生和释放 TNF。TNF 具有许多与 IL-1 相类似的生物活性，二者引起发热的热型也非常相似。TNF 包括 TNF-α 和 TNF-β 两种亚型。TNF-α 由 157 个氨基酸组成，分子量为 17 kD，主要由激活的单核/巨噬细胞分泌；TNF-β 由 171 个氨基酸组成，分子量为 25 kD，主要由激活的 T 细胞产生。TNF-α 和 TNF-β 具有某些相似的致热活性，TNF-α 在体内和体外都能刺激 IL-1β 的产生。给家兔静脉注射中低剂量的 TNF-α（50 ~ 200 ng/kg）可引起单相热，大剂量（10 μg/kg）则引起双相热。TNF 还可引起厌食、乏力、棕色脂肪分解增强等表现。给动物脑室内注射 TNF 同样可以引起明显的发热反应，并且有脑室内前列腺素 E_2（prostaglandin E2，PGE_2）含量升高。将 TNF 给家兔、大鼠等动物静脉注射或脑室导入可引起明显的致热效应，这些反应可被环氧合酶（cyclooxygenase，COX）抑制药布洛芬阻断，这是布洛芬等非甾体抗炎药解热的机制之一。

3．干扰素（interferon，IFN） 干扰素是一种具有抗病毒、抗肿瘤作用的糖蛋白，主要由单核细胞和淋巴细胞产生。干扰素分为 IFN-α、IFN-β 和 IFN-γ 三种亚型，均具有致热性。IFN-β 对人体的致热性低于 IFN-α，二者可通过引起脑内 PGE_2 含量升高发挥致热作用，IFN-γ 并不能直接刺激下丘脑合成 PGE_2。病毒感染后可明显促进体内 IFN 的表达和分泌，是病毒性发热的主要内源性致热原。IFN 不耐热，60℃加热 40 min 可灭活。

4．白细胞介素-6（IL-6） IL-6 是一种由 184 个氨基酸组成的具有多种生物功能的蛋白质，是由单核细胞、内皮细胞等分泌的细胞因子，能够引起各种动物的发热反应，但其致热作用弱于 IL-1 和 TNF。研究表明，严重烧伤伴发热患者血浆 IL-6 浓度与体温升高程度正相关。动物实验表明，发热期间血浆或脑脊液中 IL-6 的活性增高，而 IL-6 基因敲除鼠皮下注射松节油不能产生发热反应，说明 IL-6 为一种内源性致热原。给家兔、小鼠静脉或脑室内注射 IL-6 可致体温明显升高，布洛芬或吲哚美辛可阻断其作用。

当前研究认为除了 IL-1、TNF、IL-6、IFN 具有直接致热作用外，还有巨噬细胞炎症蛋白-1（macrophage inflammatory protein-1，MIP-1），其他如白细胞介素-2（interleukin-2，IL-2）、睫状神经营养因子（ciliary neurotrophic factor，CNTF）、白细胞介素-8（interleukin8，IL-8）及内皮素（endothelin）等也被认为与发热有一定的关系，但仍缺乏系统的研究。

（二）内源性致热原的产生和释放

内源性致热原的产生和释放是一个复杂的细胞信号转导和基因表达调控的过程，这一过程包括产 EP 细胞的激活、EP 合成和释放。产 EP 细胞有单核细胞、巨噬细胞、内皮细胞、淋巴细胞、星状细胞和肿瘤细胞等。当这些细胞被发热激活物激活后，进而开始 EP 的合成与释放。经典的产 EP 细胞活化方式主要包括以下两种。

1．Toll 样受体（Toll-like receptor，TLR）介导的细胞活化 此活化途径主要指革兰氏阴性菌 LPS 激活产 EP 细胞的方式。在上皮细胞和内皮细胞上，先是 LPS 与血清中 LPS 结合蛋白（lipopolysaccharide binding protein，LBP）结合形成复合物，然后此复合物中的 LPS 又与可溶性 CD14（sCD14）结合形成 LPS-sCD14 复合物，再作用于细胞膜上的 Toll 样受体，使细胞活化。此复合物与单核巨噬细胞膜表面高亲和力受体 CD14（mCD14）结合，形成 LPS-LBP-CD14 三重复合物，再经 Toll 样受体（Toll-like receptors，TLR）使信号向细胞内传递，激活核转录因子（NF-κB），启动 IL-1、TNF、IL-6 等内源性致热原的基因表达和合成，内源性致热原在细胞内合成后释放入血。

2．T 细胞受体（T cell receptor，TCR）介导的 T 细胞活化途径 主要为革兰氏阳性细菌的外毒素以超抗原（superantigen，SAg）形式活化细胞，此种方式亦可激活 B 细胞及单核-巨噬细胞。细菌抗原可直接结合抗原提呈细胞上的主要组织相容性复合体（MHC）Ⅱ类分子的抗原结合槽外侧，以超抗原形式与淋巴细胞的TCR结合，抗原与淋巴细胞的TCR结合后可以导致一种或多种蛋白酪氨酸激酶（protein tyrosine kinase，PTK）的活化，胞内多种酶类及转录因子参与这一过程。磷脂酶C、蛋白激酶C等及转录因子（包括NF-κB、RAS、RAF、FOS、JUN等）都参与这一过程。以上这些核转录因子活化入核后即可启动T细胞活化与增殖，并大量合成和分泌IL-1、TNF和IFN等。

上述两种受体激活后启动相应的信号转导途径，活化NF-κB等核转录因子，引发内源性致热原IL-1、TNF、IL-6等细胞因子的基因表达。这些内源性致热原在细胞内合成后即可作为发热信使释放入血，并通过一定途径进入体温调节中枢，促使调定点上移而引起体温升高。

（三）致热信号传入中枢

内源性致热原产生后随血流或其他方式进入脑内体温调节中枢，目前认为可能存在以下几种途径。

1．经下丘脑终板血管器　终板血管器（organum vasculosum laminae terminalis，OVLT）位于第三脑室壁视上隐窝上方，紧靠POAH。该区具有丰富的有孔毛细血管，对大分子物质有较高的通透性，EP可能由此弥散入血管周隙，并作用于POAH神经元末梢。但也有学者认为，EP并不直接进入脑内，而是被分布在此处的小胶质细胞、神经胶质细胞膜受体识别，并产生新的信息介质，并将致热原信息传送投射于POAH区域。

2．经血脑屏障直接转运入中枢　这是致热原信号通过完整血脑屏障的一种直接方式。研究认为，在血脑屏障毛细血管床部位有对IL-1、IL-6、TNF细胞因子的可饱和转运机制，这种机制可将内源性致热原特异性的转运入脑，或者作为细胞因子的EP也可能从脉络丛部位渗入或易化扩散入脑，通过脑脊液循环进入POAH，并与内皮细胞或小胶质细胞膜上的受体结合，诱导其产生并释放中枢介质如前列腺素E（prostaglandin，PGE），此介质被POAH神经元末梢识别，使体温调定点上移，体温升高。

3．经迷走神经传入体温调节中枢　有研究表明，大鼠腹腔注入LPS可在脑内检测到IL-1生成增多，而膈下切断迷走神经的传入纤维可阻断腹腔注入LPS所引起的脑内IL-1mRNA转录和体温升高反应。因此认为内源性致热原细胞因子作用于迷走神经传入纤维，再将致热信号经脑干去甲肾上腺素能神经元将致热信息传入POAH，刺激PGE等中枢介质的产生和释放，使体温调定点上移，引起发热。

三、发热时的体温调节机制

（一）体温调节中枢

体温调节中枢位于POAH，该区含有温度敏感神经元，将致热原或发热介质微量注射于POAH可引起明显的发热反应，在发热时，该部位的发热介质显著升高，这种体温调节主要表现为正调节，因此，POAH是正调节中枢。下丘脑之外的中枢部位，如腹中隔区（ventral septal area，VSA）、中杏仁核（medial amygdaloid nucleus，MAN）、弓状核（arcuate nucleus，ARC）可释放中枢解热介质，对发热时的体温产生负调节，因此，VSA、MAN等是负调节中枢。正、负调节中枢的共同作用决定调节定点上移水平及发热的程度和时相。因此，体温调节是由正、负调节中枢共同构成的复杂的调控系统。

（二）发热中枢调节介质

内源性致热原进入脑内，作用于体温调节中枢，引起发热介质的释放，继而引起调定点重置。发热中枢介质可分为两类正调节介质（致热介质）和负调节介质（解热介质）。

1．正调节介质

（1）前列腺素E（prostaglandin E，PGE）：PGE在体温调定点重置过程中起重要作用，被认为是引起发热的中枢介质，其致热敏感点在POAH。在发热动物的脑脊液及第四脑室中，PGE水平升高，给予抑制PGE_2合成的药物如阿司匹林、布洛芬等可降低体温；同时，脑脊液及脑室中的PGE_2含量也下降，提示脑部PGE_2浓度升高与发热密切相关。

但也有学者提出质疑，认为花生四烯酸比PGE更有条件作为正调节介质。花生四烯酸是PGE的前体物质，致热作用不受PGE拮抗剂和水杨酸类药物的影响。事实证明，多种动物脑室内注入花生四烯酸可以引起明显发热，但也有相反的资料，有待于进一步研究。

（2）环磷酸腺苷（cyclic adenosine monophosphate，cAMP）：cAMP 作为细胞内的第二信使，在 EP 升高调定点的过程中可能是重要的中间环节。目前已有大量文献支持 cAMP 为重要的发热中枢调节介质；外源性 cAMP 注入动物脑室内迅速引起发热，潜伏期短；腺苷酸环化酶抑制剂能减弱致热原和 PGE 引起的发热。在致热因素及 EP 诱导的发热期间，动物脑脊液中 cAMP 均明显增高，且与发热效应正相关，下丘脑组织中的 cAMP 含量也与内毒素和 EP 双相热期间的体温变化同步增多有关。

研究表明，[Na^+] / [Ca^{2+}] 比值改变不直接引起调定点上移，而是通过 cAMP 起作用。因此有些学者提出：EP →下丘脑 [Na^+] / [Ca^{2+}] 比值升高→ cAMP ↑ →调定点上移，可能是多种致热原引起发热的重要途径。鉴于此，许多学者认为 cAMP 可能是更接近终末环节的发热中枢调节介质。

（3）[Na^+] / [Ca^{2+}] 比值：实验研究表明，给多种动物脑室内灌注 Na^+ 可使体温很快升高，灌注 Ca^{2+} 则使体温很快下降，降钙剂乙二醇双 2-氨基乙醚四乙酸（EGTA）脑室内灌注也引起体温升高，因此，研究者认为 [Na^+] / [Ca^{2+}] 比值改变在发热机制中担负着重要的中介作用，并强调 Ca^{2+} 浓度是调定点的生理学基础。EP 可能先引起体温调节中枢 [Na^+] / [Ca^{2+}] 比值的升高，其在发热机制中可能起中介作用，随后诱导 cAMP 含量明显升高，促使调定点上移而引起发热。

（4）促肾上腺皮质激素释放激素（corticotropin releasing hormone，CRH）：CRH 是一种 41 肽的神经激素，主要由室旁核和杏仁核的神经元产生，调控垂体合成释放 ACTH、β- 内啡肽及黑素细胞刺激素等。应激时，CRH 在下丘脑 - 垂体 - 肾上腺皮质轴中具有重要作用。同时，CRH 也具有垂体外生理功能，是一种中枢致热介质。IL-1、IL-6 等均能够刺激下丘脑释放 CRH，用 CRH 单克隆抗体中和 CRH 或用 CRH 受体拮抗剂阻断 CRH 的作用，可完全抑制 IL-1β 和 IL-6 等 EP 的致热性。脑室内注射 CRH 可引起动物核心温度明显升高，下丘脑 cAMP 水平高，使用相关抑制剂降低 cAMP 水平可阻断 CRH 的致热作用，说明 CRH 可能通过 cAMP 调控发热反应。但是，也有人发现 TNF-α 和 IL-1α 引起的发热并不依赖于 CRH。还有研究表明，给发热动物脑室内注入 CRH 可使其升高的体温下降。因此，目前倾向认为 CRH 可能是一种双向调节介质。

（5）一氧化氮（nitric oxide，NO）：NO 是一种神经递质，一氧化氮合酶（nitric oxide synthase，NOS）是 NO 生产的限速酶，其广泛分布于中枢神经系统，如大脑皮质、小脑、海马、下丘脑视上核、室旁核、OVLT 和 POAH 等部位。脑室内注射 IL-1β 或静脉注射 LPS 均可上调一氧化氮合酶。目前认为 NO 与发热有关的可能机制包括：NO 作用于 POAH、OVLT 等部位，介导发热时的体温上升过程；NO 通过刺激棕色脂肪组织（brown adipose tissue，BAT）的代谢活动导致产热增加；NO 抑制发热时中枢解热介质的合成与释放。

2．负调节介质　各种发热体温升高极少超过 41℃，这种发热时体温上升的幅度被限制在特定范围内的现象称为热限（febrile limit）。热限意味着体内必然存在自我限制发热的因素，这是机体自稳态调节机制的具体体现，具有重要的生物学保护意义。热限形成的机制可能与负调节介质（解热介质）限制体温升高有关。目前研究发现解热介质主要包括精氨酸血管升压素、黑素细胞刺激素、膜联蛋白 A1 等。

（1）精氨酸血管升压素（arginine vasopressin，AVP）：20 世纪 70 年代 Cooper 等发现在妊娠后期妇女的血液中存在一种发热抑制物质，后被证明为精氨酸血管升压素，即抗利尿激素（antidiuretic hormone，ADH）。AVP 是由下丘脑神经元合成的神经垂体肽类激素，也是一种与多种中枢神经系统功能（如心血管中枢功能和学习记忆功能等）有关的神经递质。有研究表明，多种动物脑内腹中隔区微量注射 AVP 可缓解脂多糖（LPS）、内源性致热原（EP）及 PGE 等诱导的发热反应；应用 AVP 拮抗剂或受体阻断剂能阻断 AVP 的解热作用或加强致热原的发热效应，解热药物（如布洛芬）可能阻断 AVP 受体产生解热作用；另外，脑内腹中隔区释放 AVP 含量与发热强度呈负相关。有文献报道，在 25℃时，AVP 的解热效应全部表现在加强散热，而在 4℃时则主要表现在减少产热，这说明 AVP 是通过中枢机制来影响体温的（有学者认为是影响调定点）。

（2）α- 黑素细胞刺激素（α-melanocyte stimulating hormone，α-MSH）：α-MSH 是由腺垂体分泌的多

肽激素，由13个氨基酸组成。研究证明，EP诱导的发热期间，脑室中隔区α-MSH含量升高，而且将α-MSH注射于此区可使发热减弱，说明其作用位点可能在此部位；其次，在使用α-MSH解热时，兔耳皮肤温度增高，说明散热加强（兔主要依靠调整耳壳皮肤血流量来控制散热）；还有实验将α-MSH抗血清预先给家兔注射（以阻断内源性α-MSH的作用）再给IL-1致热，能明显增加同等剂量IL-1的致热强度和持续时间。以上阐述说明α-MSH有明显的解热效应。

（3）膜联蛋白A1（annexin A1）：又称脂皮质蛋白-1（lipocortin-1），是最近发现的一种钙依赖性磷脂结合蛋白，也是一种中枢解热介质。有研究发现，糖皮质激素产生解热作用依赖于脑内膜联蛋白A1的作用。膜联蛋白A1体内分布十分广泛，但主要存在于脑、肺等器官之中。研究发现，大鼠中枢内注射膜联蛋白A1，可明显抑制IL-1β、IL-6、CRH诱导的发热反应。

综上所述，体温调节中枢通过释放正、负调节介质并进行整合，最终使中枢调定点重置而引发一系列机体功能的改变和发热的临床表现。

（三）发热过程及体温变化时相

1．发热过程　大致包括以下基本环节（图9-2）。①内源性致热原的生成：发热激活物作用于机体细胞，产生和释放致热性细胞因子；②致热信息的传递：外周致热信息经神经或体液通路传入体温调节中枢；③中枢介质的产生：中枢致热介质（可能情况下亦包括解热介质）的合成及释放；④重置体温调定点：各种中枢介质作用下，体温调定点上移；⑤信息比较：来源于中枢及外周的体温信息与调定点进行比较，通过传出神经系统控制产热和散热，此时机体处于急性期反应。

2．体温变化时相　根据发热的临床过程，体温变化一般可分为以下三个时相（表9-1）。

（1）体温上升期（寒战期）：此期为发热起始期，在正调节优势主导下调定点上移，传出神经系统发出调控指令控制散热中枢和产热器官，引起体温升至重置调定点水平。其特点如下：产热增多，散热减少，产热大于散热，体温因而升高。临床表现主要有疲乏无力、肌肉酸痛、皮肤苍白、畏寒，重者寒战并出现“鸡皮疙瘩”。

此期相当于健康人暴露于冷环境中出现的生理性反应。体温调节中枢发出冲动经交感神经而引起皮肤血管收缩，且皮肤浅层血流减少导致散热减少，皮肤温度下降，引起皮肤苍白表现；皮肤温度下降可刺激冷觉感受器，进而传至中枢引起畏寒表现；中枢发出冲动经运动神经至运动终板，出现骨骼肌不随意的周期性收缩，表现为寒战及竖毛肌收缩（出现“鸡皮疙瘩”）。棕色脂肪细胞内脂质分解和氧化增强，以及交感神经兴奋及急性期反应蛋白的作用，使各种物质代谢加快，代谢率增高而导致产热增加。此期临床上体温升高有两种方式，即骤升型和缓升型。

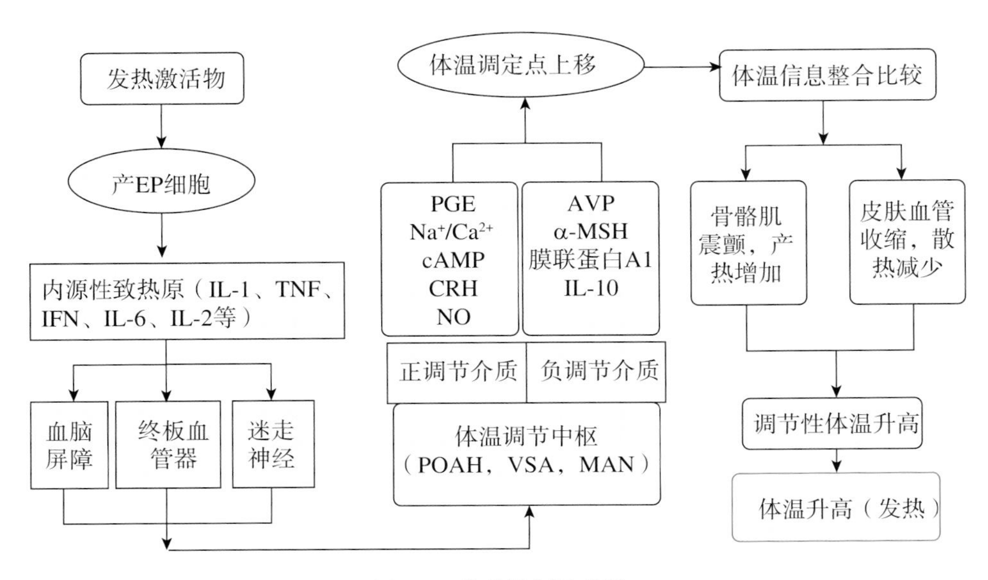

图9-2　发热机制示意图

表9-1 发热时相及其特点与临床表现

时相与分期	特点	临床表现
体温上升期（寒战期）	调定点上移，产热大于散热	皮肤苍白、畏寒、寒战等
高温持续期（高热期）	体温与调定点水平持平，产热与散热相对平衡	皮肤发红、自觉酷热、皮肤和口唇干燥
体温下降期（退热期）	调定点回降至正常，散热大于产热	皮肤潮湿或大汗淋漓

（2）高温持续期（高热期）：当体温上升到调定点的新水平后保持一定时间，便不再继续上升，而是在这个与新调定点相适应的高水平上波动。其特点有：此期体温已达到上移的调定点水平，产热和散热在较高水平保持相对平衡；由于此期体温已与调定点相适应，体温调节中枢不在发出寒战冲动，故寒战消失，皮肤血管转为舒张，出现散热反应。

此时体温调节中枢以与正常相同的方式来调节产热和散热，所不同的是在一个较高的水平上进行调节。临床表现有皮肤血管扩张、血液量增加，皮肤温度上升，患者不再感到寒冷，皮肤的“鸡皮疙瘩”也消失，出现皮肤温度高于正常的表现，患者皮肤发红，自觉酷热，呼吸加深加快。此外，皮肤温度的升高增加了皮肤水分的蒸发，因而皮肤和口唇干燥。此期持续时间因病因不同而有差异，从持续数小时（如疟疾）、数天（如大叶性肺炎、流行性感冒）到数周以上（如伤寒）。

（3）体温下降期（退热期）：经历高温持续期后，因病因消除，发热激活物、内源性致热原及中枢致热介质作用逐渐减弱或消除，体温调节中枢的调定点降至正常水平，机体出现明显的散热反应。其特点如下：散热增强，产热相对减少，体温逐渐恢复到与正常调定点相适应的水平。临床表现为体温下降，皮肤潮湿或大汗淋漓，严重者可出现脱水甚至休克。此期由于血液温度高于调定点，POAH的热敏神经元发放频率增加促进散热而冷敏神经元受抑制使产热减少。此期主要通过血管扩张将深部体温带至体表散热，同时可经出汗散热。此期体温下降方式可为骤降型和渐降型。骤降型持续几小时（如疟疾、输液反应、急性肾盂肾炎、大叶性肺炎等），渐降型体温经一昼夜甚至数天内逐步降至正常（如伤寒、风湿热等）。

（四）热型及伴随的临床症状

1．热型及临床意义　发热患者在不同时间测得的体温数值依次记录在体温单上，将各体温数值点连接起来形成体温曲线，该曲线的不同形态（形状）称为热型（fever type）。不同的病因热型也不尽相同，临床上常见的热型有以下几种。

（1）稽留热（continued fever）：指体温恒定地维持在39℃以上的高水平，达数天或数周，期间24 h内体温波动范围不超过1℃（图9-3）。稽留热常见于大叶性肺炎、斑疹伤寒及伤寒高热期。

（2）弛张热（remittent fever）：又称败血症热型。体温常在39℃以上，波动幅度大，24 h内波动范围超过2℃，但都在正常水平以上（图9-4）。弛张热常见于败血症、风湿热、重症肺结核、化脓性炎症、细菌性心内膜炎等。

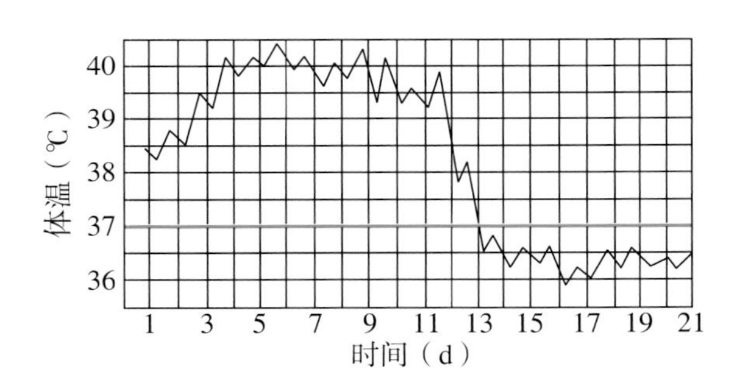

图9-3　稽留热

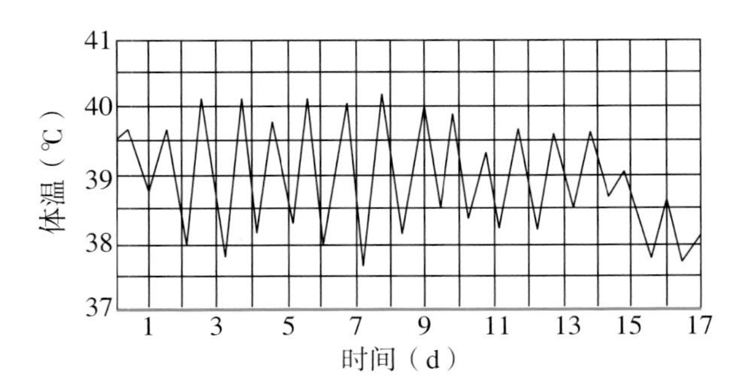

图9-4　弛张热

（3）间歇热（intermittent fever）：体温骤升达高峰后持续数小时，又迅速降低至正常水平，无热期（间歇期）可持续1天或数天，如此高热期与无热期反复交替出现，体温波动可达数摄氏度（图9-5）。间歇热见于疟疾、急性肾盂肾炎等。

（4）波状热（undulant fever）：体温逐渐上升达到39℃或以上，数天后又逐渐下降，持续数天后又逐渐升高，如此反复多次（图9-6）。波状热常见于布鲁氏菌病。

（5）回归热（recurrent fever）：体温急骤上升至39℃或以上，持续数天后又骤然下降至正常水平，高热期与无热期各持续若干天后规律性交替一次（图9-7）。回归热可见于回归热、霍奇金淋巴瘤、周期热、家族性地中海热等。

（6）不规则热（irregular fever）：发热的体温曲线无一定规律，可见于结核病、风湿热、支气管肺炎、渗出性胸膜炎等（图9-8）。

不同的发热性疾病具有相应的热型，临床上根据热型的特点，有助于发热病因的诊断和鉴别。

2．发热伴随的临床症状

（1）寒战：常见于大叶性肺炎、败血症、急性胆囊炎、疟疾、钩端螺旋体病、急性溶血及输血反应等。

（2）关节酸痛：常见于流行性感冒、猩红热、类风湿性关节炎、系统性红斑狼疮、风湿病、布鲁氏菌病等。

（3）皮疹：许多发热性疾病都伴有皮疹。皮疹可分为内疹和外疹两大类。内疹是指黏膜疹，如麻疹的口腔黏膜疹。外疹可分为斑疹、丘疹、斑丘疹、疱疹、荨麻疹和出血疹。

（4）结膜充血和结膜下出血：结膜充血可见于急性结膜炎、钩端螺旋体病、流行性脑脊髓膜炎等；结膜下出血常见于钩端螺旋体病、败血症等。

（5）皮下出血点：常见于流行性出血热、流行性脑脊髓膜炎、败血症等，严重时形成皮下瘀斑。

（6）淋巴结肿大：多见于淋巴瘤、恶性组织细胞病、白血病、恙虫病、钩端螺旋体病、传染性单核细胞增多症、局部化脓性感染等。肿大的淋巴结可发生质地改变、压痛、粘连等。

（7）肌痛：多见于布鲁菌病、皮肌炎、风湿热等。

（8）肝、脾大：多见于传染性单核细胞增多症、病毒性肝炎、布鲁菌病、疟疾、白血病、淋巴瘤、黑热病、急性血吸虫病等。

发热患者伴随的临床症状还有咳嗽、咳痰、咯血、胸痛、头痛等，对发热患者的观察，还应注意发热的起病时间、缓急、季节、病程、病史等。

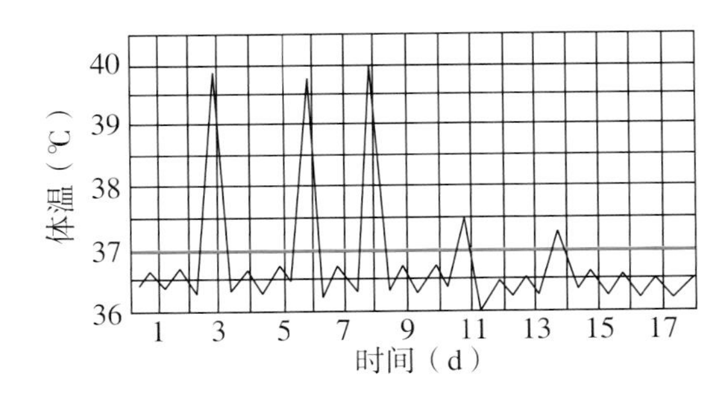

图9-5 间歇热

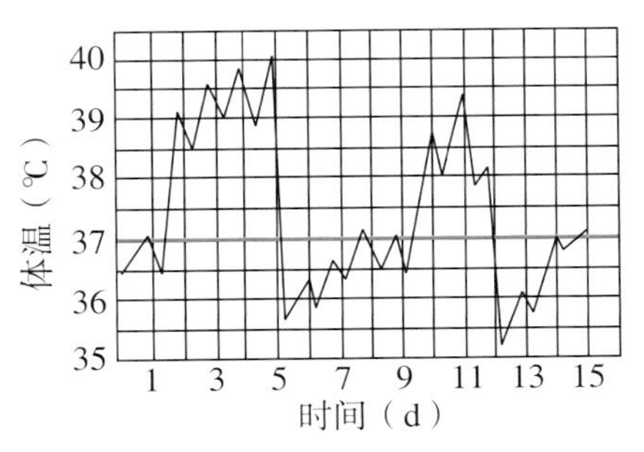

图9-7 回归热

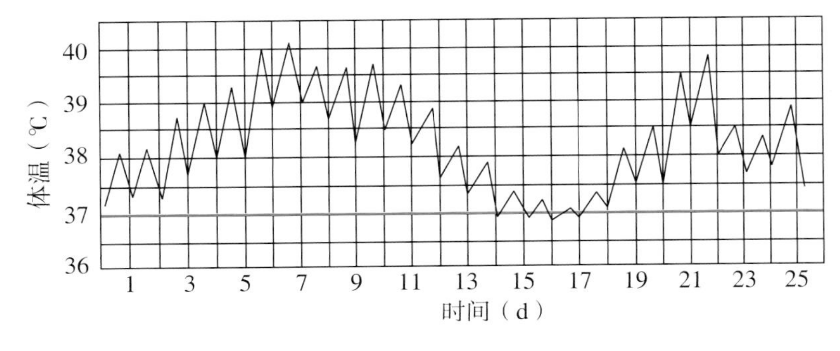

图9-6 波状热

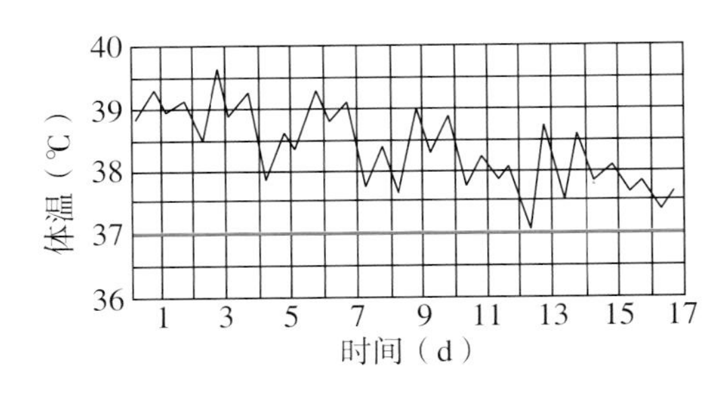

图9-8 不规则热

第三节 发热时机体功能与代谢变化

发热时的体温升高、致热性细胞因子及体温调节效应可引起机体发生一系列代谢和功能变化。

一、物质代谢改变

体温升高时物质代谢加快。体温每升高 1℃，基础代谢率提高 13%，因此，发热患者营养物质分解与消耗明显增加。如果持续发热，营养物质没有得到相应的补充，患者就会消耗自身的物质，导致消瘦和体重下降。

1．糖代谢 发热时由于产热的需要，能量消耗明显增加，因而对糖的需求增多，糖的分解代谢加强，糖原贮备减少，尤其在寒战期糖的消耗更大。寒战时肌肉活动量加大，对氧的需求大幅度增加，假如机体不能摄取足够的氧，以致产生氧债（oxygen debt），此时肌肉活动所需能量大部分依赖无氧代谢供给，产生大量乳酸。

2．脂肪代谢 发热时因能量消耗的需要，脂肪分解也明显加强。由于糖原贮备不足，加上发热患者食欲较差，营养摄入不足，机体动员脂肪贮备。另外，交感 - 肾上腺髓质系统兴奋性增高，脂解激素分泌增加，也促进脂肪加速分解。

棕色脂肪组织（brown adipose tissue，BAT）参与非寒战性产热作用已被认识，人体也含有 BAT，尤其是在婴儿期，发热时其代谢亦明显增加。严重烧伤伴有高代谢和发热的儿童，其肾周围的 BAT 代谢比对照者增高多倍。

3．蛋白质代谢 正常成人每天需 30 ~ 45 g 蛋白质才能维持总氮平衡。发热时由于高体温和内源性致热原的作用，体内蛋白质分解加强，尿氮比正常人增加 2 ~ 3 倍。此时如果未及时补充足够的蛋白质，将产生负氮平衡。蛋白质分解加强可为肝提供大量游离氨基酸，用于急性期蛋白（acute phase protein，APP）的合成和组织修复，APP 增加有助于机体抗感染和提高机体抵抗力。

4．水、电解质及维生素代谢 在发热的体温上升期，由于肾血流量的减少，尿量也明显减少，Na^+ 和 Cl^- 的排泄也减少，但到体温下降期因尿量的恢复和大量出汗，Na^+ 和 Cl^- 排出增加。高温持续期的皮肤和呼吸道水蒸发的增加及退热期的大量出汗可导致水的大量丢失，严重者可引起脱水。因此，高热患者退热期应及时补充水和适量的电解质。

发热尤其是长期发热患者，由于糖、脂肪和蛋白质分解代谢加强，各种维生素的消耗也增多，应及时予以补充。

二、器官系统功能改变

1．中枢神经系统 发热使中枢神经系统兴奋性增高，患者可能出现不适、头晕，若高热（40 ~ 41℃）时，可出现烦躁不安、谵妄、幻觉。小儿高热容易引起抽搐（热惊厥），这可能与小儿中枢神经系统尚未发育成熟有关。但有些高热患者神经系统可处于抑制状态，出现淡漠、嗜睡等，可能与 IL-1 的作用有关。

2．循环系统 发热时心率加快，体温每上升 1℃，心率约增加 18 次 / 分，儿童可增加得更快。心率加快主要是与热血对窦房结刺激作用有关。在一定限度内（150 次 / 分），心率加快可使心输出量增加，但如果超过此上限，心输出量反而下降。因此，发热患者应当安静休息，尤其对于心肌劳损或心脏有潜在疾病患者，更应该减少体力活动和避免情绪激动。发热时，血浆中 IL-1 和 TNF 升高，可直接增加交感神经的兴奋性，引起心率加快；下丘脑 PGE 水平增加诱导 CRH 的分泌，CRH 引起内侧视前区（medial preoptic area，MPO）交感神经兴奋性增加，进而心率加快。在体温上升期，心率加快和外周血管的收缩可使血压轻度升高；在高温持续期和体温下降期，因外周血管舒张，血压轻度下降。少数患者可因大汗而致虚脱，甚至循环衰竭，严重者可发生失液性休克，应及早预防。

3．呼吸系统 发热时血温升高和酸性代谢产物（如 CO_2）增多，均可刺激呼吸中枢，共同促使呼吸加深加快，从而有更多的热量从呼吸道散发。

4．消化系统 发热时消化液分泌减少，各种消化酶活性降低，胃肠蠕动减慢，因而产生食欲缺乏、口腔黏膜干燥、腹胀、便秘等临床症状。这些可能与交感神经兴奋、副交感神经抑制及水蒸发较多有关；也有实验证明 IL-1 和 TNF 能引起食欲减退。

5. 免疫系统　发热时，人的白细胞吞噬活性显著加强，在 40℃时巨噬细胞的氧化代谢也明显加强；也有文献报道，发热可降低免疫细胞功能。

发热时产内源性致热原细胞所产生的大量细胞因子（IL-1、TNF、IFN 等）除了引起发热以外，大多具有一定程度的抑制或杀灭肿瘤细胞的作用。因此，目前发热疗法已被用于对放疗或化疗产生抵抗的肿瘤。

三、防御功能改变

1. 适度发热增强机体防御功能　发热是机体在长期进化适应过程中获得的一种自然应答反应，也是一种抗损伤的防御反应，更是疾病的重要信号，适度发热有利于增强机体的防御功能。发热时一定高温可杀灭微生物（如淋病奈瑟菌、梅毒螺旋体），抑制细菌生长。发热产生的内源性致热原可使体循环血清铁水平降低，不利于细菌生长繁殖（如肺炎球菌）。发热时各种急性期反应蛋白（如 C 反应蛋白）的合成增加，增强了机体的非特异性防御能力。发热时内源性致热原水平增加，可激活并加强免疫细胞清除发热激活物的能力。有文献报道高温可抑制细菌和肿瘤细胞生长。

2. 高热或长期发热对机体的不利作用　体温升高、发热激活物、内源性致热原和发热中枢调节介质均会对机体产生不利影响。发热时机体分解代谢增强，可能导致机体能量过度消耗，器官负荷增加，严重时可造成器官衰竭。发热时代谢旺盛，细胞由于氧自由基增加等因素可发生颗粒变性。发热时大量的炎症因子进入血液循环，可导致内皮细胞损伤、低血压、多器官衰竭，甚至死亡。发热可导致胎儿发育障碍和致畸作用，亦对生长发育有不利影响，因此，孕妇应尽量避免发热或人工过热。

综上所述，适度的发热有利于提高机体的抗感染、抗肿瘤、抗组织损伤等功能，具有积极有利的方面，但是过高的发热则对机体产生不利的影响，因此，发热对机体的生物学功能的影响应该全面分析，取舍利弊。

第四节　发热防治的病理生理学基础

一、尽快明确诊断，治疗原发病

发热最根本的治疗是对原发病的治疗，应尽快明确诊断，尽早开始病因学治疗。

二、发热时的常规处理原则

对于发热（体温＜40℃）又不伴有其他严重疾病者，可不急于解热。发热除了能增强机体的某些防御功能以外，还是疾病的重要信号，体温的变化可以反映病情和转归，特别是某些有潜在病灶的病例，除了发热以外，其他临床征象不明显（如结核病早期），若过早予以解热便会掩盖病情，延误原发病的诊断和治疗。因此，对于一般发热的病例，主要应针对物质代谢增强及大汗脱水等情况，予以补充足够的营养物质、维生素和水。

三、必须及时解热的病例

对于发热能够加重病情或促进疾病的发生、发展或威胁生命的病例，应给予及时解热。

1. 高热患者　高热患者，尤其是体温达到 41℃以上者，中枢神经细胞和心脏可能会受到较大影响。已有实验证明，正常动物在极度高热的情况下，可导致心力衰竭。高热可引起昏迷、谵妄等，无论有无明显的原发病，都应尽早解热，尤其是小儿高热，容易诱发惊厥，更应及早预防。

2. 心脏病患者　发热时心率加速，循环加快，心脏负担增加，容易诱发心力衰竭。因此，对心脏病患者及有潜在心肌损害者也须及早解热。

3. 肿瘤患者　癌性发热是肿瘤的常见症状，由于癌症患者能量消耗大、抵抗力低下，发热会导致体能的进一步消耗，应给予及时解热治疗。

4．妊娠期妇女　妊娠期妇女如有发热也应及时解热。其原因有：①已有临床研究报道，妊娠早期妇女发热或人工过热有致畸危险。②妊娠中、晚期，循环血量增多，心脏负担加重，发热会进一步增加心脏负担，可诱发心力衰竭。

5．小儿与老年人发热　小儿发热是指小儿的体温超过正常范围高限。临床表现为腋窝温度超过 37.5℃，伴随头痛、呕吐、哭闹、不吃奶、皮肤发红。小儿发热常见原因：①感染性因素，包括呼吸道感染（如肺炎）、消化道感染、神经系统感染、心内膜炎、流行性腮腺炎、流行性感冒等；②非感染性因素，如脱水热、体温调节机制障碍、婴儿捂热综合征。除此之外还有年龄、饮食、哭闹程度、衣被厚薄、误服药物、中毒及小儿免疫系统发育不完善易患风湿热等免疫性疾病等因素。

小儿精神状态较好，体温 38.5℃以下，可给予物理降温，多饮水，口服中成药退热，如小柴胡、牛磺酸等；当体温上升至 38.5℃以上，酌情应用布洛芬、对乙酰氨基酚退热并及时就医，以免体温过高，导致高热惊厥。检测血红蛋白、血细胞比容、血小板、淋巴细胞和中性粒细胞数量及 C 反应蛋白和降钙素原指标对于判断发热原因和细菌感染严重程度有很高的敏感性。

老年人的代谢率较低，其体温可较青壮年人略低。老年人感染性发热是老年人发热最常见的病因，包括细菌、病毒等各种病原体导致的急性或慢性、全身或局部的感染。非感染性原因见于各脏器的肿瘤、淋巴瘤、恶性组织细胞病及各种白血病，皮肌炎，脑出血及自主神经功能紊乱，物理或化学因素造成的大面积损伤等，以及甲状腺功能亢进、严重失水、出血、充血性心力衰竭等。其发病机制有致热原和下丘脑体温调节中枢受损等机制。

老年人高热宜采用物理降温，注意周围环境阴凉通风，药物降温剂量应酌情减少，防止大汗虚脱。老年人病情变化快，对于诊断不明但不能除外感染或原有慢性感染病史者，酌情选用抗感染药给予治疗，在许多情况下，还要与传染病相关科室进行合作。

四、解热措施

1．药物解热

（1）解热镇痛抗炎药（非甾体抗炎药）：其解热机制可能是作用于 POAH 附近使中枢神经元的功能复原，阻断 PGE_2 合成。阿司匹林为此类解热药的代表，具有高效低毒的解热、镇痛、抗炎效应。

（2）糖皮质激素类：具有迅速而良好的退热作用，其机制可能是抑制内源性致热原的合成和释放；抑制免疫反应、炎症反应和中枢效应。

（3）清热解毒中草药：也有很好的解热作用，可适当选用，如柴胡注射液，其解热机制为抑制脑脊液（cerebrospinal fluid，CSF）中 cAMP 的含量。

2．物理降温：在高热或病情危急时，可采用冰袋或四肢大血管处酒精擦浴等物理方法降温以促进散热，也可加强室内空气流通，以增加对流散热。当体温过高将损害中枢神经系统时，头部的局部性物理降温可能有助于保护大脑。

第五节　失温的原因、临床分级与机制

失温在医学上是指机体长时间暴露于寒冷的环境下，散失热量大于产生热量，体温逐渐降低，从而引起一系列机体功能、代谢改变的病理过程。环境温度过低使人体的散热加快，机体通过体温调节机制或行为干预以维持体温的相对恒定，如果散热持续大于产热，会导致体温逐渐下降甚至死亡。机体核心体温每下降 1℃，机体代谢率可降低 8% 左右，同时氧气消耗和二氧化碳产生也减少。由于体温过低会引起大脑、心脏、肺等重要生命器官功能障碍，出现心律失常，肾衰竭、肝损伤、出血性疾病、肌肉组织分解，以及精神情志状态的一系列变化，如兴奋、困倦或意识障碍等。当体温持续下降，热量调节机制开始失效时，机体损伤进一步加重，如果体温下降到 30℃以下，情况会变得严重并最终危及生命。

据美国疾病预防控制中心（Centers for Disease

Control and Prevention，CDC）官方统计，自 1999 年至 2011 年，平均每年有 1301 人死于失温相关的症状。当然，大多数失温发生于寒冬野外和极端天气条件，但在温度为 0 ~ 10℃的室内，机体也可能失温。

一、失温原因与危险因素

人体正常体温是 36.0 ~ 37.2℃，机体本身就是个热源体，因此也会与外界进行热传递作用，热量以对流、传导、辐射及蒸发形式散失。对流是依靠冷热流体互相掺混和位移所引起的热量传递；传导是热量在相互接触的物体之间直接传递；辐射是热量从辐射源向外所有方向直线发散的传递热量方式；蒸发是热量以汗水或通过湿衣水分蒸发的吸热反应而散失。在野外环境和极端天气等自然条件下，环境温度、湿度、风力三个因素变化非常剧烈，机体热量极易以蒸发、辐射、传导、对流方式散失而出现失温现象。

发生失温的危险因素如下。①年龄：因儿童和老年人群体温调节能力较弱，较易遭受失温威胁；有研究表明，在发达国家因失温导致的死亡与年龄密切相关。②疾病：某些疾病如高血压、慢性心血管功能不全、脑血管意外、痴呆症、甲状腺功能减退、低血糖、低体重指数患者更易发生失温。③药物：有些药物也会增加失温风险，如降压药、巴比妥类药、抗抑郁药和镇静药，降压药可抑制人体对寒冷反应的敏感度，若服用降压药期间相比健康人群更易发生失温。④脱水：体液丢失或者脱水后，机体总血容量减少，机体散失热量更快，可能引发失温。如剧烈运动导致大量出汗后，身体潮湿、极度劳累，机体向体外传导热量增加而易失去热量。

二、失温的临床分级

失温根据发病急骤可分为急性失温和慢性失温。急性失温常发生于浸泡在冷水或暴露于大风冻雨天气时；慢性失温多发生于某些疾病、衰老或长时间暴露在低温环境时。

失温的临床症状包括寒战、困倦、言语不清、思维迟钝、心律失常、视觉障碍、瞳孔放大、昏昏欲睡、失去方向感、精细运动技能丧失、协调性下降及意识障碍等。当核心体温测量不可进行时，根据临床症状对失温患者进行分级有助于优化紧急处理措施。根据体温和临床症状可将失温分为冷应激阶段（35.0 ~ 37.0℃）、轻度失温、中度失温、严重失温及致命阶段。

轻度失温（Ⅰ级）：体温 32.0 ~ 35.0℃，患者血液循环和呼吸功能逐渐减弱，呼吸、心率由加快逐渐减慢，血压下降，寒战，出现倦怠，肌肉收缩不协调，蹒跚，运动不灵活。

中度失温（Ⅱ级）：体温 28.0 ~ 32.0℃，患者神情恍惚，寒战减少甚至消失，身体虚弱，心律失常，视觉障碍、瞳孔放大，记忆障碍，行为异常，部分患者出现“反常脱衣”现象，可出现智力减退、思维不清、神志模糊及意识障碍。

严重失温（Ⅲ级）：体温 22.0 ~ 28.0℃，患者出现昏迷、神经反射消失（对疼痛没有反应），患者体温调节中枢功能衰竭，呼吸频率和心率极低、低血压，对外界刺激无反应、失去意识。

致命阶段（Ⅳ级）：体温低于 22.0℃，患者肌肉僵硬，很少能觉察到其心搏或者呼吸，很容易出现心室颤动而死亡。

具体临床分级见表 9-2。

表9-2　失温临床分级

分级	典型症状	严重程度	体温（℃）
Ⅰ级	清醒、无法控制的寒战	轻度失温	32.0 ~ 35.0
Ⅱ级	寒战停止、思维麻木、昏昏欲睡	中度失温	28.0 ~ 32.0
Ⅲ级	失去意识	严重失温	22.0 ~ 28.0
Ⅳ级	丧失生命体征	致命阶段	< 22.0

三、失温的发病机制及器官功能变化

正常生理条件下，下丘脑感受外周和中枢神经输入信号后，通过自主反射调节机体寒热反应，进而出现寒战和局部皮肤温度下降，以及核心体温降低触发周围血管收缩反应。如果体温下降不明显，通过穿衣、避风等行为保温，加上运动和寒战以提高产热可防止体温过低。在较冷的条件下，人类必须依靠穿衣和避风行为反应来保持体温，但人类对寒冷引起的低体温方面的生理代偿调节能力有限。

机体核心体温降低可导致静息代谢率下降和神经功能抑制。寒战是由皮肤温度下降引起，即使核心体温正常，寒战通过直接增加肌肉活动和间接增加通气反应和心输出量来提高机体代谢，寒战程度随着核心体温的降低而增加，在核心体温约为32.0℃时寒战最为剧烈。机体在寒冷环境初期，神经系统处于兴奋状态，对冷刺激反应敏感，主要表现在全身血液的重新分配，皮肤及皮下浅层血管收缩，血液流向机体的深层血管和组织，以减少热量的散失。此时出现呼吸频率加快、血压升高、寒战等应激性反应，上述变化称为“保温反应”，是人类在长期进化过程中，为适应外界环境变化而形成的保护性反应，有人把这种反应称为“血液第一次重新分配”。

当核心体温低于32.0℃时，机体新陈代谢一般随着核心体温的降低而降低。低温使大脑皮质进入抑制期，失去对体温的调控作用。当核心体温降至32.0℃以下时，寒战明显减少，至30.0℃左右停止，此时在下丘脑体温调节中枢的调节下，皮肤和皮下浅层血管扩张，机体深层的温暖血液流向皮肤和皮下浅层血管，引发机体核心体温较快下降，表现为体表温度相对下降较慢，出现一过性体表和体内温度接近或相等。大量温暖的血液从核心脏器流向体表，而这又加速了核心体温的降低，此时体温虽然一直在下降，皮肤感受器却有热的感觉，下丘脑体温调节中枢感受的热信号传递到皮肤效应器，患者主观感觉体表温度升高，进而患者出现脱去衣服的诉求，这就是“反常脱衣”现象。据文献报道，20% ~ 50% 的失温患者可能出现幻觉，脱去衣服。这种体温进行性下降导致皮肤血管扩张，血液反而由机体核心部位流向皮肤及皮下浅层血管的现象称为“血液第二次重新分配”。

对于失温引发“反常脱衣”现象的具体机制目前还未完全阐明，主要有两种解释。一种观点认为，机体陷入失温时，大脑就会发出指令收缩皮肤等组织血管，让血液回流到核心脏器。但如果失温进行性加重，机体将无力控制皮肤血管收缩，所以皮肤血管从收缩转变为舒张状态，这样核心脏器血液流向外周皮肤及肢体末端的血管，此时长时间处于失温状态的外周血管充满相对温热的血液，造成一种主观“很热”的错觉，加之出现意识障碍，当这种信号传导至大脑，就会向机体发出异常热指令，从而出现“反常脱衣”现象。第二种观点认为，极端寒冷的环境和体温下降可抑制体温调节中枢部位，导致调控体温的部位功能紊乱，使大脑直接传导至机体的信号出错，让患者主观认为“很热”，这会引发患者“反常脱衣”现象。据有关资料报道，低温缺氧可能引起精神错乱和判断力减退；也有些学者认为寒冷可促使体内分泌大量肾上腺素，肾上腺素氧化后的产物使人产生幻觉，有的患者可能失去辨认方向的能力，在局部地区来回走动，留下一趟趟往返行走的足迹。

失温主要影响大脑、心脏和肺的功能，大脑失温会显著影响其功能，从34.0℃开始，并随着失温程度的演进而不断恶化，临床表现为易怒、困惑、冷漠、判断力下降、嗜睡、昏迷，甚至死亡。以上变化，除了死亡之外，大多数是可逆的，即使是昏迷的患者也能恢复神经功能。寒冷使大脑代谢需求减少进而具有保护神经功能的作用，特别是在缺氧条件下，如溺水、寒冷诱导利尿使血浆减少及液体摄入量减少导致循环血容量减少的情况下更有积极的生理意义。心脏失温表现为心输出量减少和心动过缓，而当心脏失温至30.0℃及以下时会出现房性心律失常、室性期前收缩，甚至可能发生心肌传导系统不应期的缩短引起的心室颤动（ventricular fibrillation，VF）。尤其心脏失温至28.0℃以下时，酸中毒、低碳酸血症、缺氧或剧烈运动更容易诱发心室颤动；同时机体对二氧化碳的敏感性降低导致通气不足而出现呼吸性酸中毒。

有文献报道，失温与内皮源生物标志物分形趋化因子（fractalkine）的增加及合并高血压和慢性心血管功能不全等心血管疾病有关，这表明与失温相关的不良后果可能是由于血管内皮功能障碍，而不是炎症或抗炎细胞因子的变化，这反映了完整内皮功能对于维持核心体温具有重要作用。失温也是系统性炎症反应综合征（systemic inflammatory response syndrome，SIRS）和英国国家早期预警评分（national early warning score，NEWS）诊断标准的重要指标，严重失温与疾病预后不良相关。

第六节　失温防治的病理生理学基础

一、预防措施

失温的预防非常关键，重点需做到以下几点。①避免淋湿全身：户外运动应充分了解天气情况，做到防雨防雪，充分考虑大量出汗可能带来的失温风险，尤其在狂风冻雨等极端天气时，水导热比是普通衣物导热比的25～30倍，机体热量可更快通过传导和蒸发而散失。②避免暴露在寒冷、大风环境：失温常发生于严寒冬季，也可发生于春、夏季偶发的极端天气，风力每增加1级，环境温度可降低2℃左右，因此，在高海拔、高寒、戈壁、沙漠地区野外运动时要避免被雨淋湿全身和暴露于寒风之中。③预防发生脱水状况：准备充足的食物，随时补充机体水分和热量，避免过度出汗、疲劳和体能透支，防止出现脱水现象。④注意保暖措施：户外运动充分采取保温保暖措施，保证内衣干燥是很重要的。

二、发病学治疗

失温的发病学治疗主要包括以下几个方面。

（1）失温的急救应首先从避免散失更多热量开始，让患者不再暴露在寒冷环境，应及时停止户外活动并安全转移至避风处。

（2）脱去湿衣物，以干燥温暖的衣物、睡袋等裹住患者全身，使用隔离垫以隔绝冰冷地面，减缓热量传导，防止核心体温继续降低。

（3）可对腋部、腋窝、腘窝、腹股沟进行外部适度加温，应避免四肢的运动和急速复温，以防止血流量增加从而导致冷却后的血液回流核心部位。严重失温的患者需要较长一段时间恢复正常体温，这一段时间里必须密切观察患者生命指征，及时进行相应处理。

（4）失温的禁忌：不可给患者饮用热水，尤其对失温处于Ⅱ级和Ⅲ级的患者。给Ⅱ级以上的失温患者饮用热水，可使腹腔内脏血管扩张，出现低血压，并进一步降低核心体温，可能会造成复温休克。过于滚烫的外热源可能会使患者烫伤，因此辅助外热源的最佳温度应控制在人体体温的正常范围及以下；此外，切不可给患者饮酒，失温后饮酒可使血管扩张，导致体温下降更快，因为乙醇本身并不能给机体提供多少热量，但是它能刺激血管扩张，促进血液循环加快，使患者主观上感觉暖和，其实只是加速了机体热量的散失；再者，亦不可擦拭或按摩患者四肢，以免加重皮肤的二次外力性损伤；最后，也不可鼓励患者做运动，以免大量的低温血液从皮肤和四肢回流到心脏，诱发心律失常。

（5）若条件允许，可给予吸氧治疗。

（6）心肺复苏（cardio pulmonary resuscitation，CPR）适用于因体温过低引起的心搏骤停，如果有生命迹象，建议不进行心肺复苏。因为重度失温患者心脏搏动非常缓慢和轻微，对外界力量的反应非常敏感，甚至在搬动患者的时候动作过大都会导致心搏停止而导致死亡。所以心肺复苏急救，尤其是心脏按压，必须在确认脉搏和心搏已经完全停止的情况下才能进行，否则会适得其反。

如果经过上述的处理措施，体温仍没有恢复，失温会进一步加剧，在处理的时候就需要格外谨慎，如果处理不当，就会对失温患者形成二次伤害。如果患者已经处于昏迷、脉搏降低至一个极低水平，严重时微弱到1分钟只有两三次的情况下，此时不易采取心肺复苏（CPR）的急救措施。心肺复苏的启动标准是患者确认没有生命体征，事实上一旦有人已经进入重度失温，在野外环境下，所能采取的急救措施非常有限。重度失温最有效的急救方法是快速启动回温法（rapid active rewarming，RAR），也称为快速主动回温法。欧美发达国家已采用此方法，这是迄今最有效的治疗方法，由专业的医生借助专业的医疗器械来完成，其主要措施是积极体内复温，涉及使用静脉内温热流体，或用温热的流体灌注胸部或腹部，使用暖空气让患者呼吸或人工心肺机应用技术如体外膜氧合（extracorporeal membrane oxygenation，ECMO）。总之，针对失温最好的措施是提前预防并及时发现失温征兆，防止发生失温。

（曹学锋　刘永年）

参考文献

[1] 李桂源. 病理生理学. 2 版. 北京：人民卫生出版社，2010.
[2] 唐朝枢，刘志跃. 病理生理学. 北京：北京大学医学出版社，2013.
[3] 王建枝，钱睿哲. 病理生理学. 9 版. 北京：人民卫生出版社，2018.
[4] Steiner AA. Reduced oxygen utilization in septic shock：disorder or adaptation. Temperature(Austin),2015,2(4)：447-448.
[5] Bohman LE，Levine JM. Fever and therapeutic normothermia in severe brain injury：an update. Curr Opin Crit Care，2014，20（2）：182-188.
[6] Boulant JA. Role of the preoptic-anterior hypothalamus in thermoregulation and fever. Clin Infect Dis,2000,31(Suppl 5)：S157-S161.
[7] Dinarello CA. Infection，fever，and exogenous and endogenous pyrogens：some concepts have changed. J Endotoxin Res，2004，10（4）：201-222.
[8] Roth J. Endogenous antipyretics. Clin Chim Acta，2006，371（1-2）：13-24.
[9] Gontko-Romanowska K，Żaba Z，Panieński P，et al. The assessment of laboratory parameters in children with fever and febrile seizures. Brain Behav，2017，7（7）：e00720.
[10] Woll C，Neuman MI，Aronson PL. Management of the febrile young infant：update for the 21st century. Pediatr Emerg Care，2017，33（11）：748-753.
[11] Zafren K. Out-of-hospital evaluation and treatment of accidental hypothermia. Emerg Med Clin North Am，2017，35（2）：261-279.
[12] Dow J，Giesbrecht GG，Danzl DF，et al. Wilderness Medical Society Clinical Practice Guidelines for the Out-of-Hospital Evaluation and Treatment of Accidental Hypothermia：2019 Update. Wilderness Environ Med，2019，30（4S）：S47-S69.

第十章

炎　症

炎症是临床上常见的病理过程，是体内外各种因素作用下，引发机体所产生的防止组织损伤扩大、促进损伤部位修复的反应。炎症反应包含组织细胞的变性及坏死、血管反应、炎症细胞的活化和浸润、损伤组织的修复及全身的反应。其中血管反应及炎症细胞的浸润是炎症过程中最显著的特征，它们均由来自血浆和细胞的炎症因子介导。炎症反应和修复过程密切相关，其最终目的是清除机体的损伤，修复损伤的组织细胞，本质上炎症是机体抗致炎因子损伤的一种防御反应。

第一节 炎症概述

一、炎症的概念

炎症（inflammation）是由外源性或内源性的感染和（或）非感染性损伤因子引起机体细胞和组织各种损伤性变化，与此同时机体的局部和全身发生一系列复杂的反应，以消灭和局限损伤因子，清除和吸收坏死组织和细胞，并修复损伤，是机体复杂的以防御为主的反应过程。炎症是损伤、抗损伤和修复的动态过程，包括以下几个环节：①当各种致病因子作用于机体后，组织细胞遭受损伤，使局部组织变质；②炎症细胞激活，产生大量炎症介质，血管渗出，细胞浸润；③组织增生及修复，炎症反应逐渐消退与终止（图 10-1）。

二、炎症的原因

凡是能引起组织和细胞损伤的因子都能引起炎症，这些因子称为致炎因子。致炎因子种类繁多，可归纳为以下几类。

1．生物性因子　细菌、病毒、立克次体、

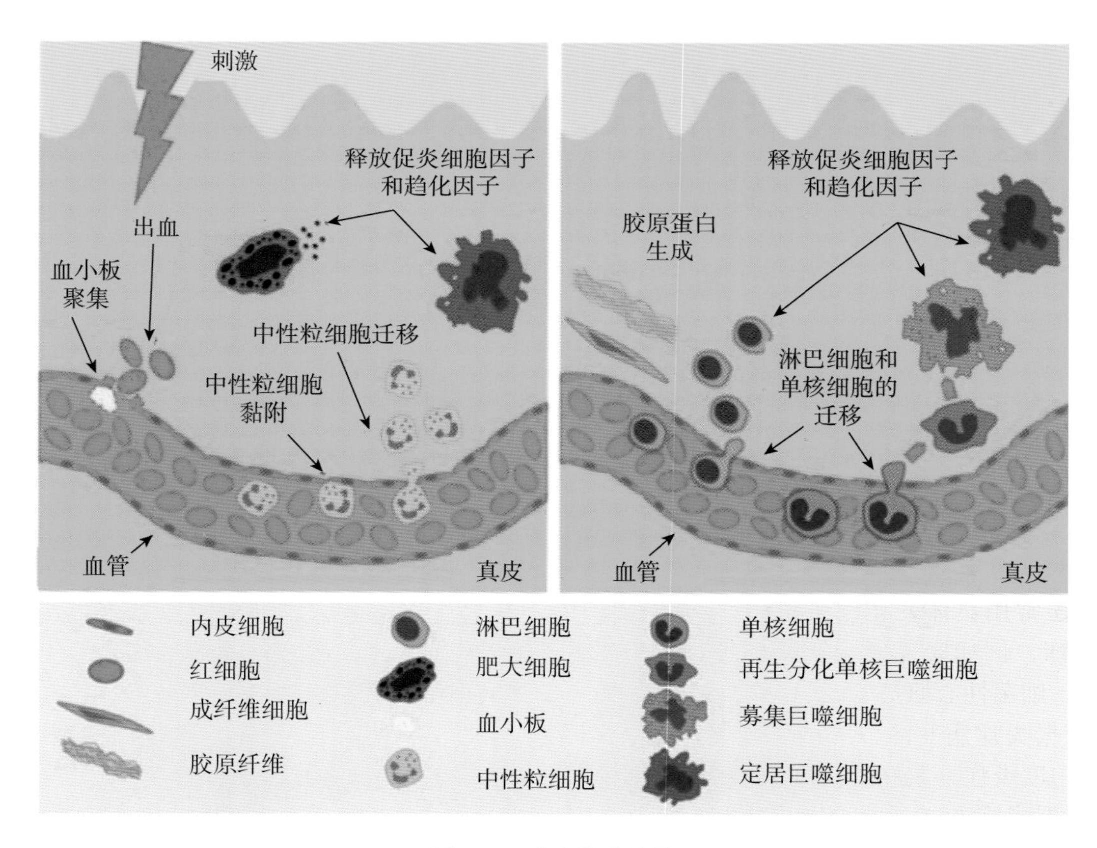

图 10-1　炎症发生过程

支原体、真菌、螺旋体和寄生虫等为炎症最常见的原因。由生物病原体引起的炎症又称感染(infection)。

2．物理性因子　高温、低温、放射性物质、紫外线和机械损伤等。

3．化学性因子　外源性化学物质，如强酸、强碱及松节油、芥子气等。内源性毒性物质，如坏死组织的分解产物及在某些病理条件下堆积于体内的代谢产物（如尿素）等。

4．坏死组织　缺血、缺氧等原因引起的组织变性、坏死，其本身就是的致炎因子。

5．免疫反应　免疫反应所造成的组织损伤最常见于各种类型的变态反应：Ⅰ型变态反应，如过敏性鼻炎、荨麻疹；Ⅱ型变态反应，如抗基底膜性肾小球肾炎；Ⅲ型变态反应，如免疫复合物沉着所致的肾小球肾炎；Ⅳ型变态反应，如结核、伤寒等造成组织细胞损伤，引发炎症反应。另外，还有许多自身免疫病如桥本甲状腺炎、溃疡性结肠炎等。

6．异物残留　手术、物质碎片等异物残留在体内组织可引起炎症。

三、炎症的分类

炎症的分类方法多种多样，可以根据致炎因子的种类、炎症累及的器官、炎症病变的程度、炎症的基本病变性质和持续的时间等进行分类。

1．依据致炎因子的种类进行分类　可分为感染性炎症和非感染性炎症。引起感染性炎症的致炎因子主要是生物性因子，包括细菌、病毒、真菌、支原体、螺旋体和寄生虫感染等，是引起炎症发生的最重要原因。而引发非感染性炎症的致炎因子则包括物理性因子、化学性因子、坏死组织、异物残留等。

2．依据炎症累及的器官进行分类　在病变器官后加“炎”字，例如心肌炎、肝炎、肾炎等。临床上，还常用具体受累的解剖部位或致病因子等加以修饰，例如肾盂肾炎、肾小球肾炎、病毒性心肌炎、细菌性心肌炎。

3．依据炎症病变的程度进行分类　可分为轻度炎症、中度炎症、重度炎症。

4．依据炎症的基本病变性质进行分类　可分为变质性炎症、渗出性炎症和增生性炎症。任何炎症都在一定程度上包含变质、渗出、增生这三种基本病变，但往往以一种病变为主，以变质为主时称为变质性炎症，以渗出为主时称为渗出性炎症，以增生为主时称为增生性炎症。渗出性炎症还可以根据渗出物的主要成分和病变特点，进一步分为浆液性炎症、纤维素性炎症、化脓性炎症、出血性炎症等。

5．依据炎症持续的时间进行分类　可分为急性炎症、慢性炎症。急性炎症反应迅速，持续时间短，通常以渗出性病变为主，浸润的炎症细胞主要为中性粒细胞，但有时也可以表现为变质性炎或增生性病变为主。前者如急性肝炎，后者如伤寒。慢性炎症持续时间较长，一般以增生性病变为主，其浸润的炎症细胞主要为淋巴细胞和单核细胞。

四、炎症的局部表现和全身反应

1．炎症的局部表现　炎症的局部表现可概括为红、肿、热、痛和功能障碍。发生炎症的组织会出现充血症状，这是因为局部氧合血红蛋白增多，呈现鲜红色。炎症发生时，患处组织会发生水肿，会有明显的渗出物。当动脉充血或代谢增强时，白细胞会产生白细胞介素-1、肿瘤坏死因子等物质，会导致局部发热。炎症的病灶会积聚钾离子、氢离子，以及前列腺素、5-羟色胺、缓激肽等介质引发疼痛。如果炎症病灶内的细胞发生坏死、变性，就会发生器官功能障碍。

2．炎症的全身反应　当局部炎症的病变比较严重，特别是病原微生物感染在体内扩散并蔓延时，常会出现明显的全身反应。发热是最常见的全身反应，主要是病原体感染引起的。体温适当升高会增强机体的代谢，提高身体的防御功能，但是发热超过了一定的程度，会导致中枢神经系统问题和身体免疫力下降。心率增快，其他全身反应还有血压升高，单核巨噬细胞系统细胞增生，可有淋巴结肿大，外周血白细胞增多。严重的感染可引起内毒素血症、脓毒症，甚至还会发生感染性休克、弥散性血管内凝血（DIC）。

五、炎症的意义

1．炎症对机体的积极作用　炎症是机体重要的防御反应，通常具有三方面有益的生物性作用：①阻止病原微生物蔓延；②炎症渗出液可稀释毒素，消灭致炎因子和清除坏死组织细胞；③在相应的生长因子的作用下，修复局部的组织细胞，恢复组织和器官的功能。

2．炎症对机体的损害作用 炎症若不有效控制，对机体具有潜在的危害性：①炎症引起重要器官的组织细胞发生严重的变性和坏死时，可以严重影响受累组织和器官的功能，给机体带来严重后果，如病毒性心肌炎可以影响心脏功能，引发心功能不全，重症肺炎可引起呼吸功能衰竭或急性呼吸窘迫综合征；②严重的感染性炎症发生扩散及蔓延，可引起全身炎症病变，进而引发全身炎症反应综合征、脓毒症及感染性休克，甚至多器官功能障碍综合征；③可引起增生性反应，有时可影响器官的功能，如结核性心包炎引发的心包增厚、粘连可形成缩窄性心包炎，严重影响心脏功能；④长期慢性炎症刺激可引起多种慢性疾病，如动脉粥样硬化及冠心病、糖尿病、肿瘤、哮喘、肥胖、肺源性心脏病、肝硬化和阿尔茨海默病（Alzheimer disease，AD）等。

六、炎症的发生机制

一切可以导致组织细胞损伤和死亡的因素都可能引起炎症的发生。外源性和内源性损伤因子引起机体细胞和组织的损伤性变化，同时机体的局部和全身也发生一系列复杂的反应，以消灭和局限损伤因子，清除和吸收坏死组织和细胞，并修复损伤。炎症反应的病理生理过程主要包括以下三个重要环节：①趋化并激活以中性粒细胞、单核巨噬细胞等为主的炎症细胞迁移到损伤的组织细胞部位；②在损伤部位形成一个生理性屏障防止炎症的扩散；③修复受损的组织细胞，恢复组织器官的功能等。上述过程是通过一系列炎症介质实现的。炎症介质通过与靶细胞表面受体结合发挥生物活性作用或自身即具有酶活性或直接介导氧化损伤，同时炎症介质作用于细胞可进一步引起靶细胞产生次级炎症介质，使炎症介质的作用得以放大或抵消初级炎症介质的作用。

在众多炎症介质中，细胞因子是非常重要的一类，具有强大的生物活性和调节自身细胞、邻近细胞和远隔部位细胞行为的能力。各种细胞因子间的平衡与否对疾病的发展方向起着非常重要的作用。细胞因子不是独立存在和单独作用的，它们之间可以通过合成及分泌的相互调节、信号转导、受体表达的相互调控、生物学效应的相互影响组成细胞因子效应网络。在大量的炎症相关信号通路中，NF-κB 作为转录因子，是多种信号的关键汇集点，不仅参与介导免疫应答、细胞增殖和凋亡的多种基因表达，而且调控免疫系统反应早期和炎症反应各个阶段的细胞因子及炎症介质，包括 TNF-α、IL-1β、IL-2、IL-6、IL-8、IL-12、COX-2、iNOS、黏附分子、趋化因子、集落刺激因子（图 10-2）等。在炎症反应过程中，根据作用不同，将细胞因子分为促炎细胞因子和抗炎细胞因子。促炎细胞因子通过释放攻击性炎症介质（如 TNF-α、IL-1、IL-6，IL-8、IL-12、COX-2、PAF、TXA_2、黏附分子、趋化因子、白三烯、补体、缓激肽、凝血酶、纤维蛋白降解产物等），启动或促进机体的炎症和损伤；抗炎细胞因子通过释放抗炎细胞因子（如 PGE_2、IL-1 受体拮抗剂、IL-4、IL-10、IL-11、IL-13、NO、可溶性 TNF-α 受体等），参与机体的自身防御，促进炎症消散和组织修复（图 10-3）。“攻击”和“防御”的平衡决定炎症的转归。

七、炎症的转归

在炎症发生过程中，各种炎症介质通过炎症反应发挥抗损伤效应，并通过细胞因子效应网络局限炎症反应，促进损伤恢复。但如果损伤较重或致病因素持续存在，机体免疫功能异常，细胞因子网络调节状态发生紊乱，炎症反应过度，促炎细胞因子处于优势地位，体内发生细胞因子风暴（cytokine storm），可导致机体炎症反应加剧，自身调节和抗炎能力下降，发展成为全身性炎症。

1．炎症消退与终止 炎症发生时病变较轻或者早期及时给予治疗，炎症就可以恢复。

2．炎症扩散 炎症发生时本身病变比较重，或者由于治疗延误而使炎症恶化，常见于皮肤软组织感染、肺部感染、腹腔感染、泌尿系统感染、中枢神经系统感染等，炎症扩散可以形成内毒素血症、脓毒血症，继而引起全身炎症反应综合征及脓毒症性休克、急性呼吸窘迫综合征、多器官功能障碍综合征的发生。

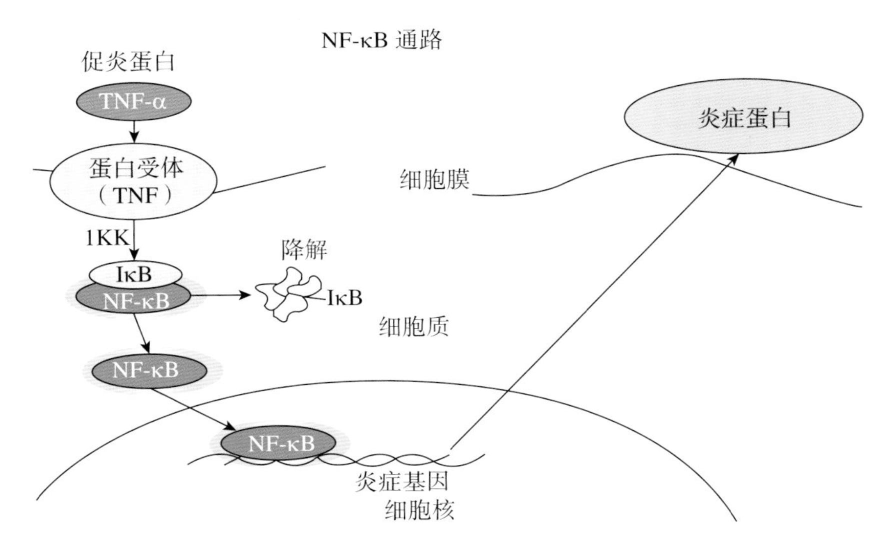

图 10-2 NF-κB 的调控机制示意图

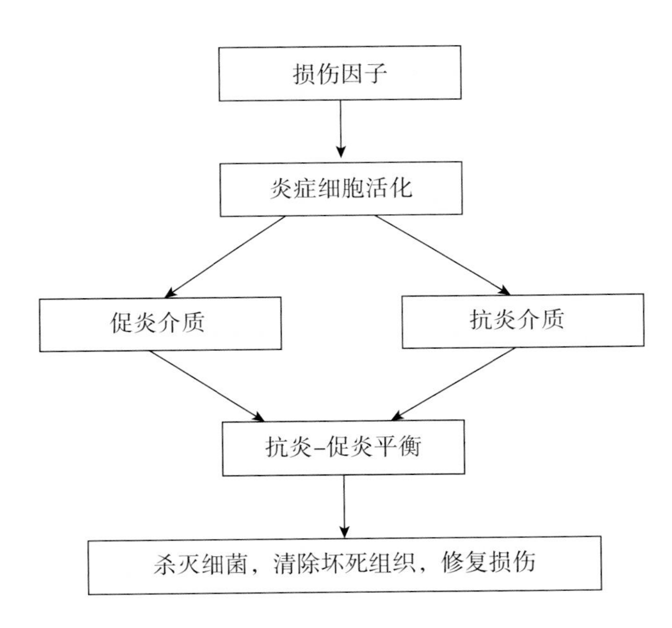

图 10-3 局部炎症发生机制示意图

第二节 炎症介质

炎症反应中的血管扩张、通透性升高和白细胞渗出的发生机制，是炎症发生机制的重要环节。有些致炎因子可直接损伤内皮，引起血管通透性升高，但许多致炎因子并不直接作用于局部组织，而主要是通过内源性化学因子的作用而导致炎症，故又称之为化学介质或炎症介质（inflammatory mediator）。炎症介质按来源可分为细胞源性炎症介质和血浆源性炎症介质（表 10-1）。

一、细胞源性炎症介质

（一）血管活性胺

血管活性胺包括组胺和 5- 羟色胺（5-HT）两种类型。

组胺主要存在于肥大细胞和嗜碱性粒细胞的颗粒中，也存在于血小板。引起肥大细胞释放组胺的刺激包括：①创伤或热等物理因子；②免疫

表10-1 炎症介质按来源分类

细胞源性炎症介质	血浆源性炎症介质
血管活性胺	凝血系统
组胺	纤维蛋白多肽
5-羟色胺	纤溶系统
花生四烯酸代谢产物	纤维蛋白降解产物
前列腺素类	激肽系统
白三烯类	缓激肽
细胞因子	补体系统
白细胞介素	C3a、C5a和C5b67
肿瘤坏死因子	
集落刺激因子	
干扰素	
趋化因子	
白细胞产物	
活性氧代谢产物	
中性粒细胞溶酶体成分	
其他	
P物质	
一氧化氮	

反应，即抗原与结合于肥大细胞表面的免疫球蛋白E（IgE）相互作用时，可使肥大细胞释放颗粒；③补体片断，如过敏毒素（anaphylatoxin）；④中性粒细胞溶酶体阳离子蛋白；⑤某些神经肽。组胺在炎症反应中主要发挥促炎作用，同时也有抗炎作用。组胺与H_1、H_4受体结合发挥趋化、致炎作用，主要是组胺可使细动脉扩张，细静脉内皮细胞收缩，导致血管通透性升高；组胺与H_2受体结合可抑制中性粒细胞、淋巴细胞的释放，有抗炎作用。组胺还有对嗜酸性粒细胞的趋化作用。组胺可被组胺酶灭活。

5-HT由血小板释放，胶原和免疫复合物可刺激血小板发生释放反应。5-HT可引起血小板聚集，并可引起血管收缩，还有致疼痛作用。

（二）花生四烯酸代谢产物

花生四烯酸（arachidonic acid，AA）为二十碳不饱和脂肪酸，它可经磷脂酶C和二酰甘油脂肪酶的作用从膜磷脂中释放出来，也可经磷脂酶A2直接作用于膜磷脂而产生。同时，炎性刺激激活磷脂酶A2会对脂介质启动瀑布效应造成细胞损伤。花生四烯酸的代谢产物有多种，主要可分为两类：经环氧合酶作用产生的前列腺素（prostaglandin，PG）类和经脂氧化酶作用产生的白三烯（leukotriene，LT）类。总之，炎症刺激花生四烯酸代谢并释放其代谢产物，可导致血管扩张、通透性升高、发热、疼痛及白细胞渗出等炎症反应。

1．前列腺素类　花生四烯酸经环氧合酶作用的产物主要有PGG_2、PGH_2、PGI_2、PGE_2、PGF_2和PGD_2，另外还有一部分血栓素TXA_2和TXB_2等。PG在炎症中的作用如下。

（1）PGE_2可通过直接和间接的作用增加血管的通透性。PGI_2、PGE_2可直接作用于微血管平滑肌上特异性受体引起血管扩张，并且PGI_2舒张血管作用最强。

（2）趋化中性粒细胞、单核细胞的迁移。

（3）PHI_2、PGE_2、PGF_2等有强烈的致热、致痛和致过敏作用。

（4）PGE_2低浓度时能抑制腺苷酸环化酶，使cAMP水平降低引起炎症；高浓度时PGE_2又可使cAMP水平升高，产生炎症抑制效应，具有免疫调节作用。例如PGE_2可抑制嗜碱性粒细胞释放组胺、抑制细胞毒性T细胞（CTL）的杀伤作用、抑制中性粒细胞趋化运动和溶酶体酶的释放等。

2．白三烯类　花生四烯酸经脂氧化酶作用的产物主要有LTB_4、LTC_4、LTD_4和LTE_4等。白三烯类主要存在肥大细胞、嗜碱性粒细胞、中性粒细胞和巨噬细胞中，其在炎症反应及过敏性疾病中发挥重要的作用。LTB_4可以激活和趋化白细胞，是目前已发现的最强的趋化因子。另外，白三烯类还可促进中性粒细胞与血管内皮细胞的黏附作用。LTC_4、LTD_4可使支气管平滑肌收缩和黏液分泌，收缩支气管的能力比组胺强100.1万倍，持续时间也长，是引起支气管哮喘的主要原因。LTC_4、LTD_4还可引起小静脉扩张，导致血压下降。

（三）血小板活化因子

血小板活化因子（platelet activating factor，PAF）是一种可凝聚和活化血小板磷脂类的介质，一般与炎症和过敏有关的嗜碱性粒细胞、肥大细胞、中性粒细胞、单核细胞、巨噬细胞和血管内皮细胞等在特定的刺激下，均可产生血小板活化因子。血小板活化因子又可反过来进一步刺激、活化这些细胞。促进血小板活化因子合成的刺激物主要有组胺、白三烯、凝血酶、激肽、TNF、IL-1等。除了能激活血小板外，血小板活化因子还可增加血管的通透性，促进白细胞聚集、黏附及趋化作用。血小板活化因子可激活中性粒细胞和嗜酸性粒细胞，是已知的最强的嗜酸性粒细胞趋化因子。血小板活化因子一方面可直接作用于靶细胞，另一方面还可刺激细胞合成其他炎症介质，特别是PG和白三烯的合成。

（四）细胞因子

细胞因子（cytokine，CK）是由免疫原、丝裂原或其他刺激剂诱导多种组织细胞（主要为淋巴细胞和单核细胞）所合成和分泌的可溶性小分子多肽或糖蛋白。细胞因子能介导细胞间的相互作用，具有多种生物学功能，主要功能有控制细胞增殖和分化、血管发生、免疫、炎症反应的调节等。按其功能可将细胞因子分为白细胞介素、干扰素、肿瘤坏死因子超家族、集落刺激因子、转化生长因子-β家族等，它们之间通过相互活化、诱导产生并相互影响生物活性等，具有多效性、重叠性、拮抗性、协同性等多种生理特性，构成一个复杂的细胞因子调控网络，参与机体多种重要的生理及病理过程，如抗感染、免疫、炎症等过程。其中参与炎症反应的细胞因子又称为炎症因子。白细胞介素、肿瘤坏死因子、集落刺激因子和干扰素等是介导炎症反应最重要的几个细胞因子。

1．白细胞介素（interleukin，IL） 是由淋巴细胞、单核细胞或其他非单个核细胞产生的细胞因子，在细胞间相互作用、免疫调节、造血以及炎症过程中起重要调节作用，凡命名的白细胞介素的cDNA基因克隆和表达均已成功，已报道有30余种（IL-1 ~ IL-38）。IL属于免疫调节剂，可以有促炎或抗炎作用，并且像所有细胞因子一样，引起多种反应。如IL-1α和IL-1β是通过直接和间接机制介导宿主对感染的反应的强力促炎细胞因子。

2．肿瘤坏死因子（tumor necrosis factor，TNF） 是由活化的单核细胞和巨噬细胞所产生的一种肽类物质，按其结构不同可分为两种：TNF-α和TNF-β。TNF-α是一种单核因子，主要由活化的单核细胞和巨噬细胞产生，内皮细胞、成纤维细胞、肥大细胞、上皮细胞、淋巴细胞、嗜碱性粒细胞及多种肿瘤细胞等均能产生；而TNF-β是一种淋巴因子，由活化的T细胞和NK细胞产生。目前研究较多的为TNF-α，是经典的TNF，脂多糖（lipopolysaccharide，LPS）是TNF-α产生的最重要的激活剂。TNF能杀伤和抑制肿瘤细胞的细胞因子，促进中性粒细胞吞噬，抗感染，引起发热，诱导肝细胞急性期蛋白质合成，促进髓样白血病细胞向巨噬细胞分化，促进细胞增殖和分化，参与免疫调节，是重要的炎症介质。在炎症反应过程中，TNF可促进血管内皮细胞黏附分子（ICAM-1、VCAM-1）表达增强，介导中性粒细胞与血管内皮细胞的黏附反应。同时，TNF还激活单核巨噬细胞、中性粒细胞和血管内皮细胞等释放IL、PAF、LTB_4等多种炎症介质。

3．集落刺激因子（colony stimulating factor，CSF） 在进行造血细胞的体外研究中，发现一些细胞因子可刺激不同的造血干细胞在半固体培养基中形成细胞集落，这类因子被命名为集落刺激因子。根据集落刺激因子的作用范围，分别命名为粒细胞集落刺激因子（G-CSF）、巨噬细胞集落刺激因子（M-CSF）、粒细胞-巨噬细胞集落刺激因子（GM-CSF）和多能集落刺激因子（multi-CSF，又称IL-3）。CSF刺激造血祖细胞增殖和分化，它们对不同发育阶段的造血干细胞起促增殖、分化的作用。CSF也作用于机体多种成熟的组织细胞，参与多种生物功能的调节过程，CSF也与炎症有关，有证据表明，这些因子可能是包含IL-1和肿瘤坏死因子（TNF）的相互依赖的促炎细胞因子网络的一部分。研究表明，CSF通过增加炎症部位的细胞因子，提高巨噬细胞的数量，使炎症反应持续。

4．干扰素（interferon，IFN） 是细胞受病毒感染后释放出来的免疫糖蛋白，它具有高度的种属特异性，动物源性的干扰素对人无效。其他物质如植物血凝素、刀豆素A、有丝分裂原及有些多糖也能刺激免疫活性细胞产生干扰素。由病毒和病毒以外物质诱发的干扰素分别称为Ⅰ型和Ⅱ型干扰素。已用于临床的干扰素有三类：IFN-α是病毒诱导白细胞产生的干扰素，IFN-β是病毒诱导成纤维细胞产生的干扰素，IFN-γ是病毒诱导淋巴样细胞产生的干扰素。干扰素生物学活性基本相同，具有抗病毒、抑制细胞增殖、抗肿瘤和免疫调节等作用。

（五）趋化因子

趋化因子是一小分子细胞因子家族蛋白，这些小分子蛋白因其有定向细胞趋化作用而得名。一部分趋化因子被认为是促炎细胞因子，可以在免疫应答过程中诱导免疫系统的细胞进入感染部位；而有些趋化因子被认为可维持机体自我调节，在正常的组织维持或发育过程中控制细胞的迁徙。趋化因子被分为四个主要亚家族：CXC、CC、CX3C 和 C。所有这些蛋白都通过与 G 蛋白连接的跨膜受体（称为趋化因子受体）相互作用来发挥其生物学效应。

趋化因子的主要作用是诱导细胞定向迁移，被趋化因子吸引的细胞沿着趋化因子浓度增加的信号向趋化因子源处迁徙。大多数趋化因子被认为是炎症性的，并且它们被响应于病毒（或其他微生物）感染的各种细胞释放。促炎趋化因子的释放导致免疫细胞（嗜中性粒细胞、单核巨噬细胞和淋巴细胞）募集到感染部位。尽管大多数细胞因子具有多效性，但是对于特定细胞类型，免疫细胞的趋化因子募集可以是高选择性的。趋化因子的释放通常由炎症因子如 IL-1 刺激引起。炎症趋化因子的主要作用是作为白细胞的趋化剂，从血液中吸引单核细胞、中性粒细胞和其他效应细胞到感染或组织损伤的部位。

（六）黏附分子

黏附分子（adhesion molecules，CAM）是众多介导细胞间或细胞与细胞外基质间相互接触和结合的分子的统称。黏附分子以受体 - 配体结合的形式发挥作用，使细胞和细胞间、细胞和基质间或细胞 - 基质 - 细胞间发生黏附，参与细胞的识别、细胞的活化与信号转导、细胞的增殖与分化、细胞的伸展与移动，是免疫应答、炎症反应、凝血、肿瘤转移及创伤愈合等一系列重要生理和病理过程的分子基础。黏附分子根据其结构特点可分为整合素家族、选择素家族、免疫球蛋白超家族、钙黏合素家族及一些尚未归类的黏附分子。黏附分子参与机体多种重要的生理功能和病理过程，如免疫细胞识别中的辅助受体和协同活化信号，炎症过程中白细胞与血管内皮细胞黏附，以及淋巴细胞归巢等。在炎症、创伤、休克等病理过程中，主要由整合素、选择素家族和免疫球蛋白超家族等介导中性粒细胞与血管内皮细胞的黏附反应。

（七）活性氧

中性粒细胞和巨噬细胞受到微生物、免疫复合物、细胞因子及其他炎症因子刺激后，合成和释放活性氧，杀死和降解微生物和坏死细胞。但被致炎因子过度激活后，中性粒细胞和巨噬细胞可释放大量的活性氧，促进炎症反应和引发组织损伤。其作用包括三个方面：①损伤细胞膜、细胞器膜（线粒体、溶酶体）等多种膜结构，导致细胞破坏；②导致 DNA、蛋白质等生物大分子变性、损伤；③脂质过氧化引起细胞膜磷脂分解，产生大量脂类炎症介质。

（八）其他炎症介质

1．白细胞溶酶体酶　中性粒细胞和单核细胞溶酶体颗粒内含有多种酶，如酸性水解酶、中性蛋白酶、溶菌酶等。酸性水解酶可在吞噬溶酶体内降解细菌及其碎片。中性蛋白酶包括弹性蛋白酶、胶原酶和组织蛋白酶，在炎症反应中，这些酶释放后可降解弹性蛋白、纤维素及胶原等，并且破坏血管基底膜，从而加重炎症反应；此外，组织蛋白酶通过激活纤维蛋白溶解酶（简称纤溶酶），进而活化补体，产生 C3a、C5a 趋化炎症细胞，增加血管通透性，促进炎症反应。溶菌酶是一种能水解细菌中黏多糖的碱性酶。

2．神经肽　神经肽是由神经末梢释放的小分子蛋白，包括速激肽、降钙素相关肽等。肺和胃肠道的神经纤维可分泌较多的神经肽。其生物功能有引起血管扩张和通透性增高，可传导疼痛。哺乳类动物的速激肽主要包含 P 物质（substance P，SP）、神经激肽 A、神经激肽 B 三种类型。速激肽广泛存在于中枢神经系统，机体的成纤维细胞、血管内皮细胞、炎症细胞及皮肤组织的角质细胞均可分泌 P 物质。在炎症反应过程中，P 物质可通过刺激 IL-8 及 MCP-1 的分泌，继而趋化中性粒细胞的浸润，促进其与血管内皮细胞的黏附。同时，P 物质还可刺激单核巨噬细胞分泌 IL-1、IL-6、TNF-α 等促炎细胞因子，参与炎症反应。

二、血浆源性炎症介质

血浆源性炎症介质主要存在于相互关联、相互平衡的激肽、补体、凝血和纤溶四个系统之中。在致炎因子作用下，这些系统可先后或同时被激活，产生一些活化产物，就是重要的血浆源性炎症介质。

（一）凝血系统

凝血因子是参与血液凝固过程的各种蛋白质组分。凝血因子Ⅻ激活不仅能启动凝血系统，而且同时还能启动纤溶和激肽两个系统。凝血酶在使纤维蛋白原转化为纤维蛋白的过程中释放纤维蛋白多肽，后者可使血管通透性升高，又是白细胞的趋化因子。凝血因子Ⅲ，又称为组织因子，是唯一来源于血管外组织的凝血因子，其对凝血系统的启动至关重要，同时也诱导黏附分子、趋化因子及 TNF、IL-1 等炎症介质的产生，从而参与炎症反应。

（二）纤溶系统

纤溶系统可通过纤溶酶原激活物启动，激活炎症细胞，释放各类炎症介质引起炎症的血管变化。由血管内皮细胞、白细胞和其他组织产生的纤溶酶原激活物，能使纤溶酶原转变成纤溶酶，后者通过如下几个途径参与影响炎症反应：通激活凝血因子Ⅻ启动缓激肽的生成过程；裂解 C3 产生 C3 片断；降解纤维蛋白产生其裂解产物，进而使血管通透性增高。纤溶酶原激活物还可增强炎症过程中炎症细胞趋化、黏附的作用。

（三）激肽系统

在炎症过程中，激肽系统被激活，引起内源性激肽增多，最终产生缓激肽（bradykinin）与靶细胞表面的受体结合，促使其释放组织型纤溶酶原激活物（t-PA）、PGI_2 等炎症介质参与炎症反应。其主要作用有：可引起细动脉扩张、内皮细胞收缩，微静脉通透性增高；可导致血管以外的平滑肌收缩；还可引起疼痛。

（四）补体系统

补体系统由一系列蛋白质组成，补体的激活有两种途径，即经典途径和替代途径。在炎症的复杂环境中，下列因素可激活补体：①病原微生物的抗原成分与抗体结合通过经典途径激活补体，而革兰氏阴性菌的内毒素则通过替代途径激活补体。此外，某些细菌所产生的酶也能激活 C3 和 C5。②坏死组织释放的酶能激活 C3 和 C5。③激肽、纤维蛋白形成和降解系统的激活及其产物也能激活补体。

补体可从以下三个方面影响炎症反应：① C3a 和 C5a（又称过敏毒素）增加血管的通透性，引起血管扩张，都是通过引起肥大细胞和单核细胞进一步释放炎症介质如组胺、IL-1、LT 和 PAF 等产生作用的。C5a 还能激活花生四烯酸代谢的脂氧合酶途径，使中性粒细胞和单核细胞进一步释放各种炎症介质。② C5a 引起中性粒细胞黏附于血管内皮细胞，并且是中性粒细胞和单核细胞的趋化因子。③ C3b 结合于细菌细胞壁时具有调理素作用，可增强中性粒细胞和单核细胞的吞噬活性。

第三节 全身炎症反应综合征

一、概念

全身炎症反应综合征（systemic inflammatory response syndrome，SIRS）是严重的感染或非感染因素作用于机体，刺激炎症细胞广泛性、级联式激活，导致各种炎症介质及细胞因子大量产生、释放而引起的一种难以控制的机体全身瀑布式炎症反应，从而引起组织细胞损伤和器官功能障碍。全身炎症反应综合征在危重病患者中发生率高达 68% ～ 97.6%。全身炎症反应综合征不是一个单独的疾病，而是一种在原发病基础上出现的人体的炎症反应系统、应激系统、免疫系统及凝血与抗凝血系统等全身防御系统反应过度或机体炎症反应及非免疫反应失调并引起器官功能障碍的综合征，同时伴有持续性高代谢、高动力状态。全身炎症反应综合征主要的临床表现为体温增高或降低，呼吸、心率增快，白细胞增多或减少。

二、病因

1．感染因素　全身炎症反应综合征的病因中感染因素占70%，如细菌、病毒、真菌、寄生虫等的严重感染。细菌感染以革兰氏阴性菌为主，常见的有大肠埃希菌、铜绿假单胞菌、肠杆菌等，革兰氏阳性菌有葡萄球菌、链球菌、肺炎球菌等；病毒感染有冠状病毒、禽流感病毒、埃博拉病毒等。目前，临床上明确了脓毒症概念：脓毒症（sepsis）是指由感染（细菌、病毒、真菌和支原体等）引发的全身炎症反应综合征，临床上证实有病原微生物存在或有高度可疑感染灶。近年来，冠状病毒感染引起的SIRS或脓毒症比较高发，如严重急性呼吸综合征（SARS）、中东呼吸综合征（MERS）、新型冠状病毒肺炎（COVID-19）等都是由于冠状病毒跨物种感染，其发病过程中全身炎症反应综合征或病毒性脓毒症是主要的致病机制（图10-4）。

2．非感染因素　严重创伤、大面积烧伤、重症休克、急性胰腺炎、弥散性血管内凝血、缺血再灌注损伤、自身免疫病、大手术等均可引起全身炎症反应综合征。

三、发展阶段

目前，临床上将典型的全身炎症反应综合征按其发生、发展过程分为五期。

1．局部炎症反应期　致病因素刺激炎症介质产生，对抗致病微生物等致病因子，阻断进一步损伤和修复损伤，使炎症反应局限。机体为防止损伤性炎症反应，启动抗炎介质的释放。

2．全身炎症反应始动期　由于局部损伤加重，局部微环境已不能控制炎症损伤，促炎介质向全身释放，但全身调节尚未失控。促炎介质使中性粒细胞、淋巴细胞、血小板和凝血因子聚集在损伤局部，刺激产生代偿性的全身抗炎介质，对抗和调节炎症反应。此期组织器官受到炎症反应的影响，但未造成严重损害。

3．严重全身反应期　此时全身炎症已达到高峰，炎症反应占优势，即促炎介质释放超过代偿性抗炎介质的释放，或促炎介质未过度释放，而抗炎介质却释放不足，促炎介质和抗炎介质的产生失衡，从而形成全身炎症反应综合征典型的病理生理变化及临床表现。

4．过度免疫抑制期　炎症过强刺激或持续刺激导致炎症反应过度失调而引发自身性损害。此时，代偿性抗炎介质过度释放，促炎介质/抗炎介质平衡失调，导致免疫抑制状态。其特点是IL-4、IL-10、IL-11、IL-13、TGF（转化生长因子）等抗炎介质释放过多，单核巨噬细胞活性下降，抗原提呈功能减弱，T细胞反应低下，免疫功能受到广泛抑制，造成免疫抑制，从而使感染扩散。

5．免疫功能紊乱期　全身过度的炎症反应和抗炎症反应同时存在，两类炎症介质均大量释放且不能保持平衡，导致失代偿性炎症反应，表现为两种极端：一是大量促炎介质释放产生“瀑布

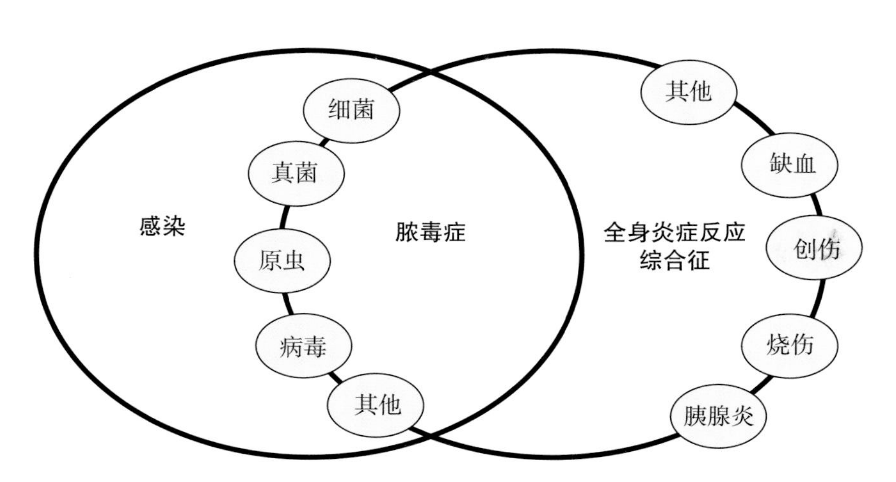

图10-4　全身炎症反应综合征的病因及其与脓毒症的关系

效应”，而内源性抗炎介质不足以抵消其作用，结果导致全身炎症反应综合征；另一极端是内源性抗炎介质释放过多，结果导致代偿性抗炎反应综合征（compensatory anti-inflammatory response syndrome，CARS）。促炎/抗炎失衡的后果是炎症反应失控，出现免疫麻痹，患者外周血 $CD4^+$、$CD8^+$、淋巴细胞显著减少，同时淋巴细胞大量凋亡，使其由防御性作用转变为自身损害性作用，发生凝血与抗凝血系统平衡紊乱，形成血栓，不但损伤局部组织细胞，还可累及远隔器官，最终导致多器官功能障碍综合征。

四、发病机制

正常情况下，机体的局部炎症反应对病原体清除和损伤组织修复都是必要的，具有保护性作用。但当机体受到严重损伤时，全身炎症细胞的广泛激活启动全身炎症反应综合征，炎症反应异常放大或失控时，导致促炎/抗炎失衡，过度炎症反应对机体的作用从防御性转变为损害性，导致自身组织细胞损伤和器官衰竭。

（一）炎症细胞激活

机体在遭受严重创伤、感染、休克后，人体固有的防御反应立刻启动以维持内环境的稳定，这种防御反应的重要机制之一就是激活各种炎症细胞产生炎症介质。炎症细胞主要包括中性粒细胞、单核巨噬细胞、血管内皮细胞及血小板等。各种致病因素不仅可以直接造成组织的损伤，而且通过激活各种炎症细胞，致使 TNF-α、IL-1β、IL-2、IL-6、IL-8、IL-18、血小板活化因子（PAF）、黏附分子-1（ICAM-1）、粒细胞集落刺激因子（G-CSF）、单核细胞趋化因子（MCP-1）、巨噬细胞炎性蛋白-1（MIP-1）、IFN-α、干扰素诱导蛋白-10（IP-10）等促炎介质的释放，而参与机体的防御反应，这对于清除病原体、坏死组织细胞等具有重要的作用。但炎症细胞过度活化后，炎症细胞大量浸润组织，释放各种炎症介质，可引起原发组织甚至远隔组织细胞损伤（表 10-2）。在全身炎症反应综合征发展过程中，促炎介质增多的同时，体内也产生内源性抗炎介质，如 PGE_2、IL-4、IL-10、IL-11、IL-13、TGF-β、可溶性 TNFR 及抗炎性内分泌激素（如糖皮质激素和儿茶酚胺）等（表 10-3）。这种适量的抗炎反应有助于控制炎症，恢复内环境稳定。

1．中性粒细胞的作用　严重创伤、休克、感染时发生全身性补体激活，产生 C3a、C5a 等趋化物质及细胞因子，吸引中性粒细胞及单核细胞趋化、聚集，其结果是炎症反应区域组织水肿、细胞损伤，从而引起器官功能障碍。活化的补体 C3a、C5a 使肥大细胞及嗜碱性粒细胞释放组胺等介质，使平滑肌收缩、毛细血管通透性增高；中性粒细胞激活黏附于血管壁时，可释放氧自由基、溶酶体酶、血栓素和白三烯等体液性物质，这些介质使血管收缩，通透性增高，促进白细胞对管壁黏附；大量过度激活的中性粒细胞聚集形成微栓子，栓塞在多个器官的微循环内，进一步损害血管壁并与上述变化形成恶性循环，最后对组织、器官造成严重损伤。

研究表明，中性粒细胞激活并黏附于血管内皮的过程中，可释放出氧自由基、花生四烯酸代谢产物（血栓素、白三烯等）、蛋白酶（如弹性蛋白酶、胶原酶等）和溶酶体酶类等，引起内皮细胞损害、微血栓形成、血管壁通透性增高和水肿。中性粒细胞激活并聚集形成微栓子，可阻塞在多个器官的微循环内，释放上述毒性内容物，同游走到组织中的中性粒细胞一起，引起组织损害和器官功能不全。

2．单核巨噬细胞的作用　单核巨噬细胞系统包括循环中的单核细胞和组织中固定的巨噬细胞，是炎症反应的效应细胞。全身性感染、组织损伤或免疫反应都可激活单核巨噬细胞系统，使其吞噬能力增强，促炎介质如 TNF-α、IL-1、IL-6、PAF 等大量释放。单核巨噬细胞系统释放的炎症介质吸引中性粒细胞到达炎症区域，后者大量释放自由基、蛋白酶类和前列腺素类等生物活性物质，一方面直接损伤邻近的组织细胞，引起器官实质细胞的损害，另一方面炎症介质进入全身循环损伤血管内皮细胞，引起微血栓形成，微血管通透性增高，造成器官损害。

3．血管内皮细胞的作用　血管内皮细胞，可以通过膜受体感知血流动力学和血源性信号的变化，合成并分泌多种生物活性物质。

（1）血管舒张因子：①一氧化氮是由 L-精氨酸在一氧化氮合酶作用下合成的，具有舒张血管、抑制血小板黏附、抑制血管平滑肌细胞增生等作

表10-2 主要促炎介质及其来源和损伤性作用

促炎介质类型	来源	主要损伤性作用
TNF-α	单核巨噬细胞、NK 细胞、肥大细胞	引起发热、血管扩张和低血压、白细胞数量增加
IL-1	单核巨噬细胞、淋巴细胞、内皮细胞	引起发热、血管扩张和低血压、白细胞数量增加
IL-2	淋巴细胞	活化 T 细胞及巨噬细胞
IL-6	单核巨噬细胞、Th2 细胞、血管内皮细胞、成纤维细胞	活化内皮细胞、巨噬细胞，引起发热、白细胞数量增多
IL-8	单核巨噬细胞、内皮细胞	趋化中性粒细胞、放大炎症反应，诱导中性粒细胞黏附，释放整合素
IL-12	巨噬细胞、树突状细胞、Th1 细胞	刺激 T 细胞、NK 细胞分泌 IFN-C 等因子并促进 $CD4^+$ T 细胞向 Th1 细胞分化
IL-17	Th17 细胞、$CD4^+$ T 细胞	促进释放前炎症因子来放大炎症反应，能够诱导上皮细胞、内皮细胞、成纤维细胞合成分泌 IL-6、IL-8、G-CSF、PGE_2，促进 ICAM-1 的表达
IL-18	单核巨噬细胞、上皮细胞	诱导 Th1 细胞产生细胞因子，刺激激活的 T 细胞产生 GM-CSF、IL-2，抑制激活的 T 细胞产生 IL-10，激活 NK 细胞
IFN-α、β、γ	单核细胞、各类巨噬细胞、T 细胞、B 细胞、	活化巨噬细胞，抗病原微生物
ROS	中性粒细胞、单核巨噬细胞、内皮细胞	损伤血管内皮细胞，杀伤病原微生物
COX-2	各种细胞膜及细胞器膜	诱导前列腺素产生，增加血管通透性，释放炎症介质，具有特异性
趋化因子	外源性是细菌产物，内源性是 IL-8、MCP-1、IP-10、LTB_4、C5a 等	一些吸引中性粒细胞，另一些吸引单核细胞或嗜酸性粒细胞
PAF	粒细胞、血小板	活化血小板、粒细胞、巨噬细胞和内皮细胞
ICAM-1、VCAM-1	血管内皮细胞	介导中性粒细胞、淋巴细胞和巨噬细胞与血管内皮细胞的黏附
MCP-1	单核细胞、内皮细胞、平滑肌细胞、成骨细胞	趋化单核细胞、粒细胞和 T 细胞，诱导细胞因子释放
GM-CSF	粒细胞、巨噬细胞、组织细胞	主要作用于中性粒细胞、巨噬细胞和造血细胞的增殖、分化和活化
M-CSF	巨噬细胞、淋巴细胞、成纤维细胞、成骨细胞及内皮细胞	以多种方式影响巨噬细胞，包括刺激吞噬和趋化活性增强
G-CSF	单核细胞、巨噬细胞	促进中性粒细胞的增殖、分化和活化
IP-10	巨噬细胞、淋巴细胞	是 CXC 类炎症趋化因子，激活炎症细胞释放炎症因子
MIP-1	巨噬细胞	可趋化、活化巨噬细胞
组胺	肥大细胞、血小板	组胺与 H_1、H_4 受体结合发挥趋化、致炎作用，而与 H_2 受体结合可抑制中性粒细胞、淋巴细胞的释放，有抗炎作用
5-HT	血小板	促进血小板聚集，并可引起血管收缩，有致疼痛作用
白三烯（LT）	单核巨噬细胞、内皮细胞、肥大细胞、中性粒细胞	趋化、激活粒细胞，参与炎症和凝血反应
溶酶体酶	粒细胞、巨噬细胞、组织细胞	损伤弹性纤维、胶原纤维，引起细胞膜、细胞器膜破坏，导致周围组织细胞损伤
血浆源性介质	凝血因子Ⅻ活化血浆前体物质	促进凝血、纤溶、激肽及补体活化

表10-3　主要抗炎介质及其来源和抗炎作用

抗炎介质类型	来源	主要的抗炎作用
IL-4	T 细胞（Th2）、肥大细胞、B 细胞、基质细胞	促进 Th2 细胞发育，抑制脂多糖诱导的炎症因子合成
IL-10	单核巨噬细胞、T 细胞（Th2）、B 细胞	抑制巨噬细胞、中性粒细胞的细胞因子合成，抑制 Th1 细胞应答
IL-11	基质细胞、纤维细胞	抑制巨噬细胞的促炎细胞因子响应，促进 Th2 细胞响应
IL-13	T 细胞（Th2）	分流同型的 IL-4 和 IL-4 受体，抑制巨噬细胞的功能
iNOS 及 NO	内皮细胞、中性粒细胞、血小板、肥大细胞	降低细胞因子的水平，抑制中性粒细胞、血小板与血管内皮细胞的黏附
TGF-β	在许多细胞系中组成型表达主要由 T 细胞、巨噬细胞产生	抑制巨噬细胞表达和促炎细胞因子合成，诱导辅助 T 细胞和巨噬细胞释放 IL-4、IL-10 等
PGE_2	单核巨噬细胞	强力抑制 TNF、IL-1 等释放
IL-1Ra	单核巨噬细胞	特异性地抑制 IL-1 活性
TNFR	血液、组织液	可溶性肿瘤坏死因子受体是 TNF 的天然拮抗剂，对抗 TNF-α 的致炎效应

用。②前列环素是血管内皮细胞膜上磷脂中的花生四烯酸的代谢产物，通过刺激腺苷酸环化酶升高环磷酸腺苷水平而产生作用。③血管平滑肌细胞的内皮依赖性舒张作用与细胞膜的超级化作用有关，内皮超级化因子也参与内皮介导的平滑肌舒张。

（2）血管收缩因子：①内皮素 -1 是血管内皮细胞分泌的一种强有力的血管收缩物质，通过激活钙通道可增加 Ca^{2+} 内流，促进血管平滑肌细胞收缩，并有类似生长因子的作用，能促进平滑肌细胞增殖。②血流或血管内皮中的花生四烯酸经环氧合酶代谢途径生成前列腺素 H_2，经血小板内代谢生成血栓素 A_2，具有收缩血管、促进血小板聚集、促进平滑肌细胞增生作用。

（3）炎症因子：①白细胞介素，如 IL-1、IL-6。②集落刺激因子。③黏附分子 -1。④血管紧张素Ⅱ。⑤组织型纤溶酶原激活物、纤溶酶原激活物抑制物。⑥血管性假血友病因子。

（二）炎症介质释放

TNF-α、IL-1β 可防止组织损伤扩大、促进组织修复，但炎症介质过度释放却可加重组织细胞损伤，并诱导其他细胞产生 IL-6β、IL-8β、黏附分子 -1、PAF、COX-2、趋化因子、白三烯等炎症介质。这些炎症介质又可诱导产生下一级炎症介质，同时又反过来刺激单核巨噬细胞、中性粒细胞及血管内皮细胞等炎症细胞，进一步产生 TNF-α、IL-1β、IL-2、IL-6、IL-8、IL-18 及 G-CSF 等炎症介质。炎症介质间的相互作用，导致其数量的不断增加，形成炎症介质网络体系。

通过激活细胞内多条信号转导通路、激活多种炎症相关的转录因子，可使炎症细胞的炎症因子表达调控机制增强，从而激活大量的炎症细胞产生多种促炎细胞因子，引起炎症反应，同时这些促炎细胞因子又进一步激活各种免疫炎症细胞，二者互为因果，形成正反馈放大效应和级联反应（cascade），释放大量的炎症介质和细胞因子，从而引发全身炎症过度反应。促炎介质和抗炎介质的表达失衡，引起血管内皮细胞损害、毛细血管通透性增高、血小板黏附、纤维蛋白沉积、多形核中性粒细胞外逸及脱颗粒、蛋白酶和氧自由基释放等，导致局部组织细胞及器官损伤，甚至造成远隔器官的相继损伤。具体来说，就是细胞因子风暴导致过度炎症反应：炎症细胞激活后可释放 MCP-1、GM-CSF、M-CSF 等细胞因子，与巨噬细胞表面的相应受体结合使之活化。活化的巨噬细胞一方面可募集大量单核巨噬细胞，另一方面可启动适应性免疫反应，同时产生并释放大量 IL-1β、TNF-α、IL-6、MCP-1 等炎症因子，引起组织损伤。MCP-1 还可促进血管紧张素Ⅱ（angiotensin

Ⅱ，Ang Ⅱ）的合成，进一步加重炎症反应。研究表明，各种感染因素，如细菌、病毒感染可通过激活转录因子NF-κB、AP-1及ATF-2等引发细胞因子大量分泌。研究发现，NF-κB是参与许多炎症因子调控的重要基因转录因子，不仅在免疫与炎症因子的转录中发挥重要的作用，而且还参与炎症免疫细胞凋亡的调节，而炎症免疫细胞凋亡在全身炎症反应综合征发生中亦起着重要作用。炎症介质和细胞因子又可激活免疫细胞，释放TNF-α、IL-1、IL-2、IL-6、G-CSF、IP-10、MCP-1、MIP-1、IFN、趋化因子等，介导大量免疫细胞向组织聚集、浸润，再次激活免疫细胞，形成正反馈机制，通过细胞内信号转导通路，启动瀑布式炎症级联反应，释放大量细胞因子，并不断激活更多的炎症细胞，形成恶性循环，进而触发细胞因子风暴。

过度的炎症反应可导致微血管收缩、微血栓形成而引发组织微循环灌流障碍，各种炎症介质直接介导组织细胞损伤，从而引起广泛的组织细胞缺血缺氧损伤，产生器官结构损害及功能障碍。其主要损伤机制如图10-5所示。

（三）氧化应激损伤

氧化应激（oxidative stress）是指机体在遭受各种有害刺激时，组织细胞内自由基的产生与抗氧化防御之间严重失衡，导致活性氧（reactive oxygen species，ROS）在体内蓄积，从而引起组织细胞损伤的过程。活性氧主要有超氧阴离子（O_2^-）、过氧化氢（H_2O_2）、羟自由基（OH·）及一氧化氮等。生理条件下，体内活性氧在氧化和抗氧化系统的调控下处于低水平动态平衡状态。在感染、缺血再灌注损伤等某些病理情况下，体内活性氧产生过多，机体抗氧化能力下降，活性氧清除不足，过量的活性氧可引起膜脂质过氧化、细胞内蛋白质及酶变性、受体失活、离子通道变构、DNA断裂和细胞间基质破坏等，导致和加重组织损伤。活性氧还可作为重要的细胞内信使，激活许多信号转导通路，间接引起组织细胞损伤。中性粒细胞在吞噬活动时耗氧量增加，其摄入O_2的70%～90%在NADPH氧化酶和NADH氧化酶的催化下接受电子，形成氧自由基，用于杀灭病原微生物。此时激活的中性粒细胞耗氧量

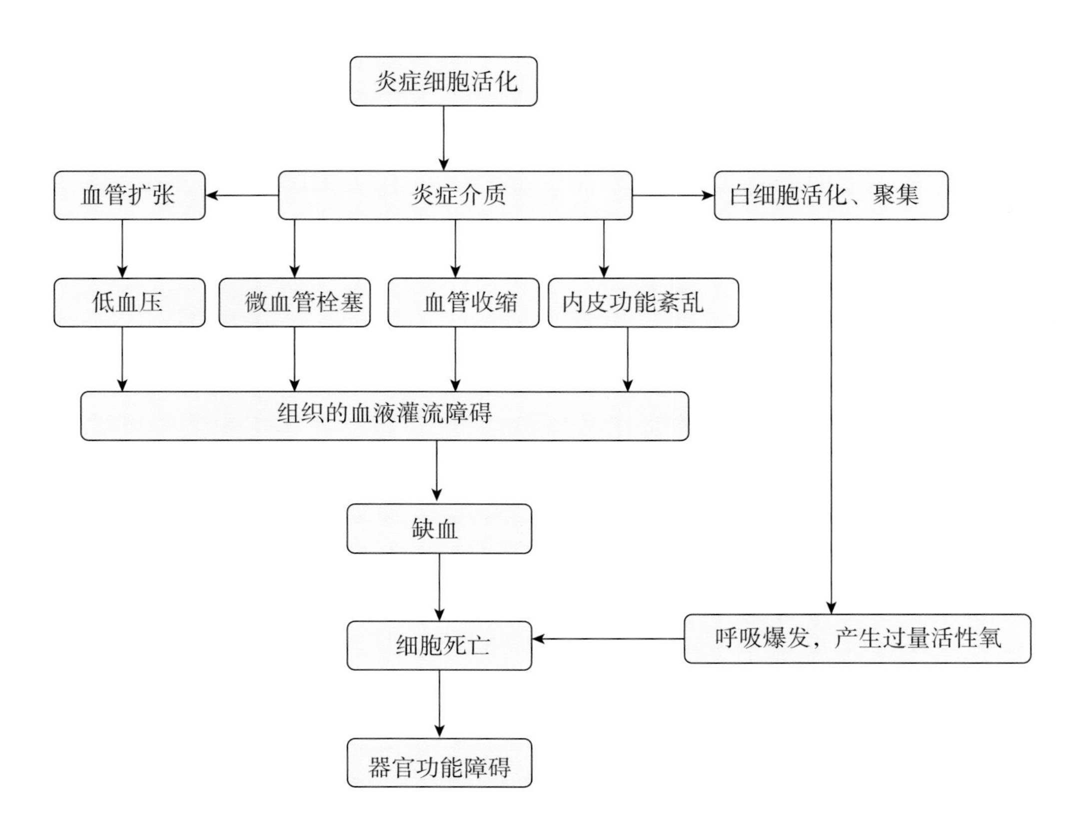

图10-5 炎症介质导致组织细胞损伤的机制

显著增加，产生大量氧自由基，称为呼吸爆发（respiratory burst）或氧爆发。全身过度炎症反应时，中性粒细胞显著聚集，通过呼吸爆发机制，产生大量的活性氧，引起过氧化反应异常，导致组织细胞的损伤。

新近研究表明，感染导致的免疫细胞过度激活和持续性炎症的维持有赖于免疫细胞通过代谢转换调控细胞因子和活性氧的产生。活性氧的产生主要有两个方面：一是NADPH氧化酶（NADPH oxidase，NOX），以NADPH为电子供体介导活性氧的生成；二是氧化磷酸化受到抑制，由线粒体复合物Ⅰ和Ⅲ的电子泄漏促进线粒体ROS（mitochondrial ROS，mtROS）形成。因此，氧化应激反应是炎症反应的一个组成部分，氧化应激反应过度在全身炎症反应综合征（SIRS）、急性呼吸窘迫综合征（ARDS）及多器官功能障碍综合征（MODS）的发生、发展中起重要作用。

（四）促炎介质/抗炎介质失调

机体的促炎介质与抗炎介质能在不同的环节上相互作用，相互拮抗，相互依存，形成极为复杂的炎症调控网络。这种复杂而精细的调控目的是将炎症控制在一定限度，防止过度炎症反应对组织的损伤。适量的抗炎介质有助于控制炎症，但临床观察表明，抗炎介质产生过量可引起代偿性抗炎综合征（CARS）。所谓代偿性抗炎综合征就是指感染或创伤使机体产生可引起免疫功能降低和对感染易感性增加的过于强烈的内源性抗炎反应。内源性抗炎介质失控性释放可能是导致机体在感染或创伤早期出现免疫功能损伤的主要原因。感染和非感染因子作用于机体既可产生促炎介质又可产生抗炎介质，炎症局部促炎介质与抗炎介质一定水平的平衡，有助于控制炎症，维持机体稳态。当促炎反应占优势时，可导致细胞死亡和器官功能障碍；当抗炎反应占优势时，可导致免疫功能抑制，增加对感染的易感性；当两者同时并存又互相加强时，则会导致炎症反应和免疫功能更为严重的紊乱，对机体产生更强的损伤。

细胞因子（cytokine）是一类能在细胞间传递信息，具有免疫调节和效应功能的低分子量蛋白质或小分子多肽，其在体内含量甚微，因其是免疫原、丝裂原或其他刺激剂，可诱导多种细胞产生低分子量的可溶性蛋白（多肽），具有调节固有免疫和适应性免疫、促进血细胞生成和生长及修复损伤组织等功能。细胞因子可分为白细胞介素（interleukin，IL）、干扰素（interferon，IFN）、肿瘤坏死因子（tumor necrosis factor，TNF）、集落刺激因子（colony stimulating factor，CSF）、生长因子（growth factor）、趋化因子（chemokine）等。促炎细胞因子（如IL-1、IL-1β、IL-6、IL-8、IL-12、IL-18、TNF-α、GCSF、IFN-γ等）与抗炎性细胞因子（如IL-4、IL-10、IL-11、IL-13、TGF-β等）如同天平的两端，协同作用，保证机体维持正常平衡的免疫功能。炎症早期，促炎细胞因子唤醒免疫细胞，启动病原体清除程序，发生炎症反应；炎症后期，抗炎细胞因子诱导过量的免疫细胞凋亡或向抗炎性免疫细胞分化，以免损伤正常组织。当促炎细胞因子在产生速度及数量上以压倒性优势超过抗炎细胞因子时，天平失去平衡，细胞因子风暴随即产生。过量的促炎细胞因子可引起组织充血、水肿、发热，最终造成多器官功能衰竭。无论促炎介质还是抗炎介质的过度释放，其结局都造成免疫功能的紊乱，出现免疫抑制或麻痹现象：患者淋巴细胞、白细胞减少和外周淋巴组织的病理损伤，淋巴细胞大量凋亡，外周血白细胞计数正常或降低，而淋巴细胞减少是一个常见的特征性改变，表现为$CD4^+$、$CD8^+$ T细胞明显降低，病情越重，T细胞计数下降越明显，B细胞和NK细胞数量急剧减少；此时患者还有继发感染的危险，患者将会面临机体免疫功能紊乱的“炎症风暴和合并感染”的双重风险；与此同时，炎症的损伤还可导致机体凝血与抗凝血系统平衡紊乱，血液处于高凝状态，从而形成血栓甚至发生弥散性血管内凝血，导致器官受损及功能障碍。

总之，机体的促炎反应和抗炎反应作为对立的双方，正常时两者保持平衡，内环境维持稳定。当促炎反应大于抗炎反应，即促炎反应占优势时，表现为SIRS；反之，当抗炎反应大于促炎反应，即抗炎反应占优势时，表现为CARS。SIRS、CARS都是平衡被打破的结果，无论是SIRS还是CARS均反映了体内炎症反应的失控。当SIRS与CARS并存时，炎症和抗炎反应相互存在、交叉重叠，彼此间的作用相互加强，最终形成对机体损伤更强的免疫紊乱或失衡，这种变化称为混合性拮抗反应综合征（mixed antagonist response syndrome，MARS）。理论上可将SIRS的病理生理过程分为过度炎症反应期、代偿性抗炎反应期及混合性抗炎反应期。但在临床上却缺乏严格区分各个阶段的客观指标，常常过度炎症反应和代偿性抗炎反应同时或者相继发生，往往因病情的发展与变化，其侧重点表现不同。其共同的发病机制及病理生理改变是炎症细胞与炎症因子之间的级联式正反馈放大效应，形成强烈的细胞因子风暴，从而引起促炎介质/抗炎介质失调，以及过度炎症反应与免疫抑制的严重紊乱的恶性循环，从而导致组织细胞损伤，甚至远离器官的损害和功能障。SIRS、CARS 和 MARS 均是引起 ARDS 和 MODS 的共同发病基础（图 10-6）。

细胞因子风暴与细胞因子的持续、快速、大量产生密切相关。细胞因子风暴这个概念最早由 Ferrara 等于 1993 年在移植物抗宿主病（graft-versus-host disease，GVHD）中提出的。2003 年，细胞因子风暴这个词开始用于描述感染过程中出现的严重免疫反应。细胞因子风暴又称细胞因子释放综合征（cytokine release syndrome，CRS），可由嵌合抗原受体 T 细胞疗法（chimeric antigen receptor T-cell immunotherapy，CAR-T）或其他免疫疗法引起，也是导致细胞因子风暴发生的重要源头之一。细胞因子风暴常常是冠状病毒及其他严重感染患者疾病恶化及死亡的重要病理机制。细胞因子风暴主要有以下几个特点：①大量产生的不同种族的细胞因子和趋化因子在急性全身炎症过程的发生、发展中起病理作用；②细胞因子风暴的发生可以引起多种疾病及并发症，如 COVID-19、SARS、MERS、甲型流感、禽流感、细菌感染、急性胰腺炎、风湿性疾病、CAR-T 细胞疗法、脓毒症、休克、ARDS 和 MODS 等；③ IL-1、IL-6、IL-18、TNF、IFN-γ 等是细胞因子风暴中水平明显升高的关键细胞因子，被认为具有核心免疫病理作用。最新的研究表明，细胞因子风暴是危及生命的全身炎症反应综合征，涉及循环系统内细胞因子水平明显升高和免疫细胞过度活化。其触发

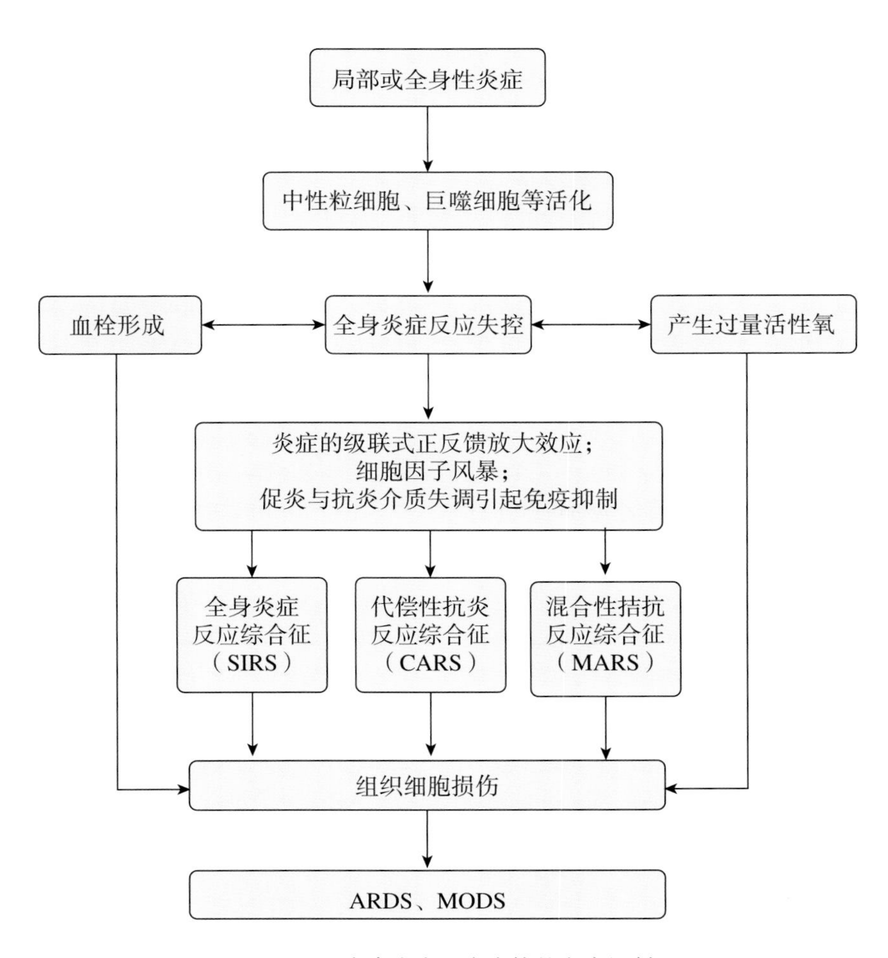

图 10-6 全身炎症反应失控的发病机制

原因可以是病原体、恶性肿瘤、自身免疫性疾病和单基因病等。临床上准确识别细胞因子风暴非常重要，因其具有重要的预后和治疗意义。目前，识别细胞因子风暴有以下三项标准：循环系统内细胞因子显著升高，急性全身炎症效应（即炎症症状），以及超出对病原体等正常应答水平的炎症导致的继发性器官功能障碍或细胞因子驱动的器官功能障碍（通常为肺、肾、肝等功能障碍）。

五、SIRS 与 ARDS、MODS 的关系

（一）SIRS 在 ARDS、MODS 发病机制中作用

SIRS 是 ARDS 主要的发病机制之一。在 ARDS 的发病过程中，由于肺遭受直接和间接损伤因素的作用，导致肺泡 - 毛细血管膜损伤，继而引起全身失控的炎症反应介导的急性肺损伤（acute lung injury，ALI），严重时发生急性呼吸窘迫综合征（ARDS）。ARDS 是由于严重急性肺损伤引起的以进行性呼吸困难和顽固性低氧血症为特征的急性呼吸衰竭。ALI 和 ARDS 具有相同的病理生理改变。一般认为，ARDS 是 ALI 终末的严重阶段。ALI 和 ARDS 二者仅在病理程度上有差别，所有的 ARDS 都有 ALI，但并非所有的 ALI 都可以发展成 ARDS。ARDS 的发病机制中，除了直接和间接病因引起肺损伤外，主要是 SIRS 中细胞因子风暴的损伤作用，此外还有凝血 / 纤溶的失衡、细胞凋亡等机制的参与。ARDS 发病过程中，可引发脓毒症性休克，还可引起肺以外的器官结构损伤和功能障碍的发生，如肝（26% ～ 33%）、肾（25% ～ 29%）、心脏（15% ～ 19.7%）、胃肠道（20%）、凝血系统（38%）、神经系统（5% ～ 10%）。另据有关统计资料表明，50% ～ 67% 的 ALI 可发展成 ARDS，ARDS 死亡率可高达 35% ～ 40%。30% 左右 ARDS 可演变成 MODS，此时死亡率将会进一步增高。

SIRS 是引起 MODS 最重要的发病机制，主要是细胞因子风暴、炎症介质的级联式正反馈放大效应、促炎 / 抗炎失衡等关键环节的参与。其他机制包括肠道细菌移位及肠源性内毒素血症、血管内皮损伤与微循环障碍、缺血与器官损伤、缺血再灌注损伤、氧利用障碍与组织细胞氧债增大、细胞凋亡等。MODS 在高危人群中的发生率为 6% ～ 7%，平均死亡率高达 70%。MODS 的发生、发展过程中可导致机体各个器官的损伤及功能障碍，其序贯性器官损伤的发生率如下：肺（83% ～ 100%）、肝（50% ～ 70%）、肾（40% ～ 55%）、胃肠道（30%）、心脏（10% ～ 23%）及神经系统（10%）等。

（二）SIRS、ARDS 是 COVID-19、SARS、MERS、甲型流感的共同发病机制

近 20 多年来，出现了一些新型致病病毒所致感染性疾病，包括新型冠状病毒肺炎（COVID-19）、严重急性呼吸综合征（SARS）和中东呼吸窘迫综合征（MERS）及甲型流感等，这些疾病是冠状病毒、甲型流感病毒等跨物种传染给人类，感染肺组织而引起的重症肺炎，并且病毒具有高传染性、高致病性和变异性。这类病毒性肺炎在疾病发生过程中最常见的致命的、共同的发病机制就是导致严重的肺损伤继发引起急性呼吸窘迫综合征（ARDS）。目前大量研究表明，这类肺炎的发生首先是病毒感染引起肺损伤，继而产生全身炎症反应，主要是体内免疫细胞的过度活化和促炎细胞因子大量释放，引起细胞因子风暴导致肺组织细胞损伤。同时，在疾病发生过程中，还可引起肝、肾、胃肠道、心脏等器官的结构损伤和功能障碍。

近年来的研究表明，新型冠状病毒通过血管紧张素转换酶Ⅱ（ACE Ⅱ）进入细胞，因此高表达 ACE Ⅱ容易进入的肺组织成为新型冠状病毒的主要入侵对象。病毒进入肺部后，免疫系统激活并释放超量的细胞因子，引起肺组织损伤，形成了急性肺炎，患者表现为发热、咳嗽、呼吸功能障碍，严重时患者会出现呼吸衰竭，直至缺氧死亡。临床观察发现，新型冠状病毒感染后，迅速激活病原性 T 细胞，产生粒细胞 - 巨噬细胞集落刺激因子（GM-CSF）和 IL-6。GM-CSF 会进一步激活 $CD14^+$、$CD16^+$、炎症性单核细胞，产生更大量的 IL-1、IL-6、IL-17、IL-18、TNF-α、趋化因子、MCP-1、GCSF、IP-10、MIP-1、IFN-α、IFN-β 和 IFN-γ 等其他炎症因子，其中 IL-6、趋化因子和 GM-CSF 水平显著升高。IL-6、IL-18、TNF-α、IFN-γ、趋化因子和 GM-CSF 是引发新型冠状病毒肺炎患者细胞因子风暴的关键因子，从而形成细胞因子风暴，导致严重肺部和其他器官

的免疫损伤。目前，已基本明确新型冠状病毒入侵肺部的机制：新型冠状病毒感染人体后，病毒表面的S-蛋白与作为受体的人体肺泡Ⅱ型上皮细胞、血管内皮细胞表面的ACEⅡ结合进入细胞，病毒大量复制、释放，迅速扩散，引起肺组织炎症，从而使肺部免疫细胞不断活化，产生大量炎症因子，形成细胞因子风暴。发生细胞因子风暴的病例可迅速发展为DIC、ARDS、MODS，并伴有呼吸困难、低氧血症、低血压、休克，甚至导致死亡。ACEⅡ是病毒表面的S-蛋白的受体，除了肺部，ACEⅡ在人体中还高表达于血管内皮细胞、心脏、肾、肝、肠道、中枢神经、睾丸等，所有表达ACEⅡ的部位都可能是新型冠状病毒与免疫细胞的战场。病毒攻击肠道，会使患者腹泻、恶心，还会造成粪-口传播；攻击肾，患者表现为蛋白尿、血肌酐升高等肾功能不全症状。新型冠状病毒感染的重症监护患者并不都是急性呼吸窘迫综合征，还有休克、急性心肌损伤、心律失常、急性肾损伤等并发症，患者死因也不仅是呼吸衰竭，许多死亡病例是死于心脏、肾、肝衰竭，而令这些脏器受损的主要原因就是病毒诱发的细胞因子风暴。临床研究表明，ACEⅡ是RAAS的一个强力负调节因子，此外还有其他的生物学功能，如参与冠状病毒的转运、氨基酸的吸收功能等，有待做进一步的研究。在此要强调，IFN能够抑制病毒在细胞内的增殖，因此临床上被广泛用于抗病毒治疗。但是近期的研究发现，新型冠状病毒感染后，IFN能够增强ACEⅡ的表达，利用免疫系统这种独特的改变，从而促进新型冠状病毒的进一步感染，使体内的病毒载量明显增多，致病性增强。

既往SARS、MERS和禽流感病例也证明，大量细胞因子释放所引发的细胞因子风暴是致死的元凶。从临床特点看，新型冠状病毒、甲型流感病毒和其他病毒感染如SARS和禽流感引发的细胞因子风暴不尽相同。SARS和禽流感通常急性起病，在1周以内迅速发展成两肺弥漫性的严重炎症反应。而COVID-19引发的细胞因子风暴，往往擅长“拖延战术”，在起病1周以后，甚至长至十几天，再出现两肺弥漫性的严重炎症反应。然而COVID-19患者一旦发生ARDS时，病情进展更快、救治难度更大。研究发现，COVID-19患者除了呼吸系统上皮细胞以外，多种免疫细胞中被检测到新型冠状病毒核酸序列，包括中性粒细胞、巨噬细胞、浆细胞、T细胞和自然杀伤细胞之中，其表达特征也呈现出亚基因组转录特点，提示新型冠状病毒在这些免疫细胞中曾经发生过活跃的转录与复制，即不能排除新型冠状病毒宿主细胞范围不仅包括上皮细胞还包括免疫细胞的可能。这可能是新型冠状病毒区别于SARS的重要特点，也可能是新型冠状病毒具有较强传染力的原因。这一发现与新型冠状病毒核酸阳性细胞具有较强的干扰素反应一致，并且通过对新型冠状病毒S蛋白进行组织切片染色得到了证实。Gattinoni等强调了COVID-19相关ARDS患者的异质性，并提出了两种主要表型：L型（肺弹性、肺通气血流比值、肺重量、肺复张能力均较低）和H型（肺弹性、肺通气血流比值、右向左分流、肺复张能力均较高），而H型与临床典型的重症ARDS更符合。Gattinoni等提出，大多数患者早期表现为L型，其中部分患者转化为H型，可能由COVID-19恶化和患者自身肺损伤共同造成。目前，学界对COVID-19相关ARDS的异质性（如病理生理特征、临床病程、生物标志和基于呼吸动力学的表型）的了解尚处于早期阶段。总之，冠状病毒等病原微生物感染机体后引起体内多种细胞因子如TNF-α、IL-1、IL-6、IL-8、IL-12、IL-18、IFN-α、IFN-β、IFN-γ、趋化因子、GCSF、IP-10、MCP-1等级联式大量释放，产生强烈的细胞因子风暴和免疫系统功能下降，从而形成病毒性脓毒症，这是引起ARDS、MODS及脓毒症性休克的重要的致病机制。

从传染病角度分析，目前人类新出现的来自动物源性的一些传染病，病情普遍较重，常表现为严重SIRS，甚至引发ARDS，病死率较高，如COVID-19、SARS、MERS、禽流感等；而以往危害人类的一些传染病病情则相对较轻，如普通流行性感冒、流行性出血热、普通冠状病毒所致的感冒等。从以上临床对比不难看出：无论是严重程度，还是病死率，前者远远大于后者。要探讨清楚这个问题，就要梳理相关的免疫学基本理论：人体免疫系统可分固有免疫（innate immunity）和适应性免疫（adaptive immunity）系统两大类。由人体的皮肤黏膜、吞噬细胞、炎症细胞、补体系统、免疫提呈及免疫调节组成的系统要素构成固有免疫系统，又称天然免疫；由机体内细胞免疫与体液免疫组成的系统要素构成适应性免疫系统，又称获得性免疫系统，主要包括B细胞和T细胞。免疫系统通过“固有免疫-抗原提呈-适应性免疫”构成完整的免疫网络。正常情况下，固有免疫与适应性免疫的依存关系主要有以下两个方面：①适应性免疫功能通过固有免疫功能启动，启动抗原加工、提呈过程是通过固有免疫细胞中的巨噬细胞实现的；②适应性免疫应答免疫效应的发挥是通过固有免疫应答的协助实现的。人类新出现的来自动物源的一些传染病，其重要原因是人体对新的病原微生物起初还没有建立起适应性免疫反应（即特异性免疫反应），导致人体的固有免疫反应（即非特异性免疫反应）中的重要组成部分——全身炎症反应过度强烈，这时体内细胞因子风暴更加剧烈、凶险，促炎/抗炎失衡更加严重。此时的SIRS表现出炎症细胞过度激活和淋巴细胞受抑制的双相异常或紊乱，固有免疫功能过度活跃，适应性免疫功能抑制。从生物物种进化的角度来讲，未来人类还将面临来自动物源性的新型传染病感染的威胁，特别是野生动物源性病毒的变异、传播而引起的疾病。

（三）肺组织病理变化

COVID-19、SARS、MERS、禽流感患者肺组织病理特征非常相似，与ARDS病理改变基本一致，呈现出一些共同的病理变化：病毒感染肺泡，肺组织呈现弥漫性充血，局部有出血、坏死；肺毛细血管内皮细胞和肺泡上皮细胞破坏及微血管收缩或扩张，导致肺毛细血管和肺泡壁通透性增高，同时伴有淋巴细胞和单核细胞浸润；血液中的水和纤维蛋白渗漏到肺间质，引起间质水肿；肺间质有大量炎症细胞浸润，炎症细胞浸润加重肺损伤，间质出现纤维化；肺泡上皮细胞-毛细血管膜损伤导致水和蛋白质从肺间质渗入肺泡腔，肺泡腔有大量胶冻状的液体和黏稠的分泌物，透明膜形成；中性粒细胞和巨噬细胞释放炎症因子，加重肺水肿，肺表面活性物质减少，造成肺泡塌陷，引起肺不张；肺微小血管增生，血管壁增厚，管腔狭窄或闭塞并形成弥散性微血栓及组织坏死；大量的中性粒细胞聚集，释放ROS加重细胞坏死。病理研究及临床观察发现，COVID-19肺纤维化及实变没有SARS导致的病变严重，但COVID-19渗出液体较SARS和MERS明显，特别是微小支气管和肺泡腔有大量的黏稠分泌物尤为突出，呈现出弥漫性肺泡损伤伴纤维黏液性渗出。肺组织明显的黏液分泌合并渗出，小支气管内黏液栓的形成和肺泡腔巨噬细胞聚集活化，这些黏稠分泌物广泛阻塞小气道，直接影响肺的通气和换气功能，引起严重的缺氧。COVID-19细胞因子风暴在CT上表现为大片白色，即白肺。这种凶险的细胞因子风暴的发生，往往是COVID-19合并ARDS导致患者死亡的重要原因。

六、诊断标准

1991年8月美国胸科医师学会（American College of Chest Physicians，ACCP）与危重病医学会（Society of Critical Care Medicine，SCCM）在芝加哥召开联合会议，提出SIRS具有以下4个特征：①体温＞38℃或＜36℃；②心率＞90次/分；③呼吸频率＞20次/分或$PaCO_2$＜32.25 mmHg（1 mmHg = 0.133 kPa）；④白细胞计数＞12.0×10^9/L或＜4.0×10^9/L，或中性杆状核粒细胞（未成熟细胞）＞0.10。在原发病的基础上，引发全身炎症反应，符合以上2项或2项以上可诊断SIRS，即ACCP/SCCM诊断标准（1.0版）。同时提出废除“菌血症”“败血症”等容易造成概念模糊的名词，仍保留“脓毒症”的名称，特指具有细菌学证据的SIRS，即由感染引起的SIRS被定义为脓毒症，脓毒症合并器官功能障碍称为严重脓毒症。

在临床实践过程中，由于ACCP/SCCM设定的诊断标准太宽泛，在内科、外科、妇产科和儿科极危重症中普遍存在，诊断标准过度敏感和缺乏特异性而难以在临床上应用。为了弥补这一缺点，2001年12月代表欧美国家5个相关学会的30多位专家在美国华盛顿经过讨论后修正了SIRS的诊断要点，认为SIRS可以由感染或非感染因素引起，继续应用SIRS这个术语，但对由感染所引起的SIRS即脓毒症，其诊断的特异性要放在首位。脓毒症具体诊断标准（2.0版）如下。

（1）感染指标：确诊或高度疑似的感染，具备下列临床特征。①发热（深部体温＞38.3℃）或低体温（深部体温＜36.0℃）。②心率＞90次/分或＞不同年龄正常心率的2个标准差。③气促，呼吸频率＞30次/分。

（2）炎症反应的生化学指标：①白细胞增多（白细胞计数＞ 12×10^9/L）或白细胞减少（白细胞计数＜ 4×10^9/L），白细胞计数正常但不成熟＞ 10%，淋巴细胞计数减少。②C 反应蛋白（CRP）＞正常 2 个标准差。③前降钙素＞正常 2 个标准差。④血浆内毒素＞正常 2 个标准差。⑤血糖＞ 7.7 mmol/L 或 110 mg/dl（无糖尿病史）。

（3）器官功能障碍指标：①低血压状态（收缩压＜ 90 mmHg，平均动脉压＜ 70 mmHg，或成人收缩压下降值＞ 40 mmHg）；心指数＜ 3.5 L/（min・m^2），或皮肤苍白试验阳性。②低氧血症（氧合指数 PaO_2/FiO_2 ＜ 300）；或血清乳酸血＞ 3 mmol/L。③急性少尿（每小时尿量＜ 0.5 ml/kg，持续 2 h 以上），明显水肿或液体正平衡＞ 20 ml/kg，超过 24 h。④血肌酐增加≥ 0.5 mg/dl。⑤高胆红素血症（总胆红素＞ 4 mg/L 或 70 μmol/L）。⑥血小板减少（＜ 100×10^9/L）；或凝血异常（活化部分凝血酶原时间＞ 60 s 或国际标准化比值＞ 1.5）。⑦腹胀（肠鸣音减少）持续时间＞ 24 h。⑧意识状态为格拉斯哥评分＜ 14 分。

符合（1）中的 2 项以上和（2）中的 1 项以上指标即可诊断为脓毒症；在以上的基础上出现（3）中的任何 1 项以上指标者诊断为严重脓毒症；出现（3）中的任何 2 项以上指标者诊断为多器官功能障碍综合征。但是该诊断标准过于复杂，对患者预后的预测价值不高，也未得到临床认可和广泛应用。

2016 年 2 月，美国危重病医学会（Society of Critical Care Medicine，SCCM）与欧洲重病医学会（European Society of Intensive Care Medicine，ESICM）在第 45 届危重病医学年会上发布的最新指南 Sepsis 3 中，把脓毒症不同阶段的诊断重点从 SIRS 转移到感染所致的器官功能障碍层面上，不再推荐 SIRS 的临床诊断，但是对于全身炎症反应失控的作用却通过脓毒症的新定义而被更加重视。脓毒症是机体对感染的反应失调而导致危及生命的器官功能障碍（3.0 版）。具体来说，机体反应失调（炎症反应及非免疫反应）本身就能引起器官功能障碍，体现为细胞层面的生理及生化异常。该定义超越了感染本身的潜在危险性，更关注机体应对感染所发生的复杂病理生理反应。新定义尤为强调“危及生命的器官功能障碍”，可谓是对脓毒症本质认识的回归。

脓毒症临床诊断标准：序贯性器官衰竭评估系统（sequential organ failure assessment，SOFA），脓毒症（3.0 版）= 感染 +SOFA ≥ 2，为重症监护病房（ICU）应用，但是，SOFA 系统计算比较繁复（表 10-4），而快速 SOFA 评分（qSOFA）作为院外、急诊室和普通病房的床旁脓毒症筛查的简易工具，可以鉴别出预后不良的疑似感染患者。

表10-4 SOFA评分表

项目	评分				
	0	1	2	3	4
PaO_2/FiO_2［mmHg（kPa）］	≥ 400（53.3）	＜ 400（53.3）	＜ 300（40.0）	＜ 200（26.7）且需呼吸支持	＜ 100（13.3）且需呼吸支持
血小板计数（$\times10^3$/μl）	≥ 150	＜ 150	＜ 100	＜ 50	＜ 20
血清胆红素浓度［mg/dl（μmol/L）］	＜ 1.2（20）	1.2 ～ 1.9（20 ～ 32）	2.0 ～ 5.9（33 ～ 101）	6.0 ～ 11.9（102 ～ 204）	＞ 12.0（204）
心血管功能	MAP ≥ 70 mmHg	MAP ≤ 70 mmHg	多巴胺＜ 5.0 或多巴酚丁胺（任意剂量）[a]	多巴胺 5.0 ～ 15.0 或肾上腺素≤ 0.1 或去甲肾上腺素≤ 0.1[a]	多巴胺＞ 15.0 或肾上腺素＞ 0.1 或去甲肾上腺素＞ 0.1[a]
Glasgow 昏迷评分[b]	15	13 ～ 14	10 ～ 12	6 ～ 9	＜ 6
血清肌酐浓度［mg/dl（μmol/L）］	＜ 1.2（110）	1.2 ～ 1.9（110 ～ 170）	2.0 ～ 3.4（171 ～ 299）	3.5 ～ 4.9（300 ～ 440）	＞ 5.0（＞ 440）
尿量（ml/d）				＜ 500	＜ 200

a：血管活性药物剂量单位为 $\mu g\cdot kg^{-1}\cdot min^{-1}$，使用时间≥ 1 h；b：Glasgow 昏迷评分为 3 ～ 15

qSOFA由意识状态改变、收缩压≤100 mmHg和呼吸频率≥22次/分共3项组成，符合其中2项或以上，即qSOFA评分≥2则为疑似脓毒症。

脓毒症是由感染（细菌、病毒、真菌和支原体等）引发的全身炎症反应综合征，它有三个阶段，从脓毒症开始，发展到严重的脓毒症和脓毒性休克。严重的脓毒症是在伴有急性器官功能障碍时即可诊断，而脓毒性休克是最严重的阶段，此时患者的死亡率高达50%。当前，脓毒症（3.0版）涵盖了炎症、宿主反应和器官功能障碍3个要素，强调了紊乱的宿主反应和致死性器官功能障碍是脓毒症与感染的重要区别，并将qSOFA和SOFA分别作为快速筛查和临床诊断脓毒症的标准。脓毒症（3.0版）的发布代表了国际重症学界对脓毒症的最新机制的认识和临床探索，新定义的推出无疑将对脓毒症的流行病学、发病机制、治疗学等产生巨大影响。不过由于对疾病的本质规律远未探明，所以目前仍不可能制定出一个能够完全涵盖生物学、影像学和实验室等各方面的临床概念，所以可以说脓毒症（3.0版）既是必然之举，也是无奈之举，也因此会存在不足，而随着对器官功能障碍认识的不断深入，其定义也在不断地演化。

第四节 炎症与疾病

长期的临床实践和研究证明，当损伤因子持续存在或者机体免疫系统功能障碍而引起慢性炎症时，可导致机体发生多种慢性疾病，如糖尿病、动脉粥样硬化、肿瘤、哮喘、肌肉增龄性衰减症及多种退行性疾病等。几乎所有的慢性疾病都与慢性炎症有着一定的关系。因此，研究炎症与慢性疾病的关系，对于慢性疾病的治疗及预防是至关重要的。

一、炎症与动脉粥样硬化

早在1856年，德国病理学家提出动脉粥样硬化是动脉内膜炎症的观点。临床研究表明，50%的动脉粥样硬化患者体内存在热休克蛋白、血浆脂蛋白和大量抗原，这些物质均能引发炎症反应，促进动脉粥样硬化斑块形成。动脉粥样硬化目前被认为是一种慢性炎症过程，在该过程中，脂蛋白、单核巨噬细胞、T细胞、内皮细胞、平滑肌细胞均可与动脉壁细胞外基质相互作用，在动脉粥样硬化发生、发展的各阶段发挥着重要作用。

在动脉粥样硬化形成的初期，内皮细胞能够产生大量ICAM-1、VCAM-1、E选择素、P选择素等黏附分子，合成MCP-1、CCL2、CCL5、CXCL1、CXCL8等多种趋化因子。同时产生TNF、IL-6等细胞因子，招募单核巨噬细胞、淋巴细胞、肥大细胞等多种免疫炎性细胞。炎症可以导致动脉粥样硬化斑块破裂。炎症介质和活化的T细胞，可以介导血管内皮细胞凋亡。炎症介质和氧化脂蛋白可以刺激基质金属蛋白酶（MMP）的表达和活化，导致内膜下基质降解。粥样斑块中的炎症细胞还可以产生成纤维细胞生长因子、内皮细胞生长因子，促进微血管的形成。粥样斑块中的炎症介质IL-1、TNF-α和CD40配体能够增加内皮细胞、平滑肌细胞、单核巨噬细胞中MMP家族成员的表达。肥大细胞也可释放MMP、TNF-α和丝氨酸蛋白酶，激活基质金属蛋白酶原。动脉粥样硬化进而引起的冠心病，是心血管疾病中最常见的疾病，也是人类疾病引起死亡的主要因素。在冠心病动脉粥样硬化早期，如果炎症和其他危险因素持续存在，活化的粒细胞可以分泌蛋白酶降解细胞外基质，同时释放IFN-γ抑制新生胶原合成，导致粥样斑块纤维帽变薄，易于破裂。纤维斑块破裂，暴露出血管内膜下的基质，当接触到组织因子时发生凝血，促进局部血栓形成，可导致急性心肌梗死。

粥样斑块由脂纹期向粥样斑块期的进展过程都有炎症反应的参与。动脉粥样硬化的病变可以分为脂纹形成、纤维斑块形成、粥样斑块和继发改变，即脂纹形成，平滑肌增殖向内皮下迁移，泡沫细胞破裂，逐渐演化为粥样斑块，并分泌大量细胞外基质，使斑块增大，动脉狭窄。动脉粥样硬化粥样斑块期常会发生粥样斑块的破裂，血栓形成，炎症主要参与了该过程。粥样斑块发生内皮细胞脱落形成浅表糜烂时，往往会在内皮脱落的部位形成白色血栓，内皮下胶原暴露，通过血管性血友病因子促进血小板黏附、活化。粥样斑块的浅表糜烂通常并不引发症状，但它可以导致 1/4 的致命性冠脉血栓形成。

粥样硬化斑块中有新生毛细血管，由于血管壁结构未成熟，容易出血，导致血栓形成，此时的血栓处可见血小板、纤维蛋白和含铁血黄素的沉积。原位血栓中的血小板脱颗粒释放出 PDGF 和 TGF-β，能够促进平滑肌细胞的迁移和增殖；粥样斑块纤维帽破裂时，凝血因子与组织因子接触，促进血栓形成，纤维帽破裂一般不引起临床症状，但与约 3/4 急性心肌梗死有关。血小板释放的 PDGF 和 TGF-β 促进平滑肌细胞聚集和胶原沉积，使粥样斑块逐渐纤维化。

粥样斑块浅表糜烂过程中内皮细胞的脱落，一方面是由活化的细胞毒性 T 细胞导致内皮细胞凋亡，另一方面炎症介质可以增加 MMP 的表达分解内膜下基底膜。粥样斑块中有大量的平滑肌生长因子和巨噬细胞产生的促血管生长因子，如酸性和碱性成纤维细胞生长因子、血管内皮细胞生长因子等，可促进微血管形成和斑块增长。粥样斑块的纤维帽破裂有很多炎症细胞和因子参与，例如炎症细胞释放的 IFN-γ 可以抑制平滑肌细胞生成胶原，从而减少动脉壁的细胞外基质，纤维帽结构的稳定性下降，这是斑块破裂的原因之一。在动脉粥样硬化斑块中，炎症介质 IL-1β、TNF-α 和 CD40 配体可以增加单核巨噬细胞、内皮细胞及平滑肌细胞中的 MMP 家族的表达，MMP1、MMP8、MMP13 高表达可以破坏胶原纤维的三股胶原链，明胶酶 MMP-2、MMP-9 可继续降解胶原。

由此可见，炎症过程不仅促进了动脉粥样硬化的发生和发展，而且对动脉粥样硬化急性血栓形成并发症的发生起决定作用，高血压、机械性刺激等物理因素造成粥样硬化斑块破裂是引起致命急性心肌梗死冠状动脉血栓形成的原因。粥样硬化斑块中大量激活的巨噬细胞可产生多种细胞因子及蛋白酶，蛋白酶可降解斑块表面起到保护作用的纤维帽中的胶原，使纤维帽变薄、变脆而易于破裂。

二、炎症与肿瘤

早在 1853 年就有科学家指出，慢性炎症可能是导致癌症的一个重要原因，流行病学数据显示，25% 的癌症都与慢性炎症有关系，有些肿瘤已经证实是慢性炎症的结果，包括间皮瘤、肺癌、黑色素瘤等。目前，慢性炎症已被全世界各国列为一个重要的肿瘤诱因（图 10-7）。肿瘤是由肿瘤实质细胞聚集形成的新生物，除了肿瘤细胞外含有大量的炎症细胞、免疫细胞。这些免疫细胞和肿瘤细胞之间通过直接、间接、旁分泌和自分泌作

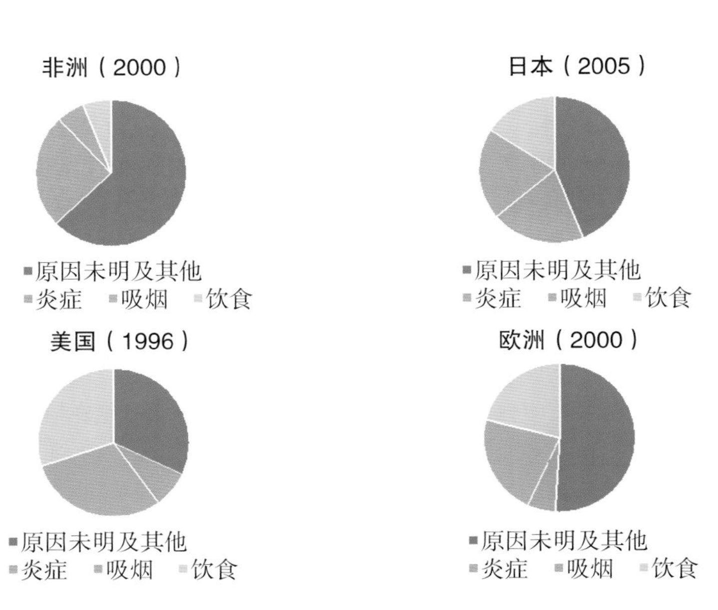

图 10-7 癌症诱因统计

用进行交流，控制着肿瘤的发生与发展。迁移入肿瘤内的免疫细胞可以通过炎症介质对肿瘤的形成、血管发生和转移发挥重要作用。其中研究最多的是巨噬细胞，它包含 M1 和 M2 两种亚型，其中少量的 M1 型巨噬细胞可以分泌糖皮质激素和白细胞介素 -4 等炎症因子，具有重要的抗肿瘤作用；而 M2 型巨噬细胞则可通过白细胞介素和前列腺素，促进肿瘤细胞的增殖、迁移和血管形成等。肿瘤内活化的巨噬细胞还可以分泌 TGF-β、TNF-α 和 IL-1、花生四烯酸代谢产物及纤维蛋白酶等促进血管形成。另外，T 细胞也参与了肿瘤细胞的增殖、迁移等过程，如 Th1、Th2、Th17 等，其中 Th1 细胞可分泌 IFN-γ、TNF-α 等炎症介质。除炎症细胞外，炎症介质也参与了肿瘤的发生、发展，如 TNF 可通过与其受体结合而激活一系列炎症反应，释放一氧化氮、氧自由基等炎症介质，进而是 DNA 断裂或者破坏与 DNA 修复有关的酶，最终导致细胞内累积了大量的突变，引起癌症发生。很多炎症因子也参与了肿瘤细胞的凋亡过程，例如 TGF-β、IL-10 等炎症介质也通过 IL-6 参与了大量发生过程，还可以与其受体结合，导致肿瘤细胞的增殖，因此也是抗肿瘤的药物靶点之一。

骨髓衍生抑制细胞（MDSC）在大多数癌症患者和实验动物的血液、淋巴结、骨髓和肿瘤部位积聚，并抑制适应性免疫和固有免疫。MDSC 是由肿瘤分泌因子和宿主分泌因子诱导的，其中许多是促炎分子。促炎介质对 MDSC 的诱导导致了炎症，促进了 MDSC 的积累，从而下调了免疫监测和抗肿瘤免疫，从而促进了肿瘤的生长。除炎症细胞外，炎症介质在肿瘤发生过程中也发挥着更加直接的作用，炎症介质首先通过募集大量免疫细胞聚集而引发炎症瀑布反应，也可调节下游转录因子的激活，而为肿瘤细胞提供合适的微环境，这些炎症介质还可直接作用于肿瘤细胞，决定其发展。例如，TNF 可以通过与其受体结合而激活一系列炎症级联反应，通过释放一氧化氮氧自由基等炎症介质进而直接诱导 DNA 断裂或者间接破坏参与 DNA 修复的酶，最终导致突变积累而引发肿瘤（图 10-8）。此外，免疫细胞和肿瘤细胞分泌的 TNF，也可以通过多种抗凋亡基因的表达

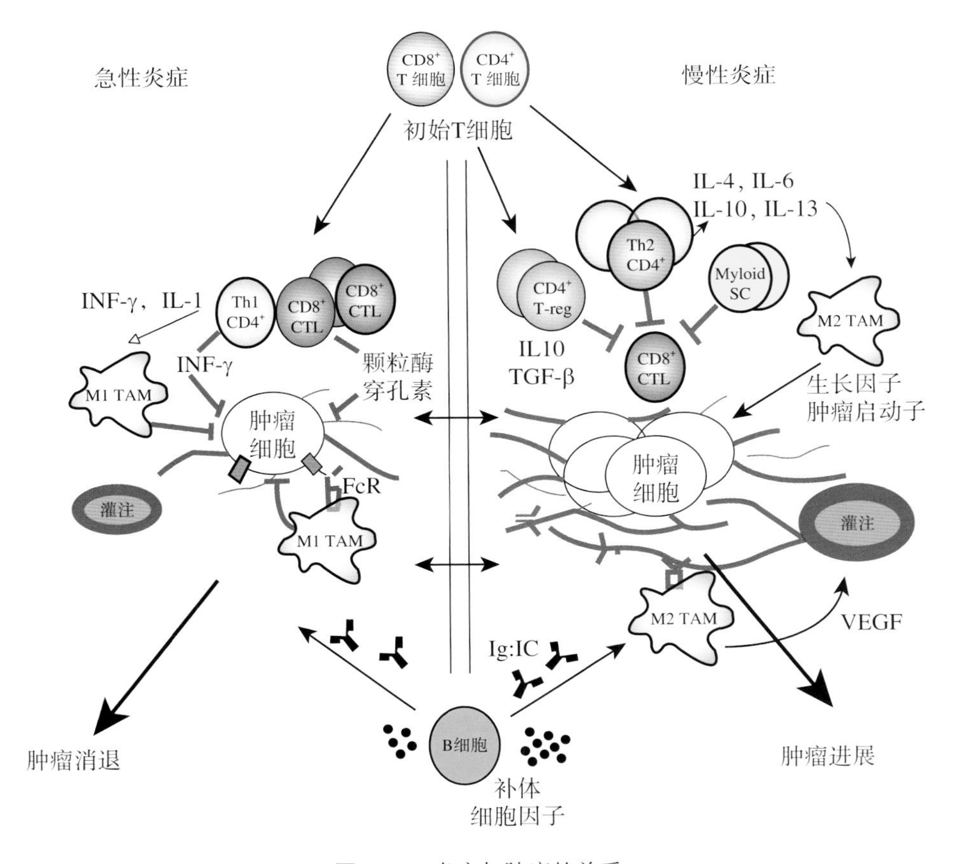

图 10-8 炎症与肿瘤的关系

T-reg：辅助 T 细胞；Myloid SC：髓样抑制细胞；M1 TAM：M1 型巨噬细胞；M2 TAM：M2 型巨噬细胞

而促进肿瘤细胞的存活。TGF-β、IL-1等炎症介质也可以通过抑制肿瘤细胞的凋亡或促进淋巴细胞的失活使肿瘤细胞存活。IL-6参与了大量的癌症发病过程，它的主要作用表现在通过与可溶性受体结合而介导肿瘤细胞的增殖，如果阻断这一过程可以降低癌症的发生率。

总之，肿瘤微环境主要是由肿瘤细胞、周围基质细胞和浸润的炎症细胞共同组成。炎症不仅可能会促发肿瘤，还可能与肿瘤发展的多个环节相关，包括肿瘤细胞形成、进展、逃逸、增生、浸润、血管生成、转移等。大量研究表明，肿瘤微环境中炎症因子在肿瘤的发生、发展、侵袭和转移中起重要作用，如IL-1、IL-6、TNF-α和TGF-β等。随着研究的深入，肿瘤与炎症反应之间的相关作用机制会更加清晰，为癌症的预防与治疗提供一条新的途径。

三、炎症与糖尿病

我国糖尿病患者中，90%以上为2型糖尿病，其发病与胰岛素抵抗和胰岛功能下降相关。炎症能够诱发胰岛素抵抗产生高血糖，而高血糖亦能促进炎症的发展，引起多种并发症的产生。在糖尿病前期，绝大多数患者即有轻微的血管炎性反应，体内炎症因子生成增多，通过多种方式影响胰岛素信号的转导，导致胰岛素抵抗的发生。TNF-α在肥胖症患者的脂肪组织中表达增加，引起胰岛素受体酪氨酸激酶活性降低、IRS-1磷酸化、葡萄糖转运体4（GLUT-4）合成降低，同时还参与了肌肉及肝胰岛素抵抗的形成。IL-6是胰岛素抵抗的独立危险因素。脂肪细胞中的IL-6能够引起胰岛素受体β亚基和IRS-1蛋白表达减少，降低胰岛素介导的酪氨酸激酶磷酸化水平及胰岛素受体β亚基活性，并通过下调GLUT-4的表达，抑制胰岛素介导的葡萄糖转运和脂肪形成。IL-6还可升高体内游离脂肪酸水平，促进脂质过氧化，增加胰岛素抵抗，并能够促进B细胞产生免疫球蛋白G（IgG），过度激活细胞毒性T细胞，导致胰岛β细胞死亡。

研究显示，ω-6脂肪酸的代谢产物白三烯B_4（LTB_4）是引发肥胖炎症与胰岛素抵抗的关键因子之一。LTB_4可以通过与其受体LTB_4R1结合，趋化巨噬细胞到达局部组织，同时巨噬细胞可以产生更多的LTB_4。这种恶性的循环可以激活Gai信号通路，诱导JNK磷酸化和IRS磷酸化，IRS活性降低，进一步减少AKT的磷酸化，进而阻碍胰岛素信号通路和诱导胰岛素抵抗。

另外，肌醇需求激酶1α（IRE1α）介导的内质网应激信号通路，也是参与胰岛β细胞代偿性增殖的重要调节过程。胰岛β细胞是分泌胰岛素最重要的细胞，具有促进蛋白质、脂肪和糖原合成的重要功能。人体出现肥胖，机体对胰岛素的敏感性降低，因此胰岛β细胞需要不断产生胰岛素来弥补胰岛素抵抗导致的胰岛素利用效率下降。这种高胰岛素血症则能导致β细胞功能衰竭，即产生2型糖尿病。在敲除IRE1α的小鼠模型中，发现胰岛素含量下降并诱发高血糖。在高脂饮食造成的肥胖和胰岛素抵抗两种模型中IRE1α，能够导致胰岛β细胞代偿性增殖减弱，加剧了机体的血糖代谢紊乱。另外，在胰岛β细胞中内质网应激可以诱导支架蛋白质与IRE1α相互作用，从而影响胰岛素的生物合成。

四、炎症与阿尔茨海默病

阿尔茨海默病（Alzheimer' s disease，AD）是一种慢性、进行性、不可逆性的神经退行性疾病。随着人的期望寿命大幅增加、老年化社会的到来，阿尔茨海默病的高发已经成为一个严重的医疗卫生及社会问题。阿尔茨海默病是目前神经系统疾病中最普遍的神经退行性疾病，临床上以记忆障碍、失语、失用、失认、视空间技能损害、执行功能障碍、人格和行为改变等全面性痴呆表现为特征。该病可能是一组异质性疾病，在多种因素（包括生物和社会心理因素）的作用下才发病。从目前研究来看，该病的可能因素和假说多达30余种，如遗传因素、年龄、不良生活方式、性别、头部外伤、低教育水平、甲状腺病、母育龄过高或过低、病毒和细菌感染、脑血管疾病及脑肿瘤、内分泌代谢性疾病和营养不良等。阿尔茨海默病是德国医生阿尔茨海默最先发现的一种脑神经疾病。其病理学特征性改变，一是β-淀粉样蛋白（β-amyloid protein，Aβ）在神经元细胞外异常沉积；二是τ蛋白（τ protein，tau protein）的异常磷酸化所形成的神经原纤维缠结（neurofibrillary tangles，NFT）。最近有研究表明，相比β-淀粉样蛋白的异常沉积，τ 蛋白的异常磷酸化所导致的聚集与阿尔茨海默病的相关性更高。阿尔茨海默病患者脑中存在大量异常 τ 蛋白。τ 蛋白异常修饰、含量变化对临床阿尔茨海默病的病理发生有重要作用。

近几年来研究发现，炎症被认为是阿尔茨海默病发病机制的一部分，但它在阿尔茨海默病中的作用仍不十分清楚。新的研究表明，神经组织炎症是导致阿尔茨海默病增加的重要因素，其程度超过了以前的想象。阿尔茨海默病炎症反应涉及大脑中两类细胞的激活，即小胶质细胞和星形胶质细胞。目前，研究者利用多模式成像和外周细胞因子分析，研究了阿尔茨海默病中枢和外周炎症。遗传、年龄、环境等一些因素，可能使炎性蛋白质或者小胶质细胞和星形胶质细胞活化，产生炎症反应。在阿尔茨海默病等神经退行性疾病中，人们经常能观察到中枢神经免疫激活的现象，其主要的变化是炎症细胞的激活，表现为小胶质细胞和星形胶质细胞的激活，以及大量炎症介质的释放，包括 IL-1、IL-6、TNF-α 等各种细胞因子、趋化因子、神经递质及 ROS，形成级联反应，同时也吸引体内巨噬细胞、淋巴细胞等免疫细胞穿过血脑屏障向炎症反应区域聚集，导致炎症反应的发生。具体来说，炎症反应不仅对病变区域的病原体的碎片清除，也对周围一些神经组织造成损害，产生一个新的病灶，形成一个不断加强的自身毒性的病变环路。胶质细胞吞噬 β- 淀粉样蛋白，但它不产生分解，而是在吞噬后就被活化，启动相关的信号通路，产生各种炎症介质或细胞因子，造成阿尔茨海默病的慢性炎症发生，促进 β- 淀粉样蛋白的前蛋白形成，最终导致 β- 淀粉样蛋白大量产生并且在脑组织中积聚，继而引发神经原纤维缠结，从而导致阿尔茨海默病。τ 蛋白的作用通常是稳定神经元的骨架。但在阿尔茨海默病患者中，这些蛋白质发生了化学变化，它们与细胞骨架分离并粘在一起，其结果是细胞的机械稳定性受到损害，导致神经细胞死亡。研究表明，阿尔茨海默病患者的大脑中既存在淀粉样斑块、τ 蛋白缠结，又存在与神经变性有关的炎症。β- 淀粉样蛋白的沉积最终导致 τ 蛋白病理的发展，从而导致细胞死亡。β- 淀粉样蛋白的沉积开始于疾病的早期阶段，而 τ 蛋白的聚集则在后期发生。因此，β- 淀粉样蛋白的沉积物会激活而产生炎症，炎症促进了 β- 淀粉样蛋白的进一步沉积。另一方面，τ 蛋白发生化学变化，导致其聚集。研究发现，神经细胞也同小胶质细胞和星形胶质细胞一起参与了阿尔茨海默病炎症过程，它可分泌 IL-1β 和 IL-18 等炎症介质，促使炎症反应的发生。也有研究认为，阿尔茨海默病的发生与人体随着年龄的增长，机体的免疫功能不断降低，尤其是中枢神经系统淋巴细胞的自噬功能和单核巨噬细胞的免疫吞噬功能均显著性降低有关。

五、炎症与肥胖

全世界近 70 亿人口中，大概有 20 亿的人口超重。在超重的人体内环境中，几乎所有有关代谢通路都受到长期的负面影响，白色脂肪细胞会发生缺氧、坏死，继而引起诸多代谢性炎症。肥胖通常伴随着代谢综合征的发生。体内的脂肪组织细胞能分泌各种具有生物功能的脂肪因子，包括各种激素、细胞因子和其他蛋白等，它们都对脂肪组织及免疫系统起着重要作用。正常机体内的脂肪组织中除脂肪细胞还存在着大量的炎症细胞，其中大约 10% 的细胞为 M2 型巨噬细胞，其具有抑制炎症并改善脂肪组织胰岛素敏感性的功能特性。而在肥胖的状况下，脂肪组织内的巨噬细胞比例能增至 40%，可招募 M1 型巨噬细胞，M1 型巨噬细胞能够分泌大量的炎症因子，促进脂肪组织的炎性浸润和新生血管的形成，同时还会在坏死的脂肪细胞周围形成多核巨细胞。在该过程中，脂肪细胞和巨噬细胞由于蛋白质和脂肪的代谢出现异常，导致细胞内质网的功能出现障碍，引发细胞内质网应激（endoplasmic reticulum stress，ERS），内质网应激现象又会加重胰岛素抵抗和炎症反应。当长期营养过剩的人体脂肪细胞出现异常后，M1 型巨噬细胞增多，导致 M1/M2 型巨噬细胞的比例失衡激发多种炎症反应。肥胖患者体内的脂肪巨噬细胞可以通过增殖释放多种炎症因子，维持炎症水平。肥胖过程中常伴随代谢炎症的存在，主要是由于营养过剩触发炎症和应激反应，将免疫细胞聚集到组织细胞中，并启动 IKKh 和 JNK 信号通路，产生一系列炎症因子。由此可见，肥胖是一种全身系统性的慢性代谢炎症状态。内质网应激可以激活细胞内的未折

叠蛋白反应 。如果未折叠蛋白反应长期被激活，可以激活炎症信号通路，最终导致胰岛素抵抗和细胞的死亡。在内质网应激中有三条关键的信号通路，分别是跨膜蛋白蛋白激酶R样内质网激酶（PERK）、激活转录因子6（ATF-6）和肌醇需求激酶1α（IRE1α）。IRE1α在进化过程中保持着高度的保守性，在许多组织细胞中对营养变化和代谢状况的变化非常敏感。在小鼠肥胖模型中，敲除*IRE1α*，白色脂肪中的米色脂肪形成增多，增强机体产热和耗能，可防止肥胖的发生。同时在该小鼠模型中胰岛素抵抗、高脂血症等代谢紊乱症状得到改善。在IRE1α的小鼠模型肝内，发现转录因子STAT3磷酸化水平降低，因此JAK/STAT3信号通路是参与IRE1α的重要信号转导通路。总之，脂肪因子和免疫系统、内质网应激、细胞自噬作用等形成的信号网络参与了慢性炎症的启动和发展。

第五节　炎症治疗的病理生理学基础

一、局部炎症治疗的病理生理学基础

（一）病因治疗

炎症反应是机体对致炎因子产生的以防御为主的反应，但若炎症反应过于强烈就会给机体带来不良后果，加之炎症又是许多疾病的基本病理过程，因此在治疗上首先要消除引起炎症的病因。局部炎症病因治疗的主要措施有：积极治疗原发病；彻底清除创面，充分引流；抗感染治疗等。对细菌感染者，合理应用抗生素；对病毒感染者，早期使用抗病毒药物。

（二）抗炎治疗

对局部炎症的治疗，尤其是病情较严重者，除了采取有效措施去除病因、治疗原发病及维持机体稳态外，使用必要的抗炎措施、控制炎症反应的强度和范围，消除炎症的有害效应，减缓病程进展，是非常必要的。抗炎药物主要通过以下几个方面来发挥其抗炎效应：①抑制炎症区域血管通透性的增高；②抑制白细胞的黏附、游走；③抑制肉芽组织的形成；④消除炎症时的疼痛和发热。

目前抗炎药物大致分为甾体和非甾体抗炎药两大类。甾体抗炎药（steroidal anti-inflammatory drug，SAID）是以可的松、泼尼松、地塞米松为代表的糖皮质激素类抗炎药，它们除具有广泛的生理效应外，更具有极强的抗炎作用。其抗炎作用主要表现在：①降低血管的通透性，减轻炎症渗出和组织水肿；②抑制吞噬细胞等炎症细胞的活性，减轻炎症细胞释放活性物质；③稳定溶酶体膜，减少溶酶体酶的释放；④抑制肉芽组织的形成，包括抑制成纤维细胞和血管内皮细胞的增生及胶原纤维的合成；⑤有镇痛和解热作用。但是在使用甾体类抗炎药时，要注意药物使用的剂量和使用时间不宜过长，以减少其副作用的发生。

非甾体抗炎药（nonsteroidal anti-inflammatory drug，NSAID）的主要代表是布洛芬、吲哚美辛和阿司匹林等。其抗炎作用主要是通过抑制前列腺素的合成和稳定溶酶体膜来实现的，具体药理作用有抑制前列腺素合成酶、抑制炎症渗出和组织水肿、减少中性粒细胞的聚集、抑制肉芽组织增生、镇痛和解热等。

目前研究表明，抑制炎症反应过程中产生炎症介质的关键酶——环氧合酶是非常重要的。环氧合酶包括环氧合酶-1（COX-1）和环氧合酶-2（COX-2）两种类型。COX-1是结构酶，它在肾血流量的维持等方面发挥作用，而COX-2是诱导酶，组织细胞损伤时被大量诱导表达，利用长链脂肪酸、氨基酸等合成大量前列腺素，具有很强的致炎、致痛作用。COX-2的抑制剂如罗非考昔、芦米考昔等可以抑制COX-2的表达，从而减少前列腺素的合成，具有明显的抗炎、镇痛作用。

应用炎症介质及其受体的拮抗剂，对于减轻炎症损伤是另一条必由之路。炎症介质单克隆抗体的使用，如TNF-α、IL-1、ICAM-1抗体可封闭炎症介质的作用，同时减少白细胞的黏附，进而减轻炎症反应。另外，拮抗炎症介质与其受体的结合，也是一种阻断炎症介质作用的有效方法。

通过干扰或阻断炎症信号转导也可抑制炎症反应。炎症相关信号通路中，NF-κB 作为转录因子，是多种信号转导的关键环节，目前的相关研究主要集中在抑制 NF-κB，被认为是具有潜力的新型抗炎症反应的作用靶点。正常情况下，NF-κB 与其抑制蛋白 IκB 形成复合体并覆盖其核定位序列位点，阻止 NF-κB 向细胞核内转移，NF-κB 与其抑制蛋白 IκB 形成复合体形式存在于细胞质中。当细胞在应激、病原体产物（如 LPS）、IL-1 和 TNF-α 等细胞外信号刺激后，IκB 激酶激活，将 NF-κB 与其 IκB 复合体分解，IκB 磷酸化并降解，NF-κB 核定位序列位点暴露并游离出来，游离的 NF-κB 迅速进入细胞核并迅速结合到靶基因的 κB 增强子元件上，启动相关炎症靶基因转录表达，产生多种炎症介质。新研发的 IκB 激酶抑制剂可抑制 IκB 激酶的活性，阻止 IκB 的降解，拮抗 NF-κB 的激活，或者通过反义链直接抑制 NF-κB 基因的转录翻译，达到抗炎的效果。当然，非甾体抗炎药物有些副作用明显，有些抗炎效果不佳。因此，将来对非甾体抗炎药的研发和临床应用，还要做进一步的优化。

二、全身炎症反应综合征治疗的病理生理学基础

（一）病因治疗

对全身炎症反应综合征患者应积极去除或处理原始病因，及早清除感染灶，引流脓液，彻底清除创面坏死组织和血肿，控制和预防感染的发生。严重创伤、大面积烧伤、休克患者应积极进行补液、输血、应用血管活性药物、纠正酸中毒等。

1．控制细菌感染或抗继发性细菌感染　应合理应用抗生素，一般主张 2 种以上抗生素联合应用；肠道局部灭菌，选择性清肠疗法（selective decontamination of digestive treat，SDDT）可有效防止肠道细菌的驱动作用。

2．控制病毒感染　病毒感染者，应早期使用抗病毒药。需要强调的是，目前临床上应用的抗病毒药，甚至在研究中的抗病毒药作用机制都只能抑制病毒生长，没有一种药物直接可以杀灭病毒，只能依靠人体内的适应性免疫和炎症反应来杀死体内已有的病毒。因此，操控免疫和炎症反应对病毒杀灭作用和对组织损伤之间的平衡，是一个极具挑战性的难题。常见的抗病毒药有奥斯他韦、利巴韦林、阿昔洛韦、干扰素等。近期临床试验提示，瑞德西韦、洛匹那韦、利托那韦等药物对轻型、普通型 COVID-19 患者有改善临床症状和缩短病程的效果，但并非是特效药。期待今后有更有效的抗病毒药早日研发出来，投入临床应用。近年来，有关人类新出现的来自动物源性的一些传染病，如 COVID-19、SARS、MERS、禽流感等病毒源性传染性疾病的防治，目前仍无有效的特效药，主要还是以研发相应的疫苗用于健康人群作为其预防的关键手段。但是疫苗研发中还要高度关注抗体依赖增强效应（antibody dependent enhancement，ADE）。ADE 是指某些病毒特异性抗体（一般为非中和抗体）与病毒结合后，不仅不能防止病毒感染，反而通过其 Fc 段与某些表面表达 FcR 的细胞结合，介导病毒侵入单核巨噬细胞、粒细胞等细胞内，从而增强病毒在体内的感染及复制，如登革热病毒。具体还有哪些病毒感染可能出现 ADE 效应也在不断地发现和探究之中。ADE 效应的确切机制迄今尚未阐明，未来研究清楚其产生的机制，确定病毒中与 ADE 相关的抗原决定簇，并进行修饰处理，有助于研制出更安全有效的疫苗。

（二）抗炎症治疗

全身炎症反应综合征抗炎症治疗指抑制和清除炎症介质和细胞因子，对抗细胞因子风暴。

通过阻断炎症介质的信号通路、拮抗炎症介质的作用或者采用血液净化法可去除血液中多余的毒素和炎症介质。如使用糖皮质激素和非甾体抗炎药抑制过度的炎症反应，并积极采用血浆置换、吸附、灌流、血液或血浆滤过等体外血液净化技术，以清除血液中的炎症因子和细胞毒性物质。当前，细胞因子风暴的一般治疗策略包括旨在维持关键器官功能的支持性治疗，控制基础疾病和消除导致免疫系统异常激活的触发因素，以及靶向免疫调节或固有免疫抑制。治疗方式主要分为三个方面：①消除引起细胞因子风暴的病原体；②抑制炎症反应；③支持治疗。细胞因子风暴的治疗关键是早发现、早治疗。

1．抗炎症反应药物

（1）糖皮质激素：皮质类固醇激素几乎参与了炎症反应过程的所有环节，而且抗炎作用确切。目前临床应用最多且最有效的皮质类固醇激素治疗药物仍为糖皮质激素。糖皮质激素可非特异性地抑制过度炎症反应。糖皮质激素入血液后，大部分与皮质激素结合蛋白及白蛋白相结合成为复合体，少量游离的激素通过细胞膜扩散进入细胞质，与糖皮质激素受体结合后，进入细胞核诱导或抑制炎症相关基因的表达，发挥抗炎作用。临床实践证实，COVID-19、SARS、MERS、禽流感患者早期正确、及时应用糖皮质激素对于降低危重症的发生率及死亡率意义重大。然而使用糖皮质激素的副作用较大，长期使用时副作用更加明显。例如，长期使用糖皮质激素容易引起继发性感染、糖尿病、骨质疏松、高血压和骨坏死等副作用。有关应用糖皮质激素治疗病毒性肺炎尚有争议，争论的焦点之一是应用时机和剂量。目前，临床上糖皮质激素的应用还处于探索阶段，存在较大的随意性和不确定性，缺乏对给予患者激素治疗的起始时间点、激素个体化应用剂量及何时终止激素应用等关键问题进行指导的个性化治疗标准。然而重症患者使用糖皮质激素是利大于弊的，因此及时诊断细胞因子风暴，准确把握糖皮质激素的应用时机是非常重要。

（2）非甾体抗炎药：非甾体抗炎药可减少白三烯、前列腺素和血小板活化因子等脂质介质合成，如氯喹可通过抑制磷脂酶 A2 起作用。磷脂酶 A2 水解磷脂酰胆碱的 sn-2 酯，产生脂肪酸（通常是花生四烯酸）和溶血磷脂。花生四烯酸是白三烯和前列腺素生物合成的底物，而溶血磷脂是合成血小板活化因子的底物，血小板活化因子、白三烯和许多前列腺素都是强烈的促炎细胞因子，可提高血管壁通透性。磷脂酰胆碱是细胞膜的主要成分，磷脂酰胆碱被水解和溶血磷脂的产生可对细胞膜造成损害。前列腺素是 COX-1 和 COX-2 的产物，可被阿司匹林和布洛芬抑制。

2．炎症介质单克隆抗体　目前较成熟的是 TNF-α 抗体和抗内毒素脂多糖（LPS）抗体的应用，也有 IL-1、IL-2、IL-4、IL-6、IL-8 及血小板活化因子（PAF）等单克隆抗体可以应用。直接采用促炎细胞因子抗体，如 TNF-α、IL-1β 和 IL-6 的单克隆抗体，可有效抑制特定的细胞因子，减弱免疫炎症介质的攻击性。

应用其单克隆抗体以拮抗病理情况下的体内促炎细胞因子来减轻细胞因子风暴，或应用特异重组蛋白调节细胞因子风暴，有希望减轻 ARDS。例如，应用 TNF-α 单抗治疗败血症的临床试验中，其对死亡结局的影响减少 3.5% 左右。粒细胞集落刺激因子（G-CSF）可促进粒细胞的成熟，调节炎症反应的进程与平衡，在应用其重组蛋白治疗肺炎的临床试验中，有结果显示减少了 ARDS 及弥散性血管内凝血的发生。虽然目前已经进行的临床试验大多数结果并不理想，但是随着更多单克隆抗体、重组蛋白的开发，以及在相关的自身免疫病等临床治疗试验中取得良好疗效，如托珠单抗、重组 TNF-α 受体 - 抗体融合蛋白靶向治疗、患者恢复期血浆的应用等。单克隆抗体、重组蛋白靶向治疗 ARDS、MODS 的炎症反应展现出光明前景。针对新型冠状病毒肺炎诱发的细胞因子风暴，目前普遍认为 IL-6 抑制剂的作用值得期待。对于可诱发细胞因子风暴的疾病来说，IL-6 是一个非常优异的疾病严重程度预测和预后指标，其表达的时间也比其他细胞因子（TNF 和 IL-1）更长。研究者已经从机制上验证了 IL-6 是引发新型冠状病毒肺炎细胞因子风暴的关键炎症因子之一，并在一些重症和危重症患者中初步验证了托珠单抗的有效性。目前，临床上针对细胞因子风暴治疗，使用抗 IL-6、抗 IL-1β 抗体及抗干扰素 γ 抗体来中和循环系统内水平升高的 IL-6、IL-1β 及干扰素 γ。既往研究表明，还有其他药物可能对细胞因子风暴有效，包括：丙种球蛋白、特异性免疫球蛋白、PPAR（氧化物酶体增殖物激活受体）抑制剂、S1P1（鞘氨醇磷酸酯 1）受体抑制剂、COX（环氧合酶）抑制剂、抗氧化剂、抗肿瘤坏死因子疗法等。

3．血液净化疗法　即血液净化技术治疗，包括血液滤过和血浆置换，其目的是清除过多的细胞因子，重新建立可控的、有效的炎症反应。部分临床资料显示，各种细胞因子的清除率、蛋白结合率、电荷量等均不同，难以定量清除某种介质，而且完全清除需要持续较长时间。另外，炎症反应过程中细胞因子和炎症介质的释放是一个动态变化过程。因此，血液滤过时间、流量、滤膜面积和孔径确定都有待进一步的动物和临床研究来确定。近年来发展起来的体外血液净化是以一种非特异、广谱的方法，非靶向地去除血液中的细胞因子，调节过度激活的免疫反应，并促进免疫重建，目前尚需更多的临床数据支持其推广。

（1）连续肾替代疗法：连续肾替代疗法（continuous renal replacement therapy，CRRT）是通过体外循环血液净化技术连续、缓慢清除水分和溶质的治疗方式。近年来，连续肾替代疗法已从提高重症急性肾衰竭的治疗扩展到各种临床常见病如SIRS、ARDS、MODS等非肾疾病的危重疾病救治。与间断性血液透析相比，其血液循环更稳定，可降低危重患者的病死率。这种疗法可除去部分炎症介质和细胞因子。

（2）血浆置换：也可部分除去炎症介质与细胞因子，但效果较差。用新鲜血浆可补充凝血因子和一部分抗体，用量为每天10 ~ 50 ml/kg，分2次；第2天可置换半量。置换出的全血可用等量红细胞及其他成分血补充。

（三）免疫调节治疗

根据SIRS发生、发展过程中五个时期适应性免疫和固有免疫水平的变化可进行免疫调节治疗。免疫调节治疗原则：在早、中期，要预防或控制机体的过度全身炎症反应；在中、晚期，要在继续控制过度炎症反应的基础上，主要提高人体适应性免疫功能，维持机体免疫的适度水平。免疫调节的关键点就是掌握治疗的窗口期，正确应用相关药物，防止细胞因子风暴对组织细胞的损伤作用。

有关应用糖皮质激素治疗，目前临床应用尚有争议，争论的焦点之一是应用时机和剂量。把握好治疗的窗口期，及时适量应用糖皮质激素，从源头上适度抑制免疫细胞过度活化和细胞因子持续大量产生，有利于预防和阻止病情恶化，同时又能预防其副作用的发生。

在炎症反应后期，体内的免疫细胞如巨噬细胞、$CD4^{+}T$细胞、中性粒细胞等存在吞噬功能的下降，出现免疫功能抑制，此时可考虑应用免疫增强剂，主要有特异性免疫球蛋白、巨噬细胞粒细胞集落刺激因子（GM-CSF）及胸腺素等。大剂量静脉用丙种球蛋白可促进INF-β的释放，降低SIRS的病死率。目前对SIRS患者的常规治疗方法为应用大剂量丙种球蛋白，每天200 ~ 400 mg/kg，连用5 d。因此，在SIRS过程中，准确定位炎症反应所处的阶段对于治疗是至关重要的。目前，国内已研发出新型冠状病毒特异性免疫球蛋白，已获批临床试验，其应用前景看好。

（四）抗氧化治疗

抗氧化治疗是氧化应激损伤的有效防治手段，在SIRS治疗中的作用非常重要。应用NOX2抑制剂罗布麻宁（apocynin）可显著抑制流行性感冒诱导的细胞因子和活性氧的产生。维生素E（vitamin E，Vit E）具有清除自由基，抑制炎症细胞聚焦等作用。维生素C（vitamin C，Vit C）是有效的抗氧化剂。研究提示，合理使用维生素C、维生素E等抗氧化制剂可抑制或减轻过度氧化应激，清除自由基，降低过氧化反应的损伤。其在SIRS中的使用方法：维生素C 2.5 ~ 3 g，静脉注射或静脉滴注，每天2次；维生素E 200 ~ 300 mg，口服或肌内注射，每天1次。抗氧化治疗也可应用SOD类和CAT制剂，可以分别通过降解超氧化物和羟基自由基，从而减少体内的ROS。

（五）氧疗

一般来说，SIRS都会引起ARDS和MODS，机体会出现缺氧、组织细胞氧债增大、高代谢状态、组织细胞氧利用障碍、氧耗量随氧供而变化等状况，所以，应依据病情采取吸氧、高流量鼻导管氧疗、无创机械通气、有创机械通气及体外膜氧合（extra corporeal membrane oxygenation，ECMO）治疗。氧疗的有效性还取决于呼吸道的通畅、有效循环血量保障和正常的血液携氧能力等，保证上述三个环节的正常是非常重要的。临床实践表明，近年来的COVID-19、SARS、MERS、禽流感等引起的急性肺损伤甚至共同引发ARDS及MODS的患者的救治中，纠正缺氧是一个关键的治疗措施。许多患者的死亡是由于血氧饱和度达不到机体所需水平，导致后续多个脏器因缺氧而发生衰竭。血氧饱和度是判断患者预后的核心指标。要掌握好氧疗方式及时机，要在保持呼吸道通畅的基础上，尽早给予有效的氧疗。对重症患者救治时主要采用有创机械通气治疗，如用高呼气末正压通气（PEEP）和ECMO尤为重要，但必须要严格明确ECMO的具体应用指征，精准把握指征和时机是关键。临床观察发现，COVID-19与既往报道的SARS、MERS相比，肺组织有广泛的黏液分泌合并渗出，小支气管内黏液栓的形成和肺泡腔巨噬细胞聚集活化十分突出，导致肺的通气和换气功能受损更明显，因此，氧疗时要事先进行排痰治疗，采用俯卧位通气，从而有助于保持呼吸道通畅。

（六）间充质干细胞移植疗法

间充质干细胞（mesenchymal stem cell，MSC）移植疗法主要机制是，移植的异体间充质干细胞可合成和分泌抵抗多种微生物包括病毒的细胞因子，对微生物、各种炎症、免疫反应进行可控调节，同时可合成和分泌多种血管和组织细胞生长因子，促进受损血管和肺泡组织的恢复和重建，能迅速、显著改善患者的预后，有效规避“细胞因子风暴”。间充质干细胞凭借自身较低的免疫原性，以及对固有免疫和适应性免疫的调节，能够几乎无副作用地控制过激免疫反应，实现治疗多种免疫相关疾病的功能。

研究表明，通过质谱流式分析发现间充质干细胞移植后，导致细胞因子风暴的过度活化的免疫细胞 $CXCR3^+CD4^+T$ 细胞、$CXCR3^+CD8^+T$ 细胞和 $CXCR3^+NK$ 细胞在 3 ～ 6 d 内消失。另外，$CD14^+$ $CD11c^+$ CD11bmid 调控的树突状细胞数量急剧增加。以上结果在重症患者中尤其显著。同时，与对照组相比，间充质干细胞治疗组的 TNF-α 水平显著降低而 IL-10 水平升高，患者的白细胞计数、中性粒细胞计数和淋巴细胞计数均恢复到正常水平，更重要的是，$CD3^+T$ 细胞、$CD4^+T$ 细胞和 $CD8^+T$ 细胞的计数也增加到正常水平。此外，抗炎和营养因子如 TGF-β、HGF、FGF、VEGF、EGF、BDNF 和 NGF 等在间充质干细胞中高表达，进一步证明了其免疫调节和保护功能。干细胞疗法一个周期有 2 ～ 3 次注射，每次间隔 72 ～ 92 h。

间充质干细胞移植疗法能迅速、显著改善重症及危重症患者的预后，有效规避细胞因子风暴，且无明显副作用，为 SIRS、ARDS、MODS 的临床治疗提出新思路。该方法的安全可靠性已经临床实践检验，为降低危重症患者的死亡率提供新的希望。

（七）基因治疗

基因治疗目前处于理论探讨阶段，有望通过干预炎性刺激信息转导表达来改变全身炎症病程发展。针对 SIRS 的基因治疗研究主要有两类：①利用转基因技术，促进抗炎基因的表达；②用反义核酸（RNA 或 DNA）技术，阻断促炎基因的转录或翻译。目前研究最多的是转录因子 NF-κB，NF-κB 是一种快速反应的转录调节因子，几乎存在于所有细胞，能调控许多细胞因子、趋化因子、黏附分子、生长因子、免疫受体等的生成，是基因发挥作用必须通过的基因开关。因此，NF-κB 对炎症反应的形成和发展有重要的调节作用，它是多种信号转导途径的汇聚点，是极具吸引力的新型抗炎靶点。目前国内外有关 NF-κB 为靶点的拮抗疗法主要包括以下几个方面。①抗氧化治疗：抗氧化剂吡咯烷二硫氨基甲酸（PDTC）可抑制 NF-κB 活性，从而减少促炎细胞因子的表达；②促进抑制性因子（inhibitor kappa B，IκB）生成：应用 IκB 的腺病毒表达载体，使 IκB 显性失活突变过量表达，可抑制 NF-κB 的核移位；③糖皮质激素：糖皮质激素可直接作用于 NF-κB 的 P65 亚基，从而抑制其与 DNA 结合，同时能增强 IκB-α 亚基 mRNA 的表达，通过上调 IκB-α 转录水平，阻止 NF-κB 的核转移；④ IL-10：最近研究发现，IL-10 可抑制 NF-κB 活化。另外有人利用反义寡核苷酸与 TNF mRNA 或 IL-1 mRNA 结合，以封闭基因表达，减少细胞因子的产生。

（八）营养支持治疗

SIRS 患者处于高分解代谢的应激状态，蛋白质、脂肪分解代谢增强，以及糖异生明显增加，但糖的利用能力降低。因此，加强全程营养支持，改善全身状态，维持内环境稳定是治疗的基础，同时也有利于改善患者的预后。对一般患者，应给予营养支持，确保热量平衡；对危重患者，则给予代谢支持，确保正氮平衡。针对高分解代谢的特点，要提高蛋白质或氨基酸的摄入量，限制糖的摄入，使热 / 氮比值维持在 100/1 左右，提高支链氨基酸的比例。早期恢复肠道营养有助于肠道防御屏障的功能恢复。通过营养支持维护和提高机体的代谢功能及胃肠道的菌群微生态的平衡，可降低危重症时细菌移位及肠源性感染发生率。

（九）中医药治疗

坚持中西医并重、中西药并用的指导思想，大力提倡中医药的应用。中医药治疗 SIRS 时，在减轻发热症状、控制病情进展、减少激素用量、减轻并发症等方面具有疗效。中医药多以清热解毒、活血化瘀、扶正养阴为治疗原则。应用有清热解毒中草药组方，尽管这些结果未经过严格的双盲性临床实验验证，但从许多清热解毒的中草药具有显著抑制炎症的事实判断，它们对 SIRS 具有积极的治疗作用，如清肺排毒汤、化湿败毒方、大承气汤、麻杏石甘汤等，而血必净中药复合注射液（当归、红花、川芎、丹参等），具有多方面治疗 SIRS 的功效。研究表明，血必净能拮抗内毒素、下调促炎细胞因子的水平、减轻组织及器官的炎症损伤。另外，早期服用金花清感颗粒、连花清瘟胶囊，注射热毒宁、痰热清等抗炎症中药，效应明显。例如，2020 年初新型冠状病毒肺炎疫情暴发以来，应用中医药的“三药三方”（三个中药：金花清感颗粒、连花清瘟胶囊、血必净注射液；三个中药方：清肺排毒汤、化湿败毒方、宣肺败毒方），对轻型、普通型 COVID-19 取得了良好的治疗效果，阻断了患者向重型及危重型方向的发展。

扶正养阴治疗方面可采用大黄、当归、黄芪等中药组方。中医药理论与免疫学的密切联系主要体现在中医的肾、脾、肺、卫气、体质与免疫的关系。《黄帝内经》中提到“真气从之，精神内守，病安从来”“正气存内，邪不可干”等，所表达的观点是中医治疗疾病大体是采用扶正、祛邪两大法则，所谓扶正，包括益卫气、补元气、养血气，就是调动机体的抗病力，提高机体的免疫功能，并增强其稳定性。临床上应用灵芝、黄芪、人参、刺五加等都有很好的增加强免疫力、增强呼吸道抵抗力的功效。现代医学研究证实，这些中药的单方或复方制剂对机体体液免疫和细胞免疫均有显著的促进作用。

临床实践表明，对于轻症患者，中医药治疗可改善症状、缩短疗程、促进痊愈，对于重症患者，还是以西医治疗为主，西医的呼吸支持、循环支持等生命支持是必不可少的，有了这些支持才能挽救重症患者的生命，也可进行中医药配合治疗，如给予生脉饮、生脉注射液、独参汤等可稳定血氧饱和度，提升氧合水平。

（十）对症治疗

全身炎症反应综合征的对症治疗包括：控制体温，减少热量丢失；及时纠正水、电解质及酸碱平衡紊乱，维持机体内环境稳定；合理使用血管活性药物，维持有效循环血量，改善器官血流灌注，保证血流动力学功能良好；全程应用能量及细胞营养物质，改善组织细胞能量代谢，保护细胞及线粒体的功能，防止细胞损害。器官功能支持治疗，必须遵循早期、有力、均衡和综合的原则，维护各器官的功能正常，监测全身重要器官的功能状态。

（刘永年　赵延礼　王海燕）

参考文献

[1] 步宏，李一雷．病理学．9 版．北京：人民卫生出版社，2019．

[2] 曹雪涛．医学免疫学．7 版．北京：人民卫生出版社，2019．

[3] 肖献忠．病理生理学．4 版．北京：高等教育出版社，2018．

[4] 葛均波，徐永健，王辰．内科学．9 版．北京：人民卫生出版社，2018．

[5] 王建枝，吴立玲，陈琪．疾病机制．北京：人民卫生出版社，2019．

[6] 姚咏明，黄立锋，林洪远．进一步提高对脓毒症免疫机制及调理策略的认识．创伤外科杂志，2007，9（1）：4-7．

[7] 石岩．严重脓毒症发病机制新认识．中国实用外科杂志，2012，32（11）：955-958．

[8] 张艳丽，蒋澄宇．细胞因子风暴：急性呼吸窘迫综合征中的主宰生命之手．生命科学，2015，27（5）：554-557．

[9] 姚令良，肖扬，谭华清．全身炎症反应综合征发病机制理性辨析．医学与哲学（B），2016，37（1）：79-81．

[10] 曹钰，柴艳芬，邓颖，等．中国脓毒症/脓毒性休克急诊治疗指南（2018）．临床急诊杂志，2018，19（9）：567-587．

[11] 国家卫生健康委办公厅，国家中医药管理局办公室．关于印发新型冠状病毒肺炎诊疗方案（试行第七版）的通知（国卫办医函〔2020〕184 号）[EB/OL]（2020-03-03）[2021-03-05]．http：//www.nhc.gov.cn/xcs/zhengcwj/202003/46c9294a7dfe4cef80dc7f5912eb1989.shtml.

[12] 陈思锋．2019 新型冠状病毒导致的致命肺渗漏液的病理生理学机制和防治策略：兼论血透的应用与依据．中国病理生理学杂志，2020，36（03）：562-567．

[13] 高钰琪．基于新冠肺炎病理生理机制的治疗策略．中

国病理生理学杂志，2020，36（03）：568-572+576.

[14] Ferrara JL，Abhyankar S，Gilliland DG．Cytokine storm of graft-versus-host disease：a critical effector role for interleukin-1．Transplantation proceedings，1993，25：1216-1217.

[15] Mogensen TH，Paludan SR．Molecular pathways in virus-induced cytokine production．Microbiol Mol Biol Rev，2001，65（1）：131-150.

[16] Tisoncik JR，Korth MJ，Simmons CP，et al．Into the eye of the cytokine storm．Microbiol Mol Biol Rev，2012，76：16-32.

[17] Passos-Silva DG，Verano-Braga T，Santos RA．Angiotensin-（1-7）：beyond the cardio-renal actions．Clin Sci（Lond），2013，124（7）：443-456.

[18] Celec P. Nuclear factor kappa B—molecular biomedicine：the next generation．Biomed Pharmacother，2004，58（6-7）：365-371.

[19] Company C，Piqueras L，Naim Abu Nabah Y，et al．Contributions of ACE and mast cell chymase to endogenous angiotensin Ⅱ generation and leucocyte recruitment in vivo．Cardiovasc Res，2011，92（1）：48-56.

[20] Smallwood HS，Duan Susu，Morfouace M，et al．Targeting metabolic reprogramming by influenza infection for therapeutic intervention．Cell Rep，2017，19（8）：1640-1653.

[21] Selemidis S．Targeting reactive oxygen species for respiratory infection：fact or fancy? Respirology，2019，24（1）：15-16.

[22] Huang C，Wang Y，Li X，et al．Clinical features of patients infected with 2019 novel coronavirus in Wuhan，China．Lancet，2020，395（10223）：497-506.

[23] Fajgenbaum DC，June CH．Cytokine storm．N Engl J Med，2020；383（23）：2255-2273.

第十一章

应 激

第一节 概 述

一、应激的概念、分类及意义

1．应激的概念 应激或应激反应（stress reaction）是指机体在受到各种内外环境因素及社会心理因素刺激时所出现的非特异性全身反应。任何躯体的或心理的刺激因素只要能达到一定的强度，除可引起刺激因素的直接效应外，还出现以蓝斑-交感-肾上腺髓质系统和下丘脑-垂体-肾上腺皮质轴兴奋为主的神经内分泌反应。神经内分泌反应所引起的这一组变化为全身性反应，不管刺激因素的性质如何，这一组变化都大致相似。应激反应是一个相当泛化的反应，从神经内分泌、功能代谢、细胞、体液直至基因水平都有广泛的激活，其整个反应既广泛又无明显的针对性。因此，应激是一种“非特异性全身反应”。

2．应激的分类 根据应激原对机体影响的性质和程度，应激可分为生理性应激和病理性应激两种。若应激原不是太强、应激反应持续时间不是太久，而这种应激反应又是机体激励机制的生理基础，有利于机体应付各种挑战以实现预期的目标，这种应激称为生理性应激，如体育竞赛、考试等；反之，当应激反应过于强烈和（或）持久，超过了机体负荷的限度，机体内环境的稳定性被破坏，这就意味着疾病的开始甚至是死亡的到来，这种应激称为病理性应激或损伤性应激。根据应激原的性质不同，应激可分为躯体应激（physical stress）和心理应激（psychological stress）。躯体应激多由物理、化学、生物性因素所致，心理应激则多由心理、社会因素所引起。心理应激又有良性应激（eustress）和劣性应激（distress）之分，良性应激可由诸如中奖、升职等因素所致，而考试失败、事业受挫、丧失亲人等因素可导致劣性应激。当然，上述分类是相对的，如生理性应激与病理性应激间并无一截然分明的界限。

3．应激的意义 应激是一个普遍存在的生活事实，是一切生命为了生存和发展所必需的。应激的效应具有两重性，既有抗损伤的一面，也有损伤的一面，但就其本质而言，应激是机体整个适应、保护机制的一个重要组成部分，是适应性防御反应，这是因为：应激反应可提高机体的准备状态，有利于机体的战斗或逃避（fight or flight），有利于在变动的环境中维持机体的自稳态，增强机体的适应能力。

二、应激原

能够引起应激反应的各种因素称为应激原（stressor）。应激原可粗略地分为三大类。

1．外环境因素 如温度的剧变、射线、噪声、强光、电击、低压、缺氧、中毒、创伤、感染等。

2．机体的内在因素（自稳态失衡） 如贫血、休克、电解质紊乱、心律失常、器官功能衰竭等。

3．心理、社会、环境因素 如职业的竞争、工作的压力、紧张的生活及工作节奏、拥挤、人际关系的复杂、孤独、突发事件等，是现代社会中重要的应激原。

一个因素要成为应激原，必须有一定的强度，但其强度因人而异。除此之外，还受个体遗传素质、个性特点、神经类型、生活方式和自身经历等的影响，因此，不同个体对同样的应激原存在不同的敏感性和耐受性，对强度相同的应激原可出现程度不同的应激反应。在某些人可引起明显应激反应的因素可能对另一些人并不起作用，如进入陌生环境承担一项新工作可引起某些人明显紧张、焦虑不安，出现典型的应激反应，但另一些人可能却相当平静。即使是同一个人，在不同的时间、不同的条件下，引起应激反应的应激原强度可能也不同。

三、一般适应综合征

一般适应综合征（general adaptation syndrome，GAS）是应激学说的奠基人——加拿大生理学家Selye于1946年提出的。Selye采用不同的应激原如剧烈运动、毒物、寒冷、高温及严重创伤等因素处理实验动物，发现尽管应激原的性质不同，但它们所引起的全身性反应却很相似，即这些全身性反应具有非特异性。Selye 把这种非特异性的全身性反应称为一般适应综合征。一般适应综合征是指劣性应激原持续作用于机体，应激表现为一个动态的连续过程，并可最终导致内环境紊乱和疾病。一般适应综合征可分为三期，如表 11-1 所列。

1．警觉期（alarm stage） 此期在应激原作用后迅速出现，为机体保护防御机制的快速动员期。警觉期的神经内分泌改变以交感 - 肾上腺髓质系统的兴奋为主，并伴有肾上腺皮质激素的增多，此期的这些变化使机体处于最佳动员状态，有利于机体的战斗或逃避。警觉期持续时间较短。

2．抵抗期（resistance stage） 如果应激原持续作用于机体，在警觉期反应之后，机体将进入抵抗或适应阶段。此时，以交感 - 肾上腺髓质兴奋为主的一些警觉期反应将逐步消退，而表现出以肾上腺皮质激素（如糖皮质激素）分泌增多为主的适应反应。机体的代谢率增高、炎症免疫反应减弱、胸腺及淋巴组织可见缩小。机体在表现出对特定应激原适应、抵抗能力增强的同时，也伴随着防御储备能力的消耗，因而对其他应激原的非特异抵抗力下降。

3．衰竭期（exhaustion stage） 机体在经历了持续强烈的应激原作用后，其防御储备及适应能力被耗竭。警觉期的反应再次出现，肾上腺皮质激素水平持续升高，但糖皮质激素受体的数量和亲和力可下降，机体内环境明显失衡，应激反应的负效应如应激相关疾病、器官功能衰退甚至休克、死亡都可在此期出现。

需要注意的是，上述的三个时期并不一定都依次出现，多数应激原只引起第一、二期的变化，只有少数严重的应激反应才进入第三期。

一般适应综合征基本观点的阐述是着眼于应激时机体的神经内分泌反应，尤其是交感 - 肾上腺髓质系统和下丘脑 - 垂体 - 肾上腺皮质系统的作用。一般适应综合征体现了应激反应的全身性及非特异性，是对应激反应的经典描述，但一般适应综合征只强调应激时机体的神经内分泌反应，未涉及应激时细胞、体液水平的变化。此外，由于一般适应综合征理论是建立在动物实验的基础上，未能对应激时的精神心理反应做出描述。因此，一般适应综合征对于应激反应的描述是不够全面的。尽管如此，时至今日一般适应综合征的基本观点仍然是正确的，有助于理解应激反应的基本机制。

表11-1 一般适应综合征的分期及特点

分期	特点
警觉期	应激原作用后迅速出现，以交感 - 肾上腺髓质系统兴奋为主，机体处于最佳动员状态
抵抗期	警觉期反应之后出现，以肾上腺皮质激素如糖皮质激素分泌增多为主。机体进入抵抗或适应阶段，但防御储备能力消耗，对其他应激原的非特异抵抗力下降
衰竭期	持续强烈的应激原作用下，抵抗期后出现，糖皮质激素水平持续升高，但糖皮质激素受体数量和亲和力下降。防御储备及适应能力被耗竭，适应机制开始崩溃，应激的负效应出现（内环境明显失调，出现应激相关疾病甚至死亡）

第二节 应激反应的基本表现

应激反应是一种非特异的、相当泛化的反应，从神经内分泌、功能代谢、细胞、体液直至基因水平都有广泛的激活，这些变化可大致分为四个方面：应激的神经内分泌反应、急性期反应、细胞反应及功能代谢改变。

一、应激的神经内分泌反应

当机体受到强烈刺激时，应激的基本反应为一系列的神经内分泌改变，主要表现为蓝斑 - 交感 - 肾上腺髓质系统和下丘脑 - 垂体 - 肾上腺皮质系统（HPA）强烈兴奋。多数应激反应的生理、生化变化及外部表现皆与这两个系统的强烈兴奋有关。

（一）蓝斑－交感－肾上腺髓质系统

1．基本组成单元　该神经内分泌轴的基本组成单元为脑干的去甲肾上腺素能神经元（主要位于蓝斑）及交感-肾上腺髓质系统，其中，蓝斑（locus ceruleus，LC）是该系统的中枢位点，是中枢神经系统对应激反应最敏感的部位，其中的去甲肾上腺素能神经元具有广泛的上行、下行纤维联系。去甲肾上腺素能神经元的上行纤维主要与杏仁复合体、海马结构、边缘系统和大脑皮质有密切的往返联系，成为应激时情绪、认知、行为功能变化的结构基础；去甲肾上腺素能神经元的下行纤维主要分布于脊髓侧角，行使调节交感神经系统和肾上腺髓质系统的功能。

2．应激时的基本效应

（1）中枢效应：蓝斑-交感-肾上腺髓质系统的主要中枢效应与应激时的兴奋、警觉有关，并可引起紧张、焦虑的情绪反应。此外，脑干的去甲肾上腺素能神经元还与室旁核分泌促肾上腺皮质激素释放激素（corticotropin releasing hormone，CRH）的神经元有直接的纤维联系，该通路可能是应激启动 HPA 轴的关键结构之一（图 11-1）。

（2）外周效应：蓝斑-交感-肾上腺髓质系统的外周效应主要表现为血浆儿茶酚胺（肾上腺素、去甲肾上腺素、多巴胺）浓度迅速升高。对即将执行死刑者血浆检测的结果表明，其体内去甲肾上腺素可升高 45 倍，肾上腺素升高 6 倍；失血性休克时，患者血浆去甲肾上腺素可升高 10 倍，肾上腺素升高 50 倍；低温、缺氧亦可使血浆去甲肾上腺素升高 10 ~ 20 倍，肾上腺素升高 4 ~ 5 倍。交感神经兴奋主要释放去甲肾上腺素；肾上腺髓质兴奋主要释放肾上腺素。

3．对机体的保护作用

（1）对心血管的兴奋作用：交感神经兴奋及儿茶酚胺释放增多可使心率增快、心肌收缩力增强、心输出量增加、血压升高。由于外周血管中 α 受体密度分布的差异及局部组织代谢因素的影响，可出现血液重新分配。血液的重新分配能够保证心、脑、骨骼肌的血液供应，这样有利于机体集中力量应对各种紧急情况。

（2）对呼吸的影响：儿茶酚胺可引起支气管扩张，有利于增加肺泡通气量，从而满足应激时机体对氧的需求。

（3）对物质代谢的影响：儿茶酚胺通过兴奋 α- 受体，使胰岛素分泌减少；兴奋 β- 受体，刺激

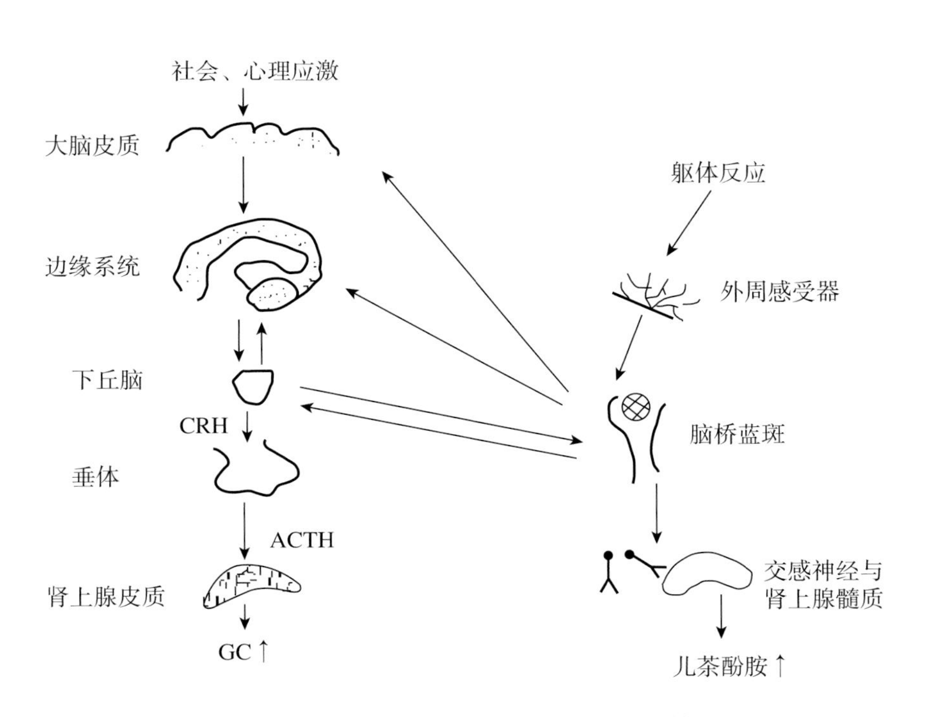

图 11-1　应激时的主要神经内分泌轴

胰高血糖素分泌。上述变化使糖原分解增强、血糖升高，并促进脂肪动员，使血浆中游离脂肪酸增加，从而保证了应激时机体组织对能量的需求。

（4）促进其他激素的分泌：儿茶酚胺对许多激素的分泌具有促进作用，如促肾上腺皮质激素（adrenocorticotropic hormone，ACTH）、胰高血糖素、生长激素、甲状腺激素、肾素、促红细胞生成素等，使机体在更广泛的程度上动员起来，以便应付应激时的各种变化。

4．对机体的不利影响　交感 - 肾上腺髓质系统的上述作用促使机体紧急动员、处于一种唤起（arousal）状态，有利于应付各种变化了的环境。但过度强烈的交感 - 肾上腺髓质系统兴奋也会带来一些负面影响。

（1）明显的能量消耗和组织分解。

（2）外周小血管持续收缩可导致组织、器官缺血，如胃黏膜缺血是应激性溃疡的主要发生机制；外周血管的持续收缩可使血压明显升高，这可能是精神、心理应激因素诱发高血压的重要机制之一。

（3）增加心肌耗氧量，引发心肌功能性缺氧，引起心肌损伤、心律失常等。

（4）儿茶酚胺不仅可使血小板数目增多，血小板黏附、聚集性增强，而且亦可增加白细胞数目及纤维蛋白原浓度，从而增加血液黏滞度，使血栓形成的倾向增高。

（5）儿茶酚胺过多可使自由基生成增多，引起脂质氧化损伤增强，造成组织、器官损伤等。

有研究表明，人体暴露于急性高海拔缺氧环境时，无论是在安静状态还是体力负荷后血浆多巴胺、肾上腺素、去甲肾上腺素和促肾上腺皮质激素水平较海平对照值均显著升高，说明急性缺氧导致的应激反应使机体蓝斑 - 交感 - 肾上腺髓质系统激活，然后通过神经内分泌网络释放较多的激素，以对抗低氧可能对机体造成的损伤。机体通过心血管系统、免疫系统、神经系统等的反馈使内环境快速达到新的稳态，从而适应低压缺氧，即习服的形成。

（二）下丘脑 – 垂体 – 肾上腺皮质系统

1．基本组成单元　下丘脑 - 垂体 - 肾上腺皮质系统（HPA）的基本组成单元为下丘脑的室旁核（PVN）、腺垂体和肾上腺皮质。室旁核作为该神经内分泌轴的中枢位点，上行神经纤维主要与杏仁复合体、海马结构、边缘系统有广泛的往返联系，特别是与杏仁复合体有致密的神经纤维联系；下行神经纤维则主要通过 CRH 控制腺垂体 ACTH 的释放，从而调控糖皮质激素的合成和分泌（图 11-1）。

2．应激时的基本效应

（1）中枢效应：下丘脑 - 垂体 - 肾上腺皮质系统兴奋释放的中枢介质为 CRH 和 ACTH，特别是 CRH，它可能是应激时最核心的神经内分泌反应。CRH 神经元散布于从大脑皮质到脊髓的广泛脑区，但主要位于室旁核。CRH 的功能如下。

1）刺激 ACTH 的分泌：可进而增加糖皮质激素的分泌，这是 CRH 最主要的功能，是下丘脑 - 垂体 - 肾上腺皮质系统激活的关键环节。无论是从躯体直接来的应激传入信号，或是经边缘系统整合的下行应激信号，皆可引起室旁核的 CRH 神经元将神经信号转换成激素信号，使 CRH 分泌增多。CRH 或经轴突运输，或经垂体门脉系统进入垂体前叶使 ACTH 分泌增加，进而增加糖皮质激素的分泌。

2）调控应激时的情绪行为反应：杏仁复合体是应激时情绪反应的关键脑区。由于 CRH 神经元与杏仁复合体的中心核团有致密的神经纤维联系，因此，应激时机体的情绪行为反应可能与 CRH 作用于杏仁复合体有关。动物实验已证明：杏仁复合体内直接注射 CRH 可引起明显的情绪反应，而杏仁复合体的破坏可阻滞杏仁复合体内注射 CRH 所诱导的情绪反应。目前认为，适量的 CRH 增多可促进适应，使机体兴奋或有愉快感；但大量 CRH 的增加，特别是慢性应激时 CRH 的持续增加则造成适应机制的障碍，出现焦虑、抑郁、食欲及性欲减退等，这是慢性重症患者几乎都会出现的共同表现。

3）促进内啡肽释放：应激时内啡肽升高与 CRH 增加相关。

4）促进去甲肾上腺素能神经元活性：CRH 还可促进蓝斑中去甲肾上腺素能神经元的活性，使下丘脑 - 垂体 - 肾上腺皮质系统与蓝斑 - 交感 - 肾上腺髓质系统产生交互影响。

（2）外周效应：应激时下丘脑 - 垂体 - 肾上腺皮质系统的外周效应主要由糖皮质激素分泌增多所致。正常人每天糖皮质激素分泌量为 25 ~ 37 mg，应激时糖皮质激素的分泌量迅速增多，如外科手术时可使皮质醇分泌量超过 100 mg，为正常分泌量的 3 ～ 5 倍；若外科手术完成且患者无手术并发症（应激原消失），患者皮质醇水平通常于术后 24 h 内恢复正常。但若应激原持续存在，则血浆皮质醇水平可持续增高，如大面积烧伤患者，其血浆皮质醇维持于高水平可长达 2 ～ 3 个月。临床上可通过检测患者血浆皮质醇水平及尿中 17- 羟类固醇浓度来判断应激反应的强度。

3．对机体的保护作用　糖皮质激素分泌增多是应激时机体最重要的一个反应，对机体抵抗有害刺激起着极为重要的作用。动物实验表明，摘除双侧肾上腺的动物几乎不能适应任何应激环境，极小的有害刺激即可导致动物死亡；若仅去除肾上腺髓质而保留肾上腺皮质，则动物可存活较长时间；给摘除肾上腺的动物注射糖皮质激素，可使动物恢复抗损伤能力。应激时糖皮质激素增加对机体有广泛的保护作用，具体表现如下。

（1）升高血糖：①糖皮质激素能够促进蛋白质分解，使氨基酸转移至肝，糖异生作用明显加强。②糖皮质激素通过降低肌肉组织对胰岛素的敏感性而抑制外周组织对葡萄糖的利用，从而提高血糖水平。③糖皮质激素对儿茶酚胺、胰高血糖素及生长激素等的脂肪动员、糖原分解起允许作用，即这些激素所引发的脂肪动员、糖原分解等效应，必须有赖于足量的糖皮质激素的存在。

（2）稳定细胞膜及溶酶体膜：糖皮质激素能够诱导巨皮质素的产生。巨皮质素亦称脂调蛋白，其分子量为 40 ～ 45 kD。巨皮质素能够抑制磷脂酶 A2 的活性，可减少膜磷脂的降解，减少花生四烯酸、前列腺素及白三烯的生成，具有稳定细胞膜及溶酶体膜的作用，减少溶酶体酶的外漏，保护细胞免受溶酶体酶的损害。

（3）抗炎作用：目前认为，糖皮质激素不仅能够抑制如白三烯、前列腺素、5- 羟色胺等炎症介质、细胞因子的合成、释放，而且也可诱导多种抗炎介质的产生。近年来，人们认识到糖皮质激素的抗炎作用主要是通过糖皮质激素对促炎及抗炎介质基因表达水平的调控得以实现的。

（4）维持循环系统对儿茶酚胺的反应性：虽然糖皮质激素本身并不能引起心肌及血管平滑肌的收缩，但必须在糖皮质激素存在的情况下，儿茶酚胺才能发挥其对心血管活性的调节作用。糖皮质激素不足时，心血管系统对儿茶酚胺的反应性明显降低，可出现心肌收缩力减弱、心输出量下降、外周血管扩张、血压下降，严重时可致循环衰竭。

4．对机体的不利影响　应激时糖皮质激素增加对机体有广泛的保护作用，但是在慢性应激时，糖皮质激素的持续增加也会给机体带来一系列不利影响。

（1）明显抑制免疫炎症反应：慢性应激时胸腺、淋巴结缩小，多种细胞因子、炎症介质的生成受到抑制，机体的免疫力下降，易发生感染。

（2）影响生长发育：慢性应激时生长激素（GH）受到抑制（CRH 引起），而 GH 受到抑制可造成生长发育的迟缓；此外，糖皮质激素升高还使靶细胞对胰岛素样生长因子 1（IGF1）产生抵抗，造成生长发育的迟缓。

（3）抑制性腺轴：糖皮质激素能够抑制下丘脑、腺垂体的促性腺激素释放激素（GnRH）、促黄体素（又称黄体生成素，LH）的分泌，并使性腺对这些激素产生抵抗，引起性功能减退、月经失调等。

（4）抑制甲状腺轴：糖皮质激素可抑制促甲状腺激素释放激素（TRH）、促甲状腺激素（TSH）的分泌，并阻碍甲状腺素（T_4）在外周组织转化为活性更高的三碘甲状腺原氨酸（T_3）。

（5）引起一系列代谢改变：如负氮平衡、血脂升高、血糖升高，并出现胰岛素抵抗等。

（6）行为改变：如抑郁症、异食癖及自杀倾向等。

（三）应激时其他激素的变化

应激除可引起蓝斑 - 交感 - 肾上腺髓质系统和下丘脑 - 垂体 - 肾上腺皮质系统变化外，还可引起其他激素的变化。应激时分泌增加的激素有 β- 内啡肽、胰高血糖素、催乳素（PRL）、抗利尿激素（ADH）、醛固酮（ALD）等；分泌减少的激素有胰岛素、GnRH、TRH、TSH 及 LH、FSH 等；急性应激时 GH 分泌增多，慢性应激时 GH 分泌减少（表 11-2）。

1．β- 内啡肽　β- 内啡肽（β-endorphin）主要在腺垂体合成，其前体物质为阿黑皮素原（POMC）。POMC 在腺垂体生成后通常被分解为 ACTH 和 β- 趋脂素释放入血，β- 趋脂素被进一步

表 11-2 应激时其他激素的变化

名称	分泌部位	变化
β- 内啡肽	腺垂体等	升高
抗利尿激素（ADH）	下丘脑	升高
醛固酮（ALD）	肾上腺皮质	升高
促性腺激素释放激素（GnRH）	下丘脑	降低
生长激素（GH）	腺垂体	升高（急性）；降低（慢性）
催乳素（PRL）	腺垂体	升高
促甲状腺激素释放激素（TRH）	下丘脑	降低
促甲状腺激素（TSH）	腺垂体	降低
甲状腺素（T_4）、三碘甲状腺原氨酸（T_3）	甲状腺	降低
促黄体素（LH）	腺垂体	降低
促卵泡素（FSH）	腺垂体	降低
胰高血糖素	胰岛 α 细胞	升高
胰岛素	胰岛 β 细胞	降低

分解为 γ- 趋脂素和 β- 内啡肽。由于 β- 内啡肽和 ACTH 的前体物质均为 POMC，因此，β- 内啡肽升高程度和 ACTH 水平相平行。此外，β- 内啡肽的分泌也受下丘脑控制及血浆糖皮质激素水平的反馈调节。

应激时血浆 β- 内啡肽水平升高。β- 内啡肽水平升高的意义主要在于其对应激反应强度的调控，其作用表现如下。

（1）抑制交感 - 肾上腺髓质系统的过度兴奋：β- 内啡肽对交感 - 肾上腺髓质系统的抑制效应在该系统被强烈激活时表现得更为突出，这样可在一定程度上减轻交感 - 肾上腺髓质系统的过度兴奋，避免过分强烈的血管收缩、心率过快等不良反应。当然，若 β- 内啡肽对心血管系统进行了过度的抑制，也会导致血压过低甚至促进休克的发生。

（2）抑制 ACTH 和糖皮质激素的分泌：β- 内啡肽参与了 ACTH 和糖皮质激素分泌的负反馈调节。应激时 β- 内啡肽分泌增加，可抑制 ACTH 和糖皮质激素的分泌，这样有助于避免应激时下丘脑 - 垂体 - 肾上腺皮质系统的过度兴奋。

（3）强烈的镇痛作用：β- 内啡肽具有很强的镇痛效应，它可诱导患者产生兴奋及愉悦等感觉，这在一定程度上可减轻患者的疼痛，减轻因疼痛所产生的劣性应激。

（4）参与多种垂体激素的分泌调节：β- 内啡肽可刺激催乳素、生长激素的分泌，而抑制抗利尿激素、缩宫素及促性腺激素等激素的分泌。

2．胰高血糖素与胰岛素　应激时交感 - 肾上腺髓质系统兴奋，血浆儿茶酚胺水平增高。儿茶酚胺通过作用于胰岛 β 细胞上的 α- 受体，使胰岛素分泌减少；儿茶酚胺通过兴奋胰岛 α 细胞上的 β- 受体，刺激胰高血糖素分泌。胰高血糖素和胰岛素综合作用的结果是使血糖升高、血浆中游离脂肪酸增加，有利于满足应激时机体组织对能量的需求。

3．醛固酮与抗利尿激素　应激时交感 - 肾上腺髓质系统的兴奋可使肾血管收缩而激活肾素 - 血管紧张素 - 醛固酮系统（RAAS），使血浆醛固酮水平增高；情绪紧张、外科手术、感染、创伤、运动等均可引起抗利尿激素分泌增多。醛固酮及抗利尿激素的增多可使肾小管对钠、水重吸收增多，有利于应激时血容量的维持。

二、急性期反应

应激时由于感染、炎症或组织损伤等原因可使血浆中某些蛋白质浓度迅速增高，白细胞数量增加、核左移等，这种反应称为急性期反应

(acute phase response，APR)，这些蛋白质被称为急性期蛋白（acute phase protein，APP)。急性期蛋白属分泌型蛋白。

（一）急性期蛋白的主要构成及来源

1．急性期蛋白的主要构成　急性期蛋白种类很多，主要包括C反应蛋白、血清淀粉样A蛋白、补体、α_1-酸性糖蛋白、α_1-蛋白酶抑制剂、α_1抗糜蛋白酶、α_2巨球蛋白、结合珠蛋白、纤维蛋白原及铜蓝蛋白等（表11-3)。

2．急性期蛋白的来源　急性期蛋白主要由肝细胞合成，单核巨噬细胞、成纤维细胞也可产生少数急性期蛋白。正常时血中急性期蛋白含量很少，但在炎症、感染或组织损伤时急性期蛋白含量明显增加。当然，在急性期反应时也有少数蛋白如白蛋白、前白蛋白、运铁蛋白等含量减少，这些蛋白被称为负急性期蛋白。

（二）急性期蛋白的生物学功能

机体对感染、炎症或组织损伤的反应可大致分为两个时相：一个为急性反应时相，急性期蛋白浓度的迅速升高为其特征之一；另一个为迟缓相或免疫时相，其重要特征为免疫球蛋白大量生成。两个时相的总和构成了机体对外界刺激的保护性系统。急性期蛋白的功能相当广泛，其功能具体表现如下。

1．抑制蛋白酶对组织的过度损伤　创伤、感染时体内蛋白酶增多，而急性期蛋白中的蛋白酶抑制剂如α_1蛋白酶抑制剂、α_1抗糜蛋白酶及α_2巨球蛋白等可避免蛋白酶对组织的过度损伤。

2．清除异物和坏死组织　以急性期蛋白中的C反应蛋白的作用最明显。其作用机制有：①C反应蛋白可与细菌细胞壁结合，起抗体样调理作用；②激活补体经典途径；③促进吞噬细胞的功能；④抑制血小板的磷脂酶，减少其炎症介质的释放等。在各种炎症、感染、组织损伤等疾病中都可见C反应蛋白浓度的迅速升高，且其升高程度常与炎症、组织损伤的程度呈正相关。因此，临床上常用C反应蛋白作为炎症性疾病活动性的指标。

3．抗感染、抗损伤　C反应蛋白、补体成分的增多可加强机体的抗感染能力；凝血蛋白类的增加可增强机体的抗出血能力；铜蓝蛋白能促进Fe^{2+}氧化为Fe^{3+}，从而能减少羟自由基的产生，铜蓝蛋白具有抗氧化损伤的能力。

4．结合、运输功能　结合珠蛋白、铜蓝蛋白及血红素结合蛋白等可与相应的物质结合，避免过多的游离Cu^{2+}、血红素等对机体的危害，并可调节它们的体内代谢过程和生理功能。

5．其他作用　血清淀粉样蛋白A具有促进损伤细胞修复的功能；纤维连接蛋白能促进单核巨噬细胞的趋化性，增强其吞噬功能。

急性期蛋白的功能相当广泛，但总的说来，它是一种启动迅速的机体防御机制的重要组分。当然，正如机体的神经内分泌反应一样，急性期反应及急性期蛋白对机体也会产生一些不利影响，如可引起代谢紊乱、贫血、生长迟缓及恶病质等。

表11-3　重要的急性期蛋白

名称	分子量（D）	正常血浆浓度（g/L）	急性炎症时增加
C反应蛋白	105000	＜0.5	＞1000倍
血清淀粉样A蛋白	160000	＜10	＞1000倍
α_1酸性糖蛋白	40000	55～140	2～3倍
α_1蛋白酶抑制剂	54000	200～400	2～3倍
α_1抗糜蛋白酶	68000	30～60	2～3倍
α_2巨球蛋白	1000000	150～420	2～3倍
结合珠蛋白	100000	40～180	2～3倍
纤维蛋白原	340000	200～450	2～3倍
铜蓝蛋白	151000	15～60	50%
补体	180000	80～120	50%

对于某些慢性应激患者而言，血清淀粉样蛋白A浓度增高可引发机体某些组织发生继发性淀粉样变。

三、应激时的细胞反应

细胞对多种应激原，特别是非心理性应激原可出现一系列细胞内信号转导和相关基因的激活，表达相关的、多半具保护作用的一些蛋白质，如热休克蛋白等，成为机体在细胞、蛋白质及基因水平的应激反应表现。

（一）热休克蛋白

热休克蛋白（heat shock protein，HSP）是在热应激或其他应激时细胞新合成或合成增加的一组蛋白质。HSP最初是从遭受热应激的果蝇唾液腺中发现的，故取名热休克蛋白。后来研究表明，除热应激外，许多其他的应激原如放射线、重金属、缺血、缺氧、寒冷、感染、饥饿及创伤等都可诱导HSP的生成，故HSP又称应激蛋白（stress protein，SP）。HSP主要在细胞内发挥功能，属非分泌型蛋白质。

1. HSP的基本组成 HSP是一个大家族，HSP分子量介于8 ~ 110 kD（表11-4）。HSP可为结构性（为细胞的结构蛋白，正常时即存在于细胞内）或诱生性（由各种应激原如感染、高温、缺氧等诱导生成）。

HSP基本结构为N端的一个具ATP酶活性的高度保守序列和C端的一个相对可变的基质识别序列（图11-2），后者易与新合成蛋白质多肽链（尚未折叠）的疏水基团结合，或与因有害因素破坏了其折叠结构的肽链疏水结构区域结合，并靠N端的ATP酶活性，利用ATP促成这些肽链的正

表11-4 热休克蛋白的分类及功能

主要HSP家族成员	分子量（kD）	细胞内定位	可能的功能
HSP110亚家族	110		
HSP110		细胞质或细胞核	热耐受，交叉耐受
HSP105		细胞质	帮助蛋白质折叠
HSP90亚家族	90		
HSP90α		细胞质	与类固醇激素受体结合，热耐受
HSP90β		细胞质	与类固醇激素受体结合，热耐受
Grp94		内质网	帮助分泌蛋白质折叠
HSP70亚家族	70		
HSC70（结构性）		细胞质	帮助蛋白质折叠和移位
HSP70（诱导性）		细胞质或细胞核	帮助蛋白质折叠，细胞保护作用
HSP75		线粒体	帮助蛋白质折叠及移位
Grp78（Bip）		内质网	帮助蛋白质折叠
Grp75		线粒体	帮助蛋白质移位
低分子量HSP亚家族	20 ~ 30		细胞骨架肌动蛋白的调节者
HSP32（HO-1）		细胞质	抗氧化
HSP27		细胞质或细胞核	肌动蛋白的动力学变化
AB-晶状体蛋白		细胞质	细胞骨架的稳定
HSP10	10	线粒体	HSP60的辅因子
泛素	8	细胞质或细胞核	辅助蛋白质的非溶酶体降解

注：分子量非精确值，而是大约量，因天然蛋白质的分子量本身具有一定的变异。HSP：热休克蛋白；Grp：葡萄糖调节蛋白（低糖时生成增多）；HSC70：热休克同族蛋白；Bip：免疫球蛋白重链结合蛋白；HO-1：血红素氧化酶-1

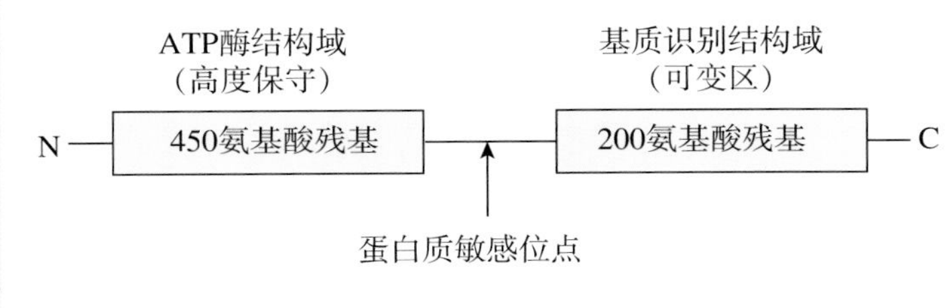

图 11-2　HSP70 结构示意图

确折叠（或再折叠）、移位、修复或降解。

HSP 可增强机体对诸如热、内毒素、病毒感染、心肌缺血等多种应激原的耐受、抵抗能力，在分子水平上起保护作用。

2．HSP 的生物学特点

（1）存在的广泛性：无论是单细胞生物还是哺乳动物或是植物细胞，HSP 均广泛存在。

（2）结构的保守性：从原核细胞到真核细胞的各种生物体，其同类型 HSP 的基因序列有高度的同源性，如人类 HSP90 的氨基酸顺序与果蝇 HSP90 相比，具有 78% 的同源性；人类 HSP90 的氨基酸顺序与酵母 HSP90 相比，具有 60% 的同源性。

（3）诱导的非特异性：许多不同性质的应激原均可诱导 HSP 基因的表达。

HSP 的上述生物学特点表明，HSP 是在长期的生物进化过程中所保留下来的一族在进化上十分保守的蛋白质，这提示 HSP 对于维持细胞的生命是十分重要的，HSP 具有普遍的生物学意义。

3．HSP 的功能　HSP 在细胞内含量相当高，约占细胞总蛋白的 5%，其功能涉及细胞的结构维持、更新、修复、免疫等。

帮助蛋白质正确折叠、移位、修复或降解为 HSP 的基本功能。虽然 HSP 本身并不是蛋白质代谢的底物或产物，但 HSP 始终伴随着蛋白质代谢的许多重要步骤，因而被形象地称为“分子伴娘（molecular chaperone）”。

一个新生蛋白质要形成正确的三维结构和正确定位，必须有精确的时空控制，目前认为该功能主要由各种“分子伴娘”完成，结构性 HSP 即是一类重要的“分子伴娘”。

在正常状态下，在核糖体上新合成的蛋白质多肽链尚未经过正确的折叠而形成具有一定空间构型的功能蛋白质，其疏水基团常暴露在外。若没有“分子伴娘”——HSP 的存在，这些新合成的蛋白质多肽链可通过其疏水基团互相结合、聚集而失去活性。

在应激状态下，各种有害因素可导致蛋白质变性，使其成为伸展的或错误折叠的多肽链，由于其疏水结构区域重新暴露在外，因而可形成蛋白质聚集物，对细胞造成严重损伤（图 11-3）。

4．应激时 HSP 表达增多的机制　诱生性 HSP 主要与应激时受损蛋白质的修复或移除有关。正常时这些 HSP 与一种细胞固有表达的因子——热休克因子（heat shock factor，HSF）相结合。多种应激原如热、炎症等常会引起蛋白质结构的损伤，从而暴露出与 HSP 的结合部位，HSP 与受损蛋白质结合后释放出游离的 HSF，游离的 HSF 倾向于聚合成三聚体，后者则具有向核内移位并与热休克基因上游的启动序列相结合的功能，从而启动 HSP 的转录合成，使 HSP 增多（图 11-4）。增多的 HSP 可在蛋白质水平起防御、保护作用。

（二）冷休克反应

冷刺激引起的细胞应激反应，称为冷休克反应（cold shock response）或冷应激（cold stress）。细胞在中度冷应激过程中（哺乳动物在 25 ～ 33℃）所诱导表达的一类蛋白质称冷休克蛋白（cold shock protein，CSP）。冷休克能降低机体酶促反应的效率、减少细胞内外物质的扩散和膜转运（而热刺激则能加速这些反应）。此外，冷休克反应还能够诱导细胞产生许多与热休克反应相似的非特异性反应，如：①增加蛋白质变性和降解；②减慢细胞生长周期（以 G1 期最为明显）；③抑制基因的转录和翻译，导致蛋白质合成减少；④破坏

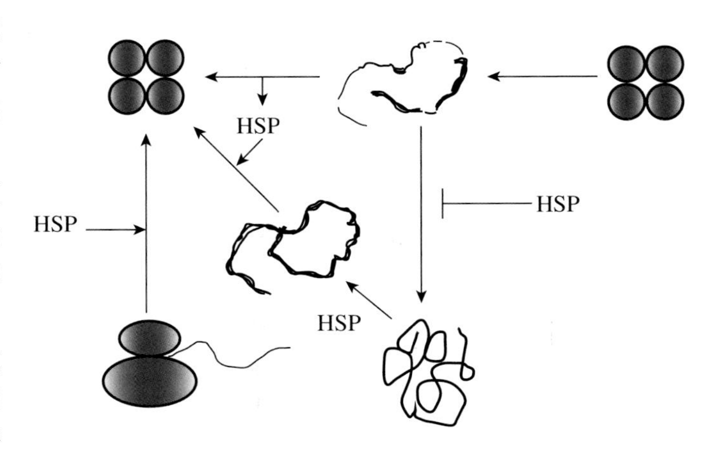

图 11-3　热休克蛋白（HSP）的“分子伴娘”功能

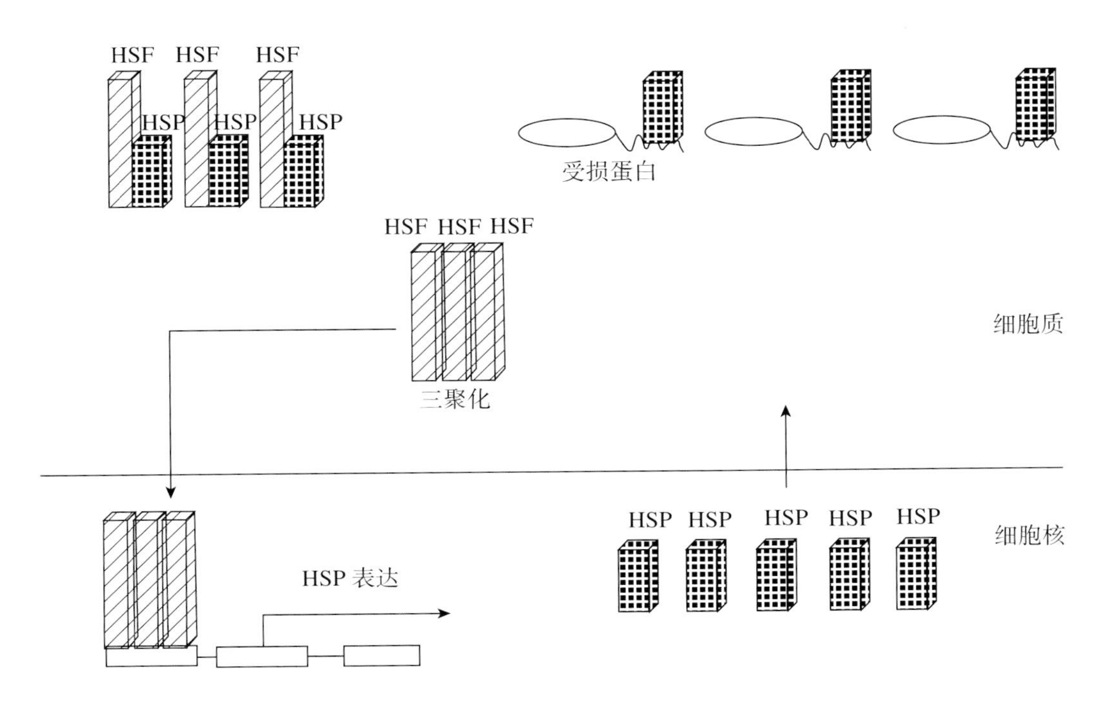

图 11-4 HSP 基因表达调控

细胞骨架单位；⑤使细胞膜通透性增高、细胞质中 Na^+、H^+ 增加和细胞内 K^+ 减少；⑥从低温状态恢复到生理温度后导致细胞中热休克蛋白的表达上调；⑦低温状态下细胞中丝裂原激活的蛋白激酶 P38 会出现磷酸化；⑧诱导细胞的凋亡或坏死。冷应激诱导的细胞凋亡取决于寒冷刺激的温度和作用时间。严重的冷应激则通过冰晶的形成引起细胞膜和细胞器的破坏而导致细胞坏死。研究冷休克蛋白的功能和冷休克反应的发生机制，对于指导临床的低温治疗具有重要作用。

（三）其他类型的细胞应激

除了热、冷刺激导致的热、冷应激外，其他能导致细胞应激的环境因子或应激原有射线、紫外线、低氧、营养缺乏、温度或渗透压改变、过量的活性氧（ROS）等。此外感染细胞的病毒、细菌毒素、进入生物体内的药物和毒物（如抗癌剂、蛋白质和 RNA 合成抑制剂）也都可导致细胞应激反应。细胞应激分为热应激、氧化应激、基因毒应激、低氧应激、渗透性应激和内质网应激等。上述分类不是绝对的，因为一些应激原，如氧自由基可同时攻击脂质、蛋白质和核酸，既可导致氧化应激，也能引发基因毒应激；而 DNA 损伤剂除了能引起基因毒应激外，还可损伤蛋白质，并能增加活性氧的生成而导致氧化应激。所以一种应激原常可导致 2 种甚至多种细胞应激反应。

细胞的应激反应包括一系列高度有序事件，如细胞对应激原的感知，应激原诱发的细胞内信号转导和激活特定转录因子，导致基因表达的改变，诱导多种特异性和非特异性的对细胞具有保护作用的蛋白质（表 11-5），同时细胞内一些正常基因的表达受到抑制，以去除有害刺激，保护细胞免受损伤，或修复已发生的损伤。若细胞的损伤比较严重，则可通过诱导细胞凋亡或导致细胞死亡来清除损伤细胞，以维护内环境的稳定。

1．氧化应激　氧化应激（oxidative stress）是一种由活性氧增多和（或）清除减少导致活性氧相对超负荷引起的细胞应激反应。已证明活性氧能通过激活多条细胞内的信号转导通路和转录因子（如 AP-1 和 NF-κB），诱导含锰超氧化物歧化酶（Mn-SOD）、过氧化氢酶（CAT）和谷胱甘肽过氧化物酶（GSP-Px）等的表达，从而清除 ROS，产生对细胞特异性的保护作用。此外 NF-κB 还能增强多种抗凋亡基因，如 BCL-XL、

表11-5 细胞应激激活的转录因子和效应蛋白

细胞应激	转录因子	诱导的蛋白或产生的效应
低氧应激	低氧诱导因子（HIF-1α）	VEGF、EPO、GLUT-1、糖酵解酶等
氧化应激	AP-1、NF-κB 等	Mn-SOD、过氧化氢酶、谷胱甘肽过氧化物酶等
感染、炎症等	NF-κB 等	促炎细胞因子、趋化因子等
基因毒应激	P53、AP-1、c-MYC 等	细胞周期抑制性蛋白 P21、GADD45 等
内质网应激	NF-κB、AP-1、HIF-1α 等	促炎症反应因子及酶类、细胞自噬相关基因的基因转录、ROS 等

VEGF：血管内皮细胞生长因子；EPO：促红细胞生成素；GLUT-1：葡萄糖转运体 1；Mn-SOD：含锰超氧化物歧化酶；GADD-45：分子量 45 的生长抑制和 DNA 损伤蛋白；ROS：活性氧

c-FLIP、c-IAP 等的表达，增加细胞在活性氧作用下的抗凋亡能力，促进细胞的存活。但是若活性氧生成过多，或者细胞抗氧化的能力不足，氧化应激激活的一些信号分子和通路也可以诱导细胞凋亡。高原地区具有高海拔，低气压，低氧分压及强辐射的特征，自由基的产生过多而抗氧化物相对不足，可致氧化与抗氧化系统失衡，引起自由基大量堆积，具体机制如下：首先，高原缺氧致 ATP 代谢障碍，细胞内 Ca^{2+} 浓度增高，激活蛋白酶。在蛋白酶作用下，黄嘌呤氧化酶通路活化，活性氧释放，产生大量自由基。其次，缺氧环境中机体代谢增强，能耗过多，细胞不能维持正常功能，体内氧化产生自由基增多，而对抗自由基的各种酶如 SOD 等活性降低。最后，高原空气稀薄、紫外线照射量增加，生物体产生过多的自由基，消耗大量抗氧化剂。

2．内质网应激　内质网（endoplasmic reticulum，ER）是真核细胞中蛋白质翻译合成、修饰及折叠的重要场所，也是 Ca^{2+} 贮存的场所。由于外界刺激或是细胞内环境的改变（如蛋白质合成水平增高、蛋白酶体受损、缺氧、Ca^{2+} 水平紊乱），内质网稳态被打乱，未折叠蛋白质及错误折叠蛋白质在内质网中积聚，超过内质网调节能力，导致内质网功能紊乱，称为内质网应激（endoplasmic reticulum stress，ERS）。内质网应激是由于某种原因使细胞内质网生理功能发生紊乱的一种亚细胞器病理状态。

内质网对应激原的刺激非常敏感，在各种应激原作用于细胞后，通过诱发内质网腔中错误折叠和未折叠蛋白质的堆积，以及钙平衡紊乱而激活未折叠蛋白质反应及细胞凋亡信号通路等。内质网应激既是细胞防御适应反应的重要组成部分，也是细胞损伤及死亡的重要机制。一定程度的内质网应激可诱导内质网中分子伴侣及其他内质网应激蛋白的表达，减轻各种应激原所致蛋白质错误折叠或未折叠蛋白质堆积而造成的细胞损伤，增强细胞对损伤的抵抗和适应能力。但作为细胞保护性应对机制的内质网应激体系一旦遭到破坏，如过度的内质网应激或内质网应激机制失常，细胞将不能合成应有的蛋白质，亦不能发挥正常的生理功能，内质网应激将倾向于诱导细胞损害和凋亡。近年来的研究表明，神经退行性疾病如阿尔茨海默病的神经系统损害、糖尿病时的胰岛 β 细胞功能受损及胰岛素抵抗、心血管疾病、病毒感染、化学中毒、肿瘤、帕金森病等疾病的发生均与内质网应激异常有关。

四、应激时机体的功能和代谢变化

（一）功能变化

1．中枢神经系统　中枢神经系统（central nervous system，CNS）是应激反应的调控中心，机体对大多数应激原的感受都包含有认知的因素。与应激最密切相关的中枢神经系统部位包括：边缘系统的皮质、杏仁复合体、海马结构、下丘脑及脑桥的蓝斑结构等。这些部位在应激时可出现活跃的神经传导、神经递质和神经内分泌的变化，并出现相应的功能改变。如应激时蓝斑区去甲肾上腺素神经元激活和反应性增高，持续应激还使该脑区的酪氨酸羟化酶（去甲肾上腺素合成限速酶）活性升高。蓝斑投射区（下丘脑、海马结构、杏仁复合体）的去甲肾上腺素水平升高，机体出现紧张、专注程度的升高；去甲肾上腺素水平过高时则会产生焦虑、害怕或愤怒等情绪反应。室旁核与边缘系统的皮质、杏仁复合体、海马结构有丰富的交互联系，与蓝斑亦有丰富的交互联络，其分泌的CRH是应激反应的核心神经内分泌因素之一。下丘脑-垂体-肾上腺皮质系统轴的适度兴奋有助于维持良好的认知学习能力和良好的情绪，但下丘脑-垂体-肾上腺皮质系统兴奋的过度或不足都可以引起中枢神经系统的功能障碍，出现抑郁、厌食甚至自杀倾向等。应激时中枢神经系统的多巴胺能神经元、5-HT能神经元、GABA能神经元及内啡肽能神经元等都有相应的变化，并参与应激时的神经精神反应的产生，其过度反应亦参与了应激时的情绪行为障碍的发生。

2．免疫系统　目前认为，免疫系统是应激系统的重要组成部分。应激时的神经内分泌变化对免疫系统有重要的调控作用，但免疫系统对神经内分泌系统也有反向的调节和影响。

（1）免疫系统对应激时神经内分泌系统具有调节作用：各种应激原引起应激反应通常需要神经系统的感知功能，但病毒、细菌、毒素、抗原等刺激却不能为一般意义上的感觉系统所感知，而免疫系统对此类刺激却极为敏感。当免疫系统接受这些刺激后，可通过产生抗体、细胞因子等免疫防御反应清除有害刺激，同时免疫细胞还可产生各种神经内分泌激素（表11-6）和细胞因子，使神经内分泌系统得以感知这些非识别刺激。由于免疫细胞的游走性，这些神经内分泌激素和细胞因子除可在局部产生较为显著的生理或病理作用外，亦可进入循环系统产生相应的内分泌激素样作用。

免疫系统对非识别性刺激（细菌、病毒等）的感受及其产生的神经内分泌样反应和细胞因子已成为应激反应非常重要的一个领域。特别是在炎症、感染、组织损伤等伤害性刺激的应激反应中发挥重要的作用。

（2）神经内分泌激素对免疫系统的调控作用：由于免疫细胞上有参与应激反应的大部分激素及神经递质的受体，故免疫系统受应激时神经内分泌系统的调控。表11-7简略概括了参与应激反应的主要神经内分泌激素对免疫系统的调控作用。

急性应激反应时，可见外周血吞噬细胞数目增多、活性增强，补体、C反应蛋白等非特异性抗感染的急性期蛋白升高等。但持续强烈的应激反应常造成免疫功能的抑制甚至功能紊乱。由于应激时变化最明显的激素为糖皮质激素和儿茶酚胺，而两者对免疫系统主要都显示抑制效应，因此，持续应激通常会造成免疫功能的抑制，甚至功能障碍，诱发自身免疫病。

应激所导致的免疫功能障碍主要表现：①自身免疫病，如类风湿性关节炎和系统性红斑狼疮，机制尚不清楚；②免疫抑制，如机体抵抗力下降、免疫功能低下。免疫功能低下可能与下丘脑-垂体-肾上腺皮质系统的持续兴奋、糖皮质激素过多有关。持续应激时，胸腺、淋巴结可萎缩。

3．心血管系统　应激时心血管系统的基本变化为心率增快、心肌收缩力增强、心输出量增加、血压升高。血管总外周阻力因应激的具体情况而异：如失血、心源性休克或某些精神应激时，血管外周阻力可升高；如遇运动、战斗有关的应激，血管总外周阻力下降（交感神经兴奋引起的骨骼肌血管的明显扩张，可抵消交感神经兴奋所引起的其他部位血管收缩导致的外周阻力上升）。此外，应激时冠状动脉血流量通常是增加的，但精神应激在某些情况下可引起冠状动脉痉挛，甚至心肌缺血坏死、心律失常等。

表11-6　免疫细胞产生的神经内分泌激素

免疫细胞	生成的激素
T细胞	ACTH、内啡肽、TSH、GH、催乳素、IGF1
B细胞	ACTH、内啡肽、GH、IGF1
巨噬细胞	ACTH、内啡肽、GH、IGF1、P物质
脾细胞	LH、FSH、CRH
胸腺细胞	CRH、LHRH、AVP、缩宫素

ACTH：促肾上腺皮质激素；TSH：促甲状腺激素；GH：生长激素；IGF1：胰岛素样生长因子1；LH：促黄体素；FSH：促卵泡素；CRH：促肾上腺皮质激素释放激素；LHRH：促黄体素释放激素；AVP：精氨酸血管升压素

表11-7 神经内分泌激素对免疫系统的调控效应

因子	基本作用	具体效应
糖皮质激素	抑制	抗体、细胞因子的生成，自然杀伤细胞活性
儿茶酚胺	抑制	淋巴细胞增殖
β- 内啡肽	增强 / 抑制	抗体生成，巨噬细胞、T 细胞的活性
ADH	增强	T 细胞增殖
ACTH	增强 / 抑制	抗体、细胞因子的生成，自然杀伤细胞、巨噬细胞的活性
GH	增强	抗体生成，巨噬细胞激活
雄激素	抑制	淋巴细胞转化
雌激素	增强	淋巴细胞转化
CRH	增强	细胞因子生成

ADH：抗利尿激素；ACTH：促肾上腺皮质激素；GH：生长激素；CRH：促肾上腺皮质激素释放激素

4．消化系统　应激时由于交感 - 肾上腺髓质系统的强烈兴奋，胃肠血管收缩，血流量减少，特别是胃肠黏膜的缺血，可造成胃肠黏膜的损害，引发应激性溃疡等。应激时胃酸分泌可升高、正常或降低，但胃黏液蛋白的分泌通常是降低的。应激时可发生胃肠运动的改变：如应激时大鼠的胃呈现出长时间、高强度的持续收缩；儿童在情绪紧张时可出现胃部不适；在某些个体，心理应激可诱发肠道平滑肌的收缩、痉挛，出现便意、腹痛、腹泻或便秘，甚至诱发溃疡性结肠炎。

慢性应激时，消化系统的典型表现为食欲减退，严重时甚至可有神经性厌食。食欲降低可能与 CRH 的分泌增加有关，但也有部分人会出现食欲增加，这可能与内啡肽和单胺类介质（去甲肾上腺素、多巴胺、5-HT）在下丘脑水平升高有关。为何应激时有些人厌食，有些人食欲增加，其机制尚不清。随着对应激反应研究的深入，已经认识到应激反应的非特异性中也存在着特异性，即不同的或相同的应激原作用于不同的机体时，应激的反应形式会有较大差异，这可能与刺激的传入通路、机体的感受、整合及效应通路等有关。

5．血液系统　急性应激时，血中白细胞数目增多、核左移，血小板数增多、黏附力增强，凝血因子Ⅰ、Ⅴ、Ⅷ及血浆纤溶酶原、抗凝血酶Ⅲ等浓度升高，血液表现出非特异性抗感染能力和凝血能力的增强、血液黏滞度升高及红细胞沉降率增快等，骨髓检查可见髓系和巨核细胞系的增生。上述改变既有抗感染、抗损伤出血的有利一面，也有促进血栓、弥散性血管内凝血发生的不利一面。

慢性应激时，特别是在各种慢性疾病状态下，患者常出现类似于缺铁性贫血的表现，这可能与单核巨噬细胞系统对红细胞的破坏加速有关。但它与缺铁性贫血又不同，其骨髓中的铁（含铁血黄素）含量正常或增高，补铁治疗无效，红细胞寿命常缩短至 80 d 左右。

6．泌尿系统　应激时交感 - 肾上腺髓质系统的兴奋及肾素 - 血管紧张素 - 醛固酮系统的激活使肾血管收缩，肾小球滤过率降低，尿量减少。此外，应激时抗利尿激素的分泌增多亦会促进肾小管对水的重吸收。因此，应激时泌尿功能的主要变化表现为尿少、尿比重升高、尿钠排泄减少等。

7．内分泌、生殖系统　应激可引起内分泌、生殖系统功能的广泛变化，而持续应激则与多种内分泌、生殖功能的紊乱有关系。

（1）生长发育缓慢：慢性应激可使儿童生长发育缓慢、青春期延迟并常伴有行为异常。其机制可能与生长激素分泌减少、靶组织对 IGF1 出现抵抗及甲状腺轴受抑制等有关。在解除应激状态后，儿童血浆中生长激素浓度会很快回升，生长发育亦随之加速。

（2）应激与性腺轴：急、慢性应激时都能引起性腺轴明显紊乱，如月经紊乱、性欲减退等，这与下丘脑 - 垂体 - 肾上腺皮质系统在各个环节抑制性腺轴，使促黄体素、睾丸激素或雌激素水平降低，且性腺对性激素产生抵抗有关。

（二）物质代谢变化

应激时物质代谢变化的特点是分解代谢增强、合成代谢减弱，机体表现为高代谢率。正常成人在安静状态下每天所需能量为2000 kcal，而一个大面积烧伤患者的每天能量需求为5000 kcal，相当于重体力劳动时的代谢率。应激时机体的高代谢率是儿茶酚胺、糖皮质激素、胰高血糖素、生长激素及某些炎症介质（如TNF及IL-1等）的大量释放及胰岛素的分泌减少等变化所致。

应激时机体的高代谢率表现如下。①糖代谢：糖原分解及糖异生明显增强，血糖浓度显著升高（应激性高血糖），若血糖浓度超过肾糖阈便可出现糖尿（应激性糖尿）。②脂肪代谢：应激时机体的脂肪动员及分解加强，血中游离脂肪酸及酮体均有一定程度的增加；同时机体对脂肪酸的利用也会增加。③蛋白质代谢：应激时蛋白质分解代谢明显增强，血中氨基酸水平增高、尿素氮排出增多，机体出现负氮平衡（图11-5）。

高代谢率为机体应付紧急情况提供了充足的能量，但持续过高的代谢率常造成机体组织的明显消耗。在重度应激的情况下，机体会很快出现体重下降、骨骼肌消耗甚至组织修复能力下降等表现，且此种消耗常难以通过单纯的营养支持来逆转。

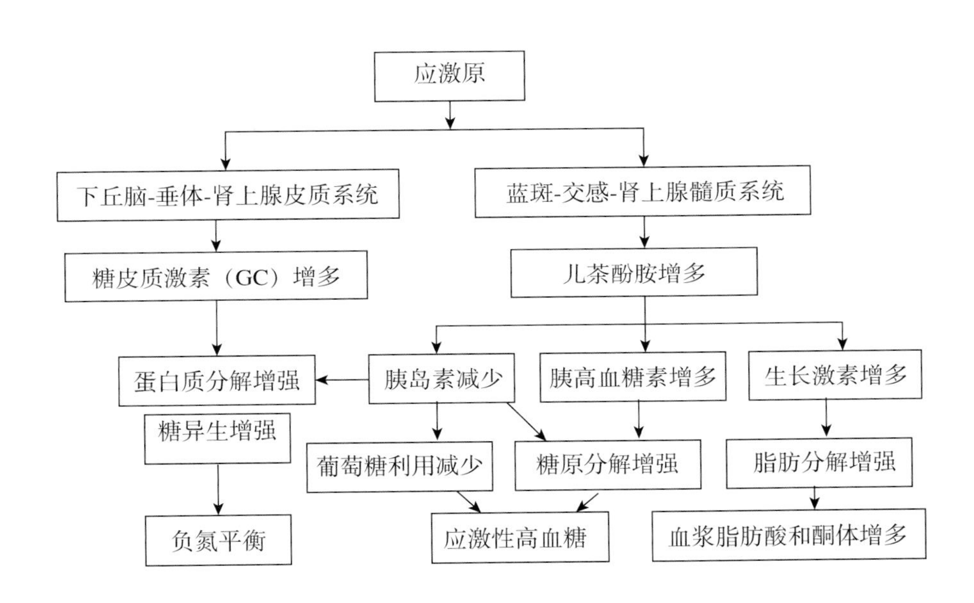

图11-5 应激时糖、脂肪、蛋白质代谢的变化

第三节 应激损伤与应激相关疾病

许多疾病或病理过程如创伤、烧伤和严重感染性疾病等的发生、发展过程中都有应激的参与。因此，应激也是这些疾病的一个组成部分，但这些疾病不能算是应激性疾病。应激性疾病目前尚无明确的概念和界限，习惯上仅将那些应激起主要致病作用的疾病称为应激性疾病，如应激性溃疡，而将那些以应激作为诱因，在应激状态下加重或加速发生、发展的疾病称为应激相关疾病，如原发性高血压、动脉粥样硬化、冠心病、溃疡性结肠炎、支气管哮喘等。

应激可由躯体因素所致，亦可由心理、精神因素所引发。同样，应激既可引发躯体疾病，又可导致心理、精神障碍。

一、应激与躯体疾病

（一）应激性溃疡

应激性溃疡（stress ulcer，SU）是指机体在各类严重创伤、危重疾病或严重心理疾病等应激状态下发生的急性胃肠道黏膜糜烂、溃疡等病变，严重者可并发消化道出血甚至穿孔，可使原有疾病的程度加重及恶化，增加病死率。因而，预防应激性溃疡是救治危重症患者不可忽视的环节。应激性溃疡在内镜下可表现为急性胃黏膜病变、急性糜烂性胃炎、急性出血性胃炎、消化道溃疡等。

应激性溃疡的发生机制与胃黏膜缺血、糖皮质激素作用及酸中毒等有关。

（二）应激与心血管疾病

在心血管急性事件的发生中，情绪心理应激已被认定为是一个“扳机”（trigger），成为触发急性心肌梗死、心源性猝死的重要诱因。与情绪心理应激因素关系较为密切的心血管疾病为原发性高血压、动脉粥样硬化和心律失常等。

1．应激引起原发性高血压的可能机制　①应激时交感-肾上腺髓质系统的兴奋及血管紧张素增加等使外周小动脉收缩，血管外周阻力增加；②应激时抗利尿激素及醛固酮分泌增加，导致机体水钠潴留，循环血量增加；③糖皮质激素分泌增多使血管平滑肌对儿茶酚胺等升压因素更为敏感；④应激引起遗传易感性的激活。

2．应激引起动脉粥样硬化的可能机制　高血压、高血脂等是动脉粥样硬化重要的危险因素。应激时的高血压可导致动脉内皮受损，促进脂质沉积及血小板黏附、聚集；应激时多种激素的变化亦可使脂肪分解增强、血脂水平升高。应激时的上述变化都有助于促进脂质沉积及动脉粥样硬化斑块的形成。

3．应激引起心律失常的可能机制　心律失常与情绪心理应激的关系已有广泛的实验和临床证据。动物实验证实，刺激交感神经可诱发心室颤动。无器质性心脏病者受到强烈的精神因素刺激时，可产生不同程度的房室传导阻滞、室性心律失常甚至心室颤动。已有冠状动脉病变或心肌损伤者，应激更易诱发心肌梗死、致命性心律失常及猝死等。应激引发心律失常的发生机制可能与以下因素有关：①应激引发交感-肾上腺髓质系统兴奋，通过兴奋β受体降低心室颤动的阈值，通过兴奋α受体引起冠状动脉收缩、痉挛；②应激引起心肌电活动异常；③急性期反应还使血液黏滞度升高、凝固性增强，促进血管病损处（粥样斑块）的血栓形成，引起急性心肌缺血、心肌梗死。

（三）应激与免疫系统疾病

由于胸腺、淋巴结等免疫器官含有丰富的交感神经末梢，而且免疫细胞表面也富含儿茶酚胺、糖皮质激素、内啡肽等多种应激相关激素的受体，因此，应激时神经内分泌变化对免疫系统有重要影响。急性应激反应时，可见外周血吞噬细胞数目增多、活性增强，补体、C反应蛋白等非特异性抗感染的急性期蛋白升高等。但持续强烈的应激尤其是心理应激常造成免疫功能的抑制甚至功能紊乱，形成自身免疫病。

1．免疫功能抑制　应激时免疫功能减弱，最常见的变化是NK细胞活性降低，植物血凝素（phytohemagglutinin，PHA）、刀豆蛋白A（concanavalin A，Con A）引起的T细胞增殖反应减弱，对病毒抗原的抗体生成反应降低等。产生免疫功能抑制的机制在于：①应激引起的快速免疫反应减弱主要是儿茶酚胺分泌过多所致；②应激引起的长时间的免疫功能低下的机制比较复杂，有多种激素的参与，其中糖皮质激素分泌增多是主要的。以上这些变化可以解释当某些人遭遇巨大的精神创伤后或者精神过度紧张后患病的原因，如亲人突然死亡、离婚、失业、晋升失败、重要的考试后等。也就是说，应激引起的免疫功能的变化本身不一定发展成疾病，但可以成为某些疾病发生的条件，如呼吸系统感染、恶性肿瘤、自身免疫病等。

2．自身免疫病　当遇到严重的心理应激时，可诱发支气管哮喘、系统性红斑狼疮等自身免疫病或变态反应性疾病的急性发作，如支气管哮喘患者因愤怒、惊吓、精神紧张甚至在公众面前讲话都会引起哮喘发作。

（四）应激与内分泌和代谢性疾病

作为应激反应的主要调控者，内分泌系统在应激时不仅对机体多种生理过程有着广泛影响，而且系统内不同的内分泌体系也存在着相互作用。

1．应激与生长　已经发现，慢性应激时，糖皮质激素不仅对甲状腺素轴产生抑制作用，使甲状腺功能低下，而且使靶细胞对胰岛素样生长因子产生抵抗。长期生活在不幸家庭中或受虐待的儿童，可出现生长缓慢、青春期延迟，并常伴有抑郁、异食癖等行为异常，称为心理社会呆小状态（psychosocial short statue）或心理性侏儒（psychological dwarf）。其发生可能与以下机制有关：①CRH分泌增加，诱导生长抑素增多，进而使生长激素减少；②糖皮质激素的持续升高使靶组织对胰岛素样生长因子1（IGF1）产生抵抗；③糖皮质激素的持续升高和生长抑素的增多均抑制促甲状腺激素的分泌，且糖皮质激素还抑制T_4转化为T_3，使甲状腺功能低下。

2．应激与性腺功能　应激还使性腺轴失调，使促性腺激素释放激素、促黄体素分泌减少，生殖系统对性激素的敏感性降低，导致性功能低下、妇女月经紊乱或闭经、生殖功能减退。急性恶性应激如突然失去亲人、过度的工作压力等，可使哺乳期妇女突然断乳或30多岁的妇女突然绝经；慢性应激如过度训练的运动员、芭蕾舞演员，可出现性欲减退、月经紊乱或停经。这些表现均为应激对性腺轴抑制的结果，其发生机制可与下列因素有关。①应激时，糖皮质激素的增高对性腺轴产生抑制，使促性腺激素释放激素、促黄体素、雌激素、睾酮水平降低；②靶组织对性激素产生抵抗。在应激特别是精神心理应激时，哺乳期妇女乳汁明显减少或泌乳停止等，但应激时催乳素的分泌通常是增高的，且其消长与促肾上腺皮质激素的消长常相平行。在催乳素增加的情况下出现泌乳减少或停止的机制尚不清。

另外，应激时肾素-血管紧张素-醛固酮系统激活及血管升压素分泌增多，还可导致泌尿功能异常，表现为尿少、尿相对密度升高、水钠排泄减少，诱发高血压、电解质紊乱和精神疾病，应激时胰高血糖素的过度分泌和胰岛素分泌下降亦会导致糖尿病的发生。

二、应激与心理、精神障碍

应激反应涉及中枢神经系统的很多结构，特别是与边缘系统及下丘脑等部位有非常密切的联系。因此，应激反应除了能引起躯体疾病外，绝大多数应激反应都包含有心理、精神上的反应。

（一）应激的心理性反应及其异常

应激的心理性反应大致包括以下三个方面。

1．应激对认知功能的影响　一定程度的应激尤其是良性应激可使机体处于一定的唤起状态，对环境变化持积极反应。此外，良性应激也有利于神经系统的发育，因而可增强认知功能。但持续的劣性应激则可损害认知功能。缺氧诱导的氧化应激是造成脑组织损伤和认知功能障碍最为重要的因素之一。

2．应激对情绪及行为的影响　在很大程度上情绪是一种主观感受，但它也有相应的客观表现，如情绪性表情（喜、怒、焦虑等）、情绪性动作（坐立不安、反抗等）和一系列生理功能如血压、心率、呼吸等的变化。在心理社会因素的应激反应中，有时情绪反应可能会成为左右整个应激反应的关键因素之一。如长期抑郁可使人产生自杀等消极行为；在激烈对抗的体育比赛中，常可见到运动员行为失控等过激表现。

3．应激的社会行为反应　应激的社会行为反应很复杂，但总体看来，应激常改变人们相互间的社会行为方式。如愤怒的情绪易导致敌意的或自私的或攻击性行为，焦虑不安的情绪会使人变得冷漠等；在自然灾害面前，人们的互助行为可能会增强等。

（二）应激的精神性反应

1．急性心因性反应　急性心因性反应（acute psychogenic reaction）又称急性应激反应，是指急剧而强烈的心理、社会应激原作用于机体后，在很短时间内（数分钟到数小时）所出现的功能性精神障碍。其特点如下：①有异乎寻常的严重精神冲击的体验；②在遭遇精神冲击后数分钟或数小时立即发病；③精神障碍的症状表现为不同程度的意识障碍，或伴有强烈情感体验的精神运动性兴奋，或精神运动性抑制；④病程持续时间相对较短，一般多在1周内缓解。临床症状有：①以意识障碍占优势者，患者表现为不同程度的意识障碍，可见定向力障碍，注意力狭窄，有自发言语，词句零乱或不连贯，无条理性，令人难以理解。恢复后少数患者可出现遗忘现象。②以精神运动障碍占优势者，患者表现为伴有恐惧的精神运动性兴奋（如兴奋、躁动不安、恐惧、紧张、叫喊或无目的的乱跑，有的患者甚至会出现肌肉抽搐或痉挛）或伴有情感迟钝的精神运动性抑制（如沉默不语、对周围事物反应冷淡等）。此外，还可伴有自主神经系统症状，如心动过速、出汗、皮肤潮红等。

2．创伤后应激障碍　创伤后应激障碍（post-traumatic stress disorder，PTSD）是指经历了严重而剧烈的精神打击如恐怖场面、残酷战争、恶性交通事故、凶杀场面等所出现的一系列心理精神障碍。经过专家不断地修整及扩充，《国际疾病分类》（第10版）（International Classification of Diseases，ICD-10）在1993年将创伤后应激障碍这一疾病正式纳入。

精神创伤性应激障碍诊断标准：①患者曾经暴露于某一创伤性事件；②患者会以1种或多种方式持续重新体会这种创伤；③患者会回避对此创伤伴有的刺激，对一般事物反应麻木；④患者难以入睡，或睡得不深，难以集中注意，易发怒，警觉性增高（创伤发生前患者不存在这种情况）；⑤发生在创伤性事件后的6个月内，病程持续1个月以上。反复重现创伤性体验症状群、持续性回避症状群、持续性焦虑和警觉增高症状群为PTSD的三大症候群。由于PTSD一般在遭受打击后数周或数月发病，故又称为延迟性心因性反应（delayed psychogenic reaction）。PTSD不同于一般的精神病，适当的心理治疗行之有效。

大多数PTSD患者经过治疗或心理调理可恢复正常；少数PTSD患者可呈慢性病程，其病程可长达数年。

第四节　应激反应防治的病理生理学基础

一、预防、消除或减轻应激原

对于伴有劣性应激的疾病或病理过程，如严重感染、创伤、烧伤、休克、器官的衰竭等，应给予及时、有效的处理和治疗，以减弱应激原的作用，减轻应激性损伤。

避免过度而持久的精神紧张和工作压力；加强环境保护，降低噪声，安装空调和换气装置，尽可能地创造宁静、舒适的工作和生活环境；克服高温、寒冷、毒物等不良环境因素的刺激；同时不断地提高自身的心理素质和身体素质，增强对各种心理应激和躯体应激的耐受力。

二、积极治疗应激性损伤

1．应激性溃疡的预防和治疗　见第二十三章第三节高原应激与消化性溃疡。

2．应激性心律失常的预防和治疗

（1）正确使用α-受体阻断药、β-受体阻断药和钙通道阻滞药以对抗交感神经兴奋和儿茶酚胺分泌增多所引起的心律失常。

（2）使用氧自由基清除剂以消除因心肌缺血再灌注损伤时氧自由基产生过多所致的心律失常。

3．应激时心理、精神障碍的预防和治疗

（1）为患者提供舒适、温馨、安全的治疗环境：如在病房摆放少量花草，播放舒缓的轻音乐。

（2）心理支持：为患者提供程序性和感觉性信息。

（3）放松训练：包括静默法、松弛反应、自发训练、渐进性放松法等。

（4）药物治疗：对于失眠、焦虑症状明显的患者给予适量的镇静药，抑郁症状明显的患者给予抗抑郁药。

（5）PTSD防治措施：心理治疗联合药物治疗已成为目前治疗的主流趋势，中药治疗也取得了一定疗效。常以心理治疗为主，辅以药物治疗。如对于战士可加强战场模拟训练，增强战争的预见性，减轻恐战心理；采用应激灌输疗法缓解压力；在创伤事件后，通常采用重大应激事件咨询法以缓解短期的精神和生理压力；目前主要使用的药物是抗抑郁药、非典型抗精神病药、抗惊厥药和情绪稳定药。

三、糖皮质激素的应用

糖皮质激素具有多方面的防御代偿意义，其保护作用在动物实验及临床实践中已得到证实。对于因严重的感染、创伤或休克等所致的应激状态，补充糖皮质激素可能有助于机体度过危险期。

四、补充营养

应激时的高分解代谢，造成了糖、脂肪及蛋白质等物质的大量消耗。因此，要适当地补充这些物质。

五、适当的心理治疗

患者在就诊、住院过程中，医务人员的医德医风、有关病情的言谈举止等常可成为患者治疗过程中的一类新的情绪、心理应激原。因此，应尽量避免对患者不必要的暗示和刺激，降低患者的应激程度。

（王生兰）

参考文献

[1] 黄英，王树人．临床病理生理学．北京：人民卫生出版社，2009．
[2] 卢健．病理生理学．8版．北京：人民卫生出版社，2013．
[3] 刘昕，令亚琴，王生兰．病理生理学．北京：清华大学出版社，2014．
[4] 韩芳，刘虹，肖冰，等．内质网应激与创伤后应激障碍．心理科学进展，2017，25（12）：2013-2020．
[5] 李莉莉，利慧华，贾亚楠，等．内质网应激在帕金森病发病机制中的研究进展．基因组学与应用生物学，2017，36（2）：523-530．
[6] Elsenbruch S，Enck P．The stress concept in gastroenterology：from Selye to today．F1000Research，2017，6：2149．
[7] 马宏筠．创伤后应激障碍研究进展．继续医学教育，2017，31（8）：89-91．
[8] 李洋洋，张延猛，刘俊松，等．红景天对急性高海拔暴露下人体运动应激反应的作用研究．西北国防医学杂志，2017，38（7）：421-424．
[9] 杨颖，景临林，马慧萍，等．缺氧致认知功能障碍的机制及其防治研究．医学综述，2018，24（13）：2537-2541．
[10] 张洁．氧化应激在高原动脉粥样硬化发生发展中的作用机制．中国民族医药杂志，2016，(9)：94-97．
[11] Agorastos A，Olff M．Traumatic stress and the circadian system：neurobiology，timing and treatment of posttraumatic chronodisruption．Eur J Psychotraumatol，2020，11（1）：1833644．
[12] Godoy LD，Rossignoli MT，Delfino-Pereira P，et al．A Comprehensive overview on stress neurobiology：Basic concepts and clinical implications．Front Behav Neurosci，2018，12：127．
[13] Brown A，Cowen LE，di Pietro A，et al．Stress adaptation．Microbiol Spectr，2017，5（4）．

第十二章

缺血再灌注损伤

临床上各种原因造成组织血液灌流量减少，可使组织细胞发生缺血性损伤（ischemia injury）。近年来，随着溶栓疗法、导管技术、动脉搭桥术、心肺复苏、心脏外科体外循环、断肢再植和器官移植等方法的应用，使许多组织器官缺血后得到血液再灌注。组织缺血后再灌注具有两重性：多数情况下，可使组织器官功能得到恢复，损伤的结构得到修复，患者病情好转甚至康复；但有时缺血后再灌注，不仅不能使组织、器官功能恢复，反而使组织、器官的功能障碍和结构损伤加重。这种在缺血基础上恢复血流后组织损伤反而加重，甚至发生不可逆性损伤的现象称为缺血再灌注损伤（ischemia-reperfusion injury，IRI）。临床观察和动物实验证实，不同种属（人、大鼠、豚鼠、兔、狗、猪等）和不同组织器官（心、肝、肺、脑、肾、胃肠、肢体和皮肤等）均可发生缺血再灌注损伤。休克、多器官功能衰竭、急性心力衰竭、呼吸衰竭、肾衰竭等多种病理过程的发生机制中，都有缺血再灌注损伤的参与，甚至出现无复流现象（no-reflow phenomenon），即缺血的原因解除后，并没使缺血区在再灌注期得到充分血流灌注的反常现象，亦称无灌注现象。这种现象首先是在犬的实验中发现：结扎犬的冠状动脉造成局部心肌缺血后，再打开结扎的动脉，使血流重新开放，缺血区并不能得到充分的灌注。这种再灌注损伤实际上是缺血的延续和叠加，缺血细胞并未得到血液重新灌注，而是继续缺血，因而损伤加重。探索缺血再灌注损伤的特点、规律和发生机制，已成为当今医学的研究热点。

现已证实，心、脑、肺、肝、肾、胃肠道、肢体、皮肤等多种组织器官都存在缺血再灌注损伤的现象。在对其发生机制的实验研究中发现，以无钙溶液灌流离体大鼠心脏 2 min 后再以含钙溶液灌注时，心肌电信号异常，心脏功能、代谢及形态结构发生异常变化，这种现象称为钙反常（calcium paradox）。预先用低氧溶液灌注组织器官或在缺氧条件下培养细胞一定时间后，再恢复正常氧供应，组织及细胞的损伤不仅未能恢复，反而更加严重，称为氧反常（oxygen paradox）。缺血引起的代谢性酸中毒是细胞功能及代谢紊乱的重要原因，但在再灌注时迅速纠正缺血组织的酸中毒，反而加重细胞损伤，称为 pH 反常（pH paradox）。这些提示了钙、氧和 pH 变化可能参与再灌注损伤的发生、发展。因此，探索缺血再灌注损伤的机制，做到既保证尽早恢复缺血组织的血流，又减轻或防治再灌注损伤的发生，是缺血性疾病防治中亟待解决的重要课题。

第一节 缺血再灌注损伤的原因及条件

一、缺血再灌注损伤的原因

凡是能使组织器官在缺血后恢复血液再灌注的因素都可能是造成缺血再灌注损伤的发生。其常见的原因有：①组织器官缺血后恢复血液供应，如冠状动脉、脑血管发生痉挛、梗阻的缓解，休克微循环障碍后疏通等。②新的先进医疗技术的临床应用，如溶栓疗法、导管技术、动脉搭桥术、经皮腔内冠状动脉成形术、心脏外科体外循环等方法的应用等。③心脏骤停后心、肺、脑联合复苏抢救。④其他，如断肢再植、组织和器官移植等。

二、缺血再灌注损伤的条件

并不是所有缺血的器官在血流恢复灌注后都会发生缺血再灌注损伤，许多因素参与并影响缺血的组织器官是否发生缺血再灌注损伤，以及决定其发生的严重程度，常见的因素有以下几种。

1．缺血时间　缺血时间长短是决定缺血性损伤程度的最主要因素，也与再灌注损伤的发生与否密切相关。一般认为所有器官都能耐受一定时间的缺血，缺血时间短，恢复血供后不易发生再灌注损伤，但缺血时间长，恢复血供则易导致再灌注损伤。若缺血时间过长，缺血器官会发生不可逆性损伤，甚至坏死，但也有缺血时间过长反而不会出现再灌注损伤的报导。有研究发现，阻断大鼠左冠状动脉少于 2 min 或长于 20 min，解除冠状动脉阻断恢复血流后心律失常的发生率较低，但阻断左冠状动脉血流 5 ～ 10 min 内恢复血供后心律失常发生率很高。另外，不同动物、不同组织器官发生再灌注损伤所需的缺血时间不同，小动物时间相对较短，大动物相对较长。如家兔心肌缺血 40 min 后可发生再灌注损伤，全脑血流阻断 30 min 后出现脑再灌注损伤，部分肝血流阻断 45 min 后肝再灌注损伤，肾缺血 60 min 后、小肠缺血大约 60 min 后，骨骼肌缺血 4 h 后均发生再灌注损伤。再灌注损伤与缺血时间的依赖关系，提示在缺血过程中组织发生的某些变化，是再灌注损伤发生的基础。再灌注损伤实质上是将缺血期的可逆性损伤经恢复血流后进一步加重或转化为不可逆性的损伤。

2．侧支循环　组织器官侧支循环丰富，缺血后侧支循环容易形成的脏器，可因侧支循环的迅速建立，缩短缺血时间、减轻缺血程度，不易发生再灌注损伤。再灌注损伤主要影响组织的微循环，因此缺血后容易形成侧支循环的组织不易发生再灌注损伤。

3．需氧程度　再灌注损伤主要涉及的是氧和能量依赖性的细胞，因氧易接受电子，形成氧自由基，因此，生理条件下，耗氧率越高的器官对氧需求越高，越容易发生缺血再灌注损伤。根据需氧程度，机体器官发生缺血再灌注损伤的概率由高到低的大致顺序是脑、心、肺、肝、肾、肠、肢体、皮肤等。

4．再灌注条件　研究表明，再灌注时的压力大小、灌注液的温度、pH 及电解质的浓度都与再灌注损伤密切相关。用高压、高温、高 pH、高 Ca^{2+}、高 Na^{+} 的液体再灌注可诱发甚至加重组织的再灌注损伤；而适量降低灌注液的压力、温度、pH，减少 Ca^{2+}、Na^{+} 含量，增加 Mg^{2+}、K^{+} 含量，则有利于减轻再灌注损伤。

第二节　缺血再灌注损伤的发生机制

缺血再灌注损伤的发生机制错综复杂，尚未彻底阐明，目前很多理论基于动物实验，但也为临床防治缺血再灌注损伤提供了重要启示。目前认为自由基的作用、细胞内钙超载和白细胞的激活是缺血再灌注损伤的重要发病学环节。

一、自由基

（一）自由基的概念和分类

1．自由基的概念　自由基（free radical，FR）是外层轨道上有单个不配对电子的原子、原子团和分子的总称，又称游离基。因此一种物质不管是原子、原子团，还是分子，只要外层轨道上有单个不配对的电子，都可以成为自由基。因自由基外层轨道上电子是单个不配对的，有配对的倾向，所以其化学性质非常活泼，易与其生成部位的其他物质发生氧化或还原反应而失去或获得电子，形成新的自由基，因此，在体内自由基有存在时间短、化学性质极其活泼、极易发生明显的连锁反应的特点。自由基和离子不同，自由基是具有共价键的化合物发生均裂的产物，离子则为异裂（解离）的产物。如 H_2O，发生均裂产生 H· + OH·，发生异裂则产生 H^{+} + OH^{-}。生理条件下，自由基可以调节血管张力、抑制血小板黏附、诱导 *HMOX1* 表达、激活 NF-κB、参与细胞增殖与分化；在病理情况下，由于自由基生成过多或机体抗氧化能力不足，可引发链式脂质过氧化反应，损伤生物膜（细胞膜和细胞器膜等），导致组织细胞严重损伤。

2．自由基的分类

（1）氧自由基（oxygen free radical）：由氧诱发产生的自由基称为氧自由基，包括超氧阴离子自由基（$O_2^{\cdot-}$）和羟自由基（OH·）等。在体内，OH· 化学性质最活泼，危害最大，是毒性最强的自由基。

（2）脂性自由基：是氧自由基与多聚不饱和脂肪酸作用后生成的中间代谢产物，如烷自由基（L·）、烷氧自由基（LO·）、烷过氧自由基（LOO·）等。

（3）其他：如氯自由基（Cl·）、甲基自由基（$CH_3·$）、一氧化氮自由基（NO·）等。其中NO·是一种气体自由基，是一氧化氮合酶（nitric oxide synthase，NOS）催化精氨酸生成的，是一种弱氧化剂，可与O_2^-反应生成过氧亚硝基阴离子（ONOO·），ONOO·虽不是自由基，但在偏酸性环境下极易分解生成$NO_2·$和OH·，具有很强的氧化作用而产生组织损伤效应。

活性氧（reactive oxygen species，ROS）是指一类由氧形成的、化学性质较基态氧活泼的含氧代谢物质，包括氧自由基和非自由基的物质。如过氧化氢（H_2O_2）氧化能力很强，易接受一个电子生成OH·；单线态氧（$^1O_2$），是一种激发态氧，易氧化不饱和脂肪酸。活性氧有两个特点：①由氧形成并在分子组成上含有氧的一类物质；②化学性质非常活泼。两者缺一不可。

（二）自由基的代谢

氧分子（O_2）属于双自由基，因为它的2个外层电子轨道中的每一个轨道都带有1个未配对电子，但两者自旋方向相同。氧分子与还原剂反应即得到2个电子，形成自旋方向相反的电子对。O_2还原能力有限，反应活性也较低，所以O_2在基态情况下是一种相对较弱的氧化剂。在生理情况下，O_2通常是在线粒体中通过细胞色素氧化酶系统接受4个电子还原成H_2O，同时生成ATP释放能量，但也有1%～2%的O_2接受1个电子生成超氧阴离子（O_2^-），或再接受1个电子生成H_2O_2，或再继续接受1个电子生成OH·，活性氧生成的反应式如下。

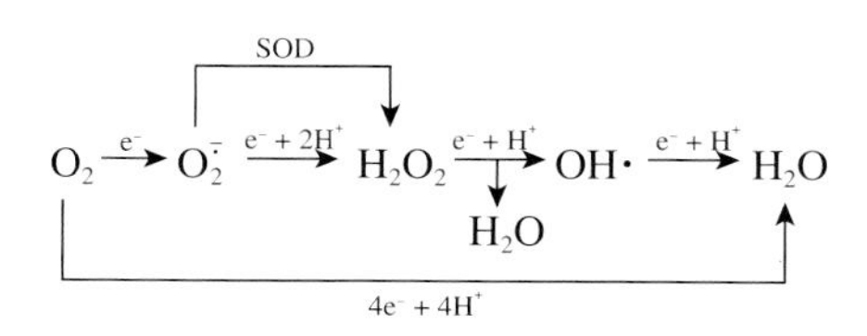

另外，血红蛋白、肌红蛋白、黄嘌呤氧化酶及儿茶酚胺等在氧化过程中也可生成O_2^-。O_2^-可在Fe^{2+}或Cu^{2+}的催化下与H_2O_2反应生成OH·，这种由金属离子催化的反应称为Fenton反应。生理情况下，体内产生的少量自由基，可被酶性抗氧化剂和非酶性抗氧化剂及时进行清除，使其生成和清除处于动态平衡，所以自由基对机体并未产生有害的影响。在病理条件下，由于活性氧产生过多或抗氧化防御系统下降，则可引发氧化应激（oxidative stress）反应损伤细胞膜，进而使细胞死亡。

（三）缺血再灌注过程中氧自由基生成增多的机制

缺血再灌注损伤过程中氧自由基生成增多主要与下列因素有关。

1．黄嘌呤氧化酶形成增多　正常情况下，黄嘌呤氧化酶（xanthine oxidase，XO）的前身是黄嘌呤脱氢酶（xanthine dehydrogenase，XD），这两种酶主要存在于毛细血管内皮细胞内，10%以XO的形式存在，90%为XD。组织缺血时，ATP减少，细胞膜上钙泵功能障碍，Ca^{2+}进入细胞激活Ca^{2+}依赖性蛋白酶，使XD大量转变为XO；同时缺血时ATP不能充分释放能量，而且ATP还依次降解为ADP、AMP和次黄嘌呤，这样导致次黄嘌呤在缺血组织堆积。再灌注时，大量O_2随血液进入缺血组织，XO催化次黄嘌呤转变为黄嘌呤，并进一步催化黄嘌呤转变为尿酸。在这两步反应中，O_2都是电子接受体，产生大量的O_2^-和H_2O_2，H_2O_2在金属离子Fe^{3+}等参与下形成OH·（图12-1）。

但部分研究报道，人、兔及猪体内的XO含量较低，再灌注期间不足以引起大量活性氧的生成，这表明缺血再灌注时可能还有其他途径参与大量自由基的生成。

2．中性粒细胞聚集及活化　中性粒细胞在吞噬活动时耗氧量显著增加，所摄取的O_2绝大部分经细胞内NADPH氧化酶和NADH氧化酶的催化，接受电子形成氧自由基，用以杀灭病原微生物。

组织缺血可激活补体系统产生C3a，或缺血导致细胞膜损伤而分解代谢产生白三烯等趋化物质，可吸引中性粒细胞聚集并激活。再灌注时，组织获得大量O_2，活化的中性粒细胞摄取和消耗O_2量显著增加，中性粒细胞吞噬时伴耗氧量显著增加，这种现象称为呼吸爆发（respiratory burst）或氧爆发（oxygen burst）。中性粒细胞摄取的O_2 70%～90%经细胞内的NADPH氧化酶和NADH氧化酶的作用，形成大量氧自由基。中性粒细胞的呼吸爆发生成的氧自由基在可控范围内可用于杀灭病原微生物和提高机体的防御能力，但形成的氧自由基过多或清除氧自由基的酶系统活性不足或缺失就可造成再灌注组织的严重损伤。

在再灌注时，由黄嘌呤氧化酶的作用所产生

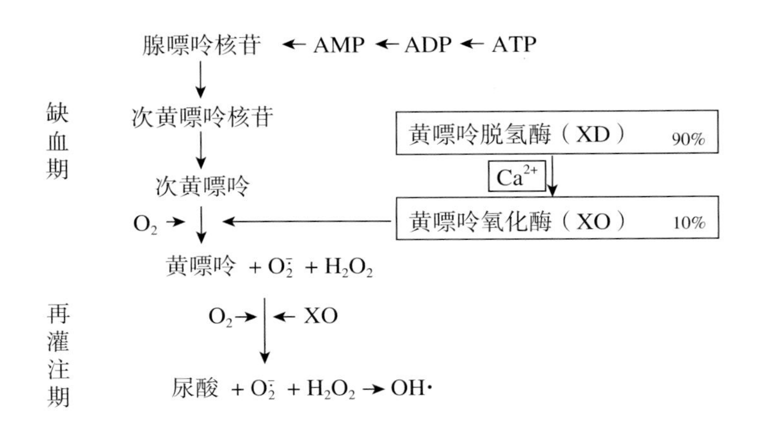

图 12-1 黄嘌呤氧化酶作用下自由基生成增多

的氧自由基起原发的、主要的作用，这些自由基作用于细胞膜后产生的具有趋化活性的物质如 LTB_4 等可吸引大量中性粒细胞到局部组织发生呼吸爆发，释放氧自由基等物质而进一步损伤组织。

3．线粒体功能受损 缺血和再灌注，使 ATP 生成减少、钙泵障碍，肌浆网摄入 Ca^{2+} 减少，导致细胞质内 Ca^{2+} 增多，Ca^{2+} 进入线粒体增多，使线粒体功能受损，如细胞色素氧化酶系统功能失调，以致进入细胞内的氧经 4 价还原形成 H_2O 减少，经单电子还原形成氧自由基增多，并且 Ca^{2+} 进入线粒体内，使含过氧化氢酶、过氧化物酶和含锰超氧化物歧化酶（Mn-SOD）减少或活性下降，导致对自由基的清除不足，最终氧自由基含量增多而造成再灌注组织损伤。

4．儿茶酚胺增加和自氧化 在缺血缺氧的应激刺激下，交感 - 肾上腺髓质系统分泌大量儿茶酚胺。儿茶酚胺一方面具有重要的代偿调节作用，但另一方面，过多的儿茶酚胺，在单胺氧化酶的作用下，通过自氧化产生大量的 O_2^- 等自由基和肾上腺素红，又成为对机体有害的因素。实验证明，大量的肾上腺素、去甲肾上腺素、异丙肾上腺素均能引起组织细胞的损伤，但造成细胞损害的并非是儿茶酚胺本身，而是儿茶酚胺的氧化产物。

（四）自由基在缺血再灌注损伤中的作用

自由基对机体的损伤主要通过两方面来进行：第一，自由基的反应性极为活泼，一旦生成，即可经其中间代谢产物不断扩展生成新的自由基，形成连锁反应。第二，自由基氧化作用对细胞的直接损伤。自由基可与各种细胞成分如膜磷脂、蛋白质、核酸等发生反应，造成细胞结构损伤和功能代谢障碍，导致细胞功能障碍和结构破坏。

1．膜脂质过氧化增强 自由基可引发生物膜中多价不饱和脂肪酸均裂，形成脂性自由基和脂质过氧化物，使膜受体、膜蛋白酶、离子通道和膜转运系统等的脂质微环境改变（图 12-2）。

（1）破坏膜的正常结构：膜脂质是构成生物膜的重要结构及功能成分，富含不饱和脂肪酸。自由基与不饱和脂肪酸作用引发脂质过氧化（lipid peroxidation）反应，形成脂质过氧化物，使膜蛋白酶、膜受体和离子通道的脂质微环境均发生改变，从而改变它们各自的正常功能。由于脂质过氧化反应的增强，膜内多价不饱和脂肪酸减少，不饱和脂肪酸 / 蛋白质比例失调，使膜的流动性、液态性改变，膜的通透性增强，细胞外 Ca^{2+} 内流增加，线粒体内 Ca^{2+} 增多。含双键脂肪酸过氧化可生成丙二醛，它的产生与脂质过氧化相平行，因而测定丙二醛含量可代表脂质过氧化物的浓度。丙二醛能使膜成分之间形成交联和聚合（polymerization），使膜的变构、酶活性、离子传递等基本特性发生改变。自由基也能催化脂质和蛋白质之间、蛋白质 - 蛋白质交联或聚合、蛋白质链的断裂和氨基酸氧化，促进膜损伤。

（2）减少 ATP 生成：线粒体膜同样富含磷脂，自由基使线粒体的膜脂质发生过氧化，导致其结构破坏、功能抑制，ATP 生成减少，细胞的能量代谢障碍进一步加重。

（3）促进自由基及其他生物活性物质生成：再灌注时自由基生成增多，增强膜脂质过氧化的同时可激活磷脂酶 C（PLC）、磷脂酶 D（PLD），

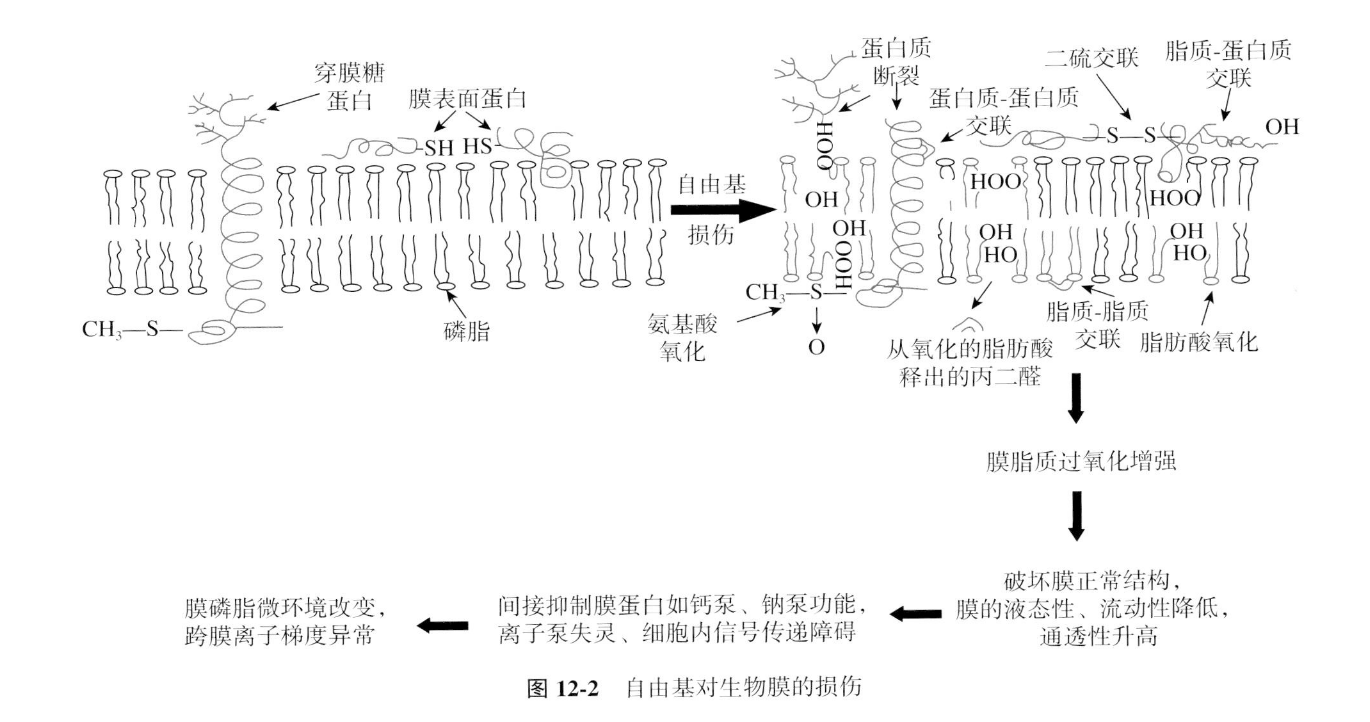

图 12-2　自由基对生物膜的损伤

进一步分解膜磷脂，催化花生四烯酸代谢产生前列腺素 E（PGE）、白三烯（LT）、血栓素 A（TXA）等多种生物活性物质，引起炎症反应而加重组织损伤，促进再灌注损伤的发生。

（4）促进血管功能的改变：自由基不仅直接造成多种物质氧化，还可改变血管功能，加重组织细胞损伤。例如，OH· 可促进白细胞黏附在血管壁上，促进生成趋化因子和白细胞激活因子等；自由基可促进组织因子（TF）的生成和释放，加重弥散性血管内凝血；O_2^- 可灭活一氧化氮（NO），干扰血管的舒缩反应。

（5）形成新的离子通道：当细胞膜两层磷脂中的磷脂过氧化氢沿膜的长轴以相互吸引的方向作用时，同一层的磷脂过氧化氢聚集，并进一步形成跨膜过氧化物，从而形成新的离子通道。

（6）促进“脂质三联体”（lipid triad）形成：膜脂质过氧化、磷脂酶活化及过量的有利脂肪酸和溶血磷脂的“去污剂”作用（即具有破坏膜结构和功能的作用），合称“脂质三联体”作用。膜脂质过氧化能促进“脂质三联体”的形成，因为膜脂质过氧化能使细胞内 Ca^{2+} 含量增加，促进磷脂酶活化。磷脂酶活化水解膜磷脂导致了溶血磷脂及游离脂肪酸的聚集，进而引起细胞膜的损伤。

2．抑制膜蛋白的功能　蛋白质的功能可被自由基直接或间接抑制。

（1）直接抑制：在大量自由基的作用下可使蛋白质分子肽链断裂，修饰酶活性中心的氨基酸，使酶的残基氧化，并借助于氨基酸残基之间的作用或脂质过氧化物的产物丙二醛这一重要的交联因子，引起蛋白质及某些酶交联成二聚体或更大的聚合物；或通过使蛋白质或酶的巯基氧化，在其内部结构中形成二硫键，从而改变蛋白质或酶的空间构型并使其功能抑制、失去活性。总之，在自由基的作用下，可导致蛋白质（包括酶）的结构变性和功能丧失。如心肌细胞肌浆网钙转运蛋白受损可导致 Ca^{2+} 转运功能异常；肌纤维蛋白巯基氧化，对 Ca^{2+} 反应性降低，从而可抑制心肌的收缩力。

（2）间接抑制：脂质过氧化使膜脂质发生交联和聚合，并间接抑制膜蛋白如钠 - 钾泵、钙泵及 Na^+-Ca^{2+} 交换系统等的功能，导致细胞质 Na^+、Ca^{2+} 浓度升高，造成细胞肿胀、钙超载；另外，自由基导致膜脂质过氧化可抑制通道蛋白的功能、改变膜脂质的微环境，使跨膜离子通道异常，影响信号分子在膜内的信号传递，抑制膜受体、G 蛋白与效应器的偶联，引起细胞信号离子泵失灵和向细胞内信号传递障碍。

3．核酸及染色体破坏　自由基尤其是 OH·

可使核酸碱基羟化、DNA断裂，因此自由基对细胞毒性作用主要表现为染色体畸变或细胞死亡。研究发现，这种毒性损害80%是OH·造成的。OH·可与碱基及脱氧核糖反应并使其发生结构损害。有报道，无组蛋白保护的线粒体DNA（mtDNA），对氧化应激、自由基损伤导致的线粒体膜的脂质过氧化较为敏感，可造成碱基片段丢失、碱基修饰及插入突变等。

4．对细胞外基质的破坏　自由基可使细胞外基质中的胶原纤维的胶原蛋白发生交联，使透明质酸降解，从而引起基质疏松，弹性下降。

可见再灌注生成大量自由基，自由基增多进一步加重细胞损伤，促进再灌注损伤迅速发生、发展。因此，大量自由基生成是再灌注损伤极为重要的发病学因素和环节。

二、钙超载

正常时细胞外 Ca^{2+} 浓度比细胞内高约1万倍，这种细胞内外的高 Ca^{2+} 浓度差的维持是由于：① 细胞膜对 Ca^{2+} 的低通透性；②细胞膜钙泵（Ca^{2+}-Mg^{2+}-ATP酶）逆电化学梯度将 Ca^{2+} 主动转运到胞外；③通过细胞膜 Na^{+}-Ca^{2+} 交换，将细胞质内 Ca^{2+} 转运到细胞外；④通过肌浆网、线粒体膜上的 Na^{+}-Ca^{2+} 交换体及钙泵，将细胞质内 Ca^{2+} 贮存到肌浆网、线粒体内；⑤ Ca^{2+} 与特殊配体形成可逆性复合物等。研究显示，再灌注区细胞内有过量 Ca^{2+} 积聚，而且 Ca^{2+} 浓度升高的程度往往与细胞受损的程度呈正相关。各种原因引起的细胞内 Ca^{2+} 含量异常增多并导致细胞结构损伤和功能代谢障碍的现象，称为钙超载（calcium overload），严重钙超载者可造成细胞死亡。

（一）缺血再灌注时钙超载的发生机制

实验研究表明，细胞内钙超载主要发生在再灌注期，且主要原因是 Ca^{2+} 内流增加，而不是 Ca^{2+} 外流减少。再灌注时钙超载的发生机制目前尚未完全清楚，可能与下列因素有关。

1．Na^{+}-Ca^{2+} 交换异常：生理情况下，Na^{+}-Ca^{2+} 交换蛋白以正向转运的方式将细胞内 Ca^{2+} 转移至细胞外，与肌浆网和细胞膜钙泵共同维持细胞静息状态时的低 Ca^{2+} 浓度。在跨膜 Na^{+}、Ca^{2+} 梯度和膜电位驱动下对细胞内外 Na^{+}、Ca^{2+} 进行双向转运，交换比例为 Na^{+} ∶ Ca^{2+} = 3 ∶ 1。病理情况下，如细胞内 Ca^{2+} 明显升高或膜呈正电位时，Na^{+}-Ca^{2+} 交换蛋白则以反向转运的方式将细胞内 Na^{+} 排出，细胞外 Ca^{2+} 进入细胞。研究证实，在缺血再灌注损伤时，Na^{+}-Ca^{2+} 交换蛋白反向转运增强，成为 Ca^{2+} 进入细胞内的主要途径。

（1）细胞内高 Na^{+} 对 Na^{+}-Ca^{2+} 交换蛋白的直接激活，导致 Na^{+} 外排、Ca^{2+} 内流：缺血时ATP生成减少，导致钠-钾泵（Na^{+}-K^{+}-ATP酶）活性减弱，细胞内 Na^{+} 潴留，Na^{+} 含量明显迅速升高，再灌注时缺血的组织细胞重新获得 O_2 及营养物质的供应，细胞内高 Na^{+} 激活钠-钾泵，同时还迅速激活 Na^{+}-Ca^{2+} 交换蛋白以反向转运的方式加速 Na^{+} 向细胞外转运，同时将大量 Ca^{2+} 转入细胞质，从而导致细胞内 Ca^{2+} 浓度升高，引起细胞内钙超载，引发细胞损伤。

（2）细胞内高 H^{+} 对 Na^{+}-Ca^{2+} 交换蛋白的间接激活，导致 H^{+} 外排、Ca^{2+} 内流：生理情况下，细胞 H^{+}-Na^{+} 交换蛋白交换比例为 H^{+} ∶ Na^{+} = 1 ∶ 1，将 H^{+} 排出细胞外、摄入 Na^{+}，以起到调节细胞内外酸碱平衡的作用。缺血时，由于无氧代谢增强，乳酸生成增多，缺血组织 H^{+} 生成增多，组织间液和细胞内出现代谢性酸中毒、pH降低。再灌注时，恢复的血流迅速带走再灌注区细胞外液的 H^{+}，使细胞外液的 H^{+} 浓度迅速下降，而细胞内 H^{+} 浓度仍处于很高水平，细胞内外形成显著的pH梯度差，因此激活细胞膜上的 H^{+}-Na^{+} 交换蛋白，促进细胞内 H^{+} 外排，细胞外 Na^{+} 内流，细胞内 Na^{+} 增加，细胞内 Na^{+} 浓度增高又促进 Na^{+}-Ca^{2+} 交换，引起细胞外 Ca^{2+} 大量内流，加重细胞内钙超载。

（3）蛋白激酶C（protein kinase，PKC）活化对 Na^{+}-Ca^{2+} 交换蛋白的间接激活：组织缺血及再灌注时，内源性儿茶酚胺释放增加，一方面作用于 α_1 受体，激活G蛋白-磷脂酶C（PLC）介导的细胞信号转导通路，促进磷脂酰肌醇（PIP2）分解，生成三磷酸肌醇（IP3）和甘油二酯（DG），DG和IP3可促进肌浆网释放 Ca^{2+}，同时DG经激活PKC促进 H^{+}-Na^{+} 交换，导致细胞内高 Na^{+}，进而增加激活 Na^{+}-Ca^{2+} 交换体，促进细胞外 Ca^{2+} 内流，共同促使细胞质内 Ca^{2+} 浓度升高。另一方面儿茶酚胺作用于β受体，通过激活腺苷酸环化酶增加L型钙通道的开放，从而促进细胞外 Ca^{2+} 内流，进一步加重细胞内钙超载的发生。

2．生物膜损伤引发钙超载

（1）细胞膜通透性增高，细胞外 Ca^{2+} 顺浓度梯度内流：再灌注时氧自由基的大量产生，引发细胞膜的脂质过氧化，使细胞膜受损而通透性增高，细胞外 Ca^{2+} 顺浓度梯度大量内流，这可能是钙超载的重要原因。此外缺血期引起的细胞内外 H^+ 浓度升高，再灌注后血流恢复将细胞外的 H^+ 带走，细胞内高 H^+ 激活 H^+-Na^+ 交换引发细胞内高 Na^+，再激活 Na^+-Ca^{2+} 交换而促使细胞内 Ca^{2+} 增加，而细胞内 Ca^{2+} 增加又激活磷脂酶，使膜磷脂降解，细胞膜通透性增高，故再灌注时细胞外 Ca^{2+} 顺着浓度梯度而大量内流，从而导致钙超载。

（2）线粒体膜损伤：有些学者认为缺血再灌注原发性损伤在于细胞的线粒体。缺血时线粒体结构的功能障碍出现最早，表现为线粒体肿胀、嵴断裂，线粒体膜流动性降低，氧化磷酸化功能受损，ATP 生成障碍。生理条件下，线粒体内 Ca^{2+} 含量是细胞质内的 500 倍，因此线粒体又被称为细胞的钙库。缺血再灌注时线粒体损伤的机制：①自由基损伤线粒体膜，抑制其氧化磷酸化、使 ATP 生成减少；②缺血造成膜结构破坏，Ca^{2+} 内流至线粒体增多，并形成磷酸钙盐沉积于线粒体，进一步破坏线粒体结构及功能，导致氧化磷酸化障碍；③再灌注导致线粒体通透性转换孔（mitochondrial permeability transition pore，mPTP）开放，mPTP 可抑制线粒体呼吸功能，并导致细胞色素 C 释放和凋亡蛋白酶激活，启动细胞凋亡程序，因此，使组织细胞损伤更为严重。

（3）溶酶体膜损伤：溶酶体内含有大量水解酶，如组织蛋白酶、酸性磷酸酶、核糖核酸酶等，这些酶在溶酶体膜损伤后就会大量释放。溶酶体膜损伤的机制：①钙超载激活磷脂酶分解膜磷脂，使溶酶体膜的通透性增高；②严重缺血时溶酶体膜破裂，其水解酶大量释放，引起组织自溶；③溶酶体膜破裂，溶酶体酶释放后进入血液循环，可造成广泛细胞损伤。

（4）肌浆网膜损伤：肌浆网摄取 Ca^{2+} 是消耗 ATP 的主动转运过程。缺血时 ATP 减少使肌浆网膜钙泵功能障碍，不能排出和摄取细胞质中过多的 Ca^{2+}，致使细胞质中 Ca^{2+} 浓度增加而造成钙超载。

在缺血期，细胞内 Ca^{2+} 浓度已经增高，再灌注后通过上述机制，既加重细胞 Ca^{2+} 转运障碍，又通过恢复的血流运来大量 Ca^{2+}，使细胞内 Ca^{2+} 浓度进一步增高，从而导致钙超载（图 12-3）。

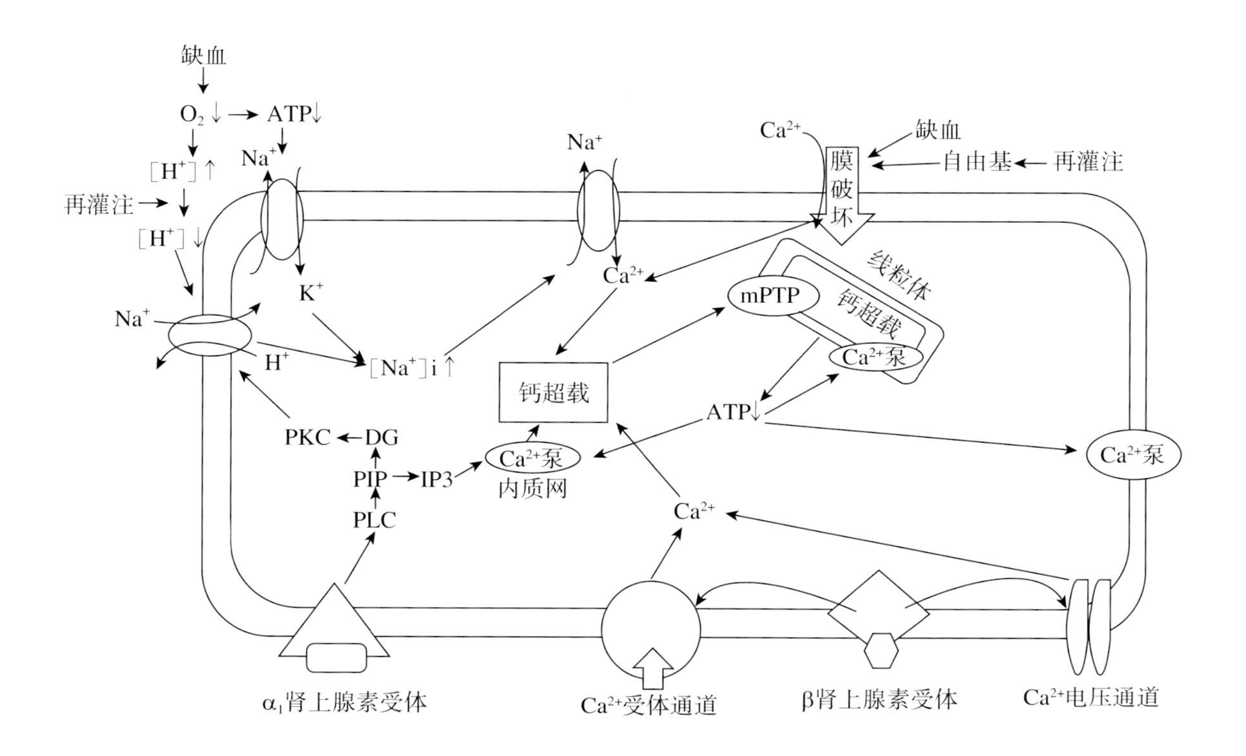

图 12-3　细胞内钙超载的发生机制

（二）钙超载引起缺血再灌注损伤的机制

目前细胞内钙超载引起缺血再灌注损伤的机制尚未完全阐明，可能与以下因素有关：自由基引起细胞膜通透性增强，细胞外 Ca^{2+} 内流；膜上 Na^{+}-K^{+}-ATP 酶失活，使细胞内 Na^{+} 浓度升高，Na^{+}-Ca^{2+} 交换增强；线粒体膜的液态及流动性改变，导致线粒体功能障碍，ATP 生成减少，使细胞膜与肌浆网钙泵失灵，不能将肌浆中过多的 Ca^{2+} 泵出或摄取入肌浆网。这些因素导致钙超载，成为细胞损伤的原因。

（1）促进氧自由基生成：细胞内 Ca^{2+} 浓度增多可增强钙依赖性蛋白酶活性，从而促使 XD 转变为 XO，使氧自由基生成增多。

另外，钙依赖性磷脂酶 A2 的激活可使花生四烯酸生成增加，通过环氧合酶和脂加氧酶作用产生大量 H_2O_2 和 OH·。

（2）破坏膜结构：钙超载导致细胞内 Ca^{2+} 增加，可激活磷脂酶类，促使膜磷脂降解，造成细胞膜和细胞器膜结构受损，同时可降解膜磷脂产生花生四烯酸、溶血磷脂等，更加重细胞功能和结构的破坏。

（3）线粒体功能障碍：聚集在细胞内的 Ca^{2+} 被肌浆网、线粒体摄取过程中需要消耗大量 ATP，同时进入线粒体的 Ca^{2+} 与含磷酸根的化合物结合，形成不溶性磷酸钙盐，干扰线粒体的氧化磷酸化，从而加重细胞能量代谢障碍，导致 ATP 生成减少。

（4）加重酸中毒：细胞内 Ca^{2+} 浓度升高可激活某些 ATP 酶，导致细胞高能磷酸盐水解，释放出大量 H^{+}，加重细胞内酸中毒。

（5）激活其他酶的活性：钙超载可激活大量酶。如激活蛋白酶，促进细胞膜蛋白和结构蛋白的分解；激活核酶，引起染色体的损伤甚至发生畸变。

细胞内钙超载是缺血再灌注损伤的另一个极为重要的发病学因素和环节。

三、白细胞的作用

目前大量研究表明，白细胞聚集、激活介导的微血管损伤及细胞损伤在缺血再灌注损伤的发生中起重要作用。生理情况下，中性粒细胞在吞噬活动时耗氧量增加，形成氧自由基，杀灭病原微生物。缺血再灌注导致中性粒细胞被激活和氧供恢复，为大量氧自由基形成创造了条件；呼吸爆发形成大量氧自由基，可造成损伤正常组织的后果。

（一）缺血再灌注损伤时白细胞增多的机制

临床观察和实验证明，缺血再灌注损伤时，白细胞（主要是中性粒细胞）明显增加，以犬心肌缺血为例，再灌注仅 5 min，心内膜中性粒细胞就增加 25%，缺血轻的组织白细胞聚集减少。组织缺血和再灌注时白细胞浸润增加的机制还不十分清楚，其可能的机制如下。

1．趋化因子生成增多　再灌注损伤时，细胞膜磷脂降解，花生四烯酸代谢产物增多，其中白三烯、PGE_2、血小板活化因子（PAF）、补体和激肽等，具有很强白细胞趋化作用；白细胞本身也释放许多具有趋化作用的炎症介质，如 LTB_4 等。这些趋化因子可吸引大量白细胞进入再灌注的组织。

2．黏附分子（adhesion molecule）生成增多　黏附分子又称细胞黏附分子，是由细胞合成的可促进细胞与细胞之间、细胞与细胞外基质之间黏附的一大类分子的总称，如细胞间黏附分子、血管细胞黏附分子、整合素、选择素等在维持细胞结构完整和细胞信号转导中起重要作用。实验发现，在缺血组织内已有白细胞聚集，其数量可随缺血时间的延长而增加；再灌注早期（数秒至数分钟），血管内皮细胞内原先储存的一些蛋白质前体被激活，释放多种细胞黏附分子。缺血和再灌注时中性粒细胞和血管内皮细胞表面的多种黏附分子表达增强，引起中性粒细胞与受损血管内皮细胞之间广泛黏附、聚集；而激活的中性粒细胞又可释放肿瘤坏死因子（TNF），导致血管内皮细胞和中性粒细胞表面的黏附分子暴露，两者的亲和力增强，甚至促使中性粒细胞穿过血管壁而趋化游走，使白细胞浸润进一步加重。临床上已经发现，体外循环手术后患者血管内皮细胞选择素、细胞间黏附分子表达增强；经皮腔内冠状动脉成形术患者再灌注后，中性粒细胞整合素的表达增加，并与球囊扩张持续时间呈明显正相关。

（二）白细胞介导缺血再灌注损伤的机制

白细胞对组织损伤作用的机制可能涉及以下几方面。

1．微血管的损伤

（1）对血液流变学的作用：正常情况下，血管内皮细胞和血液中流动的血细胞互相排斥，是保证微循环灌流的重要条件。研究发现，在缺血和再灌注早期白细胞就黏附于内皮细胞上，随后有大量血小板沉积和红细胞呈缗钱状聚集，造成毛细血管阻塞。实验表明，红细胞黏附后解聚远较白细胞与内皮细胞黏附易于分离，提示白细胞黏附是微血管阻塞的主要原因。由于白细胞体积大而僵硬、变形能力弱，与血管内皮细胞黏附后，极易滚动、嵌顿和堵塞毛细血管，促进形成无复流现象，加重组织缺血缺氧。

（2）微血管口径的改变：缺血再灌注时，白细胞增多、激活与内皮细胞相互作用，导致内皮细胞严重受损，使 PGI_2 生成减少，同时激活血小板，释放 TXA_2 增多，导致血管强烈收缩和血小板聚集，促使血栓形成和血管堵塞。

（3）微血管通透性增高：白细胞（多形核白细胞、巨噬细胞、单核细胞）激活后，释放大量促炎细胞因子如TNF-α、IL-1、IL-8，脂质炎症介质如白三烯（LT）、血栓素 A_2（TXA_2）、血小板活化因子（PAF）等，氧自由基如 $O_2^{\bar{\cdot}}$、OH· 等，溶酶体酶如蛋白酶、胶原酶、弹性蛋白酶等，可激活磷脂酶A2，游离出花生四烯酸，导致瀑布效应，产生许多血管活性物质如白三烯、血小板活化因子等，使血管收缩和（或）舒张异常，微血管壁通透性增高，一方面引发组织水肿，另一方面使血液浓缩，促进无复流现象发生，还可使中性粒细胞从血管内通过通透性增高的血管壁游走到血管外至细胞间隙，直接释放细胞因子，造成组织细胞的损伤。

2．细胞损伤　激活的中性粒细胞与血管内皮细胞可释放大量的致炎物质如自由基、蛋白酶、溶酶体等，可造成缺血再灌注损伤。

3．产生自由基　白细胞能产生多种自由基如活性氧等，激发细胞膜和细胞器膜的脂质过氧化，并损伤细胞内的重要成分。

4．释放颗粒成分（granule constitutes）　在缺血损伤区，从白细胞释放酶性颗粒成分能导致细胞组织进一步损伤。中性粒细胞可释放出20多种酶，其中3种引起组织损伤最大，1种是含丝氨酸蛋白酶的弹性硬蛋白酶（elastase），另外2种是含金属的蛋白酶即胶原酶（collagenase）和明胶酶（gelatinase）。弹性硬蛋白酶几乎能降解细胞外液基质中的所有成分，裂解免疫蛋白、凝血因子，并攻击完整的未受损的细胞，激活的胶原酶和明胶酶也能降解各种类型的胶原，导致细胞的损伤。

5．其他作用　白细胞一旦激活，也可活化磷脂酶A2，游离出花生四烯酸，导致瀑布效应，产生许多血管活性物质如白三烯、血小板激活因子等，使血管收缩，通透性增高，促进白细胞对血管壁的黏附等。

白细胞在缺血再灌注损伤中的作用，可被以下实验结果证明：①用除去白细胞的血液进行再灌注，可以减轻再灌性损伤并防止水肿发生。②用补体抑制药可减少白细胞浸润，减轻组织损伤。使用激活补体的酶——丝氨酸蛋白酶抑制药，可通过在心肌缺血时抑制补体的激活而抑制白细胞浸润，可以缩小心肌梗死面积，从而减轻心肌损伤。③实验证明，抗炎药布洛芬能减轻组织白细胞浸润，缩小再灌注后心肌梗死面积，对心肌具有保护作用。

四、微循环障碍

缺血再灌注损伤与微循环障碍互为因果，形成错综复杂的病理生理过程。大量临床观察与基础实验发现，缺血再灌注组织可出现无复流现象，即组织缺血再灌注后，解除缺血原因后，重新恢复血流，部分或全部缺血区并不能得到充分的血液灌流的现象。影响无复流现象的原因很多，包括缺血时间的长短、缺血程度、梗死灶大小等。无复流现象是缺血再灌注损伤中微循环障碍的主要表现，广泛存在于心、脑、肾、骨骼肌、肠缺血后的再灌注过程。缺血再灌注发生微循环障碍的机制涉及以下方面。

1．微血管阻塞　中性粒细胞快速增多、激活与血管内皮细胞发生黏附，可导致嵌顿、堵塞微血管。缺血再灌注损伤过程中中性粒细胞快速增多并大量激活，在黏附分子参与下，与血管内皮细胞发生大量的黏附，并且不易分离，嵌顿、堵塞微循环血管，导致微循环障碍。同时，在白细胞与内皮细胞的相互作用诱导下、细胞因子与P-选择素的作用下，大量血小板在缺血组织中活化、黏附、聚集，加重微血栓形成、微循环障碍，促使组织发生无复流现象。缺血再灌注时，白细胞附壁、组织水肿、内皮损伤、血小板栓子和微血栓形成等，均易形成无复流现象。这种再灌注损伤，实际上是缺血的延续和叠加。通过测量缺血和再灌注心肌的血流量，发现其呈进行性下降趋势，特别在心内膜层血流量降低更明显。由于血管的阻塞，平均氧弥散的距离增加，局部氧分压可降低到零，使所支配的细胞处于低氧环境中，造成细胞功能代谢障碍。

2．微血管结构损伤 激活的中性粒细胞与血管内皮细胞之间相互作用，造成微血管结构损伤。激活的中性粒细胞与内皮细胞黏附、相互作用可释放大量的致炎物质，如氧自由基、TNF-α、IL-1、IL-8、白三烯（LT）、TXA_2、血小板活化因子（PAF）、弹性蛋白酶、ROS、溶酶体酶等，激活磷脂酶A2、游离出花生四烯酸，激发后续瀑布效应，引发自身的膜结构、骨架蛋白降解等，甚至细胞凋亡、死亡，破坏微血管结构，造成以下情况的发生。①微血管管径狭窄：缺血再灌注损伤早期，细胞内Na^+、H^+、Ca^{2+}增加引起细胞内渗透压升高，以及细胞膜结构损伤、膜离子泵、离子通道蛋白功能障碍，共同导致的血管内皮细胞肿胀、微血管管径狭窄；②微血管通透性增高：微血管结构损伤，使其通透性增高，引发组织水肿，而且可导致血液浓缩，加重血管阻塞，同时白细胞从血管内游走到组织间隙，释放出大量致炎物质，又加重组织细胞的损伤，进一步促进缺血再灌注组织的无复流现象发生。

3．微血管收缩-舒张功能失调 微血管的收缩-舒张平衡是维持正常循环灌注的基础，是缩血管物质和扩血管物质对微血管综合调控的结果，血管内皮细胞和平滑肌细胞在调节这种平衡中发挥重要作用。实验与临床观察发现，缺血再灌注损伤组织的微循环障碍可持续4～12周。在缺血再灌注时，一方面，由于交感神经兴奋，肾素-血管紧张素-醛固酮系统和内皮细胞、白细胞及血小板激活所产生的儿茶酚胺、血管紧张素、内皮素、白三烯、TXA_2等增多，它们均具有收缩血管的作用；另一方面，因血管内皮细胞受损，导致扩血管物质如NO、前列环素（PGI_2）合成释放减少。如前面的自由基产生机制中所述，自由基损伤使内皮细胞eNOS催化产生的NO减少，同时产生的少量的NO与O_2^-快速反应生成$ONOO^-$，使NO进一步减少。PGI_2主要由血管内皮细胞生成，除了有很强的扩血管作用外，还能抑制血小板的黏附、聚集。TXA_2主要由血小板生成，其不仅是一个很强的缩血管物质，而且也是一种引起血小板黏附、聚集的因子，是一个很强的致血栓形成的物质。缺血缺氧时，一方面因血管内皮细胞受损而致PGI_2生成减少，另一方面在儿茶酚胺等因素刺激下，血小板释放TXA_2增多，PGI_2和TXA_2调节失衡，因而发生强烈的血管收缩和血小板聚集并进一步释放TXA_2增多，从而促使血栓形成和血管堵塞，发生无复流现象。

综上所述，中性粒细胞引起的毛细血管栓塞（白细胞嵌顿）可能是微循环障碍、无复流现象的主要原因，因为用去中性粒细胞的血液灌流，能明显减轻无复流现象。

缺血再灌注损伤自首次被提出以来，其发生机制一直是研究的热点，目前学者们普遍认为缺血再灌注损伤基本机制主要是自由基损伤、细胞内钙超载及白细胞介导的微循环障碍的共同作用占重要地位。总体认为自由基是各种损伤机制学说中重要的启动因素，细胞内钙超载是细胞不可逆性损伤的共同通路，白细胞与微循环障碍是缺血再灌注损伤引起各脏器功能障碍的关键原因。

五、凋亡

1994年，Gottlieb等首次在缺血再灌注模型的损伤心肌组织边缘发现凋亡现象，此后凋亡在缺血再灌注损伤中的发生机制逐渐被深入研究。

1．发生机制 缺血再灌注时诱发细胞凋亡涉及以下机制：①缺血再灌注过程中发生钙超载、过度的活性氧产生和严重的炎性反应等会损伤细胞膜及细胞器膜，从而诱发细胞凋亡；②氧自由基引起的DNA损伤可激活P53，活化多聚ADP核糖合成酶，耗竭ATP引起细胞凋亡；③激活核转录因子，加速凋亡相关基因的转录；④激活Ca^{2+}/Mg^{2+}依赖的核酸内切酶，降解DNA链，促使细胞凋亡；⑤激活谷氨酰胺转移酶，催化细胞内的酰基转移，在肽链间形成共价键，使细胞骨架蛋白分子间广泛交联，促进凋亡小体的形成。

2．涉及的信号转导通路 缺血再灌注损伤发生凋亡涉及以下的信号转导通路。

（1）caspase通路：①内质网介导的凋亡通路：在缺血再灌注损伤时，细胞内质网应激会改变细胞转录和翻译过程，早期发挥减轻损害的作用，但内质网长期处于应激状态则会诱导 caspase-12 表达和细胞质中 caspase-7 向内质网转移，剪切 caspase-3 而引发凋亡。②线粒体介导的凋亡通路：细胞遭受缺血及再灌注双重打击后，线粒体膜破裂，在 dATP 的作用下，细胞色素 C 与凋亡蛋白酶激活因子（apoptosis protease-activating factor，Apaf-1）氨基末端的 caspase 募集域（caspase recruitment domain，CARD）吸引 procaspase-9，caspase-9 被活化并依次激活效应 caspase-3、6、7，从而触发级联反应，引起细胞凋亡。研究证明细胞色素 C 在这条通路中发挥中心作用，受 BCL-2 家族的调控，BCL-2/BAX 比值可能决定了细胞受到再灌注损伤后是否进入凋亡途径。③死亡受体介导的凋亡通路：TNF 超家族的死亡配体 FASL 和 TNF-α 结合与胞膜受体 FAS 或 TNFR 结合，三聚化并激活，通过死亡结构域募集衔接蛋白的死亡效应域与 procaspase-8 形成死亡诱导信号复合物，触发 caspase 级联反应，引发凋亡。

有研究发现，活性氧在再灌注早期通过线粒体途径介导凋亡，而在持续阶段则由死亡受体介导。

（2），MAPK 通路：再灌注时，MAPK 的 3 个亚类中 ERK 可降低细胞凋亡，起保护作用，而 JNK/SAPK 和蛋白激酶 P38MAPK 可增加细胞凋亡，起损伤作用。研究证实，严重的再灌注损伤中促凋亡的作用强于抗凋亡的作用。

（3）JAK-STAT 通路：沈诚等研究发现，缺血再灌注损伤与 JAK-STAT 通路有关，与 caspase-3 和核因子 NF-κB 活性密切相关。

（4）植物凝集素样低密度氧化脂蛋白受体（lectin-like oxidized low-density lipoprotein receptor-1，LOX-1）通路：缺血再灌注时，低密度脂蛋白氧化和活性氧均可使 LOX-1 上调而增加凋亡。

六、能量代谢障碍

1．氧化磷酸化脱偶联 生物体 ATP 90% 来自线粒体的氧化磷酸化。再灌注时，线粒体出现应激反应，表现为耗氧量、呼吸控制率、H^+-ATP 酶水解活性均出现先升高后下降的现象。另外，大量自由基的产生、线粒体内钙超载使线粒体正常结构破坏，更加剧氧化磷酸化功能障碍。

2．高能磷酸化合物缺乏 ①线粒体受损：因线粒体膜富含磷脂，缺血缺氧时线粒体产生氧自由基增多，再灌注时组织产生自由基更增多。二者均使线粒体膜发生脂质过氧化，使线粒体结构和功能受损，表现为利用氧能力障碍、合成 ATP 减少。② ATP 合成的前身物质减少：包括腺苷、肌苷、次黄嘌呤等。研究证明，缺血 15 min 时 ATP 减少 60%，总腺苷酸也减少 50%，ADP 也轻度减少，AMP 明显升高，但其升高程度小于 ATP 减少幅度。再灌注 20 min 后 ATP 明显回升，但只接近正常的一半，再灌注 24 h 仍维持在低水平上，只有在再灌注 4 d 后 ATP 及总腺苷酸水平仍低于非缺血区。考虑其可能原因是腺苷、肌苷、次黄嘌呤等在再灌注时被血流冲洗出去，使总腺苷酸水平下降，失去再合成高能磷酸化合物的物质基础。因此如在再灌注液中补充肌苷或谷氨酸等可促进 ATP 的合成及心功能的恢复。

能量代谢障碍是缺血再灌注损伤的始发环节。自由基生成增多和细胞内钙超载，两者可互为因果，是缺血再灌注损伤的主要机制，并参与多器官功能衰竭的发生。

七、补体级联的损伤作用

在缺血再灌注时，补体系统被激活，形成多种促炎介质、释放过敏毒素和膜攻击复合物（membrane attack complex，MAC），导致缺血再灌注损伤的发生。

1．补体介导的溶胞作用 补体激活的后期阶段生成 MAC，其膜攻击复合物嵌入细胞膜内形成穿膜孔道，改变了细胞膜的通透性，核苷酸、蛋白质外渗，靶细胞发生溶解。同时，细胞膜通透性的改变使水、Na^+、Ca^{2+} 内流，造成细胞肿胀和钙超载，进而使细胞崩解、死亡。

2．补体级联反应释放大量促炎介质 补体激活过程中产生大量的促炎介质，如 C4a、C3a 和 C5a，引起炎症应答。过敏毒素结合到肥大细胞或嗜碱性粒细胞的补体受体上，促使这些细胞释放组胺和其他介质，导致平滑肌收缩，毛细血管通透性增高。因此，补体系统可能通过改变血管稳态和增加白细胞 - 内皮细胞黏附来影响缺血器官血流量，导致缺血再灌注损伤。

第三节 缺血再灌注损伤时对机体的影响

研究发现，机体内许多器官如心、脑、肺、肝、肾、胃肠、肢体和皮肤都可发生缺血再灌注损伤。缺血再灌注损伤表现为再灌注组织器官的代谢紊乱、功能障碍及结构损伤等变化。损伤的程度因缺血程度、再灌注时的条件及组织器官的不同而异。

一、心肌缺血再灌注损伤

心肌缺血再灌注损伤（myocardial ischemia reperfusion injury，MIRI）在临床最为常见，如急性心肌梗死后，通过溶栓或经皮冠状动脉介入治疗（PCI）及早恢复心肌灌注是减小心肌梗死面积、改善临床预后最有效的方法，然而缺血心肌血流恢复后可能引起心肌再灌注损伤，导致细胞计数增高、血清心肌坏死标志物增高和心电图进行性改变，出现持久的胸骨后剧烈疼痛、严重的心律失常等表现，反而降低了心肌再灌注的疗效，甚至引发心肌梗死面积扩大，加重病情。

（一）对心功能的影响

1．心肌舒缩能力降低　再灌注时表现为静止张力（指心肌在静息状态下受前负荷作用而被拉长时产生的张力）增大，如心室舒张末期压力（VEDP）随缺血时间的延长逐渐增高，发展张力（指心肌收缩时产生的主动张力）降低，如心室收缩峰压（VPSP）降低，以及左心室内压上升与下降的最大速率（$\pm dp/dt_{max}$）逐步降低。

短期缺血后再灌注心功能可得到恢复，若阻断冠脉时间过长再灌注，血流动力学常常进一步恶化。既往研究发现，夹闭犬的冠状动脉 15 min 并不引起心肌坏死，但缺血再灌注后心肌收缩功能抑制可持续 12 h。这种短期缺血早期恢复灌注时，心肌收缩功能不能迅速恢复，在较长一段时间内（数天到数周）心肌收缩功能低下，甚至处于无功能的状态，称为心肌顿抑（myocardial stunning）。心肌顿抑是心肌在再灌注后尽管无不可逆性损伤和血流已恢复正常，但局部心肌收缩功能延迟恢复的现象，是缺血再灌注损伤的表现形式之一，其发病机制与高能磷酸化合物合成能力丧失、微血管灌注障碍、交感神经反应性受损、氧自由基产生、白细胞激活、磷酸激酶活性降低、钙稳态紊乱等有关。其中，氧自由基和钙超载被公认为起关键作用（图 12-4）。

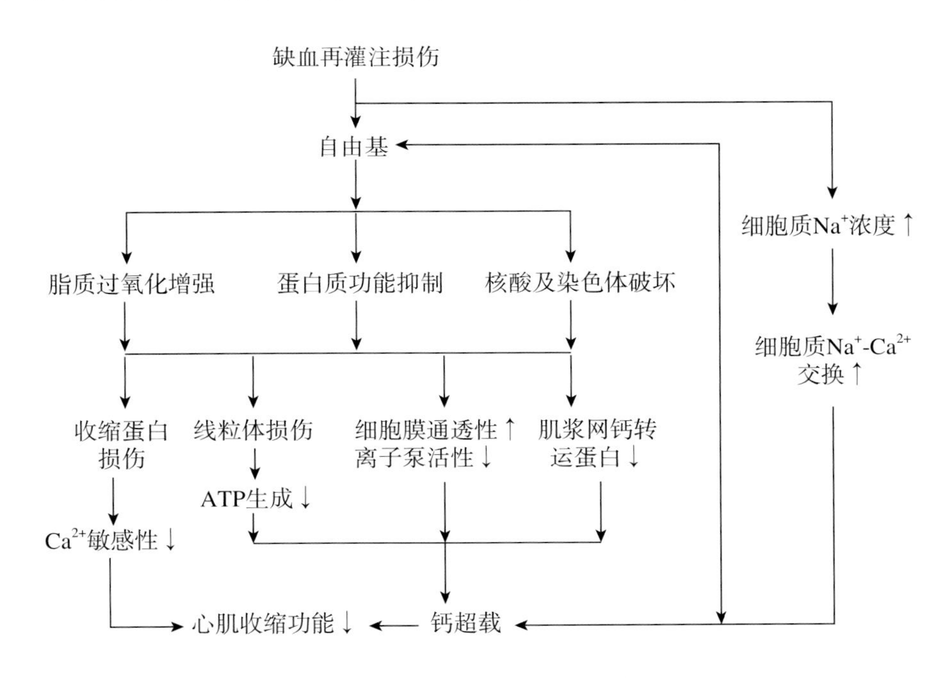

图 12-4　心肌顿抑的发生机制

2．再灌注性心律失常　以室性心律失常为主，如室性心动过速和心室颤动。其特点表现如下：①缺血心肌数量越多、缺血程度越重、再灌注速度越快，再灌注性心律失常的发生率就越高；②再灌注区功能上可恢复的心肌细胞越多，心律失常的发生率越高。研究发现心肌细胞急性缺血时出现静息电位降低、动作电位上升的速度变慢，时值缩短，兴奋性和传导性均降低，部分快反应细胞变为慢反应细胞。在心电图上表现为缺血心肌对应部位 ST 段抬高，R 波振幅增加。再灌注使缺血中心区 R 波振幅迅速降低，ST 段恢复至正常水平，Q 波出现，从而出现再灌注性心律失常。心肌缺血后对激动的传导时间延长，自律性增强，为心律失常创造了条件。再灌注后心脏由窦性心律转变为心室颤动，或出现室性心动过速，甚至心室颤动，这可能是规律、迅速、反复的室性异位活动的结果。动物实验发现，缺血再灌注性心律失常的发生率可达 50% ～ 70%；临床上统计，解除冠状动脉痉挛及溶栓疗法后缺血再灌注性心律失常的发生率也高达 50% ～ 70% 。

（二）对心肌能量代谢的影响

短时间的缺血后再灌注可使心肌代谢迅速改善、恢复正常，但缺血时间较长后再灌注反而使心肌代谢严重障碍，心肌 ATP 和磷酸肌酸（CP）降解，ATP /ADP 降低，氧化磷酸化障碍。腺苷酸进一步降解为核苷类（腺苷、肌苷）及碱基（次黄嘌呤等），这些非磷酸化嘌呤可进入血管，因而 ADP、AMP 迅速下降。这可能是因为再灌注时自由基和钙超载等对线粒体造成损伤，使心肌能量合成减少，加之再灌注血流的冲洗，ADP、AMP 等物质含量比缺血期降低，造成合成高能磷酸化合物的底物不足。

（三）对心肌超微结构的影响

缺血再灌注损伤时，超微结构可见心肌细胞突发性水肿、挛缩，细胞膜严重损伤，肌原纤维结构破坏（出现收缩带，严重者肌丝断裂、节段性溶解）、线粒体损伤（肿胀、嵴断裂、溶解、形成空泡、Ca^{2+} 大量沉积造成基质内致密物增多），表明再灌注引起了快速的膜磷脂和蛋白质大分子及胶原纤维的结构破坏，这种破坏呈不可逆性。再灌注可使毛细血管的管腔变窄，甚至阻塞，同时血小板、白细胞黏附、聚集、堵塞在微循环中，内皮细胞肿胀，细胞质形成突起物伸向管腔，内质网扩张成大小不一的空泡。上述变化在心肌恢复灌流后，可使心肌得不到血液供应，出现无复流现象。

（四）发病机制

心肌缺血再灌注损伤的发病机制可能涉及以下几个方面。

1．Ca^{2+} 内流对动作电位的影响　再灌注后，通过 Na^{+}-Ca^{2+} 交换形成一过性内向离子流，电位震荡，在心肌动作电位后形成短暂去极化；持续 Ca^{2+} 内流，可形成动作电位的“第二平台期”而引发早期后去极化或延迟后去极化等机制，为再灌注性心律失常的发生奠定了基础。再灌注后可明显降低心室颤动的阈值，易致严重心律失常发生。

2．儿茶酚胺及代谢产物的作用　再灌注后恢复血流后被冲刷出来的儿茶酚胺，提高了心肌细胞的自律性；再灌注将积聚在细胞外的 K^{+}、乳酸等代谢产物冲走，可暂时性影响心肌的电生理特性，促进心律失常的发生。

3．自由基和白细胞的作用　大量自由基和白细胞呼吸爆发的作用可导致心肌细胞代谢、功能、结构损伤等，引起心肌细胞电生理特性发生改变，但出现损伤甚至坏死和凋亡的心肌细胞是不均一的，因此，心肌细胞之间产生动作电位时程的不均一性，引起传导性与不应期的不均一性，为折返性心律失常创造了电生理基础。

4．心肌细胞内钙超载　激活心肌兴奋 - 收缩耦联过程，导致肌原纤维挛缩、断裂，损伤细胞骨架结构。

5．“脂质三联体”（lipid triad）的形成　有报道缺血再灌注使膜脂质过氧化、磷脂酶活化及过量的溶血磷脂及游离脂肪酸聚集，引起细胞膜的损伤，具有破坏膜结构和功能的作用，合称“脂质三联体”的作用，最终导致心肌骨架蛋白发生结构细胞基膜与质膜分离、缺损或断裂，是膜通透性增高的病理基础。“脂质三联体”是膜损伤的重要机制，使心肌细胞间隙连接通信功能受损，是伤后心肌非均一性行为、力学内耗的主要病理基础。

6．心肌细胞自噬　研究发现，细胞自噬性死亡和凋亡是心肌梗死边缘区主要的死亡方式，采用先天自噬功能降低的小鼠进行缺血再灌注损伤研究发现，自噬在再灌注期加重了心肌细胞的死亡。

细胞自噬能隔离和清除受损冗余的细胞成分，包括细胞器和错误折叠的蛋白，是细胞内更新蛋白质及细胞器的正常生理过程，参与完成细胞的能量供应、物质循环、自我更新、防御机制。研究发现：①自噬增强可降低凋亡率；②凋亡细胞中自噬过程受到抑制。故此推测，短时间轻度缺血时细胞自噬有保护心肌细胞的作用。实验证实，在再灌注期，心肌细胞自噬一方面可以保护细胞，另一方面也可以通过促进活性氧的产生和内质网应激，加重心肌损伤。

目前研究心肌缺血再灌注损伤过程中自噬诱导与自噬体形成分子机制较多，通过研究酵母基因，发现了40余种自噬相关基因（autophagy associated gene，Atg），主要包括：Atg1激酶复合物（Atg1、13、17、29、31），PI3K复合物（VPS34、15，Atg2、6、9、14、18）及2个泛素类蛋白系统（Atg3、4、5、7、8、10、12、16），分别在自噬不同阶段发挥作用，如Atg12-Atg5-Atg16复合物的作用是在自噬体形成前阻止其与溶酶体融合。

研究发现调控自噬的信号转导通路、相关蛋白及细胞因子主要涉及以下方面。

1）PI3K-AKT通路：与细胞增殖、凋亡、自噬、分化息息相关，缺血后会引起AKT活化减少，抑制细胞增殖，诱导细胞自噬，直至细胞死亡。

2）哺乳动物西罗莫司靶蛋白（mTOR）通路：mTOR作为PI3K-PKB通路的效应分子及ATP、氨基酸和激素的感受器，成为调节细胞生长、增殖、运动、自噬等多种生命活动的上游信号通路的交汇点，mTOR活性决定了自噬体形成，其中mTOR1与自噬有密切关系，其机制主要与细胞存活和细胞骨架重组有关。

3）腺病毒E1B结合蛋白3（BNIP3）：其表达主要受低氧诱导因子（hypoxia-inducible factor，HIF）的调控，BNIP3通过与BCL-2竞争Beclin-1结合位点激活细胞自噬从而损伤细胞。

细胞自噬涉及的通路、蛋白、细胞因子错综复杂，多种物质均可影响该过程，而产生的效应也因所受应激的差异而不同。

7．细胞核受体FXR表达增高　最新研究发现，在大鼠的心肌细胞中有一种细胞核受体法尼醇X受体（farnesoid-X-receptor，FXR），原存在于胃肠道和胆道系统，在新生大鼠心肌有表达，成年后表达明显降低，但心肌发生缺血再灌注时，FXR表达明显增高，FXR使线粒体功能失常，促进细胞凋亡，抑制FXR功能可明显减轻缺血再灌注损伤，降低心肌梗死的面积。

8．一氧化氮代谢异常　近年来研究表明，内皮型一氧化氮合酶/诱生型一氧化氮合酶（eNOS/iNOS）在心脏缺血再灌注过程中的表达紊乱所致一氧化氮（NO）代谢异常在心肌损伤中扮演重要角色。多数实验研究表明，内源性基础量的NO对血管内皮细胞和心肌细胞具有保护作用。内源性的NO可通过抑制中性粒细胞对血管内皮黏附、聚集，抑制核转录因子κB（NF-κB）而抑制黏附因子表达，抑制中性粒细胞脱颗粒释放蛋白酶，减轻肥大细胞、血小板激活而减少各类细胞因子产生，直接抑制单核细胞、血小板黏附血管内皮，从而保护血管内皮与心肌细胞。在心肌缺血再灌注时，NO与O_2迅速结合生成过氧亚硝酸阴离子（peroxynitrite，$ONOO^-$），$ONOO^-$作为NO的毒性代谢产物介导了一系列毒性作用而加剧了心肌缺血再灌注损伤。

二、脑缺血再灌注损伤

脑重为体重的2%左右，而脑血流量约占心输出量的15%，所以脑是一个“低储备、高供应、高消耗”的器官，对缺氧最敏感，缺血再灌注损伤在临床也较常见。

（一）对脑能量代谢的影响

脑缺血后细胞内葡萄糖、糖原、ATP、CP严重减少，影响Na^+泵、Ca^{2+}泵的功能，膜离子梯度不能维持，细胞外K^+浓度升高，细胞内Na^+浓度升高，细胞水肿。脑是富含磷脂的器官，结扎沙鼠两侧的颈总动脉30 min发现，环磷酸鸟苷（cGMP）减少53%、环磷酸腺苷（cAMP）增多2.2倍，恢复血流15 min后cAMP进一步增加，为缺血前的21倍，cGMP进一步下降，这提示缺血和再灌注两次打击使过氧化反应增强。cAMP上升激活磷脂酶，促进游离脂肪酸生成增多，同时大量自由基生成，导致细胞膜和细胞器膜发生明显的脂质过氧化，出现细胞及细胞器肿胀、功能下降甚至结构崩解，尤其线粒体损伤，ATP生成减少，影响脑的能量代谢。

（二）对脑功能的影响

脑缺血再灌注可造成脑功能严重受损。脑缺血时脑细胞生物电发生改变，出现病理性慢波，缺血一定时间后再灌注，慢波持续并加重。

（三）对脑形态结构的影响

脑最明显的组织学变化是脑水肿、脑细胞的凋亡和坏死，以脑水肿最为多见。研究证明，缺血及再灌注过程中脑含水量持续增加，缺血时水肿的产生是膜脂质降解、游离脂肪酸增加的结果，而过氧化是再灌注后水肿持续加重的原因之一。

脑缺血再灌注后，星形细胞肿胀，尼氏体完整性破坏，胶质细胞周围间隙增大并有淡红色水肿液，白质纤维间隙疏松，髓鞘分层变性，呈现不可逆损伤。细胞器肿胀，尤其线粒体肿胀，钙盐颗粒状沉积，嵴断裂，核染色质凝集，内质网高度肿胀，结构明显破坏。血管腔外组织液积聚，血管内皮细胞肿胀，微血栓堵塞，影响脑的微循环，从而加重脑损伤。

（四）发生机制

研究兔脑缺血再灌注损伤时夹闭双侧椎动脉和双侧颈总动脉发现，颞叶组织内神经递质性氨基酸代谢发生明显变化，即兴奋性氨基酸（excitatory amino acid，EAA）随缺血再灌注时间延长而逐渐降低，抑制性氨基酸在缺血再灌注早期明显升高，并且呈现随缺血再灌注损伤时间的延长，脑内兴奋性递质含量降低的趋势。

1．兴奋性氨基酸的毒性作用　兴奋性氨基酸主要包括谷氨酸（glutamate，Glu）及N-甲基-D-天门冬氨酸（N-methyl-D-aspartate，NMDA），兴奋性氨基酸是中枢神经系统的主要兴奋性神经递质，起到传递兴奋性信息的作用，同时又是一种神经毒素，它们对缺血脑细胞具有兴奋性神经毒作用，在局部脑缺血过程中，兴奋性氨基酸的毒性作用是损伤脑组织的启动者和执行者，Glu与其受体结合可使H_2O和Na^+内流，导致神经元急性肿胀，Glu还可通过抑制神经元上的Glu/胱氨酸转运体产生细胞毒性作用；Glu和NMDA可破坏细胞内外K^+的平衡诱导神经元发生钙超载、凋亡。

2．钙超载　Ca^{2+}参与神经元膜生物电位和细胞内的生化过程，在脑缺血再灌注后钙超载，其引起的脑损伤的可能机制包括：①促进氧自由基生成，启动膜脂质过氧化，形成脂性自由基，并进一步促进Ca^{2+}受体通道兴奋性氨基酸的释放；②可激发作为第二信使的一系列降解酶如核酸内切酶等活化，导致神经元降解，微管解聚，细胞骨架破坏；③使突出前膜和突出后膜蛋白质过度磷酸化，使线粒体滞留Ca^{2+}作用降低，神经末梢去极化，谷氨酸释放增多，中性蛋白酶激活，Ca^{2+}大量内流，线粒体内钙超载，最终导致神经元迟发性死亡；④Ca^{2+}进入细胞与钙调素（CAM）结合形成Ca^{2+}-CAM复合物，释放5-羟色胺和去甲肾上腺素，引起脑血管痉挛，脑血管平滑肌细胞钙内流，血管中层细胞由于Ca^{2+}沉积，使血管弹性及结构受到破坏，加重脑梗死；⑤加重细胞内酸中毒；⑥激活一氧化氮合酶（NOS），生成大量NO；⑦使细胞连接间隙扩大，损害血脑屏障，致使其通透性增高，产生血管源性脑水肿；⑧诱导细胞凋亡。推测神经细胞内钙超载可能是各种因素造成脑再灌注损伤的最后作用的共同通路。

3．自由基的作用　再灌注后自由基爆发性增加，破坏神经元的膜结构、功能和抗原特异性，使膜的通透性增高，加重脑水肿和颅内压升高。

4．细胞内酸中毒　缺血时糖酵解增强，脑组织在短期内产生大量乳酸，局部的代谢性酸中毒造成更严重的组织损伤。

5．血脑屏障的损伤　脑缺血再灌注损伤中，氧自由基、钙超载、兴奋性氨基酸的毒性作用、NO、炎症因子和炎症介质等表达上调、白细胞聚集和呼吸爆发等诸多因素间相互作用，形成恶性循环，导致白细胞由内皮细胞和血脑屏障迁移出去，触发信号转导级联，导致紧密连接分裂和血脑屏障破坏；水孔蛋白-4（aquaporin-4，AQP4）在血脑屏障的表达增高。

6．一氧化氮（NO）的作用　脑内NO在脑缺血再灌注损伤中具有神经保护和神经毒性的双重作用。NO诱导神经细胞损伤的可能机制有：①通过氧自由基起细胞毒性作用。NO与超氧阴离子自由基结合产生过氧亚硝酸阴离子（$ONOO^-$），损伤线粒体膜，使线粒体形成漏道，开放线粒体转换孔，诱导细胞坏死和凋亡。②抑制DNA修复酶的作用，激活聚腺苷二磷酸核糖合成酶（PARS），使细胞能量衰竭。③NO在星形胶质细胞中可下调BCL-2和上调BAX，激活caspase诱导细胞凋亡。④ NO 引起多巴胺大量释放而起神经毒性作用。⑤诱导谷氨酸兴奋毒性，加重缺血再灌注损伤。

7．铁依赖性脂质过氧化　在脑缺血期，内皮细胞及其他细胞内铁池破裂，Fe^{2+} 从铁池中释出，使 OH · 形成明显增加，引起脂质过氧化，使细胞受损。

近年“神经血管单位”的提出，为脑缺血再灌注损伤及其适应机制的研究扩展了新的理论。

三、肝缺血再灌注损伤

肝缺血再灌注损伤是肝移植和阻断血管的肝部分切除术或肝移植过后的一种无法避免的病理生理学事件，是导致术后肝炎症反应、肝细胞坏死、移植肝无活性和急、慢性排斥反应的重要原因，很大程度影响肝功能的预后。

（一）对肝代谢及形态的影响

肝缺血再灌注损伤后肝功能严重受损，血清谷丙转氨酶（GPT）、谷草转氨酶（GOT）及乳酸脱氢酶（LDH）活性明显增高。再灌注时肝组织损伤较单纯缺血明显严重，

肝缺血再灌注损伤主要病理改变：光镜下，正常肝小叶结构严重破坏，轮廓模糊不清，伴有少量炎症细胞浸润，肝细胞肿胀，肝窦部血管内皮细胞高度水肿、变形，脂肪变性、空泡变性及点状坏死。电镜下，线粒体高度肿胀、变形、嵴减少、排列紊乱，甚至细胞崩解、空泡形成等；内质网明显扩张；毛细胆管内微绒毛稀少等。

（二）发生机制

肝缺血再灌注损伤的机制还不特别清楚，已有大量研究表明多种信号转导通路参与了肝缺血再灌注的发生和发展，介导了相关基因的激活，炎症介质的释放，细胞的凋亡多个过程。线粒体膜通透性的改变，氧化应激，钙超载，肝库普弗细胞（Kupffer cell）、细胞因子 / 趋化因子、炎症细胞的激活在肝缺血再灌注损伤中都起到重要的作用。

1．线粒体损伤及代谢性酸中毒　肝缺血阶段，肝细胞代谢由需氧型转为厌氧型，一方面线粒体氧化磷酸化障碍，ATP 生成减少，使依靠 ATP 的细胞代谢活动逐渐停止；另一方面无氧代谢增强，乳酸生成增多，发生代谢性酸中毒。再灌注恢复血供后 pH 恢复，刺激蛋白酶和磷脂酶等 pH 依赖酶的活性增强，促进了组织和器官的损伤。

2．肝细胞释放高速泳动族蛋白（HMGB1）　缺血导致肝细胞坏死可释放出大量的有害物质，如高速泳动族蛋白 B1 分泌到细胞外，通过其模式识别受体，如 Toll 样受体（TLR）和晚期糖基化终末产物受体（advanced glycation end product receptor，AGER），通过激活 P38MAPK、ERK1/2、NF-κB 等下游信号通路，诱导中性粒细胞、单核巨噬细胞、树突状细胞等分泌炎症介质，如单核细胞趋化蛋白 -1（MCP-1）、TNF-α、IL-6、IL-1α、IL-1β、IL-8 等，这些介质的分泌又可促进 HMGB1 的分泌，从而形成“瀑布效应”，增强了炎症反应。因此，HMGB1 促进了肝缺血再灌注后损伤的进展，是关键性调控因子，HMGB1 靶向治疗也将成为肝缺血再灌注损伤的治疗途径之一。

3．库普弗细胞过度激活　诸多研究表明，移植肝缺血再灌注损伤中供肝内库普弗细胞过度激活扮演着重要角色，因移植手术供肝缺血再灌注后，在短时间内大量库普弗细胞被多种刺激因子（最主要是由门静脉入肝的内毒素）激活，而库普弗细胞激活的中心环节是 NF-κB 的活化及下游基因的转录合成，在介导肝缺血再灌注损伤中起重要作用。

四、胃肠缺血再灌注损伤

人体肠道是机体内最大的“内毒素库”和“储菌库”，正常情况下，由肠黏膜上皮和细胞间紧密连接而构成的肠黏膜屏障是体内的一道重要保护屏障，其主要作用是有效阻止肠道内的病原体、有害菌群及有毒物质等通过肠黏膜屏障侵入血液循环。研究证实肠缺血再灌注损伤在全身性的细菌感染、多器官功能障碍、严重休克、严重烧伤、血管外科手术、肠绞窄、肠旋转不良、坏死性小肠结肠炎、肠系膜静脉血栓形成、肠移植等都可引起肠缺血再灌注损伤，破坏肠道黏膜屏障的连续性和完整性。

（一）对胃肠代谢及形态的影响

由于肠道是对缺血再灌注损伤非常敏感的重要器官之一，其特征为胃肠黏膜损伤和屏障功能

障碍、肠壁毛细血管通透性增高，表现为广泛的上皮与绒毛分离，肠绒毛缩短，间隙增大，明显不连续，间质水肿、有绒毛脱落，炎症细胞大量浸润，固有层破损，肠壁出血及溃疡形成，肠上皮细胞会出现明显的凋亡、坏死。

(二)发生机制

肠周有较多淋巴系统，是外周较大的免疫器官之一，在缺血再灌注损伤过程中，在自由基作用下，肠上皮细胞内钙超载，激活 Ca^{2+} 依赖性蛋白酶，促进细胞内黄嘌呤脱氢酶转换成黄嘌呤氧化酶，同时因缺氧由 ATP 转化来的腺嘌呤核苷经多重反应最终生成大量的氧自由基。在缺血期，由于 ATP 明显减少，线粒体内严重钙超载，造成线粒体细胞色素氧化酶功能失调和含锰超氧化物歧化酶活性下降，促进了大量氧自由基的生成。细胞内氧自由基含量明显增高对细胞造成严重甚至不可逆的损伤，氧自由基的增多又可促进细胞内的钙超载，两者形成恶性循环，如不能得到有效的干预，最终将导致细胞的凋亡。缺血再灌注过程中白细胞发生呼吸爆发，导致肠道微循环严重障碍、肠壁细胞遭到严重破坏，肠道黏膜屏障的连续性和完整性受到破坏，使肠道内有害物质透过肠黏膜进入机体。同时白细胞从血管内游走到肠壁组织间隙，释放出大量致炎物质又加重肠组织的损伤，不仅影响肠道局部缺血组织的存活及功能，且可通过炎症细胞的激活、多种炎症介质及细胞因子的产生和释放，肠内菌群的移位、内毒素的入血及肠道菌群衍生的分子与特定的细胞受体结合进入肠周淋巴，进一步激活免疫细胞产生大量的如 TNF-α、IL-1、PAF、PGF、TXA_2、内皮素等炎症因子大量入血，导致肠源性内毒素血症，引发远隔器官的结构损伤和功能障碍，将会诱导全身炎症反应综合征和多器官功能障碍综合征的发生，导致机体的各系统器官功能失调和内环境的紊乱，进而危及生命。

五、肺缺血再灌注损伤

(一)对肺代谢的影响

肺缺血再灌注后，ATP 下降明显，ATP/ADP 比值降低，糖原含量下降，乳酸堆积，DNA 合成降低。

(二)对肺功能的影响

再灌注后可造成肺动脉高压，非心源性肺水肿，肺淋巴回流增加，低氧血症，肺顺应性降低，肺分流增加，造成急性呼吸衰竭。

(三)对肺超微结构的影响

肺缺血再灌注后，内皮细胞和Ⅰ型肺泡细胞肿胀，线粒体肿胀、嵴消失，内质网扩张；Ⅱ型肺泡细胞的板表面微绒毛减少、线粒体肿胀、板层小体稀少，基底膜肿胀，出现较多空泡。在出血区多数毛细血管肺泡呼吸膜严重破坏，有严重的不可逆性细胞损伤。肺泡隔水肿，肺泡隔及毛细血管内炎症细胞附壁，以中性粒细胞为主。

(四)发生机制

肺循环的特点是容量大、流量大、压力低、流程短、阻力小，有利于使流经肺的血液充分氧合。肺泡气 PO_2 降低可引起该部位肺小动脉收缩，发生低氧性肺血管收缩（HPR），低氧性肺血管收缩的生理学意义在于减少缺氧肺泡周围的血流，使这部分血流转向通气充分的肺泡，有利于维持适当的肺泡通气血流比例。研究发现，发生肺缺血再灌注损伤的机制主要涉及：①再灌注时黄嘌呤氧化酶活化产生大量的氧自由基，导致细胞膜脂质过氧化增强，肺泡Ⅰ、Ⅱ型细胞和内皮细胞功能障碍、结构受损，影响肺血管壁的通透性，并破坏肺泡 - 毛细血管膜的结构，影响肺换气功能；②内皮细胞收缩机制的激活，是肺微血管通透性增高的最后共同通路；③钙超载加重细胞的损伤；④肺缺血再灌注后，引起炎症反应过度激活，特别是无菌性炎症反应的发生，促进肺微循环障碍的发生。

六、肾缺血再灌注损伤

肾缺血再灌注时，血清肌酐浓度明显增高，表明肾功能严重受损。肾组织损伤较单纯缺血明显加重，形态学改变表现为线粒体高度肿胀、变形，嵴减少、排列紊乱，甚至崩解，空泡形成等。有研究发现，肾缺血再灌注后激活肿瘤坏死因子（TNF），TNF 和受体结合可激活 NF-κB，后者上调 TNF 和其他致炎因子表达，形成炎症反应正反馈。由于TNF能诱导肾细胞凋亡，引起肾小球纤维蛋白沉积、细胞浸润和血管收缩，导致肾小球滤过率降低。

七、肢体缺血再灌注损伤

肢体缺血再灌注损伤在创伤外科中常见于断肢（指）再植恢复供血后、四肢骨折手术去除止血带后、周围神经挤压伤等。此外，肢体缺血再灌注可导致骨骼肌内微血管和肌细胞损伤，自由基增多，脂质过氧化增强。光镜下，缺血的肌纤维明显水肿、横纹消失，可见细胞质深染、核固缩；电镜下，肌纤维边缘线粒体有髓样变、线粒体空泡样变，嵴断裂，核周隙增宽，糖原向核周聚集，毛细血管内皮细胞微绒毛减少，双侧终池宽大，横小管粗细不等。正常肌细胞内含丰富的谷草转氨酶（GOT）、肌酶激酶、乳酸脱氢酶（LDH），细胞受损后各种酶会释放入血。因此，血清中这些酶的含量可作为肌细胞损伤的指标，其含量的高低可反映细胞损伤的程度。

第四节　缺血再灌注损伤防治的病理生理学基础

因目前缺血再灌注损伤的发生机制尚不十分明确，故其防治尚处于基础实验研究和临床实验观察阶段。目前对缺血再灌注损伤的防治可从以下几个方面着手。

一、寻找和消除缺血原因

针对缺血原因，采取有效措施，尽可能在再灌注损伤发生的缺血时间以前恢复血流，减轻缺血性损伤及严重的再灌注损伤，这是预防再灌注损伤的首要环节。采用适当低温、低压、低pH、低流、低钙、低钠及高钾液灌注，补充糖酵解底物保护缺血组织，促进细胞膜功能恢复，可减轻严重的再灌注损伤。低压、低流量灌注可减少大量自由基产生及引起组织水肿；适当低温灌注有助于降低缺血组织代谢率，减少耗氧量和代谢产物的堆积；低钙液灌注可减轻因钙超载所致的细胞损伤；低钠液灌注可减轻细胞肿胀；高钾液灌注能减轻因再灌注引起的原缺血组织大量钾的丢失程度。

二、改善缺血组织的代谢

积极纠正酸中毒和电解质紊乱，及时补充糖酵解底物如磷酸己糖和外源性ATP，可使细胞膜蛋白磷酸化，有利于细胞膜功能恢复，并可穿过细胞膜进入细胞直接供能；还可应用氢醌化合物（能加速电子传递或将电子直接传递给氢）、细胞色素C（增加线粒体的ADP磷酸化）等针对缺血时线粒体损伤所致的氧化磷酸化受阻进行治疗。

三、清除自由基

自由基清除剂主要有低分子清除剂和酶性清除剂。

1．低分子清除剂　①维生素E（α-生育酚）、维生素A（β-胡萝卜素）等，属于存在于细胞脂质部分的自由基清除剂等；②半胱氨酸、维生素C（抗坏血酸）、还原型谷胱甘肽（GSH）和还原型辅酶Ⅱ（NADPH）等，为存在于细胞内外水相中的自由基清除剂。这些自由基清除剂，能提供电子使自由基还原。

2．酶性清除剂　主要有超氧化物歧化酶（superoxide dismutase，SOD）、谷胱甘肽过氧化物酶（glutathione peroxidase，GSH-Px）、过氧化氢酶（catalase，CAT）及铜蓝蛋白等。超氧化物歧化酶主要是通过歧化反应清除H_2O_2和OH·的爆发性生成，保护细胞免受毒性氧自由基的损伤。过氧化氢酶主要功能为催化H_2O_2，分解H_2O_2为水和O_2，达到清除H_2O_2以避免高毒性OH·的产生的目的。谷胱甘肽过氧化物酶是一种含硒的酶，作用与过氧化氢酶相似，但效率低于过氧化氢酶；铜蓝蛋白是细胞外液中的一种主要抗氧化物，主要使Fe^{2+}氧化成Fe^{3+}，防止Fenton反应的发生，抑制了OH·的生成。实验证明，二甲基亚砜（OH·清除剂）及别嘌醇（黄嘌呤氧化酶抑制剂）等物质，可减少自由基的生成并加速其清除，进而显著降低缺血再灌注损伤的发生。

四、减轻钙超载

基础研究发现，在再灌注前或再灌注即刻使用钙通道阻滞剂，可减轻损伤时细胞内钙超载和维持细胞的钙稳态。近年来研究表明，应用 Na^{+}-Ca^{2+} 及 Na^{+}-H^{+} 交换蛋白抑制剂可有效减轻钙超载的发生。

五、中性粒细胞抑制剂的应用

研究发现，抗中性粒细胞代谢药羟基脲可缩小缺血再灌注后心肌损伤的面积；应用非甾体抗炎药、脂氧化酶和环氧合酶抑制药、前列环素及抑制中性粒细胞黏附的单克隆抗体均有减轻缺血再灌注损伤的作用。

六、细胞保护剂与细胞抑制剂的应用

目前研究发现，使用某些药物或复制环境因素，直接增强缺血再灌注局部组织、细胞对内环境紊乱的耐受力可起到细胞保护的作用。迄今为止，许多内、外源性细胞保护剂被应用于缺血再灌注损伤的防治，如牛磺酸、金属硫蛋白等，具有抗脂质过氧化、调节钙稳态及稳定溶酶体膜的作用，取得了一定治疗效果。

七、缺血预适应、缺血后适应与远程缺血预适应的应用

1．缺血预适应的应用　Murry 等首次提出缺血预适应（ischemic preconditioning，IPC）的概念，证实缺血预适应可以减轻缺血再灌注损伤。缺血预适应是缺血前反复、多次的短期缺血使机体组织器官对随后更长时间的缺血损伤及再灌注损伤产生明显保护作用，是一种适应性保护性反应。由于缺血是一种不可预知的病理过程，缺血预适应多在动物实验中进行，在临床实践中的推广应用受到诸多因素的限制。近年来研究发现，无创性肢体缺血预适应所取得的延迟保护效应即无创性延迟肢体缺血预适应（noninvasive delayed limb ischemic preconditioning，NDLIPC），由于操作方便、持续时间较长而备受关注。研究发现缺血预适应的保护机制如下：①调动机体产生内源性保护物质，如内源性腺苷释放增多，使抗凋亡基因表达上调，防止低氧诱导的细胞死亡；②激活蛋白激酶 C（PKC），调节多种蛋白质的磷酸化，并激活转录因子，启动基因转录和蛋白质合成，参与预适应的延迟保护效应；③激活 PI3K-AKT，上调 BCL-2、下调 BAX 表达，抑制细胞凋亡；④减轻脂质过氧化；⑤缓和缺血期细胞内 pH 的突然变化和 ATP 的消耗；⑥开放线粒体 K^{+}-ATP 通路，维持靶缺血肌肉组织的糖原贮存、增加缺氧状态下的无氧酵解等；⑦有研究提示，每次 5 min 3 个循环的缺血预适应能明显增强超氧化物歧化酶活性，并降低丙二醛水平，发挥清除氧自由基、抗氧化的作用，促进损伤的血管内皮进行修复。

心脏缺血高压氧预适应（hyperbaric oxygen preconditioning，HBO-PC）是一种以独特的供氧方式，使人体血氧含量高达正常情况的十几倍，从而迅速消除机体缺氧的治疗手段。该方法对急性缺血缺氧造成的脑缺血再灌注损伤有显著疗效，能够提高脑组织对缺血缺氧的耐受性，有效抑制脑缺血引起的细胞因子 IL-1β、IL-6、TNF、COX-2 释放，上调抗氧化酶的活性、减轻局灶性脑缺血再灌注损伤时缺血半暗带的自由基损伤，增加 BCL-2 的含量，抑制神经元线粒体途径凋亡；高压氧预适应可使 SOD 活性升高、丙二醛含量下降，提高、诱发 SOD 生成和活力，有效调节缺氧缺血脑组织中脂质过氧化反应及自由基的清除等，以保护脑缺血后神经细胞。研究表明，高压氧预适应的安全有效压力区间为 0.15 ～ 0.3 MPa，且在 0.2 MPa 和 0.25 MPa 的压力下，高压氧预适应抗自由基损伤能力优于 0.15 MPa 和 0.3 MPa 时的效果。

研究发现，采用药物预适应的方式也可改善心脏的舒张和收缩功能、降低心律失常出现的频率、加强心脏对损伤的耐受力等，对缺血再灌注损伤的心肌组织具有保护功能，原因可能与药物直接激活机体的内源性保护机制或促使内源性保护介质的释放等相关。目前基础研究在缺血前开展了大量动物实验，利用药物进行预适应，如二氧化铈纳米颗粒具有清除体内产生的自由基及抗

氧化损伤作用，对缺血再灌注损伤心肌有保护作用；二氧化硫（SO_2）预适应可减轻心肌缺血再灌注损伤后引起的心律失常，其机制可能与减少氧自由基的形成有关；行气活血中药复方丹参饮具有改善心肌缺血再灌注损伤的作用，其作用机制可能与抑制心肌线粒体通透性转换孔开放，减少心肌线粒体肿胀相关；丹酚酸 B 预适应给药可保护缺血再灌注的受损心肌组织，其作用途径可能与保护心肌的细胞膜 ATP 酶活性、改善心肌的能量代谢等相关；丹红注射液预适应和后适应均对家兔心肌缺血再灌注损伤有一定的保护作用，且预适应效果优于后适应，其保护作用可能是通过抗氧化和抑制心肌细胞凋亡实现的。

2．缺血后适应的应用　缺血后适应（缺血后多次短暂阻塞）是一种在处理方法上与预适应（缺血前多次阻塞）完全不同，但效果上基本一致的细胞保护措施。缺血后适应激活机体内部抗损伤反应的机制如下：①通过多次循环复灌复停减少突然再灌注时活性氧自由基的爆发性产生，降低中细粒细胞和内皮细胞的交互作用，或通过刺激机体内抗氧化剂和自由基清除剂的释放等途径而发挥保护作用。② Chun 等认为有控制地恢复血流可避免组织反应性水肿和钙超载，从而减轻再灌注损伤。③通过血管壁的机械信号转导而促进缺血局部血流的恢复，并通过压力感受器调节机体器官间的血液重新分布。④ PI3K-AKT 信号通路激活，使 AKT- 丝氨酸 / 苏氨酸双磷酸化而发挥细胞保护作用；MAPK 信号通路激活，可抑制再灌注所致的细胞凋亡。

缺血预适应与后适应两者的区别主要在于施加额外缺血的时机不同，可得到极其相似的效果，前者不易在临床上推广，但后者的研究与应用则取得了较好的进展，促使人们对缺血后适应发生机制的探索产生了极大的兴趣。可见，探索缺血再灌注损伤及器官保护的机制，做到既保证尽早恢复缺血组织的血流，又减轻或防治再灌注损伤的发生，是缺血性疾病防治中亟待解决的重要课题。

3．远程缺血预适应　近年提出采用远程缺血预适应（remote ischemic pre-conditioning，RIPC）可治疗心脏、脑以外器官的缺血再灌注损伤。远程缺血预适应是指对除心脏和脑重要脏器以外的四肢、肝、肾、肺、胃肠道及其他非重要器官进行重复缺血或缺氧，从而改善这些脏器血管功能状态，提高远隔重要器官对严重缺血或缺氧的耐受能力，如双上肢进行加压与解压的缺血与再灌注的循环。研究发现在主动脉夹层动脉瘤、升主动脉瘤等大血管手术中采用远程缺血预适应，可降低长时间重要脏器缺血再灌注损伤，缓解靶器官缺血损伤，是减轻术中重要器官缺血再灌注损伤的新的治疗方式。临床研究表明，远程缺血预适应对心脏、脑缺血再灌注损伤均有保护作用。

目前，由于缺血再灌注损伤的病因、发病机制及发病具体环节尚不完全清楚，以及损伤是缺血还是再灌注造成的难以界定，给临床治疗带来现实性的困难，但治疗仍主张尽早恢复缺血组织的血流，以防止或减轻再灌注损伤的发生，积极预防和减轻后期严重并发症。

（刘　杰）

参考文献

[1] 王建枝，殷莲华．病理生理学．8 版．北京：人民卫生出版社，2013．

[2] 李桂源．病理生理学．2 版．北京：人民卫生出版社，2010．

[3] 金惠铭，王建枝．病理生理学．7 版．北京：人民卫生出版社，2008．

[4] 李静，王继光，张俊领．高压氧预处理对 CIRI 大鼠神经功能的影响及机制．基因组学与应用生物学，2018，37（01）：38-46．

[5] 卢建，余应年，吴其夏．新编病理生理学．3 版．北京：中国协和医科大学版社，2011．

[6] 王建枝，钱睿哲．病理生理学．9 版．北京：人民卫生出版社，2018．

[7] Szocs K．Endothelial dysfunction and reactive oxygen species production in ischemia reperfusion and nitrate tolerance．Gen Physiol Biophys，2004，23：265-295．

[8] Feng R．Li SQ．Li F．Toll-like receptor 4 is involved in ischemic tolerance of postconditioning in hippocampus of tree shrews to thrombotic cerebral ischemia．Brain Research，2011，1384：118-127．

[9] Pignataro G，Meller R，Inoue K，et al．In vivo and in vitro characterization of a novel neuroprotective strategy for stroke：ischemic postconditioning．J Cereb Blood Flow Metab，2008，28（2）：232-241．

[10] Scartabelli T，Gerace E，Landucci E，et al．Neuroprotection by group I mGlu receptors in a rat hippocampal slice model of cerebral ischemia is associated with the PI3K-Akt signaling pathway：a novel postconditioning strategy ?

Neuropharmacology, 2008, 55 (3): 509-516.

[11] Kamada H, Nito C, Endo H, et al. Bad as a converging signaling molecule between survival PI3-K/Akt and death JNK in neurons after transient focal cerebral ischemia in rats. J Cereb Blood Flow Metab, 2007, 27 (3): 521-533.

[12] Zhao YR, Wang D, Liu Y, et al. The PI3K/Akt, p38MAPK, and JAK2/STAT3 signaling pathways mediate the protection of SO_2 against acute lung injury induced by limb ischemia/reperfusion in rats. The Journal of Physiological Sciences, 2016, 66 (3): 229-239.

[13] Camara-Lemarroy C, Guzman-de La Garza F, Cordero-Perez P, et al. Fenofibrate protects the intestine against ischemia/ reperfusion injury. Asian Biomedicine, 2012, 6 (2): 279-283.

[14] Lv JR, Xue RL, Zhao J, et al. An optimal dose of tea polyphenols protects against global cerebral ischemia/ reperfusion injury. Neural Regeneration Research, 2013, 8 (9): 783-791.

[15] Akinrinmade JF, Akinrinde SA, Odejobi A, et al. Evidence of attenuation of intestinal ischemia-reperfusion injury following pre-treatment with methanolic extracts from Chromolena odorata in rats. Journal of Complementary and Integrative Medicine, 2015, 12 (1): 23-32.

[16] Qi ZP, Xia P, Hou TT, et al. Characteristics of mRNA dynamic expression related to spinal cord ischemia/ reperfusion injury: a transcriptomics study. Neural Regeneration Research, 2016, 11 (3): 480-486.

[17] Hoon J, Choi EK, Baek SI, et al. The effect of nitric oxide on remote ischemic preconditioning in renal ischemia reperfusion injury in rats. Dose-response: a publication of International Hormesis Society, 2019, 17 (2): 1-10.

[18] Zhao YL, Xue Y, Liu ZH, et al. Role of the Janus kinase 2/signal transducers and activators of transcription 3 pathway in the protective effect of remote ischemia preconditioning against cerebral ischemia-reperfusion injury in rats. Neuroreport, 2019, 30 (9): 664-670.

第十三章

休　克

休克（shock）是指机体在各种强烈损伤性因素作用下，全身有效循环血量急剧减少，组织血液灌流量明显不足，引起细胞损伤，重要器官功能、代谢障碍和结构损伤的急性全身性病理过程。机体重要组织器官微循环灌注量急剧减少及细胞受损是休克发生的主要特征。

休克是英语“shock”的音译，原意为震荡、打击，最初用来表示人体受伤后的一种危重状态。1731年，法国医生Le Dran首次使用法语“secousseuc”来描述创伤引起的一种危重状态，并译成英语“休克”。至今人们对休克的认识和研究已有200多年的历史，大致经历了四个主要发展阶段。

1．症状描述阶段 1895年，Warren和Crile将休克的临床表现描述为“面色苍白或发绀、四肢湿冷、脉搏细速、脉压变小、尿量减少、精神淡漠、血压降低”，并称之为“休克综合征”。这是人们第一次对休克患者的临床表现进行的详细描述，至今对休克的诊断仍具有重要的指导意义。

2．急性循环衰竭认识阶段 第一次和第二次世界大战期间，大量伤员死于休克，促使医学界对休克进行系统研究。当时认为休克是急性外周循环衰竭所致，其关键是血管运动中枢麻痹和动脉扩张、血容量相对不足引起低血压（收缩压<80 mmHg）。因此，使用血管收缩性药物成为当时治疗休克的重要手段。但临床实践表明，单纯使用血管收缩性药物使血压回升可使部分患者获救，但仍有许多患者病情不但没有好转，反而进一步恶化甚至引起死亡。

3．微循环学说创立阶段 20世纪60年代，美国外科医生Lillehei通过大量实验研究提出了休克的微循环障碍学说。该学说认为各种原因引起的休克都有一个共同的发病环节，即有效循环血量（effective circulating blood volume，ECBV）减少，组织器官有效血液灌流不足，导致细胞损害，组织器官功能障碍，即休克发生、发展的关键环节是血流减少而不是血压降低，使人们对休克的认识从循环系统整体水平深入到微循环水平。基于此认识，临床对休克的治疗措施发生了根本性改变，把补充血容量提到了首位，并结合使用血管活性药物，甚至使用血管扩张药以改善微循环，明显提高了休克患者救治的成功率。

4．细胞、分子水平研究阶段 20世纪80年代以来，随着细胞、分子生物学的迅速发展，很多学者从细胞、亚细胞和分子水平对休克发病机制进行了更为深入的研究，发现休克时除了微循环障碍，还有炎症细胞的激活、炎症介质的释放及促炎和抗炎反应失衡导致多器官功能障碍综合征（multiple organ dysfunction syndrome，MODS）的发生。

因此，人类对休克的认识不断深入，经历了一个由浅入深、由现象到本质、由宏观（组织、器官）到微观（细胞、分子）的过程。

第一节 休克的病因和分类

一、休克的病因

（一）失血和失液

1．失血 大量失血可引起失血性休克（hemorrhagic shock），常见于创伤出血、消化道溃疡出血、食管静脉曲张破裂出血、宫外孕及产后大出血等。失血后休克是否发生取决于机体失血的速度和程度。一般15 min内失血少于全血量的10%时，机体能够通过代偿保持血压和组织血液灌流量相对稳定，可不发生休克。当迅速失血超过总血量的20%，又得不到及时有效补充时，即可发生休克。

2．失液 剧烈呕吐、腹泻、肠梗阻、大量出汗等可引起体液大量丢失，导致有效循环血量锐减而发生休克，也称为虚脱（collapse）。

（二）烧伤

大面积烧伤常伴有血浆大量丢失，造成有效循环血量减少，组织器官灌流不足可引起烧伤性休克（burn shock）。休克早期与低血容量及疼痛有关，晚期可因继发感染而引起感染性休克。

（三）感染

细菌、病毒、真菌、立克次体等病原微生物的严重感染均可引起感染性休克（infective shock），其中最为常见的是革兰氏阴性菌感染，占感染性休克的 70% ～ 80%，细菌内毒素在此型休克中具有重要作用。

（四）创伤

严重创伤时可因剧烈疼痛、大量失血、大面积组织坏死而引起创伤性休克（traumatic shock），尤其在战时、自然灾害、意外事故中多见。

（五）变态反应

某些过敏体质的人接触过敏物质，如注射某些药物（青霉素等）、疫苗、血清制剂，进食某些食物（牛奶、鱼虾等），或接触某些物质（花粉等）后，可发生Ⅰ型变态反应而引起过敏性休克（anaphylactic shock）。

（六）心脏功能障碍

大面积心肌梗死、急性心肌炎、严重的心律失常、心包填塞、心脏破裂等疾病可引起原发性心脏功能障碍，使心输出量急剧减少，有效循环血量及组织灌流量明显减少，引起心源性休克（cardiogenic shock）。

（七）强烈的神经刺激

剧烈疼痛、过深的全身麻醉、高位脊髓损伤或麻醉等可抑制交感缩血管功能，使阻力血管扩张，血管床容积增大，有效循环血量相对不足而引起神经源性休克（neurogenic shock）。此型休克血压下降往往短暂，组织血液灌流不一定明显减少且预后较好，常不需治疗而自愈。有人将这种状况称为低血压状态（hypotensive state），而不是真正的休克。

二、休克的分类

（一）按病因分类

可按上述病因将休克分为失血性休克、失液性休克、烧伤性休克、创伤性休克、感染性休克、过敏性休克、心源性休克、神经源性休克等。这种分类有利于及时认清并清除病因，是目前临床常用的分类方法。

（二）按始动环节分类

尽管引起休克的病因不同，但有效循环血量减少是休克共同的发病基础。机体有效循环血量的维持有赖于足够的血容量、正常的心泵功能及正常的血管床容积。各种病因通过改变这三个条件中的一个或几个使有效循环血量减少，进而引起重要器官微循环灌流急剧减少而引起休克，因此将血容量减少、血管功能障碍、心泵功能障碍这三个因素称为休克发生的始动环节（图 13-1）。根据不同病因引起休克发生的始动环节不同，将休克分为以下几类。

1．低血容量性休克　由于血容量减少而引起的休克，称为低血容量性休克（hypovolemic shock）。低血容量性休克见于大量失血、大面积烧伤、严重创伤等使血容量急剧减少而引起的休克。由于血容量急剧减少导致静脉回流不足，心输出量减少和血压下降，压力感受器负反馈调节减弱，交感神经兴奋，外周血管收缩，组织灌流量进一步减少。临床上出现“三低一高”的现象，即中心静脉压（central venous pressure，CVP）、心输出量和血压（blood pressure，BP）下降和总外周阻力（total peripheral resistance，TPR）增高。

2．分布性休克　由于血管收缩和舒张调节功能异常导致外周血管扩张、血管床容积增加，大

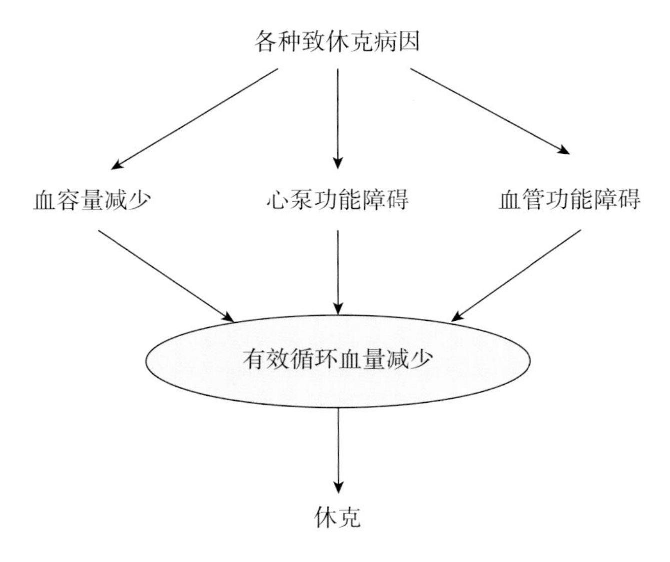

图 13-1　休克发生的始动环节

量血液淤滞于扩张的小血管内而引起血液分布异常，使有效循环血量减少，组织器官血液灌流不足而引起的休克称为分布性休克（distributive shock）或血管源性休克（vasogenic shock）。分布性休克多见于过敏性休克、神经源性休克及感染性休克。机体血管床容积很大，正常情况下机体微循环仅有20%的毛细血管交替开放，80%的毛细血管处于关闭状态。过敏性休克或感染性休克时，内源性或外源性血管活性物质可使微血管舒张，血管床容积增大，大量血液淤滞于微循环，导致有效循环血量减少而引起休克。严重的脑、脊髓损伤、麻醉和剧烈疼痛可抑制交感缩血管功能，引起一过性血管扩张和血压下降，从而导致神经源性休克发生。

3．心源性休克　由于心脏泵血功能衰竭，心输出量急剧减少，使有效循环血量和组织器官灌流量下降所引起的休克，称为心源性休克（cardiogenic shock）。该型休克发病急骤，死亡率高，预后差。其发病的中心环节是心输出量迅速减少，血压显著下降。其病因主要是心肌源性，即心脏内部的原因所致。心源性休克常见于大面积心肌梗死、弥漫性心肌炎、严重的心律失常、心外科手术及其他严重心脏病的晚期等。

4．梗阻性休克　对于因心内梗阻如心瓣膜狭窄、心包缩窄或急性填塞、心室流出道梗阻、肺动脉栓塞、张力性气胸肺、动脉高压等疾病导致的心输出量下降，其本质并不是心泵功能的衰竭，而且治疗上与心泵功能衰竭有明显差异，因而这一类休克已不再被认为是心源性休克，而是梗阻性休克（obstructive shock）。梗阻性休克的基本机制是血流的主要通道受阻。其血流动力学特点因梗阻部位不同而有差异，但主要特征是血流通道受阻导致心输出量下降，有效循环血量减少，微循环障碍，引起氧输送减少，组织细胞缺氧。

（三）按血流动力学特点分类

根据心输出量与外周阻力等血流动力学变化的特点，可将休克分为以下三类。

1．低排高阻型休克　低排高阻型休克又称低动力型休克（hypodynamic shock），其血流动力学特点是心输出量减少，心指数下降，外周血管收缩，总外周阻力增高。由于皮肤血管收缩，血流量减少使皮肤温度降低，故此型休克又称“冷休克”（cold shock），多见于低血容量性休克、心源性休克、创伤性休克和大部分感染性休克，临床大部分休克多为此型。

2．高排低阻型休克　高排低阻型休克又称高动力型休克（hyperdynamic shock），其血流动力学特点是心输出量增高，心指数增加，总外周阻力降低，血压略低。由于皮肤血管扩张，血流量增多，使皮肤温度升高，故此型休克又称“暖休克”（warm shock），多见于过敏性休克、神经源性休克和部分感染性休克早期。

3．低排低阻型休克　低排低阻型休克常见于各种类型休克晚期，为休克失代偿的表现。其血流动力学特点是心输出量和总外周阻力都降低，收缩压、舒张压和平均动脉压均明显下降。

第二节　休克的发病机制

不同病因引起的休克虽然各有特点，但有效循环血量减少、微循环障碍导致重要器官血液灌流不足、细胞功能紊乱是各型休克的共同特征。目前，微循环机制和细胞分子机制受到了广泛的关注。

一、微循环机制

虽然休克的病因和始动环节不同，但微循环障碍是大多数休克发生、发展的共同基础。微循环（microcirculation）是指微动脉与微静脉之间的血液循环，通常由微动脉、后微动脉、毛细血管前括约肌、真毛细血管、直捷通路、动静脉短路（动静脉吻合支）和微静脉组成，是血液和组织进行物质交换的基本结构和功能单位。微循环的主要功能是通过前阻力血管（微动脉、后微动脉和毛细血管前括约肌）调节微循环血液灌流量，并参与全身血压调节和血液分配；通过交换血管（真毛细血管）进行血管内外物质交换；通过后阻力血管（微静脉）调控微循环血液流出量和调整回心血量。

微循环主要受神经体液调节。交感神经支配微动脉、后微动脉和微静脉平滑肌上的α受体。体液因子儿茶酚胺、血管紧张素Ⅱ、血栓素 A_2（TXA_2）、内皮素（ET）等可引起微血管收缩，组胺、激肽、肌苷、前列环素、内啡肽、一氧化氮等可引起微血管舒张。乳酸等酸性产物的堆积可降低血管平滑肌对缩血管物质的反应性，导致血管扩张。生理情况下，全身缩血管物质很少发生变化，微血管平滑肌的舒缩活动主要受局部产生的舒血管物质进行反馈调节，使毛细血管前括约肌进行节律性收缩与舒张和毛细血管交替开放，对微循环灌流量进行调节。微动脉与微静脉之间的动静脉短路受交感神经支配，以β受体为主，一般处于关闭状态。当交感神经强烈兴奋时，动静脉短路开放，血流不经毛细血管而经动静脉短路流回心脏，导致毛细血管灌流不足。

根据休克时微循环的变化特点，可将休克大致分为三期，即微循环缺血期、微循环淤血期和微循环衰竭期（图 13-2）。

（一）微循环缺血期

微循环缺血期是休克早期，机体通过多种代偿机制维持血压稳定和重要器官血液灌流，故又称休克代偿期（compensatory stage of shock）。此期微血管广泛痉挛，微循环血液灌流减少，组织缺血缺氧，故又称缺血性缺氧期（ischemic anoxia phase）。

1．微循环变化特点　主要表现有：①小动脉、微动脉、后微动脉、毛细血管前括约肌强烈收缩，毛细血管前阻力增加。微静脉、小静脉收缩，但由于对儿茶酚胺敏感性较低，收缩轻于前阻力血管。②大量真毛细血管网关闭，微循环内血流速度减慢，轴流消失。③血流主要通过动静脉短路或直捷通路回流，组织灌流明显减少。此期微循环灌流特点："少灌少流，灌少于流"，组织细胞呈缺血性缺氧状态。

2．微循环变化的机制　交感 - 肾上腺髓质系统强烈兴奋和缩血管物质增多是此期微循环变化的主要机制。

（1）交感 - 肾上腺髓质系统强烈兴奋：各种致休克因子均可通过不同途径引起交感 - 肾上腺髓质系统强烈兴奋，儿茶酚胺大量释放入血。低血容量性休克、心源性休克时由于心输出量减少，血压下降，减压反射被抑制，引起心血管运动中枢及交感 - 肾上腺髓质系统强烈兴奋，儿茶酚胺大量释放；烧伤性休克、创伤性休克时由于疼痛和失血、失液引起交感 - 肾上腺髓质系统兴奋；感染性休克时内毒素具有强烈的拟交感神经的作用。不同脏器的血管对儿茶酚胺刺激的反应性也不同。儿茶酚胺主要发挥以下作用。①α受体效应：皮肤、腹腔内脏和肾的小血管收缩，外周阻力增大，组织器官血液灌流不足，但对心脑血管影响不大。②β受体效应：微循环动静脉短路开放，血液绕过真毛细血管网直接进入微静脉，使微循环血液灌流量减少，加重了组织的缺血缺氧。

（2）其他缩血管物质增多：①血管紧张素Ⅱ（Ang Ⅱ）：交感 - 肾上腺髓质系统兴奋和儿茶酚胺增多及血容量减少均可激活肾素 - 血管紧张素 - 醛固酮系统，导致血浆中血管紧张素Ⅱ生成明显增多，血管紧张素Ⅱ具有强烈的缩血管作用；②血管升压素（vasopressin）：又称抗利尿激素。血容量减少、疼痛和血管紧张素Ⅱ增加时可引起血管升压素分泌增加，引起内脏小血管和微血管收缩；③血栓素 A_2（TXA_2）：儿茶酚胺可刺激血小板产生 TXA_2 增多，TXA_2 也具有强烈的缩血管效应；④内皮素（ET）：肾上腺素、血管紧张素Ⅱ、血管升压素、TXA_2 及缺血、缺氧等因素可刺激血管内皮细胞合成、分泌 ET 增加，产生强烈而持久的收缩小血管和微血管效应；⑤白三烯（LT）：内毒素可激活白细胞，产生、释放白三烯，引起肺、腹腔内脏小血管收缩。

3．微循环变化的代偿意义　此期微循环的变化一方面引起皮肤、腹腔内脏、肾等多个器官的缺血缺氧，另一方面对机体又有重要的代偿意义，故又将该期称为休克代偿期。

（1）有助于动脉血压的维持：本期休克患者的动脉血压可不降低、轻度下降或较正常略为升高，主要机制如下。

1）回心血量增加：①自身输血。静脉系统属于容量血管，可容纳血液总量的 60% ～ 70%。当体内儿茶酚胺等缩血管物质大量释放时，肌性微静脉、小静脉及肝、脾储血库收缩，静脉容量缩小，可以短暂、迅速地增加回心血量，起到"自

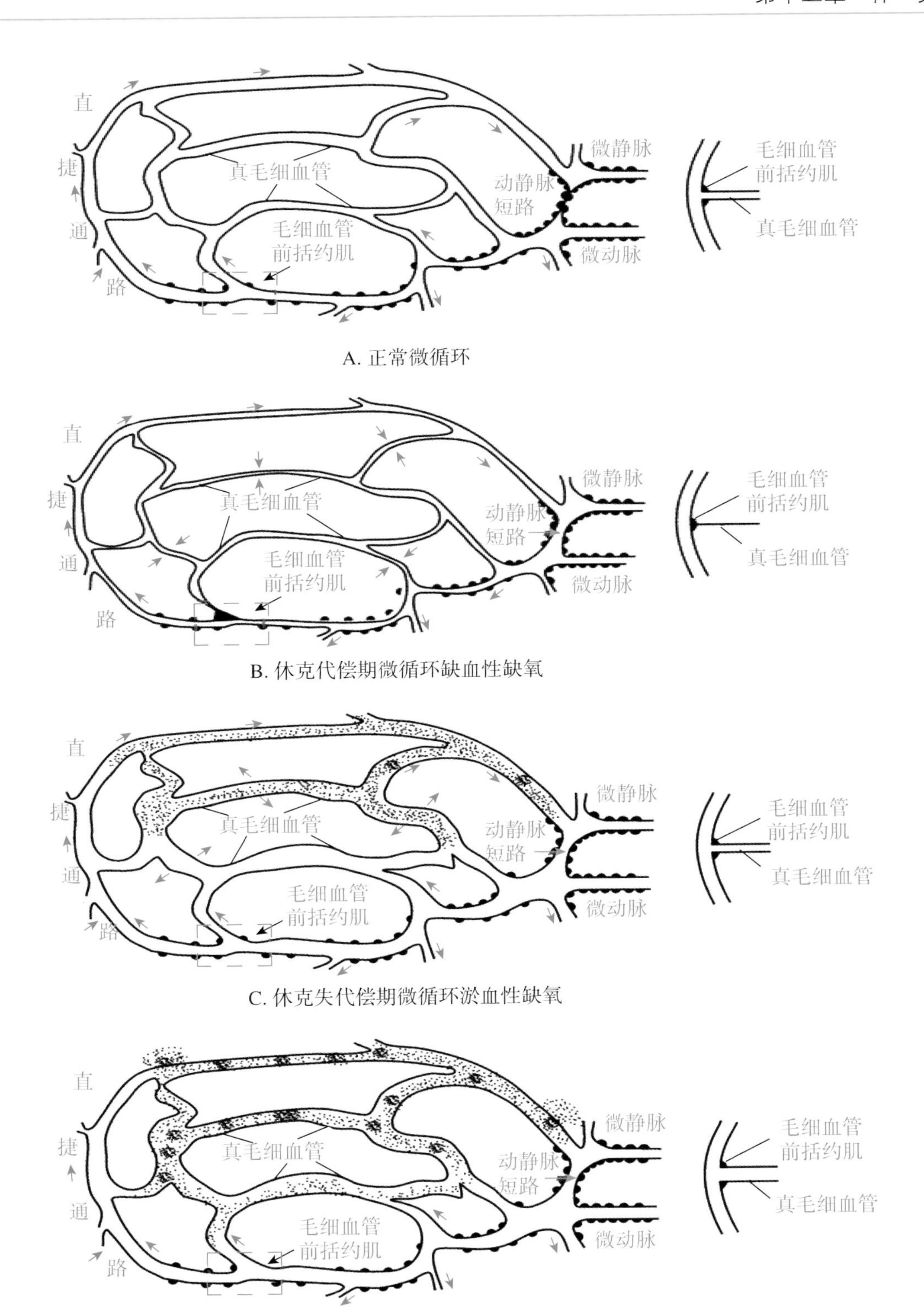

A. 正常微循环

B. 休克代偿期微循环缺血性缺氧

C. 休克失代偿期微循环淤血性缺氧

D. 休克难治期的微循环血流停滞或 DIC 形成

图 13-2 休克各期微循环变化示意图

身输血”的作用，构成休克早期增加回心血量的“第一道防线”。②自身输液。由于毛细血管前阻力血管比后阻力血管对儿茶酚胺敏感性更高，因而前阻力血管收缩更为明显，使毛细血管流体静压下降，组织液由组织间隙进入微血管内，同时由于醛固酮及抗利尿激素释放增加，肾小管重吸收钠、水增加，均起到了“自身输液”的作用，构成休克早期增加回心血量的“第二道防线”。

2）心输出量增加：除心源性休克外，休克早期心肌一般尚未发生损伤，在回心血量增加的基础上，交感神经兴奋和儿茶酚胺释放增加可引起心率加快、心肌收缩力增强，心输出量增加，从而有助于血压的维持。

3）总外周阻力增高：在交感神经和儿茶酚胺等物质作用下，回心血量和心输出量增加，全身小动脉痉挛收缩，可增加外周阻力，有助于血压的维持。

（2）血液重分布：有助于心、脑的血液供应。由于不同脏器血管对交感神经兴奋及儿茶酚胺的反应性不一，引起血流重新分布。皮肤、肌肉和腹腔脏器血管的α受体密度高，可引起相应组织器官小血管明显收缩，而脑血管的交感缩血管纤维分布较少，α受体密度低，主要受局部扩血管物质的影响，因而无明显收缩；冠状动脉虽然有交感神经支配及有α和β受体分布，但β受体兴奋的扩血管效应强于α受体兴奋的缩血管效应，而且交感神经兴奋和儿茶酚胺增多可使心脏活动加强、代谢水平提高而产生扩血管代谢产物，特别是腺苷的增多使冠状血管扩张。因此，在休克缺血缺氧期，心、脑重要生命器官微血管灌流量基本正常。这种微循环反应的不均一性导致了血液的重分布，起到移缓就急的作用，有助于保证心、脑重要生命器官的血液供应。

4．临床表现　此期患者由于交感神经兴奋和儿茶酚胺增加，皮肤和腹腔内脏微血管收缩，出现脸色苍白、四肢湿冷、出冷汗、心率加快、脉搏细速、脉压减小、尿量减少；由于血液重分布，心、脑血流量仍可维持正常，故患者神志尚清楚，但由于中枢神经系统兴奋，患者常表现为烦躁不安；血压可骤降（如大失血）或略降，甚至因代偿作用可正常或轻度升高，但脉压会明显缩小，患者组织器官血液灌流量明显减少（图 13-3）。所以血压下降与否并不是判断早期休克的有效指标。根据上述症状，结合脉压变小及强烈的致休克病因，即使血压不下降，甚至轻微升高，也可考虑为休克早期。

微循环缺血期是休克早期，如果能尽早去除休克病因，及时补充血容量，恢复有效循环血量，则可防止休克进一步发展。

（二）微循环淤血期

如休克原始病因持续存在，又未得到及时有

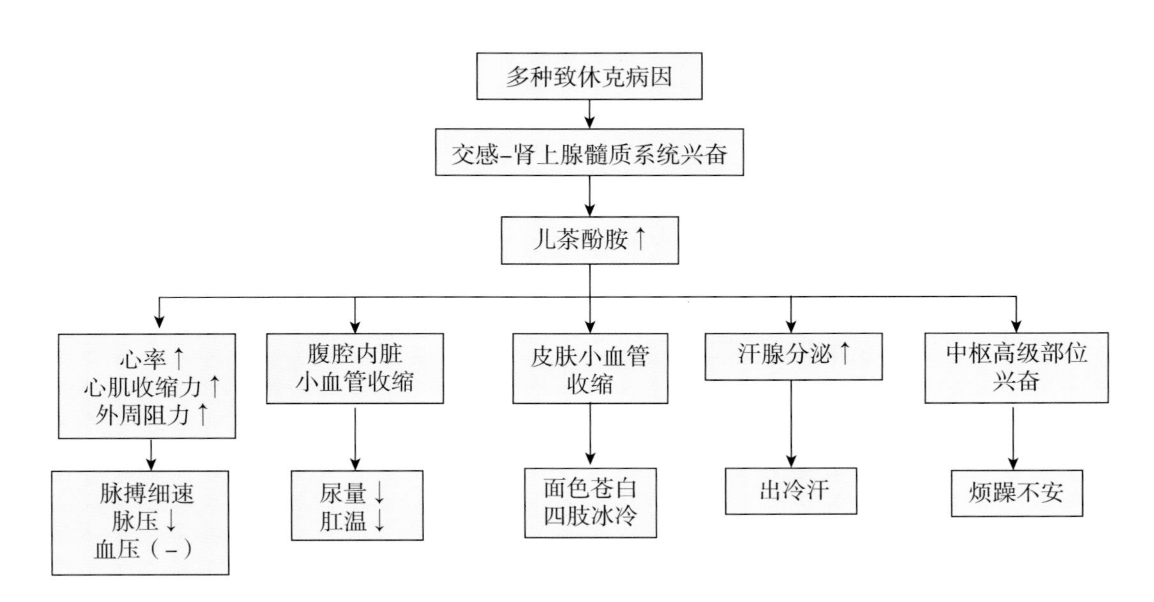

图 13-3　微循环缺血期的主要临床表现

效救治，病情可继续发展为微循环淤血期，又称为淤血性缺氧期（stagnant anoxia phase）或可逆性失代偿期（reversible decompensatory stage）。

1．微循环变化特点 本期微循环特征是血流淤滞。①微动脉、后微动脉、毛细血管前括约肌收缩性减弱甚至扩张，血液进入真毛细血管。②微静脉和小静脉仍处于收缩状态，毛细血管后阻力增加，微循环血流缓慢。③微血管通透性增高，血浆渗出，血液浓缩。④毛细血管后阻力大于前阻力及血液浓缩导致微循环血液流变学改变，微血管内红细胞聚集，白细胞附壁、嵌塞，血浆黏度增大，血流缓慢，血液淤滞于微循环导致微循环淤血，压力升高，致使进入微循环的血液进一步减少，组织细胞呈淤血、缺氧状态。此期微循环灌流特点表现为“多灌少流，灌大于流”。

2．微循环变化的机制 此期微循环改变与长时间微循环收缩、缺血、缺氧、酸中毒及多种扩血管体液因子的作用密切相关。

（1）酸中毒：由于微循环持续缺血缺氧，导致二氧化碳和乳酸堆积，血液中 H^+ 浓度增高，使微血管平滑肌对儿茶酚胺的反应性降低，收缩性减弱。

（2）局部扩血管物质生成增多：长期缺血、缺氧、酸中毒等因素可刺激肥大细胞释放组胺增多；在缺氧和儿茶酚胺刺激下，血管内皮细胞、血小板、肥大细胞等释放 5- 羟色胺增多；ATP 分解增加，导致代谢产物腺苷堆积；细胞分解时释出 K^+ 增多；激肽释放酶激活，使激肽类物质释放增加。

（3）内毒素和一氧化碳：感染性休克或其他类型休克引起肠源性内毒素血症或细菌移位入血时，诱导一氧化碳合酶表达明显增加，产生大量一氧化碳和其他细胞因子，引起血管扩张，血管通透性增高，导致持续性的低血压。

（4）内源性阿片肽：内源性阿片肽包括内啡肽和脑啡肽，具有降低血压、减少心输出量、减慢心率及扩张血管等效应。休克时血中内啡肽含量显著增加，且与休克程度基本一致。

（5）血液流变学改变：①缺血、缺氧引起组胺、激肽等扩血管物质增多，使毛细血管通透性增高、血浆外渗、血液浓缩、血流缓慢；②白细胞滚动、附壁，增加血流阻力；③红细胞、血小板聚集，血液黏滞度增加，阻塞微血管，加重微循环障碍。

3．微循环改变的后果 微循环淤血期微血管反应降低，不能参与重要器官的血流调节，大量血液淤积于微循环中，机体由代偿转为失代偿。

（1）回心血量急剧减少：①小动脉、微动脉扩张，真毛细血管网大量开放，血液被分割并淤滞于内脏器官；②白细胞附壁、嵌塞，静脉回流受阻；③微循环淤血、微血管内流体静压增高，“自身输液”停止。④在酸中毒、组胺、激肽等因子作用下，毛细血管通透性增高，血浆外渗，血液浓缩，引起血液黏滞度增加，红细胞聚集，微循环淤血加重，回心血量进一步减少，形成恶性循环。

（2）血压进行性下降：由于毛细血管网广泛开放，血液淤滞于微循环，血浆外渗，血液浓缩和血细胞聚集，导致回心血量显著下降，心输出量降低，引起动脉血压进行性下降，尤以收缩压下降明显。血压下降进一步兴奋交感 - 肾上腺髓质系统，使组织有效血液灌流量进行性下降，导致细胞损伤和器官功能障碍进行性加重。

（3）器官功能障碍：由于血压的进行性下降，心、脑血管逐渐失去自我调节能力，出现功能障碍。当收缩压低于 70 mmHg 时，脑组织血流量难以保证，患者开始出现神志淡漠，并随着血压的下降逐渐出现意识障碍甚至昏迷。当收缩压低于 50 mmHg 时，冠状动脉血液灌注减少，心肌因缺血缺氧发生严重的病理变化。

休克进入淤血缺氧期后，如果治疗正确、有力，休克仍有可能逆转，如不能及时、正确治疗，上述改变进一步加重，形成恶性循环，病情不断加重，逐渐发展至休克晚期。

4．临床表现 此期临床表现主要与微循环变化特点密切相关。①微循环淤血，脱氧血红蛋白增多，皮肤由颜色苍白转变为发绀或出现花斑；②循环血量和回心血量减少，心输出量下降，动脉血压进行性下降，脉搏细速，静脉萎陷；③大脑供血不足，患者出现神志淡漠甚至昏迷；冠状动脉供血不足使心搏无力，心音低钝；肾血流量严重不足，出现少尿甚至无尿（图 13-4）。

（三）微循环衰竭期

微循环衰竭期（microcirculatory failure stage）为微循环障碍的晚期，又称休克难治期（refractory

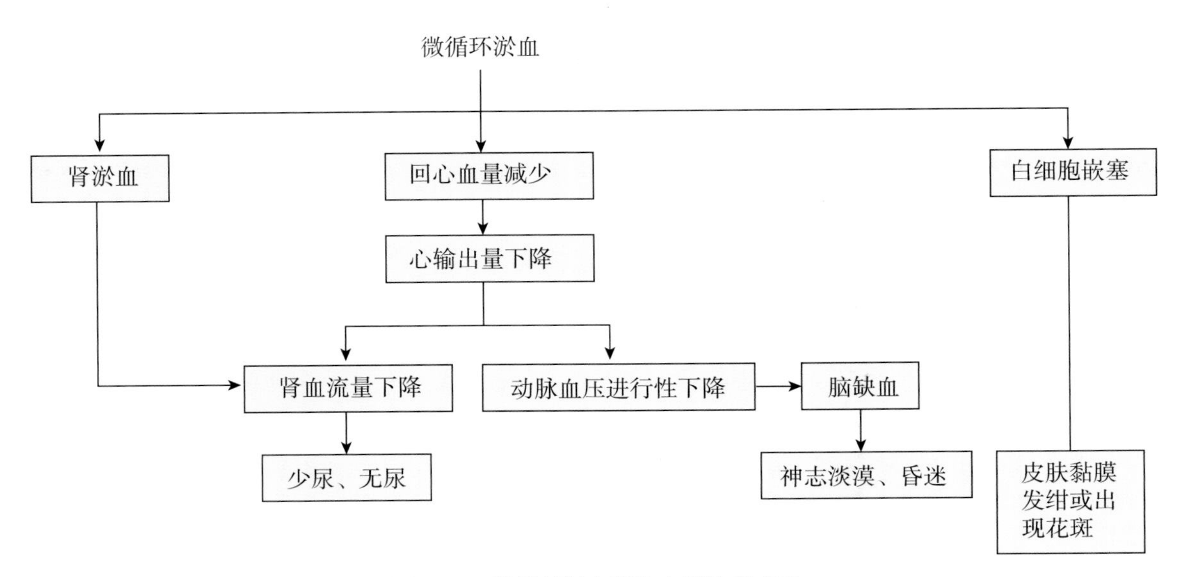

图 13-4　微循环淤血期的主要临床表现

stage of shock）、不可逆休克期（irreversible stage）。此期微循环严重淤滞，并出现严重的细胞、器官功能障碍。

1．微循环变化特点　此期微循环血流淤滞更加严重，微血管麻痹扩张，毛细血管大量开放，微循环中可有微血栓形成，微循环出现血流停止，“不灌不流”。组织得不到氧气和营养物质供应，不能进行物质交换；可出现毛细血管无复流现象（no-reflow phenomenon），即在输血补液后，虽血压可一度回升，但微循环血液灌流仍无明显改善，毛细血管中血液仍淤滞停止而不能恢复流动的现象。

2．微循环变化机制　长期严重酸中毒、局部代谢产物堆积及血管内皮细胞和平滑肌细胞的损伤等因素均可使微循环衰竭，导致微血管麻痹性扩张及弥散性血管内凝血形成。

（1）微血管麻痹性扩张：长期严重缺氧、酸中毒使血管对儿茶酚胺的反应性显著下降，血管收缩反应越来越差，引起血压进行性下降。研究发现微循环衰竭期血管平滑肌细胞内 ATP 减少，H^+ 及一氧化氮增多，导致 ATP 敏感性钾通道开放，细胞内 K^+ 外流增多，细胞膜超极化阻滞，电压门控钙通道受到抑制，Ca^{2+} 内流减少，导致血管平滑肌失去对儿茶酚胺的反应性而扩张。

（2）弥散性血管内凝血形成：微循环衰竭期可通过多种途径引起弥散性血管内凝血发生。① 血液流变学的改变：微循环淤血，血浆外渗使血液浓缩，血细胞聚集使血液黏滞度升高，血液处于高凝状态。②凝血系统激活：严重缺氧、酸中毒及内毒素的作用使内皮细胞受损，大量组织因子释放入血，启动外源性凝血系统。内皮细胞损伤还可使胶原暴露，激活凝血因子Ⅻ，启动内源性凝血系统。③促凝血物质增多：交感 - 肾上腺髓质系统兴奋性增强，使血液中血小板和凝血因子增加。各种休克时红细胞破坏释放的 ADP 等也可启动血小板的释放反应，促进凝血过程。④ TXA_2-PGI_2 平衡失调：PGI_2 具有抑制血小板聚集和扩张小血管的作用，而 TXA_2 则具有促进血小板聚集和收缩小血管的作用。休克时内皮细胞的损伤既可使 PGI_2 生成、释放减少，也可因胶原纤维暴露，使血小板激活、黏附、聚集、生成和释放增多。因此，TXA_2-PGI_2 的平衡失调可促进弥散性血管内凝血的发生。

3．微循环变化的后果　微循环微血栓形成及无复流现象导致全身组织器官持续低灌注，造成细胞受损和器官功能障碍，机体内环境受到严重破坏，炎症介质大量释放，严重时导致多器官功能障碍及死亡。

4．临床表现

（1）循环衰竭：由于微血管反应性明显降低，动脉血压进行性下降，升压药难以恢复血压，出现顽固性低血压；心音低弱，脉搏细弱而频速，中心静脉压降低；浅表静脉萎陷，静脉输液困难。

（2）并发弥散性血管内凝血：患者可并发弥散性血管内凝血，出现出血、贫血、皮下瘀斑等临床表现。弥散性血管内凝血是休克晚期严重并发症，但由于休克病因和自身反应性的差异，并非所有休克患者都会发生。但患者一旦发生弥散性血管内凝血，则会使病情迅速恶化。

(3) 重要器官功能障碍：持续严重的低血压及弥散性血管内凝血的发生使全身微循环灌流量严重不足，细胞受损使心、脑、肺、肾、肠等重要脏器功能代谢障碍加重，患者可出现呼吸困难，少尿或无尿，意识模糊甚至昏迷等多系统器官功能不全或衰竭。

由于休克的病因及始动环节不同，休克各期并不完全遵循循序渐进的发展规律，各期间没有明显的界线，甚至互相交叉。表 13-1 对休克各期微循环变化特征进行了总结。

二、细胞、分子机制

微循环学说的提出进一步阐明了休克的发病机制，也使临床治疗取得了突破性的进展。随着研究的不断深入，休克时出现的细胞代谢、功能的改变有时难以用微循环理论解释。例如，在微循环发生紊乱之前，细胞有些代谢、功能已经发生改变；微循环灌流恢复后，器官功能却未能恢复；而细胞代谢、功能的恢复则有助于微循环的恢复；促进细胞代谢、功能恢复的治疗措施具有很好的抗休克治疗效果。因此，休克时细胞和器官功能障碍，既可继发于微循环障碍之后，也可由休克原始病因直接引起。随着分子生物学的进展，对休克发病机制的研究逐步深入到分子水平，对休克发生、发展过程中相关细胞信号转导调控和细胞功能损伤的作用有了新的认识。

(一) 炎症细胞活化及炎症介质释放

休克的原发致病因素及休克发展过程中出现的内稳态紊乱都可以刺激炎症细胞活化，使其产生大量炎症介质。体内炎症介质泛滥，可导致炎症风暴（细胞因子风暴）发生，引起全身炎症反应综合征（SIRS），造成严重的微循环障碍、细胞损伤及多器官功能障碍综合征的发生，使休克恶化。

(二) 细胞损伤

细胞损伤是休克发生、发展过程中各器官功能障碍的共同基础。生物膜是首先发生损伤的部位，继而细胞器发生功能障碍和结构损伤，直至细胞坏死或凋亡。

1．细胞膜的变化 细胞膜是休克时最早发生损伤的部位。缺氧、ATP 减少、酸中毒、溶酶体破裂、高钾血症、氧自由基及其他炎症介质和细胞因子都可以损伤细胞膜，引起细胞膜结构和蛋白质功能的变化，表现为膜通透性增高，各种离子泵功能障碍，导致水、Na^+ 和 Ca^{2+} 内流，K^+ 外流，细胞水肿，膜电位降低。如血管内皮细胞水肿则可引起血管管腔狭窄，加重微循环障碍。

2．线粒体的变化 线粒体是细胞有氧氧化和氧化磷酸化的场所，是细胞内能量产生的主要部位。休克时，线粒体是最先发生变化的细胞器，出现 ATP 合成减少，细胞能量生成不足，并参与启动细胞凋亡的过程。

3．溶酶体的变化 休克时缺血、缺氧、酸中毒、氧自由基等因素可损伤溶酶体膜，导致溶酶体酶释放。溶酶体酶包括酸性蛋白酶、中性蛋白酶和β-葡糖醛酸糖苷酶等，其主要危害有：①水解蛋白质引起细胞自溶；②损伤线粒体膜，引起

表13-1 休克不同时期微循环变化特征

休克分期	微循环变化
缺血期	前阻力血管强烈收缩，后阻力血管收缩轻于前阻力血管；真毛细血管网关闭，动静脉短路、直捷通路开放。微循环灌流特点：“少灌少流，灌少于流”
淤血期	前阻力血管收缩性减弱甚至扩张，血液进入真毛细血管；后阻力血管仍处于收缩状态，微循环血流缓慢；微血管通透性增高，血浆渗出，血液浓缩。微血管内红细胞聚集，白细胞附壁、嵌塞、血浆黏度增大、血流缓慢。微循环灌流特点：“多灌少流，灌大于流”
衰竭期	微血管麻痹扩张，微循环中微血栓形成，微循环出现血流停止；毛细血管无复流现象。微循环灌流特点：“不灌不流”

线粒体功能障碍；③产生心肌抑制因子；④进入血液循环后，可以收缩微血管，损害血管内皮细胞和平滑肌，消化基底膜，激活激肽系统、纤溶系统，促进组胺等炎症介质释放等。因此，休克时溶酶体的损伤及溶酶体酶的释放加重了休克时微循环障碍，导致组织细胞损伤和多器官功能障碍，在休克发生、发展和病情恶化中起着重要作用。

4．细胞死亡 休克时细胞死亡是细胞损伤的最终结果，包括坏死和凋亡两种形式。休克原发致病因素的直接损伤和发展过程中出现的缺血、缺氧、酸中毒、代谢障碍、能量生成减少、溶酶体酶释放、自由基损伤、炎症介质等因素均可导致细胞的坏死或凋亡。休克时细胞的坏死和凋亡是器官功能障碍或衰竭的病理基础。

微循环机制和细胞分子机制从不同水平对休克发生、发展进行了解释，两者互相补充、互相影响。微循环障碍可以引起细胞功能障碍、炎症细胞活化及炎症介质释放，而细胞功能障碍、炎症细胞活化及炎症介质释放又可进一步加重微循环障碍，可形成恶性循环。

第三节 休克对机体代谢和功能的影响

休克时，微循环灌流障碍、能量生成减少、营养物质供应不足、神经内分泌功能紊乱和炎症介质泛滥等，可使机体发生多方面的代谢与功能紊乱。

一、氧输送减少与氧债

氧输送（oxygen delivery，DO_2）指单位时间内由左心室运送至全身组织氧的总量，也就是单位时间内动脉系统输送氧的总量。正常人在静息状态下氧输送为 500 ～ 700 ml/（min・m^2）。休克时由于有效循环血量减少，微循环障碍，组织血流灌注减少，氧输送明显下降形成氧债（oxygen debt），以致不能满足组织代谢需要而出现组织器官功能障碍。氧债的存在对休克构成严重威胁。当在高原发生休克时，由于高原缺氧使休克的治疗更加复杂和困难。

二、物质代谢紊乱

休克时物质代谢整体表现为糖酵解作用加强，糖原、脂肪和蛋白质分解代谢增强，合成代谢减弱。由于血浆中胰高血糖素、皮质醇及儿茶酚胺等物质增多，促进脂肪分解、蛋白质分解，导致一过性高血糖和糖尿，血中游离脂肪酸、甘油三酯和酮体增多；蛋白质分解增加，血浆氨基酸特别是丙氨酸含量增高，尿氮排泄增多，出现负氮平衡。

三、水、电解质、酸碱平衡紊乱

（一）细胞和组织水肿

休克时由于 ATP 供应不足，引起细胞膜上钠 - 钾泵功能障碍，钠、水内流入细胞，导致水钠潴留，细胞水肿。炎症介质的增加可以引起内皮细胞屏障功能障碍和血管通透性升高；肾血流量不足引起肾小球滤过率下降、水钠潴留等，可继发组织水肿。

（二）高钾血症

休克时多种变化可以引起高钾血症：①细胞膜上钠 - 钾泵功能障碍导致细胞外 K^+ 增多；②大面积组织损伤引起的创伤性休克，细胞损伤破裂等释放大量 K^+ 入血；③缺氧导致的酸中毒引起细胞内外 H^+-K^+ 交换，细胞外 K^+ 增多；④肾血流量不足引起肾小球滤过率下降，导致 K^+ 分泌排出减少，体内 K^+ 增多。

（三）酸碱平衡紊乱

休克时由于微循环障碍及组织缺氧，细胞无氧酵解增强使乳酸生成增多，肝不能充分摄取乳酸转化为葡萄糖，加之灌流障碍和肾功能受损，代谢产物不能被及时清除，因此易发生代谢性酸中毒。休克早期由于创伤、出血、感染等刺激作用，呼吸加深加快，肺通气量增多，可出现 $PaCO_2$ 下降，易引起呼吸性碱中毒。呼吸性碱中毒发生于血压下降和血中乳酸盐增高之前，因此为早期休克的诊断指标之一。休克后期肺功能出现障碍时还可导致呼吸性酸中毒的发生。

四、器官功能障碍

休克时各器官功能都可发生改变，其中最易受累的器官是肺、肾、心、脑和肝，特别是肺、肾、心功能衰竭，称为休克的三大危症。休克患者常因某个或数个重要器官相继或同时发生功能障碍甚至衰竭而死亡。

（一）肺功能障碍

肺功能障碍是严重休克及多种临床重症的常见并发症，对患者预后有着极为重要的影响。休克早期，由于呼吸中枢兴奋，呼吸加深加快，通气过度，可导致呼吸性碱中毒；随着休克的持续发展，由于交感 - 肾上腺髓质系统持续兴奋和血管活性物质的作用，肺小血管收缩，肺循环阻力增加，同时在中性粒细胞、肺泡巨噬细胞、补体、氧自由基及炎症介质等因素作用下，肺泡 - 毛细血管膜弥漫性损伤，导致通透性增高，出现急性进行性呼吸困难和顽固的低氧血症，称为急性肺损伤（acute lung injury，ALI），若病情进一步加重则恶化为急性呼吸窘迫综合征（acute respiratory distress syndrome，ARDS），也称休克肺（shock lung）。其发病中心环节是急性弥漫性肺泡 - 毛细血管膜损伤。休克肺占休克死因的 1/3 以上。

（二）肾功能障碍

休克时肾是易受损的器官之一。各种类型休克常伴发急性肾功能不全，严重时发生急性肾衰竭（acute renal failure，ARF），称为休克肾（shock kidney）。临床表现为少尿或无尿，同时伴有氮质血症、高钾血症和代谢性酸中毒。休克早期，有效循环血量减少，交感 - 肾上腺髓质系统兴奋，血液重分配，肾血流量减少；肾素 - 血管紧张素 - 醛固酮系统激活，肾血管收缩，肾血流量进一步减少；肾缺血是引起休克后肾功能障碍最常见的原因，当平均动脉压为 60 ～ 70 mmHg 甚至更低时，即可发生急性肾前性肾衰竭，此时肾小管上皮细胞没有缺血性坏死，为急性功能性肾衰竭。此时，如果能及时恢复肾血液灌注，肾功能可立即恢复。否则，2 h 后会导致肾小管发生缺血性坏死，引起器质性肾衰竭。此时，即使恢复肾血液灌注，肾功能在短时间内也难以恢复。

（三）心功能障碍

除心源性休克有原发性心功能障碍外，其他各型休克不断发展也可引起心功能改变。休克早期由于血液重新分布，能够维持冠状动脉血流量，心泵功能一般不受明显影响。随着休克进展，心泵功能出现障碍，心输出量降低，甚至出现急性心力衰竭。其主要发生机制包括：①休克时血压进行性下降，舒张压下降，心率加快，使舒张期缩短，冠状动脉血流量减少，心肌供血不足。②休克时酸中毒影响心肌兴奋 - 收缩耦联，降低心肌收缩力；高钾血症引起心律失常，导致心输出量减少。③休克时心率加快，心肌耗氧量增加，加重了心肌缺氧。④休克时肿瘤坏死因子（TNF）、心肌抑制因子等产生增多，使心肌收缩能力减弱。⑤细菌感染或肠源性内毒素血症时，内毒素也可直接或间接损伤心肌细胞，抑制心功能。⑥休克并发弥散性血管内凝血时，心脏微循环中微血栓形成，加重心肌缺血。

（四）脑功能障碍

中枢神经系统对缺血、缺氧非常敏感。休克早期由于血液重分布和脑血流的自身调节功能，暂时保证了脑的血液供应，使大脑功能在休克早期能维持相对稳定，仅表现为应激引起的烦躁不安。随着休克进一步发展，心输出量减少和血压降低，当平均动脉压低于 50 mmHg 时，脑血流开始降低，不能维持脑血流的自我调控，脑组织出现缺血、缺氧，能量代谢严重障碍，酸性代谢产物蓄积，细胞膜钠 - 钾泵功能受损，可逆性或不可逆性脑组织细胞损害和脑功能障碍逐渐出现。临床上脑功能障碍主要表现为意识状态的改变，出现从意识模糊到意识丧失等多个阶段的变化。严重缺血、缺氧还可使脑血管壁通透性增高，导致脑水肿和颅内压升高，形成脑疝压迫生命中枢，导致死亡。

（五）肝功能障碍

肝是人体内实质器官中血供最丰富的器官，具有代谢、免疫、解毒等多种重要的生理功能。休克时有效循环血量减少和微循环障碍均可引起肝血流量减少，影响肝实质细胞和库普弗细胞的能量代谢。各种损伤性因素也可降低肠道屏障功能，引起内源性细菌或内毒素血症而直接损伤肝实质细胞，并激活库普弗细胞表达释放TNF-α、IL-1等多种炎症介质而进一步损伤肝细胞，削弱了肝的生物转化及解毒作用。这些变化反过来又进一步加重内毒素血症对机体的损伤，使休克不断恶化而形成恶性循环。但由于肝具有强大的储备功能，有时虽有形态学的改变，但生化指标仍可正常，而且没有典型的临床表现，因而休克早期急性肝功能障碍常易被忽视。

（六）胃肠道功能障碍

胃肠道系统对循环衰竭比较敏感，休克早期有效循环血量减少，机体因代偿而进行血液重分配，胃肠道发生缺血、缺氧及酸中毒，引起肠壁淤血水肿，胃肠道运动减弱，黏膜变性、坏死、糜烂甚至形成溃疡。由于肠黏膜上皮受损，肠道屏障功能减弱，大量内毒素甚至细菌由肠道经门静脉系统入血，引起肠源性内毒素血症或肠源性菌血症。对于有感染症状，而细菌血培养阴性却又找不到感染灶的患者，则可能是肠源性内毒素血症引起的。

（七）免疫系统功能障碍

免疫系统承担着保护机体抵抗外来侵袭的作用，在休克及多种危重症的发生和发展中起着极为重要的调节作用。在严重休克及其诱发因素的强烈打击下，机体免疫系统功能紊乱，成为多种并发症的重要诱发因素之一。休克早期，免疫系统激活，血浆中补体C3a、C5a升高，使微血管通透性增高，激活白细胞和组织细胞。休克晚期，IL-4、IL-10、IL-13等抗炎介质的大量表达使免疫系统处于全面抑制状态，中性粒细胞和单核巨噬细胞的吞噬能力减弱，杀菌能力下降，淋巴细胞变形、坏死和凋亡，B细胞分泌抗体能力减弱，炎症反应无法局限化，易导致感染扩散。

（八）多器官功能障碍综合征

严重休克时，可同时或先后出现两个或两个以上的器官功能障碍或衰竭，引起多器官功能障碍综合征或多器官功能衰竭（multiple organ failure，MOF），多器官功能障碍综合征是危重休克患者死亡的重要原因之一。

第四节　几种常见休克的特点

以上叙述了休克发生、发展的一般规律。但由于休克病因各异，始动环节不同，各型休克除了共同规律之外，还有各自特点。

一、低血容量性休克

低血容量性休克（hypovolemic shock）是临床常见的一种休克类型，其始动环节是血容量大量丧失，多见于大量失血（如大出血）、失液（如大量出汗，尿崩症，严重腹泻、呕吐）（图13-5）。低血容量性休克的发生，取决于循环血液丢失的量和速度，以及机体的代偿能力（表13-2）。低血容量性休克时肾上腺髓质系统兴奋，儿茶酚胺分泌增加，引起心率加快，小血管收缩，外周阻力增加，进而增加心输出量及组织灌流量。由于微动脉、后微动脉、毛细血管前括约肌及小静脉收缩，真毛细血管网血流减少，压力降低，组织间液进入微血管中。肝、脾储血库收缩，储存的血液进入循环系统而有利于增加有效循环血量。肾血管收缩，肾血流量减少，一方面激活肾素-血管紧张素-醛固酮系统，使醛固酮及抗利尿激素释放增加，肾小管重吸收钠、水增加；另一方面由于肾血流灌注不足，易导致急性肾衰竭的发生。同时，肠血流灌注减少导致其屏障功能降低，易引起肠源性内毒素及细菌移位，出现肠源性内毒素血症或感染性休克。此型休克患者出现典型休克的临床表现：脸色苍白、四肢湿冷、出冷汗、心率加快、脉压减小、血压下降、少尿或无尿。

二、感染性休克

感染性休克（infective shock）又称为脓毒性

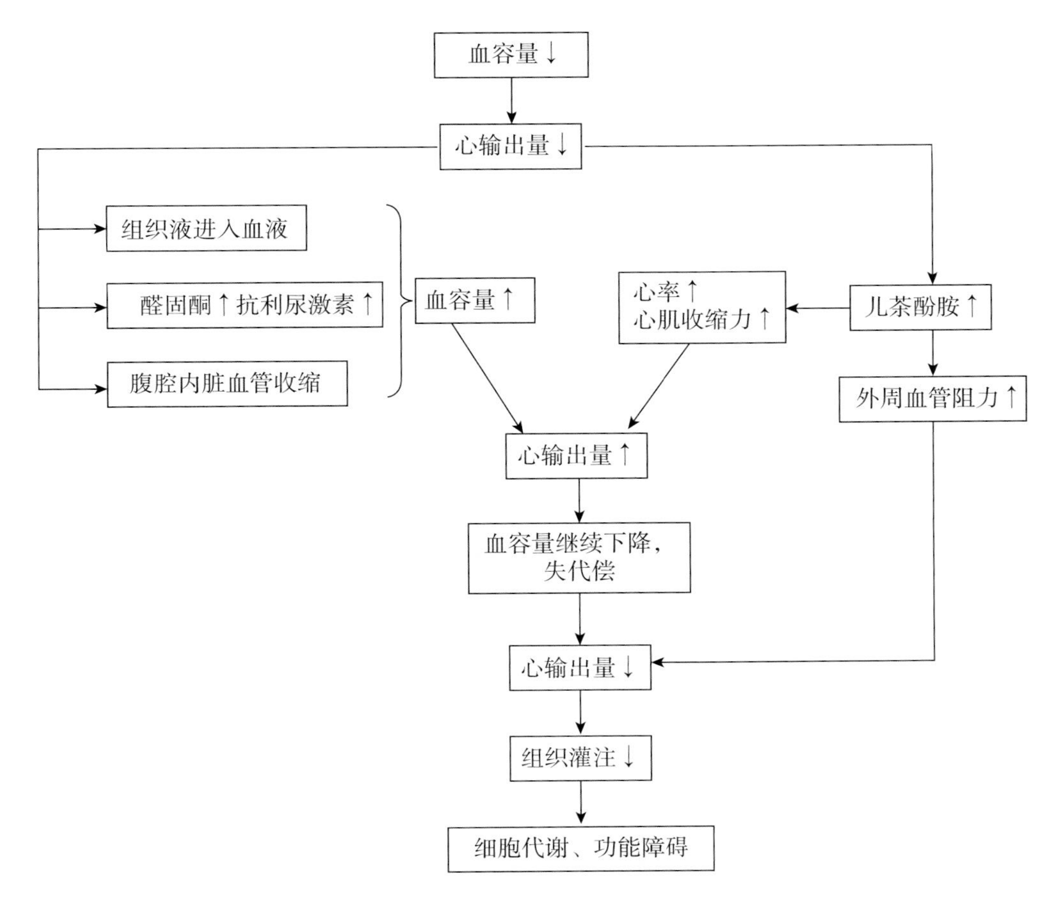

图 13-5　低血容量性休克发病机制

表13-2　失血量与休克关系

失血时间（min）	失血量（占总血量百分比）	结果
15 ~ 20	< 10% ~ 15%	代偿
15	> 20%	休克
	> 45% ~ 50%	死亡

休克（septic shock），临床特征是脓毒症患者经充分的液体复苏后仍存在持续的低血压，需要升压药才能维持平均动脉压 65 mmHg 以上，血乳酸水平 > 2 mmol/L。细菌、病毒、真菌、立克次体等病原微生物均可引起感染性休克，其中以革兰氏阴性菌感染最为常见。感染性休克多见于肺部感染、腹腔感染、泌尿系统感染、中枢神经系统感染、皮肤软组织感染等严重感染性疾病，以重症肺炎最为常见，死亡率可达 28% ~ 60%，预后与所感染微生物的种类及毒力密切相关。

（一）感染性休克的发病机制

感染性休克发病机制复杂，主要与下列因素相关（图 13-6）。

1．微循环障碍　感染性休克的发生与休克发生的三个始动环节均相关。①病原微生物及其释放的各种毒素激活炎症细胞，使炎症因子和血管活性物质增加，导致毛细血管通透性增高，大量血浆外渗，有效循环血量减少；②病原微生物及其毒素诱导多种炎症介质产生增加，导致血管舒缩反应障碍，血管强烈扩张，血管床容量增加，导致有效循环血量相对不足；③细菌毒素及炎症介质可直接损伤心肌细胞，造成心泵功能障碍。通过以上三个始动环节，导致有效循环血量减少、微循环功能障碍及细胞与器官功能损害。

2．细胞因子风暴与免疫功能异常　感染性休克时各种病原体及其释放的毒素刺激免疫细胞，释放大量炎症介质，细胞因子与免疫细胞间形成

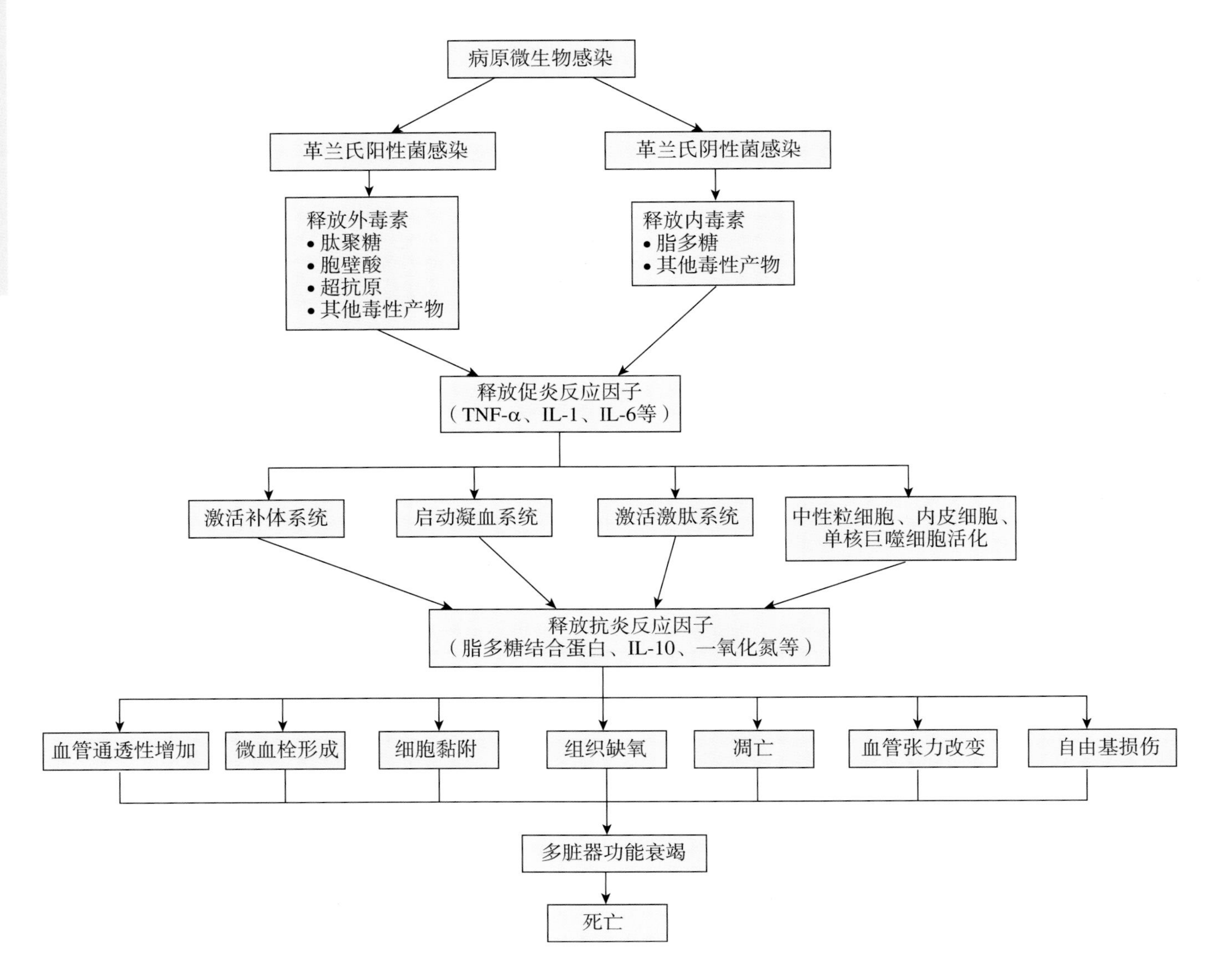

图 13-6 感染性休克发病机制

正反馈，机体免疫功能异常，淋巴细胞和巨噬细胞持续激活和扩增，分泌大量的细胞因子而发生细胞因子风暴，引起严重的全身炎症反应综合征（SIRS），导致微循环紊乱和器官功能障碍。在激活炎症反应的同时，机体的抗炎反应也会加强，如果抗炎介质过度表达，则可抑制免疫系统引起代偿性抗炎反应综合征（CARS）。代偿性抗炎反应综合征的出现可引起感染的加重或播散，使感染性休克进一步恶化。

（二）感染性休克的类型

根据血流动力学特点，感染性休克可分为两种类型。

1. 高动力型休克　高动力型休克（hyperdynamic shock）指病原体或其毒素侵入机体后引起高代谢和高动力循环状态的休克。其血流特点呈现为外周阻力低、心输出量增加、脉压增大。其临床表现为皮肤呈粉红色、温热而干燥，少尿，血压下降及乳酸酸中毒等症状，又称为高排低阻型休克或暖休克（warm shock）。其机制与下列因素相关。①外周血管扩张：感染性休克时炎症细胞激活，机体产生大量 TNF、一氧化氮、IL-1 或其他扩血管物质，导致外周血管扩张，外周阻力下降。此外，血管平滑肌细胞膜上 ATP 敏感性钾通道激活，细胞膜超极化，Ca^{2+} 内流减少，使血管扩张，外周阻力降低。② β 受体激活：感染性休克时交感 - 肾上腺髓质系统兴奋，儿茶酚胺分泌增加，作用于动静脉短路的 β 受体，使动静脉短路开放，真毛细血管网血流灌注下降，组织缺血、缺氧而引起微血管扩张。③心输出量增加：感染性休克早期，心功能尚未受到明显损害，交感-肾上腺髓质系统兴奋，儿茶酚胺分泌增加，心肌收缩力增强，心输出量增加；而外周血管的扩张使心脏射血阻力减小，也有增加心输出量的效应。

高动力型休克时，尽管心输出量增加，但由于动静脉短路开放，真毛细血管网血流减少，组织细胞缺血、缺氧。感染性休克一般先表现为高动力型休克，继而发展为低动力型休克。

2．低动力型休克 低动力型休克（hypodynamic shock）血流特点表现为外周阻力增高，心输出量减少，脉压明显缩小，组织细胞缺血、缺氧。其临床表现为皮肤黏膜苍白、四肢湿冷、尿量减少、血压下降、乳酸中毒等症状，又称低排高阻型休克或冷休克（cold shock）。其发生与以下因素相关。①微血管收缩：严重感染引起交感-肾上腺髓质系统强烈兴奋，去甲肾上腺素、血管紧张素等缩血管物质大量释放；自由基增多灭活一氧化氮、损伤血管内皮细胞导致扩血管物质不足，引起外周血管广泛收缩。②心输出量减少：病原体及其毒素、酸中毒及某些炎症介质如心肌抑制因子可直接抑制或损伤心肌，降低心肌收缩力；微循环淤血导致回心血量减少，心输出量下降。

三、心源性休克

心源性休克（cardiogenic shock）是由于急性心泵功能障碍导致心输出量急剧减少而发生的休克。任何导致心脏收缩功能急剧下降、心室充盈功能障碍及心脏射血通路阻塞的因素都可以导致心源性休克的发生。此型休克的主要特点有：①心泵功能衰竭，心输出量急剧减少，动脉血压下降，引起代偿性外周血管收缩，微循环发展过程与低血容量性休克类似。②多数患者由于交感-肾上腺髓质系统兴奋，儿茶酚胺分泌增多，引起外周血管阻力增加，导致心脏后负荷增加，表现为低排高阻型休克。少数患者心室容量增加、心室壁压力感受器兴奋，反射性抑制心血管运动中枢，导致外周阻力降低，表现为低排低阻型休克。③血压下降引起冠状动脉血流量减少、心输出量下降导致肺循环淤血、组织缺氧等改变加重心肌缺血缺氧性损伤，引起进行性心功能障碍。

四、过敏性休克

过敏性休克（anaphylactic shock）是由严重过敏反应引起的休克，属Ⅰ型变态反应，即速发型变态反应，常伴有皮肤瘙痒、呼吸困难、胃肠道痉挛、水肿等症状。常见病因是具有过敏体质的患者接触了某些过敏原（药物、血清制剂、花粉等）而引起发病。其主要机制包括：①血管广泛扩张，血管床容积增大。②毛细血管通透性增高，血浆外渗，有效循环血量减少。当过敏原进入机体后，刺激机体产生抗体IgE。IgE的Fc段能与肥大细胞特别是位于小血管周围的肥大细胞和血液中嗜碱性粒细胞及血小板结合，使机体处于致敏状态。当相同过敏原再次进入机体时，可与上述吸附在细胞表面的IgE抗体结合形成过敏原-IgE复合物，引起靶细胞脱颗粒效应，释放出大量组胺、5-HT、激肽、白三烯、补体C3a及C5a等血管活性物质，引起后微动脉和毛细血管前括约肌舒张和血管通透性增高，外周阻力明显下降，真毛细血管大量开放，血管内液体进入组织间隙增加，有效循环血量急剧减少，动脉血压显著下降。过敏性休克发病急骤，如抢救不及时可导致死亡。

五、神经源性休克

神经源性休克（neurogenic shock）指由于血管运动张力消失，大量血管扩张，有效循环血量减少引起的休克。任何引起副交感神经兴奋或交感神经抑制的因素如严重的脑损伤、强烈的疼痛刺激、脊髓损伤等都可以引起神经源性休克。正常情况下，血管运动中枢发放神经冲动沿传出交感缩血管纤维到达全身小血管以维持血管紧张度。当血管运动中枢抑制或传出交感缩血管纤维被阻断时，小血管因紧张性丧失而发生扩张，导致外周血管阻力下降、血液淤积于微循环，回心血量急剧减少、血压下降而引起神经源性休克（图13-7）。此型休克最显著的特点是外周血管阻力显著下降。

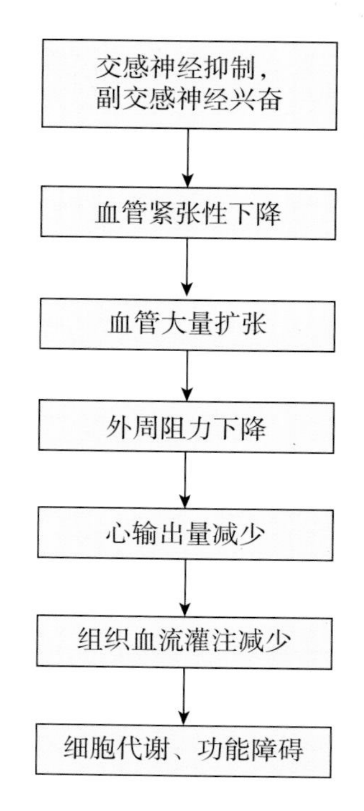

图 13-7 神经源性休克发病机制

第五节 休克防治的病理生理学基础

休克是严重的急性全身性病理过程，必须尽早救治。休克的防治均应在去除病因的前提下采取综合措施，以恢复生命器官的微循环灌流、纠正缺氧、防治细胞损害，最大限度保护各器官系统的功能。

一、病因学防治

病因治疗是休克治疗的基础。低血容量性休克要迅速纠正造成循环血量减少的原因；心源性休克是对心脏自身病变如心肌梗死、严重心律失常等的治疗；分布性休克要及时解除导致血管舒缩功能障碍的原因；梗阻性休克要积极疏通循环血流通路。但要明确，病因治疗一定要与支持性治疗有机结合才能提高休克的治愈率。

二、发病学治疗

（一）早期复苏

休克早期复苏主要目的是在最短的时间内改善微循环，恢复组织灌流，提高氧输送，恢复组织器官正常功能。

1．供氧与通气支持 休克确诊后应在第一时间给予供氧以增加氧输送，纠正氧债。整体氧输送的改变与局部组织的氧合状态有着密切的相关性，随着氧输送的增加，组织缺氧及氧债通常能得到相应纠正。休克早期，由于外周血管收缩，脉搏氧饱和度往往不能反映体内氧合的真实情况，应进行血气分析以准确判断机体对氧的需求。如果患者表现有严重的呼吸困难、低氧血症、酸中毒则应进行气管插管，以有创机械通气改善患者体内缺氧状况。如果进行有创机械通气时出现血流动力学不稳定，则强烈提示有效循环血量不足、回心血量减少。同时应注意，尽量避免使用镇静剂，以免造成血压及心输出量下降。

2．容量复苏 各种类型休克都存在有效循环血量的绝对或相对不足，最终导致组织灌流量减少。因此，补充血容量是提高心输出量和改善组织灌流量的根本措施。临床应在尽可能短的时间内将心脏的容量负荷恢复至最佳水平。适当的前负荷是维持心功能和静脉回流的基础。由于血红蛋白是保证氧输送的重要因素，因此在调整循环血量时应注意血液中血红蛋白的含量，必要时应予以补充红细胞，保持血红蛋白比容不低于30%。当容量调整后如果循环功能趋于稳定，应尽可能在循环功能稳定的前提下保持容量负荷的最低状态，以最大可能减少输液相关的副作用。如经积极补充血容量，循环功能仍不稳定，应积极选用血管活性药物。

3．改善心功能 如果经容量补充仍不能将心输出量维持在足够水平，则提示心泵功能障碍可能，有指征时可使用正性肌力药物如多巴酚丁胺等以加强心泵功能，增加心输出量。但应注意正性肌力药物的应用有增加心肌耗氧量的效应。休克状态下单纯增加心肌耗氧量对于灌流不足的心脏是十分危险的。

4．合理使用血管活性药物 血管活性药物包括血管收缩药和血管扩张药。

（1）血管收缩药 血管收缩药可以升高血压，当严重低血压或经补液后仍不能纠正时，可使用升压药。但必须注意升压药的使用应与液体复苏同时进行，其原则是当低血容量纠正后，尽可能停用升压药。如果在容量负荷不足的情况下使用血管收缩药可导致外周血管进一步收缩，组织灌流更加减少，同时由于心脏后负荷的增加，会使心输出量进一步下降。去甲肾上腺素是肾上腺素受体激动药，既有激动α受体效应，同时兼有中等程度激动β受体的作用，因而其在明显提高平均动脉压的同时，对心率、心输出量影响不大，而且能够有效改善组织灌流，成为临床休克时使用的升压一线药物。

（2）血管扩张药 血管扩张药可以通过降低心室后负荷增加心输出量，同时不增加心肌耗氧量，并且能够解除小血管痉挛，减轻微循环淤滞，提高组织灌流。但其不足之处在于有可能降低动脉血压，进而减少组织灌注，因此，必须在充分扩容的基础上使用。有研究显示，精确使用硝酸酯类药物可改善微循环灌注及细胞功能。

（二）延迟性治疗

经过积极的早期复苏，组织灌注得以改善，在此基础上，维持组织灌注，纠正机体内环境紊乱及进行营养支持则成为支持治疗的主要组成部分。

1．改善细胞代谢、防止细胞损害 休克时细胞代谢变化和功能损害可以是原发的，也可以继发于微循环障碍之后。改善微循环是防止细胞损害的措施之一，此外还可以采用膜稳定剂稳定细胞膜，补充葡萄糖改善细胞能量代谢，以及使用自由基清除剂等治疗措施，以减轻细胞损伤，恢复细胞功能。

2．纠正酸中毒 休克时缺血、缺氧，必然导致乳酸性酸中毒。血乳酸是反应氧代谢的重要指标，它的升高反映了低灌注状态下无氧代谢的增加，尤其在预测脓毒症与感染性休克预后方面有很大价值，感染性休克血乳酸＞4 mmol/L时，病死率高达80%，因此，血乳酸水平可作为评价休克严重程度及预后的指标之一。及时“补碱纠酸”不仅可以纠正微循环的紊乱，还可以减轻酸中毒对细胞的损伤，并通过减少H^+与Ca^{2+}的竞争而增强血管活性药物的疗效，加强心肌收缩力。

3．抑制炎症过度反应 炎症介质在休克发病中的作用非常复杂且相互依赖，有一些因子参与对机体有利的代偿防御反应，不能一概加以清除。对于全身炎症反应综合征的患者，由于他们处于高炎症时期，需要进行拮抗促炎细胞因子治疗，而处于免疫抑制或免疫麻痹的患者则需要进行免疫重建和免疫刺激治疗。

4．支持与保护疗法 当患者生命体征平稳后，就应进行必要的营养支持治疗。对严重创伤、感染等危重患者要积极进行代谢支持，确保正氮平衡。应保证蛋白质和氨基酸尤其是支链氨基酸的摄入量。尽可能缩短禁食时间，促进胃肠蠕动，维持肠黏膜屏障功能。

（刘辉琦 刘永年）

参考文献

[1] 唐朝枢，刘志跃．病理生理学．北京：北京大学医学出版社，2013．
[2] 李桂源，钱睿哲．病理生理学．3版．北京：人民卫生出版社，2016．
[3] 王建枝，殷莲华．病理生理学．8版．北京：人民卫生出版社，2013．
[4] 管向东，聂垚．休克治疗的理念与进展．中华重症医学电子杂志，2015，1（1）：53-57．
[5] 马四清，吴天一，张雪峰．急性重症高原病与多器官功能障碍综合征．北京：人民卫生出版社，2014．

[6] Nishida O, Ogura H, Egi M, et al. The Japanese Clinical Practice Guidelines for Management of Sepsis and Septic Shock 2016 (J-SSCG 2016). Acute Med Surg, 2018, 5 (1): 3-89.

[7] Brener MI, Rosenblum HR, Burkhoff D. Pathophysiology and Advanced Hemodynamic Assessment of Cardiogenic Shock. Methodist Debakey Cardiovasc J, 2020, 16 (1): 7-15.

[8] Kislitsina ON, Rich JD, Wilcox JE, et al. Shock-Classification and Pathophysiological Principles of Therapeutics. Curr Cardiol Rev, 2019, 15 (2): 102-113.

[9] Cecconi M, Evans L, Levy M, Rhodes A. Sepsis and septic shock. Lancet, 2018, 392 (10141): 75-87.

第十四章

多器官功能障碍综合征

多器官功能障碍综合征（multiple organ dysfunction syndrome，MODS）是指机体在严重感染、创伤、烧伤及休克或休克复苏后，短时间内同时或相继出现两个或两个以上的器官功能损害的临床综合征。慢性疾病患者在原发器官功能障碍基础上继发另一器官功能障碍，如肺源性心脏病、肺性脑病、肝肾综合征等，均不属于MODS。20世纪60年代，为了在失血、呼吸衰竭和败血症患者中描述系统器官的衰竭，多器官功能障碍综合征这一概念首次被提出，而其概念的明确界定是在1991年，由美国胸科医师学会（American College of Chest Physicians，ACCP）与危重病医学会（Society of Critical Care Medicine，SCCM）联合提出。外科领域曾提出多器官衰竭（multiple organ failure，MOF）或多系统器官衰竭（multiple system organ failure，MSOF）的概念。此后不少学者认识到，MOF或MSOF应是一个从早期器官功能轻度障碍到晚期器官功能衰竭的进行性动态发展过程。显然，MOF及MSOF过于强调器官衰竭的终点，未能反映衰竭以前的状态，至诊断成立时病情已十分严重，不利于及早防治。因此，MODS更能反映器官损害从轻到重的全过程，更强调早期诊断和早期干预。

第一节 多器官功能障碍综合征病因与发病过程

很多风险因子都能够诱导MODS，最常见的风险因子是休克、败血症及组织灌注不足。免疫系统紊乱或免疫无反应性时，机体内促炎和抗炎的内环境平衡被打破，是造成MODS发展的关键因素。但应注意的是，MODS并非只是继发于休克之后，多种因素如严重感染、急性胰腺炎、自身免疫病、多发性骨折、大面积烧伤、肠缺血再灌注损伤、大手术及大量输血、输液或术后治疗不当等，都可在没有发生休克的前提下引起MODS。MODS的临床演变过程是由后天因素和基因共同决定的，特定基因的多态性影响个体的病程及严重程度。

通常，肺是MODS累及的第一个器官（特别是儿童患者中），主要由毛细血管渗漏、肺泡积液和肺表面活性成分失活造成；紧接着出现心肌衰弱，一氧化氮的增加是心肌功能失调的关键因素；另外，大脑通常也是早期受到影响的器官，由包括血脑屏障失衡在内的多因素造成。随着疾病的进行，患者肝、肾功能损伤相继出现。

一、病因

能引起休克的病因都能导致MODS的发生，主要包括感染性因素和非感染性因素。

（一）感染性因素

70%左右的MODS由感染引起。其中，脓毒症（sepsis）是引起MODS及患者死亡的主要原因，可由任何部位的感染引起，临床上常见肺部感染、腹腔感染、胆道感染、泌尿系统感染、蜂窝织炎、脑膜炎、脓肿等。引起脓毒症的病原菌主要为革兰氏阳性金黄色葡萄球菌和表皮葡萄球菌，以及革兰氏阴性大肠埃希菌和肺炎克雷伯菌，但是并非所有全身性感染患者都有阳性的血液微生物培养结果，大约有半数的感染性休克患者可获得阳性血培养结果。多种病毒（SARS冠状病毒、流感病毒、新型冠状病毒等）也可刺激机体免疫系统，产生大量细胞因子，引起细胞因子风暴，导致肺、肾、肝、心脏等多脏器功能受损而出现MODS。

（二）非感染性因素

1．严重创伤、大面积烧伤、多发性骨折和大手术后等 由于组织损伤、坏死、脱落、失血和失液等，无论有无感染均可发生MODS，其中，肺、肾、肝、消化道、心和神经系统等脏器容易受累。

2．休克和休克后复苏 低血容量性休克引起多个组织器官的微循环血液灌流不足，或休克晚期微循环中形成大量微血栓，导致或加重组织缺血、缺氧，引起各器官的功能损害；临床上，有些休克患者进行心肺复苏后，易发生 MODS，主要与缺血再灌注损伤有关。

3．大量输血、输液及药物使用不当　创伤后早期给予患者输注大量库存血是创伤后引起 MODS 的独立危险因素，储存时间较长的库存血中含有复杂的生物活性物质包括炎症介质如 IL-6 和 TNF-α 等，因此，大量输血可引起高炎症反应，直接导致 MODS 的发生。过量输液可增加心脏容量负荷，引起急性左心功能障碍和肺间质水肿；同时，血液稀释使患者凝血功能紊乱，易造成出血倾向。抗生素使用不当可引起肝、肾功能损伤。大剂量使用去甲肾上腺素等血管收缩药物，可加重微循环障碍和组织缺血、缺氧。

4．免疫功能低下　自身免疫病、免疫缺陷病、持续应激、肿瘤患者接受化疗或放疗等均可导致全身免疫功能低下，易继发严重感染。老年人器官的代偿能力及免疫功能低下也是发生 MODS 的重要危险因素。此外，大剂量使用激素可引起免疫抑制、消化道溃疡出血及继发感染等副作用。

5．其他　医疗诊治中操作不当或判断失误也会导致 MODS，如内镜穿孔，呼吸机使用不当等。

二、发病过程

可根据临床发病过程将 MODS 分为两型。

（一）单相速发型

此型由损伤因子直接引起，一般在休克复苏以后 12 ～ 36 h 内同时或相继出现 2 个以上器官功能障碍。由于患者病情发展较快，MODS 的发生只有 1 个高峰，即病变过程只有 1 个时相，故又称原发型或一次打击型。

（二）双相迟发型

第一个器官功能障碍高峰经治疗后在 1 ～ 2 d 内缓解，器官功能有所恢复，但 3 ～ 5 d 后又可能因为脓毒症使患者遭受炎症因子泛滥的第二次打击，致使病情急剧恶化，出现第二个器官功能障碍高峰。此型 MODS 并非仅由原始损伤因子直接引起，而要经历“二次打击”，在病变进程中出现 2 个时相，故又称继发型或二次打击型。此型患者病情较重，常有死亡的危险。

在败血症儿童患者中 MODS 的死亡率是 11% ～ 54%，成年患者中死亡率为 44% ～ 50%。患者死亡率随衰竭器官的数量增加而增高：衰竭器官为 2 个时，死亡率平均约为 60%；衰竭器官为 3 个时，死亡率约为 80%；衰竭器官为 4 个时，死亡率可达 100%。其中，呼吸衰竭和肾衰竭对死亡率影响较大。

第二节　多器官功能障碍综合征发病机制

MODS 的发病机制十分复杂，主要有：①全身炎症反应及瀑布效应。机体为了减缓最初的炎症应答所造成的器官损伤，需要启动相应的抗炎瀑布式效应以达到免疫平衡，如抗炎作用启动失效，过激的炎症应答则会导致 MODS。以败血症（sepsis）为例，其促炎介质及抗炎介质的免疫调节异常如图 14-1 所示，是由病原体激活产生的炎症应答及为使内环境平衡而募集的抗炎应答的过程。②肠道细菌移位及肠源性内毒素血症。③缺血与缺血再灌注损伤。

一、全身炎症反应失控

（一）全身炎症反应综合征

全身炎症反应综合征（systemic inflammatory response syndrome，SIRS）是严重的感染或非感染因素作用于机体，刺激炎症细胞的活化，导致各种炎症介质大量产生而引起的一种难以控制的全身性瀑布式炎症反应，是 MODS 最重要的发病机制（图 14-2）。

1．炎症细胞活化　炎症细胞主要包括中性粒细胞、单核巨噬细胞、血小板和内皮细胞等，一

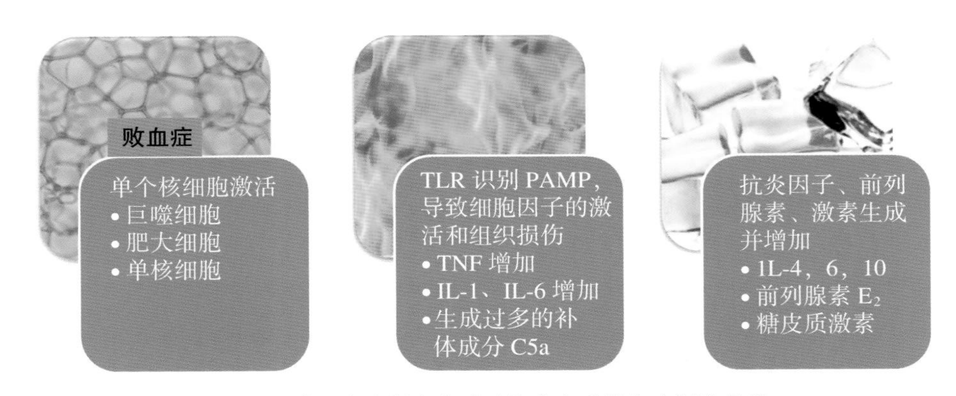

图 14-1 败血症中促炎介质及抗炎介质的免疫调节异常
注：PAMP 为病原体相关分子模式；TLR 为 Toll 样受体；TNF 为肿瘤坏死因子；IL 为白细胞介素

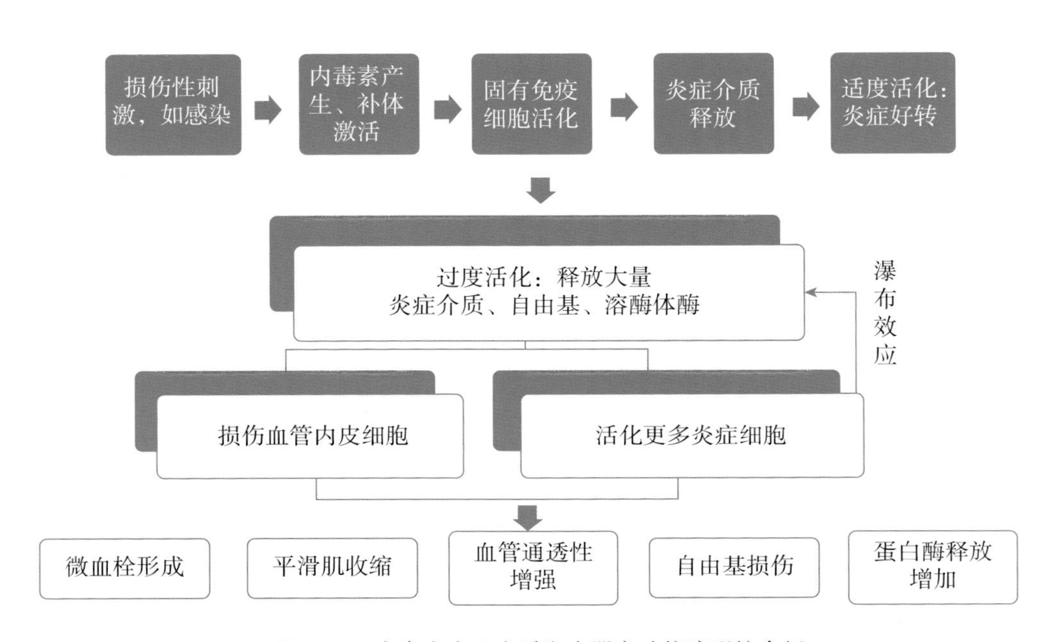

图 14-2 全身炎症反应诱发多器官功能障碍综合征

旦受到刺激，会发生细胞变形、黏附、趋化、迁移、脱颗粒及释放等反应，称为炎症细胞活化（activation of inflammatory cells）。炎症细胞活化，对于增强机体防御能力，清除病原体等具有积极意义，但炎症细胞过度活化后，可浸润在组织中，释放氧自由基、溶酶体酶和炎症介质，引起组织细胞的损伤，促进休克和 MODS 的发生、发展。

2．炎症介质表达增多 感染或非感染因素刺激炎症细胞，可激活 NF-κB、MAPK、JAK-STAT 等多条细胞内信号转导通路，使炎症介质大量产生。炎症介质是在炎症过程由炎症细胞释放或从体液中产生，参与或引起炎症反应的化学物质的总称。SIRS 时，炎症细胞活化，释放炎症介质，后者又进一步激活炎症细胞，形成正反馈调节，引起炎症介质的释放不断增加，形成炎症的“瀑布效应”（cascade effects）。SIRS 时产生增加的炎症介质主要有以下几种。

（1）细胞因子：是指由多种细胞分泌的能调节细胞生长分化，调节免疫功能，参与炎症发生和创伤愈合等生物学作用的小分子多肽的统称。与炎症有关的细胞因子主要包括 TNF-α、IL-1、IL-2、IL-6、IL-8、IFN、IL-5、IL-12、IL-17、集落刺激因子、趋化因子及高迁移率族蛋白 B1

（HMGB1）等。在抵御病原体侵袭时，机体免疫细胞分泌大量细胞因子，细胞因子又转而刺激免疫细胞。通常情况下，这一正反馈调节受到一定的调控。然而在某些情况下，调节机制失灵，机体内免疫细胞被大量活化，进而分泌更多细胞因子，导致细胞因子风暴（cytokine storm）发生。大量的细胞因子是引起急性呼吸窘迫综合征和多脏器衰竭的重要原因。

（2）脂类炎症介质：细胞膜结构破坏后，膜上磷脂可降解而生成脂类炎症介质，主要包括二十烷类炎症介质和血小板活化因子。

1）二十烷类炎症介质：膜磷脂成分磷脂酰胆碱或磷脂酰肌醇分别在磷脂酶 A2 和磷脂酶 C 的作用下，产生花生四烯酸。①花生四烯酸经环氧合酶作用，产生前列腺素类（prostaglandins，PGs）和血栓烷类（thromboxanes，TXs）代谢产物，其中重要的是 TXA_2、PGE_2 和 PGI_2。TXA_2 可促进血小板聚集及血管收缩，当急性呼吸窘迫综合征（acute respiratory distress syndrome，ARDS）发生时，参与肺微循环内的血栓形成、肺动脉高压及通气 / 血流比例失调的发生。PGE_2 可使小血管扩张，血管壁通透性增高，形成局部炎性水肿，还可抑制巨噬细胞的功能，是重要的抗炎介质。PGI_2 可使血管扩张，血管壁通透性增高，导致 SIRS 时炎性渗出和脓毒性休克时低血压。②花生四烯酸经 5- 脂氧合酶的作用则产生白三烯类（leukotrienes，LTs）代谢产物，包括 LTB_4、LTC_4 和 LTD_4 等。其中 LTB_4 的作用主要是活化白细胞，LTC_4 和 LTD_4 的作用主要是使支气管平滑肌收缩。

2）血小板活化因子（PAF）：SIRS 时活化的磷脂酶 A2 可裂解膜磷脂上的脂肪酸生成溶血 PAF，后者再经乙酰转移酶作用生成 PAF。PAF 不仅能活化血小板，并可启动炎症反应，可激活中性粒细胞和嗜酸性粒细胞，使之分泌细胞因子和脱颗粒，并活化内皮细胞，使其表达黏附分子。小剂量的 PAF 可使炎症细胞对炎症介质的敏感性升高，大剂量时可引起低血压和急性肺损伤。

（3）黏附分子：主要包括整合素、选择素和免疫球蛋白超家族。在炎症介质刺激作用下，黏附分子介导中性粒细胞 - 内皮细胞的黏附反应。SIRS 时，内皮细胞在 TNF-α、IL-1 等细胞因子作用下，ICAM-1 表达可增加 30 倍，E- 选择素则可增加 100 倍。黏附且激活的白细胞可释放氧自由基和溶酶体酶，导致内皮细胞和其他组织细胞的损伤。采用黏附分子的单克隆抗体阻止中性粒细胞黏附于血管内皮，可明显减轻 SIRS 造成的组织损伤，改善动物的存活状况。

（4）血浆源性炎症介质：是指在致炎因素作用下，血浆中没有活性的某些蛋白质（如补体、激肽、凝血因子和纤溶因子等）发生裂解而生成的一类具有活性的肽类物质。它们可作用于全身各个组织、器官，引起功能紊乱。如 C3a、C5a 可作为趋化因子吸引中性粒细胞到达炎症部位，促进呼吸爆发，释放氧自由基等，或刺激嗜碱性粒细胞和肥大细胞释放组胺等。后者可增加血管通透性，促进微循环功能障碍。血浆激肽系统激活过程中产生的缓激肽可扩张微血管，增加微血管通透性，并且具有镇痛作用。凝血酶活化后裂解纤维蛋白原，产生纤维蛋白肽 A 和 B，后者可增加微血管通透性，并促进白细胞趋化。纤溶酶活化后可降解纤维蛋白（原）生成纤维蛋白降解产物（FDP）。FDP 可激活白细胞，增加微血管通透性，并促进组胺和激肽的致炎作用。在 SIRS 发展过程中，补体、激肽、凝血和纤溶四个系统相互激活，产生放大效应，不断加重细胞和器官功能障碍。

（5）氧自由基与一氧化氮：SIRS 时白细胞的激活可产生大量氧自由基；休克容量复苏后，由于氧的大量重新摄入和黄嘌呤氧化酶的激活，也可产生大量氧自由基，引起缺血再灌注损伤。氧自由基可以攻击细胞的所有成分，导致细胞质膜损伤、酶失活、染色体基因突变等。此外，自由基还可作为信号分子诱导多种炎症细胞的信号转导活化，上调与炎症反应有关的多种基因表达，如促进黏附分子、IL-8 及 TNF-α 等的表达，从而放大炎症效应。但并不是所有的自由基都是有害的，如内皮细胞产生的一氧化氮。一氧化氮能够稳定溶酶体膜，抵抗自由基的损伤；减少白细胞和血小板的黏附，减少血管损伤；还可以舒张血管平滑肌，扩张血管，增加缺血器官的灌注。但如果一氧化氮产生过量，则又会导致血管麻痹性扩张，引起难治性低血压的发生。

（6）抗炎介质：SIRS 时活化的炎症细胞，既能产生促炎介质，也能产生抗炎介质。抗炎介质主要包括 PGE_2、IL-10、IL-4、IL-11、IL-13、可溶性 IL-1 受体拮抗剂、可溶性 TNF 受体、TFG-β

和糖皮质激素等。适度的抗炎介质可抑制炎症反应，但抗炎介质的过度表达可抑制免疫系统功能而导致感染的扩散。

炎症是机体固有的防御反应，维持着内环境稳定。适量的促炎细胞因子对机体有益，可有助于杀灭细菌、清除坏死组织、增强免疫活性和创伤修复等。但如果炎症因子大量释放（多见于感染性因素如SARS、MERS、COVID-19等），引起过度的炎症反应，一方面引起微循环障碍，组织灌流减少，另一方面，炎症介质直接导致细胞损伤，引起广泛的组织细胞缺血缺氧性损伤，发生多器官功能障碍乃至衰竭。

（二）促炎与抗炎反应平衡失调

SIRS状态下，活化的炎症细胞既能产生促炎介质，也能产生抗炎介质，拮抗炎症反应，有助于炎症控制。随着炎症反应的加重，机体抗炎反应也随之加强，以维持促炎反应与抗炎反应的动态平衡。但如果抗炎介质过度表达，机体促炎/抗炎力量失衡，引起代偿性抗炎反应综合征（compensatory anti-inflammatory response syndrome，CARS），导致免疫系统广泛抑制，表现为“免疫麻痹”，机体反应低下而引起损伤加重。当SIRS和CARS同时存在并相互加强时，可导致炎症反应和免疫功能严重紊乱，称为混合性拮抗反应综合征（mixed antagonist response syndrome，MARS）。

二、肠道细菌移位及肠源性内毒素血症

肠道是机体最大的细菌及内毒素储存库，肠道细菌或内毒素移位所致感染与随后发生的全身性感染及MODS密切相关（图14-3）。大量研究表明，严重损伤后的应激反应可造成肠黏膜屏障破坏、肠道菌群生态失调及机体免疫功能下降，从而发生肠道细菌或内毒素移位，触发机体过度的炎症反应，导致器官功能损害。临床上部分患者即使经过积极的液体复苏等治疗改善了全身血流动力学状态，但肠道缺血可能仍然存在，并可能导致肠道细菌或内毒素移位的发生。因此，肠道因素在全身性感染发生、发展中的作用不容忽视。

在肠黏膜持续缺血或继发浅表溃疡时，肠屏障功能紊乱，肠黏膜通透性增高，细菌和内毒素进入肠壁组织，引起全身感染和内毒素血症（图

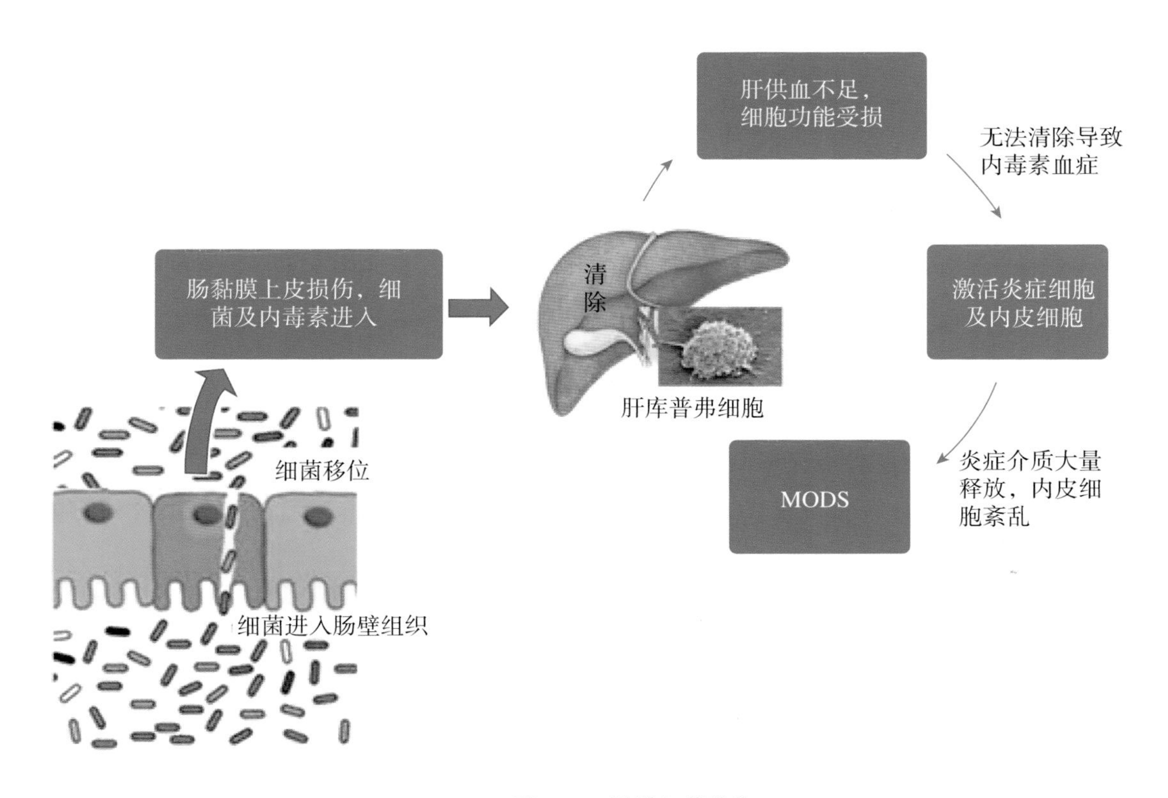

图14-3 肠道细菌移位

14-3)。肠内细菌侵入肠外组织的过程称为细菌移位。同时，炎症反应中过剩的介质则通过黏膜轮流刺激产生炎症应答。另外，肠黏膜免疫球蛋白A（IgA）的减少，有可能继发营养缺乏，加剧感染。另外，在抗生素作用下，肠中受免疫保护的共生细菌试图在严酷的环境中得以生存，会发生相应改变，激活它们固有的致病因子，从而导致MODS的发生（图14-3）。

肠黏膜功能紊乱，内毒素进入血液后形成肠源性内毒素血症，内毒素一方面直接激活炎症细胞和内皮细胞，合成和释放多种炎症因子和蛋白酶，还可通过激活补体促使炎症细胞进一步激活；另一方面，内毒素能够损伤血管内皮细胞，使凝血与纤溶系统功能紊乱，引发弥散性血管内凝血。总之，内毒素可引起大量炎症介质的释放、微血栓形成及微循环循环障碍，加重组织细胞的结构损伤与破坏，促进各个器官功能障碍甚至衰竭，最终导致MODS的发生。

三、缺血与缺血再灌注损伤

感染造成的血管内皮细胞的损伤能够引起微循环的血流阻力增加甚至阻塞微血管，微循环的血液灌流量显著减少，组织器官处于持续的缺血、缺氧状态，进而导致多个器官的功能代谢紊乱，促进MODS的发生。

随着休克治疗的进步及动脉搭桥术、溶栓疗法、经皮腔内冠状动脉成形术、心脏外科体外循环、心肺脑复苏，断肢再植和器官移植等方法的建立和推广应用，许多组织器官缺血后可重新得到血液再灌注。多数情况下，缺血后再灌注可使组织器官功能得到恢复，损伤的结构得到修复，患者病情好转康复；但有时缺血后再灌注，不仅不能使组织、器官功能恢复，反而加重组织、器官的功能障碍和结构损伤。这种在缺血基础上恢复血流后组织损伤反而加重，甚至发生不可逆性损伤的现象称为缺血再灌注损伤（ischemia-reperfusion injury），也是导致MODS发生的机制之一。临床上，缺血再灌注损伤导致的MODS可能与自由基产生、钙超载、白细胞与内皮细胞的相互作用及组织间质水肿有关。

四、血管内皮细胞损伤与微循环灌注障碍

严重感染等致病因素可引起各组织器官的血管内皮细胞（vascular endothelial cell，VEC）损伤，造成血管壁通透性增高引起组织水肿，并且受损的血管内皮细胞可以促进白细胞聚集，引起微循环血流阻力增加甚至阻塞微循环，导致无复流现象；此外，血管内皮细胞受损剥脱，胶原暴露，导致凝血因子Ⅻ激活和组织因子（TF）释放，激活凝血系统，导致微血栓形成，进一步减少微循环血液灌流，组织器官持续缺血、缺氧，促进MODS发生。另外，凝血系统的异常激活及凝血酶的形成还可以促进内皮细胞表达多种黏附分子及炎症因子，多种因素间相互影响，相互促进，共同推动MODS的发生与发展。

五、细胞凋亡

研究显示组织细胞凋亡参与了MODS的发生、发展，尤其在脓毒性休克所致的多器官、组织损害中扮演了重要角色。组织细胞凋亡的机制与内毒素血症及炎症介质失衡密切相关。免疫活性细胞凋亡明显增加，尽管减少了致炎因子如TNF-α和IL-1β的产生，但免疫活性细胞数量减少会明显降低机体抵抗外源性病原微生物的能力，加重感染，加速脓毒性休克和内毒素血症的发展。同时，由于免疫活性细胞的进一步凋亡，使损伤性炎症介质增加，保护性炎症介质减少，导致二者比例失衡，最终引起实质性组织细胞凋亡增加，数目减少，导致多脏器功能障碍而诱发MODS。

六、基因多态性

近年研究显示，基因多态性是决定人体对应激打击易感性与耐受性、临床表型多样性及药物治疗反应差异性的重要因素。TNF-β_2纯合子患者TNF-α水平和病死率均高于杂合子或TNF-β_1纯合子患者，有研究证实TNF-β_2基因型可能是严重脓毒症患者出现高TNF-α水平和预后不良的基因标志之一。Toll样受体（Toll-like receptor，*TLR*）基因上的一个突变点即可严重影响细胞对致病因子的信号传递能力，破坏宿主防御和免疫反应，导致机体对脓毒症易感性增强。*TLR4*突变可导致机

体对革兰氏阴性菌极易感染，*TLR2* 多态性则主要与革兰氏阳性菌、真菌及螺旋体感染有关。因此，基因多态性可能成为脓毒症早期识别与判定预后的辅助工具之一，对基因多态性的检测可能会帮助医务人员对患者进行个体化治疗，从而有利于降低脓毒症和（或）MODS 发病率。

另外，代谢改变、活性氧、氨基酸代谢紊乱等因素也在 MODS 的发生与发展中发挥作用。

总之，在 MODS 发病进程中，各种因素除直接引起细胞损伤外，更重要的是通过激活内源性炎症介质的过度释放，炎症细胞的激活，组织缺氧和氧自由基的产生，肠道屏障功能破坏和细菌或内毒素移位等，导致机体炎症反应失控。其中炎症反应是 MODS 发病机制的基石，内源性感染特别是肠源性感染与 MODS 发生密切相关，胃肠道是 MODS 的“靶器官”，同时也可能是 MODS 的“启动器官”。MODS 往往是多元性和序贯性损伤的结果，而不是单一打击的结果。1985 年 Dietch 提出 MODS 的二次打击学说：将创伤、感染、烧伤、休克等早期直接损伤作为第一次打击，第一次打击所造成的组织器官损伤有时虽然轻微，不足以引起明显的临床症状，但可激活机体的免疫系统；当病情进展恶化或继发感染、休克等情况时，形成第二次打击，使已处于预激活状态的机体免疫系统爆发性激活，大量炎症细胞活化、炎症介质释放，结果炎症反应失控，导致组织器官的致命性损害。在 MODS 发生、发展过程中，各器官病理生理的表现虽然各有特点，但均应视为是全身性炎症反应在不同器官的表现，各器官有密切的牵连和相互影响，而不是孤立的。

第三节　主要器官功能障碍

多器官功能障碍综合征（MODS）患者各组织器官功能障碍所出现的临床表现主要由炎症介质泛滥损伤、组织缺氧和高代谢所致。

一、肺功能障碍

MODS 患者常最先出现肺功能不全，一般在原发病发生后 24 ～ 72 h 内即可出现急性呼吸功能障碍，发生率高达 83% ～ 100%，严重的可发展为急性呼吸窘迫综合征（ARDS）。临床表现有明显进行性呼吸困难与发绀，肺顺应性显著降低，PaO_2 < 6.65 kPa（50 mmHg）或需要吸入 50% 以上 O_2 才能维持 PaO_2 在 6.65 kPa（50 mmHg）以上，为纠正低氧血症，必须借助人工呼吸器维持通气 5 d 以上。

肺容易受到损伤的可能原因有：①肺是全身静脉回流的主要滤器，全身组织中回流的许多代谢产物和毒物在这里被吞噬、灭活和转化，如不能清除而大量积聚，就会造成肺组织尤其是肺泡 - 毛细血管膜严重受损。②创伤或感染时的大量坏死组织、内毒素等可激活肺巨噬细胞、中性粒细胞及补体系统等。一方面，这些炎症细胞可以通过在肺血管内淤积阻塞、黏附于内皮细胞等对肺造成直接损害；另一方面，它们释放出多种血管活性物质和炎症介质，损伤肺组织，明显削弱肺防御功能，更利于细菌从呼吸道入侵。

二、肝功能障碍

MODS 患者的肝功能障碍的发生率仅次于肺，通常由创伤和全身感染引起。临床主要表现为黄疸和肝功能不全。血清总胆红素 > 34.2 μmol/L（2 mg/dl），血清谷丙转氨酶（GPT）、谷草转氨酶（GOT）、乳酸脱氢酶（LDH）或碱性磷酸酶（ALP）在正常值上限的 2 倍以上，有或无肝性脑病。由感染引起的 MODS 患者中，如果出现严重的肝功能障碍，则病死率高。

肝损伤的主要原因有：①肝含有大量的库普弗细胞，占体内巨噬细胞总量的 85% 左右，细胞激活后产生的 TNF、IL-1 及其他炎症介质可造成组织损伤。②创伤、休克、全身性感染等因素导致肝血流量显著减少，肝线粒体氧化还原电位下降，影响肝实质细胞和库普弗细胞的能量代谢，同时肝组织细胞中的黄嘌呤氧化酶含量丰富，容易发生缺血再灌注损伤。③多种损伤因素促发内源性细菌、毒素吸收入血，而肝是这些有害物质入血接触的首个器官，这些有害物质可以直接损伤肝细胞或者激活库普弗细胞产生大量炎症介质，造成组织损伤，并损伤肝内血管内皮细胞，促进微血栓形成。

三、肾功能障碍

MODS 患者急性肾功能障碍发生率仅次于肺和肝，为 40% ~ 50%，在决定病情的转归中起关键作用，有肾衰竭者则预后差，死亡率高。临床表现为少尿或无尿、代谢性酸中毒、高钾血症、氮质血症和水肿，严重时需人工肾维持生命。

肾损伤原因主要有：①有效循环血量减少引起交感神经兴奋、儿茶酚胺增多，使肾小动脉收缩，导致肾缺血。②肾缺血激活肾素 - 血管紧张素 - 醛固酮系统，血管紧张素Ⅱ产生增多使肾小动脉收缩，肾血流量更加减少，导致尿量减少。③醛固酮和抗利尿激素分泌增多，使肾小管对钠、水的重吸收增多，尿量进一步减少。如果能够及时恢复肾血液灌流量，就可能使肾功能恢复，尿量增加。如果休克时间延长，将会导致肾小管发生缺血性坏死，引起器质性肾衰竭，即使再恢复肾血液供给，肾功能在短时间内也难以恢复正常。

四、胃肠道功能障碍

胃肠道系统对于缺血及炎性损伤非常敏感。胃肠道功能障碍表现为呕血、便血、肠梗阻、应激性溃疡、腹泻、便秘、呕吐、厌食、腹痛等。内窥镜检查证实胃肠黏膜有浅表溃疡或出血，患者可突然呕血，24 h 内失血大于 600 ml，需输血 1000 ml 以上才能维持心、肺功能，甚至可以发生缺血梗死，急性穿孔。

胃肠道损伤原因主要有：①有效循环血量减少，使胃肠道最早发生缺血和酸中毒，继而引起肠壁淤血水肿、消化液分泌减少、胃肠运动减弱、黏膜糜烂甚至形成溃疡；损伤严重时，可直接损伤胃肠道黏膜，引起黏膜变性、坏死、通透性增高。②长期静脉高营养引起的胃肠黏膜萎缩等，可使肠黏膜上皮受损，肠道屏障功能削弱，肠道细菌大量繁殖，大量内毒素甚至细菌移位进入血液循环和淋巴系统，由于入血的细菌或毒素数量多且毒性强，肝无法完全从血液循环中清除这些有害物质，引起肠源性内毒素血症或肠源性菌血症和脓毒性休克。

五、心功能障碍

MODS 患者心功能损伤的表现与感染性休克类似，早期心功能损伤一般较轻，晚期才发生心功能障碍。临床上，患者易出现心动过速、心输出量增加、外周血管阻力降低、低血压、心律失常等。

引起心功能障碍的主要原因有：①交感神经兴奋，一方面导致心肌耗氧量增加，氧债增大加重心肌缺氧，最终导致心肌收缩力下降；另一方面会使心率加快，心室舒张期缩短而减少冠状动脉灌流时间，使冠状动脉血流量减少而导致心肌供血不足。②休克时易发生代谢性酸中毒和高钾血症，增多的氢离子影响心肌兴奋 - 收缩耦联而使心肌收缩力减弱；高钾血症时易出现严重的心律失常，使心输出量下降。③炎症介质（如 TNF-α 和 IL-1 等）增多对心肌细胞具有抑制作用。④细菌感染或出现肠源性内毒素血症时，内毒素也可直接或间接损伤心肌细胞，抑制心功能。⑤微血栓的形成，可导致心脏局灶性坏死和出血，加重心功能障碍。

六、免疫系统功能障碍

免疫系统功能障碍主要表现为菌血症或败血症。在 MODS 发生的早期阶段，血浆中补体成分 C3a 和 C5a 水平升高，不仅增加血管壁的通透性，而且激活组织细胞和白细胞释放炎症介质，推进 SIRS 的进程。此外，在革兰氏阴性菌所致的脓毒性休克中，内毒素与体内相应抗体形成免疫复合物（immune complex，IC），进一步激活补体系统产生过敏毒素（C3a 和 C5a）外，同时免疫复合物沉积于微循环的血管内皮细胞表面，吸引大量的白细胞黏附、聚集、活化，加重各器官系统的非特异性炎症反应。在 MODS 晚期，整个免疫系统处于全面的抑制状态，出现中性粒细胞的吞噬功能缺失、单核巨噬细胞功能抑制、淋巴细胞数量减少和分泌抗体能力降低等，炎症反应无法局限，感染容易扩散或易引发新的感染，此时患者的抵抗能力完全缺失，是病情恶化的重要原因。

七、凝血与抗凝血功能障碍

MODS患者中部分可出现凝血与抗凝血功能的障碍，临床表现为血小板计数进行性下降，可小于$50 \times 10^9/L$，凝血时间和部分凝血活酶时间延长达对照的2倍以上。纤维蛋白原小于200 mg/dl，有纤维蛋白降解产物存在，可用3P试验检出，部分患者有弥散性血管内凝血（DIC）的证据。

凝血与抗凝血功能的紊乱主要与血管内皮细胞的损伤、肝功能障碍、单核巨噬系统功能障碍、坏死组织的产生等因素相关。

八、脑功能障碍

脑功能障碍患者可出现头痛、反应迟钝、意识和定向力障碍，严重的可出现惊厥和昏迷。早期阶段患者仅出现紧张、烦躁不安等应激的表现。MODS后期，循环系统功能失代偿，血压进行性下降，当平均动脉压低于50 mmHg时，脑血流的自身调节功能丧失，甚至出现脑血管内弥散性血管内凝血，引起脑供血严重不足，脑细胞因严重缺血、缺氧、能量代谢障碍、水钠潴留、神经递质产生和释放障碍等，进一步引起脑细胞和脑间质水肿、颅内压升高，甚至发生脑疝，危及生命。

第四节　多器官功能障碍综合征诊断与防治

一、诊断

对成年患者的诊断主要有三个评分标准：器官功能障碍逻辑性评价评分（logistic organ dysfunction score，LODS）、序贯性器官衰竭评价评分（sequential organ failure assessment，SOFA）和多器官功能障碍评分（multiple organ dysfunction score，MODS），目前国际上认可度较大的为多器官功能障碍评分。该评分标准是1995年由Marshall提出的，其中涉及最常发生功能障碍的6个器官系统（心血管、神经、肝功能、凝血、呼吸及肾功能），并从中选出1个最具代表性的变量（表14-1）。Marshall等以多器官功能障碍评分中每一器官系统变量的得分大于或等于3作为该器官系统衰竭的标准，研究多器官功能障碍评分与功能障碍器官的数量及ICU患者病死率之间的关系，发现两者都随多器官功能障碍评分的增加而上升。

二、防治的病理生理学基础

MODS不仅治疗复杂困难，耗费巨大，且死亡率很高。有统计显示，2个器官衰竭者死亡率为50%～60%，3个器官衰竭者死亡率约为85%，4个以上器官衰竭者死亡率几乎达100%，故应重在预防。如果患者已休克，治疗则需要及时调整，尽快使用抗生素。如果存在已知感染灶，应尽量

表14-1　多器官功能障碍评分

系统器官	正常	衰竭前期		衰竭期	
		1	2	3	4
肺（PaO_2/FiO_2，mmHg）	>300	226～300	151～225	76～150	≤75
肾（Cr，μmol/L）	≤100	101～200	201～350	351～500	>500
肝（TBIL，μmol/L）	≤20	21～60	61～120	121～240	>240
心血管（PAR）	≤10.0	10.1～15.0	15.1～20	20.1～30.0	>30.0
血（PLT，$\times 10^9/L$）	>120	81～120	51～80	21～50	≤20
脑（GCS，分）	15	13～14	10～12	7～9	≤6

注：Cr为肌酐；TBIL为总胆红素；PLT为血小板计数；GCS为格拉斯哥昏迷评分；PAR为心率校正值，即以血压校正的心率（pressure-adjusted heart rate，PAR），PAR＝（心率×右心房压或中心静脉压）/平均血压

去除。

所有 MODS 患者原则上均应进入 ICU 抢救治疗。目前主要治疗包括病因治疗和针对发病机制治疗。

（一）积极消除病因和诱因

控制原发病是 MODS 治疗的关键。①对于严重感染患者，应用有效抗生素，积极引流感染灶。②创伤患者，早期清创、充分引流，预防感染发生。③保护胃肠功能，避免肠胀气、肠麻痹的出现，及时予以胃肠减压或恢复肠道功能，防止细菌和毒素的移位和播散。选择性肠道去污技术（SDD）对降低感染率可能有一定作用。④休克患者，尽快改善组织器官灌注，尽可能缩短休克时间，避免进一步加重器官功能损害。⑤尽量减少侵入性诊疗操作，加强 ICU 病房机械设备的消毒、灭菌和减少医源性感染。

（二）针对发病机制的治疗

全身炎症反应失衡、肠道细菌移位、缺血与缺血再灌注损伤和细胞缺血缺氧等是 MODS 发生过程中的主要问题。因此，控制感染、改善各组织器官的缺血缺氧状态、恢复组织细胞的能量代谢和防止再灌注损伤等是 MODS 治疗的中心环节。

1．去除过多的毒素和炎症介质　通过阻断炎症细胞活化的信号通路、拮抗炎症介质的作用或采用血液净化疗法可去除患者体内过多的毒素和炎症介质。如果炎症反应过强、血浆促炎介质水平过高时，可采用小剂量糖皮质激素抗炎，或采用非甾体抗炎药物，也可以通过血液净化缓解炎症风暴。对于因应激引起的高血糖可使用胰岛素制剂进行控制。

2．纠正组织细胞缺氧状态　MODS 由于多脏器功能障碍，组织细胞供氧不足，引起供氧与需氧的差异，导致氧债产生，氧债的产生又进一步加重了脏器损伤，导致 MODS 的加重，从而形成恶性循环。因此，及时纠正氧债，改善组织细胞供氧状态，有利于组织细胞功能的恢复。主要手段包括增加氧供、降低氧耗和提高组织细胞利用氧的能力。增加氧供是目前改善组织缺氧最可行的手段，需具备三个条件：①正常的血红蛋白含量；②氧疗，必要时机械通气支持呼吸，使 SaO_2 ＞ 90%；③正常的心功能和有效循环血容量。可适当使用血管活性药物，维持组织器官灌注。肺泡过度扩张能够增加炎症反应，因此，在治疗急性呼吸衰竭或急性呼吸窘迫综合征（ARDS）的患者时应使用对肺有保护性（如使用约 6 ml/kg 的低潮气量）的治疗方案。

3．监测下治疗　监测患者的各项生命体征和各器官功能指标的变化，可早期发现和治疗患者的器官功能紊乱并指导 MODS 治疗。MODS 早期由于全身血液分布异常，肠道和肾等内脏器官缺血，更易引起急性肾衰竭和胃肠道功能障碍。因此，尽快尽早补液、恢复有效循环血量和组织灌流量是关键。尽早开始营养补给对维持健康的共生肠道菌群和免疫系统平衡是必不可少的。优先选择肠内途径补给，但如果不可实现，非肠内的注射方式也是可接受的替代方案，能够尽量维持热量摄入，抵消负氮平衡。一旦肾衰竭，则需要考虑血液透析疗法，以维持内环境中的体液与电解质平衡。急性心力衰竭时，应减少或停止输液，并强心利尿，适当降低前后负荷等。保肝药物可改善肝功能的损伤。

4．其他　MODS 治疗难度大，药物的潜在毒性促进疾病发展的情况应予以考虑，已知的如利奈唑胺、硝普钠和异丙酚。此外，接受体外膜氧合（ECMO）的儿童病情转危，溶血问题应考虑作为无法解决 MODS 的另一个原因。血红蛋白过氧化物酶作为血红蛋白分解的副产物之一，能够导致微血管收缩和内皮细胞损伤，这可能会进一步延长 MODS 病程。

第五节 高原地区多器官功能障碍综合征

一、多器官功能障碍综合征（H-MODS）的高海拔分界线

一般将海拔在3000 m以上的地区称为高原。在高原地区，由于大气压的降低，人体血氧饱和度急剧下降，各器官或系统如脑、呼吸系统、心血管系统、消化系统、内分泌系统等常会出现程度不一的低氧症状。根据高原地区H-MODS的临床特点和意义，做出以下高海拔分界线。

（一）高原高端分界线

划分高端分界线的重要意义是试图将高原急性肺水肿（HAPE）意义上的高原与H-MODS意义上的高原区分开来。临床发现，在3000 m以上的高原地区，随着海拔升高，高原急性肺水肿或脑水肿（HAPE/HACE）发病病例增多，而MODS则减少。针对这一现象，实验和临床流行病学调研表明，在3000 m以上的海拔高度，机体对低氧耐受力降低，处于应激状态，未等到如通常所说的创伤、感染严重打击或再次打击（two hit）强度时，即已迅速诱发HAPE/HACE，若等H-MODS诊断的确认，患者大部分都已死亡，MODS被HAPE所掩盖。H-MODS是HAPE/HACE的继发病，及时有效地诊治HAPE/HACE，可有效地阻断H-MODS的发展。因此，把H-MODS分界线定在3000 m以下更有实际和普遍意义。3000 m高度是H-MODS和HAPE/HACE的高端分界线，≥ 3000 m以上的高原地区是对HAPE诊断和治疗都有积极意义的高原。

（二）高原低端分界线

划分高原低端与平原分界的临床意义在于明确H-MODS评分诊断标准与平原常用的MODS标准间差异，避免套用而将非H-MODS诊断在平原标准范围内。

当海拔降至3000 m以下并逐渐下降时，创伤、感染、低灌注等打击因素发展成为原发性打击因素，从而使MODS的炎症级联反应占据主导地位。伴随高原肺水肿逐渐减少，而MODS相对增加，其发病过程也与平原接近，这时高原与平原的分界线淡化了。一般认为≥ 1500 m的海拔高度可能是区分平原和高原ARDS/MODS诊断标准的一个有重要意义的分界线。

二、高海拔地区多器官功能障碍综合征评分诊断标准

伴随海拔高度上升，低氧为主的环境因素逐渐参与到平原普遍认知的原发性打击因素中，不同程度地改变了MODS的发病过程、临床症状、诊断标准参数、治疗方案和预后，使平原常用的多器官功能指标参数界值和区间范围发生了变化或显著变化，形成H-MODS评分诊断谱阈。

H-MODS评分诊断标准是指急进或久居于海拔1500 m以上、3000 m以下高原地区人群，遭受创伤、烧伤、大手术、感染、休克、心肺复苏等高危因素致伤后引起的一组MODS，临床特征呈急性进行性、序贯性多脏器损伤；超过2个脏器满足损伤评分诊断标准者，脏器损伤评分1 ~ 2分定为衰竭前期，3 ~ 4分定为衰竭期。虽然H-MODS与高原肺水肿或脑水肿在发病上有某些共同的病理生理学基础，但两者的临床经过、诊断、治疗和预后方面都有自身的特点和独立的诊治规则，注意两者的区别，重视各自有效的防治策略是十分必要的。

2005年全国首届高原与平原危重急症与多器官功能障碍综合征（MODS）学术会议提出了高海拔地区多器官功能障碍综合征的评分诊断标准：

（1）有原发性病或损伤因素打击，急性起病，无心源性肺水肿证据者。

（2）高原发病有典型急性高原反应（AHAR，包括HAPE/HACE）症状，救治24 h无效或加重者。

（3）实验室检测项目不全但可满足表14-2中3个或3个以上系统器官评分标准者。

以上3个条件中，（1）（2）条必须具备其中1条；8个器官系统中有任何3个满足评分者即可做出诊断；8个器官系统损伤评分，可任选其中6个器官系统进行评估，最高积分为24分。半数致死

表14-2　H-MODS评分诊断标准

器官系统		正常	衰竭前期		衰竭期	
			1	2	3	4
肺（PaO_2/FiO_2，mmHg）		≥ 250	249 ~ 170	169 ~ 120	119 ~ 75	≤ 74
收缩压（mmHg）		≥ 90	< 90	小量扩容 +CVAD ≥ 90	连续扩容 +CVAD ≥ 90	连续扩容 +CVAD < 90
脑（GCS，分）		15	13 ~ 14	10 ~ 12	8 ~ 9	≤ 7
肾（Cr，μmol/L）		≤ 100	101 ~ 150	151 ~ 220	221 ~ 300	≥ 301
血（PLT，$\times 10^9$/L）		≥ 130	90 ~ 129	70 ~ 89	40 ~ 69	≤ 39
胃肠		肠鸣音正常，无腹胀	肠鸣音弱，腹胀	腹胀痛，OB（+）	急性胆囊炎、胰腺炎，OB >（++）	应激性消化道出血
代谢	血糖（mmol/L）	3.9 ~ 6.5	≤ 3.8 或≥ 7.0	≤ 3.0 或≥ 9.0	≤ 2.5 或≥ 11.0	> 13.0
	血钠（mmol/L）	135 ~ 145	≤ 134 或≥ 146	≤ 130 或≥ 150	≤ 125 或≥ 155	≤ 110 或≥ 160
肝（TBIL，μmol/L）		≤ 19	20 ~ 40	41 ~ 60	61 ~ 80	> 81

注：CAVD 为心血管活性药；GCS 为格拉斯哥昏迷评分；Cr 为肌酐；PLT 为血小板计数；OB 为粪便隐血；TBIL 为总胆红素

量（ID_{50}）相当于 13 ~ 16 分可作为结局概率适度评估。

（白彩娟　崔超英）

参考文献

[1] 王建枝，钱睿哲．病理生理学．9 版．北京：人民卫生出版社，2018．

[2] 王建枝，殷莲华．病理生理学．8 版．北京：人民卫生出版社，2013．

[3] 张世范，刘惠萍，吴天一，等．高海拔地区多器官功能障碍综合征评分诊断标准．中国危重病急救医学，2006，18（2）：65-67．

[4] Ramírez M．Multiple organ dysfunction syndrome．Curr Probl Pediatr Adolesc Health Care，2013，43（10）：273-277．

[5] Ziesmann MT，Marshall JC．Multiple organ dysfunction：the defining syndrome of sepsis．Surg Infect（Larchmt），2018，19（2）：184-190．

[6] Buchholz BM，Bauer AJ．Membrane TLR signaling mechanisms in the gastrointestinal tract during sepsis．Neurogastroenterol Motil，2010，22（3）：232-245．

第十五章

肿　瘤

肿瘤是机体在各种致瘤因子作用下，细胞遗传物质发生改变、基因表达失常，细胞异常增殖而形成的非正常组织，分为良性、恶性两大类。恶性肿瘤（malignant tumor）是一种常见病，也是严重危害人类健康与生命的重大疾病。随着分子生物学和人类基因组学的发展，肿瘤各个领域的研究直接涉及生命的本质，如细胞凋亡、细胞周期、干细胞、信号通路、驱动基因等；恶性肿瘤的发生涉及多个环境致癌因素与机体因素相互作用，以及一系列肿瘤相关基因参与，经过多阶段发展的复杂而漫长的过程；不同个体、不同器官系统的恶性肿瘤在发病机制上存在很大差异，但在病因发病学上可能存在着某些共同的规律。揭示恶性肿瘤的本质，了解其发生、发展、侵袭和转移的机制，对寻找防治恶性肿瘤的有效途径至关重要。

第一节 概 述

一、肿瘤相关概念

癌（carcinoma）：指来源于上皮组织的恶性肿瘤。例如乳腺癌、支气管肺癌、胃癌、大肠癌等。广义的“癌症”泛指所有恶性肿瘤。

肉瘤（sarcoma）：指来源于间叶组织的恶性肿瘤，通常包括纤维组织、脂肪、平滑肌、横纹肌、脉管、间皮、滑膜、骨和软骨等间叶组织的恶性肿瘤。

癌前病变（precancerous lesion）：是恶性肿瘤发生前的一个特殊阶段。所有的肿瘤都有癌前病变，但并非所有的癌前病变都会发展成为恶性肿瘤。当致癌因素去除，可以恢复到正常状态；如致癌因素持续存在，可变成恶性肿瘤。

原位癌（carcinoma in situ）：又称上皮内癌或浸润前癌，是指细胞学上具有所有恶性肿瘤的特点，尚未突破上皮基底膜的肿瘤。

浸润性癌（invasive carcinoma）：突破基底膜侵犯间质的上皮恶性肿瘤。依据浸润的深度分为早期癌、中期癌和进展期（晚期）癌。

二、恶性肿瘤

恶性肿瘤是机体在内外各种致瘤因素的作用下，局部组织细胞在基因水平上失去了对其生长的正常调控，导致克隆性异常增生而形成的新生物。

恶性肿瘤的异质性（heterogeneity）：肿瘤发生与发展过程中产生的在形态、核型、免疫表型、生化产物、增殖能力、分化程度、侵袭能力、转移能力和药物敏感性等方面具有各自细胞学特征的肿瘤细胞亚群。

恶性肿瘤的生长（growth）：浸润性生长方式是恶性肿瘤的共性，在体表或腔道可表现为外生性、乳头状、菜花状；浸润性生长的肿瘤无包膜，界限不清，难以确认范围，生长迅速，侵袭性强，浸润周围组织，破坏正常组织器官结构，导致功能障碍。

恶性肿瘤的转移（metastasis）：肿瘤细胞可直接浸润组织间隙形成直接蔓延或种植性播散，也可能侵入组织间淋巴管或血管，早期形成脉管瘤栓、区域淋巴结转移，晚期导致远处器官或组织的转移性肿瘤。常见的转移方式有：①局部浸润；②直接蔓延；③血型播散。

恶性肿瘤的分化（differentiation）：表示肿瘤细胞相对成熟程度。肿瘤细胞分化越好提示其组织学形态结构与其同源的正常组织越近似；分化差表示其分化幼稚，甚至完全丧失了同源组织的正常结构功能和形态特征。对大多数肿瘤而言，分化程度低一般提示肿瘤的恶性程度高。

三、良性、恶性肿瘤的区别

良性肿瘤和恶性肿瘤在生物学特点上是明显不同的，可以从组织分化程度、核分裂、生长速度、生长方式、继发改变、转移、复发和对机体的影响几方面加以区别（表 15-1）。

四、肿瘤发生的多阶段性学说

致癌过程是一个多阶段的过程。多阶段理论

表15-1 良性、恶性肿瘤的区别

生物特性	良性肿瘤	恶性肿瘤
生长方式	膨胀性或外生性	侵袭性
生长速度	缓慢	迅速
边界、包膜	清楚、有包膜	不清楚、无包膜
侵袭性	无，少数局部浸润	侵袭、蔓延
转移	不转移	转移
复发	完整切除不复发	易复发
对机体影响	较小，主要为局部压迫或阻塞	较大，除压迫、阻塞外，可破坏周围组织，引起坏死、出现疼痛、合并感染，晚期造成恶病质等

认为肿瘤的发生、发展可分为启动（initiation）、促进（promotion）、进展（progression）和转移（metastasis）等阶段。

第二节 肿瘤病因学

肿瘤的病因学研究引起肿瘤的始动因素，肿瘤发病学主要研究肿瘤发病机制与肿瘤发生的条件。目前，尽管肿瘤的病因尚未完全阐明，随着现代分子生物学的迅速发展，人们对肿瘤发病机制有了更深层次的理解。肿瘤不仅是一种环境病，也是一种遗传病（或称基因病），环境因素只有通过作用于体内某些关键基因并促使其发生多阶段改变才能产生致癌作用，因此，肿瘤的发生是一个受多因素作用，表现为多阶段、涉及多基因改变的复杂生物过程。肿瘤的病因包括环境因素（外因）和机体自身因素（内因）两大方面。

一、化学性致癌因素

化学性致癌因素约占人类肿瘤病因的80%，是最主要的导致肿瘤发生的环境因素。凡能诱发人或动物肿瘤的化学物质均称化学致癌物（chemical carcinogen）。

（一）化学性致癌物的分类

根据化学致癌物诱发肿瘤的作用方式不同可将其分为直接致癌物、间接致癌物及促癌物三类。

1．直接致癌物　进入机体不需代谢就可直接与体内细胞起作用。这类化学致癌物致癌力较强、致癌作用迅速。

2．间接致癌物　进入机体需经体内微粒体混合功能氧化酶活化才起作用。这类化学致癌物广泛存在于外环境。一般将未经代谢活化的、不活化的间接致癌物称为前致癌物；经过体内代谢转变为化学性质活泼、寿命短的致癌物，称为近致癌物；近致癌物进一步转变为带正电荷的亲电子物质，称为终致癌物。终致癌物与DNA、RNA、蛋白质等生物大分子共价结合而导致其损伤，从而引起细胞癌变。

3．促癌物　单独作用于机体无致癌作用，但能促进其他致癌物诱发肿瘤形成。

（二）常见的化学致癌物

1．亚硝胺类　亚硝胺类是近年来备受人们关注的致癌物质之一，其致癌作用强，致癌谱很广，包括亚硝酸胺和亚硝胺两类。亚硝酸胺为直接致癌物，物理性质不稳定，体内外实验可使细胞恶性转化而形成肿瘤；亚硝胺为间接致癌物，在体内经过羟化作用而活化形成有强反应性的烷化碳离子而致癌。亚硝胺类化合物在环境中以两种特征存在，一是广泛存在于空气、工业废气、汽车尾气、水、香烟烟雾、熏烤肉类、咸鱼中，二是环境中存在很多可以合成致癌性亚硝胺的前身物质，如普遍存在于肉类、蔬菜、谷物、烟草、酒类中的亚硝酸盐、硝酸盐等。亚硝胺前生物质在酸性环境中易于合成亚硝胺，人类胃液 pH 为 1.3 ～ 3.0，是亚硝胺合成的理想场所。亚硝胺通过烷化 DNA 诱发突变，也能活化多种癌基因导致癌变，摄入较多的亚硝胺能引起消化系统、肾等多种器官的肿瘤。

2．真菌毒素 目前已知的真菌毒素有 200 余种，大部分具有致癌作用，称为致癌性真菌毒素，多通过污染食物进入人体，常见的有黄曲霉毒素、杂色曲霉素、串珠镰刀菌素、灰黄霉素等，能将硝酸盐还原为亚硝酸盐，并增加二级胺的含量，促进亚硝胺的合成。常吃霉变食物可使体内致癌物增多，一些真菌可感染食管，其侵犯部位的食管上皮细胞可呈现单纯性增生、重度不典型增生，甚至癌变。

黄曲霉毒素（aflatoxin，AF）为一组化学结构类似的化合物，已分离鉴定出 12 种成分，包括 B1、B2、G1、G2、M1、M2、P1、Q、H1、GM、B2a 和毒醇。黄曲霉毒素的基本结构为二呋喃环和香豆素，其毒性是氰化钾的 10 倍，砒霜的 68 倍。黄曲霉毒素是目前发现的最强的致癌物质，其致癌力是奶油黄的 900 倍，比二甲基亚硝胺大 75 倍，而且化学性质稳定，不易被分解，进入人体形成环氧化合物，然后再水解，最后与 DNA 大分子结合而诱发肿瘤。黄曲霉毒素主要诱发肝癌、胃癌、肾癌、皮肤癌、骨癌、直肠癌、乳腺癌和卵巢癌等。

3．多环芳烃类 多环芳烃化合物（polycyclic aromatic hydrocarbons，PAH）是一类含苯环的化学致癌物，又名多环碳氢化合物，是迄今已知致癌物中数量最多、分布最广、对人类健康威胁最大的一类环境化学致癌物。多环芳烃类属于间接致癌物，广泛存在于汽车废气、香烟烟雾、厨房油烟、焦油、煤烟、沥青、工业废气及薰烤食物中。如 3, 4- 苯并芘、甲基胆蒽等。多环芳烃类侵入途径有吸入、食入、经皮吸收。人体与该类物质经常接触者易患皮肤癌、肺癌、食管癌和胃癌等肿瘤。

4．芳香胺及偶氮染料类 芳香胺（aromatic）及偶氮染料（azo dyes）类是含有苯环与氮原子的化学致癌物，多存在于人工合成染料、除草剂、防氧化剂中，主要诱发膀胱癌、肝癌。

5．烷化剂 可致癌的烷化剂包括氮芥和硫芥类、乙撑亚胺类、磺酸酯类、环氧化物、内酯类、卤醚类中的一些化合物，以及某些硫酸酯和亚硫酸酯等；某些有机氯杀虫剂，如狄氏剂、艾氏剂、毒杀芬、灭蚊灵等可诱发血液系统肿瘤、食管癌、胃癌和肝癌等。

6．植物毒素 植物毒素致癌物具有一定的致癌活性，如苏铁素、蕨菜的毒素、黄樟素、槟榔素、千里光碱等。

7．苯类 苯是一种略带芳香味的有机溶剂，多种油漆和装修涂料中的溶剂都含有苯，也可作为有机化学合成中常用的原料，用来制造农药、塑料、洗涤剂等。苯通过皮肤、肺吸收。橡胶厂、制鞋厂、油漆厂、有机化工厂常接触苯的工人较普通人群多见血液系统的恶性肿瘤。

8．微量元素及其他 铁、镍、镁、钙、铝、铬、镉、珅及其化合物为人类致癌物。这些物质可通过职业性暴露、环境污染、吸入、污染皮肤后吸收、食物摄入等途径进入人体而致癌。铬可诱发肺癌，镍可诱发肺癌、鼻窦癌，砷可引起肺癌和皮肤癌，镉可引起前列腺癌。石棉是铁、镍、镁、钙、铝等多种纤维状硅酸矿物质的统称，可导致肺癌、胸膜间皮瘤等。

（三）化学致癌机制

1．间接致癌物的活化机制 前致癌物被活化后形成终致癌物而发挥致癌作用，其中活化酶是其关键，完成活化酶功能的主要器官是肝。最重要的活化酶包括细胞色素 P450（CYP450）和 P448 在内的混合功能氧化酶系统，其一方面可经过各种方式活化前致癌物，另一方面可灭活直接致癌物或终致癌物，同时降低其脂溶性而促进排泄，主要通过羟化、环氧化、脱烷基化、氧化、还原、结合及水解等反应致癌。

2．直接致癌物的作用机制 致癌物分子中的外层电子化学性质活泼，易与生物大分子中的分子基团发生共价结合形成加合物或交联损伤。尽管 DNA、RNA、蛋白质等大分子物质均可受到损害，但 DNA 是致癌物攻击的主要目标，鸟嘌呤又是最易受到攻击的部位。致癌物可以作用于癌基因、抑癌基因而使其发生突变、扩增、易位、重排或缺失等，引起癌基因活化或抑癌基因失活而导致细胞癌变。

致癌物引发初始变化称为激发作用，而促癌物的协同作用成为促进作用。现在认为激发过程是由致癌物引起的不可逆的过程，使一种原癌基因突变活化，这种突变可遗传给子代细胞。促进作用能促使突变的细胞克隆性生长，抑制其正常分化，最后再附加突变的影响下形成恶性肿瘤。激发过程是短暂的，大多不可逆转，而促进过程则很长，一般需 10 ～ 20 年。因此，如能减少环境中的促癌因子，亦可有效的预防恶性肿瘤。

二、物理性致癌因素

物理致癌因素主要包括电离辐射和非电离辐射两大类。

（一）电离辐射

电离辐射是最主要的物理致癌因素，主要包括以短波和高频为特征的电磁波的辐射，以及电子、质子、中子等辐射。过度接受电离辐射，能引起 DNA 的单链或双链断裂，加之电离辐射产生的自由基及核苷酸碱基的作用，可使染色体缺失、重复、倒位、易位，从而诱发各种恶性肿瘤。

电离辐射的天然放射源来自宇宙辐射、地壳表层的放射性物质。例如，氡为一种放射物质，云南个旧锡矿矿工肺癌高发与高浓度的氡有关；原子弹爆炸、核电站泄漏事故造成的放射性物质大量释放为高剂量电离辐射，日本广岛、长崎原子弹爆炸，造成当地人群白血病、乳腺癌、肺癌等发病率明显上升。电离辐射对生物靶损伤的机制主要是产生电离，形成性质非常活泼的自由基以破坏正常靶分子结构。DNA 是电离辐射最常见的生物靶，其损害方式主要是单链断裂、缺失、易位等结构改变，因而激活癌基因或灭活肿瘤抑制基因而导致细胞癌变。电离辐射诱发的恶性肿瘤主要包括皮肤癌、白血病、甲状腺癌、肺癌、乳腺癌、多发性骨髓瘤、淋巴瘤、骨肿瘤等。目前日常生活中常用的手机、电脑等产生的电磁波是否对人体具有致癌性，已引起广泛关注，但手机辐射能否引起脑部肿瘤尚存争议，另外随着医疗技术的进步，X 线检查、CT 检查、放疗等应用的医疗性放射线对患者和医疗工作的致癌风险也值得重视。

（二）非电离辐射

1．紫外线辐射　紫外线（ultraviolet，UV）对人和动物的皮肤有致癌作用。研究发现紫外线的平均年照射量和皮肤癌发病有关，紫外线照射的时间长短和频率是致癌的重要因素。紫外线包括三种不同的波段：UVA（320 ～ 400 nm）、UVB（280 ～ 320 nm）和 UVC（200 ～ 280 nm）。通过大气层到达地球表面的紫外线 90% ～ 99% 是 UVA。UVB 的致癌能力是 UVA 的 1000 ～ 10 000 倍。当紫外线照射细胞后，细胞核 DNA 的光吸收可导致 DNA 分子中某些键断裂形成分子内或分子间、DNA 链内或链间、DNA 与蛋白质间的交联，也可导致 DNA 链上彼此相邻的两个嘧啶碱基形成嘧啶二聚体。这些改变如不能得到及时修复，将引起 DNA 复制发生错误而致细胞癌变。如着色性干皮病患者因缺乏切除嘧啶二聚体的修复酶类，在紫外线照射下很易诱发皮肤癌。研究发现，长期暴晒于阳光下，可能诱发皮肤鳞癌、基底细胞癌、恶性黑色素瘤等。

2．射频和微波辐射　主要是指无线电波致癌，研究结果存在较大争议，大多数学者持否定态度。有文献报道微波辐射能加强紫外线照射和化学致癌的作用。

3．低频非电离辐射　核电厂操作工、线路员、铝工或电焊工等职业人群暴露于较高的低频非电离辐射环境中，其患恶性肿瘤的危险性比接受低频非电离辐射暴露的普通人群高。

三、病毒致癌因素

肿瘤病毒是指能引起机体发生肿瘤，或是细胞恶性转化的一类病毒，病毒与宿主细胞相互作用，引起细胞恶性转化，关键可能在于有致癌作用的病毒基因与细胞 DNA 发生整合，干扰宿主细胞分化、分裂和生长的控制，从而导致恶性转化。病毒与肿瘤的病因学相关研究已有 90 多年的历史，尽管其确切的致瘤机制仍未完全阐明，但有实验证据表明，约有 20% 的人类肿瘤与病毒感染有关。

（一）肿瘤病毒的分类

肿瘤病毒根据所含核酸的不同分为DNA肿瘤病毒和RNA肿瘤病毒两大类（表15-2）。

表15-2 肿瘤病毒的分类

DNA肿瘤病毒	RNA肿瘤病毒
只有转化细胞作用，无病毒增殖作用	既有病毒增殖作用，又可转化细胞
转化细胞效果很差	转化细胞效果很高
无反转录酶存在	有反转录酶存在
有一定的包膜	有包膜

1．DNA肿瘤病毒 DNA肿瘤病毒能使人或动物的细胞发生恶性转化，包括五类：多瘤病毒类、乳头状瘤病毒类、腺病毒类、疱疹病毒类和肝炎病毒类。DNA肿瘤病毒的共同特征有：致癌作用发生在病毒进入细胞后复制的早期阶段，相关的瘤基因多整合到宿主细胞的DNA上。DNA肿瘤病毒一般没有细胞内同源物及编码的蛋白质，主要为核蛋白，直接调节细胞周期，并与抑癌基因相互作用，从而使细胞周期紊乱。某些DNA肿瘤病毒转化基因编码产物可反式激活该病毒及细胞的某些基因，导致细胞分化异常、生长失控而恶变。

2．RNA肿瘤病毒 RNA肿瘤病毒属于反转录病毒。其致癌机制比较复杂，许多重要问题尚未完全阐明，一般认为与RNA肿瘤病毒的传播方式、诱发癌时间、病毒基因组结构及其功能的差异有关，通过转导或插入突变将其遗传物质整合到宿主细胞DNA中，并使宿主细胞发生转化。

（1）内源性RNA肿瘤病毒 RNA肿瘤病毒感染机体细胞后，其遗传信息整合到细胞染色体中，成为细胞的一个组成部分，通过性细胞由亲代垂直传给子代即为内源性RNA肿瘤病毒。正常情况下，整合后的这些病毒核酸系列受机体细胞的节制性调控而处于静止状态，一旦受到某些致癌因素作用，即可产生肿瘤病毒和诱发肿瘤。

（2）外源性RNA肿瘤病毒 RNA肿瘤病毒从外界水平感染机体细胞称外源性RNA肿瘤病毒。这类病毒感染机体细胞后，其基因组内携带的一些病毒癌基因分别编码相应的转化蛋白，另有一些病毒癌基因的编码产物则与病毒结构基因的产物形成融合蛋白，无论转化蛋白或融合蛋白均可诱发肿瘤。

另外，RNA肿瘤病毒还可通过机体免疫功能的缺陷而间接致癌。如诱发获得性免疫缺陷综合征（又称艾滋病，AIDS）的人类免疫缺陷病毒，主要攻击人体免疫功能细胞——$CD4^+$ T细胞，导致机体免疫系统严重破坏，在此基础上因合并其他一些肿瘤病毒感染或一些细胞因子的共同作用而形成恶性肿瘤，如卡波西（Kaposi）肉瘤。

（二）肿瘤病毒感染宿主细胞的方式

1．增殖性感染 病毒能在细胞中繁殖复制，导致细胞裂解死亡，这种细胞称为允许性细胞。在增殖性感染中，全部病毒复制所需的基因充分表达，但病毒繁殖引起细胞裂解死亡，病毒失去寄生场所。

2．非增殖性感染 病毒在细胞内完全不能复制，或复制率很低，宿主感染后细胞可存活，病毒复制在细胞周期的某阶段，并非所有基因均能表达，实质是病毒使细胞发生遗传性改变，这种细胞称为非允许性细胞，病毒核酸整合于细胞核酸中，使细胞发生遗传信息改变及发生转化。

（三）常见肿瘤病毒

1．EB病毒与鼻咽癌及伯基特（Burkitt）淋巴瘤 EB病毒（epstein-barr viru，EBV）属于疱疹病毒，与多种人类肿瘤相关，如霍奇金淋巴瘤、伯基特淋巴瘤、非霍奇金淋巴瘤、原发性中枢神经系统淋巴瘤、鼻NK/T细胞淋巴瘤、鼻咽癌、胃腺癌、肺癌、乳腺癌、大肠癌等，其中关系最明确的是鼻咽癌和伯基特淋巴瘤。新近研究发现在胸腺瘤、胆管癌、平滑肌瘤、肝肉瘤中也可以检测出EB病毒。

EB病毒一般在幼年感染人群，人群中90%以上的个体都有EB病毒感染史，在被感染的宿主血清中，可检查出多种特异性EB病毒相关抗体，包括病毒壳抗原、膜抗原、早期抗原、核抗原等的抗体。EB病毒基因组在潜伏感染状态时，编码11种蛋白产物，其中潜伏膜蛋白被认为是病毒的致瘤蛋白。

鼻咽癌与EBV感染相关。Old等1966年发现在鼻咽癌患者血清存在抗EB病毒的沉淀抗体，目前EB病毒壳抗原免疫球蛋白（VCA-IGA）、EB

病毒早期抗原免疫球蛋白（EA-IGA）极具临床诊断意义。在鼻咽癌中，EB 病毒核抗原（EBNA1）是维持潜伏状态所必需，EB 病毒潜伏膜蛋白（LMP1）可能在体外导致上皮细胞分化障碍，并发生明显的形态学变化，在鼻咽癌上皮癌变早期起重要作用，使其分化成熟障碍，在其他因素共同作用下，最终导致鼻咽上皮细胞形成肿瘤。

伯基特淋巴瘤是一种 B 细胞性的肿瘤，流行于非洲东部和散发于世界各地，在流行地区，所有患者的瘤细胞都携带 EB 病毒的基因组成分，并且出现特异的染色体易位，其核型为 t（8；14），对 B 细胞有很强的亲和性，能使受染的 B 细胞发生多克隆性的增生，在正常的个体，这种增生是可以控制的，而在非洲地区，由于疟疾或其他感染，损害了患者的免疫功能，受感染的 B 细胞持续增生，在此基础上再发生附加的突变，则后者使 *c-MYC* 癌基因激活，导致进一步的生长控制丧失，并在其他附加基因损伤的影响下，最终导致克隆性的肿瘤出现。

2．肝炎病毒与原发性肝癌　乙型肝炎病毒（hepatitis B virus，HBV）与人类原发性肝癌的发生密切相关。流行病学调查表明，人群中 HBV 的感染率与原发性肝细胞癌的发生率呈平行关系，75% ～ 80% 的原发性肝细胞癌是由肝炎病毒持续性感染引起的，肝癌患者血清 HBV 表面抗原阳性率高于正常人。肝癌发生率与 HBV 的基因型和 HBV 的 DNA 拷贝数密切相关。HBV 包括八种基因型，亚洲地区的 HBV 主要为 B、C 型，研究表明，C 型 HBV 更容易诱发肝癌，而在西方国家 D 型比 A 型更容易诱发肝癌，血清 HBV 的 DNA 拷贝数大于 10^5/ml 是肝癌发生的独立危险因素。从致癌机制看，目前认为 HBV 诱发肝癌是一个涉及多种因子、多步骤协同作用的过程。感染 HBV 后，HBV 基因整合进肝细胞基因组是诱发癌变的第一步，HBV 基因随机整合到肝细胞基因组有可能导致肝细胞癌基因的激活、抑癌基因的丢失和细胞周期调控基因的突变；慢性 HBV 感染，导致持续性的肝慢性炎症、肝细胞坏死再生和肝纤维化，在这个过程中，肝细胞基因的突变逐渐累积，最终导致肿瘤的发生。

丙型肝炎病毒（hepatitis C virus，HCV）也与肝癌发生密切相关。HCV 是单链 RNA 病毒，与 HBV 不同，HCV 感染人体后，不整合到肝细胞基因组中，主要通过引起机体慢性免疫反应，间接损伤肝细胞。HCV 能够作用多条细胞生长的信号转导途径，影响细胞增殖调控，在致癌过程中发挥重要作用。全球 25% ～ 30% 的原发性肝细胞癌可能是 HCV 感染引起的，在日本高达 70% 的肝细胞癌由 HCV 感染引起。

3．人乳头状瘤病毒与宫颈癌　人乳头状瘤病毒（human papillomavirus，HPV）属于乳多空病毒科的乳头瘤空泡病毒 A 属，是球形 DNA 病毒，能引起人体皮肤黏膜的鳞状上皮增殖。目前人乳头状瘤病毒已分离出 130 多种亚型，引起不同的临床表现，其中皮肤低危型与人类异常疣、尖锐湿疣、传染性软疣等良性肿瘤的形成有关，黏膜低危型与生殖器、肛门、口咽部、食管黏膜感染有关，有十几种 HPV 类型被称为高风险类型，因为它们可以导致子宫颈癌、肛门癌、外阴癌、阴道癌、阴茎癌，尤其是 HPV 16 和 HPV18，约 99.7% 的宫颈癌患者，存在这两种亚型的感染，在超过 90% 的宫颈癌组织中，可检测到这两种 HPV 核酸的同源序列，而且可以检测到 HPV 编码的 *E6* 和 *E7* 基因转录产物。现认为 *E6* 和 *E7* 是人乳头状瘤病毒的原癌基因。

4．人类 T 细胞白血病病毒与人类 T 细胞白血病　目前已知的与人肿瘤相关的反转录病毒有人类 T 细胞白血病病毒（human T cell leukemia virus，HTLV）和成人 T 细胞白血病病毒，二者有序列上的同源性，属于同一家族，是与人类肿瘤发生密切相关的一种 RNA 病毒，主要与流行于日本和加勒比地区的 T 细胞白血病、淋巴瘤有关，这个病毒转化的靶细胞是 CD4 阳性的辅助 T 细胞，此病毒在人类是通过性交、血液制品和哺乳传播的，受感染人群发生白血病的概率为 1%，潜伏期为 20 ～ 30 年，HTLV 为典型的反转录病毒基因组结构，保留完整的结构基因，本身不携带基因，但编码两个反式调节蛋白 TAX、REX，TAX 可在转基因鼠中诱发多发性间质肿瘤。

肿瘤病毒感染与某些人类肿瘤发病有关，但是单独病毒感染尚不足以引起肿瘤，还需要其他一些因素参与，如刺激免疫抑制及遗传因素等，还包括某些化学因素的协同作用。除了病毒之外，某些细菌引起的慢性炎症，也可导致肿瘤的发生，如幽门螺杆菌是癌前病变萎缩性胃炎、肠上皮化生的重要病因和组成因素，与胃腺癌和胃黏膜相关淋巴瘤的发生、发展有密切关系。某些寄生虫也可以引起人类肿瘤，如华支睾吸虫与肝癌，麝猫后睾吸虫与胆囊癌，埃及裂体吸虫与膀胱癌等。

四、遗传因素

遗传因素在一些肿瘤的发生中起重要作用。同一环境接触相同致癌物的人不一定都患癌，某些肿瘤具有明显的种族分布差异和家族聚集性，某些具有遗传缺陷如胚细胞突变或携带特殊基因型，即某些基因呈多态性改变个体在与正常个体在相同生活条件下具有更易发生肿瘤的倾向性，这些现象均提示肿瘤的发生不仅与环境因素有关，也与遗传因素有关。人类某些肿瘤有明显家族遗传倾向，遗传性肿瘤综合征家族中常有多个成员患有肿瘤、同一个体出现多种原发肿瘤的特点。近年来研究发现，遗传因素与肿瘤发生的关系有以下三种不同情况。

1．呈常染色体显性遗传的肿瘤　是单基因方式遗传，人类3000多种单基因的遗传病中，有240种综合征都有不同程度的肿瘤倾向，如遗传性的视网膜母细胞瘤、神经母细胞瘤、肾母细胞瘤（又称维尔姆斯瘤，Wilms tumor）和嗜铬细胞瘤等，这些单基因遗传肿瘤的特点是发病年龄轻而且是双侧发生或多发性的。某些癌前病变，常被称为遗传性肿瘤综合征，如家族性结肠息肉病、神经纤维瘤病、多发性内分泌腺肿瘤综合征等，本身并非恶性肿瘤，但其恶变率极高。

2．呈常染色体隐性遗传的遗传综合征　如毛细血管扩张共济失调症、着色性干皮病、范科尼（Fanconi）贫血和布卢姆（Bloom）综合征等，这些疾病患者极易发生皮肤癌、白血病和淋巴瘤。这些肿瘤易感性高的患者常伴有某种遗传缺陷，如染色体、免疫及内切酶缺陷。

3．遗传因素与环境因素协同作用　肿瘤的发生是环境因素和遗传因素共同作用的结果，其中环境致癌因素与70% ~ 80%的人类肿瘤直接或间接相关，然而在相同的环境下，暴露的个体是否发生肿瘤则取决于其肿瘤易感性，肿瘤的遗传易感性反映了遗传变异对环境致癌因素的敏感程度。有资料表明，肿瘤易感性可以遗传并受控于肿瘤易感基因（tumor susceptibility gene），绝大多数肿瘤符合多基因遗传规律。近年来单核苷酸多态性与肿瘤关系的研究进展，让遗传和肿瘤的关系更加清晰，通过分析基因组中单核苷酸多态性位点与肿瘤易感性的关系能够定位肿瘤易感基因，确定肿瘤的高危人群，有助于阐明肿瘤发生的分子机制。因此，正确认识环境与遗传的相互作用，在肿瘤易感性的基础上评价环境因素在肿瘤发生中的地位，对于肿瘤的预防具有重要意义。

第三节　肿瘤发病学

一、癌基因

（一）原癌基因与癌基因

原癌基因（protooncogene）是最先在反转录病毒（RNA病毒）基因组中发现的，以非激活形式存在于正常细胞中，在进化过程中高度保守，是人或动物细胞中固有的正常基因。它们在生物有机体内本身不仅没有致癌作用，而且还发挥着调控细胞的正常增殖、分化、凋亡及胚胎发育等重要的生物学功能，是维持细胞正常生命活动所必需的基因。原癌基因具有转化为致癌的癌基因的能力，是在多种因素作用下，其结构或表达水平发生改变而被激活成为癌基因（oncogene），使正常细胞转化为癌细胞。癌基因是存在于病毒或细胞基因组中的一类在一定条件下能使正常细胞发生恶性转化的核苷酸序列。

（二）癌基因分类及生理功能

根据在细胞内相应的正常同源基因——原癌基因蛋白产物的功能和生化特性不同可以将癌基因分为生长因子、生长因子受体、信号转导因子、转录因子等。大多数癌基因编码的蛋白质都是复杂的细胞信号转导网络中的成分，在信号转导途径中有着重要的作用，常见的癌基因如表15-3所列。

1．生长因子　细胞能分泌生长因子而促进本身的增殖。如血小板衍生生长因子（PDGF）、成

表15-3 常见的癌基因

原癌基因产物	原癌基因	激活机制	相关人类肿瘤
生长因子			
PDGF-B 链	*HST-1*，*INT-2*	过度表达	星形细胞瘤、骨肉瘤
FGF		过度表达	胃癌、膀胱癌、乳腺癌
生长因子受体			
EGF 受体	*ERB-B1*	扩增	胶质瘤
EGF 样受体	*NEU*（*ERB-B2*）	扩增	乳腺癌、卵巢癌、肾癌
信号转导蛋白			
GTP- 结合蛋白	*RAS*	点突变	多种人体肿瘤：肺、结肠、胰腺、血液系统肿瘤
酪氨酸激酶	*ABL*	易位	慢性粒细胞白血病
核调节蛋白			
转录集合蛋白	*MYC*	易位	伯基特淋巴瘤
	N-MYC	扩增	神经母细胞瘤、小细胞肺癌
线粒体蛋白	*BCL-2*	易位	滤泡性 B 细胞淋巴瘤

纤维细胞生长因子（FGF）等。这些癌基因编码的蛋白产物可刺激细胞分裂，参与细胞信号转导和生长调节。

2．生长因子受体 表皮生长因子受体（EGFR）的 6 条肽链都与禽红母细胞增生症病毒（AEV）的癌基因（ver-Bb）产物与表皮生长因子受体有极高的同源性。原癌基因的异常激活使细胞表面受体表达增多，利于与更多的配体结合，经细胞内传导体（transducer）将生长信号传至细胞核内，引起一系列与细胞增殖、分化有关的反应。无受体情况下也可通过自身二聚化激活细胞内相关信号通路促进细胞的生长。

3．蛋白激酶 多种原癌基因产物具有蛋白激酶活性。包括如 *SRC* 癌基因家族成员编码的络氨酸激酶、*RAF* 家族（*RAF-1/C-RAF*、*A-RAF*、*C-RAF*）及蛋白激酶 C（protein kinase C，*PKC*）等编码的丝氨酸 / 苏氨酸蛋白激酶，它们不仅是 cAMP 和 PIP2 途径的核心成分，而且与细胞信号转导密切相关，活化后将底物磷酸化，激活相应的信号通路而致癌。

4．GTP 酶（G 蛋白） H-RAS、N-RAS、K-RAS 蛋白等均可与 GTP 结合，具有 GTP 酶活性，使 GTP 转化为 GDP，将细胞表面配体信号传递到细胞内的效应器上。它们一旦发生突变将影响 GTP 向 GDP 的转化，传递到细胞内效应器上的信号刺激延长而致癌。

5．转录因子 从外界信号的传入到一系列有关基因的表达，决定于传递过程中所活化的转录因子，部分转录因子就是核内癌基因产物，可与 DNA 直接结合，或形成同源 / 异源二聚体后再与 DNA 结合，调控与细胞生长分化有关的基因表达。

（三）原癌基因的活化机制

正常情况下原癌基因的表达水平及蛋白产物活性受到严格调控，但在各种环境和遗传因素作用下，可发生结构的改变（突变为癌基因），或是原癌基因的过度表达，从而导致细胞生长刺激信号的过度或持续出现，使其活性异常增加而致细胞癌变（图 15-1）。不同癌基因有不同的激活方式，一种癌基因也可有几种激活方式。

1．基因点突变（point mutation） 人类基因组中最具特征性的癌基因突变是碱基置换，通过改变原癌基因编码蛋白的结构而激活原癌基因，主要指 DNA 序列中某一个碱基被另一碱基替换，导致蛋白内单个氨基酸改变；也可以是局部个别碱基的插入或缺失。点突变的癌基因才能引起细胞恶性转化，点突变常常可在 *RAS* 原癌基因家族

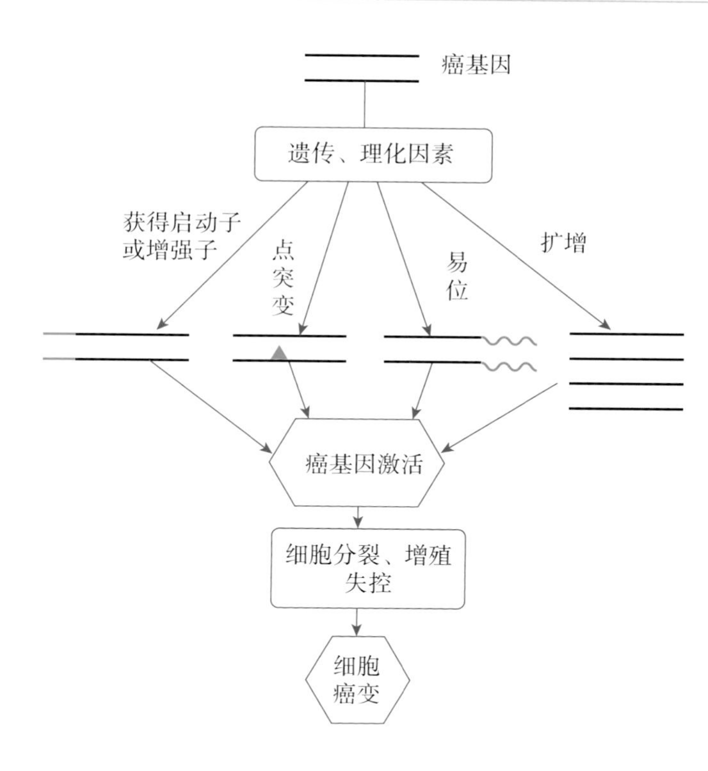

图 15-1 癌基因作用机制

（*K-RAS*、*H-RAS*、*N-RAS*）检测到。研究发现，约 50% 的结肠癌、90% 的胰腺癌中有 *K-RAS* 突变。

2．基因重排（rearrangement） 由于染色体易位而涉及的基因重排是癌基因激活的另一重要方式。当染色体易位发生时，定位于染色体某部位的原癌基因可能丧失自身的表达调控信号，随染色体易位重排到另一基因附近，在新的启动子和增强子驱动下过度表达。

3．基因扩增 基因扩增（amplification）指细胞核内染色体倍数不变，一个细胞基因组中单个基因拷贝数增加的现象，常会导致核型异常。原癌基因一旦扩增，一个拷贝可以增加数倍到上千倍，充分在细胞内表达，其结果是细胞不受控制地生长，并伴有细胞遗传学改变，扰乱细胞的正常功能，是多种肿瘤发生的原因。

4．基因低 / 去甲基化 DNA 甲基化是较早被认知的修饰途径之一，DNA 甲基化能引起染色质结构、DNA 构象、DNA 稳定性及 DNA 与蛋白质相互作用方式的改变，从而控制基因表达。基因低 / 去甲基化将导致一些在正常情况下受到抑制的癌基因得到大量表达，并导致整个基因组的不稳定性增加。DNA 甲基化与基因表达成反比，甲基化程度高则基因表达低，而去甲基化则使基因表达增加。研究发现，癌基因甲基化水平与癌基因活性密切相关，在一些肿瘤的癌基因中甲基化程度明显降低，因而可被激活，最终导致肿瘤形成。

二、抑癌基因

抑癌基因（tumor suppressor gene）是细胞内的一类正常的基因，可抑制肿瘤的发生。其生物学功能与癌基因相反，在控制细胞生长、增殖及分化过程中起着重要的负调节作用，并能潜在抑制肿瘤生长，如果其功能失活或出现基因缺失、突变等异常，可导致细胞恶性转化而发生肿瘤。肿瘤发生过程中，一方面是癌基因的激活，同时有抑癌基因的失活或丢失，造成细胞生长调控的失衡，导致细胞持续增殖及恶变。

（一）抑癌基因的失活机制

抑癌基因是细胞内的正常基因，其表达产物对细胞增殖、分化起负调节作用，一旦失活即有可能导致细胞失控性增长。各种致癌因素均可能导致此类基因的失活，主要机制如下。

1．点突变 是抑癌基因较常见的失活方式，引起基因序列的改变，从而导致其编码产物的性质改变，失去拮抗细胞增殖的作用而引起细胞癌变。特定类型的肿瘤有其特定的突变热点。

2．等位基因缺失（allelic loss） 是抑癌基因失活重要方式，引起基因序列的改变，分为纯合性缺失（loss of homozygosity）和杂合性缺失（loss of heterozygosity），纯合性缺失指两个等位基因均发生丢失；杂合性缺失是指呈杂合状态的基因位点上一个等位基因位点的缺失，在很多肿瘤中高频率发生，目前在寻找新的抑癌基因过程中，杂合性缺失可提供非常重要的线索。等位基因缺失引起抑癌作用减弱或消失。

3．高甲基化 DNA 高甲基化在抑癌基因失活中起重要作用，与癌基因活化过程中出现的低甲基化或去甲基化相反。

4．与癌基因产物结合 某些 DNA 病毒癌基因能在蛋白水平抑制某些抑癌基因活性而发挥致癌作用。

（二）常见的抑癌基因

1．*P53* 基因 *P53* 基因常被称为“基因组卫士”，涉及一个复杂而庞大的基因调控网络，定位于17号染色体p13区，由11个外显子组成，*P53*基因在进化过程中高度保守，正常的P53蛋白存在于核内。*P53*基因能够参与多种应激反应，在肿瘤的发生、发展过程中，多种应激信号如致癌性DNA损伤、非正常增殖、缺氧等均能激活*P53*，在维护基因组的稳定性中发挥作用。P53蛋白承担着维持细胞正常生长、抑制恶性增殖的重要作用。主要作用机制在于：当DNA损伤无法修复时促进细胞凋亡；作用于细胞周期的检测点调控细胞周期；激活诱导*P21*基因表达，阻滞细胞周期于G1期；结合增殖细胞核抗原而抑制DNA复制，使被损伤的DNA在复制之前有修复的时间；P53还可通过介导1个或多个miRNA的变化间接地对基因表达进行负调控。通过以上机制可防止细胞恶变。如果*P53*基因发生突变，突变的*P53*产物则丧失了诱导细胞周期阻滞的能力，导致突变频率的增加，即细胞基因组的不稳定性（图15-2）。这是诱导细胞发生癌变的一种状态，在肿瘤的发生、发展过程中可启动癌基因和抑癌基因的进一步改变。*P53*功能缺失的肿瘤细胞不能产生细胞凋亡，维持了肿瘤细胞的生存，也增加了肿瘤细胞对化疗药物和放疗的耐药性和抵抗性，因此，人类恶性肿瘤中出现高频率的*P53*基因突变，不但失去野生型*P53*抑制肿瘤增殖的作用，而且突变本身又使该基因具备癌基因功能，如骨癌、白血病、淋巴瘤、脑瘤、卵巢癌、乳腺癌、前列腺癌、结肠癌、膀胱癌、肺癌等。

2．视网膜母细胞瘤基因　视网膜母细胞瘤基因（retinoblastoma，*RB*基因）是最早发现的抑癌基因，它是在研究罕见的儿童视网膜母细胞瘤中发现的。*RB*基因定位于13p14，包含27个外显子。RB蛋白含有928个氨基酸残基和16个潜在的磷酸化位点，编码一种核结合蛋白质（P105-RB），主要表现为等位基因缺失和点突变，对肿瘤的抑制作用与转录因子（E2F）有关，RB蛋白可与E2F的转录激活区结合，抑制其激活功能，RB-E2F二聚体还可与组氨酸去乙酰酶结合，通过组氨酸去乙酰化修饰改变染色质的结构，抑制多种E2F下游基因的转录活化。*RB*基因通过与转录因子相互作用而间接调节细胞周期，对细胞增殖、分化和凋亡进行调节，尤其通过对细胞周期G2/S转变的负调控发挥抑瘤作用。另外，*RB*基因还是某些细胞如骨骼肌细胞、脂肪细胞分化所必需的。当*RB*基因与某些调控因子发生作用而失活时，可使细胞长期处于增殖期而引发癌变。在骨肉瘤、软组织肉瘤、小细胞肺癌、乳腺癌等多种恶性肿瘤中存在*RB*基因失活。因此，*RB*基因与肿瘤的发生密切相关。

3．*PTEN*基因　又称人第10号染色体缺失的磷酸酶及张力蛋白同源的基因（phosphates and tensin homologue deleted on chromosome ten gene），是具有磷酸酶活性的抑癌基因，具有多种生物学功能，定位于10号染色体q23区，共有9个外显子。作为脂质磷酸酶可负性调节PI3K-AKT通路，导致细胞G1期阻滞和细胞凋亡；也可作为蛋白磷酸酯酶抑制MAPK通路。在多种恶性肿瘤的早期和进展期，如子宫内膜癌、乳腺癌、前列腺癌、膀胱癌、脑肿瘤、甲状腺癌和非小细胞肺癌等，都存在着*PTEN*基因不同程度的突变或丢失，是人类肿瘤中突变频率最高的基因之一。

目前，新的抑癌基因正在不断涌现，如与乳腺癌发生有密切关系的*BRCA1*和*BRCA2*，与胰腺癌有关的*DPC4*，与肾细胞癌有关的*VHL*等抑癌基因已被发现；还有与肝癌有关的*M6P/IGF2R*基因，位于染色体3p14.2上的*FHIT*基因等也是重要的抑癌基因。常见抑癌基因如表15-4所列。

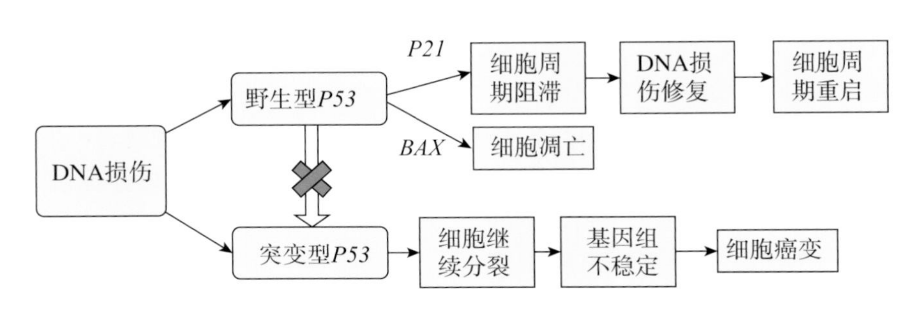

图15-2 *P53*作用机制

表15-4 常见抑癌基因

抑癌基因	功能	肿瘤
P53	细胞周期重要的转录因子 /DNA 损伤监控因子	利 - 弗劳梅尼（Li-Fraumeni）综合征，多种肿瘤类型
BRCA1	DNA 修复，转录，细胞周期调控	乳腺癌和卵巢癌
BRCA2	转录调节子 /DNA 修复	家族性乳腺癌
APC	与 β-catenin 作用导致其降解	家族性肠息肉结直肠肿瘤
MSH2	错配修复	遗传性非息肉病性结直肠癌
MSH6	错配修复	遗传性非息肉病性结直肠癌
PETN	双特异性磷酸酶，抑制 PI3K 信号	胶质母细胞瘤、前列腺癌和子宫内膜癌
RB	与转录因子 E2F 结合使细胞处于 G0 期	视网膜母细胞瘤和骨肉瘤
VHL	抑制 HIF-1α 靶基因的表达	脑视网膜血管瘤病和肾细胞癌
Wil	肾发育必需的转录因子	肾母细胞瘤

三、DNA 修复

DNA 是生命活动最主要的遗传物质，也是生物体内、外环境作用的靶分子。细胞的 DNA 持续暴露在各种刺激下，细胞内环境中的各种代谢产物、自由基可攻击 DNA，某些化学物质、射线辐射、病毒感染等生物因素也都可能在一定条件下引起 DNA 损伤。但机体内存在的各种损伤修复系统可通过启动一系列的反应机制修复损伤，尽量维持基因组的完整性和细胞的存活能力。一旦修复系统出现缺陷，则无法正确修复 DNA 损伤，将导致基因的各种变化而引起包括肿瘤在内的各种疾病。DNA 损伤的修复过程主要包括对 DNA 损伤的感受、信号的传递、损伤的修复及终止四个步骤，涉及许多基因产物作为损伤的感受器、信号传递者和执行者完成这一过程，这些基因都可以称为 DNA 修复基因（DNA repair gene）。

（一）DNA 损伤修复

常见的 DNA 损伤类型包括碱基损伤和染色体结构的改变。碱基损伤包括碱基转换、颠换、缺失、插入、烷化及脱嘌呤等。染色体结构改变主要表现为 DNA 链的断裂，包括单链断裂和双链断裂。针对碱基损伤的修复主要有切除修复（excision repair）和错配修复（mismatch repair，MMR）。切除修复又为分碱基切除修复（base excision repair，BER）和核苷酸切除修复（nucleotide excision repair，NER）两类。此外，体内还有多种 DNA 修复系统，如光复活（photoreactivation）修复、可诱导性（inducible）修复（或称 SOS 修复、跨损伤修复）等。

（二）DNA 修复基因

DNA 修复基因（DNA repair gene）编码 DNA 修复酶或相关蛋白质。癌细胞在迅速分裂的同时经历了高负载的 DNA 损伤，如果没有有效的修复系统，这些细胞会死亡。因此，癌细胞高度依赖于 DNA 修复机制。DNA 修复基因在进化上高度保守，种类繁多，数量庞大，已克隆的人类 DNA 修复基因已达数十个。

1. 主要切除修复相关基因 切除修复交叉互补基因（excision repair cross complementing，*ERCC*）是一类具有 DNA 切除修复作用的主要基因，包括 *ERCC1—ERCC8* 等成员。人类错配修复（*MMR*）基因是错配修复的主要参与者，迄今已克隆了 10 余个，可能影响着肿瘤的易感性、预后和治疗反应，如果这些 DNA 修复基因出现缺陷，往往会导致肿瘤易感综合征。如遗传性非息肉病性结直肠癌患者中，人 *MMR* 基因家族成员也发生了胚细胞突变，其他相关家族聚集性肿瘤如结肠癌、子宫内膜癌、乳腺癌及其他胃肠道肿瘤的发病风险也明显增加。

2. 乳腺癌易感基因 乳腺癌易感基因（breast cancer susceptibility gene，*BRCA* 基因）作为一类

抑癌基因，编码核内磷酸蛋白，对稳定和修复同源重组过程中DNA双链有重要的作用。因此，它的突变可以关联到多种疾病：乳腺癌、卵巢癌、前列腺癌、胰腺癌、黑色素瘤等，特别是对遗传性乳腺癌和卵巢癌的影响已被多次证实。*BRCA1*基因参与DNA损伤修复过程，在S期DNA受损时，高磷酸化的*BRCA1*与*RAD51/BACA2*共移位到DNA复制部位，参与DNA的修复。由于RAD51是同源重组（homologous recombination，HR）的关键蛋白，因此*BACA1*参与HR；*BACA1*还与MRE11/RAD50/NBS1（MRU）复合物结合参与DNA双链断裂（DNA double strand break，DSB）的修复；此外，DSB修复时，*BACA1*相关解旋酶（BACH1）与*BACA1*的C端（*BRCA1* C-terminus，BRCT）结构域相互作用，而BRCT结构域的突变使二者的相互作用丧失，最终导致乳腺癌和卵巢癌的发生。

3．人类错配修复（*MMR*）基因　错配修复是普遍的一种DNA修复机制。基因的正常结构功能是保证修复过程完成、维持细胞基因组稳定性的重要条件。*MMR*基因在遗传性非息肉病性结直肠癌（HNPCC）中常存在变异，因而称之为HNPCC的致病基因。*MMR*基因异常主要表现为微卫星不稳定性（microsatellite instability，MI），微卫星（MS）是一类不编码、长度在10～60 bp的DNA重复序列，以2～6个核苷酸为重复单位，常见的是双核苷酸重复。MS本身很少突变，仅以重复单位数目的增多和减少表现为微卫星不稳定性。

综上所述，随着分子生物学的发展，肿瘤病因及其发病机制的研究有了很大的进展。但是肿瘤的发生、发展是异常复杂的，现今了解的只是冰山一角，还有许多未知的领域，但以下几点是比较肯定的：①肿瘤是一种基因病；②环境或遗传因素引起的细胞遗传物质（DNA）改变的靶基因是原癌基因和抑癌基因，癌基因的激活和（或）抑癌基因的失活则可能促进细胞的肿瘤性转化；③肿瘤的发生不只是单基因突变的结果，而是一个漫长的多阶段、多个基因突变累积的过程；④机体免疫监视体系在防止肿瘤发生中起着重要作用。

第四节　肿瘤的侵袭和转移

肿瘤的发生和发展是一个多因素、多步骤、多基因共同作用的漫长过程。人体内的正常细胞转化为癌细胞，再由单个癌细胞发展成为具有临床意义的肿瘤，一般需要数年甚至数十年的时间。Douglas Hanahan和Robert Weinberg总结了肿瘤的十大生物学特征：持续的增殖信号、逃避生长抑制、逃避免疫攻击、无限的复制能力、肿瘤促进的炎症、激活侵袭和转移、诱导血管生成、基因组不稳定和突变、抵抗细胞死亡、异常细胞能量代谢。其中，恶性肿瘤所表现的对邻近正常组织的侵袭和经血管、淋巴管或体腔转移到身体其他部位是其最本质的特征。恶性肿瘤患者每天会有超过百万计的肿瘤细胞进入血液循环，只有不到0.01%的肿瘤细胞播散形成转移灶，但转移导致了90%的肿瘤相关死亡。本节重点讨论恶性肿瘤侵袭和转移的细胞、分子特点及微环境对其侵袭和转移的影响。

一、侵袭和转移的概念

侵袭（或浸润，invasion）是指肿瘤细胞直接扩散，侵犯和破坏周围正常组织结构，进入血液循环的过程。转移（metastases）是指恶性肿瘤细胞脱离原发生长部位，通过血管、淋巴管或体腔等途径迁移到机体内与原发肿瘤不相连或远离部位的特定组织或器官中继续增殖生长，并形成与原发肿瘤性质相同的继发肿瘤的全过程。侵袭和转移是同一过程中的两个不同阶段，侵袭往往是转移的前提步骤，而转移则是侵袭的延续和结果，因此也被称作侵袭转移级联反应。二者通常具有相同的细胞信号转导通路，因而转移灶和原发灶对治疗的敏感性通常相同。并非所有肿瘤都具有侵袭、转移能力，但绝大多数肿瘤在发生、发展过程中，会逐步表现出侵袭潜能，获得真正的恶性表型，通过各种渠道播散。无论是区域性浸润或远处转移，都难以达到根治，临床上超过60%的患者在确诊恶性肿瘤时已经存在显性或隐性的转移病灶。

二、侵袭和转移的过程

传统上认为恶性肿瘤病灶越大，越容易发生转移，称之为线性进展模型，即原发灶内肿瘤细胞不断突变和克隆选择，恶性程度较高的细胞发生转移。但最新研究支持早期转移理论，称之为平行进展模型，即肿瘤细胞在完全获得恶性肿瘤细胞的表型之前就会脱离原发灶，也就是说肿瘤细胞在原发灶很小时就已经发生转移，这些早期播散出来的肿瘤细胞平行独立于原发灶进化。

不同肿瘤的转移过程基本相同，但其生物学机制尚有许多不清楚之处。其过程通常包括：肿瘤细胞的增殖、肿瘤细胞从原发灶分离脱落向周围组织侵袭、与局部毛细血管和淋巴管内皮细胞密切接触并穿透其管壁侵入血管、和血液成分形成微小癌栓及顺血流迁移、在远隔部位侵出血管（定植于特定脏器）、增殖形成新的继发肿瘤（转移癌）、新生血管形成维持其生长、转移灶的再转移。

三、侵袭和转移的分子调控机制

肿瘤的侵袭和转移是一个极其复杂的包括多个相对独立步骤的非连续性动态过程，在体内“隐秘”发生，很难观察，涉及许多细胞因子，主要是受到肿瘤细胞本身的分子表型、生物学特性和宿主微环境等多种因素的影响。肿瘤侵袭和转移的主要的调控机制如下：①在转移启动初期，细胞黏附分子E-钙黏合素（cadherin）、整合素等表达异常，降低肿瘤细胞与细胞、细胞与细胞外基质（extracellular matrix，ECM）的黏附，增加肿瘤细胞的运动能力，促进肿瘤细胞从原发肿瘤分离脱落；②基质金属蛋白酶等降解ECM和血管的基底膜，促进肿瘤细胞进入或游出血管；③肿瘤细胞在血液循环中与血小板、白细胞、纤维蛋白沉积物等聚集形成微小癌栓，抵抗血流剪切力、免疫性损伤及失巢凋亡（anoikis）；④肿瘤细胞在生长因子、趋化因子、归巢因子等的作用下，通过血液循环到达靶器官，经黏附分子牢固附着在血管内皮质，以与侵入血管相同的方式逸出血管，最终在继发脏器增殖生长，形成转移灶。

（一）细胞黏附的变化

细胞黏附分子（cell adhesion molecule，CAM）是介导细胞与细胞、细胞与基质间黏附作用最重要的调控因子，促进细胞间及细胞与ECM的选择性识别和结合，从而稳定组织的完整性。肿瘤细胞间黏附能力的下降或消失是肿瘤发生侵袭和转移的必要前提。根据蛋白质的结构特点，将目前已经被鉴定的50多种细胞黏附分子分为5个家族，分别是钙黏合素、整合素、免疫球蛋白超家族、CD44、选择素等。

1．钙黏合素家族 钙黏合素家族（cadherins）是30多种具有同种分子亲和性的一组钙离子依赖性跨膜黏着糖蛋白，根据其组织分布主要分为E-钙黏合素（上皮钙黏合素）、P-钙黏合素（胎盘钙黏合素）和N-钙黏合素（神经钙黏合素）三种亚型。E-钙黏合素是钙黏合素家族中与肿瘤转移最为密切的黏附分子，是“侵袭抑制因子”。其分子之间通过细胞外结构域蛋白与蛋白的相互连接及细胞质内的钙黏合素与细胞连接蛋白、肌动蛋白细胞骨架紧密结合，形成细胞间比较稳定的紧密连接作用。E-钙黏合素表达的下调或缺失将会导致肿瘤细胞黏附能力明显下降，侵袭性增加。在侵袭性肿瘤中经常能够观察到由于出现启动子的高甲基化、蛋白酶体降解、蛋白裂解、基因突变等改变，使E-钙黏合素表达下调或缺失，肿瘤细胞黏附力下降，同时其运动能力增强，继而从原发肿瘤脱落，迁移进入血液循环或淋巴系统。

2．整合素 整合素（integrin）是由α和β两个亚基经非共价键连接形成的钙离子依赖性跨膜异二聚体。目前已发现18种α亚单位和8种β亚单位，它们按不同的方式组合成至少24种整合素。整合素蛋白在调控细胞间连接、细胞迁移、细胞周期进程及凋亡过程中发挥重要作用。其细胞外结构域作为ECM的细胞表面受体发挥功能，配体包括Ⅰ型和Ⅳ型胶原、层黏连蛋白、纤维黏连蛋白等细胞外分子；细胞内结构域通过连接蛋白与肌动蛋白细胞骨架相连，主要介导细胞与细胞、细胞与ECM之间的选择性黏附，并介导细胞与ECM之间的双向信号转导。整合素的表达水平或功能的异常改变均可导致细胞黏附行为的变化，这种变化随肿瘤转移的不同阶段而不同。

3．免疫球蛋白超家族类细胞黏附分子　免疫球蛋白超家族类细胞黏附分子（immunoglobulin superfamily，IGSF）是一组不依赖钙离子的细胞表面糖蛋白，因细胞外配体结合结构域内具有4～6个免疫球蛋白样重复序列而得名，介导细胞间黏附。其中，与肿瘤转移可能有关的分子包括神经细胞黏附分子（N-CAM）、细胞间黏附分子（ICAM）、血管细胞黏附分子-1（VDAM-1）、血小板内皮细胞黏附分子（PECAM）、结直肠癌缺失蛋白（DCC）、癌胚抗原（CEA）等。有研究发现L1CAM受抑制的肿瘤细胞定植转移能力明显下降。

4．选择素　选择素（selectin）是钙离子依赖的细胞黏附分子，为穿膜的糖蛋白，由三个结构域构成：①钙离子依赖的外源凝集素结构域，为配体结合部位；②表皮生长因子样结构域，维持分子的适当构型；③数目可变的补体结合蛋白重复序列。选择素家族中有三个成员：L-选择素、P-选择素和E-选择素（L、P和E分别代表白细胞、血小板和内皮细胞），各成员膜外区有较高的同源性和结构类似性。选择素参与调节血流中的白细胞、血小板和内皮细胞之间的黏附过程。选择素识别的配体都是一些具有唾液酸化路易斯寡糖或类似结构的分子。

5．CD44分子　是一种分布极为广泛的细胞表面跨膜糖蛋白，编码自11号染色体短臂上的*CD44*基因，主要是作为受体识别透明质酸（HA）、胶原蛋白、骨桥蛋白、层黏连蛋白等，参与细胞与细胞、细胞与基质之间的特异性黏附过程。*CD44*基因的表达促进肿瘤细胞的侵袭与转移，其中CD44s（仅含有组成外显子的标准CD44转录子）在人类各种恶性肿瘤普遍存在，CD44v（含有变异性拼接外显子的CD44转录子）在恶性肿瘤组织中阳性表达率高低不一。CD44v可促进肿瘤细胞与血管内皮细胞及细胞外基质的黏附，并通过细胞骨架在肿瘤的发展和转移中起着重要作用。CD44v阳性表达患者较易发生脉管浸润和远处转移，无瘤生存期短，生存率低，预后差。

（二）细胞外基质的降解

细胞外基质（extracellular matrix，ECM）主要包括胶原、弹性纤维、非胶原蛋白（如纤维连接蛋白、波浪蛋白、骨桥蛋白等）、蛋白聚糖、糖胺聚糖等五大类生物大分子，构成了阻碍细胞移动的天然物理屏障，其中最重要是胶原。ECM的降解可形成局部溶解区，形成肿瘤细胞的转运通道，直接导致肿瘤转移的启动。ECM降解酶包括多种蛋白酶，其表达水平往往与肿瘤侵袭、转移潜能呈正相关。蛋白酶又可分为水解C端肽键的外肽酶和水解内部肽键的内肽酶。内肽酶又可分成基质金属蛋白酶（matrix metalloproteinase，MMP）、丝氨酸蛋白酶（serine proteinase）、半胱氨酸蛋白酶（cysteine proteinase）、天门冬氨酸蛋白酶（aspartic proteinase）四类，参与ECM的降解，其中以MMP和丝氨酸蛋白酶中的尿激酶型纤溶酶原激活物（urokinase type plasminogen activator，u-PA）与肿瘤侵袭和转移的关系最为密切。

1．基质金属蛋白酶家族　有26个成员，是降解ECM的主要蛋白酶，因其发挥作用需要Ca^{2+}、Zn^{2+}等金属离子作为辅酶而得名。MMP能降解ECM中的各种蛋白成分，破坏肿瘤细胞周围的组织学屏障，在肿瘤的侵袭和转移中起着关键性作用。其家族成员具有相似的结构，一般由5个功能不同的结构域组成：①疏水信号肽序列；②前肽区，主要作用是保持酶原的稳定，当该区域被外源性酶切断后，MMP酶原被激活；③催化活性区，有Zn^{2+}结合位点，发挥催化作用；④富含脯氨酸的铰链区；⑤羧基末端区，与酶的底物特异性有关。同一种MMP可降解多种细胞外基质成分，而某一种细胞外基质成分又可被多种MMP降解，但不同酶的降解效率不同。根据作用底物及片断同源性将MMP分为5类：降解Ⅳ型胶原蛋白的胶原酶（MMP-1、-8、-13、-18）、降解基底膜和ECM的明胶酶（MMP-2、-9）、间质溶解素（MMP-3、-7、-10）、膜型MMP（MMP-14、-15、-16）和其他分泌型MMP（MMP-4、-5、-6、-20）。组织金属蛋白酶抑制物（tissue inhibitor of metalloproteinase，TIMP）抑制MMP的作用。

2．纤维蛋白溶酶原激活物　纤溶酶原激活物（plasminogen activator，PA）分为尿激酶型（u-PA）和组织型（t-PA）两种，t-PA主要进行血栓的溶解，而u-PA则主要是介导组织重塑过程。二者是丝氨酸蛋白酶类中与肿瘤侵袭和转移最为密切的两种酶，可激活纤维蛋白溶酶原转变为纤溶酶，降解ECM。大量研究表明，u-PA在肺癌、结肠癌、脑肿瘤等中有明显的过度表达现象。此外，肿瘤淋巴结转移与 u-PA 的水平呈显著正相关。

（三）肿瘤细胞运动性增强

肿瘤细胞必须具有活跃的运动能力才能穿透瘤体周围 ECM，穿入或穿出血管壁基底膜，侵袭宿主组织及血管，最终形成转移灶。肿瘤细胞的运动包括细胞骨架的动态变化、细胞 - 间质的相互作用、局部蛋白分解、肌动 - 肌凝蛋白收缩等。

1．上皮 - 间质转化 正常上皮细胞具有极性，细胞间相互紧密连接，无运动能力；而间质细胞不存在稳定的细胞间连接，具有移动能力。上皮 - 间质转化（epithelial-mesenchymal transition，EMT）是指上皮细胞通过特定程序在形态学上发生向成纤维细胞等间质细胞的转变，同时获得间质细胞样特性，并具备迁移能力。上皮 - 间质转化在胚胎发育、慢性炎症、组织重建等方面发挥着重要作用。

上皮 - 间质转化在肿瘤的发生和发展、特别是在肿瘤的侵袭和转移过程中发挥着关键作用，主要是使静止的内皮细胞转变为有运动能力的细胞，是上皮细胞来源的恶性肿瘤细胞获得侵袭和转移能力的重要生物学过程。发生上皮 - 间质转化的上皮细胞在经历短暂的结构改变后，细胞变形，极性丧失，与周围细胞和基质的接触减少，细胞间的紧密连接消失，细胞内肌动蛋白细胞骨架断裂，细胞黏附能力下降，迁移和运动能力增强。同时上皮细胞表型如 E- 钙黏合素和角蛋白（keratin）等分子表达逐渐消失，而间质细胞相关表型如波形蛋白（vimentin）、N- 钙黏合素、纤维连接蛋白（FN）等表达增加，这种转化是瞬时和可逆转的。转化生长因子 β（transforming growth factor，TGF-β）、肝细胞生长因子（hepatocyte growth factor，HGF）、胰岛素样生长因子（insulin-like growth factor，IGF）等和跨膜受体结合，激活 RAS-MAPK 和 WNT 等几条信号转导通路，抑制 E- 钙黏合素的转录（或转换为 N- 钙黏合素），激活 Snail、Slug、NF-κB 和 Twist 的转录，调控上皮 - 间质转化发生过程。研究显示 Slug 是生存期较短的大肠癌的独立预后指标。乳腺癌患者中 Twist 和 Snail 的表达水平均升高，预后不良。

2．趋化因子 趋化因子（chemotactic factor）是一组由组织细胞和炎症细胞分泌的小分子细胞因子，通过与细胞膜上的特异性受体结合，选择性诱导中性粒细胞、单核巨噬细胞、淋巴细胞等定向迁移和在组织内聚集。趋化因子能影响肿瘤细胞的存活、黏附，刺激肿瘤细胞生长和血管形成，进而促进肿瘤的侵袭和转移。目前已鉴定出 50 余种趋化因子和至少 20 种趋化因子受体。根据氨基酸 N 端半胱氨酸残基的不同，趋化因子可分为 CXC、CC、C 和 CX_3C 四型，其中 C 为半胱氨酸，X 为任意氨基酸。趋化因子受体属于 7 次跨膜的 G 蛋白偶联受体超家族，在肿瘤的侵袭、转移中起主要作用的趋化因子受体包括 CXCR2、CXCR4、CCR2 和 CCR7。其中 CCR7 主要在淋巴结转移中发挥作用；CXCR2 主要参与血管的生成；CXCR4 过度表达最为常见，在乳腺癌、卵巢癌、前列腺癌、胰腺癌、非小细胞肺癌等多种肿瘤的转移中发挥关键作用。

3．细胞运动因子 肿瘤细胞本身分泌的自分泌运动因子（autocrine motility factor，AMF）及其他一些细胞生长因子如表皮生长因子（EGF）、胰岛素样生长因子（IGF）、肝细胞生长子（HGF）、转化生长因子（TGF）等影响肿瘤细胞表面受体的分布，启动并维持肿瘤细胞的运动和定向迁移。

4．细胞骨架的动态变化 Rho 家族蛋白（包括 RhoA、RhoB、RhoC）是 RAS 超家族中最早被克隆出来的一组三磷酸鸟苷（GTP）结合蛋白，具有 GTP 酶活性，因此称为 Rho GTP 酶。Rho GTP 酶是细胞内多条信号转导通路的关键分子，在细胞信号转导过程中发挥着“分子开关”作用，与肿瘤的发生、侵袭、转移和肿瘤新生血管形成也密切相关。Rho GTP 酶可以调节细胞骨架的重塑，引起纤维收缩和肌动蛋白丝的延长，为细胞迁移提供动力。

（四）肿瘤血管生成

肿瘤转移依赖于新生血管生成。当肿瘤直径超过 1 mm 时，肿瘤细胞就会释放血管生成因子，刺激周围成熟的血管通过出芽的方式形成新的血管以维持足够的氧气和营养需求。血管生成因子包括血管内皮细胞生长因子（VEGF）、血小板源性生成因子（PDGF）、碱性成纤维细胞生长因子（bFGF）、表皮生长因子（EGF）、转化生长因子（TGF-β）、肝配蛋白（ephrin）、胰岛素样生长因子（IGF）等，其中以 VEGF 作用最强。VEGF 能促进血管内皮细胞分裂、增殖、迁移，诱导血管生成。目前发现肾癌、卵巢癌、乳腺癌、肝癌、胃癌、黑色素瘤及胚胎组织性肿瘤中均有VEGF的过度表达，而且，VEGF的表达与多种肿瘤的分级、分期和预后密切相关。

（五）miRNA、lncRNA与肿瘤侵袭和转移

miRNA是近年来发现的一类长度为18～24个核苷酸的单链非编码小分子RNA，在细胞增殖、分化、凋亡及肿瘤的发生、侵袭和转移中发挥重要作用。miRNA可以通过与靶mRNA互补位点的结合，在转录后水平调控靶基因的表达水平，从而影响肿瘤细胞的侵袭和转移。每个miRNA可以有多个靶基因，而几个miRNA也可以调节同一个基因。目前已知有20多种miRNA可影响肿瘤的侵袭和转移，包括促进转移的miR-10b、miR-9、miR-21、miR-143、miR-182、miR-183、miR-373、miR-520c及抑制转移的miR-335、miR-126、miR-31、let-7、miR-205、miR-206、miR-200家族（miR-200a/b/c、miR-141、miR-429）、miR-146a/b等。miR-10b、miR-9、miR-200家族在调控上皮-间质转化过程中发挥重要作用。例如，miR-10b的表达受到Twist的调控，是Twist诱导上皮-间质转化的关键因子，其机制是抑制RhoC介导的促转移抑制剂HOXD10。miR-9可以激活β-catenin信号通路，并且促进VEGF的表达，上调E-钙黏合素的表达。miR-200家族通过抑制ZEB1和ZEB2，下调E-钙黏合素，促进上皮-间质转化的发生。其他抑制远处播散的miRNA，如miR-335可以抑制促侵袭、转移的靶基因SOX4和TNC，而miR-125可以抑制所有肿瘤的生长和增殖。目前miRNA在肿瘤网状基因调控中的作用尚未完全阐明。

lncRNA是近年来研究的热点，指长度大于200个核苷酸的非编码RNA。lncRNA不编码蛋白质，但在细胞生长、分化、增殖等的调控过程中发挥重要作用。研究表明，HOTAIR、MALAT1、LET、H19、CCAT2、NKILA、lncRNA-ATB、Tre-lncRNA等多种lncRNA分子主要通过调控肿瘤的细胞周期、促进上皮-间质转化的发生、促进血管生成、降低细胞间的黏附性等方面调控肿瘤的转移过程。人们对lncRNA的认识才刚刚开始，大量的问题还需进一步阐明。

（六）与侵袭和转移相关的主要基因

肿瘤的侵袭和转移受到多种基因的调控，其机制十分复杂，许多生物学过程尚未阐明。涉及的相关基因在不同环节上起到促进或抑制肿瘤侵袭和转移的独特作用。肿瘤转移基因是指其表达和变异能够促进肿瘤转移的基因，主要有*MTS1*、*TIAM1*、*MTA1*、*FAK*、*RhoC*等。肿瘤转移抑制基因是指其表达和变异能抑制肿瘤细胞的转移表型形成的基因，主要包括*NM23*、*KAI-1*、*KISS-1*、*BRMS-1*、*MKK4*、*RECK*、*TSLC1*等。

四、微环境与肿瘤的侵袭和转移

肿瘤细胞无限增殖，就需要不停地建立适宜自己生长的外部组织环境。肿瘤微环境（microenvironment）由基质细胞及多种肿瘤自分泌及旁分泌的细胞因子构成，主要包括成纤维细胞、内皮细胞、外周细胞、脂肪细胞、树突状细胞、肿瘤相关巨噬细胞、免疫细胞、肥大细胞、造血祖细胞等。微环境对肿瘤的发生、发展、侵袭、转移、靶器官选择、血管生成等产生关键影响。

1．种子土壤学说　Stephen Paget在1889年提出“种子土壤学说”，认为肿瘤转移是具有转移能力的肿瘤细胞（“种子”）在适宜的器官微环境（“土壤”）中生长和发展的结果。该假说受到大量实验证据的支持。微环境与肿瘤细胞相互作用，形成内稳态，提供了肿瘤生存、增殖的土壤。微环境对肿瘤转移的器官选择起到主导作用。目前该学说的发展如下。①肿瘤的异质性（heterogeneity）：肿瘤由含有不同生长速度、血管生成、侵袭及转移能力的细胞亚群构成。②转移是个选择性过程：原发肿瘤中只有一些特定细胞亚群才能完成转移过程。③微环境与肿瘤细胞相互作用：特定的微环境促进肿瘤细胞的侵袭、转移行为。

2．低氧与侵袭、转移　当肿瘤的生长速度超过氧气和营养供应的速度时，低氧（hypoxia）就会发生。因此，实体肿瘤中普遍存在着低氧的微环境。低氧的存在既可以导致部分肿瘤细胞因缺乏营养而死亡，同时，低氧又可以筛选出具有凋亡抵抗、基因组不稳定的细胞亚群发生快速的突

变适应，并直接增加涉及葡萄糖及能量代谢、血管生成、细胞存活、侵袭、转移等相关基因的表达，产生侵袭力和生存能力更强的细胞亚群。

低氧诱导因子-1和2（HIF-1、HIF-2）是介导低氧信号通路的核心分子。HIF-1和HIF-2由调节表达的亚基α和持续表达的亚基β组成，在常氧下，HIF-α仅有微弱表达，而在低氧情况下，其在细胞内积聚，转运入核与HIF-β形成二聚体，激活包含低氧反应元件（hypoxia-response element，HRE）的靶基因，启动对缺血、缺氧的调节和适应。肿瘤细胞的适应性调节主要表现在以下两个方面：①诱导VEGF表达明显上调，刺激肿瘤血管生成，增加氧气和营养的供应；②无氧糖酵解明显增加，即瓦尔堡（Warburg）效应，成为肿瘤细胞主要的能量获取方式。但同时无氧糖酵解导致乳酸大量堆积，形成酸性微环境，有利于肿瘤的转移。

3．炎症微环境　近年来，炎症和肿瘤发生、发展的关系越来越受到重视。研究表明，持久存在的、不受机体调控的炎症将会促进肿瘤的发生。而已形成的肿瘤细胞能够分泌各种细胞因子和趋化因子募集炎症细胞，营造有利于肿瘤生长的炎症微环境，包括肿瘤相关巨噬细胞（TAM）、树突状细胞和淋巴细胞的炎症细胞可以诱导产生肿瘤生长因子（FGF、PDGF、TGF-β）、血管生成因子（VEGF）、炎症趋化因子、基质降解酶（MMP-9、u-PA）等，构成肿瘤发生、发展的微环境，促进肿瘤细胞的生长、运动、迁移和生存，促进肿瘤新生血管形成，抑制机体抗肿瘤免疫和影响化疗药物对肿瘤细胞的作用。

4．肿瘤干细胞　肿瘤干细胞（cancer stem cells，CSC）是肿瘤细胞群体中具有自我复制更新、多向分化、无限增殖能力的细胞亚群，是维持肿瘤生长和肿瘤复发转移的根源。目前已从包括乳腺癌、肝癌、大肠癌、前列腺癌、胃癌、肺癌、胰腺癌等多种实体瘤中分离出具有干细胞特征的细胞亚群。有学者推测，肿瘤干细胞中存在着一部分具有高度转移性的干细胞，如在胰腺癌中，只有CXCR4^{+}/CD133^{+}的肿瘤干细胞才能发生转移。肿瘤微环境促进肿瘤干细胞表型表达，启动肿瘤转移的发生。由于干细胞对放疗不敏感，对化疗耐药，因此也是肿瘤复发和转移的主要原因。

五、侵袭和转移的器官选择性

不同类型肿瘤的转移具有明显的器官选择性。乳腺癌容易发生骨、肺、肝、脑转移，大肠癌易发生肝转移，前列腺癌最易转移至骨，卵巢癌更常发生网膜转移。器官选择性从解剖学角度解释是因为某些脏器的解剖特点，如肺和肝血管丰富，加之特殊的静脉血循环及区域淋巴结的引流，常常成为全身转移最常见部位。但仅用解剖特点难以解释肿瘤转移的器官选择性。

目前认为靶器官的微环境和肿瘤细胞的相互作用对转移瘤的形成至关重要。①在肿瘤细胞到达靶器官之前，会释放出许多细胞因子，激活骨髓来源的造血干细胞，这些细胞会先于肿瘤细胞到达靶器官，形成转移前壁龛（premetastatic niche），募集细胞因子、生长因子及黏附分子，营造一个适宜于转移癌细胞生存及增殖的微环境，迎接肿瘤细胞的到来。②侵入的转移细胞必须具备在新的部位形成新病灶的能力。

总之，肿瘤转移是恶性肿瘤的本质特征，一旦发生转移，往往不能根治。肿瘤转移涉及多个基因，是一个多步骤的过程。种子土壤学说、肿瘤干细胞学说、上皮-间质转化等理论相互联系、互相影响，多种因素均参与其中，构成了自我促进、阳性筛选的交互信号网络。对肿瘤转移机制的研究将促进临床治疗的进展。

第五节　肿瘤对机体的影响

一、局部影响

原发肿瘤、区域性转移淋巴结或远处转移病灶在局部生长、浸润、占位，造成局部压迫、阻塞，可引起周围正常组织结构破坏和功能障碍，产生不同的症状和体征，可伴有出血、感染、疼痛等。

疼痛是一种令人不快的感觉和情绪上的感受，伴随有现存的或潜在的组织损伤。疼痛是肿瘤患者常见的症状之一，持续的疼痛，往往会引起患者焦虑、抑郁、乏力、失眠、食欲减退等症状，严重影响患者的生活质量。60% ～ 80% 的晚期肿瘤患者伴有不同程度的疼痛。疼痛的产生原因是肿瘤直接侵犯或压迫局部组织或神经、转移累及骨等组织，可分为伤害感受性疼痛（包括躯体痛和内脏痛）和神经病理性疼痛。

二、全身影响

肿瘤对全身的影响包括肿瘤热、恶病质和免疫抑制等，全身表现往往不是由肿瘤直接引起，而是由肿瘤间接产生的，严重时会导致死亡。

1．肿瘤热　肿瘤患者如发热相当一部分是由于并发感染。然而有许多患者在经过全面检查后仍找不到发热的原因，这种发热与肿瘤相伴发，肿瘤进展时体温升高，肿瘤控制后消退，称为肿瘤热。其特点有：①间歇性发热，热型多为不规则热或弛张热，体温在 38℃左右，往往不超过 40℃。②发热中毒症状不明显，较少出现相应的心动过速。③血常规检查常正常，抗感染治疗无效，使用萘普生、吲哚美辛等非甾体抗炎药常有效。肿瘤热的发病机制尚未完全明了，可能与以下因素有关：①肿瘤组织坏死产生肿瘤坏死因子（TNF），属内源性致热原，引起发热。②机体由于免疫反应，引起免疫活性细胞分泌白细胞介素 -2（IL-2）等，也属内源性致热原，引起发热。③肿瘤细胞本身分泌的一些活性物质也属于内源性致热原。

2．恶病质（cachexia）　约 80% 的终末期肿瘤患者存在恶病质，主要表现为厌食、明显消瘦、贫血、乏力、低蛋白血症，最终因衰竭而死亡。其机制包括白细胞介素、干扰素、肿瘤坏死因子等细胞因子作用于糖、蛋白质、脂肪的代谢，导致能量代谢紊乱，无氧糖酵解增强，蛋白质合成减少及分解加速，脂肪消耗及肌肉分解。

3．免疫抑制　肿瘤患者广泛存在免疫抑制，包括细胞免疫和体液免疫抑制，临床表现为患者易受细菌、病毒、真菌等病原体的感染。免疫抑制的机制不完全明确，可能由肿瘤细胞分泌免疫抑制因子及免疫增强因子释放受限所致。

4．贫血　恶性肿瘤伴发贫血非常普遍，多数是由于肿瘤并发出血、骨髓受侵或化疗引起的骨髓抑制。

5．副瘤综合征　副瘤综合征（paraneoplastic syndromes，PNS）是指由于肿瘤产生的生物活性物质对正常组织产生免疫交叉反应，或异位分泌的激素、肽类、细胞因子等所造成的间接效应，引起神经、内分泌、血液、皮肤、骨关节等系统出现相应的临床表现。这些表现非原发灶或转移灶所在部位直接引起，而是通过远隔效应间接引起。恶性肿瘤约 8% 会发生副瘤综合征，小细胞肺癌最常发生，其次是淋巴瘤、胸腺瘤、妇科肿瘤及乳腺癌等。副瘤综合征的发展一般与肿瘤的进程平行，肿瘤控制后好转或消失；但部分肿瘤特别是神经系统的肿瘤其副瘤综合征往往存在固有病程。各系统常见的副瘤综合征如下。①神经系统：亚急性小脑病变、重症肌无力、癌性肌无力等；②皮肤、肌肉和骨骼系统：黑棘皮病、离心性环形红斑、匐行性回状红斑、皮肌炎、肥大性骨和关节病变等；③血液系统：红细胞增多症、白细胞增多症、血栓性静脉炎和血栓形成等；④泌尿系统：膜性肾小球肾炎、膜增殖性肾小球肾炎等；⑤内分泌系统：库欣综合征、低血糖症、高肾素血症（高血压）等；⑥类癌综合征等。

（赵君慧　姜　军）

参考文献

[1] 吴铃，叶健文，林舟．卵巢浆液性腺癌中抑癌基因 WWOX 和 PTEN 的表达及临床意义．中外医疗，2017，36（33）：23-24，27．

[2] 权明明，陈珍珍，戴岳楚，等．甲状腺乳头状癌中 FHL1 基因的表达及临床意义．中国现代医生，2017，55（32）：5-7，11．

[3] 崔敏虎，郑敬允．乙型肝炎病毒相关性肝癌发病机制的研究进展．中外医疗，2017，36（28）：193-195．

[4] Weng M，Pi J，Tan B，et al．Area deprivation and liver cancer prevalence in Shenzhen，China：A spatial approach based on social indicators．Social Indicators Research，2017，133（1）：1-16．

[5] OA J，Gopi M，NS J，et al．Molecular diversity of Hepatitis B virus（HBV）x gene：A preliminary report from Kerala International．Journal of Infectious Diseases，

2016，45：451.
[6] 曾益新. 肿瘤学. 4版. 北京：人民卫生出版社，2014.
[7] 张贺龙，刘文超. 临床肿瘤学. 西安：第四军医大学出版社，2016.
[8] Hanahan D，Weinberg RA. Hallmarks of cancer：the next generation. Cell，2011，144（5）：646-674.
[9] 汤钊猷. 现代肿瘤学. 3版. 上海：复旦大学出版社，2011.
[10] Klein CA. Parallel progression of primary tumours and metastases. Nat Rev Cancer，2009，9（4）：302-312.
[11] 詹启敏. 恶性肿瘤侵袭与转移. 合肥：安徽科学技术出版社，2011.
[12] 魏于全，赫捷. 肿瘤学. 2版. 北京：人民卫生出版社，2015.
[13] 孙燕，石元凯. 临床肿瘤内科手册. 6版. 北京：人民卫生出版社，2015.

第十六章

糖代谢紊乱

糖不仅是人体的主要能量来源，也是结构物质的重要组成部分。正常情况下，机体内在调节系统能够使糖代谢处于平衡状态，血糖变化限定在一定的生理范围（3.89 ~ 6.11 mmol/L）。机体调节糖代谢的内分泌激素中，胰岛β细胞分泌的胰岛素是体内唯一的降血糖激素，它能增强靶细胞对葡萄糖的摄取利用，同时促进糖原、脂肪、蛋白质的合成，而胰高血糖素、肾上腺素、糖皮质激素和生长激素等均能使血糖水平升高。当机体发生糖代谢紊乱时，可出现高血糖症（血糖浓度过高）或低血糖症（血糖浓度过低）。

第一节 概 述

一、糖的主要生理功能

食物中的糖类（淀粉、糖原、蔗糖和乳糖等）在肠道消化成为单糖后被吸收，然后由血液运送到全身各组织器官，供细胞利用或糖原合成。糖的主要生理功能是氧化供能，每克糖完全氧化可释放 16 750 J（4 kcal）能量。糖也是细胞及组织的重要组成成分，由糖和蛋白质结合形成的糖蛋白是某些激素、酶、凝血因子和抗体的重要组成成分，细胞膜上某些激素受体、离子通道等也是糖蛋白；由氨基多糖和蛋白质结合形成的蛋白多糖是结缔组织基质的主要成分；而糖和脂类结合形成的糖脂是神经组织和生物膜的重要组分。糖在体内还可以转化成为脂肪、非必需氨基酸，并以核糖形式参与核酸的组成。糖占人体干重的 2%，因此，糖既是人体重要的供能物质，又是人体重要的组成成分之一。

二、血糖的来源、去路及调节

血糖主要是指血液中的葡萄糖。全身各组织都从血液中摄取葡萄糖以氧化供能，特别是脑、肾、视网膜、红细胞等组织合成糖原能力极低，几乎没有糖原贮存，必须不断由血液供应葡萄糖。当血糖浓度异常时，会严重妨碍这些组织的能量代谢，从而影响它们的功能，所以维持血糖浓度的相对恒定有着重要的临床意义。肝、激素和神经对血糖有调节作用，使血糖的来源和去路达到动态平衡。

（一）血糖的来源

食物中的糖类物质经消化、吸收入血，这是血糖的主要来源；肝贮存的糖原分解成葡萄糖入血，这是空腹时血糖的直接来源；禁食情况下，以甘油、某些有机酸及生糖氨基酸为主的非糖物质，通过糖异生作用转变成葡萄糖，以补充血糖。

（二）血糖的去路

葡萄糖在各组织细胞中氧化分解供能，这是血糖的主要去路；进餐后，肝、肌肉等组织可将葡萄糖合成糖原，糖原是糖的贮存形式；葡萄糖可转变为非糖物质，如脂肪、非必需氨基酸等，还可转变成其他糖及糖衍生物，如核糖、脱氧核糖、氨基多糖、糖醛酸等；当血糖浓度高于 9.0 mmol/L（160 mg/100 ml）时，则随尿排出，即尿糖。尿糖多见于某些病理情况，如糖尿病等。

（三）血糖的调节

正常人的血糖维持在较稳定的水平，这是体内多种因素参与调控的结果，这些调控受外界环境和病理因素的影响。

1．肝的调节 肝是调节血糖浓度的主要器官，它具有参与糖代谢的各种酶类。当血糖浓度升高时，肝通过肝糖原的合成、糖的氧化分解、将血糖转化为其他非糖物质或其他糖类使血糖浓度降低；而当血糖浓度偏低时，肝可通过肝糖原分解、糖异生途径合成葡萄糖，以及将其他单糖转化为葡萄糖来提高血糖水平。

2．激素的调节 胰岛素主要调节葡萄糖的合成代谢，是机体内唯一的降糖激素。胰岛素可促进组织、细胞对葡萄糖的摄取和利用，加速葡萄糖合成为糖原贮存于肝和肌肉中；胰岛素还可抑制糖异生，促进葡萄糖转变为脂肪酸贮存于脂肪组织。这些作用导致血糖水平下降。与胰岛素的作用相反，胰高血糖素具有很强的促进糖原分解和糖异生作用，使血糖水平明显升高；胰高血糖素还可激活脂肪酶，加速脂肪动员和氧化供能，促进脂肪分解，减少组织对糖的利用，进一步使血糖升高。此外，儿茶酚胺、肾上腺素、生长激素和糖皮质激素也可通过增强糖异生和促进糖原分解而影响血糖水平，但在生理性调节中它们的作用仅居次要地位。

3．神经系统的调节　神经系统可通过对肝的直接作用，从而调节机体血糖浓度，这种作用比激素的作用更迅速。刺激下丘脑的腹内侧核或内脏神经，可促进肝糖原分解，同时糖异生增加，血糖升高；刺激下丘脑的外侧核或迷走神经，则肝糖原合成增加，糖异生减少，血糖浓度降低。

此外，交感神经和副交感神经也能调节激素分泌，影响血糖浓度。当血糖浓度过低时，交感神经兴奋，使肾上腺髓质分泌肾上腺素及去甲肾上腺素增多，抑制胰岛素分泌，从而使血糖浓度升高。当血糖浓度过高时，副交感神经兴奋，使胰岛素分泌增加，最终达到降低血糖浓度的目的。

综上所述，机体依靠肝、激素及神经系统的调节作用，使血糖稳定在正常范围内。若其中任何一个环节发生障碍，则导致血糖过高或过低而对机体产生不良影响。

三、缺氧对糖代谢的影响

缺氧（hypoxia）是因组织的氧气供应不足或用氧障碍，而导致组织的代谢、功能和形态结构发生异常变化的病理过程。缺氧是临床各类疾病中常见的病理过程，心、脑等重要生命器官的缺氧是导致机体死亡的重要原因。

高原环境具有低压、低氧、低温等特征，这些环境因素可导致机体生理代谢发生改变。随着人们对健康的需求提升和我国糖尿病患病率增加，进入高原或长期生活于高原的人群，低氧环境对其代谢及血糖水平的影响已受到特别关注。低海拔健康人群进入高原地区及类似的低压、低氧环境下，他们的空腹血糖在短期内（1 ~ 9 d）超过了未进入前的水平且呈增高趋势，随着居留时日延长（10 ~ 90 d），其血糖水平又逐渐恢复正常甚至低于暴露于低氧环境前。这一现象反映出机体对生存环境发生改变后的生理反应过程，即早期的应激（stress）和延后的习服（acclimatization）。低氧应激的严重性常取决于缺氧的程度或海拔高度（海拔≥ 3500 m）。高原低氧环境作为应激原（stressor）引起一系列神经内分泌的变化，最主要的是蓝斑 - 去甲肾上腺素能神经元或交感 - 肾上腺髓质轴和下丘脑 - 垂体 - 肾上腺皮质轴的强烈兴奋，儿茶酚胺（catecholamine）和皮质醇（cortisol）的升高，这种应激反应对血糖水平的调节会产生如下效应。

（一）急性低氧应激对糖代谢的影响

急性低氧环境下，糖代谢的调节机制主要包括：①机体通过降低外周组织对能量的利用，以保证心、脑等主要脏器的能量供应，此时胰岛 β 细胞分泌胰岛素减少，血糖水平升高。②低氧应激时，应激反应诱发胰岛素抵抗，使交感 - 肾上腺髓质轴、垂体 - 肾上腺皮质轴功能增强，糖皮质激素和儿茶酚胺等激素释放增多，肝糖原分解作用增强，血糖升高；脂肪利用增多，血液中游离脂肪酸增多，外周组织对葡萄糖摄取减少，从而诱发胰岛素抵抗。③葡萄糖刺激是胰岛素分泌的主要机制，葡萄糖经葡萄糖转运体（glucose transporter，GLUT）进入胰岛 β 细胞内，细胞膜上 ATP 敏感钾通道开放，导致膜去极化，电压门控钙通道开启，Ca^{2+} 内流，引起胰岛素分泌。因此，低氧应激早期，会影响胰岛素释放。④低氧应激反应时，机体通过增加血红蛋白和刺激红细胞生成来增加血氧容量。在细胞内，通过激活低氧诱导因子 -1（hypoxia-inducible factor-1，HIF-1）和腺苷酸活化蛋白激酶（5′ -AMP activated protein kinase，AMPK）使有氧能量代谢向无氧酵解方向移动，以保证细胞能量需求，进而改善应激反应，使血糖水平恢复正常。因此，在初入高原时，由于机体对低氧环境应激，导致血糖水平升高。

（二）长期低氧适应对糖代谢的影响

长期低氧情况下，机体通过增强对糖的摄取、利用及氧化能力来维持内环境的稳定。慢性低氧适应下，糖代谢的调节机制主要包括：①机体供氧不足，AMP/ATP 比值降低，腺苷酸环化蛋白激酶作为能量代谢变化的感受器被激活，对骨骼肌糖代谢直接发挥调节作用，增加骨骼肌中葡萄糖的转运，直接参与糖酵解调节，抑制糖原合成和糖异生，增加机体对葡萄糖的利用，降低血糖。②葡萄糖主要由细胞膜上的GLUT介导进入细胞内，因此GLUT的表达量和转运能力直接影响葡萄糖的跨膜转运。长期低氧适应，GLUT基因表达和转运能力增强，同时低亲和力的GLUT被激活向细胞膜转位，使组织细胞摄取葡萄糖的能力增强，降低血糖。GLUT主要受胰岛素-胰岛素受体信号分子的调节，转位于细胞膜上发挥生理效应。③长期低氧适应可诱导胰岛素水平代偿性升高，胰岛素与胰岛素受体的结合可以动员处于囊泡内的GLUT向细胞膜转位，使细胞膜上GLUT的密度增加，葡萄糖转运能力增强，从而发挥降低血糖的作用。

目前，对于慢性低氧适应下的空腹血糖水平生理性下调的机制尚不完全清楚，研究显示，高原人群静脉葡萄糖耐量（intravenous glucose tolerance，IVGT）、口服葡萄糖耐量（oral glucose tolerance，OGT）、动静脉葡萄糖差值和胰岛素敏感性都好于低海拔人群，高原人群心肌葡萄糖摄取明显增高，提示慢性低氧适应增强了肌体对葡萄糖的利用，其机制可能与HIF-1、AMPK上调GLUT的表达水平有关。由于高原人群与平原人群基础代谢率基本一致，因此，长期高原低氧下血糖水平的下降可能是机体对外在环境总体适应的结果。

第二节 高血糖症

高血糖症（hyperglycemia）是指患者血中葡萄糖的含量长期持续超出正常水平，以空腹血糖水平高于7.0 mmol/L（125 mg/dl）及餐后2 h血糖高于11.1 mmol/L（200 mg/dl）为诊断标准。高血糖症包括生理性高血糖和病理性高血糖，病理性高血糖常见于糖尿病（diabetes mellitus，DM）。

大约在公元50年，古罗马医生Aretaeus首先描述了多饮、多尿的症状，并命名为“diabetes”。1775年，Cullen应用化学分析方法研究发现，患者尿中含有葡萄糖，至此才在“diabetes”后加了一个形容词“mellitus”，从此“糖尿病”（diabetes mellitus）病名才得以确定下来。此后，有科学家提出饮食控制来治疗糖尿病的观点，但直到1859年才有学者发现糖尿病的主要特点是血糖升高。1889年，德国医生和俄国病理学家实验证实：切除狗的胰腺可导致糖尿病，于是科学家们开始重视胰腺与糖尿病的直接关系。1921年，加拿大医生Banting等成功从动物胰腺中提取出胰岛素（insulin），并应用于临床，至此，胰岛素在糖尿病发生、发展过程中的重要作用才逐渐被医学界认识。而其后于1965年，中国、美国、前联邦德国三家实验室分别独立成功进行了胰岛素化学合成，对糖尿病及其并发症的防治起到了重要作用。近10年来，随着分子生物学技术进展，胰岛素的作用和胰岛素抵抗（insulin resistance，IR）的分子机制逐渐被揭示。循证医学的结果显示，严格控制血糖可以减少各种慢性并发症。1991年，WHO和国际糖尿病联盟（International Diabetes Federation，IDF）决定将11月14日定为世界糖尿病日，旨在引起全世界对糖尿病的关注和重视。

一、病因和发病机制

生理性高血糖常见于运动、情绪激动、饮酒等引起交感神经系统兴奋和应激情况下肾上腺素等分泌增加，从而导致血糖浓度升高，出现短暂性尿糖；或一次摄入大量糖，致血糖迅速升高，出现饮食性尿糖。生理情况下的暂时性高血糖及尿糖，若空腹血糖正常，则无更多的临床意义。病理性高血糖常见于糖尿病，主要由胰岛素和胰高血糖素分泌紊乱及功能缺陷引起。此外，其他疾病也可导致病理性高血糖（图16-1）。

（一）胰岛素分泌减少

胰岛β细胞占胰岛细胞的60%～70%，主要分泌胰岛素，胰岛β细胞的数量和分泌功能正常是调控和稳定血糖水平的基本条件。任何引起胰岛β细胞结构破坏和功能紊乱的因素，均可导致胰岛素分泌障碍，使血液中胰岛素含量降低，出现高血糖症。目前，已发现与胰岛β细胞损伤有关的因素有免疫因素、遗传因素及环境因素等。

1．免疫因素 胰岛β细胞的进行性免疫损伤

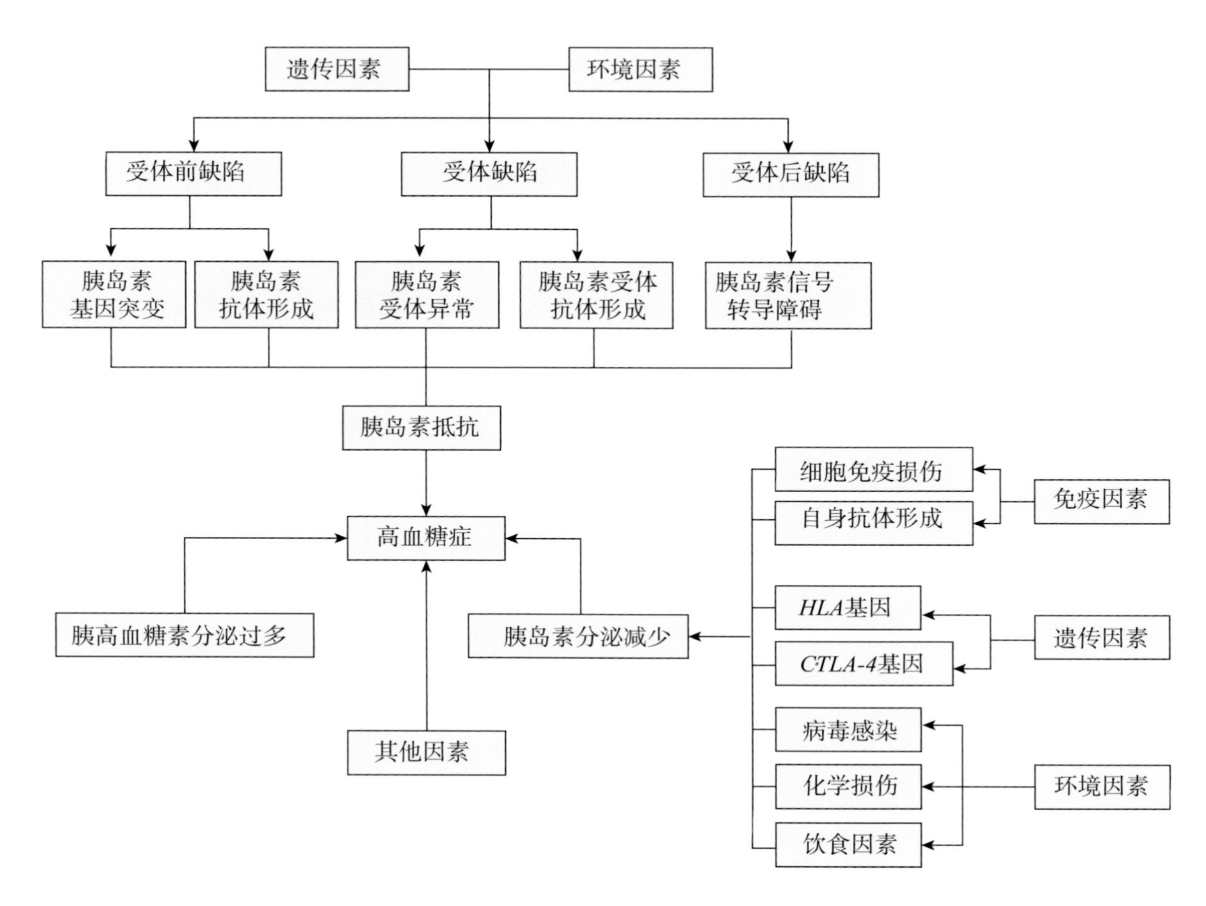

图 16-1 高血糖症发生的机制

可直接导致胰岛素分泌不足，其中 90% 是由细胞免疫介导的。

（1）细胞免疫损伤：细胞免疫异常在胰岛自身免疫性损伤过程中尤为重要。T 细胞、B 细胞、巨噬细胞、粒细胞和 NK 细胞均参与了炎症反应。激活的 T 细胞、巨噬细胞释放多种细胞因子，在胰岛 β 细胞损伤中起重要作用，如白细胞介素 -1（IL-1）能抑制胰岛 β 细胞分泌胰岛素；肿瘤坏死因子（TNF）和干扰素（IFN-γ）两者共同作用，可诱导 β 细胞表面的Ⅱ类抗原表达，导致胰岛 β 细胞损伤。此外，胰岛细胞抗体（islet cell antibody，ICA）还可启动补体依赖的或抗体依赖的细胞毒性（cellular cytotoxicity）作用，导致胰岛 β 细胞炎症损伤。上述各种细胞因子的协同作用，进一步恶化胰岛 β 细胞自身免疫性损伤，并放大破坏性的炎症反应。胰岛的炎症反应使胰岛 β 细胞的功能逐渐丧失，胰岛 β 细胞数量逐减少，胰岛素分泌逐渐降低，最终导致高血糖的发生。

（2）自身抗体形成：胰岛自身抗体的产生可直接导致胰岛 β 细胞的损伤，其中起主要作用的抗体包括胰岛细胞抗体（islet cell antibody，ICA）、胰岛素自身抗体（autoantibody to insulin，IAA）、抗谷氨酸脱羧酶抗体（antibody to glutamic acid decarboxylase，GADA）、抗酪氨酸磷酸酶抗体（antibody to tyrosine phosphatases，IA-2）等，这些抗体可作为胰岛 β 细胞自身免疫损伤的标志物。自身抗体形成的可能机制为多种因素导致抗原错误提呈至辅助性 T 细胞（T helper cells），产生针对胰岛 β 细胞的特异性抗体，大量胰岛 β 细胞出现自身免疫性损伤。

2．遗传因素　某些相关基因突变可促发或加重胰岛 β 细胞自身免疫性损伤。

（1）主要组织相容性复合体（major histocompatibility complex，MHC）：人 MHC 为位于 6 号染色体上的人类白细胞抗原（human leukocyte antigen，HLA），HLA 突变对胰岛素分泌障碍具有促进作用。HLA 等位基因突变对胰岛 β 细胞免疫耐受性的损伤有决定性作用，而胰岛 β 细胞免疫耐受性的选择性丧失，可使其易于受到环境因素与特殊细胞膜抗原的相互作用的影响，进而发生自身免疫性损伤。

（2）细胞毒性T细胞相关性抗原4（cytotoxic T lymphocyte-associated antigen-4，*CTLA-4*）基因：该基因编码T细胞表面的一个受体，该受体参与多种T细胞介导的自身免疫紊乱、T细胞增生和T细胞凋亡，*CTLA-4*基因外显子1第49位存在A/G多态性。*CTLA-4* 49/G与高滴度的谷氨酸脱羧酶抗体（GADA）及残存胰岛β细胞功能存在相关性。*CTLA-4* 49/A的多态性表达可激活各种T细胞，导致胰岛β细胞自身免疫反应性破坏。

3．环境因素　与胰岛β细胞破坏有关的环境因素主要有病毒感染、化学损伤及饮食因素等，以病毒感染最为常见。

（1）病毒感染：病毒感染可直接损伤胰岛β细胞引发糖尿病，也可在损伤β细胞的同时诱发自身免疫反应，进一步损伤胰岛β细胞导致糖尿病。柯萨奇B4病毒、巨噬细胞病毒、腮腺炎病毒、肝炎病毒、风疹病毒等与胰岛β细胞损伤有关。病毒导致胰岛β细胞破坏的机制有：①对胰岛β细胞产生直接毒性作用；②增加胰岛素抵抗和胰岛β细胞的破坏；③使胰岛β细胞失去免疫耐受，引发胰岛β细胞的自身免疫反应；④刺激调节性T细胞及效应性T细胞，引发胰岛β细胞的自身免疫损伤。

（2）化学损伤：对胰岛β细胞有毒性作用的化学物质或药物有四氧嘧啶、链佐星等。四氧嘧啶对胰岛β细胞有直接毒性作用，可选择性使胰岛β细胞快速破坏。链佐星在临床上用于治疗巨型胰岛细胞瘤，其结构中的巯基（—SH）基团可诱导胰岛β细胞产生自身免疫反应，引起胰岛β细胞溶解，导致胰岛β细胞数量进一步减少。

（3）饮食因素："三高一低"（高糖、高脂肪、高蛋白和低膳食纤维）的不平衡饮食、暴饮暴食、进食频率过多等不良饮食习惯在现代人的生活中非常普遍，长期的不良饮食习惯可导致胰岛素分泌持续增多，易诱发糖尿病的发生。

（二）胰岛素抵抗

胰岛素抵抗是指胰岛素效应器官对胰岛素生理作用不敏感的病理状态，主要表现为胰岛素敏感组织对胰岛素介导的葡萄糖代谢作用不敏感，其血液中的胰岛素含量可正常或高于正常。遗传或环境因素均能导致胰岛素抵抗，年龄、性别、种族、体力活动、饮食、吸烟、肥胖和脂肪分布都能影响胰岛素的分泌和胰岛素敏感性。

胰岛素抵抗的发病机制根据作用的环节不同，从分子水平进行分类，可分为受体前水平抵抗、受体水平抵抗和受体后水平抵抗。

1．受体前水平抵抗　主要指胰岛β细胞分泌的胰岛素生物活性降低，失去对受体的正常生物学作用。

（1）胰岛素基因突变：胰岛素基因点突变，可使其一级结构改变，C肽裂解点的氨基酸不正常，导致胰岛素原不能完全转变成胰岛素，异常的胰岛素与受体的结合能力或生物活性降低。此外，胰岛素降解酶（insulin degradation enzyme，IDE）是细胞水平催化胰岛素降解最重要的酶类，IDE的基因表达和活性的改变都能影响胰岛素在体内的降解。已证实IDE的基因突变与2型糖尿病的发生密切相关，而其活性过高促使胰岛素降解加速可能是引起胰岛素抵抗的原因之一。

（2）胰岛素抗体形成：胰岛素抗体的形成是受体前水平胰岛素抵抗的最常见机制。根据抗体的来源分为内源性抗体和外源性抗体。内源性胰岛素抗体可能由胰岛β细胞破坏所产生，对胰岛素生物活性有抑制作用。外源性胰岛素抗体仅出现于接受过胰岛素治疗的患者，与胰岛素制剂的纯度有关。胰岛素抗体与胰岛素结合，阻碍了胰岛素与受体的正常结合，进而削弱胰岛素的正常生物学效应。

（3）胰岛素拮抗激素或其他拮抗物过多：胰岛素拮抗激素（糖皮质激素、甲状腺激素、生长激素和肾上腺素等）异常增多，见于内分泌疾病和应激状态，如肢端肥大症、库欣综合征、甲状腺功能亢进症、嗜铬细胞瘤、感染、创伤、手术、酮症酸中毒等。其他胰岛素拮抗物有胰淀粉样多肽、游离脂肪酸等。胰岛素拮抗激素可以抑制胰岛β细胞分泌，抑制胰岛素介导的肌细胞葡萄糖摄取，并促进糖异生。

2．受体水平抵抗　指细胞膜上的胰岛素受体功能下降，或者数量减少，胰岛素不能与受体正常结合，使胰岛素不能发挥降低血糖的作用。

（1）胰岛素受体异常：胰岛素受体的合成很复杂，包括基因转录、翻译、翻译后修饰、成熟受体向细胞膜转运。受体异常多由胰岛素受体基因（insulin receptor gene，IRG）突变所致。位于19号染色体短臂末端的胰岛素受体基因突变，包括错义和无义突变、插入和缺失突变及复合重排等，均可导致受体的结构或功能异常，出现受体数量减少或活性下降。此外，胰岛素受体的数目减少、亲和力下降还与瘦素（leptin，LP）、肿瘤坏死因子-α（TNF-α）、抵抗素（resistin）、脂联素（adiponectin）等水平异常有关。

（2）胰岛素受体抗体的形成：1975年，Flier等在研究合并黑色棘皮症的胰岛素抵抗综合征患者时发现存在胰岛素受体抗体（insulin receptor antibodies，IRA）。IRA不仅可与机体细胞膜上的胰岛素受体结合，使细胞表面的受体数量减少，还竞争性抑制胰岛素与其受体的结合，而且这种竞争性抑制作用将导致受体后信号转导也发生障碍。

3．受体后水平抵抗　胰岛素与靶细胞受体结合后，信号向细胞内传递所引起的一系列代谢过程属于胰岛素受体的“下游事件”。在胰岛素敏感的组织细胞胞质内存在胰岛素受体底物（insulin receptor substrate，IRS），它是传递胰岛素各种生物作用的信号蛋白。胰岛素受体属于受体酪氨酸激酶，是由α和β两种亚基组成的四聚体，其中β亚基具有激酶活性，可将胰岛素受体底物磷酸化。已知的胰岛素信号转导途径至少有两条，其中主要的一条是通过PI3K转导途径介导其代谢调节作用，可大致分为四个步骤（图16-2）。①胰岛素与胰岛素受体的α亚基结合，同时使β亚基在酪氨酸蛋白激酶（protein tyrosine kinase，PTK）的作用下产生受体的磷酸化；②受体磷酸化后，

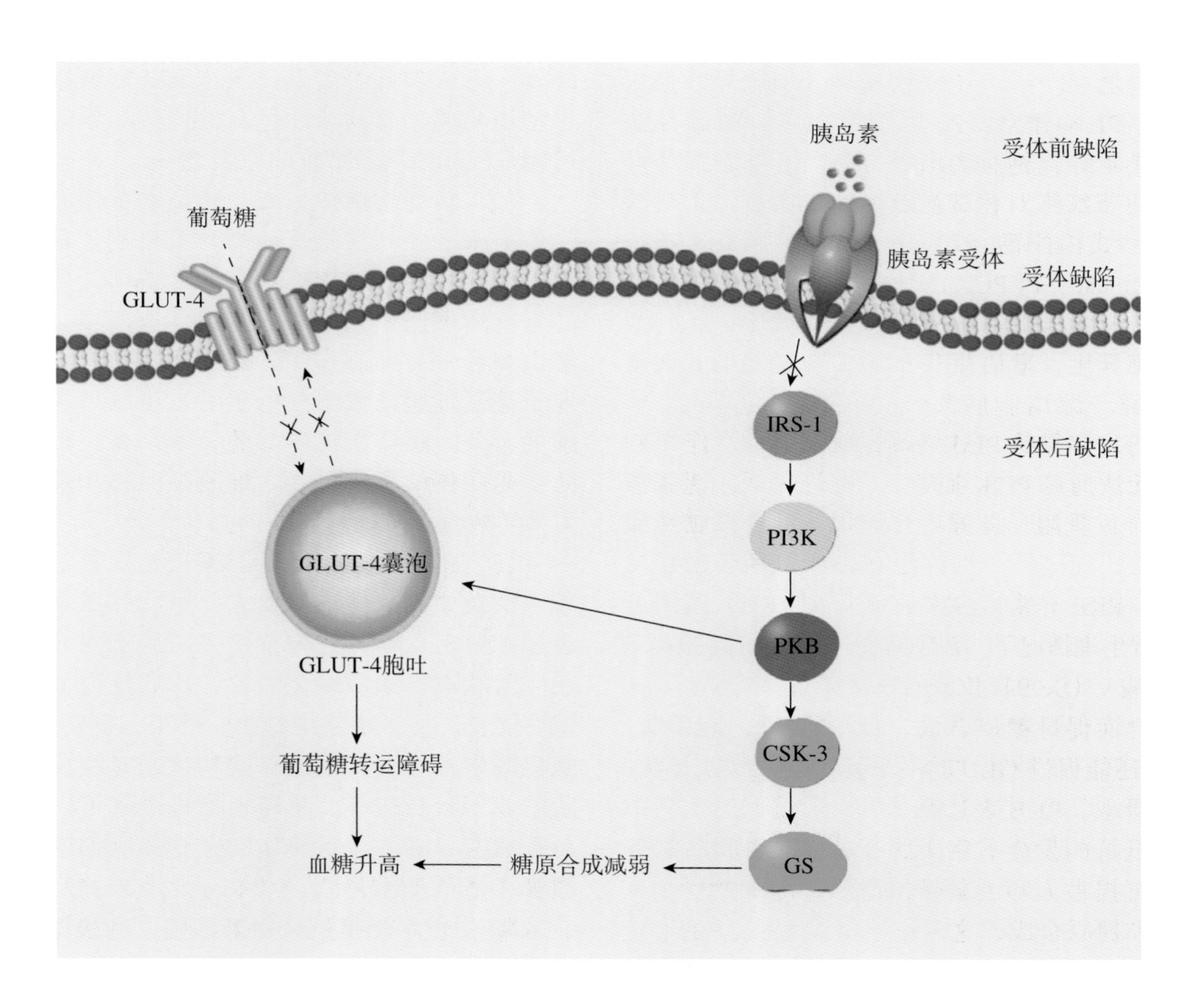

图16-2　葡萄糖转运体4转运

IRS-1：胰岛素受体底物1；PI3K：磷脂酰肌醇激酶；PKB：蛋白激酶B；GSK-3：糖原合酶激酶3；GS：糖原合成酶；GLUT-4：葡萄糖转运体4

其β亚基可使胰岛素受体底物-1（insulin receptor substrate-1，IRS-1）磷酸化并使其激活；③IRS-1上磷酸化的酪氨酸与信号分子PI3K结合，依次激活信号转导通路下游的多个信号分子；④刺激葡萄糖转运体4（glucose transporter 4，GLUT-4）转位，促进细胞对葡萄糖的摄取，完成刺激糖原合成、调节糖原合成等一系列反应。

目前研究发现，胰岛素信号转导异常主要发生在IRS家族、PI3K、蛋白激酶B（protein kinase B，PKB）、糖原合酶激酶-3（glycogen synthase kinase-3，GSK-3）及GLUT-4水平。

（1）IRS异常：IRS属于细胞质中的适配蛋白，主要连接受体等多种效应分子，介导细胞（包括胰岛β细胞和外周靶细胞）对胰岛素等信号因子的反应，是胰岛素信号转导过程中的主要成员。IRS蛋白的降解异常、磷酸化异常及在细胞内分布异常是导致胰岛素信号转导减弱和胰岛素抵抗的主要机制之一。

（2）PI3K异常：PI3K活化后，一方面加速含GLUT-4的囊泡向细胞膜转运并镶嵌在细胞膜上，调节细胞对葡萄糖的摄取；另一方面抑制磷酸烯醇式丙酮酸羧激酶（phosphoenolpyruvate carboxykinase，PEPCK）和葡萄糖-6-磷酸酶（glucose-6-phosphatase，G-6-Pase）的表达，从而抑制糖异生，增加葡萄糖利用和糖原合成。*IRS*基因变异、游离脂肪酸（free fatty acid，FFA）、TNF-α等增多导致PI3K表达和活性降低，使胰岛素信号无法通过PI3K通路传递，导致葡萄糖摄取和糖原合成受阻，糖异生增强，从而出现胰岛素抵抗。

（3）PKB异常：PKB是PI3K直接作用的靶蛋白，正常生理情况下，PKB激活一方面使GSK-3 N端丝氨酸9（Ser9）位点磷酸化，降低GSK-3的活性，继而促进糖原合成，抑制糖异生；另一方面PKB还能促进GLUT-4向质膜转位，增加对葡萄糖的摄取。PKB表达和（或）活性的改变，与胰岛素抵抗的发生有密切关系。研究揭示，持续高血糖可损害人和大鼠骨骼肌胰岛素刺激的葡萄糖利用和糖原合成，这一作用可能与PKB的活性下降有关；*PKB*基因的激活可诱导GLUT-4向质膜转位和增加GLUT-4水平，促进脂肪细胞对葡萄糖的摄取，调节葡萄糖的代谢。

（4）GSK-3异常：GSK-3是参与肝糖原代谢的关键酶，通过磷酸化糖原合成酶（glycogen synthase，GS）抑制其活性，降低肝糖原的合成，使体内血糖浓度升高。在胰岛素信号通路中，GSK-3的活性受胰岛素抑制。GSK-3的表达及活性升高与胰岛素抵抗的发生、发展有密切关系。在胰岛素抵抗患者的肌肉中，GSK-3的表达及活性均显著升高。其主要原因有：①胰岛素诱导的IRS-1、IRS-2磷酸化水平异常增高，促使胰岛素抵抗的形成，胰岛素对GSK-3活性的抑制作用减弱，导致其活性增强，糖原合成减少；②糖原合成酶的丝氨酸多位点磷酸化失活，从而抑制糖原合成酶的活性，减少糖原合成。

（5）GLUT-4异常：肌肉和脂肪细胞对胰岛素刺激的葡萄糖摄取，主要是通过对胰岛素敏感的GLUT-4来实现的。GLUT-4存在于特殊的膜结构中，称为GLUT-4囊泡。基础条件下，大多数的GLUT-4都被限制在细胞内，细胞表面的GLUT-4很少。在胰岛素刺激下，IRS-1磷酸化，从而活化PI3K，促发含GLUT-4的囊泡以胞吐形式由内涵体（endosome）经由高尔基复合体向细胞表面转位，因而细胞表面GLUT-4增多，组织对葡萄糖摄取增加。胰岛素信号转导通路蛋白的缺失和异常导致GLUT-4的表达减少、易位受阻及含GLUT-4的囊泡不能与细胞膜融合等，均可参与胰岛素抵抗的发生。

综上所述，胰岛素抵抗的发生机制是错综复杂的，涉及多因素的相互作用、相互影响。胰岛素信号转导障碍则是产生胰岛素抵抗和高血糖症的主要机制，也是当今研究的热点，但其中许多机制尚未完全阐明。

（三）胰高血糖素分泌增多

胰高血糖素（glucagon）是胰岛α细胞分泌的由29个氨基酸残基组成的直链多肽，主要靶器官为肝和肾。它的作用与胰岛素的作用相反，即促进肝糖原分解，抑制肝糖原合成，促进葡萄糖异生和分解，并能促进脂肪分解，也是维持血糖稳态的关键性调节激素。胰高血糖素升高所致的肝葡萄糖生成（糖原分解和糖异生）过多是高血糖发病机制的重要环节。

胰岛素是抑制胰高血糖素分泌的主要因素，胰岛素缺乏使该抑制作用减弱而导致胰高血糖素分泌增多。胰高血糖素分泌还受血糖浓度的负反馈调节，但持续高血糖可降低胰岛 α 细胞对血糖的敏感性，导致葡萄糖反馈抑制胰高血糖素分泌的能力下降或丧失，胰高血糖素对进食刺激的反应放大，其水平异常升高。此外，糖尿病时高胰岛素血症与高胰高血糖素血症可以同时存在，而此时胰岛素水平的升高并不能抑制胰高血糖素的分泌，提示胰岛 α 细胞存在胰岛素抵抗。胰岛 α 细胞胰岛素抵抗是由胰岛素受体后信号转导通路受损所致，其原因可能与血中游离脂肪酸增加，脂毒性作用导致细胞的氧化应激反应有关。

（四）其他因素

1．肝源性高血糖　肝硬化、急慢性肝炎、脂肪肝等肝疾病，可引起糖耐量降低，血糖升高。其主要机制有：①继发的胰岛功能不全；②胰岛素抵抗；③肝病治疗中使用过多的高糖饮食、大量皮质激素和利尿药的应用等。

2．肾源性高血糖　尿毒症、肾小球硬化等肾功能严重障碍时，也可引起高血糖。其机制如下：尿毒症患者内源性胰岛素分泌正常，而细胞对胰岛素敏感性却是降低的，胰岛素表现出不同程度的抵抗，同时由于肾糖阈的改变，肝糖原分解加强，从而引起血糖升高。另外，肾小管对葡萄糖的重吸收与钠 - 葡萄糖偶联转运体（sodium-glucose linked transporter，SGLT）有关，而 2 型糖尿病患者的 SGLT 增强，葡萄糖重吸收增加，使血糖升高。

3．应激性高血糖　主要与体内儿茶酚胺、皮质激素及胰高血糖素分泌增高有关，可见于外科手术、严重感染、大面积创伤、烧伤、大出血、休克等。

4．妊娠性高血糖　妊娠时胎盘可产生雌激素、黄体酮、催乳素和胎盘生长激素等多种拮抗胰岛素的激素，还能分泌胰岛素酶，加速胰岛素的分解。

5．药源性高血糖　重组人生长激素（recombinant human growth hormone，rhGH）可明显升高血糖，甚至可引起难以控制的高血糖症。使用抗精神病药的患者，胰岛素抵抗指数上升。免疫抑制剂他克莫司可抑制钙调磷酸酶的活性及驱动蛋白的去磷酸化，进而抑制葡萄糖刺激的胰岛素分泌。

6．肥胖性高血糖　肥胖患者血中游离脂肪酸含量过高，抑制葡萄糖的摄取和利用，而肥大的脂肪细胞分泌的脂肪因子增多，脂肪细胞膜受体减少，加剧胰岛素抵抗，从而引起血糖升高。

二、高血糖对机体的影响

病理性高血糖主要见于糖尿病，糖尿病是由于胰岛素绝对或相对不足，或葡萄糖利用低下引起的以糖、脂肪、蛋白质代谢紊乱为主要特征的慢性代谢性疾病，可引发多系统损害，导致眼、肾、神经、心脏、血管等组织、器官的慢性进行性病变、功能减退及衰竭，病情严重或合并应激时可发生急性严重代谢紊乱，如糖尿病酮症酸中毒、高血糖高渗状态（图 16-3）。

（一）代谢紊乱

1．物质代谢紊乱　糖尿病的代谢紊乱主要是由胰岛素分泌绝对不足和（或）胰岛素生物学效应降低所致。由于肝、肌肉和脂肪组织对葡萄糖的摄取、利用减少，肝糖原分解增加，导致高血糖的发生；脂肪组织从血液摄取甘油三酯减少，脂肪合成降低；脂蛋白酯酶活性降低，血游离脂肪酸和甘油三酯浓度增加；蛋白质合成减少，分解加速，出现负氮平衡。蛋白质代谢负氮平衡时，肌肉逐渐消瘦，机体疲乏无力，体重减轻，如发生在儿童时期，则生长发育受阻。

2．渗透性脱水和糖尿　高血糖引起细胞外液渗透性增高，水从细胞内转移至细胞外，可导致细胞内液减少，引起细胞脱水。如在某些诱因作用下血糖可急骤上升，促进糖代谢紊乱加重，致细胞外液呈高渗状态，从而发生低血容量高渗性脱水，导致高渗性非酮症糖尿病昏迷。如果血糖浓度高于肾糖阈，肾小球滤过的葡萄糖超过肾小管重吸收葡萄糖的能力，葡萄糖在肾小管液中的浓度升高，小管液中的渗透压明显升高，阻止了肾小管对水的重吸收，丢失大量的细胞外液，从而出现渗透性利尿和脱水，临床表现为糖尿、多尿、口渴。

3．酮症酸中毒　在胰岛素极度缺乏时，由于机体不能正常利用血糖，各组织细胞处于糖和能量的饥饿状态，氨基酸迅速从骨骼肌和脂肪中流入肝转化为葡萄糖和脂肪酸，同时脂肪组织大量分解产生脂肪酸，脂肪酸进一步转化为酮体（乙酰乙酸、β- 羟基丁酸和丙酮）。胰岛素的急性缺

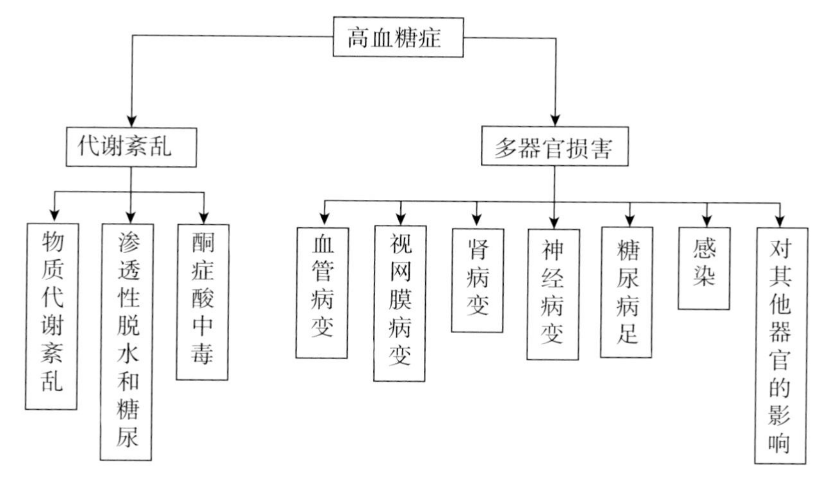

图 16-3 高血糖症对机体的影响

乏和酮症代谢导致胰岛素拮抗激素水平持续增加，外周组织对葡萄糖和酮体的利用降低。酮体产生增加而利用降低使大量的酮体在体内堆积，发展成为糖尿病性酮症酸中毒和高钾血症。

(二)多系统器官损害

对于长期持续的高血糖患者，血红蛋白和组织蛋白可发生糖基化，生成糖化终产物（advanced glycation end-product，AGE），导致机体糖化终产物堆积。糖化终产物刺激糖、脂肪、蛋白质及自由基生成增多，导致血管内皮细胞损伤、细胞间质增殖及相应的组织结构改变等，这是高血糖引发多系统器官损害的病理基础，患者可出现眼、心、肾、神经等多器官并发症。

1．血管病变 高血糖引起的血管病变分为微血管病变和大血管病变，以微血管病变为主。发病机制包括多种因素的损伤作用，如微血管基底膜增厚，血液流变学改变，高灌注，高滤过，血液黏滞度增高，凝血机制异常，微循环障碍，糖化终产物聚集，组织缺氧等。微血管病变分布非常广泛，尤以眼底、肾小球、神经、心肌、肌肉等的微血管为主，引起眼底病变、肾病变、神经病变、心肌病变及肌肉病变，成为决定患者预后的主要因素。高血糖大血管病变主要表现为动脉粥样硬化，增加了患者心肌梗死、休克、肢端坏疽等的发生率。发病机制主要与机体代谢紊乱、内分泌失调、血液高凝状态有关。糖尿病性心肌病主要表现为充血性心力衰竭，通常是由心脏微血管病变和心肌广泛坏死等所致。

2．视网膜病变 糖尿病性视网膜病变（diabetic retinopathy，DR）是糖尿病性微血管病变中最重要的表现，是一种具有特异性改变的眼底病变。长期高血糖使正常糖酵解过程受阻，葡萄糖不能经正常途径分解，同时山梨醇通路激活，使视网膜毛细血管周细胞内山梨醇堆积。高血糖也干扰了肌醇磷脂的代谢，导致细胞内多种代谢紊乱，改变了毛细血管周细胞的生理作用，使毛细血管收缩力丧失，自身调节失常，造成血液循环障碍。此外，高血糖导致糖化血红蛋白增高，血液呈高凝状态，血液黏滞度增加，使血流减少，微血栓形成，从而导致视网膜缺血性损伤。

3．肾病变 糖尿病所致的肾功能破坏是糖尿病的严重并发症之一，主要表现为蛋白尿、水肿、高血压和氮质血症。糖尿病肾病早期就可观察到肾血流动力学异常，表现为肾小球高灌注和高滤过，肾血流量和肾小球滤过率（glomerular filtration rate，GFR）都升高，且增加蛋白摄入后其升高的程度更显著。血糖过高通过肾血流动力学改变及代谢异常引起肾损害，其中代谢异常导致肾损害的机制有：①肾组织局部糖代谢紊乱，通过非酶糖基化形成糖基化终末代谢产物；②多元醇通路激活；③二酰基甘油 - 蛋白激酶 C 途径的激活；④己糖胺通路代谢异常。这些代谢异常除参与早期高滤过，更为突出的作用是促进肾小球基底膜（glomerular basement membrane．GBM）增厚和细胞外基质蓄积，增加肾小球毛细血管的通透性。

4．神经病变 糖代谢对神经系统的营养支持非常重要，神经元的能量获得主要依赖葡萄糖。糖代谢紊乱时，神经系统不可避免地受到影响。血糖升高使神经细胞内的糖醇出现堆积，循环系统受累使神经细胞得不到充足的血氧供应，直接造成神经细胞的营养不良和功能障碍，引发末梢神经炎、自主神经紊乱等神经系统疾病。高血糖引起的神经病变以外周神经病变最常见，包括脑神经、感觉神经、运动神经及自主神经病变，临床表现为肢端感觉异常或感觉过敏，常呈对称性，下肢较为严重。其中，糖尿病自主神经病变出现较早，较为常见，可影响胃肠、心血管、泌尿系统等多器官的功能。

5．糖尿病足 糖尿病足（肢端坏疽）是一种以慢性、进行性肢端缺血、手足麻木及溃烂为临床表现的疾病。主要原因是血管病变、周围神经病变及机械性损伤合并感染。其病理生理学基础是糖尿病引起的代谢紊乱（如高血糖、高血脂、负氮平衡等）及其他致病因子等多种因素共同作用，导致糖尿病患者周围神经损伤及动脉粥样硬化，致使血管腔狭窄或阻塞，毛细血管内皮细胞损伤与增生，基底膜增厚。同时由于高血糖时血液黏稠，两者共同作用加重微循环障碍，使组织细胞营养物质不能吸收，代谢产物不能排除，肢端缺血、缺氧、水肿，细菌容易感染而发生坏疽。

6．感染 血糖浓度过高有利于链球菌、大肠埃希菌和肺炎链球菌的生长，并且高血糖状态使血浆渗透压升高，抑制白细胞的趋化活性、黏附能力和吞噬能力及细胞内杀伤作用，致使机体免疫力下降。糖尿病患者常见感染类型有泌尿系统感染、肺炎、结核病、胆道感染、皮肤及软组织感染、外耳炎和口腔感染。

7．对其他系统器官的影响 高血糖时，由于组织蛋白非酶糖化作用增加和血管病变，皮肤出现萎缩性棕色斑、皮疹样黄瘤。长期血糖增高引起的糖、脂肪、蛋白质代谢紊乱和血管病变，可导致关节活动障碍、骨质疏松等骨和关节病变。

三、高血糖症防治的病理生理学基础

血糖持续升高并发展成为糖尿病时，对机体的危害极大。糖尿病发病率迅速上升及其引起的各种并发症给社会经济带来沉重的负担。因此，必须采用各种治疗手段维持血糖正常或接近正常水平，以防止或延缓糖尿病各种并发症的发生，提高患者生存质量，延长寿命，降低死亡率。

（一）糖尿病宣教

糖尿病患者一旦确诊，必须接受糖尿病教育。教育和指导应该是长期的和随时随地进行的，特别是当血糖控制较差需要调整治疗方案或因出现并发症需要进行胰岛素治疗时，具体的教育和指导是必不可少的。血糖自我监测是指导血糖控制达标的重要措施，也是减少低血糖发生的重要手段。指尖毛细血管血糖检测是最理想的方法，自我血糖监测适用于所有的糖尿病患者，特别是使用胰岛素患者和妊娠期患者。

（二）饮食治疗

合理的饮食有利于控制高血糖，减轻体重，改善代谢紊乱，同时可以减轻胰岛 β 细胞的负荷，使胰岛组织得到适当恢复，并可减少降血糖药的用量。生活方式干预特别是饮食控制对预防 2 型糖尿病的作用是长期而持久的，能明显预防或延缓糖尿病的发生。

（三）运动疗法

长期合理的运动可有效地预防和治疗糖尿病，尤其在 2 型糖尿的防治中占有重要地位。合理的运动可降低机体儿茶酚胺的分泌及血浆胰岛素水平，上调胰岛素受体数量，提高肌肉等组织对胰岛素的敏感性和对葡萄糖的利用能力。同时，可以增强外周组织的脂蛋白酶活性，提高肌肉利用脂肪酸的能力，改善脂质代谢紊乱，降低血脂水平，控制体重，还有利于炎症控制、疾病预防和心理健康等。

（四）药物疗法

1．降血糖药 口服降血糖药包括增加胰岛素敏感性或刺激胰岛素分泌的药物，如二甲双胍及磺脲类药格列苯脲、格列吡嗪、格列齐特等。此外，还有其他降血糖药如格列奈类、噻唑烷二酮类、α- 糖苷酶抑制药和肠促胰岛素类等均能起到良好的降糖作用。

2．胰岛素治疗 1 型糖尿病患者需要依赖胰岛素维持生命，2 型糖尿病患者虽然不需要胰岛素来维持生命，但在口服降血糖药失效或者存在口服药物使用禁忌证时，仍需要使用胰岛素控制高血糖。应用外源性胰岛素可快速有效地降低血糖浓度，控制高血糖症；或作为体内胰岛素绝对缺乏的终身替代治疗，有可能延缓自身免疫对胰岛 β 细胞的损害。使用降血糖药尤其是胰岛素时，应密切监控血糖水平，防止因剂量过大而导致低血糖反应。

（五）其他疗法

可进行胰岛细胞移植、胰岛干细胞移植等，以替代损伤的胰岛 β 细胞分泌胰岛素。

四、高原地区糖尿病的发生与防治

1980 年，在青海地区（海拔 2260 ~ 2800 m）对当地 11 869 例当地居民进行调查，显示超重者中糖尿病及糖耐量降低发生率（2.11%，3.5%）显著高于非超重者（0.20%，0.64%），非体力劳动者（1.22%，2.44%）显著高于体力劳动者（0.32%，1.04%），40 岁以上患病率（1.47%，3.36%）显著高于 40 岁以下者（0.09%，0.16%）。2003 年，西藏拉萨市（海拔 3658 m）的调查进一步证实体重超重、运动量减少是引发糖尿病的重要原因，其中糖尿病患者中肥胖人数占 25.6%，且发病率与劳动强度呈负相关。这些研究结果提示，在高原地区肥胖、体力劳动的减少和年龄老化是促进血糖升高的重要危险因素。

1．肥胖　营养过多和体力劳动降低导致体内脂肪动员减少，当脂肪细胞贮存能力饱和时，发生脂质外溢，出现异位脂质堆积。外溢的脂质可转变为有毒性的二酰甘油和神经酰胺聚集在肌肉、胰腺和肝，出现胰岛素抵抗，细胞功能受损并诱导细胞凋亡。这些毒性效应会引起胰腺 β 细胞数量降低，胰岛素分泌减少，诱发 2 型糖尿病；肝中可导致非酒精性脂肪肝，出现肝硬化；肌肉中导致肌细胞减少，脂肪细胞功能失调，抗胰岛素作用增强，脂联素分泌减少，并诱导肿瘤坏死因子 -α 和白细胞介素 -6 分泌增多。肥大的脂肪细胞会导致局部低氧，驱动内质网应激，出现细胞死亡和巨噬细胞浸润，炎症因子分泌增多，引起胰岛素信号通路受损。

胰岛素抵抗的发生可增加肝糖原的合成，抑制肌肉对葡萄糖的利用，血糖升高刺激胰岛素分泌，肝代谢胰岛素能力降低，出现高胰岛素血症，并通过负反馈系统下调胰岛素受体。多余的营养物质促进线粒体氧化功能，ATP 合成水平提高。细胞内能量聚集抑制胰岛素对葡萄糖摄取的促进作用，脂肪氧化作用的减少也加速脂质异位堆积和抑制胰岛素信号通路。

2．运动　运动导致的肌肉收缩发挥着许多对健康有益的作用，包括改善组织对胰岛素的敏感性，这一作用主要是通过 AMPK 激活。肌肉收缩是一种能量代谢的过程，期间需要大量的 ATP 转换和利用，肌肉收缩使肌管系统去极化，引起 Ca^{2+} 从肌质网释放，激活肝激酶 B1（liver kinase B1，LKB1）和钙 / 钙调蛋白依赖性蛋白激酶激酶 2（calcium/calmodulin-dependent protein kinase kinase 2，CaMKK2）介导的 AMPK 激活。肥胖或炎症与 AMPK 之间存在负相关，AMPK 活性减少与内脏脂肪组织增多及胰岛素抵抗相关，提示炎症因子 TNF-α 可抑制 AMPK 磷酸化，促进磷酸酯酶上调；血糖水平升高抑制 AMPK 并不影响 AMP/ATP 比值，而是减少或间接抑制了 NAD 依赖性蛋白脱乙酰酶 1- 肝激酶 B2（NAD-dependent protein deacetylase sirtuin 1-liver kinase B2，SIRT1-LKB2）路径，聚积的二酰甘油（diacylglycerol，DAG）使 AMPKα 亚单位磷酸化受到抑制。过多的饱和脂肪酸转化为 DAG 和神经酰胺抑制 AMPK。限制能量能够提高 NAD^+/NADH 比值，通过 SIRT1 激活 AMPK。饮食限制刺激脂肪细胞对脂联素的分泌、激活与 MPK 有关。

3．老龄化　糖尿病患病率随着年龄增长而升高的原因尚不清楚。目前的研究发现，老龄化糖尿病患者增多可能与胰岛素作用的抑制有关，采用正常血糖高胰岛素钳夹技术测定胰岛素作用提示，组织对胰岛素敏感性降低与年龄有重要的关系，认为胰岛素抵抗和年龄呈正相关。其可能的机制包括：①肥胖增多；②肌细胞减少；③线粒体功能失调；④激素水平紊乱；⑤氧化应激和炎症增加；⑥饮食习惯改变；⑦体力活动减少。与年龄相关的胰岛 β 细胞分泌功能受损的主要机制有：①线粒体功能失调；② GLUT-2 表达水平降低；③糖化终末产物聚积；④端粒酶缺乏和端粒酶长度减少；⑤ β 肾上腺素受体表达降低；⑥ Ca^{2+} 作用减弱；⑦对胰高血糖素样肽-1（glucagon like peptide-1，GLP-1）刺激反应性降低；⑧细胞自噬增多；⑨胰岛β细胞特异性基因和转录因子减少。

虽然糖代谢对慢性低氧状态存在适应性，居住在高海拔地区居民的血糖水平比平原地区居民的血糖水平低，但随着经济的发展，生活方式的改变，牛肉、羊肉、牛奶、奶酪等高蛋白、高脂肪食物供应充足，高原地区糖尿病的患病率也呈现较高的增长趋势，这对糖尿病及其并发症的防治具有重要的意义。

高原人群饮食的主要特点是高脂肪、高蛋白和低糖，因此在高原地区，改变饮食习惯是防治糖尿病的首要措施；其次，适当增加体力活动也可以在一定程度上降低糖尿病的发生率。合理的饮食和运动不仅可以有效防治糖尿病，还可以对慢性高原病的发生起到预防的作用。

糖尿病患者在进入高原地区前应注意：①无严重的糖尿病并发症；②提前对高原低氧进行适应性训练；③根据血糖浓度变化对治疗方案及时调试，以免因高原反应诱发糖代谢紊乱，导致高血糖、低血糖或其他急性高原病的发生。

第三节　低血糖症

低血糖症（hypoglycemia）是由多种病因引起的以血浆葡萄糖浓度过低、交感神经过度兴奋和中枢神经系统功能失常为主要表现的一组临床综合征。一般以血浆葡萄糖浓度低于 2.8 mmol/L（50 mg/dl）作为诊断低血糖症的标准。

一、病因和发病机制

低血糖症病因复杂，分类方法较多，其中心发病环节为血糖的来源减少、去路增多，即机体对葡萄糖摄入减少，肝糖原分解受抑制，糖异生减少，而组织消耗和利用葡萄糖增多（图 16-4）。

（一）血糖来源减少

1. 肝源性低血糖　常见于重症肝炎、肝硬化、肝癌晚期患者，其机制可能有：①肝细胞广泛损害致肝糖原合成和贮存严重不足，糖原分解减少、糖异生障碍；②肝细胞对胰岛素的灭活减少，使血浆胰岛素水平增高；③肝癌或肝硬化时对葡萄糖消耗增多，癌组织产生胰岛素样物质；④肝内雌激素灭活减弱而使其血中含量增高，拮抗生长激素及胰高血糖素的作用；⑤有关糖原代

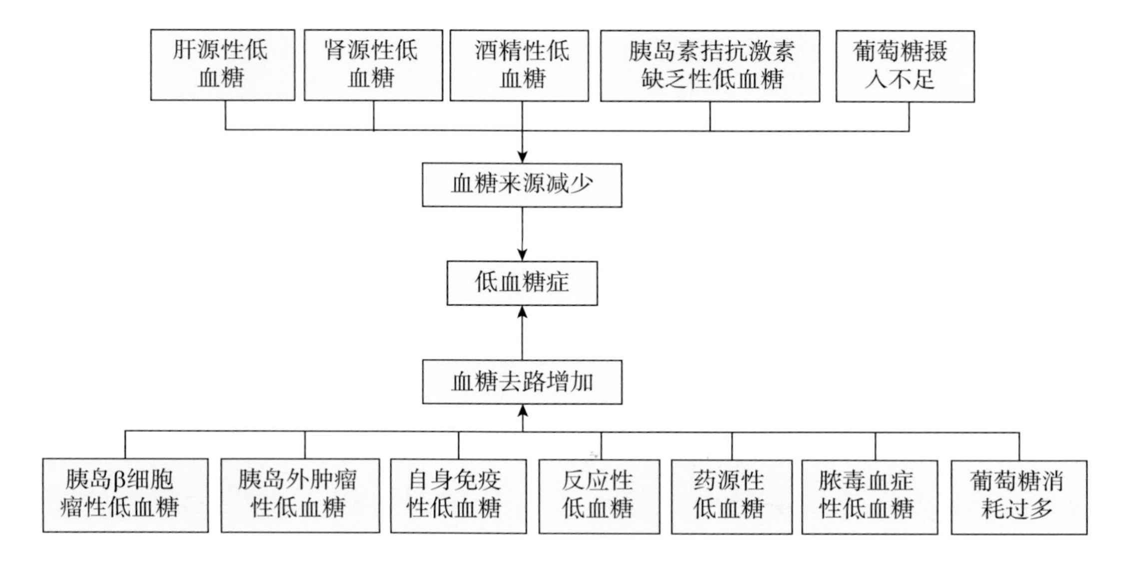

图 16-4　低血糖症发生的机制

谢的酶系统功能失常或不足、因酶缺陷致肝糖异生障碍引起低血糖，见于遗传性代谢性肝病，如糖原贮积症和半乳糖血症等。

2．肾源性低血糖 肾在正常情况下糖异生能力只有肝的1/10，长期饥饿时肾糖异生能力则可明显增加。慢性肾衰竭导致低血糖症的机制是多方面的，主要包括：①血液中丙氨酸水平降低，肾糖原异生底物不足；②肾对胰岛素清除率下降；③肾性糖尿病患者由尿路失糖过多。

3．胰岛素拮抗激素缺乏性低血糖 胰高血糖素是升高血糖的主要激素，生理状态下，血糖降低会触发胰高血糖素的分泌并减少胰岛素的释放。胰高血糖素缺乏导致低血糖症的机制有：①胰高血糖素与受体结合障碍，使糖原合成酶活性增高而抑制磷酸化酶，肝糖原分解减少，血糖降低；② 2, 6- 二磷酸果糖的合成增加，糖酵解被激活，糖异生减少；③抑制磷酸烯醇式丙酮酸羧激酶的合成，激活肝L型丙酮酸激酶，抑制肝摄取血液中的氨基酸，从而抑制糖异生。此外，其他拮抗激素如糖皮质激素、肾上腺素、儿茶酚胺等缺乏均能导致低血糖症的发生。

4．酒精性低血糖 酒精（乙醇）是一种胰岛素增敏剂，当肝糖原贮存量不足、肝糖原耗尽时，酒精通过抑制糖异生造成低血糖症。此外，大量饮酒者可因慢性酒精中毒，引起下丘脑 - 垂体 - 肾上腺轴功能异常，导致机体低血糖时对刺激促肾上腺皮质激素（adrenocorticotropic hormone，ACTH）分泌的反应差，加重低血糖反应。

5．葡萄糖摄入不足 如年老体弱、重症慢性疾病、消化道肿瘤、吞咽困难、精神病和精神性厌食等患者可由于食物摄入不足而诱发低血糖症状。

（二）血糖去路增加

1．胰岛β细胞瘤性低血糖 胰岛β细胞瘤又称胰岛素瘤，是器质性低血糖症中最常见的原因，临床上以反复发作的空腹期低血糖症为主要特征。由于肿瘤或胰岛β细胞增殖造成胰岛素分泌过多，使糖原分解减少，组织利用葡萄糖增加，糖异生减弱，从而导致低血糖发生。

2．胰外肿瘤性低血糖 除胰岛β细胞瘤外，还有许多胰外肿瘤可引起低血糖症，临床表现与胰岛β细胞瘤所致低血糖相似，病情较严重，患者多于饥饿时发生低血糖。其机制可能为：①肿瘤组织代谢旺盛，葡萄糖消耗增多；②患者进食减少，肝糖原贮备不足，糖异生原料减少；③肿瘤分泌胰岛素样生长因子2（insulin-like growth factor 2，IGF2），抑制机体胰高血糖素和生长激素的分泌。

3．自身免疫性低血糖 自身免疫病所致低血糖症与抗胰岛素自身抗体和抗胰岛素受体自身抗体形成有关。其作用机制为：①一方面，抗胰岛素自身抗体与胰岛素结合后，胰岛素与肝和外周组织的受体结合下降，不能发挥胰岛素的生理作用，造成高血糖；另一方面，抗胰岛素自身抗体与胰岛素的解离使胰岛素迅速发挥作用又可造成低血糖。患者血液中胰岛素与自身抗体的结合、解离均不受血糖水平调控，造成反复发作的高血糖和低血糖并存。②抗胰岛素受体抗体具有很强的胰岛素活性，其活性比胰岛素强10倍，抗胰岛素受体抗体与胰岛素受体结合产生类胰岛素作用也可引起低血糖。

4．反应性低血糖 主要是由于自主神经功能失衡，迷走神经兴奋性增高使胃排空加速，胰岛素分泌过多而引起低血糖。此外还见于：①胃大部切除术患者进食后胃排空过快，葡萄糖迅速吸收入血，从而刺激胰岛素大量分泌，其分泌高峰晚于血糖高峰，多于进食后2 h左右出现，引起继发性急性低血糖反应；② 2型糖尿病早期，由于患者的胰岛β细胞早期分泌迟钝，胰岛素快速分泌相出现障碍，胰岛素从胰岛β细胞释放延迟，表现为葡萄糖耐量试验（oral glucose tolerance test，OGTT）的早期为高血糖，继之出现迟发性低血糖反应；③特发性反应性低血糖，可能与胰高血糖素受体的降解和受体敏感性下降及分泌障碍有关。

5．药源性低血糖 口服降血糖药和（或）注射胰岛素也是造成低血糖的常见原因，尤其是老年人或肝、肾功能不全者会因为药物不能及时清除而出现低血糖。另外，还有一些常用药物也可以诱发低血糖，如β受体阻断药、血管紧张素转换酶抑制药、奎尼丁、水杨酸类、复方磺胺甲噁唑、环丙沙星、加替沙星等均有单独或与其他药物合用引起低血糖的可能。

6．脓毒血症性低血糖 脓毒血症患者常发生低血糖，其原因为脓毒血症时葡萄糖利用增加，主要表现为富含巨噬细胞的组织如肝、脾、肺等葡萄糖利用增加。此外，脓毒血症时，细胞因子如IL-1、IL-6及TNF-α释放，使胰岛素分泌增多，刺激葡萄糖转运，导致葡萄糖生成和利用紊乱，从而引起低血糖反应。

7．葡萄糖消耗过多 常见于哺乳期妇女、剧烈运动或长时间重体力劳动者，尤其是自主神经功能不稳定或糖原贮存不足者；临床还常见于中度腹泻、高热和重症甲状腺功能亢进者。

二、低血糖症对机体的影响

低血糖主要影响神经系统的功能，常以神经精神症状为主要表现。低血糖多发生在原发疾病的过程中，由于交感神经兴奋和肾上腺髓质对低血糖的代偿反应，引起大量肾上腺素释放，导致交感神经兴奋症候综合征出现。此外，持续低血糖发作还可引起中枢神经系统功能失常。

（一）交感神经兴奋症状

低血糖发生后刺激肾上腺素分泌增多，可发生低血糖综合征，患者临床表现为面色苍白、心悸、发冷、出汗、四肢震颤、周身乏力、头昏、眼花、饥饿与焦虑等。

（二）中枢神经低血糖症状

葡萄糖是脑细胞活动的主要能量来源，但脑细胞的糖贮存量有限，因此一旦发生低血糖即可引发脑功能障碍。神经精神症状多见于病情较重的低血糖症，表现为头昏、眩晕、烦躁、视觉障碍、语言障碍、精神错乱等，最终陷入昏迷、抽搐，反复发作常导致不可逆性脑损伤甚至死亡。

三、低血糖症防治的病理生理学基础

低血糖症状会随血糖恢复正常而很快消失，脑功能障碍症状则在数小时内逐渐消失，较重低血糖时，需要数天或更长时间才能恢复。由于严重持久的低血糖发作易导致不可逆性脑损伤甚至死亡，故及早识别和防治低血糖症尤为重要。

（一）病因学防治

针对引起低血糖症的不同病因，采取相应的治疗措施。如胰岛素瘤导致的低血糖症，应及早进行肿瘤切除术；因口服降血糖药引起的低血糖症，则应及时调整药物用法、用量。同时，应注意定时、定量规律进食，适量运动，避免过度疲劳及剧烈运动，防止葡萄糖过度消耗；此外，患者外出时应随身携带糖果、饼干之类，并随身携带患者求助卡，以防发生意外。

（二）低血糖发作时的处理原则

低血糖发作时的处理原则主要是解除神经缺糖症状。轻者口服糖水、含糖饮料，或进食糖果、饼干、面包、馒头等即可缓解。重者和疑似低血糖昏迷的患者，应及时测定血糖，立即给予50%葡萄糖溶液60～100 ml静脉注射，继以5%～10%葡萄糖溶液静脉滴注，必要时可加用氢化可的松100 mg和（或）胰高糖素0.5～1 mg肌内或静脉注射。

（王 嵘 高继东）

参考文献

[1] 查锡良．生物化学．7版．北京：人民卫生出版社，2011．
[2] 周新，府伟灵．临床生物化学与检验．4版．北京：人民卫生出版社，2011．
[3] 王吉耀．内科学．2版．北京：人民卫生出版社，2011．
[4] 陆再英，钟南山．内科学．7版．北京：人民卫生出版社，2011．
[5] 王迪浔，金惠铭．人体病理生理学．3版．北京：人民卫生出版社，2008．
[6] 施海明，邹和建．内科学新理论新进展．上海：上海科学技术出版社，2012．
[7] 周春燕，药立波．生物化学与分子生物学．9版．北京：人民卫生出版社，2018．

第十七章

脂代谢紊乱

脂质（又称脂类，lipid）是脂肪酸和醇作用生成的酯及其衍生物的总称，是一类中性的脂溶性有机化合物，广泛存在于人体中，是细胞基础代谢的必需物质。正常脂代谢涉及三个环节：内源性代谢途径、外源性代谢途径和胆固醇的逆转运。脂代谢紊乱是指各种遗传性或获得性因素引起血液及其他组织器官中脂质及其代谢产物异常的病理过程。

血脂是血浆中脂质成分的总称，包括甘油三酯（triglycerides，TG）、磷脂（phospholipid，PL）、胆固醇（cholesterol）、胆固醇酯（cholesterol ester，CE）和游离脂肪酸（free fatty acid，FFA）等。肠道吸收的外源性脂质、肝肠合成的内源性脂质及脂肪组织贮存的脂肪动员都必须先经血液再到其他组织，因此脂代谢的核心是血脂代谢。脂质不溶于水，必须与血液中的载脂蛋白（apolipoprotein，apo）结合才能在血液中运输并进入组织细胞。脂质与蛋白结合形成的可溶性复合物称为脂蛋白（lipoprotein），是血液中脂质存在、运输和代谢的形式；而脂肪动员释放入血的长链脂肪酸则与白蛋白结合进行运输。

广义上脂代谢紊乱是指各种原因引起的血液及其他组织器官中脂质及其代谢产物质和量的异常；狭义上脂代谢紊乱主要是指血脂代谢紊乱，即血浆中脂质成分变化及脂蛋白的质和量发生改变的病理情况，临床上主要表现为高脂血症和低脂血症。遗传、疾病、饮食、环境变化是脂代谢紊乱的主要原因，而脂代谢紊乱也会引起一些疾病，如动脉粥样硬化性心脑血管疾病、肥胖症、酮症酸中毒、脂肪肝等。

第一节　概　述

一、脂蛋白的组成、分类和功能

成熟的脂蛋白为球形颗粒，由含胆固醇和甘油三酯的疏水性核及含磷脂、游离胆固醇、载脂蛋白的亲水性外壳组成。各类脂蛋白由于含蛋白质、胆固醇、甘油三酯、磷脂等成分比例不同，使脂蛋白的密度、颗粒大小、分量，带电荷强度各不相同。应用超速离心法可将血浆脂蛋白分为四类：乳糜微粒（chylomicron，CM）、极低密度脂蛋白（very low density lipoprotein，VLDL）、低密度脂蛋白（low density lipoprotein，LDL）和高密度脂蛋白（high density lipoprotein，HDL）。这四类脂蛋白的密度依次增加，而颗粒直径则依次变小。此外，还有一种VLDL代谢产生的中间密度脂蛋白（intermediate density lipoprotein，IDL），其组成和密度介于VLDL和LDL之间。乳糜微粒主要含甘油三酯（90%以上）；VLDL中的甘油三酯也达50%以上；LDL主要含胆固醇及其酯；而HDL中载脂蛋白的含量则占50%，胆固醇、胆固醇酯及磷脂的含量也较高。

这些脂蛋白的主要功能之一是转运和代谢血浆中非水溶性的胆固醇和甘油三酯，具体功能如下：①乳糜微粒（CM），是颗粒直径最大的脂蛋白，主要功能是运输外源食物中的甘油三酯及胆固醇到全身各组织，将其氧化分解供能或贮存。②极低密度脂蛋白（VLDL），在肝合成，主要的功能是转运内源性的甘油三酯，即将体内多余的糖转变生成的甘油三酯运送到肝外脂肪组织中贮存或在肝外组织利用。③低密度脂蛋白（LDL），是富含胆固醇的脂蛋白，主要作用是将肝合成的内源性胆固醇运送到全身各组织细胞利用或贮存，包括合成维生素D及各种类固醇化合物。④高密度脂蛋白（HDL），是血浆中颗粒密度最大的一组脂蛋白，富含磷脂。合成和分泌HDL的主要部位是肝，其次是小肠。HDL的主要作用是将肝外组织中的胆固醇（包括衰老、死亡的组织细胞膜上的游离胆固醇）转运到肝进行分解代谢，部分转变成胆汁酸经胆道排泄。

二、脂蛋白的正常代谢

（一）脂代谢相关的蛋白

血浆脂蛋白中具有结合与运输脂质作用的蛋白质成分称为载脂蛋白。迄今已发现20余种载脂蛋白，它们主要在肝和小肠黏膜细胞中合成，其中临床意义较为重要且认识比较清楚的有ApoA、

ApoB、ApoC、ApoD、ApoE 和 Apo（a）等（表 17-1）。由于氨基酸组成的差异，每一型又可分为若干亚型，如 ApoA 包括 ApoAⅠ、ApoAⅡ、ApoAⅣ和 ApoAⅤ等（表 17-1）。载脂蛋白在脂蛋白功能和代谢等方面发挥着重要的作用，主要包括：①结合和转运脂质并稳定脂蛋白的结构；②调节多种脂蛋白代谢关键酶的活性，如脂蛋白脂酶（lipoprotein lipase，LPL）、肝脂酶（hepatic lipase，HL）、卵磷脂 - 胆固醇酰基转移酶（lecithin cholesterol acyltransferase，LCAT）等；③参与脂蛋白受体的识别，即作为配基与脂蛋白受体结合，使脂蛋白被细胞摄取和代谢。血浆中还有一些能将甘油三酯和胆固醇酯在脂蛋白之间转移的蛋白质，包括胆固醇酯转运蛋白（cholesterol eater transfer protein，CETP）、磷脂转运蛋白（phospholipid transfer protein，PLTP）、微粒体甘油三酯转运蛋白（microsomal triglyceride transfer protein，MTTP）等，它们在脂质代谢中也起着十分重要的作用。

（二）脂蛋白代谢相关的受体和酶类

脂蛋白受体是一类位于细胞膜上的糖蛋白，这些蛋白质能以高亲和性方式与相应的脂蛋白配体（ligand）结合，进而介导脂蛋白的代谢。目前已明确的受体包括：LDL 受体（LDL receptor，LDLR）、LDL 受体相关蛋白（LDL receptor related protein，LRP）、ApoE 受体、VLDL 受体和清道夫受体（scavenger receptor，SR）等。在血浆脂蛋白的代谢过程中，许多脂酶起着重要作用，如脂蛋白脂酶（LPL）、肝脂酶（HL）、卵磷脂 - 胆固醇酰基转移酶（LCAT），以及 3- 羟基 -3- 甲戊二酸单酰辅酶 A 还原酶（3-hydroxy-3-methylglutaryl coenzyme A reductase，HMC-CoAR）、酰基辅酶 A（acyl-coenzyme A）及胆固醇酰基转移酶（cholesterol acyltransferase，ACAT）等。这些脂蛋白受体和脂酶质量或（和）数量的异常都可能影响脂蛋白的代谢，导致脂代谢紊乱。

（三）脂蛋白代谢相关途径

脂蛋白代谢以肝为中心，可分为外源性代谢途径、内源性代谢途径和胆固醇逆向转运。

1．外源性代谢途径　指饮食摄入的胆固醇和甘油三酯在小肠合成乳糜微粒及其代谢的过程。该过程具体包括以下步骤：从食物中摄取的外源性脂质（主要是甘油三酯），在肠内经脂酶水解成游离脂肪酸、甘油三酯等，从肠道吸收进入肠黏膜细胞内，再重组成甘油三酯及磷脂。新产生的甘油三酯、胆固醇、磷脂与载脂蛋白 ApoB48、ApoAⅠ构成大分子乳糜微粒，经淋巴管至胸导管进入血液循环，通过脂蛋白交换成为成熟的乳糜微粒。成熟乳糜微粒在 LPL 的作用下甘油三酯被水解，释放出游离脂肪酸被外周组织摄取利用，

表17-1　各种脂蛋白的分布及生理功能

载脂蛋白	合成场所	脂蛋白分布	生理功能
ApoAⅠ	肝、小肠	HDL、CM	激活 LCAT；识别 HDL 受体
ApoAⅡ	肝、小肠	HDL、CM	抑制 LCAT；参与脂质转运
ApoAⅣ	肝、小肠	HDL、CM	参与胆固醇逆向转运；辅助激活 LPL
ApoB100	肝	VLDL、IDL、LDL	参与 VLDL 合成与分解；识别 LDL 受体
ApoB48	小肠	CM	参与 CM 合成与分解；运输外源性 TG
ApoCⅠ	肝	CM、VLDL、HDL	激活 LCAT 及 LPL
ApoCⅡ	肝	CM、VLDL、HDL	激活 LPL
ApoCⅢ	肝	CM、VLDL、HDL	抑制与肝细胞受体结合
ApoD	肝	HDL	参与胆固醇逆向转运
ApoE	肝	CM、VLDL、IDL、HDL	识别 LDL 受体及肝 ApoE 受体
Apo（a）	肝	LDL、HDL	抑制纤溶酶原活性

剩下的残留物称为乳糜微粒残粒（CM remnant），随血液进入肝被代谢（图 17-1）。可见，乳糜微粒是食物来源的外源性脂质进入外周组织的载体。

2．内源性代谢途径　指由肝合成的 VLDL 转变成 IDL 和 LDL，以及 LDL 被肝或其他器官代谢的过程。该过程包括：肝合成的 VLDL 进入血液循环，被 LPL 水解变成 VLDL 残粒，又称 IDL；部分 IDL 被肝细胞摄取代谢，其余部分被 LPL 和 HL 进一步水解为 LDL，LDL 与机体各组织细胞膜表面的 LDL 受体结合，被细胞摄取和代谢（图 17-2）。

3．胆固醇逆向转运　胆固醇逆向转运（reverse cholesterol transport，RCT）与 LDL 运输胆固醇的方向相反，指外周组织细胞中的胆固醇以 HDL 为载体运输到肝进行分解代谢的过程。该转运过程包括三个步骤，需要 LCAT、ApoAⅠ及 LTP 等的

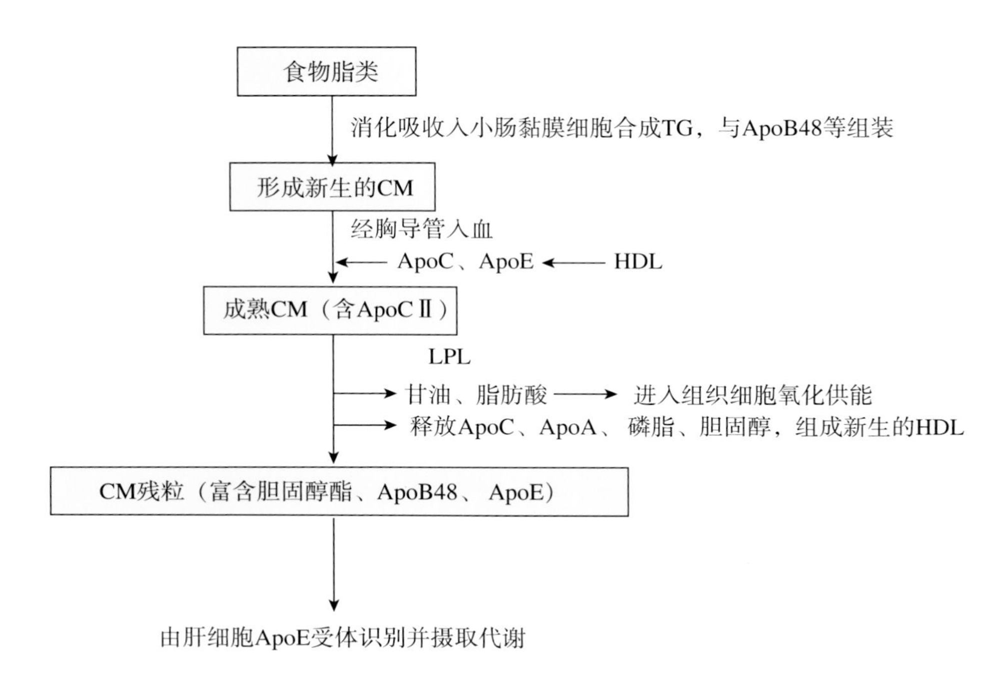

图 17-1　乳糜微粒（CM）代谢途径

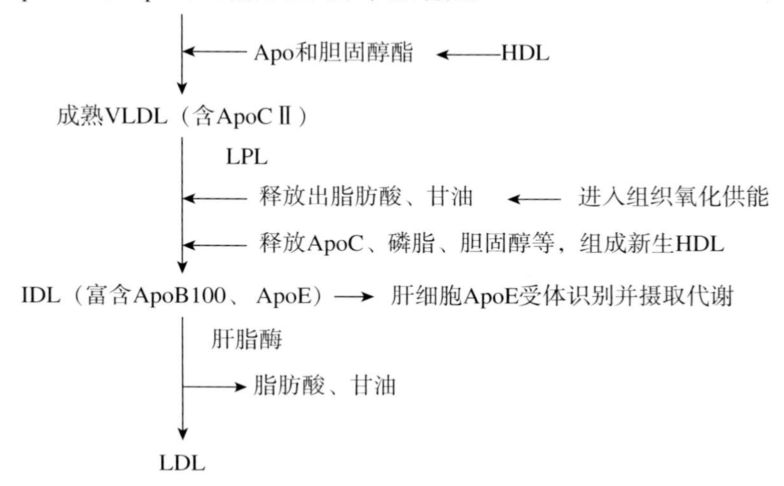

图 17-2　极低密度脂蛋白（VLDL）及低密度脂蛋白（LDL）代谢途径

参与。①肝新合成的HDL进入血液循环，从肝外组织细胞获取胆固醇。其中，三磷酸腺苷结合盒转运体A1（ATP-binding cassette transporter A1，ABCA1）是一种膜整合蛋白，通过与HDL中富含的ApoAⅠ结合，促进外周细胞内胆固醇流出，与HDL形成圆盘状的新生HDL。②血浆中的LCAT（ApoAⅠ是其激活剂）将HDL获取的游离胆固醇酯化成酯，使HDL成为成熟的球形HDL（图17-3）。③HDL及接受了胆固醇酯的脂蛋白经血液运输至肝，被肝细胞摄取降解，其中胆固醇酯可被转化成胆汁酸经肝排到胆道和肠道；HDL也运输胆固醇酯到产固醇类组织，如人体的肾上腺皮质和性腺，为其生产类固醇激素如皮质醇、醛固酮、睾酮、雌二醇等提供原料。胆固醇的双向运输既保证了全身组织对胆固醇的需要，又避免了过量的胆固醇在外周组织和在血液的蓄积，具有重要的生理意义。脂蛋白的正常代谢总结见图17-4。

三、脂代谢紊乱的分型

血脂代谢紊乱是脂代谢紊乱的主要形式，主要表现为血脂增高和血脂降低两大类型。由于血脂在血中以脂蛋白的形式存在和运输，所以高脂血症（hyperlipidemia）实际上表现的是血浆中某一类或某几类脂蛋白水平的升高，故也称为高脂蛋白血症（hyperlipoproteinemia）；反之，血浆脂蛋白水平的降低称为低脂血症（hypolipidemia）或低脂蛋白血症（hypolipoproteinemia）。

（一）高脂血症

1．按病因分型　主要按是否继发于全身疾病

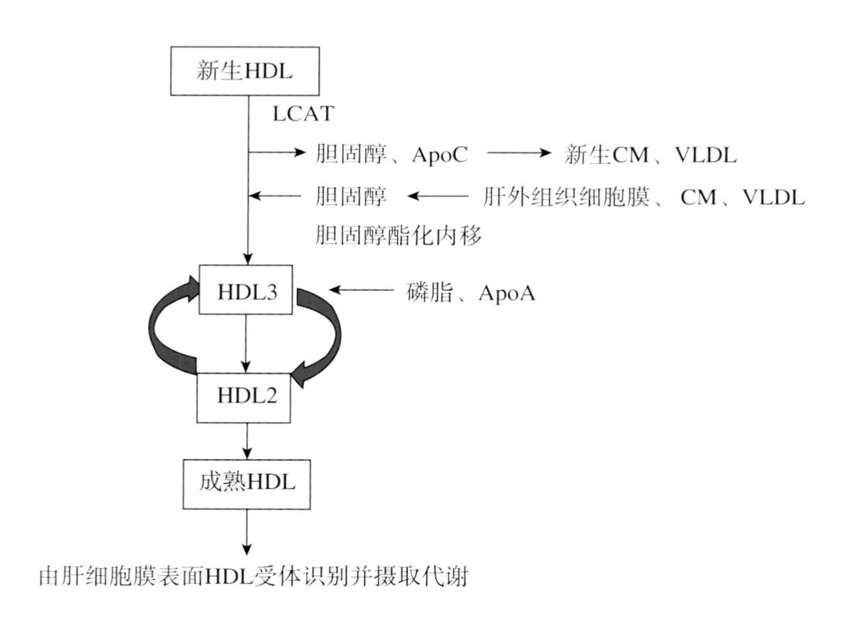

图17-3　高密度脂蛋白（HDL）代谢途径

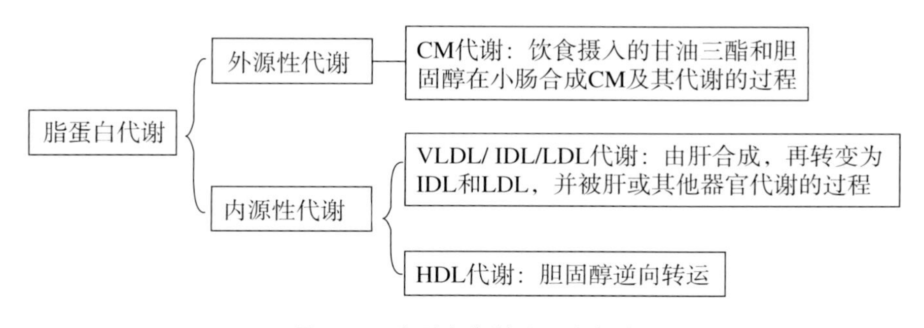

图17-4　脂蛋白代谢过程示意图

来分，可分为继发性和原发性高脂血症。

（1）原发性高脂血症：小部分是由先天性基因缺陷所致，如LDLR基因缺陷引起家族性高胆固醇血症（familial hypercholesterolemia，FH）；大部分是由于脂蛋白代谢相关基因突变与环境因素相互作用而引起。临床上，在排除了继发性高脂血症后，可考虑诊断为原发性高脂血症。

（2）继发性高脂血症：指某些原发病在病理演变过程中造成脂蛋白代谢紊乱而出现的高脂血症。这些原发疾病包括糖尿病、甲状腺功能减退症、肾病综合征、肾衰竭、肝胆系统疾病、系统性红斑狼疮、糖原贮积症、骨髓瘤、脂肪萎缩症、多囊卵巢综合征等。此外，长期较大剂量使用某些药物，如利尿药、降压药、性激素、口服避孕药、糖皮质激素、免疫抑制剂，也可能引起继发性高脂血症。

2．高脂血症的WHO分类 1967年，Fredrickson等首先提出高脂血症的分类法（5型），1970年，世界卫生组织（WHO）对此分类法进行部分修改，将其中Ⅱ型分为Ⅱa和Ⅱb两型，所以按WHO分类，高脂血症可分为Ⅰ、Ⅱa、Ⅱb、Ⅲ、Ⅳ、Ⅴ共六型，各类型特点见表17-2。

3．简易分型 简易分型将高脂血症分为三类，此种分型方法临床常用。①单纯型高胆固醇血症：空腹时血浆总胆固醇（TC）浓度升高，甘油三酯正常或略偏高（相当于WHO分类的Ⅱa型）；②单纯型高甘油三酯血症：空腹时血浆甘油三酯浓度升高，总胆固醇含量正常或略偏高（相当于WHO分类的Ⅰ、Ⅳ型）；③混合型高脂血症：空腹时血浆总胆固醇、甘油三酯浓度均升高；当甘油三酯含量很高时，血浆浑浊呈淘米水样或呈牛奶样颜色（相当于WHO分类的Ⅱb、Ⅲ、Ⅴ型）。

（二）低脂血症

低脂血症也分为继发性和原发性两种：前者可继发于甲状腺功能亢进、吸收不良综合征和营养不良等；后者主要由基因突变引起。按基因突变所导致脂蛋白减少的类型，可将原发性低脂血症再分成两种：一种主要影响含有ApoB的血浆脂蛋白如LDL，包括家族性低β-脂蛋白血症、无β-脂蛋白血症和乳糜微粒滞留性疾病等；另一种主要影响含有ApoA的血浆脂蛋白即HDL，见于家族性α-脂蛋白缺乏症（又称丹吉尔病，Tangier disease）、LCAT缺乏症等。

表17-2 高脂血症WHO分型及特点

表型	血浆4 ℃过夜外观	脂质变化	脂蛋白变化	相对于简易分型	易患疾病
Ⅰ	奶油上层，下层清	TG↑↑↑，TC↑或正常	CM↑	高甘油三酯血症	胰腺炎
Ⅱa	透明	TC↑↑	LDL↑	高胆固醇血症	冠心病
Ⅱb	透明	TC↑↑，TG↑↑	VLDL↑，LDL↑	混合型高脂血症	冠心病
Ⅲ	奶油上层，下层浑浊	TC↑↑，TG↑↑	B-VLDL↑	混合型高脂血症	冠心病
Ⅳ	浑浊	TG↑↑	VLDL↑	高甘油三酯血症	冠心病
Ⅴ	奶油上层，下层浑浊	TG↑↑↑，TC↑	CM↑，VLDL↑	混合型高脂血症	胰腺炎

第二节 高脂血症

高脂血症是指由于脂质代谢或运转异常，使血浆中一种或几种脂质高于正常水平的病理情况。主要类型包括高胆固醇血症、高甘油三酯血症、混合型高脂血症，以及高低密度脂蛋白血症。血浆胆固醇和甘油三酯的正常水平范围分别在2.9～5.2 mmol/L及0.56～1.7 mmol/L，在我国，一般以成人空腹血浆总胆固醇≥6.22 mmol/L（240 mg/dl）和（或）甘油三酯≥2.26 mmol/L（200 mg/dl）为高脂血症的诊断标准。

高脂血症表现为体内脂质代谢平衡被打破，

血清中脂质浓度超过正常范围，被认为是动脉粥样硬化、冠心病、心肌梗死、心脏猝死等心血管疾病的主要诱发因素之一。同时，高脂血症还是脑卒中、高血压、糖耐量异常、糖尿病等疾病发生的重要危险因素，同时也是促进其他重要脏器病变的重要危险因素。

一、病因及影响因素

高脂血症主要由遗传（基因突变及基因多态性）、代谢性疾病、营养和特殊药物作用而引起。此外，不健康的生活方式如缺乏运动、酗酒、暴饮暴食等也可影响高脂血症的发生、发展。

（一）遗传性因素

遗传因素是导致脂代谢紊乱最重要的内在因素，可见于单基因突变引起的血脂异常和由遗传异质性所致的血脂异常。某些脂蛋白代谢酶（如LPL）、载脂蛋白（如ApoB100，ApoCⅡ、ApoAⅠ、ApoAⅤ、ApoCⅡ和ApoE）及脂蛋白受体（如LDLR）等的遗传性缺陷可通过干扰脂蛋白的正常代谢，引起高脂血症。

1．*LPL*基因缺陷　LPL是血液中主要的脂解酶，也是甘油三酯分解代谢的限速酶。*LPL*基因缺陷可导致Ⅰ型或Ⅴ型高脂血症。由于LPL最大活性的表达依赖于ApoCⅡ的激活，*ApoCⅡ*基因缺陷使LPL活性减弱或消失，所以*ApoCⅡ*基因缺陷与*LPL*基因缺陷一样，常因引起甘油三酯分解障碍而导致高甘油三酯血症。

2．*LDLR*基因异常　LDLR能识别并结合含ApoB100和ApoE的脂蛋白残粒（如CM残粒、VLDL残粒）及LDL，进而摄取胆固醇进入细胞内进行代谢。*LDLR*基因突变可造成受体功能障碍，导致血浆胆固醇水平明显增高，是家族性高胆固醇血症发生的主要原因。

3．*ApoB100*基因异常　ApoB不仅是LDL颗粒的主要载脂蛋白，也是LDLR识别的配体。它能结合并转运脂质，介导血浆LDL的分解和清除，在体内胆固醇代谢中起重要作用。*ApoB*基因突变和基因多态性对血脂代谢有明显的影响，可造成LDL分解代谢障碍。

4．*ApoE*基因异常　ApoE在CM和VLDL残粒清除的过程中起关键作用。*ApoE*基因的多态性和基因插入与缺失均可改变ApoE的分子结构、分泌速率、释放入血及其功能状态，进而影响CM和VLDL残基的分解代谢。以ApoE2纯合子为例，由于ApoE2与LDL受体亲和力低下，使含ApoE2的VLDL残基从血浆中清除速度减慢，进而引起LDL受体上调，导致低密度脂蛋白胆固醇（low density lipoprotein cholesterol，LDL-C）水平下降和低胆固醇血症；相反，含ApoE4高的VLDL清除速度快，引起LDL受体下调，经LDL受体途径的LDL代谢障碍，导致LDL-C增高及高胆固醇血症。

5．其他　前蛋白转化酶枯草溶菌素9（proprotein convertase subtilisin/kexin type 9，PCSK9）、三磷酸腺苷结合盒转运体G5（ATP-binding cassette transporter G5，ABCG5）和G8（ABCG8）、LCAT、衔接子蛋白、胆固醇7α-羟化酶1、脂酶成熟因子1等的基因突变也可不同程度引起血脂代谢的紊乱。

（二）疾病因素

某些疾病，尤其一些全身性代谢性疾病往往引发血脂代谢的异常。

1．糖尿病　糖尿病患者常伴有脂代谢紊乱。胰岛素的重要作用之一是促进脂肪酸合成和脂肪贮存，减少脂肪分解。其机制是胰岛素能够抑制脂肪细胞内激素敏感性脂肪酶，而同时它可激活LPL的活性。因此，1型糖尿病患者由于胰岛素缺乏，LPL活性受到抑制，使CM和VLDL分解减弱而聚集于血浆，导致高脂血症（易患Ⅴ型和Ⅰ型，少数也可为Ⅱb和Ⅲ型）。在2型糖尿病，胰岛素抵抗是导致脂代谢紊乱的中心环节。发生胰岛素抵抗时，血清胰岛素水平增高，但脂肪细胞膜上受体不敏感，胰岛素对脂肪分解的抑制作用减弱，脂肪分解加速、造成血浆游离脂肪酸增多，进入肝转化为甘油三酯增多；而胰岛素可促进脂肪合成，因而引起血中VLDL及TC水平增高。胰岛素抵抗还可通过直接和间接作用，引起LDL、TC的增高和HDL的降低。一般认为，2型糖尿病患者易发生Ⅳ型高脂血症。

2．甲状腺功能减退　甲状腺激素参与调节脂蛋白转运和代谢过程中多种关键酶和蛋白质的活性，如肝脂肪酶（HL）、羟甲基戊二酰辅酶A（HMG-CoA）还原酶、胆固醇酯转运蛋白

(CETP)等。甲状腺激素一方面促进肝胆固醇的合成，另一方面促进胆固醇及其代谢产物从胆汁中的排泄。有研究表明，LDL受体的基因启动子中包含一个甲状腺激素反应元件，使甲状腺激素T_3能够调节LDL受体基因的表达，并能激活LDL受体，促进LDL的清除。所以，甲状腺功能减退的患者，脂代谢受到不同程度的影响。由于甲状腺激素不足，胆固醇合成虽降低，但其排出的速度更低，故血中总胆固醇浓度增加。

在临床上，甲状腺功能减退是继发性高胆固醇血症的常见原因。同时，由于肝的LDL受体下调，LDL清除率下降，血浆LDL和ApoB浓度明显升高。另外，因CETP和HL的活性下降，胆固醇酯从HDL向VLDL及LDL的转运减少，使胆固醇的逆向转运受阻，以及HDL2向HDL3的转化减少。还有研究认为，甲状腺功能减退时，LDL的氧化增加，血管内皮功能受损，患者发生动脉粥样硬化与冠心病的比率较普通人群高。临床上，继发于垂体功能低下的甲状腺功能减退，也出现同样的血脂变化。

3．肾病　肾病综合征时发生高脂血症是由脂蛋白合成增加和降解障碍双重机制引起，主要表现为血浆VLDL和LDL升高，呈Ⅱb型或Ⅳ型高脂血症；而肾衰竭、肾移植手术后的患者常出现血浆甘油三酯升高、HDL降低。

4．其他　血脂异常还可见于异型蛋白血症（如系统性红斑狼疮、多发性骨髓瘤）、肝胆系统疾病（如各种原因引起的胆道阻塞、胆汁性硬化）、胰腺炎、糖原贮积症（Ⅰ型）等。

（三）营养性因素

饮食中摄入的营养组分也会影响血脂水平。高胆固醇饮食、高饱和脂肪酸饮食均可引起血浆胆固醇水平升高；进食过量的糖会引起血糖升高而刺激胰岛素分泌，胰岛素可促进肝合成甘油三酯和VLDL，从而引起血浆甘油三酯浓度升高；高糖饮食还可诱发*ApoC*基因的表达，使血浆ApoCⅢ浓度升高，而ApoC Ⅲ是LPL的抑制因子，使LPL的活性降低，从而影响CM和VLDL中甘油三酯的分解，引起高甘油三酯血症。

（四）其他因素

1．雌激素的变化　雌激素可增加LDL受体的活性。在50岁前，女性的血胆固醇低于男性，绝经后常会升高，其原因可能是体内雌激素减少。口服避孕药后血脂也会升高，停药后可恢复。

2．酗酒　酗酒是导致血脂异常的危险因素。酒精可增加体内脂质的合成率，降低LPL的活性，使甘油三酯分解代谢减慢，导致高甘油三酯血症。酗酒还会引起LDL和ApoB显著升高，而HDL和ApoAⅠ显著降低，导致胆固醇代谢紊乱。此外，酗酒还会引起脂蛋白过氧化情况的发生，导致循环中氧化低密度脂蛋白（oxidized low density lipoprotein，oxLDL）浓度升高。因此，酗酒是引起血脂异常的危险因素。

3．缺乏运动　缺乏体育锻炼可使血浆甘油三酯水平升高，因为锻炼可增高LPL活性，升高HDL，特别是HDL2的水平，并增高HDL活性。长期坚持锻炼，还可增加外源性甘油三酯从血浆中的清除效率。

4．年龄　年龄也是影响血脂水平的一个重要因素，随着年龄的增加，LPL活性减退、肝细胞表面的LDL受体的活性和数量均降低，使LDL分解代谢率低，老化的肝细胞还降低饮食诱导的ApoB合成，导致血浆甘油三酯水平升高。

此外，长期的精神紧张、吸烟、体重增加及药物等多种因素均可引起血脂异常。

二、发病机制

机体脂代谢是一个复杂的过程，涉及脂质的外源性摄取、内源性合成及机体内脂蛋白、受体和酶的相互作用。正常情况下，血脂的分解利用与吸收合成保持动态平衡，使血脂含量在一定范围内波动。脂代谢过程中的任一环节出现障碍时，都可能导致脂代谢紊乱。临床上，高脂血症的发生部分是由于脂蛋白代谢相关基因的突变（表17-3），或与环境因素（包括饮食、营养等）相互作用（原发性高脂血症）；还有部分是继发于某些疾病，如糖尿病、肝疾病、肾疾病、甲状腺疾病等（继发性高脂血症）。这里按照脂代谢有关环节的异常来讨论高脂血症的发病机制。

（一）外源性脂质或相关物质摄取增加

1．饮食脂质含量高　饮食中的脂质主要有甘油三酯、胆固醇和磷脂，食物源性或外源性胆固

表17-3　引起严重高胆固醇血症的单基因突变

疾病	突变基因	主要发生机制
常染色体显性遗传		
家族性高胆固醇血症	LDLR	LDL 清除减少
		LDL 产生增加
家族性载脂蛋白 B100 缺陷症	ApoB	LDL 清除减少
家族性高胆固醇血症 3	PCSK9	LDL 清除减少
常染色体隐性遗传		
常染色体隐性高胆固醇血症	ARH	LDL 清除减少
谷固醇血症	ABCG5 或 ABCG8	LDL 排泄减少
		LDL 清除减少

醇占机体胆固醇来源的 1/3。健康成人每天摄入的胆固醇若增加 100 mg，男性血液胆固醇的水平将增加 0.038 mmol/L（1.47 mg/dl），而女性增加 0.073 mmol/L（2.81 mg/dl）。生理状态下，机体可通过减少内源性胆固醇的合成来平衡外源性胆固醇的增加。但长期的高脂饮食可从三方面导致血脂增高：①促使肝胆固醇含量增加，LDL 受体合成减少，脂质代谢减少；②饮食中大量甘油三酯的摄取，使小肠经外源性途径合成 CM 大量增加；③促使肝经内源性途径合成 VLDL 增加。

2．饮食中饱和脂肪酸含量高　一般认为饱和脂肪酸摄入量占摄入能量的百分比每增加 1 个单位，血液总胆固醇含量将增加 0.052 mmol/L（2.01 mg/dl），其中主要为 LDL。在饱和脂肪酸中，月桂酸（C12：0）升高胆固醇效果明显，其次是肉豆蔻（C14：0）和棕榈酸（C16：0），长链硬脂酸（C18：0）几乎没有效果。饱和脂肪酸摄入增加引起胆固醇增高的机制只要在于：①降低细胞表面 LDL 受体活性；②增加含 ApoB 脂蛋白的产生。饮食中胆固醇含量高和 ApoE4 基因型有助于饱和脂肪酸的升胆固醇效果。

3．肠道脂质摄取增加　肠道脂质摄取主要依赖肠黏膜上皮细胞表达的三种蛋白成分：尼曼 - 匹克 C1 型类似蛋白（Niemann-Pick C1 like 1，NPC1L1）、ABCG5 和 ABCG8 蛋白。生理状态下，ABCG5 和 ABCG8 蛋白能把肠道吸收的植物固醇重新排放回肠腔，使谷固醇等植物固醇经肠道吸收很少（< 5%），并促使肝优先分泌植物固醇到胆汁。当这些蛋白的基因突变时，植物胆固醇在肠腔吸收明显增加，导致谷固醇血症发生，主要表现是血液谷固醇含量增高，伴有 LDL 的增加。NPC1L1 也参与肠道脂质吸收，抑制肠道 *NPC1L1* 基因表达，可显著降低胆固醇的吸收和血液胆固醇水平；但 *NPC1L1* 基因突变似乎对肠道胆固醇吸收影响不大，主要引起总胆固醇、磷脂、糖脂、神经鞘磷脂等脂质沉积于细胞溶酶体。

（二）内源性脂质合成增加

肝是内源性脂质合成的主要部位，大部分胆固醇、甘油三酯、载脂蛋白如 ApoB100、ApoC 和 ApoE 等均在肝合成。肝脂蛋白合成增加的原因和机制主要在于：①摄取高糖、高饱和脂肪膳食后，肝细胞胆固醇合成限速酶 HMGCoA 还原酶活性增加，使胆固醇合成增加；②血液中胰岛素及甲状腺素增多时，能诱导肝细胞 HMGCoA 还原酶表达增加，胆固醇合成增加；③血液中胰高血糖素及皮质醇减少时，其对 HMGCoA 还原酶的抑制作用减弱，胆固醇合成增加；④肥胖或胰岛素抵抗等因素导致脂肪动员时，大量游离脂肪酸进入血液循环，肝以其为底物合成 VLDL 增加。

（三）脂质转运或分解代谢异常

参与脂质转运或分解代谢过程的主要因子有载脂蛋白、脂蛋白受体和脂酶等。如前所述，脂代谢过程中，CM 和 VLDL 及其受体主要转运和代谢甘油三酯；LDL 及其受体主要转运和代谢胆固醇；而 HDL 主要介导胆固醇的逆向转运。遗传因素和环境因素都可能对这些蛋白的表达或活性产生影响，导致脂质转运和代谢过程的异常。

1．CM 和 VLDL 转运与分解代谢异常　虽然 CM 和 VLDL 分别在肠道和肝合成，且有不同的转运与代谢途径，但由于两者都富含甘油三酯，所以在转运与分解代谢异常方面有些共同的原因和机制。① LPL 表达与活性异常：LPL 是分解 CM 和 VLDL 中甘油三酯的限速酶，也是 CM 和 VLDL 代谢的决定性因素。*LPL* 基因突变可引起 LPL 活性降低或不能正常表达，导致 CM 和 VLDL 降解减少，血浆甘油三酯水平升高；CM 和 VLDL 代谢障碍还造成磷脂和载脂蛋白向 HDL 转移减少，使 HDL 生成减少，含量降低。另外，胰岛素是 LPL 活性的重要调节因素，可激活脂肪组织 LPL 的活性。当胰岛素抵抗或胰岛素缺乏及甲状腺功能减退时，LPL 活性降低，导致 CM 和 VLDL 降解减少，血浆中甘油三酯水平升高。② ApoCⅡ表达减少或功能异常：ApoCⅡ是 LPL 发挥活性所必需的辅助因子，ApoCⅢ则对 LPL 活性有一定抑制作用，ApoCⅡ /ApoCⅢ比值对 LPL 活性有着显著影响。当基因突变造成 ApoCⅡ表达减少或功能异常时，LPL 不能被充分激活，CM 和 VLDL 中甘油三酯分解受阻，使 CM 和 VLDL 水平上升。此外，在肾病综合征时，LCAT 活性降低，使 HDL3 向 HDL2 转变减少，HDL2 作为 ApoCⅡ的运输载体，其水平的降低将直接导致 ApoCⅡ含量下降。③ *ApoE* 基因多态性：ApoE 有三个常见的等位基因 *E2*、*E3* 和 *E4*，其结合的受体包括 ApoE 受体和 LDL 受体，其中 ApoE2 与两种受体的结合力都较弱，故该基因型可使含有 ApoE 的脂蛋白 CM 和 VLDL 的分解代谢出现障碍。

2．LDL 转运与分解代谢异常　① LDL 受体（LDLR）基因突变：该受体基因突变有不同类型，分别通过不同机制使 LDL 代谢出现异常（表 17-4）。其中包括 *LDLR* 基因突变引起的家族性高胆固醇血症（familial hypercholesterolemia，FH）。该病为常染色体显性遗传病，发生原因是 *LDLR* 基因突变使外周细胞膜表面的 LDLR 缺如或异常，进而对 LDL 的摄取出现障碍，导致血浆（清）总胆固醇（TC）和低密度脂蛋白胆固醇（LDL-C）水平异常升高。患者表现为多发性黄色瘤和早发的动脉粥样硬化。② *ApoB* 基因突变：*ApoB* 基因突变可使 ApoB100 与 LDL 受体的结合能力减弱，LDL 经受体途径的降解减少而在血浆中的水平增高。例如，家族性载脂蛋白 B100 缺乏症（familial defective ApoB100，FDB），由于 2 号染色体上 *ApoB* 基因的突变，使 ApoB100 上 3500 位的精氨酸被谷氨酸置换，导致 LDL 分解代谢受阻而出现高脂血症。③ LDL 受体表达减少或活性降低：在高胆固醇和高饱和脂肪酸饮食后，肥胖、老年人及绝经妇女等人群常常出现 LDL 受体表达减少或活性降低，影响 LDL 的分解代谢。④ VLDL 向 LDL 转化增加：此异常多见于肾病综合征，由于蛋白尿造成的低蛋白血症，使蛋白质包括脂蛋白 VLDL 的合成代偿性增加，后者转化为 LDL 增多；同时 LDL 受体活性下降，VLDL 经 LDL 受体途径代谢受阻而积累为 LDL，使 LDL 水平增加。

3．HDL 介导胆固醇逆转运异常　参与胆固醇逆向转运的主要蛋白有 ABCA1、LCAT、CETP 和清道夫受体等，编码这些蛋白的基因突变常常导致胆固醇逆转运障碍如家族性 CETP 缺陷症。由于基因突变导致 CETP 缺乏，HDL 中胆固醇酯转运到 VLDL、LDL 等其他脂蛋白发生障碍，造成 HDL 中胆固醇酯积聚，表现为 HDL 浓度明显升高而 LDL 浓度偏低，总胆固醇浓度增加。其他如 LCAT 缺乏症及 *ABCA1* 基因突变引起的丹吉尔病（Tangier disease），主要机制是 HDL 成熟障碍，胆固醇逆向转运受阻，血脂代谢出现异常低脂。

（四）肠道菌群变化

近年来研究发现，肠道菌群、高脂饮食、高脂血症三者间有着紧密的联系。一方面，长期的高脂饮食可使大肠微生态系统发生长期而持续的

表17-4　*LDLR*基因突变类型与代谢特点

突变类型	特点	突变类型	特点
Ⅰ型突变	细胞膜上无 LDL 受体存在	Ⅲ型突变	LDLR 不能与 LDL 结合
Ⅱ型突变	LDLR 合成后不能转运到高尔基体修饰，细胞膜上 LDLR 明显减少	Ⅳ型突变	LDLR 与 LDL 结合后不能内移
		Ⅴ型突变	LDLR 不能与 LDL 分离而循环使用

改变。这是因为肠道菌群赖以生存的养料主要来自未被小肠消化、吸收的碳水化合物，当饮食中脂质成分增多时，肠道菌群可获得的养料来源减少；同时，高脂饮食后脂质代谢过程中的一些副产物如次级胆酸、硫化氢等还可损害肠道黏膜，导致黏膜炎症，破坏菌群生存的微环境。另一方面，肠道菌群失调又可加重脂代谢紊乱，从而造成恶性循环。这种恶性循环在高脂血症的发生、发展中起着重要的作用。

图 17-5 所示为高脂血症发生机制。

三、高脂血症与疾病

高脂血症在引起机体功能与代谢紊乱的同时，还直接和间接参与一些疾病的发生、发展，比较明确的相关疾病包括严重危害机体健康的动脉粥样硬化性心脑血管疾病、肥胖症、脂肪肝等。

（一）动脉粥样硬化

动脉粥样硬化（atherosclerosis，AS）也称动脉粥样硬化性血管病（atherosclerotic vascular disease），其本质是巨噬细胞、血管内皮细胞和平滑肌细胞等参与的一种特异性、慢性、炎症性疾病。引发动脉粥样硬化的危险因素很多，按能否对其施行干预分为可控危险因素和不可控危险因素。高脂血症是动脉粥样硬化发生的最基本和最重要的危险因素之一，属于可控危险因素（表 17-5）。血脂与动脉粥样硬化的关系主要包括：①血脂的异常增高是产生动脉粥样硬化的重要因素；②血管内皮炎症、氧化型 LDL 在血管内膜中淤积和产生泡沫细胞是形成动脉粥样硬化的主要原因；③高脂血症引起血液黏滞度改变，进而改变凝血系统和纤溶系统的各种因子的表达和功能，可促进血栓的形成，加速动脉粥样硬化的形成和发展。

可导致动脉粥样硬化的血脂异常主要有以下四种。

1．低密度脂蛋白胆固醇（LDL-C）水平升高　LDL 是血浆中胆固醇的主要携带者，由于其颗粒较小，当血管内皮受损时，LDL 易于渗入内皮下，可促发斑块形成及炎症级联反应，在动脉粥样硬化的发生、发展中起“始发作用”；高 LDL-C 血症本身也能直接损伤血管内皮细胞，为 LDL 浸润创造条件。临床上，降低 LDL 水平可明显降低冠心病的发生率和死亡率。

2．高密度脂蛋白胆固醇（HDL-C）水平降低　血浆 HDL-C 的作用与 LDL 的相反，可促进周围组织包括动脉壁内的胆固醇转运到肝进行代谢（胆固醇逆转运），防止胆固醇在动脉壁沉积，是一种拮抗动脉粥样硬化发生的保护性因素。HDL 还具有抗 LDL 氧化、促进损伤内皮细胞修复和稳定前列环素活性等作用。因此，HDL-C 水平的降低有助于动脉粥样硬化的发生和发展。目前认为，血浆 HDL-C 水平降低是冠状动脉疾病（coronary artery disease，CAD）的独立危险因子，也是临床评价心血管疾病发生的重要指标之一。

3．高甘油三酯血症　空腹血浆甘油三酯

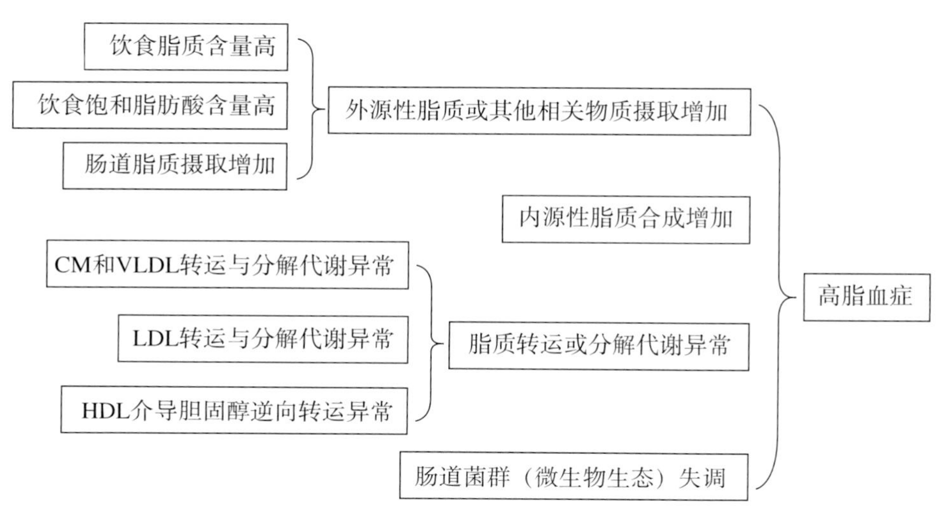

图 17-5　高脂血症发生机制示意图

(TG）水平往往与HDL-C水平呈负相关，高TG/低HDL-C又常与胰岛素抵抗、高血压和向心性（躯干）肥胖相关联。富含甘油三酯的脂蛋白如中间密度脂蛋白（IDL）、极低密度脂蛋白（VLDL）或乳糜微粒残体可直接触发动脉粥样硬化，或者通过改变其他脂蛋白如LDL、HDL的成分而间接促进动脉粥样硬化的发生。此外，有报道指出，高甘油三酯血症可引起凝血及纤维蛋白溶解功能异常，促进动脉血栓形成；高甘油三酯血症可使LDL-C向小而密的亚型（sLDL）转化，后者与LDL受体亲和力下降，使LDL分解代谢减慢，被巨噬细胞摄取增多，而且对氧化反应敏感度增强。由于sLDL易于氧化，使其较LDL更具有致动脉粥样硬化的作用。

4．高脂蛋白（a）血症　脂蛋白（a）[lipoprotein（a），Lp（a）] 是一种特殊独立的血浆脂蛋白，主要在肝合成后分泌入血，富含胆固醇，其核心部分为中性脂质和ApoB100分子，外围包绕着亲水性的载脂蛋白（a）[Apo（a）]。高脂蛋白（a）血症已被认为是导致动脉粥样硬化的重要危险因子，其机制尚未完全阐明，主要与以下因素有关：①Lp（a）与纤溶酶原具有高度的结构同源性，可通过竞争性抑制作用干扰纤维蛋白溶解，利于血栓形成而促进动脉粥样硬化；②通过刺激血管内皮细胞黏附分子的释放，包括细胞间黏附分子-1（intercellular adhesion molecule-1，ICAM-1）、血管细胞黏附分子-1（vascular cell adhesion molecule-1，VCAM-1）及E选择素，促使白细胞黏附，导致血管炎症反应和动脉硬化的发生、发展。

大量基础和临床的研究揭示，动脉粥样硬化的发生、发展是由内皮受损、炎症反应、氧化损伤共同参与，最终形成斑块的一个病理过程。该过程包括：各种危险因素作用引起血管内皮细胞结构破坏和（或）功能障碍，血管壁通透性增高，血液中脂质向内膜下转运；同时血液中的单核细胞向内膜下浸润并分化为巨噬细胞；进入内膜下的脂质发生氧化，进而导致动脉粥样硬化。其可能涉及机制有：①浸润的巨噬细胞吞噬氧化修饰的LDL衍变成泡沫细胞，促进脂质在血管壁蓄积，同时本来具有抗动脉粥样硬化作用的HDL经氧化后，其作用改变，与氧化修饰的LDL一样，也成为致动脉粥样硬化因素。②氧化修饰的脂质成为抗原，通过模式识别受体（Toll样受体）激活机体免疫炎症反应，表现为病变局部出现单核巨噬细胞、T细胞、肥大细胞等炎症细胞的浸润，肿瘤坏死因子-α（，TNF-α），白细胞介素（IL），C反应蛋白（CRP）等炎症因子大量分泌。这一免疫炎症反应促进动脉粥样硬化的发生、发展，并成为动脉粥样硬化斑块破裂进而导致急性临床事件发生的重要机制。③氧化修饰脂质诱导血管壁中膜的平滑肌细胞穿过内弹力板向内膜下迁移增殖，并分泌大量细胞外基质，成为斑块纤维帽的主要组成成分。④氧化修饰脂质诱导动脉粥样硬化病变组织中细胞的凋亡，其中，内皮细胞的凋亡导致血管壁通透性进一步增加，巨噬细胞的凋亡导致血管壁脂质沉积由细胞内转向细胞外，平滑肌细胞的凋亡导致细胞外基质合成减少，斑块纤维帽变薄而容易发生破裂。随着沉积脂质作用的持续存在、动脉粥样硬化病变发展为成熟斑块。

动脉粥样硬化斑块往往引起急性冠脉综合征和脑卒中等临床事件的发生，其机制在于：①斑块体积过大，直接堵塞血管腔，一般认为只有管腔截面积被堵塞达50%以上才出现临床症状；②斑块部位血管痉挛，使本来因斑块存在而狭窄的血管更加堵塞；③斑块表面出现溃疡、裂隙或斑块破裂，导致斑块部位或其下游血栓，即动脉粥样硬化血栓形成（atherothrombosis），造成血管腔部分或完全堵塞。

临床上，血脂的基本检测项目主要是血浆（或血清）中TC、TG、LDL-C和HDL-C的水平，还可通过LDL/HDL比值、动脉硬化指数（AI）、TG/HDL比值及TC/HDL比值等作为动脉粥样硬化的有效风险预测指标。

（二）肥胖症

肥胖症是指由于食物能量摄入过多或机体代谢异常而导致体内脂质沉积过多，造成以体重过度增长为主要特征并可引起机体一系列病理生理改变的一种状态。肥胖分为单纯性肥胖和继发性肥胖。单纯性肥胖主要与遗传因素和饮食营养过剩有关，除有脂质沉积之外，还有脂肪细胞的增生与肥大。继发性肥胖主要由神经内分泌疾病所致，通常认为只有脂肪细胞的肥大而没有增生，但在重度肥胖时，脂肪细胞因不能进一步肥大而出现明显增生。

高脂血症时，脂质摄取或合成增加，使脂肪组织中脂质贮存也相应增加；同时脂肪组织中脂质动员降低，促进脂质在脂肪组织中沉积，引起肥胖的发生。有研究显示，与体型正常者比较，腹型肥胖者进食高脂饮食后，血浆TC水平明显增高，而HDL-C则显著降低。

（三）非酒精性脂肪性肝病

非酒精性脂肪性肝病（non-alcoholic fatty liver disease，NAFLD）是指明确排除酒精和其他肝损伤因素外发生的以肝细胞内脂质过度沉积（主要是甘油三酯）为主要特征的临床病理综合征，主要包括三种：①非酒精性脂肪肝；②非酒精性脂肪性肝炎；③非酒精性脂肪性肝炎相关的肝硬化。近年来的报道指出，脂肪肝严重程度与高脂血症呈正相关，在中度及其以上的脂肪肝患者中，高脂血症的检出率高达80.67%。脂代谢紊乱是NAFLD的主要危险因素之一，而NAFLD可进一步促进脂代谢紊乱的发生、发展。

非酒精性脂肪性肝病的发生机制主要有：各种致病因素引起肝脂质代谢紊乱，甘油三酯在肝细胞沉积，导致肝细胞脂肪变性，使肝细胞对内、外源性损害因子的敏感性增强，这对肝造成的“第一次打击”。由于氧化代谢产物增多，导致脂质过氧化，伴有线粒体解偶联蛋白（uncoupling protein）-2和FAS配体被诱导活化，引起脂肪变性的肝细胞发生炎症、坏死甚至纤维化，对肝造成“第二次打击”。这是NAFLD发生机制的“二次打击”学说。

（四）对机体一些器官的影响

1．对大脑的影响　虽然有血脑屏障的存在，使大脑具有一个独立的脂质代谢系统。但大量的流行病学资料显示，高脂血症是神经退行性疾病如阿尔茨海默病的重要危险因素之一，降脂治疗可以有效降低神经退行性疾病发生的危险性。高脂血症影响脑组织脂质代谢的可能机制如下：①血脑屏障受损，通透性增高，使本来不能通过血脑屏障的血脂成分进入并沉积于脑组织；②血液中一些能够通过血脑屏障的脂质合成必需成分（如不饱和脂肪酸）过量进入脑组织，使脑组织中脂质合成增加。

2．对肾的影响　高脂血症可引起肾动脉粥样硬化病变和肾小球损伤。高脂血症促使肾动脉粥样硬化斑块形成，肾血流量减少，肾性高血压发生；如果斑块造成肾动脉狭窄严重，肾可出现缺血、萎缩、间质纤维增生，甚至肾梗死。高脂血症导致肾小球损伤的机制主要包括：①脂质以脂滴的形式存在于肾小球细胞内或沉积于系膜基质中，并发生氧化修饰，脂质尤其是氧化脂质可导致肾小球上皮细胞的损害和基底膜通透性增高，后者引发蛋白尿。②脂质还可引起系膜细胞弥漫性增生，系膜基质合成增加使系膜增宽，趋化成纤维细胞、巨噬细胞等炎症细胞，引发一系列炎症反应，最终造成肾小管间质纤维化和肾小球硬化。糖尿病患者血脂成分的变化一方面可通过改变肾小球基底膜的磷脂成分或通过糖基化影响基底膜，增加肾小球基底膜的通透性；另一方面可通过影响肾血流动力学、细胞因子水平等多个环节促进糖尿病肾病的发生、发展。患者Lp（a）、LDL-C及氧化低密度脂蛋白（oxLDL）增高与肾损害程度相一致，可能是糖尿病肾病的独立危险因素。

3．其他　高脂血症对机体的影响还包括脂质在真皮内沉积形成黄色瘤和在角膜周缘沉积形成角膜弓等。

四、防治的病理生理学基础

（一）病因学处理

1．防治原发病　高脂血症可继发于多种疾病，合理应用药物控制原发病可明显降低脂代谢紊乱性疾病的发病风险。

2．控制其他影响因素　①合理饮食是高脂血症防治的基础，适当减少脂质的摄入，并控制其他能量物质如糖和蛋白质的摄入，促进体内的脂肪动员，避免超重或肥胖的发生；②适度参加体力劳动和体育活动，避免长时间久坐不动，实践证明步行是降低血脂的有效措施；③戒除吸烟、酗酒等不良习惯。

（二）纠正血脂异常

1．药物降脂　应用降脂药是临床上防治脂代谢紊乱性疾病的主要策略之一。针对体内脂质代谢的不同环节，可单独或联合使用药物。要注意的是，虽然降脂处理可降低脂代谢紊乱性疾病如心血管疾病的危险，但需重视过度降脂引起的低脂血症带来的负面影响。

2．基因治疗 单基因突变是导致遗传性脂代谢紊乱的重要因素，矫正这些基因的异常表达，从而恢复正常的脂质代谢是脂代谢紊乱基因治疗的病理生理学基础。

（三）防止靶器官损伤

1．促进靶器官胆固醇逆转运 可减少脂质在靶器官蓄积而造成的靶器官损伤，这也是脂代谢紊乱性疾病防治的重要策略之一。

2．保护靶器官 减少靶器官损伤是临床防治的一个重要方面。例如，针对动脉粥样硬化病变堵塞血管导致所支配的下游组织的缺血缺氧，可采用血管内支架放置来恢复血流供应，保护组织免于损伤。脂质氧化修饰后对组织具有更强的损伤作用，可采用抗氧化剂保护组织免于或减轻损伤。

第三节 低脂血症

低脂血症又称低脂蛋白血症，在临床上比较少见，对其定义目前尚无统一标准。低脂血症可分为原发性、继发性两种。原发性低脂血症与基因突变等遗传因素有关，多为常染色体隐性遗传，纯合子患者可出现明显的临床表现，而杂合子患者则一般很少发病。继发性低脂血症可由多种因素引起如降脂药使用不当、长期营养不良、消化与吸收不良、贫血、感染和慢性炎症、肿瘤、甲状腺功能亢进、慢性严重肝胆和肠道疾病等。临床上，低脂血症对神经系统、消化系统、血液系统等多个系统的不利影响比较明显，严重者可引起死亡。

一、病因和发病机制

各种病因引起的脂质吸收、合成和代谢障碍均可导致低脂血症的发生，主要病因和发病机制如下。

（一）脂质摄入不足和消化与吸收障碍

脂质摄入不足常见于食物短缺或长期素食；消化与吸收障碍见于各种原因引起的脂质消化与吸收不良，其主要原因和机制如下。

1．消化功能障碍 消化功能障碍常常影响吸收功能，引起吸收不良。在患有慢性胰腺炎、胰腺癌、胰腺纤维囊肿等疾病时，胰酶缺乏或活力降低，对食物中脂肪、蛋白等的消化功能减弱；肝硬化、肝内外胆道梗阻等疾病造成消化道中胆盐不足，影响脂肪的乳化和微胶粒形成，引起脂肪的消化、吸收障碍。

2．小肠黏膜病变 小肠是吸收营养物质的主要场所，小肠黏膜的损伤必然引起营养物质的吸收不良。克罗恩病（Crohn′s disease）以小肠黏膜的损伤为主要病变，由于吸收功能低下，患者出现腹泻、贫血、低蛋白血症等临床表现。乳糜泻（celiac disease），又称麦胶性肠病（gluten induced enteropathy），病因主要是小肠黏膜的免疫性损伤，表现为局部肠绒毛的炎症和萎缩，吸收表面积减少，肠绒毛刷状缘的多种消化酶活性降低，从而使营养物质的消化、吸收受到严重影响。

3．小肠部分切除 由于各种病因施行小肠部分切除术，其吸收能力明显降低，原因为消化道的正常运动受到干扰，同时正常吸收所需的小肠表面区域减少。

4．小肠淋巴循环或血液循环障碍 淋巴发育不良、淋巴管梗阻等可影响肠壁组织淋巴的回流，造成脂肪及脂溶性维生素的吸收不良；另外，门静脉高压、充血性心力衰竭、缩窄性心包炎、肠系膜血管闭塞等可引起小肠血液循环障碍，导致肠黏膜缺血、淤血甚至结构破坏，造成小肠对营养物质的吸收不良。

（二）脂质合成减少

脂质合成减少见于各种原因引起的严重肝疾病，由于肝功能障碍，ApoA、ApoB 合成减少，使其在血浆中的浓度降低；各种原因引起的脂质合成所需原料的减少，也可影响血脂浓度，如严重创伤或烧伤时，引起胆固醇合成前体羊毛胆固醇和 7- 胆甾烯醇丢失，导致胆固醇合成不足；一些药物（如他汀类、雌激素、甲状腺素等）影响脂质的合成和代谢，若长期或者大量使用也可引起血浆胆固醇水平的降低。

（三）脂质代谢增强

脂质代谢增强包括脂质的利用增加和分解增强。

1．脂质利用增加　常见于贫血引起的低脂血症。多种类型的贫血（如缺铁性贫血、巨幼细胞贫血、再生障碍性贫血等）常常引起低胆固醇血症，其机制是贫血引起胆固醇的吸收和合成减少，若伴有骨髓红细胞系统增生活跃，红细胞增殖增加，胆固醇作为细胞膜主要组成成分，其利用增加，由此引起血脂降低；血脂降低使红细胞膜变形能力下降而易破碎，进一步加重贫血，形成恶性循环。

2．脂质分解增强　常见于甲状腺功能亢进、恶性肿瘤等引起的低脂血症。甲状腺激素对脂肪代谢作用是既能刺激脂肪的合成，又能促进脂肪的分解，总的作用是减少脂肪的贮存，降低血脂浓度，主要表现为血浆总胆固醇和LDL-C，水平降低。甲状腺功能亢进时，高浓度的甲状腺激素引起血脂浓度降低的机制包括：①增加LDL受体的数量和功能，使胆固醇分解增多；②促使胆固醇转化为胆汁酸，加速排泄；③脂蛋白脂酶和肝脂酶活性增强，使血中甘油三酯清除率增加、HDL浓度下降。恶性肿瘤包括血液系统和实体器官的恶性肿瘤都可以引起低脂血症，其机制在于：①肿瘤细胞表面LDL受体表达增强、活性增加，使胆固醇分解增多；②恶性肿瘤患者厌食导致的营养不良、恶病质、贫血等变化参与低脂血症的发生。另外，临床上的一些危重病症（如严重创伤、烧伤、败血症、外科大手术后等）及严重应激时，其早期阶段也可见患者血浆胆固醇水平的降低，其发生机制包括：病因的作用使肝合成胆固醇能力下降、前体物质不足及胆固醇分解代谢增强等。大多患者血浆胆固醇水平随病因的去除、病情的好转而逐渐恢复正常。

（四）脂蛋白相关基因缺陷

脂蛋白相关基因缺陷是低脂血症发生的重要遗传学机制。遗传性低脂血症主要有低α-脂蛋白血症和低β-脂蛋白血症。

1．低α-脂蛋白血症　包括家族性α-脂蛋白缺乏症和LCAT缺乏症。

2．低β-脂蛋白血症　主要包括无β-脂蛋白血症（β-脂蛋白缺乏症）和家族性低β-脂蛋白血症（familial hypobetalipoproteinemia，FHBL）。

二、低脂血症与疾病

低脂血症相关疾病大多数是遗传病，包括以下几种。

（一）家族性α-脂蛋白缺乏症

家族性α-脂蛋白缺乏症又称丹吉尔病（Tangier disease），是一种罕见的常染色体隐性遗传病，由于三磷酸腺苷结合盒转运体A1（*ABCA1*）基因突变，引起α-脂蛋白的缺乏。患者的主要特征是ApoAⅠ和富含ApoAⅠ的脂蛋白缺乏或减少，以及低胆固醇血症，同时伴有TG水平增加和LDL-C水平降低。其机制在于：ABCA1可以促进胆固醇和磷脂向乏脂或无脂的HDL前体ApoAⅠ转移，启动HDL的生成。而*ABCA1*基因突变，使载脂蛋白介导的胆固醇流出减少，HDL水平低下，胆固醇逆向转运障碍，导致外周细胞胆固醇蓄积及巨噬细胞源性泡沫细胞在多种组织中堆积。纯合子患者有明显的临床表现，如扁桃体呈黄色增生、肝大、脾大、角膜混浊、皮肤呈非特异性丘疹或黄瘤样、神经系统异常等。由于胆固醇流出减少，导致颈动脉内膜增厚，患者患心血管疾病的风险也明显增加。

（二）LCAT缺乏症

LCAT缺乏症为常染色体隐性遗传病，由*LCAT*基因突变所致，分为LCAT完全性缺乏如家族性LCAT缺陷（familial lecithin-cholesterol acyltransferase deficiency，FLD）、LCAT部分缺乏如鱼眼病（fish-eye disease，FED）。LCAT缺乏导致血浆及外周组织中游离胆固醇因不能转变成胆固醇酯而浓度增加，使HDL颗粒成熟碍；血浆中圆盘状新生HDL、ApoAⅠ可因清除加快而水平降低，同时也有TG水平升高和LDL-C水平降低。红细胞中胆固醇含量增加，容易破损，可出现溶血性贫血，此外还有角膜混浊、肾功能不全等临床症状。*LCAT*突变的杂合子患者临床表现可正常，但常有LDL-C水平的降低。

（三）β- 脂蛋白缺乏症

β- 脂蛋白缺乏症也称为棘（状）红细胞增多症，为常染色体隐性遗传病，是由微粒体甘油三酯转运蛋白（*MTTP*）基因突变所致。主要临床特征是 ApoB 和富含 ApoB 的脂蛋白缺乏、含 ApoB 的脂蛋白如 CM、VLDL 和 LDL 合成代谢障碍，使食物中的脂质及脂溶性维生素（A、D、K、E）吸收障碍，患者出现脂肪泻、低胆固醇血症，血液系统中出现棘红细胞。棘红细胞出现的主要原因是患者细胞膜脂质减少，正常的磷脂酰胆碱和鞘磷脂比例发生改变，红细胞因而变形。棘红细胞脆性较高，容易出现溶血现象。同时，患者往往生长迟缓，还可出现视网膜变性和共济失调等。

（四）家族性低 β- 脂蛋白血症

家族性低 β- 脂蛋白血症是常染色体显性遗传病，由 *ApoB* 基因突变所致，是目前最常见的引起原发性低胆固醇血症的疾病，包括纯合子和杂合子两种类型。纯合子患者的主要临床特征与 β- 脂蛋白缺乏症相似，杂合子患者的主要表现为 ApoB 和富含 ApoB 的脂蛋白降低和低胆固醇血症，其他临床表现不明显。发病机制尚未完全清楚，认为可能是 *ApoB* 基因突变导致不完整的 ApoB 蛋白分子产生，后者与 LDL 受体的结合力较 ApoB100 强，促进经 LDL 受体清除血浆 LDL 的作用；同时 ApoB 分泌速度减慢，导致 VLDL 和 LDL 合成降低。

（五）对机体其他方面的影响

1．对细胞膜的影响　脂质尤其是胆固醇是构成细胞膜的主要成分，低胆固醇血症可引起细胞膜结构和功能的异常，由此参与机体多种疾病的发生和发展。

2．对血液系统的影响　除了棘红细胞增多症，低胆固醇血症还可引起血管内皮细胞结构和功能的损伤，引发微动脉瘤，加之血小板活力下降和凝血机制异常，易于发生脑出血。

3．对消化系统的影响　原发性低脂血症的患者在出生后可出现脂肪泻、脂质吸收不良，小肠肠壁细胞充满脂滴，偶尔可出现肝大和转氨酶升高。

4．对神经系统的影响　原发性低脂血症的患者在出生后早期即出现精神、运动发育迟缓，伸张反射和腱反射减弱，定位感觉丧失，步态不稳和语言障碍等。随着中枢和周围神经系统发生慢性退行性脱髓鞘，多数个体出现智力障碍、小脑性震颤、共济失调、肌肉软弱无力、视力减退、视野缩小、夜盲甚至全盲。

5．对免疫系统的影响　有研究显示，低胆固醇血症患者免疫功能有改变，容易发生感染。

6．其他　低脂血症与结肠癌、子宫内膜癌和肝癌等肿瘤发生呈明显相关性，这也解释了他汀类药因降脂而具有潜在致癌性的原因，但现有证据尚不能表明低脂血症与肿瘤发生具有因果关系。

三、防治的病理生理学基础

低脂血症常见于罕见的家族性遗传缺陷或继发性甲状腺功能亢进、吸收不良综合征和营养不良。许多流行病学的研究显示，低水平的 HDL 与冠心病发病率的上升有关联，此病常由基因因素所致。此外，肥胖、缺乏运动、吸烟、糖尿病、尿毒症和肾病综合征等因素，以及一些药物如噻嗪类利尿药、类维生素 A、类固醇激素和大多数促孕药物如丙丁醇等亦会引起高密度脂蛋白水平下降。低 β- 脂蛋白血症可见于获得性免疫缺陷综合征、血液系统的恶性肿瘤如急性髓细胞性白血病和慢性髓细胞白血病，以及伴有脾大的戈谢病（Gaucher disease）。

总体而言，低脂血症在临床上比较少见，主要防治原则是消除病因学因素、补充脂溶性维生素和保护靶器官。使用烟酸能使 HDL 水平得到很快提高。非药理学的方法也经常用来提升 HDL 水平，包括停止吸烟、减肥和增加锻炼。此外，低 HDL 水平的患者要尽量避免使用降低 HDL 水平的药物。

（魏晓星　刘　芳）

参考文献

[1] Vance JE，Vance DE．Biochemistry of Lipids，Lipoproteins and Membranes．5th ed．Amsterdam：Elsevier，2008．
[2] Prasad SK．Biochemistry of Lipids．New Delhi：Discovery Publishing House，2010．
[3] Huang C，Freter C．Lipid metabolism，apoptosis and

cancer therapy. Int J Mol Sci, 2015, 16 (1): 924-949.

[4] Heindel JJ, Blumberg B, Cave M, et al. Metabolism disrupting chemicals and metabolic disorders. Reprod Toxicol, 2017, 68: 3-33.

[5] Marroqui L, Alonso-Magdalena P, Merino B, et al. Nutrient regulation of glucagon secretion: involvement in metabolism and diabetes. Nutr Res Rev, 2014, 27 (1): 48-62.

[6] Cabrera O, Berman DM, Kenyon NS, et al. The unique cytoarchitecture of human pancreatic islets has implications for islet cell function. Proc Natl Acad Sci USA, 2006, 103 (7): 2334-2339.

[7] Behl M, Rao D, Aagaard K, et al. Evaluation of the association between maternal smoking, childhood obesity, and metabolic disorders: a national toxicology program workshop review. Environ Health Perspect, 2013, 121 (2): 170-180.

[8] Yoon JC, Puigserver P, Chen G, et al. Control of hepatic gluconeogenesis through the transcriptional coactivator PGC-1. Nature, 2001; 413 (6852): 131-138.

[9] Petnehazy T, Stokes KY, Russell JM, et al. Angiotensin Ⅱ type receptor antagonism attenuates the inflammatory and thrombogenic responses to hypercholesterolemia in venules. Hypertension, 2005, 45: 209-215.

[10] Kronenberg F. Human genetics and the causal role of lipoprotein (a) for various diseases. Cardiovasc Drugs Ther, 2016, 30: 87-100.

[11] Nordestgaard BG, Chapman MJ, Ray K, et al. Lipoprotein (a) as a cardiovascular risk factor: current status. Eur Heart J, 2010, 31: 2844-2853.

[12] Aliabadi HM, Spencer TJ, Mahdipoor P, et al. Insights into the effects of hyperlipoproteinemia on cyclosporine A biodistribution and relationship to renal function. AAPS J, 2006, 8 (4): E672-681.

[13] Grützmacher P, Öhm B, Szymczak S, et al. Primary and secondary prevention of cardiovascular disease in patients with hyperlipoproteinemia (a). Clin Res Cardiol Suppl, 2017, 12 (Suppl 1): 22-26.

第十八章

高原免疫系统病理生理学

第一节　免疫系统概述

人体的免疫系统（immune system）是识别自我和非我危险信号从而执行免疫功能的系统，由免疫器官、免疫细胞和免疫分子构成。

免疫器官按功能不同，分为中枢免疫器官和外周免疫器官。中枢免疫器官是免疫细胞发生、分化、发育和成熟的场所，包括骨髓和胸腺：骨髓是各种血细胞和免疫细胞发生及成熟的场所、体液免疫应答发生的场所及再次体液免疫应答的主要部位；胸腺是T细胞分化及成熟的场所，具有免疫调节和建立与维持自身免疫耐受的功能。外周免疫器官包括淋巴结、脾和黏膜相关淋巴组织，是成熟淋巴细胞定居的场所，也是这些淋巴细胞针对外来抗原刺激启动初次免疫应答的主要部位。

免疫细胞（immunocyte）是指所有参与免疫应答或与之有关的细胞。根据其在免疫应答中的作用可分为四类：①淋巴细胞，包括T细胞、B细胞，由于T细胞、B细胞可以通过T细胞受体（T cell receptor，TCR）、B细胞受体（B cell receptor，BCR）特异地识别抗原，故也称抗原特异性淋巴细胞，它们分别介导细胞免疫和体液免疫。②抗原提呈细胞（antigen presenting cell，APC），包括树突状细胞（dendritic cell，DC）、单核巨噬细胞（mononuclear phagocyte）等，能捕获、处理并提呈抗原，在免疫应答过程中具有重要的提呈抗原肽及免疫调节作用。③吞噬细胞，包括单核巨噬细胞和中性粒细胞，具有吞噬和杀菌功能，在固有免疫中发挥重要作用。④自然杀伤细胞，即NK细胞，可自发杀伤病毒感染细胞及肿瘤细胞，在固有免疫中发挥重要作用。这些免疫细胞在不同的免疫反应中发挥各自独特而不可或缺的功能（图18-1）。

一、T细胞及其介导的免疫反应

根据辅助受体CD4和CD8是否表达，胸腺中的T细胞可分为双阴性（double negative，DN）、双阳性（double positive，DP）、单阳性（single positive，SP）三个阶段。这三个阶段的最核心事件可概括为获得功能性TCR的表达、自身主要组织相容性复合体（MHC）限制和自身免疫耐受的形成。在胸腺皮质中，CD4和CD8双阳性T细胞，其TCR能与胸腺基质细胞表面的MHC Ⅰ或

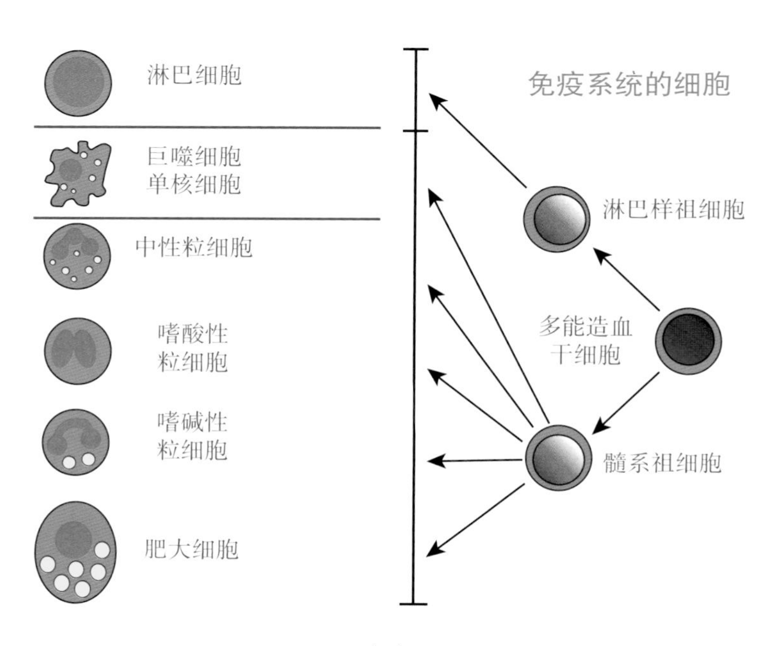

图18-1　免疫细胞分类

Ⅱ类分子-抗原肽结合，具有适当亲和力的DP细胞分化为SP细胞，其中与Ⅰ类分子结合的DP细胞分化为CD8^{+}T细胞；与Ⅱ类分子结合的DP细胞分化为CD4^{+}T细胞；而不能与MHC-抗原肽结合或亲和力过高的DP细胞则发生凋亡，遭到克隆清除。此过程也称为胸腺的阳性选择。阳性选择的意义在于淘汰不能与自身MHC分子结合的T细胞，使继续发育的SP细胞的TCR只能与自身MHC Ⅰ或MHC Ⅱ类分子结合，这就使T细胞获得了自身MHC限制性。经历阳性选择的SP细胞在胸腺的皮髓质交界处及髓质区还须经历阴性选择：凡是能识别自身抗原-MHC复合物且具有高亲和力的SP细胞发生凋亡，受到克隆清除，其实质是清除自身反应性T细胞，即阴性选择。阴性选择的意义在于淘汰识别自身抗原的T细胞，使继续发育的T细胞获得自身抗原的耐受性。具有两种性能的成熟T细胞离开胸腺，进入血液并移居到外周淋巴组织。TCR为T细胞表面的特征性标志，以非共价键与CD3分子结合，形成TCR-CD3复合物，TCR只能特异性识别APC或靶细胞表面的抗原肽-MHC分子复合物，且识别有双重特异性，即既要识别抗原肽的表位，又要识别自身MHC分子的多态性部分。CD3分子的功能是转导TCR识别抗原所产生的活化（第一）信号。

T细胞的辅助受体为CD4分子和CD8分子，CD4与MHC Ⅱ类分子β链的β2结构域结合；CD8与MHC Ⅰ类分子重链的α3结构域结合。协同刺激分子是位于T细胞膜上的各种膜分子，通过与APC或靶细胞上的配体结合，提供T细胞活化的第二信号。协同刺激分子包括CD28、CTLA-4（CD152）、诱导性共刺激分子（ICOS）、PD-1、LFA-1和ICAM-1等。其中CTLA-4和PD-1分子是目前免疫研究前沿的热点分子。2018年，美国德克萨斯大学安德森癌症中心免疫学系教授詹姆斯·艾莉森（James P. Allison）与日本京都大学免疫学系教授本庶佑（Tasuku Honjo）通过发现两种负向免疫调节分子、创建“负负得正”的新型癌症免疫治疗方法而获得2018年度诺贝尔生理学或医学奖。其原创性贡献在于，他们于上世纪90年代初分别发现两种抑制T细胞活化的负向免疫分子CTLA-4和PD-1，对机体监控肿瘤的发生、发展及清除已经生长转移的肿瘤至关重要。他们两位创造性地制备了这两种分子的阻断性抗体，通过“负负得正”的原理，使原本处于抑制状态的T细胞的杀伤性功能得以恢复和强化，从而达到了高效广谱的肿瘤治疗目的，为众多癌症患者特别是那些无法手术、对化疗和放疗无效的转移性晚期恶性癌症患者带来福音。

T细胞按功能不同，可以分为初始T细胞、效应T细胞和记忆T细胞。初始T细胞是未经抗原刺激的成熟T细胞，表达CD45RA和CD62L。效应T细胞表达高亲和力IL-2R、CD44和CD45RO，介导免疫效应。记忆T细胞表达CD45RO、CD44，介导再次免疫应答。T细胞根据表面标志不同，可以分为CD4^{+}T细胞和CD8^{+}T细胞。CD4^{+}T细胞识别由MHC Ⅱ类分子提呈的外源性抗原肽，活化后分化为辅助性T细胞（Th细胞）。CD8^{+}T细胞识别由MHC Ⅰ类分子提呈的内源性抗原肽，活化后分化的效应细胞为细胞毒性T细胞（CTL），可特异性杀伤靶细胞，是细胞免疫的主要效应细胞。初始CD4^{+}T细胞可分化为Th1、Th2、Th17三类T细胞，前两者在细胞、体液免疫应答中发挥重要作用，后者通过分泌IL-17参与固有免疫和某些炎症反应的发生。自然调节性T细胞直接从胸腺中分化而来，表型为CD4^{+}CD25^{+}FOXp3^{+}。适应性调节性T细胞又称诱导性调节性T细胞，一般在外周由抗原及其他因素诱导产生，主要来自初始CD4^{+}T细胞。

初始T细胞膜表面抗原识别受体TCR与APC表面的抗原肽-MHC分子复合物特异结合的过程称为抗原识别，TCR在特异性识别APC所提呈的抗原多肽的过程中，必须同时识别与抗原多肽形成复合物的MHC分子，这种特性称为MHC限制性。T细胞活化的第一信号来自其TCR与抗原肽-MHC分子复合物的特异性结合，即T细胞对抗原的识别，第二信号来自协同刺激分子，即APC表达的协同刺激分子与T细胞表面的相应受体或配体相互作用介导的信号。由于TCR细胞内部分较短，需要要借助CD3、CD4或CD8、CD28等分子将刺激信号传到细胞内部，致使转录因子活化，转位到核内，活化相关基因。抗原与其受体的结合，使TCR的构象及位置发生改变，CD3、CD4或CD8分子的尾部聚集在一起，发生受体交联，激活细胞内的信号蛋白和各种信号转导相关的酶类。IL-2是促进活化后T细胞增殖的最重要的细胞因子，选择性地促进经抗原活化的T细胞增殖。

Th细胞分为Th1细胞、Th2细胞和Th17细胞。Th1细胞通过分泌细胞因子和表达CD40L，从而诱生、募集和激活巨噬细胞，消灭胞内寄生病原体，还诱导巨噬细胞高表达B7和MHC Ⅱ类分子，促进抗原的加工和提呈，促进CTL活化增殖，也促进Th细胞和NK细胞的活化增殖，辅助B细胞产生调理性抗体，活化中性粒细胞，促进杀伤病原体。Th2细胞辅助体液免疫应答，促进B细胞活化、增殖和分化为浆细胞，产生抗体，还参与Ⅰ型变态反应和抗寄生虫免疫。Th17细胞分泌IL-17，刺激上皮细胞、内皮细胞、成纤维细胞和巨噬细胞分泌多种细胞因子等，促进固有免疫，参与炎症反应、感染性疾病和自身免疫病的发生。

CTL细胞主要杀伤胞内寄生病原体的宿主细胞、肿瘤细胞等，可高效、特异性杀伤靶细胞，而并不损伤正常组织。T细胞增殖后一部分分化成记忆型T细胞，其表型为$CD45RO^{+}$，有较长的寿命。记忆型T细胞对特异性抗原有记忆能力，再次遇到抗原后能迅速活化、增殖、分化为效应细胞，产生更迅速、更强、更有效的应答。

二、B细胞及其介导的免疫反应

B细胞由哺乳动物骨髓中的淋巴样干细胞分化而来，成熟B细胞主要定居于外周淋巴器官的淋巴小结内，不仅能通过产生抗体发挥特异性体液免疫功能，也是重要的APC细胞。B细胞表面的B细胞抗原受体复合物由识别和结合抗原的膜免疫球蛋白（mIg）和传递抗原刺激信号的Igα/Igβ（CD79a/CD79b）异源二聚体组成，其mIg是B细胞的特征性表面标志，单体形式存在，需要其他分子辅助完成BCR结合抗原后信号的传递。Igα/Igβ均是免疫球蛋白超家族的成员，细胞质区有免疫受体酪氨酸活化基序，通过募集下游信号分子，转导特异性抗原与BCR结合所产生的信号。B细胞表面的CD19、CD21和CD81非共价相连，形成B细胞特异性的多分子活化共受体，提高B细胞对抗原刺激的敏感性。B细胞表面的协同刺激分子包括CD40、CD80、CD86、CD20、CD22、CD32等，根据是否表达CD5分子，B细胞可分为$CD5^{+}$的B-1细胞和$CD5^{-}$的B-2细胞两个亚群。B-1细胞定居于腹膜腔、胸膜腔、肠道固有层，合成低亲和力免疫球蛋白M（IgM），能与多种不同的抗原表位结合，表现多反应性，属于固有免疫细胞，可自发分泌天然抗体。B-2细胞主要定居于淋巴器官，是参与体液免疫的主要细胞。

B细胞不仅能识别蛋白质抗原，还能识别多肽、核酸、多糖类、脂类、小分子化合物，并且能特异性识别完整抗原的天然构象或识别抗原降解所暴露的表位的空间构象，其识别抗原无须经APC的加工处理，无MHC限制性。第一活化信号经由Igα/Igβ传导入胞内BCR被多价抗原交联后，免疫受体酪氨酸活化基序中酪氨酸磷酸化，募集并活化脾酪氨酸激酶（Syk），活化细胞内信号转导的级联反应，经PKC、MAPK、钙调蛋白三条途径激活转录因子，参与并调控B细胞激活、增殖相关基因的表达。B细胞活化中共受体作用于成熟B细胞表面，CD19、CD21和CD81非共价键结合成共受体复合物，提高信号传递的敏感性。第二信号主要由黏附分子之间的相互作用提供，最重要的是CD40/CD40L。一方面，B细胞可作为抗原提呈细胞活化T细胞，另一方面活化的T细胞可以提供B细胞活化的第二信号，并分泌多种IL-4等细胞因子协助B细胞的进一步分化。特定抗原初次刺激机体所引发的应答称为初次免疫应答；初次免疫应答中形成的记忆淋巴细胞再次接触相同抗原刺激后，可产生迅速、高效、持久的应答，即再次免疫应答。初次免疫应答潜伏期长，抗体水平低，亲和力低，抗体升高所需时间长，抗体主要为IgM。再次免疫应答潜伏期短，抗体浓度增加快，抗体维持时间长，诱发再次免疫应答所需抗原剂量小，再次免疫应答产生高亲和力抗体IgG且再次应答的强弱取决于两次抗原刺激的间隔长短。

三、抗原提呈细胞及其功能

抗原提呈细胞是指能够摄取、加工处理抗原并将抗原信息提呈给T细胞的一类细胞。APC将细胞质内自身产生的或者摄取入细胞的抗原分子降解并加工处理成一定大小的多肽片段，使之与MHC分子结合，以抗原肽-MHC复合物的形式表达于APC表面，此过程称为抗原加工处理。树突状细胞是主要的专职APC之一，能够显著刺激初始T细胞增殖，是机体适应性T细胞免疫应答的始动者，是连接固有免疫和适应性免疫的桥梁。树突状细胞摄取抗原和受某些刺激后逐渐成熟，并向引流淋巴组织迁移。成熟过程中，MHC分子（特别是Ⅱ类分子）、共刺激分子和黏附分子表达显著提高，能够提呈抗原刺激初始T细胞（图18-2）。其功能包括抗原提呈与免疫激活功能、免疫调节作用和免疫耐受的维持与诱导。单核细胞来源于骨髓前体细胞，经血液移行至全身组织，分化成巨噬细胞，参与免疫防御和炎症反应，正常情况下多数表达MHC Ⅰ类分子，有些情况下也表达较低水平的MHC Ⅱ类分子和协同刺激分子。其抗原加工能力强，提呈能力弱，在IFN-γ等作用下，发挥专职APC的作用。另外，B细胞也是APC细胞的一种，能将蛋白抗原提呈给辅助性T细胞，可通过膜表面免疫球蛋白（Ig）将低浓度的抗原浓集并使抗原内化，发挥提呈作用。

四、固有免疫应答和适应性免疫应答

免疫应答（immune response）是指免疫系统识别和清除抗原的整个过程，分为固有免疫应答和适应性免疫应答。

固有免疫（innate immunity）也称先天免疫或非特异性免疫，是在生物长期进化中逐步形成的，是机体抵御病原体入侵的第一道防线，其特点是先天具有、无免疫记忆、无特异性。固有免疫应答是体内固有免疫细胞和分子识别、结合病原体及其产物或其他抗原性异物后被迅速活化并产生相应生物学效应，从而将病原体等抗原性异物杀伤、清除的过程（图18-3）。固有免疫由组织屏障、固有免疫细胞和固有免疫分子组成。固有免疫细胞主要包括吞噬细胞（中性粒细胞和单核巨噬细胞）、树突状细胞、NK细胞、NKT细胞、γδT细胞、B1细胞、肥大细胞、嗜碱性粒细胞、嗜酸性粒细胞等。

中性粒细胞有很强的趋化作用和吞噬功能，当病原体在局部引发感染时，中性粒细胞可迅速穿越血管内皮进入感染部位进行杀伤。单核巨噬细胞包括血液中的单核细胞和组织器官中的巨噬细胞，可借助表面的模式识别受体（pattern recognition receptor，PRR）和调理性受体摄取抗原性异物，杀伤病原体，参与和促进炎症反应，杀伤靶细胞，加工、提呈抗原并发挥免疫调节作用。树突状细胞能诱导初始T细胞活化，是重要的免疫调节细胞，广泛分布于全身组织和脏器。树突状细胞是专职抗原提呈细胞。未成熟树突状细胞摄取、加工处理抗原能力强，提呈抗原能力弱；成熟树突状细胞摄取、加工处理抗原能力弱，提呈抗原能力强。NK细胞来源于骨髓淋巴干细胞，在骨髓微环境中发育成熟，主要分布于外周血和脾，无需抗原预先激活即可杀伤肿瘤及病毒感染细胞。在抗体存在的情况下，NK细胞也可通过细胞表面的IgG FcR杀伤与IgG结合的肿瘤细胞或病毒感染细胞，这种作用称为抗体依赖性细胞介导的细胞毒作用。NK细胞杀伤作用的机制有穿孔素/颗粒酶途径、FAS-FASL途径等。其他固有免疫细胞还有肥大细胞、嗜碱性粒细胞和嗜酸性粒细胞。

适应性免疫（adaptive immunity）也称获得性免疫或特异性免疫。适应性免疫应答由T细胞、B细胞介导，通过其表面的抗原受体特异性识别抗原后，T细胞、B细胞活化、增殖、分化并发挥免

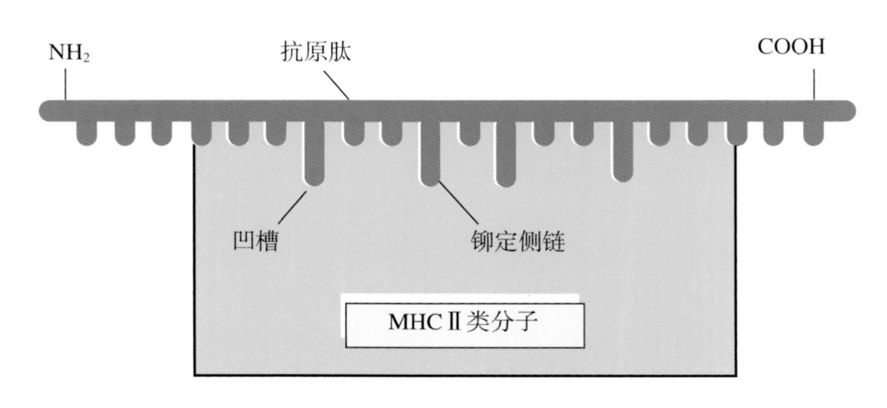

图18-2　抗原肽和MHC分子

疫效应，从而清除抗原（图 18-4）。

固有免疫应答和适应性免疫应答的区别见表 18-1。

五、免疫分子

机体中主要的免疫分子包括抗体（antibody，Ab）、补体（complement，C）、细胞因子（cytokine，CK）、白细胞分化抗原（leukocyte differentiation antigen，LDA）等。

抗体是介导体液免疫的重要效应分子，是 B 细胞接受抗原刺激后增殖分化为浆细胞所产生的免疫球蛋白，主要存在于血清等体液中，通过与相应抗原特异性结合发挥体液免疫功能。抗体的主要功能包括：特异性识别结合抗原、免疫调节、激活补体、与细胞表面 Fc 受体结合等。近年来研究发现，抗体除可与特异性抗原结合外，还可与核苷酸及超抗原结合，具有化学催化作用，故被认为具有超抗体活性。超抗体活性可能参与自身免疫病和抗感染免疫，具有重要的生物学意义。

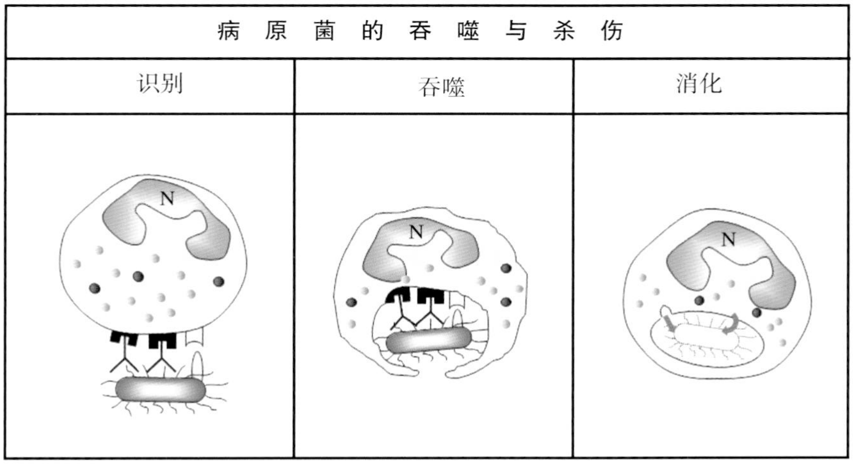

病 原 菌 的 吞 噬 与 杀 伤		
识别	吞噬	消化
N	N	N

图 18-3　固有免疫应答

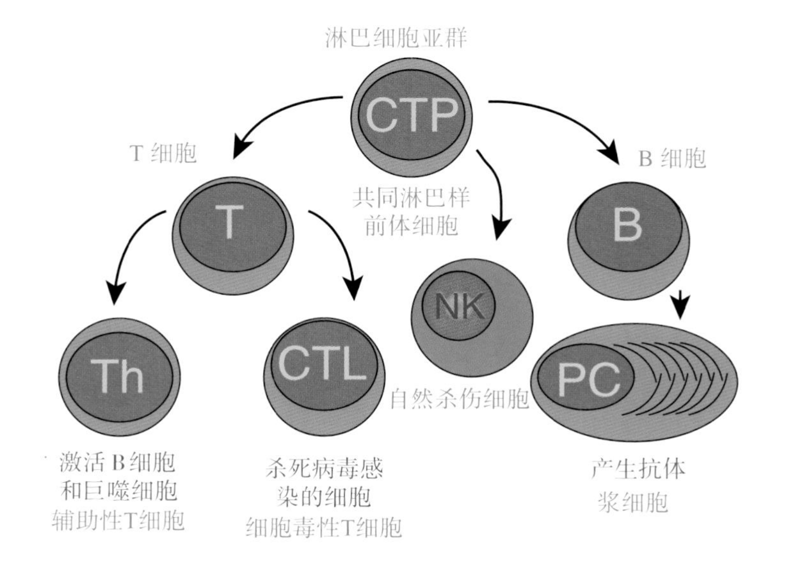

图 18-4　淋巴细胞亚群

表18-1 固有免疫应答和适应性免疫应答的区别

项目	固有免疫应答	适应性免疫应答
主要参与的细胞	黏膜上皮细胞，吞噬细胞，树突状细胞，NK 细胞，NKT 细胞，γδT 细胞，B1 细胞	αβT 细胞，B2 细胞
主要参与的分子	补体，细胞因子，抗菌蛋白，酶类物质	特异性抗体，细胞因子
作用时相	感染后 4 ~ 96 h	96 h 后启动
识别受体	模式识别受体，较少多样性	特异性抗原识别受体，胚系基因重排编码，具有高度多样性
识别特点	直接识别病原体某些共有高度保守的分子结构，具有多反应性	识别 APC 提呈的抗原肽 -MHC 分子复合物或 B 细胞表位，具有高度特异性
作用特点	未经克隆扩增和分化，迅速产生免疫作用，无免疫记忆功能	经克隆扩增和分化，成为效应细胞后发挥免疫作用，有免疫记忆功能
维持时间	维持时间较短	维持时间较长

补体是存在于血清及组织液中的一组不耐热、经活化后具有酶活性、可介导免疫和炎症反应的蛋白质，包括 30 多种可溶性蛋白和膜结合蛋白。补体不仅是机体固有免疫防御的重要组成部分，也是固有免疫与适应性免疫之间的桥梁。目前，补体领域的研究重点已转向补体与适应性免疫的关系、补体与疾病的关系和相关治疗及干预策略。

细胞因子是有免疫原、丝裂原或其他因子刺激免疫细胞所产生的低分子量可溶性蛋白质，为传递生物信息的分子，具有调节固有免疫和适应性免疫应答，促进造血，刺激细胞活化、增殖和分化，以及促进组织修复和介导炎症反应等功能。迄今已发现 200 余种人类细胞因子。

白细胞分化抗原指造血干细胞在分化成熟为不同谱系、各个谱系分化不同阶段及成熟细胞活化过程中出现或消失的细胞表面分子。它们大多是跨膜的蛋白或糖蛋白，具有重要的生理功能。在免疫应答过程中，它们参与抗原的识别，细胞间相互作用，细胞的活化、增殖、分化和免疫效应，白细胞分化抗原以 CD 加序号命名。

黏附分子是众多介导细胞间或细胞与细胞外基质间互相接触和结合的分子的统称。黏附分子以配体 - 受体配对的方式发挥作用，导致细胞 - 细胞间、细胞 - 基质间或细胞 - 基质 - 细胞间的黏附，并参与细胞间的识别、细胞的活化和信号转导、细胞的增殖与分化、细胞的伸展与移动，是免疫应答、炎症发生、凝血、肿瘤转移、创伤愈合等一系列重要生理和病理过程的分子基础。

主要组织相容性复合体（major histocompatibility complex，MHC）是一组紧密连锁的基因群，其编码的产物称作 MHC 分子，生物学功能是提呈抗原肽，调控免疫应答，在适应性免疫应答中起重要作用。人的 MHC 称为 HLA，其产物称为 HLA 分子。MHC Ⅰ/Ⅱ类分子接纳抗原肽的结构，是位于该分子远膜端的抗原结合槽，抗原肽和 MHC 分子相互作用的特点有：①特定 MHC 分子可凭借所需要的共用基序选择性地结合抗原肽，有一定的专一性。②一种类型的 MHC 分子可以识别一群带有特定共同基序的肽段，由此构成包容性。MHC 提呈抗原参与适应性免疫应答，即提呈抗原供 T 细胞识别，启动适应性免疫应答。MHC Ⅰ类分子提呈内源性抗原肽供 $CD8^{+}T$ 细胞识别；MHC Ⅱ类分子提呈外源性抗原肽供 $CD4^{+}T$ 细胞识别，介导 T 细胞在胸腺中的分化、成熟，决定个体的疾病易感性，调控机体免疫功能。MHC 同时也参与固有免疫应答，通过其中 MHC 免疫功能相关基因参与对固有免疫应答的调控。

第二节　自身免疫病

一、基本概念

（一）自身免疫与自身免疫病

正常情况下，机体将自身组织成分识别为“自我”，一般不对其产生免疫应答，或仅产生微弱的免疫应答，此为自身免疫耐受（self-tolerance）。某些情况下，自身免疫耐受遭到破坏，机体免疫系统针对自身抗原产生免疫应答，体内检出自身抗体（autoantibody）或自身反应性T/B细胞（autoreactive T/B lymphocyte），此为自身免疫应答。自身免疫应答并非必然引起自身免疫病（autoimmune disease，AID），仅当自身免疫应答过强或持续时间过长以致破坏自身正常组织结构并引起相应临床症状时，才导致自身免疫病。已有研究证明，所有自身免疫病患者体内均存在针对自身抗原的自身抗体和（或）自身反应性T/B细胞。

（二）自身抗体

1．生理性自身抗体　自身抗体虽是自身免疫应答和自身免疫病的重要标志，但正常人血清中亦可检出。某些自身抗体由于效价低，不足以导致自身组织损伤，但可协助清除衰老蜕变的自身成分，称为天然自身抗体（natural autoantibody）。天然自身抗体的特点有：与自身抗原亲和力低；其产生并不依赖外源性抗原刺激；多为IgM类，偶见IgG、IgA类；具有广泛交叉反应性。正常人血清中可检出抗独特型抗体、抗核抗体、抗线粒体抗体、类风湿因子（rheumatoid factor，RF）等多种自身抗体，其中某些具有生理功能，如类风湿因子可与多价IgG结合，有助于通过单核巨噬细胞清除循环中的免疫复合物。

2．病理性自身抗体　某些自身抗体可直接导致疾病发生，称为病理性自身抗体，如抗血小板抗体、抗甲状腺球蛋白抗体、抗乙酰胆碱受体抗体。病理性自身抗体多为IgG类，受抗原刺激而产生，特异性强且与自身抗原亲和力高。某些病理性自身抗体属器官特异性，如桥本甲状腺炎的抗甲状腺球蛋白抗体和抗甲状腺微粒体抗体、毒性弥漫性甲状腺肿（又称格雷夫斯病，Graves disease）的长效甲状腺刺激素、原发性慢性肾上腺皮质功能减退症（又称艾迪生病，Addison disease）的抗肾上腺皮质细胞自身抗体等。

（三）自身反应性T/B细胞

Burnet的克隆选择学说认为，针对自身抗原的淋巴细胞克隆在胚胎期已被清除或被禁蔽。实际上已有研究发现，自身反应性T/B细胞并未被完全清除，而是大量存在于正常人或动物体内。能引起自身免疫病的是“自然攻击性T细胞”，自身反应性B细胞属$CD5^+$B细胞亚群，它们能分泌IgM类自身抗体，并参与某些自身免疫病的发生。

二、分类

1．按病程分类　自身免疫病按病程可分为四类。①急性局限性自身免疫病，如特发性血小板减少性紫癜、自身免疫性溶血性贫血等；②急性全身性自身免疫病，如EB病毒感染后体内出现多种自身抗体；③慢性局限性自身免疫病，如重症肌无力、桥本甲状腺炎；④慢性全身性自身免疫病，如类风湿性关节炎、系统性红斑狼疮等。

2．按受累组织系统分类　自身免疫病按受累组织系统不同可分为六类。①结缔组织疾病，如类风湿性关节炎、系统性红斑狼疮、皮肌炎等；②神经肌肉疾病，如多发性硬化症、重症肌无力等；③内分泌疾病，如胰岛素依赖型糖尿病、桥本甲状腺炎等；④消化系统疾病，如慢性非特异性溃疡性结肠炎、慢性活动性肝炎、恶性贫血等；⑤泌尿系统疾病，如自身免疫性肾小球肾炎、肺肾出血性综合征等；⑥血液系统疾病，如自身免疫性溶血性贫血、特发性血小板减少性紫癜等。

三、特征

自身免疫病种类很多，病情转归与自身免疫应答的强度密切相关。除某些病因明确的继发性自身免疫病可随原发疾病治愈而消退外，多数病因不明的自身免疫病常呈反复发作和慢性迁延趋势。但自身免疫病具有一些共同特征：某些自身免疫病有明显诱因，但多数病因不清；患者以女性多见，发病率随年龄而增高，有遗传倾向；患者外周血中可检出高效价自身抗体和（或）针对自身抗原的致敏淋巴细胞，自身抗体和自身致敏淋巴细胞作用于靶抗原所表达的组织细胞，可导致相应组织、器官损伤和功能障碍；某些自身免疫病常出现血清学上的交叉现象，如30%自身免疫性甲状腺炎患者血清中可检出引起恶性贫血的抗胃黏膜抗体，50%以上恶性贫血患者血清中可检出抗甲状腺抗体。

四、致病因素及机制

（一）年龄和性别因素

自身免疫病发病率随年龄增长而升高，这可能是老年人胸腺功能低下引起免疫功能紊乱所致。研究发现，新西兰黑色品系（NZB）小鼠系统性红斑狼疮样综合征发病率随鼠龄增长而升高。自身免疫病也与性别相关，女性高发某些自身免疫病，其发生多发性硬化（MS）和系统性红斑狼疮的可能性比男性大10～20倍。自身免疫病发病率及病情与体内雌激素水平相关，给系统性红斑狼疮小鼠应用雌激素可加重其病情，类风湿性关节炎患者妊娠时病情通常减轻，而分娩后自身免疫病可能加重，自身免疫性甲状腺疾病女性患者产后易出现甲状腺功能低下。某些自身免疫病在男性多发，如强直性脊柱炎患者中男女之比为3：1。但性激素与自身免疫病易感性关联的机制尚不清楚。

（二）自身免疫耐受破坏

在维持自身免疫耐受的情况下，机体免疫系统对自身组织成分保持无应答或低应答状态。自身耐受的产生和维持有赖于中枢和外周耐受机制的共同作用，自身免疫病的根本原因是自身免疫耐受出现异常或破坏。导致自身免疫耐受破坏的因素包括遗传因素和环境因素。

1．遗传因素　多数自身免疫病的确切病因和发病机制目前尚未完全阐明，遗传因素是引起自身免疫病的重要因素，但并非唯一因素。在人类，同卵双生子患同一种自身免疫病的一致率也远未达到100%。因此，遗传因素往往与环境因素（如毒素、药物和感染）相互影响和相互作用，共同参与自身免疫病的发生。在诸多遗传因素中，对HLA与自身免疫病的关联性进行了深入的研究，已发现，携带特定型别HLA等位基因的个体，其患某些自身免疫病的危险大于该基因型阴性的个体。例如：高加索人群中，90%强直性脊髓炎（AS）患者与HLA-B27关联；胰岛素依赖型糖尿病与HLA-DR3、-DR4、-DQ2、-DQ8关联；类风湿性关节炎（RA）与HLA-DR4关联。

2．环境因素　感染、创伤、药物、物理、化学等因素均可使自身抗原释放和（或）性质改变，从面引发异常自身免疫应答，导致自身免疫病发生。由于特殊的解剖部位，体内某些器官或组织（如脑、眼晶状体、睾丸、精子等）成分在正常情况下不与免疫细胞接触，称为隐蔽抗原（sequestered antigen），这些抗原在胚胎期未与免疫系统接触，故相应特异性淋巴细胞未被消灭或抑制。在外伤、感染等情况下，若隔绝屏障被打破，这些隐蔽抗原可能释放入血或淋巴系统，激活相应自身反应性淋巴细胞，导致自身免疫病发生。例如：眼外伤导致伤侧眼球的晶状体释放，可激发机体产生抗晶状体抗体或激活特异性淋巴细胞，从而导致健侧眼球发生交感性眼炎；肺炎支原体感染可改变红细胞表面Ⅰ型血型抗原，刺激机体产生抗红细胞抗体，导致红细胞破坏；变性的自身IgG可刺激机体产生IgM或IgG类抗体，称为类风湿因子（RF），自身变性IgG与RF形成免疫复合物，可引起关节炎等多种疾病。另外，自身抗原量的改变也会引起自身免疫病。例如：正常人血清中仅存在微量甲状腺球蛋白，并使机体对其产生低度耐受，此时相应Th细胞耐受，不能辅助B细胞产生自身抗体；在甲状腺受损时，血清甲状腺球蛋白水平升高，当其浓度超过耐受限度时，则相应Th细胞耐受被破坏，并辅助相应B细胞产生抗甲状腺球蛋白抗体，从面引起自身免疫性甲状腺炎。

（三）表位扩展

表位扩展（epitope spreading）也是自身免疫病发生的机制之一。特定抗原刺激机体后，免疫系统首先针对优势表位产生应答，但往往尚不足以清除该抗原，随应答过程的持续，机体可相继针对更多抗原表位（包括隐蔽表位）产生应答，此现象称为表位扩展。表位扩展也可被描述为对抗原分子上一个表位的免疫应答可启动对该抗原其他表位的免疫应答。已有研究发现，表位扩展机制参与多种自身免疫病（如系统性红斑狼疮、类风湿性关节炎、多发性硬化症等）的发生、发展，其机制是针对自身抗原隐蔽表位的淋巴细胞克隆在中枢免疫器官发育过程中，有可能逃逸阴性选择而出现于外周成熟淋巴细胞库中。自身免疫病发生过程中，某些诱因或自身免疫损伤效应可造成自身组织细胞凋亡或坏死，使含隐蔽表位的自身抗原被暴露或释放，并通过 APC 摄取、加工、处理，将其提呈给相应自身反应性淋巴细胞克隆。随自身免疫病疾病进展，免疫系统不断扩大所识别自身抗原表位的范围，使更多自身抗原遭受免疫攻击，导致疾病迁延不愈并不断加重。

（四）T 细胞功能亚群失衡

大量实验依据提示，T 细胞功能亚群（Th1、Th2、Th17 及调节性 T 细胞）在体内构成复杂的细胞调节网络，各亚群比例和功能平衡在维持内环境稳定中起重要作用。感染或其他诱因能改变微环境中细胞因子组成，进而影响 T 细胞分化并使 T 细胞功能亚群失衡，最终导致自身免疫病发生。一般而言，Th1 细胞参与器官特异性自身免疫病发生，而 Th2 细胞对此类疾病发生有拮抗效应。Th17 细胞是体内最重要的致炎效应细胞之一，其与自身免疫病发生、发展密切相关。研究发现：自身免疫病病灶局部出现大量 Th17 细胞浸润，且浸润程度与疾病严重程度呈正相关。$CD4^+CD25^+$ 调节性 T 细胞在机体免疫负调节中发挥重要作用，其功能下降可能是导致自身免疫病发生的机制之一。体内调节性 T 细胞和 Th17 细胞动态平衡在维持免疫自稳中起重要作用，二者失衡可导致自身免疫病，已有研究发现自身免疫病动物模型中调节性 T 细胞数量和功能下降。

（五）其他因素

MHC Ⅱ类抗原表达异常、细胞因子产生失调、共刺激分子表达异常均可导致自身免疫病。例如：毒性弥漫性甲状腺肿患者的甲状腺上皮细胞、原发性胆汁性肝硬化患者的胆管上皮、糖尿病患者的胰腺内皮细胞和 B 细胞表面均存在异常表达 MHC Ⅱ类抗原；类风湿性关节炎患者的关节滑膜 T 细胞可自发分泌大量 TNF-α 和 GM-CSF，继而强烈激活巨噬细胞，导致慢性炎症和持续性自身免疫性损伤。研究已发现，CTLA-4 基因敲除及用抗 CTLA-4 抗体封闭 APC 表面 CTLA-4 分子，均可加重动物体内自身免疫性组织损伤。

五、防治的病理生理学基础

目前，自身免疫病的防治原则有：①预防和控制微生物感染，常采用疫苗和抗生素控制，尤其是对于长期感染；②应用免疫抑制剂，如环孢素 A 和 FK506；③特异性抑制 T 细胞功能，如抑制 IL-2 产生；④应用细胞因子及其受体的抗体或拮抗剂。

第三节　免疫缺陷病

免疫缺陷病（immunodeficiency disease，IDD）是由免疫系统先天发育障碍或后天损伤而致的一组综合征。患者可出现免疫细胞发育、分化、增生、调节和代谢异常，并导致机体免疫功能降低或缺陷，临床表现为易反复感染、自身免疫现象和某些肿瘤的发生率增高。免疫缺陷病患者因其免疫系统受损的组分不同，临床表现各异，并可同时累及多系统、多器官，从而出现复杂的功能障碍和症状。另外，患同一种免疫缺陷病的不同患者，亦可有不同的临床表现。

一、分类

免疫缺陷病按其病因可分为两大类：由遗传因素或固有免疫系统发育不良造成免疫功能障碍引起的疾病，称为原发性免疫缺陷病（primary immunodeficiency disease，PIDD）或先天性免疫缺陷病；由后天因素（如营养不良、感染、药物、放射线、肿瘤等）造成免疫功能障碍而引起的疾病，称为继发性（secondary）免疫缺陷病（SIDD）或获得性（acquired）免疫缺陷病。原发性免疫缺陷病按主要受累的免疫系统成分不同可分为五类：体液免疫缺陷病、细胞免疫缺陷病、联合免疫缺陷病、吞噬细胞缺陷病和补体缺陷病。

二、特点

无论是原发性免疫缺陷病还是继发性免疫缺陷病都易反复感染且难以治愈，也常是造成死亡的最主要原因。患者易感的外源性病原体种类主要取决于免疫系统受损的组分：体液免疫、吞噬细胞或补体缺陷病患者易患细菌性感染（尤其化脓性细菌感染），如低丙种球蛋白血症患者常见反复细菌性中耳炎及肺炎；细胞免疫缺陷患者易发生病毒、真菌及原虫等胞内寄生性感染，主要表现为肺炎或皮肤黏膜及其他器官慢性感染。另外，病原体感染也可影响特异性和固有免疫功能，典型例子是人类免疫缺陷病毒（HIV）所致获得性免疫缺陷综合征。原发性免疫缺陷病发生机制较复杂，主要是免疫系统遗传基因异常，如常染色体显性或隐性遗传或X连锁隐性遗传，可导致抗体和（或）淋巴细胞功能异常，或导致吞噬细胞、补体成分缺陷而引起固有免疫功能低下。

原发性免疫缺陷病在人群中总发生率约0.01%，其中体液免疫缺陷病约占50%，联合免疫缺陷病占20%，细胞免疫缺陷病占18%；吞噬细胞缺陷病占10%；补体缺陷病占2%。通过染色体DNA序列分析，目前已对某些原发性免疫缺陷病的基因突变或缺失进行了定位，从而为阐明其发病机制并进行临床诊断和治疗奠定了基础。

三、治疗的病理生理学基础

除一般对症治疗外，对免疫缺陷病尚可采用如下治疗措施。

1．应用抗感染药物　应用抗菌药治疗反复发生的细菌性感染，若疗效不佳，应考虑抗真菌、抗原虫、抗支原体及抗病毒治疗，以控制感染，缓解病情。

2．补充和替代性治疗　通过补充各种免疫分子（如胸腺素、转移因子、各种淋巴因子及免疫球蛋白等）以提高机体免疫功能。

3．移植免疫细胞　通过胸腺、骨髓、造血干细胞或胎肝移植以补充免疫细胞或重建免疫功能，可缓解某些原发性免疫缺陷病患者病情，甚至可能是唯一的治愈措施。

4．基因治疗　某些原发性免疫缺陷病是基因缺陷所致，通过基因治疗可能获得良好疗效。其机制为将靶基因导入骨髓造血干细胞或外周血细胞并获得表达，将转基因细胞定期输入患者体内，以纠正由于基因缺陷所致免疫缺陷病，如腺苷脱氨酶（ADA）缺乏的联合免疫缺陷病患者，可进行腺苷脱氨酶基因治疗。

第四节　高原低氧与免疫

低氧是高原环境最主要的特征，可引起人体一系列生理功能的改变。以往国内外有关低氧对机体的影响研究多集中在呼吸、循环、中枢神经、运动等系统，而高原低氧对免疫系统的影响在近年来才逐渐受到重视。

免疫系统是担当机体防御功能的屏障，高原低氧可导致机体免疫功能异常，而这些功能异常可能与多种高原病的发生、发展密切相关。根据以往的研究人们普遍认为在高海拔环境患感冒不仅不易治愈，而且极易发展成为高原肺水肿，严重时可危及生命。高原居民肺部感染率有增加的倾向，高海拔兵站士兵比低海拔士兵易患肺炎，提示低氧可能损伤机体的防御功能。这将严重影响高原进驻者的身体健康和高原作业效率，甚至危及生命，是亟待解决的问题。因此高海拔低氧环境机体免疫损伤的病理生理学及其防治措施越来越受到关注。但是，较新的研究发现，低氧环境能够促进固有免疫细胞的补充、活化和生存，同时通过下调效应淋巴细胞的功能来抑制适应性免疫。这种对固有免疫和适应性免疫的不同调节似乎反映了旨在保证组织自身稳态和对抗自身免疫的保障机制，因而低氧对免疫的影响是一把双刃剑。

固有免疫和适应性免疫在低氧下有不同的变化反应。相比于适应性免疫细胞，固有免疫细胞更有能力在低氧条件下保持活力和功能。固有免疫细胞是有古老历史的细胞，在原始大气中几乎没有氧气的时候它们就开始逐步进化，学会了如何处理缺氧及如何在低氧环境中良好地生存。与此相反，适应性免疫是一种相对较新的进化，在地球大气氧含量正常的情况下出现。因此，适应性免疫细胞在低氧环境下的表现不如固有免疫细胞。

一、高原低氧对固有免疫的影响

细胞的基本结构和基本生物学通路是在原始时代的低氧环境中形成的。在20亿年前，地球上的氧气来源于光合作用。在接下来的10亿年里，第一批真核生物——藻类出现了，它们是现代海洋中占主导地位的光合作用生物的祖先，与此同时，氧含量在全球范围内上升。真核生物在1% ～ 2% 含氧条件下进化并形成了基本的生命结构（在20亿到900万年前）。在接下来的40万年里，氧气的浓度不断增加。尽管大量的氧气通过提供有效能量来源的方式促进了复杂生物体的形成，但是真核细胞的基本结构是在低氧条件下进化来的。在低氧环境的生物活动、生化途径和调节过程中，这些基本结构被认为可能会优先发挥作用。这尤其适用于包括糖酵解在内的作为第一能量发生器建立起来的无氧的生物学途径，它们与氧化途径结合，从而适应低氧含量和正常氧含量的环境转换。

固有免疫系统的基本保护策略是使机体能够表达病原体识别受体，即识别不同种类病原体的保守分子模式，从而引发炎症反应，限制病原体的入侵。自我防护的固有免疫先天机制在适应性免疫系统进化之前就发展得很好了，并且在数十亿年前真核生物出现时就固定存在了。例如，缺乏适应性免疫系统的无脊椎动物已经具有对抗潜在病原体表面抗原的防御机制。甲壳类生物的防御机制完全依赖于固有免疫系统，当病原体相关的分子模式被可溶性蛋白、细胞表面宿主蛋白（如凝集素、抗菌剂和凝血素）和模式识别蛋白识别后，固有免疫反应就会被激活。

细胞通过转录组、表型和生物学的变化来应对缺氧。不同细胞类型对低氧有不同的应对反应，在同一组织类型的细胞系中也有一定的变化。这些对低氧的独特反应引起细胞的功能变化，导致免疫反应的重新编程。

（一）低氧对中性粒细胞功能的影响及其机制

低氧条件下中性粒细胞对血管内皮细胞黏附增加，渗出增多，同时低氧还对中性粒细胞的吞噬功能产生影响，在患有高原急性肺水肿的患者支气管肺泡灌洗液的检测中发现早期的炎症因子，原因可能是中性粒细胞在低氧环境下通过促进组织浸润、活化和细胞因子的释放，导致炎症反应增强。短暂且严重的低氧血症可能会导致严重炎症，而急性呼吸窘迫综合征及继发的多器官衰竭时，多形核细胞中的活性氧生成会增加。这种剧烈的事件会伴随更多的蛋白酶脱颗粒、中性粒细胞凋亡的延迟及相关黏附分子如CD11b、CD18等表达上调。

（二）低氧对单核巨噬细胞功能的影响及其机制

低氧能够引起单核细胞的转录组发生变化，表现为诱导基因编码炎症介质发生变化。在缺氧的单核细胞内发现了高水平的促炎细胞因子（如IL-1和TNF）、细胞毒性介质及各种黏附分子。研究发现，在组织损伤后发生的缺氧可能会促进组织修复相关的巨噬细胞的功能，这是由巨噬细胞浸润受损组织的时间模式所推断的，随着含氧量逐渐下降，形成新的肉芽组织并形成新的血管。低氧可能会抑制巨噬细胞的迁移，炎症组织和实体肿瘤内可能存在低氧区，而这些区域聚集有大量的巨噬细胞。低氧抑制化学因子诱导的巨噬细胞的迁移，而且这种抑制效果是快速的、可逆的、无特异性的，并推测低氧抑制巨噬细胞不是基因调节的结果，而是厌氧呼吸时细胞内代谢改变，ATP储存耗竭引起的。低氧还会影响巨噬细胞分泌细胞因子。低氧缺血后巨噬细胞激活，炎症因子IL-1、IL-6和TNF-α表达增加。实验证明肺内急性低氧，诱导NF-κB激活，炎症因子如TNF-α分泌增加。氧自由基清除剂可使出血休克鼠腹膜巨噬细胞产生的IL-6和TNF-α减少，且TNF-α和IL-6 mRNA表达下降。说明ROS可激活NF-κB，后者刺激炎症因子（包括 TNF-α）转录增加。同时低氧亦可引起巨噬细胞抗原提呈功能下降，其下降的主要原因有：①抗原提呈能力与细胞膜表面 MHC Ⅱ类分子密度有关，低氧可致巨噬细胞表达的 MHC Ⅱ类抗原减少；②低氧可使巨噬细胞表面的 Fc 和 C3b 受体减少，从而影响巨噬细胞吞噬调理过的抗原，使抗原不能被提呈给 T 细胞；③低氧使细胞内 ATP 水平下降，分解加工抗原的能力下降，进而使抗原提呈能力下降。

（三）低氧对树突状细胞的影响及可能的机制

树突状细胞在组织中巡逻并感知危险信号，激活特定的免疫反应，促进炎症反应和组织修复。从成熟标志物、协同刺激因子、趋化因子受体和 T 细胞启动能力的表达方面，缺氧对树突状细胞成熟有着不同影响。缺氧通过抑制分化和成熟标志的表达及它们对 T 细胞功能的刺激能力，使树突状细胞的炎症和组织修复功能受到抑制。这表明缺氧对促进炎症和组织修复的作用是在树突状细胞的前哨作用下进行的，这是一种防止针对受损组织的免疫反应的保护机制。但是，缺氧会通过与脂多糖的结合而促进树突状细胞的成熟。在氧含量正常时，HIF-1α 的诱导效应可以促进树突状细胞的成熟，这与抗原表达及协同刺激能力的增加有关。然而，在这种情况下，实验者发现缺氧本身并不会诱导树突状细胞的成熟。对于这些相互冲突的结果可能的解释是由于树突状细胞前体的来源、纯度、分化、成熟度、缺氧刺激的程度和持续时间的不同及实验中的不同物种（人与老鼠）。总的来说，需要进一步研究来分析不同氧含量对树突状细胞分化、成熟和功能的影响。

高海拔低氧条件可以引起机体免疫系统功能的改变。固有免疫系统的免疫细胞通常是最早到达患病或受伤处的，因此处于低氧分压（PO_2）的环境中。由于中性粒细胞主要通过无氧酵解来获得能量，所以它们在低氧环境中具有预适应的现象。巨噬细胞通常在中性粒细胞之后到达，它们可以通过多种方式来调节自身代谢活动从而去适应低氧环境。低氧对免疫细胞的功能影响不是孤立的，而是相互影响的。了解低氧对免疫细胞功能的影响及其机制，对研制开发抗低氧药物如过氧化物酶、超氧化物歧化酶等有重要的指导意义。低氧对固有免疫的调控机制有很大的影响。在机体内，任何组织灌注改变均可导致氧含量显著减少。从机能上讲，当氧的需求量超过氧供应量时就会出现缺氧的情况。健康组织中的氧分压通常为 20 ～ 70 mmHg（氧含量为 2.5% ～ 9%），而伤口和坏死组织中的氧含量明显降低（＜ 1%）。在组织中，PO_2 的降低与否取决于细胞与最近的供氧血管之间的距离。低氧应答不仅对组织内稳态平衡和细胞在低氧环境中的生存十分关键，而且对于维持低氧组织中固有免疫细胞的正常功能也是至关重要的。

二、高原低氧对适应性免疫及炎症的影响

随着脊椎动物的祖先进化出具有独特抗原的适应性免疫系统，其每个淋巴细胞都具备了独特的抗原受体。适应性免疫系统的基本要素是所有有颌类动物都有一个基于同一模块遗传单元的适应性免疫系统，集合产生高度多样化的淋巴细胞。淋巴细胞的快速克隆需要能量代谢与氧的有效性相结合，在缺氧条件下会更困难。在进化尺度上，适应性免疫的发展与正常大气相适应，发生在富氧环境中。固有免疫和适应性免疫系统的整合使淋巴细胞抗原受体具有特异性，可以用于识别和击退病原体等入侵者。为了完成这项任务，固有免疫系统形成了与发展中的淋巴细胞网互动的能力，也适应了正常的大气环境。

淋巴细胞及脾、胸腺是机体免疫系统中最重要的免疫细胞和免疫器官。在淋巴细胞中占相当比例的 T 细胞，根据其表面标志和功能特征，可分为 $CD4^+$ 和 $CD8^+$ 两个细胞亚群。$CD4^+$ 细胞为辅助性 T 细胞（Th），是免疫反应中发挥中心作用的细胞。$CD8^+$ 细胞为细胞毒性 T 细胞（CTL），是免疫反应的效应细胞。

缺氧对固有免疫细胞的促炎作用与适应性免疫的消极作用形成了鲜明对比。缺氧通过抑制 TCR 信号和促进细胞凋亡来损害 T 细胞的功能。氧的可用性是淋巴细胞存活的一个重要决定因素。胸腺细胞的结构转录活动减少 $CD4^+$ 和 $CD8^+$T 细胞的总数，并增加了体内和体外的细胞凋亡。高水平表达的 HIF-1α 可以提高淋巴细胞凋亡率，减少 T 细胞的数量。另外，研究人员通过观察抑制铁进入细胞抑制胸腺细胞增殖和分化的现象，证明了铁和氧在 T 细胞发育和功能上的重要性，而

铁的补充可能会增强 T 细胞的功能和自身的免疫反应。

在细胞发育过程中，胸腺细胞在胸腺中位于相对低氧环境，而成熟 T 细胞在血液中的循环将会经历一个相对的高氧环境。尽管如此，根据脾中的特异性定位结果，一些成熟的 T 细胞也可以在缺氧区被发现。进一步来说，T 细胞出现在淋巴系统中经历了一个广泛的含氧区间（1.1 ～ 4.7 kPa 或 8 ～ 35 mmHg），这个区间中的最低值足以引起缺氧反应。因而，效应 T 细胞出现在炎症部位或在非淋巴组织聚集，有较高的长期暴露于缺氧环境的可能性。例如，在人类慢性炎症的环境中，T 细胞在炎症性肠病（克罗恩病和溃疡性结肠炎）和类风湿性关节炎的炎症组织中表达 HIF-1α。这些证据表明 T 细胞在炎症环境中的反应可能被缺氧和 HIF 的表达影响。

HIF-1α 蛋白分子构象的稳定化可以发生在 T 细胞中，当 T 细胞暴露在缺氧环境中时可以导致 HIF-1α 蛋白稳定化。TCR 刺激 HIF-1α 蛋白稳定化，当 TCR 的刺激同时伴有缺氧时，这个过程可以被更进一步地增强。T 细胞在低氧环境中仍旧能够发挥作用。事实上，T 细胞能够保留其功能，即使在代谢物包括氧和葡萄糖受到严重限制的情况下产生细胞因子。低氧也能通过细胞外途径影响 T 细胞。如低氧能诱导趋化因子选择性招募 T 细胞亚群。最近分析癌症、低氧和肿瘤保护作用之间联系的研究显示肿瘤相关低氧诱导趋化因子 CCL28 表达，选择性诱导调节性 T 细胞聚集，导致肿瘤免疫耐受产生及肿瘤血管生成。

低氧可以通过改变抗原提呈和 T 细胞刺激能力有效影响 APC。低氧通过改变靶细胞对 $CD8^+$T 细胞介导的细胞毒作用的敏感性，增加肿瘤细胞对 CTL 细胞毒性的抵抗。在低氧的微环境中，营养物质和代谢产物通常发生改变，也会影响 T 细胞功能。例如，细胞外腺苷的产生及促进腺苷信号作为一种负反馈回路限制 T 细胞活化。另一个常见的低氧微环境的变化是糖酵解引起乳酸水平的升高，这可以降低微环境中的 pH，有新的文献表明乳酸也可以影响 T 细胞的功能。

HIF-1α 可以作为一种重要的 T 细胞的负性调节因素，这个结论来自于一项对 T 细胞 *HIF-1α* 缺陷的小鼠体内血管重塑的研究。*HIF-1α* 缺陷的 T 细胞在体外激活后加强 IL-2 的产生；*HIF-1α* 基因敲除的 T 细胞更难产生 IL-17。血管损伤模型中，T 细胞特异性敲除 *HIF-1α* 基因的小鼠也更容易发生炎症细胞浸润与血管重塑。此外，在体外激活从 *HIF-1α* 杂合子小鼠体内获得的 $CD4^+$T 细胞显示 IFN-γ 产生增加，在抗原诱导气道嗜酸性粒细胞增多的模型中嗜酸性粒细胞数量减少。所以，HIF-1α 可以限制 T 细胞的反应。低氧和 HIF-1α 能促进转录诱导，以及促进调节性 T 细胞的增殖。此外，低氧还能直接通过叉头框 P3 蛋白（FOXP3）转录诱导促进调节性 T 细胞的增殖，HIF-1α 通过促进调节性 T 细胞功能来限制肠道炎症。近年来，人们对代谢在调节 T 细胞功能中的核心地位的认识日益加深。不同的 T 细胞亚群及 T 细胞活化后的不同阶段有不同的代谢途径和特点。例如，当 T 细胞活化时，T 细胞从相对静止的状态（其特征是以分解代谢为主）转变为高度代谢表型（其特征是以合成代谢为主和诱导有氧糖酵解）。在多种类型的细胞中 HIF-1α 的主要功能是诱导代谢重整，在氧气供应有限的条件下代谢方式转变为糖酵解。

氧气是一种在健康和疾病条件下发挥动态调节作用的重要微环境因素。初始和效应 T 细胞的迁移模式使 T 细胞暴露于各种氧浓度。从发育到成熟，T 细胞一直在氧浓度低到足以引起低氧信号的产生和 HIF-1α 表达的组织中。此外，研究数据，HIF-1α 在 T 细胞受体激活后及确定的细胞因子驱动的分化通路（如 T 细胞分化为 Th17）的调节下才能激活，这表明 HIF-1α 在 T 细胞激活和分化过程中有着重要作用。研究 T 细胞低氧信号转导的一个重大挑战将是进一步定义氧利用率、T 细胞分化过程、T 细胞功能之间动态的相互作用。随着复杂的遗传模型越来越多地应用到探究遗传因素对低氧信号在 T 细胞中的具体作用上，并且结合新兴的药理学工具控制低氧反应，对于低氧信号通路如何在免疫方面或是在各种各样的疾病中调节 T 细胞的研究是未来研究发展的方向。

HIF 调节核苷酸代谢在调节局部炎症环境中也起着关键作用。在炎症组织中，凋亡和坏死细胞通常向细胞外空间释放 ATP 和 ADP，虽然这些分子可以作为促炎信号，但这些分子向腺苷的代谢及由此产生的腺苷信号可以减弱炎症反应。HIF 促进腺苷信号传导的一种方法是通过上调核苷酸酶 CD73，这种酶催化腺苷前体腺苷酸的产生。腺苷通过四种 G 蛋白偶联受体（GPCR）即 A1、A2A、

A2B、A3（A2A也是一种低氧诱导因子靶基因）的激活显示出抗炎作用。当CD73敲除小鼠或缺乏A2B受体的小鼠失去细胞外腺苷信号时，PHD抑制剂的保护作用丧失或减弱，证明了细胞外腺苷信号在疾病中的重要性。近年来的研究发现，HIF的激活与通过许多细胞类型特异性机制使免疫和炎症改变有关。例如，HIF-1α以依赖于细胞琥珀酸水平积累的方式增强IL-1的产生，促进LPS刺激的巨噬细胞的炎症反应。在中性粒细胞中，HIF-1α被证明可以增强NF-κB活性，并通过这种途径抑制中性粒细胞凋亡。总之，HIF是代谢和免疫功能的关键介质，也受代谢和免疫信号的控制，因其作为代谢和免疫之间联系的关键检查点具有核心作用，因此干扰HIF依赖性途径是治疗或干预炎症疾病的潜在重要靶点。

除上述线粒体衍生的调节HIF活性的代谢信号外，HIF还受一系列免疫信号的刺激，包括外源性和内源性因素。促炎介质对HIF的调节主要是由于NF-κB通路的激活，NF-κB是调节免疫、炎症和凋亡相关基因表达的转录因子家族。TNF-α、LPS和IL-1β是NF-κB的有效激活剂。当这些配体与它们各自的细胞表面受体结合时，异源三聚体IKK复合物被激活并在特定的丝氨酸残基上磷酸化IκB。磷酸化的IκB是针对泛素依赖的蛋白酶体降解，促进NF-κB易位到细胞核，在细胞核中调节基因转录。非经典的NF-κB通路被淋巴毒素、CD40和BAFF选择性激活，并由IKKα同源二聚体介导。IKKα磷酸化P100，然后加工成P52。P52与RelB结合，异二聚体转移到细胞核，激活靶基因的表达。激活经典和非经典途径的细胞表面受体存在于许多免疫细胞类型中，包括巨噬细胞、树突状细胞、B细胞和T细胞。配体与这些细胞表面受体如Toll样受体（TLR）的结合导致NF-κB的激活，产生促炎细胞因子如TNF-α和IL-1β。NF-κB靶基因能够增强细胞生长、增殖和存活。有趣的是，NF-κB可通过改变羟化酶的活性，影响机体对缺氧的敏感性。

三、高原低氧对肠道免疫的影响

机体内正常的肠道屏障结构包括肠道黏膜上皮的机械屏障、肠道黏膜的免疫屏障、肠道的化学屏障和生物屏障。肠道黏膜上皮细胞间紧密连接能有效阻止细菌、毒素等有害因子穿透黏膜进入深部组织，肠道黏膜上皮的完整性和正常的再生能力是肠道黏膜屏障的结构基础。研究表明，急性或持续性的低氧暴露易引起机体肠道屏障黏膜的损伤。腹泻是严重危害人体健康的感染性疾病之一，国际卫生组织统计数据显示，在过去20年里，腹泻病已造成全球10亿名5岁以下儿童发病并致460万人失去生命，其中肠致病性大肠埃希菌（enteropathogenic Escherichia coli，EPEC）和肠出血性大肠埃希菌（enterohemorrhagic Escherichia coli，EHEC）是细菌性腹泻的主要病原菌。由于高原地区缺氧引起的免疫抑制，尤其在高原地区由EPEC和EHEC引起的腹泻常导致严重的致死性疾病。因此，研究高原低氧引起的免疫抑制所导致的抗感染能力下降的免疫学调节机制，对于高原感染性疾病的防治具有重要意义。研究证实，相比于生活在海平面高度的人群，生活在高海拔的人群均存在严重的胃黏膜损伤。急进高原后，肠绒毛从肿胀、缩短、增粗发展至倒伏、融合、破损甚至断裂剥脱，固有层裸露，间质充血，并可见炎性粒细胞，且随着低氧暴露时间的增加，肠黏膜损伤加重。研究发现，急性缺氧可导致胃肠道黏膜明显受损，消化系统症状发生率高达65%。透射电镜下发现，低氧暴露组大鼠小肠微绒毛长度显著缩短，排列紊乱，黏膜上皮细胞之间的间隙变宽，有些细胞基质空泡化、密度减小。

研究发现，缺血或缺氧都可以抑制HIF-1α，使HIF-1α表达下调，从而生成大量炎症细胞，导致对抗胃肠黏膜屏障功能损害的保护作用减弱，而炎症介质TNF和IL-1为炎症损伤初始因子，TNF与其受体结合后，可通过活化的转录因子使单核巨噬细胞分泌产生更多的细胞因子而出现级联反应，从而导致这种炎性损伤进一步扩大。TNF-α能直接抑制肠上皮细胞间紧密连接蛋白的表达，从而破坏肠黏膜上皮细胞间紧密连接，导致肠道通透性升高。而TNF-α与NF-κB之间又存在着正反馈调节，TNF-α可通过诱导IKB磷酸化、泛素化并使其降解，从而促使NF-κB的核定位序列暴露，NF-κB随即转位到细胞核内，与核内特定NF-κB的位点结合，启动基因转录，最终导致包括TNF-α在内的细胞因子大量释放。

肠道是人体最大的免疫器官，正常小肠对细菌的屏障作用与分泌型免疫球蛋白A（secretory

immunoglobulin A，SIgA）、溶菌酶和防御素（rat defensins-5，RD-5）等物质密切相关。溶菌酶是固有免疫系统中一种重要的防御物质，主要由中性粒细胞、单核细胞和巨噬细胞等产生，广泛分布于体表、皮肤、肠道和血清中，可防止细菌感染，而 RD-5 是帕内特细胞合成和分泌的一种阳离子多肽，在抑制细菌移位、防治肠源性感染方面起重要作用，也是肠道固有免疫功能的重要组成部分。在病理条件下，肠道 RD-5 mRNA 的表达或含量的降低与肠道黏膜的损伤密切相关。在肠道适应性免疫系统中起中心作用的是 SigA，它释放入肠腔后，既可与相应抗原结合，抑制细菌增殖，中和毒素，保护肠黏膜，又能抵抗蛋白溶解酶作用，保护肠黏膜不被消化。SIgA 的合成与抗原提呈、淋巴细胞归巢迁移及周围环境中的细胞因子有很大关系。在黏膜免疫诱导部位，经抗原加工、提呈后，形成针对抗原的 IgA 型 B 细胞，产生 IgA。由 J 链通过二硫键把 2 个或多个 IgA 连接，形成二聚体 IgA 或多聚体 IgA 后，从浆细胞分泌出来，在上皮细胞的嗜碱性侧与多聚免疫球蛋白受体（poly immunoglobulin receptor，pIgR）以共价键形成复合物，然后通过内吞作用被运输到黏膜外侧而释放。组织中氧气含量是宿主防御细菌的一个关键因素，在氧气的作用下 IgA 可防止细菌浸入上皮表层。组织缺氧时肠道中细菌移位显著增加，IgA 的穿胞转运作用增强。研究发现，进入高海拔地区的登山者肠道菌群会发生改变，使肠道免疫功能降低，从而导致发生急性高原病的危险性增高。研究提示无论是短时间的应激性低氧暴露还是长时间的适应性低氧暴露均可使肠道 SIgA、RD-5 和溶菌酶含量减少，肠道免疫能力降低。低氧暴露不仅会抑制肠道中 IgA 型 B 细胞的生成，而且可以导致 IgA 二聚体和组配 SIgA 的能力下降，这也是导致 SIgA 含量降低的重要机制之一。

目前研究已发现有多种炎症因子参与低氧相关性疾病的发生与发展，如 IL-1、IL-6、IL-8、TNF-α 等，其中以 IL-6 尤为重要。在低氧情况下 IgA 产生增加，高氧和正常氧供应条件下 IgA 产生和转运没有明显变化。研究发现，低氧预适应具有保护大鼠肠道淤血性缺氧诱导的肠黏膜损伤的作用，认为低氧预适应具有减轻肠道缺氧再损伤、减少肠道菌群移位和保护肠黏膜屏障功能的作用。

（胥 瑾 高 翔）

参考文献

[1] 高晓明. 医学免疫学. 3 版. 北京：高等教育出版社，2016.

[2] 崔建华. 高原医学基础与临床. 北京：人民军医出版社，2012.

[3] McNamee EN，Johnson DK，Homann D，et，al. Hypoxia and hypoxia-inducible factors as regulators of T cell development，differentiation，and function. Immunol Res，2013，55（1-3）：58-70.

[4] Sica A，Melillo G，Varesio L. Hypoxia：a double-edged sword of immunity. J Mol Med，2011，89：657-665.

[5] Lozupone CA，Stombaugh JI，Gordon JI，et al. Diversity，stability and resilience of the human gut microbiota. Nature，2012，489（7415）：220-230.

[6] Ottman N，Smidt H，de Vos WM，et al. The function of our microbiota：Who is out there and what do they do? Front Cell Infect Microbiol，2012，2：104.

[7] Belkaid Y，Naik S. Compartmentalized and systemic control of tissue immunity by commensals. Nat Immunol，2013，14（7）：646-653.

[8] Hollister EB，Riehle K，Luna RA，et al. Structure and function of the healthy pre-adolescent pediatric gut microbiome. Microbiome，2015，3（1）：36.

[9] Eckburg PB，Bik EM，Bernstein CN，et al. Diversity of the human intestinal microbial flora. Science，2005，308（5728）：1635-1638.

[10] Lynch SV，Pedersen O. The human intestinal microbiome in health and disease. N Engl J Med，2016，375（24）：2369-2379.

[11] Maurice CF，Haiser HJ，Turnbaugh PJ. Xenobiotics shape the physiology and gene expression of the active human gut microbiome. Cell，2013，152（1-2）：39-50.

[12] Zhernakova A，Kurilshikov A，Bonder MJ，et al. Population-based metagenomics analysis reveals markers for gut microbiome composition and diversity. Science，2016，352（6285）：565-569.

[13] Read KA，Powell MD，Sreekumar BK，et，al. In vitro differentiation of effector CD4+ T helper cell subsets. Methods in Molecular Biology，2019，1960：75-84.

[14] Hillion S，Arleevskaya MI，Blanco P，et al. The innate part of the adaptive immune system. Clinical Reviews in Allergy & Immunology，2020，58（1）：151–154.

第十九章

高原呼吸系统病理生理学

呼吸功能是维持人类生命活动的重要功能，通过正常的呼吸中枢驱动、神经传导、呼吸肌功能、完整的胸廓、呼吸道及肺功能，机体不断从外界吸入氧气（oxygen，O_2），排除代谢产生的二氧化碳（carbon dioxide，CO_2）以维持器官、组织及细胞的正常活动。氧是人类生存的重要物质，机体运输氧的过程包括：肺通气（O_2经过气道进入肺泡）、肺换气（O_2经肺泡-毛细血管膜进入血流）、血液的运输（O_2与血红蛋白结合，经血液循环运送至全身毛细血管）、组织弥散（O_2从毛细血管进入线粒体）。呼吸功能及氧运输过程发生障碍，将导致机体供氧不足。

高原环境的主要变化包括：随海拔的升高大气压呈非线性降低，导致吸入气氧分压（partial pressure inspired oxygen，PO_2）、肺泡氧分压（alveolar oxygen partial pressure，PAO_2）及动脉血氧分压（arterial partial pressure of oxygen，PaO_2）降低，气体密度与气温均降低，绝对湿度亦降低，其中，低氧是居住在高原面临的最大挑战。为了适应高原环境，呼吸调节、通气功能、弥散功能、气道阻力等方面均出现一系列的生理及病理生理改变。高原环境对呼吸系统的影响，与居住高原的海拔高度及时间，进入高原的速度及机体的适应能力等因素相关。高原环境对人体的影响主要是低氧的作用，按照低氧发生的时间分为急性低氧和慢性低氧。一般将突然发生的短时间低氧称为急性低氧，持久经受的低氧称为慢性低氧。急性低氧和慢性低氧造成的生理功能改变不同。高原环境下急性低氧和慢性低氧时呼吸调节、肺容量、肺换气、气道阻力发生不同程度的改变，使呼吸系统疾病表现出与平原不同的特点。

第一节　高原呼吸系统特点

人体在呼吸过程中，胸廓和肺会出现相应的活动，吸气时胀大，呼气时缩小。胸、肺活动的发生动力主要来源于呼吸肌的收缩和舒张及胸、肺的弹性回缩。呼吸肌节律性收缩受神经中枢、神经反射和体液化学因素的调节。

一、呼吸的调节

（一）中枢神经系统对呼吸的调节

在中枢神经系统，产生和调节呼吸运动的神经细胞群称为呼吸中枢，主要分布在大脑皮质、间脑、脑桥、延髓、脊髓等部位。脑的各级部位对呼吸调节作用不同，延髓产生基本的呼吸节律，脑桥使呼吸节律更加完善，其他高位中枢如下丘脑、大脑皮质等脑组织对呼吸运动均有调节作用。正常呼吸运动有赖于它们之间相互协调，以及对各种传入冲动的整合。冲动传到脊髓前角运动神经元，并发出传出冲动，经膈神经、肋间神经到达呼吸肌，控制呼吸肌的活动。

（二）呼吸的反射性调节

肺扩张或缩小引起的呼吸频率和潮气量的反射性变化称为肺牵张反射。吸气到一定程度时，肺牵张感受器兴奋，发放冲动增加，经走行在迷走神经中的传入纤维到达延髓，使吸气切断机制兴奋，抑制吸气肌的收缩而发生呼气；呼气时，肺缩小，对牵张感受器的刺激减弱，传入冲动减少，抑制吸气中枢的活动解除，吸气中枢兴奋，吸气肌收缩而产生吸气。这个反射使吸气不至于过长，与脑桥的调整中枢共同调节呼吸的频率和深度。

（三）呼吸的化学性调节

呼吸的化学性调节通过化学感受器实现。化学感受器包括中枢化学感受器和外周化学感受器两类：中枢化学感受器位于延髓表面腹外侧，对CO_2敏感；外周化学感受器包括颈动脉体和主动脉体，主要感受低氧，对CO_2和H^+也有敏感性（图19-1）。

1. CO_2分压　$PaCO_2$的变化是兴奋呼吸中枢的主要因素，它对呼吸中枢的影响主要是两方面：一方面直接兴奋延髓的中枢化学感受器，$PaCO_2$升高2 mmHg，通气反应即会增强，中枢化学感受器对CO_2变化非常敏感；另一方面通过外周化学感受器间接影响呼吸中枢，冲动分别由窦神经和

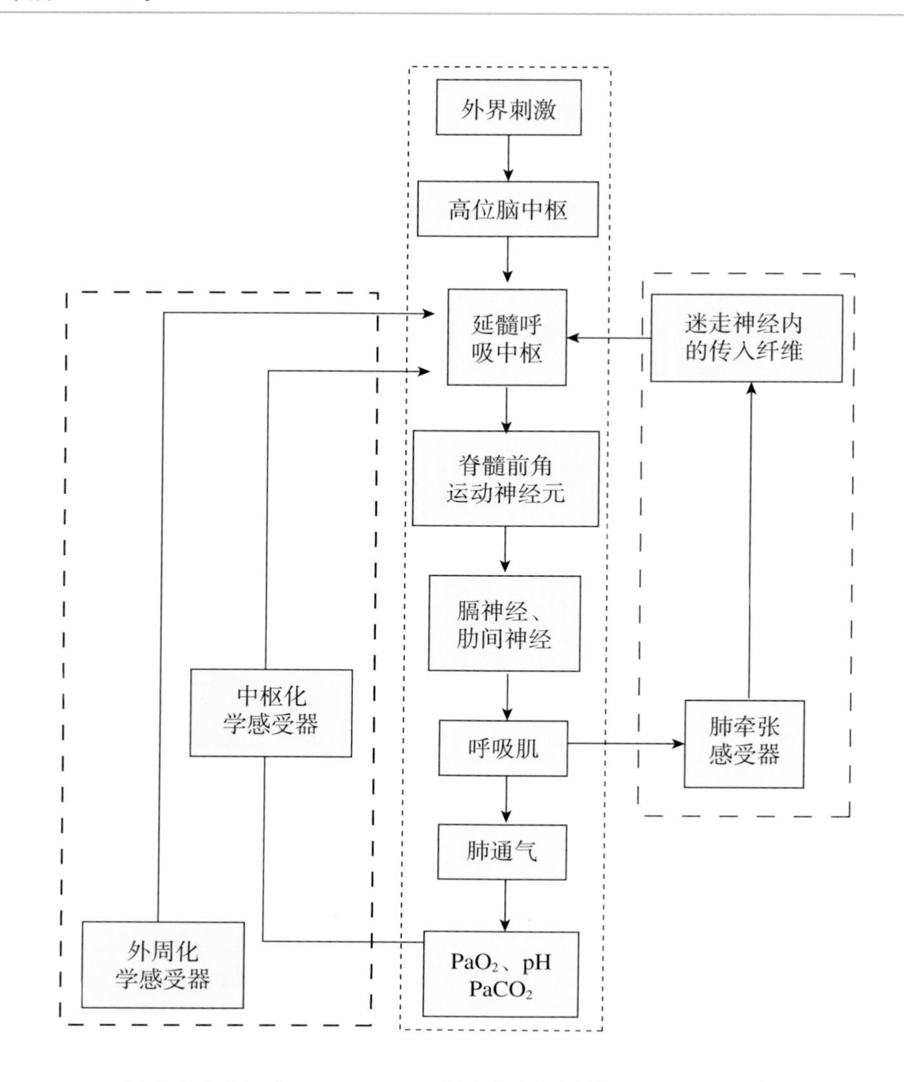

— — — 框内为化学调节； ------- 框内为中枢调节； — — — 框内为牵张反射

图 19-1 呼吸调节简图

迷走神经传入延髓呼吸神经元，使其兴奋，导致呼吸加深加快，但其敏感性较低，$PaCO_2$ 升高 10 mmHg，通气反应才会增加。CO_2 通过中枢化学感受器直接兴奋延髓呼吸中枢的作用远强于通过外周化学感受器对呼吸中枢的作用，前者约占 80%，后者约占 20%。吸入气中 CO_2 含量增加到 4% 时，肺通气量加倍；增加到 10% 时，肺通气量可增加 8 ～ 10 倍，但出现头痛、头晕等症状；再增加到 40% 时，则引起呼吸中枢麻痹，抑制呼吸。

2．pH 或 H^+　pH 的变化对呼吸中枢的影响也是通过中枢和外周化学感受器实现。中枢化学感受器对 pH（或 H^+）变化的敏感性显著强于外周化学感受器的敏感性，前者大约是后者的 25 倍。脑脊液中 H^+ 是中枢化学感受器最有效的刺激物，CO_2 对中枢化学感受器的作用主要是通过 H^+ 的变化实现的，血液中 H^+ 增加促使呼吸加强加快，主要是通过外周化学感受器，因为 H^+ 不能通过血脑屏障，限制了对中枢化学感受器的刺激。

3．O_2 分压　PaO_2 对呼吸中枢的兴奋是通过影响外周化学感受器实现的，而对呼吸中枢的直接作用是抑制作用。PaO_2 下降至 80 mmHg 以下时，出现可察觉的通气反应增加，PaO_2 下降到 60 mmHg 以下时，通气反应明显增加。

（四）高原环境下呼吸的调节

通气反应的增加是高原适应过程中发生的最重要的生理反应，包括低氧通气反应（hypoxic ventilatory response，HVR）和高二氧化碳通气反应（hypercapnia ventilatory responses，HCVR）。

低氧通气反应与低氧的程度、时间和个体差异均有关系。吸入气 PO_2 低于 100 mmHg（相当于海拔 3000 m，PAO_2 50 mmHg）通气反应增强，这种由低氧导致的通气反应快速增强称为急性低氧通气反应，一般持续 2 ~ 3 min；之后，通气反应随低氧的持续逐渐减弱，称为低氧通气降低或衰减（hypoxia ventilatory decline，HVD）。低氧通气降低一般持续数分钟，30 min 后至几天直至 2 周左右，低氧通气反应会进一步增强，程度会超过急性低氧开始时的通气反应（图 19-2）。这种对低氧时间依赖性的通气增加称为低氧通气习服（ventilatory acclimatization to hypoxia，VAH）。二氧化碳通气反应的变化主要为 CO_2 反应曲线左移和陡峭，即适应高原的人比不适应的人对 CO_2 分压的降低会更为敏感。二氧化碳通气反应变化的时间过程是指数级的，近一半发生在第一个 24 h，大多数变化在 2 周之内完成。低氧通气反应和二氧化碳通气反应的结果是导致通气增加，呼吸加深加快，把原来未参与气体交换的肺泡发动起来，增大呼吸面积，提高氧的弥散效率，使动脉血氧饱和度（SaO_2）增加，更多的新鲜空气进入肺泡，减少肺泡内原有的残留气体，从而提高 PAO_2，降低 PCO_2；胸廓活动幅度增大，胸腔内负压增加，回心血量增多，促使肺血流量及心输出量增加，从而有利于气体在肺内的交换和氧在血液中的运输。

1．高原移居者的低氧通气反应　进入高原 2 ~ 3 min 内，吸入气中氧分压的下降会导致肺泡和动脉血中氧分压下降，低氧引起通气量的增加主要是通过 PaO_2 下降至一定程度刺激颈动脉体和主动脉体的化学感受器（主要是前者）实现的。人和动物切除双侧颈动脉体后，低氧通气反应消失。低氧刺激颈动脉体，球细胞上的钾通道关闭，细胞去极化，钙通道开放，兴奋性神经递质释放，激活传入神经纤维，并将这些信号传入中枢神经系统，中枢发出信号，导致通气增加。急性低氧状态下，颈动脉体功能上的改变最主要的是神经递质及神经调质的改变，在急、慢性低氧环境下，颈动脉体释放的多种神经递质有所增加。多巴胺是颈动脉体内含量最丰富的神经递质，在低氧刺激下，颈动脉体释放的神经递质以多巴胺为主，而酪氨酸羟化酶是重要的儿茶酚胺类物质合成酶，慢性低氧可导致球细胞内酪氨酸羟化酶 mRNA 的表达增加，并使酪氨酸羟化酶的活性明显增强，加速多巴胺的合成与释放，进而引起机体低氧通气反应。去甲肾上腺素和 5- 羟色胺次之，另外，在一些球细胞内有乙酰胆碱、脑啡肽样多肽、P 物质、内皮素 -1、腺苷、嘌呤受体等也在低氧反应中发挥作用。另有证据显示 NADPH 氧化酶、一氧化氮合酶和血红素加氧酶通过转化活性氧、一氧化氮和一氧化碳在低氧感受过程中起作用。

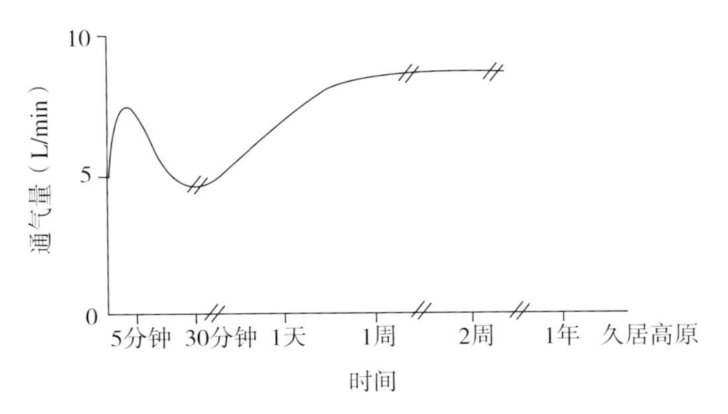

图 19-2　高原环境下肺通气变化示意图

低氧引起的通气量的上升对肺泡气中氧分压的下降有一定的代偿作用。在人体，低氧引起的通气量的增加主要是通过增加潮气量实现的，呼吸频率无明显改变。急性低氧通气反应后数分钟，低氧通气反应减弱，通气量较前降低，主要是由于低氧刺激外周化学感受器颈动脉体使通气量增加，通气增加的结果是使血液及脑脊液中 CO_2 排出增加，$PaCO_2$ 下降，$PaCO_2$ 降低会抑制中枢和外周化学感受器，部分削弱低氧引起的过度通气，这是外周和中枢化学感受器作用相反的结果。这部分解释了急进高原数分钟内通气量先增加后降低即低氧通气降低出现的原因。

但低氧通气降低的机制较为复杂，尚不完全确定，可能有以下几种机制发生作用：①持续低氧下颈动脉体的敏感性降低；②中枢化学感受器的刺激降低；③低氧的中枢抑制作用；④颈动脉体传入信息的中枢功能受抑制。

低氧通气习服是长期居住高原的一种适应性反应，是低氧习服的最重要部分。通过低氧通气习服，通气量适当增加，从而增加 PaO_2，降低低氧效应。低氧通气习服始于低氧后的几十分钟，在几天、十几天时间内使每分通气量增加

30% ~ 70%(海拔 3000 ~ 6000 m)，甚至 300%(海拔 8848 m)，尽管在此过程中 PaO_2 的增加有限，不能达到海平面水平，但对于缓解急进高原的人群出现的急性症状十分有意义。

低氧通气习服过程中的颈动脉体反应性增强的机制尚未完全清楚，研究显示它同 $PaCO_2$ 变化无关，可能同颈动脉体敏感性的改变和呼吸中枢敏感性上调有关，可能是兴奋性神经递质功能增加或抑制性神经递质功能减弱所致。

慢性低氧时，颈动脉体的形态、功能发生一系列变化，称为颈动脉体的可塑性。颈动脉体的可塑性是慢性低氧时低氧通气习服的生理基础。长期暴露于低氧环境下，颈动脉体的体积可呈数倍增长，使慢性低氧时颈动脉体对氧的敏感性增加。研究显示，暴露于低氧环境下的大鼠颈动脉体明显增大，血管扩张，数量增多，实质细胞也增多，以酪氨酸羟化酶阳性的球细胞数量增加最为明显；颈动脉体功能的改变主要通过离子通道功能特别是钾通道功能的改变、氧感知相关蛋白功能的变化、神经递质的释放发生改变等机制，共同导致颈动脉体功能在慢性低氧时发生适应性改变，进而导致通气量的增加。

多巴胺是儿茶酚胺的一种，是颈动脉体内含量最多的一种神经递质。多巴胺通过其受体起作用，多巴胺的受体主要分为两类：D_1 样受体和 D_2 样受体。其中，D_1 样受体由 D_1 和 D_5 受体组成，D_2 样受体由 D_2、D_3、D_4 受体组成。D_2 受体位于传入神经的末梢和Ⅰ型肺泡细胞，D_2 受体抑制颈动脉体传入神经窦神经的活性，多巴胺对 D_2 受体有抑制作用。在动物实验中，应用 D_2 受体的拮抗剂氟哌啶醇或多潘立酮可导致传入神经纤维活性增加，表明低氧时多巴胺通过抑制 D_2 受体的作用增加通气，产生通气习服。另外，去甲肾上腺素、5- 羟色胺、乙酰胆碱、脑啡肽样多肽、P 物质、内皮素 -1 等物质也在低氧反应中发生作用。

2．高原世居者的低氧通气反应　不同高原、不同种族的高原世居者出现的高原适应性表现不尽相同，关于高原世居者呼吸调节及低氧通气反应存在不同观点。

多数研究显示，高原世居者的低氧通气反应低于进入高原的平原人，认为长期生活在高原的居民低氧通气反应是钝化的。但高原世居的成年藏族男性（包括夏尔巴人）与高原世居的其他民族的通气反应有所不同，低氧驱动未表现出显著钝化。不同个体间低氧通气反应的变化差异较大，可能与海拔及低氧刺激的程度有关。高原世居者低氧通气反应的钝化是在儿童或成人时期暴露于低氧以后逐渐获得的，而不是遗传性的。居住的海拔越高，低氧通气反应钝化的速度越快。低氧通气反应的钝化在某些状态（如运动时）下是有益的，可以减轻运动导致的呼吸困难，减少呼吸功，但低氧通气反应过低，将导致通气不足，导致低氧及后续效应。

3．高原世居者的二氧化碳通气反应　高原呼吸适应过程中，另一个重要的适应性反应是二氧化碳通气反应。血液中 CO_2 含量增多刺激呼吸中枢使通气量增大称为二氧化碳通气反应。人体从平原进入高原低氧环境后，首先是由于 PaO_2 下降刺激了外周化学感受器反射性地增加肺通气量，引起 CO_2 排出增加和 $PaCO_2$ 降低，削弱 CO_2 对呼吸的刺激作用。对 CO_2 分压和 H^+ 浓度变化最敏感的是延髓的中枢感受器（延髓第四脑室表面以下的成对区域），高原环境下呼吸中枢对 CO_2 的反应性增强，机体在较低的 PCO_2 刺激下就能够维持较高的肺通气水平；但低海拔世居者到达高原习服一段时间后，对二氧化碳通气反应可以提高到高原世居者的水平，高原世居者移居平原一段时间后对二氧化碳通气反应也会降低到低海拔世居者的水平；呼吸中枢对 CO_2 的敏感性有男性高于女性的倾向，而且高原低氧环境下，习服能力强时呼吸中枢对 CO_2 的反应阈值降得更低，可以在更低的 CO_2 刺激下维持一个较高的通气水平。

4．低氧通气反应与高山适应和高原运动能力的关系　急性暴露于高原低氧环境的平原人，他们所能完成的最大运动负荷和最大摄氧能力随海拔升高而降低，且低于高原世居者。高原世居者在完成与移居者同一运动负荷时，肺通气量明显低于移居者。这可能与高原世居者低氧通气反应钝化及其他运氧机制发挥代偿作用有关，其积极意义在于减少了呼吸肌的能量消耗和延缓了呼吸肌疲劳。

对攀登珠穆朗玛峰运动员的低氧通气反应进行观察发现，平原低氧通气反应敏感者，到高海拔地区后低氧通气反应仍敏感，反之，平原低氧通气反应迟钝者，到高海拔地区后低氧通气反应也迟钝，且低氧通气反应敏感的运动员易登顶成功，而低氧通气反应迟钝者未能登顶。表明低氧通气反应的强弱能反映在高原运动时肺通气量的大小，低氧通气反应敏感者，运动时肺通气量增加，可提高 SaO_2 并为组织细胞提供更多的氧，有利于在高原上的运动。因此，低氧通气反应可作为在海平面预测筛选高原适应者和登山队员的一项较好的指标。

二、肺容量

肺容量是指肺内容纳的气体量，随胸廓的扩张和回缩而变化，肺组织的结构和功能变化时，肺容量也会相应增大或减小，从而影响肺的气体交换。人体暴露于高原低氧环境下，除发生通气适应性反应外，肺内气体交换过程也发生适应性反应。

（一）高原人的胸廓变化

早在 1932 年，Hurtado 在研究人类体格学时发现，高原世居的印第安成人胸廓容积比非高原世居人或秘鲁白种人大，呈桶状趋势。对杭州（海拔为 16 m）健康居民、青海甘德县（海拔为 4010 m）世居藏族人及平原移居汉族健康人的胸径指数（前后径 / 横径，锁骨中线第四肋间水平）进行测量显示，世居藏族人的胸径指数大于平原人，且有显著差异，有呈桶状趋势。平原组成年男女的胸径指数随年龄增长而逐渐增大，而高原世居者的胸廓有继续维持某种程度的儿童时期的桶状胸趋势，所以高原世居者成年后胸径指数随年龄增长确实不如平原居民显著。平原移居高原者（男性）胸径指数大于平原组而小于高原世居组，21 ~ 40 岁的胸径指数与平原组接近，显著小于高原世居组，41 ~ 60 岁的胸径指数显著大于平原组与高原世居组，说明移居高原的平原人逐渐发生了胸廓的适应性改变，这种变化可能是低氧环境下的适应性改变而不是遗传所致。

对 1439 名年龄 6 ~ 29 岁居住在海拔 3200 m、3800 m 和海拔 4300 m 的世居藏族人和出生、生长于当地的汉族人的胸廓前后径、横径和胸围进行测量显示，藏族男性的胸部深度显著大于汉族男性，藏族女性的胸部宽度显著大于汉族女性，藏族男性和女性胸围均显著大于汉族男性和女性，提示藏族人和汉族人胸腔的差异可能与生长过程中对低氧反应的基因差异有关。

（二）肺容量

进入高原后，肺容积发生改变，目前文献显示，急进高原和长期居住于高原者、世居和移居者肺容积的变化不尽相同，这种肺容积的变化与低氧适应密切相关，也与高原疾病的发生密切相关。

平原人到达高原后，肺总量（total lung capacity，TLC）、功能残气量（functional residual capacity，FRC）、残气量（reserve volume，RV）和肺活量（vital capacity，VC）均增加，补吸气量（inspiratory reserve volume，IRV）减少；在海拔 4268 m，TLC 增加 12%。平原人初入高原后肺容积明显扩大，且 RV 增大大于 TLC，故 RV/TLC 比值增高。肺容积增加使肺内气体容量增多，增大了肺的弥散面积，有利于低氧条件下氧的弥散。平原人进入极高海拔地区，VC 可能反而降低。有报道在海拔 5300 m、6000 m 高度，VC 分别减少 8% ~ 9%、17% ~ 19%，可能与肺血容量增加或间质性肺水肿有关。

海拔 4540 m 高原世居者的 TLC、FRC、RV 均大于平原人。我国海拔在 3658 m 的世居藏族人的 VC 和 RV 比移居该高度已习服的汉族人分别高 11% 及 19%，其 TLC 也大于汉族人，且藏族人的 TLC、VC 及 RV 均大于海平面汉族人。在海拔 2260 m，健康成人的 TLC、FRC、RV、VC 及补呼气量（expiratory reserve volume，ERV）比平原人增大，而 IRV 减小，TLC、FRC 和 RV 分别增加 4.8%、24%、13.7%。高原男性的 FRC 高于海平面男性，但高原与平原女性的 FRC 无显著性差异，高原男性的 FRC 高于同海拔女性，但这种性别差异在生命早期的婴幼儿中未表现出来。尽管高原女性婴幼儿的 FRC 倾向于高于低海拔对照，但无统计学差异，高原高龄女性儿童的 FRC 高于平原。FRC 的性别差异可能与女性气道较小有关。

高原世居人肺容积增大是在生长发育过程中逐渐形成的，平原人在生长发育期移居高原后也会如此。对各年龄段人肺的适应性变化研究发现，高原居民的 VC 取决于获得习服后生活的时间，如果在生命的早期就开始习服高原，高原移居者的 VC 与高原世居者相同。研究发现 1 ~ 24 个月在高原的婴幼儿的 FRC 显著高于海平面对应的儿童，说明对慢性低氧的适应在生命的早期即开始。动物实验也证明，幼鼠长期暴露于低氧环境，就会出现肺单位加速增殖、肺泡表面积和肺容积加速发育；成年鼠长期暴露于低氧环境则不出现肺泡数量和肺容积的变化。

三、肺通气

海拔升高，大气压降低，单位体积气体中氧含量低于平原气体，机体为了获得足够的氧供，必须吸入更大体积的空气。随着海拔的升高和氧分压的下降，PAO_2 和 SaO_2 亦降低，会刺激外周化学感受器兴奋，反射性地增加呼吸运动，从而增加肺通气量。急进高原和长期居住于高原者肺通气功能的变化有所差异。

（一）急进高原者肺通气功能

目前关于急进高原后肺通气量的变化研究意见不尽一致。多数研究显示，短时间内进入高原，用力肺活量（forced vital capacity，FVC）最初下降，之后随着在高原停留时间的延长逐渐增加，而关于第一秒用力呼气量（forced expiratory volume in the first second，FEV_1）和最大通气量（maximal voluntary ventilation，MVV）、峰流速（peak expiratory flow，PEF）的变化则报道不一。FVC主要受性别、年龄、身高、身体质量、胸围、呼吸肌力量等因素影响，在高海拔地区FVC降低主要与呼吸肌力量相关，高原低氧环境使呼吸肌力代偿性增加，会使呼吸肌疲劳，呼吸驱动不足，同时低氧环境下骨骼肌酸性产物增加导致呼吸肌力量减小，使FVC降低，也有研究报道，人在高原活动时会出现膈肌疲劳；FVC降低可能与低氧通气反应钝化也有关系；高海拔缺氧使肺血管内皮细胞损伤，影响内皮细胞分泌的内皮依赖性舒缩因子的平衡，肺血管弹性较差，肺动脉血流减少，肺循环阻力升高，从而导致FVC降低；低氧致肺血管功能紊乱，使肺间质液体潴留，引起亚临床肺水肿，这也可能是FVC降低的关键因素。另外，高原环境下，气体密度降低，气道阻力减低，气道反应性降低，通气较平原增加；高原气候干燥，吸入干燥的气体可增加呼吸道水分的丢失，使气道干燥，阻力增加；低气温造成吸入气体温度低，导致气道收缩。这些因素都可能影响气道功能，可能所占主导因素不同，造成FEV_1和PEF研究结果出现差异。

（二）高原世居或久居者肺通气功能

高原久居者的肺功能受高原特殊的气候环境影响而发生代偿性变化，高原世居或久居者的肺功能与种族、海拔高度、开始居住高原的时间等因素有关。

观察发现，非裔美国人、南亚儿童的FVC和FEV_1低于白种人儿童，夏尔巴儿童肺功能高于高加索儿童，高海拔居住的玻利维亚儿童肺功能高于低海拔居住的玻利维亚儿童。出生和生长于高原的汉族儿童或从1岁开始居住于高原的儿童肺功能高于年龄匹配的低海拔汉族儿童。研究发现，居住在海拔4300 m的藏族儿童FVC和FEV_1高于居住在海拔3700 m的藏族儿童，居住在海拔3700 m的藏族儿童FVC、FEV_1、MEF_{50}（50%肺活量时的最大呼气流速）高于同海拔的汉族儿童。居住在海拔3600 m的拉巴斯玻利维亚欧洲人FVC、FEV_1高于居住在低海拔地区的欧洲人，藏族成人的FVC、FEV_1显著高于急进高原的旅行者和高原适应的低海拔地区居民。这种肺功能的变化说明遗传和环境因素均对高原世居或久居者肺功能的变化产生影响。比较长期居住于低海拔（北京，44.4 m）、中海拔（西宁，2295 m）、高海拔（玉树，3681 m）地区的汉族人的肺通气功能，中、高海拔组PEF、MVV、每分通气量均高于平原组，中、高海拔组FVC低于平原组，高海拔组75%肺活量的呼气流速（FEF_{75}）小于中海拔、平原组；FEV_1、FEV_1/FVC、呼吸频率不随海拔高度而变化。

高原久居者的肺功能变化，可能与呼吸肌力量的变化、胸围、肺循环阻力增高、低氧通气反应及二氧化碳通气反应的变化等因素有关。

四、肺弥散

肺弥散（diffusion of lung）是指O_2和CO_2通过肺泡及肺毛细血管膜进行气体交换的过程。弥散的途径包括肺泡气、肺泡毛细血管壁、肺毛细血管内血浆、红细胞及血红蛋白。气体的弥散速度和量取决于下列因素：肺泡气与肺泡毛细血管血液内气体的分压差；气体在组织液与血液中的溶解度；弥散气体分子量的大小；肺弥散膜面积与厚度。分压差是气体弥散的动力，分压差越大，弥散速度越快，反之则越慢。在液体内或液 - 气界面，气体分子的弥散速度与溶解度成正比，与分子量的平方根成反比，即溶解度越大，弥散速度越快，分子量越小，弥散速度越快。CO_2 在血浆中的溶解度约为 O_2 的 24 倍，弥散速度约为 O_2 的 21 倍，当弥散功能发生异常时，氧的交换要比 CO_2 更易受影响，在临床上肺弥散功能的障碍可明显影响动脉血氧水平。弥散膜包括肺泡上皮和毛细血管内皮等六层结构，平均厚度约为 1μm，成人总面积约为 80 m^2，静息呼吸时参与换气的表面积为 35 ～ 40 m^2，运动时可增加至 60 m^2。气体的弥散率与弥散面积成正比，与弥散距离成反比。因此当组织间液增多或肺部因各种疾病，引起气体弥散面积减少或弥散膜厚度增加均可影响肺的弥散功能。

（一）急进高原者的肺弥散功能

平原人短时间内进入高原，无论是静息还是运动状态，弥散功能均增强。

平原人进入海拔为 4300 m 地区的第 2、第 3 天一氧化碳弥散量（diffusing capacity carbon monoxide，DL_{CO}）较在平原时增加 24%，在第 7、第 8 天恢复到在平原时的水平，且可以观察到 DL_{CO} 的增加与肺结构和功能的变化有关；肺泡毛细血管膜电导和肺毛细血管容量在第 2、第 3 天增加，肺泡容量和肺动脉压的增加导致肺毛细血管容量增加，另外，肺动脉压的增加可改善肺血流灌注，特别是在平原地区灌注不足的双肺上区更明显，从而扩大了气体交换面积，改善肺通气血流比例，增加肺弥散量。但对于大多数适应良好的人群在高原运动时，肺毛细血管功能变化导致的弥散功能的变化是有限的，弥散功能的变化与更好的运动能力相关。

（二）高原世居或久居者的肺弥散功能

高原世居的印第安人、玻利维亚人、高加索人及藏族人肺弥散量大于平原人，静息时肺弥散量比平原人高 20% ～ 30% 甚至 50%。平原人无论是移居在中海拔还是高海拔地区，肺弥散功能均增强。高原世居者的 DL_{CO} 显著高于长期移居高原的平原人。高原世居者 DL_{CO} 的增强与肺容量的增加有关，肺容量特别是 RV 和 FRC 的增加，使肺泡膨胀，肺表面积增加，有助于气体交换。高原（海拔为 5050 m）世居的夏尔巴人的一氧化碳弥散量显著高于高原久居的尼泊尔平原人，肺动脉平均压显著低于高原久居的平原人。世居在海拔 3600 ～ 4000 m 的高原人在海拔 5260 m 处静息和运动时的弥散功能显著高于在海拔 5260 m 居住 9 周的平原人，弥散量可增加 40%。

在静息和逐级运动状态下，高原世居人群的肺泡 - 动脉血氧分压差［$P(A\text{-}a)O_2$］均小于移居习服人群。尽管两组在从静息到运动的过程中，其 $P(A\text{-}a)O_2$ 梯度均逐渐增大，但高原世居人群的增大值小于平原移居人群，表明高原世居者具有较好的肺血 - 气体交换能力，即较好的弥散能力，在肺泡通气水平一定时，较低的 $P(A\text{-}a)O_2$ 使他们能够维持较高的 SaO_2。高原世居或久居者的肺弥散功能增加是人体对高原适应过程的一个代偿机制，它的增加有利于提高 PaO_2，使组织摄取更多的氧。

高原世居或久居者弥散功能的增加可能与以下因素有关。①弥散面积：高原人 DL_{CO} 的增强与肺容量的增加有关，高原世居者的肺通气量和肺容积增加，特别是 RV 和 FRC 增加，肺保持在较高的膨胀状态，使肺泡表面积增多，扩大了气体交换的面积，有助于气体交换。②通气血流比例：长期居住于高原者的通气血流比例改善。高原习服早期既有肺泡通气的增加也有肺血流量的增加。急进高原的平原人心输出量比在平原时高 2 ～ 3 倍，使肺的血流灌注有所改善。在一般情况下，由于重力作用，肺尖的血流量仅为肺底的 1/8，肺尖的通气量为肺底的 1/3.5。因此肺尖部存在着明显的通气血流比例失调，造成部分生理无效腔，使气体交换面积缩小，而肺动脉压增高能对抗部分重力作用，保证了肺尖的血流灌注，从而增大肺泡气体交换面积，提高弥散功能。③血红蛋白浓度：对高原世居者和高原久居者，特别是后者，血红蛋白浓度适度增加和毛细血管容积的增加也起了有益的作用。

但是，高原上也存在对 O_2 弥散不利的因素：①弥散膜两侧 O_2 梯度下降。PAO_2 与肺毛细血管起始段 PO_2 的梯度是肺泡 O_2 向肺毛细血管内弥散的主要驱动力，在高原，这一梯度随海拔升高而逐渐下降，不利于肺泡 O_2 向肺毛细血管内弥散，但由于低氧导致通气过度使 PAO_2 得以适当提高，起到部分代偿作用。②红细胞过度增多损害肺内气体交换。血液黏滞度增加，血液流速减慢，以及心输出量减少等可导致通气血流比例失调。在极高海拔地区，肺弥散力是降低的，因为驱动氧从空气进入血的压力太低；血红蛋白对氧的亲和力显著降低；红细胞通过肺毛细血管时，氧平衡时间不充分或降低。在高原，PAO_2 降低部分能被通气增加所减弱，然而在极高海拔地区，通气增加不足以克服周围环境的低压。

五、肺顺应性和气道阻力

（一）肺顺应性

肺通气的呼吸阻力包括弹性阻力和非弹性阻力。弹性阻力是指物体对抗外力作用所引起的变形的力。因此在一定外力作用下，弹性阻力小的物体变形大，相反，弹性阻力大的物体变形小。这种在外力作用下的变形，对胸廓和肺来说，表现为容积的变化，即是否容易扩张。扩张的难易以顺应性表示，容易扩张称顺应性大，不易扩张称顺应性小。肺的顺应性可因肺充血、肺不张、表面活性物质减少、肺纤维化及感染等而降低，此时必须加大呼吸肌做功才能达到正常通气量。平原健康成人的肺顺应性为 0.2 L/cmH_2O，这一改变可能与 β 肾上腺素能神经活性增强有关，β 肾上腺素能神经兴奋不仅可扩张支气管平滑肌，也能促使肺泡管平滑肌或肺实质内收缩成分减少，导致肺静态压力 - 容积曲线左移和肺弹性回缩力下降。

平原人短时间进入高原，肺的顺应性降低，进入海拔 3400 m 高原的最初 6 d，肺弹性回缩力减小，以 4 ～ 6 d 最为明显，平均每天下降 2 cmH_2O，平原人进入海拔 4100 m 的高原停留 72 h，肺静态顺应性比平原对照值下降 20%，但同年龄高原居民顺应性高于平原居民。

（二）气道阻力

气体在气道内流动需克服气道阻力和惯性阻力。气体流动时气流内部和气流与气道内壁产生摩擦所造成的阻力称为气道阻力。气道阻力以单位时间流量所需的压差表示。阻力小时仅需较小的压差就可在单位时间内推动一定量气体流动；阻力大时则推动等量气体流动所需的压差增大。健康人的气道阻力为 1 ～ 3 cmH_2O/（L · s），女性气道阻力比男性约高 20%，可能与女性气道较狭窄有关。约 80% 的气道阻力发生于直径 ＞ 2 mm 的大气道，＜ 2 mm 的小气道阻力仅占总气道阻力的 20% 以下。

随海拔升高，气体密度及气温均降低，绝对湿度亦降低，这些因素可能导致气道阻力和气道反应性变化。气体密度降低，导致气道阻力降低，气道反应性降低；在高原，通气量较平原增加，加之高原气候干燥，吸入干燥的气体可增加呼吸道水分的丢失，导致气道干燥，阻力增加；低气温造成气体密度低，导致气道收缩，气道阻力增加。

平原人进入高原后，由于高原低气压，呼吸深快和湍流减少，使气道阻力和肺总阻力减小。在海拔 3400 m 的高原，气道阻力降低 17%。进入海拔 5000 m 高原后，PEF 明显增快。平原人到达海拔 3700 m 高原的第 1 日，PEF、FEF_{75}、FEF_{50}、FEF_{25} 和 FEV_1/FVC 均明显增加，第 7 日保持第 1 日的水平，这可能是由于空气密度降低使气道阻力下降及肺功能由代偿到逐步习服的生理性变化过程。

第二节　呼吸功能不全

呼吸系统最主要的功能是呼吸功能，与外界进行气体交换，从外界吸入 O_2，为机体供应 O_2，并排出机体产生的 CO_2，另外，肺还具有防御、免疫、代谢、神经内分泌等功能。肺与全身各器官的血液及淋巴循环相通，许多病理性因素会损害呼吸功能，不仅是呼吸道和肺功能损害，全身其他组织、器官的病变也可累及肺而造成肺病变，从而影响呼吸功能。

一、呼吸功能不全的病因和发病机制

肺通气和换气称为外呼吸，通常意义的呼吸

功能不全主要指外呼吸功能不全，即肺通气和换气功能障碍。

呼吸衰竭（respiratory failure）是指由于各种原因引起通气或换气功能严重障碍，导致在海平面、静息呼吸状态下，出现 PaO_2 下降伴有或不伴有 $PaCO_2$ 增高，从而引起一系列病理生理改变。动脉血气分析诊断呼吸衰竭的标准：海平面、静息状态、呼吸空气条件下，$PaO_2 < 60$ mmHg，伴有或不伴有 $PaCO_2 > 50$ mmHg。根据动脉血气分析的特点，呼吸衰竭可分为Ⅰ型呼吸衰竭，即低氧血症型呼吸衰竭，$PaO_2 < 60$ mmHg，$PaCO_2$ 降低或正常；Ⅱ型呼吸衰竭，即伴有高碳酸血症型呼吸衰竭，$PaO_2 < 60$ mmHg，同时伴有 $PaCO_2 > 50$ mmHg。

正常人 PaO_2 随年龄、运动及所处海拔高度而异。成人在海平面静息时 PaO_2 的正常范围为（100 − 0.32× 年龄）±4.97 mmHg，$PaCO_2$ 很少受年龄影响，正常范围为 40±5.04 mmHg。

大气压随海拔升高而降低，一般情况下，海拔每升高 100 m，大气压降低 7.45 mmHg，人体吸入的空气经过呼吸道时被水蒸气饱和，所以吸入气的氧分压要低于大气氧分压，而肺泡气氧分压由于受呼吸影响，进一步降低，肺内气体交换、氧在血液中的运输、组织氧的弥散等都受到影响，从而引起组织、细胞供氧不足，造成机体缺氧。在高海拔环境中，通气、换气功能障碍的情况下，再加上环境低氧，机体在双重低氧的影响下，缺氧更为明显，而在高原低氧环境下，低氧刺激呼吸，低氧通气反应增加，通气量增加，CO_2 排出增多，$PaCO_2$ 亦相应降低。目前，在高原动脉血气分析诊断呼吸衰竭所应用的标准仍为海平面标准，有学者提出这对判断患者病情不利，建议在海拔 2260 m 高原诊断呼吸衰竭的标准为 $PaO_2 <$ 45 mmHg，同时伴有 $PaCO_2 > 40$ mmHg，但并未得到广泛验证和推广应用，有关高海拔地区呼吸衰竭的诊断标准有待进一步探讨。

（一）肺通气功能障碍

肺通气功能障碍主要包括阻塞性通气功能障碍、限制性通气功能障碍、混合性通气功能障碍。

1. 阻塞性通气功能障碍　由于气道狭窄或气道阻塞引起气道阻力增加所导致的肺泡通气不足称为阻塞性通气功能障碍。气道阻力大小主要取决于：气道内径、长度和形态，气流速度和形式，其中气道内径是最主要的影响因素。气管痉挛，管壁肿胀或纤维化，管腔被黏液、渗出物、异物、新生物等阻塞，肺组织弹性降低对气道壁的牵引力减弱，均可使气道狭窄或不通畅而导致气道阻力增加，引起阻塞性通气不足。肺功能主要表现为 FEV_1/FVC 显著下降，MVV、MMEF（用力呼气中期流量）、FEF_{50}、FEF_{75} 等指标也下降（图 19-3），流量 - 容积曲线的特征性改变为呼气相降支向容积轴的凹陷，凹陷越明显提示气流受限越重（图 19-4）。

阻塞性通气功能障碍主要包括：中央性气道阻塞、小气道阻塞、单侧主支气管不完全性阻塞和完全性阻塞。①中央性气道阻塞：气管分叉以上

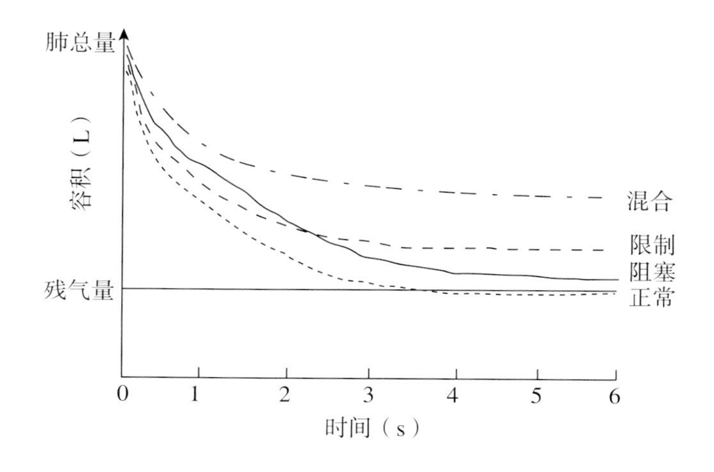

图 19-3　各种类型通气功能障碍的时间 - 容积曲线特征

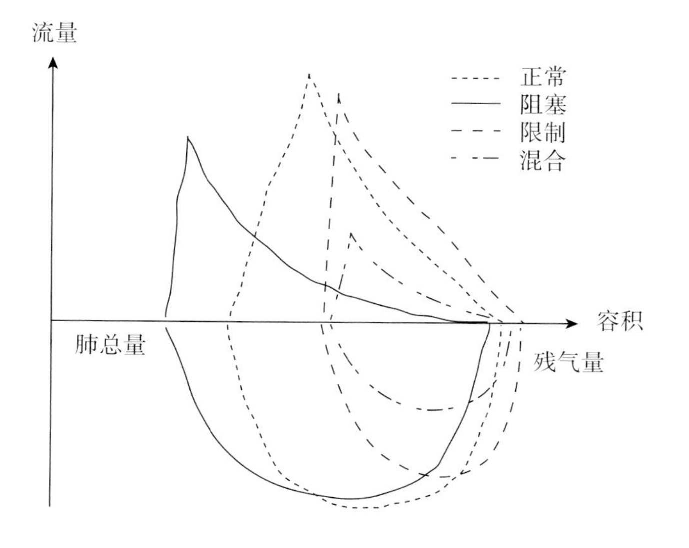

图 19-4　各种类型通气功能障碍的流量 - 容积曲线特征

的气道阻塞。阻塞若位于胸外（如声带麻痹、炎症、水肿），吸气时气道内压明显低于大气压，气道阻塞加重；呼气时气道内压大于大气压使阻塞减轻，患者表现为吸气性呼吸困难。阻塞如果位于胸内，吸气时胸膜腔内压降低使气道内压大于胸膜腔内压，阻塞减轻，呼气时胸膜腔内压升高压迫气道，气道狭窄加重，患者表现为呼气性呼吸困难。②小气道阻塞：内径小于 2 mm 的支气管称为小气道，细支气管无软骨支撑，管壁薄，与周围的肺泡结构紧密相连，随吸气、呼气而伸缩。吸气时肺泡扩张，细支气管受周围弹性组织牵拉，口径变大，管腔伸长；呼气时小气道缩短变窄，气道阻力增加，表现为呼气性呼吸困难，例如慢性阻塞性肺疾病（chronic obstructive pulmonary disease，COPD）。③单侧主支气管不完全性阻塞和完全性阻塞：由于各种原因导致单侧主支气管不完全性或完全性阻塞也可导致通气功能障碍。完全性阻塞者由于气体不能进出患侧肺部，致该侧肺通气功能丧失，此时只有单侧肺通气，肺功能表现为限制性通气功能障碍；单侧主支气管不完全阻塞者，肺功能表现为阻塞性通气功能障碍或小气道阻塞。单侧主支气管阻塞的常见原因有气道良性和恶性肿瘤、支气管内膜结核、异物等。

2．限制性通气功能障碍　指肺容量减少、扩张受限引起的通气功能障碍。反映肺容量的指标包括 FVC、TLC、RV、RV/TLC，其中 TLC、RV、RV/TLC 对限制性通气功能障碍的判断更为精确，TLC 下降为主要指标，VC、RV 减少，RV/TLC 可以正常或减少，流量 - 容积曲线显示肺活量减少（图 19-4）。限制性通气功能障碍常见于胸廓、胸膜病变、肺间质病变等。

3．混合性通气功能障碍　兼有阻塞性及限制性通气功能障碍两种表现，主要表现为 TLC、VC 及 FEV_1/FVC 下降，而 FEV_1 降低更明显，流量 - 容积曲线显示肺容量及呼气相降支向容积轴的凹陷（图 19-4，表 19-1）。

4．肺泡通气不足时血气变化分析　肺泡通气不足使 PAO_2 下降和肺泡气二氧化碳分压（alveolar PCO_2，$PACO_2$）升高，流经肺泡毛细血管的血液不能被充分动脉化，导致 PaO_2 降低和 $PaCO_2$ 升高，甚至可出现Ⅱ型呼吸衰竭。$PaCO_2$ 的升高值和 PaO_2 的降低值呈一定比例关系，比值相当于呼吸商。呼吸空气的条件下，$PACO_2$ 与肺泡通气量（V_A）和体内每分钟产生的二氧化碳量（V_{CO_2}），以公式表示如下（图 19-5）。

$$PaCO_2 = PACO_2 = \frac{0.863 \times V_{CO_2}\ (\text{ml/min})}{V_A\ (\text{L/min})}$$

$PaCO_2$ 是反映总肺泡通气量变化的最佳指标。

（二）肺换气功能障碍

肺换气功能障碍主要包括弥散功能障碍、通气血流比例失调和解剖分流增加。

1．弥散功能障碍　指 O_2 和 CO_2 等气体通过肺泡膜进行交换的过程发生障碍。气体弥散的速度主要取决于肺泡膜两侧的气体分压差、气体分

表19-1　各种类型通气功能障碍的判断及鉴别

项目	阻塞性	限制性	混合性
病因	阻塞性气道疾病（慢性阻塞性肺疾病、哮喘等）	弥漫性肺间质纤维化，肺肉芽肿疾病，肺水肿，胸腔、腹腔、胸廓疾病	兼具阻塞性、限制性两种因素
通气功能特征	呼气流量降低	肺总量、肺活量降低	呼气流量降低，肺总量、肺活量降低
FVC、VC% 预计值	正常或↓	↓～↓↓	↓～↓↓
MVV% 预计值	↓～↓↓	正常或↓	↓～↓↓
FEV_1/FVC	↓～↓↓	正常或↑	↓～↓↓
MMEF% 预计值	↓～↓↓	正常或↓	↓～↓↓
RV/TLC	↑↑	正常，↓或↑	↑～↑↑
TLC% 预计值	正常或↑	↓～↓↓	↓

注：↓指轻度下降，↓↓指中度下降

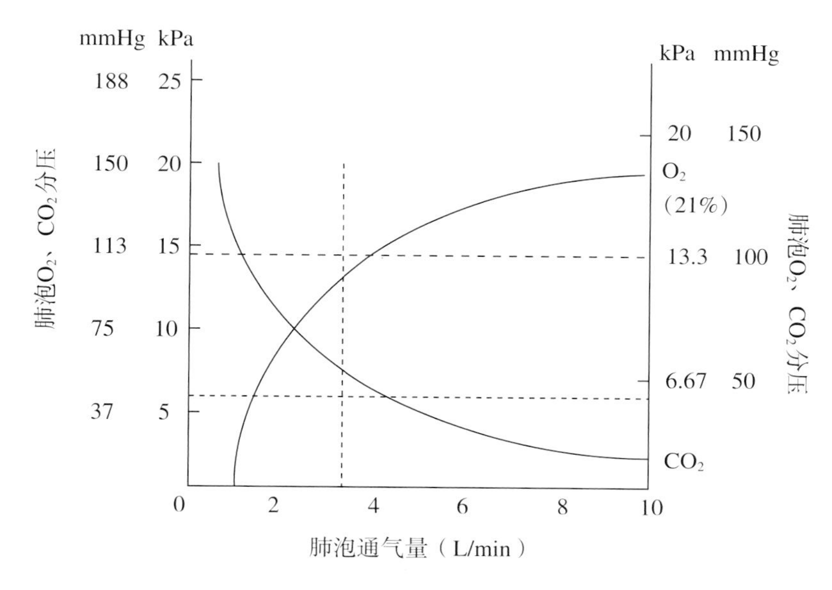

图 19-5　肺泡通气量与肺泡氧分压、二氧化碳分压的关系

子量和溶解度、肺泡膜面积和厚度，另外还与血液与肺泡接触的时间、心输出量、血红蛋白含量、通气血流比例等因素有关。对同一个体，气体分压差、气体分子量和溶解度及血液与肺泡接触时间等因素是相对固定的，因此，弥散功能主要受肺泡膜面积和厚度影响。①肺泡膜面积减少：正常成人肺泡膜总面积约为 80 m^2，静息时有 35 ～ 40 m^2 参与气体交换，因此其储备量大，只有肺泡膜面积减少一半以上时，换气功能才发生障碍。肺实变、肺不张、肺叶切除等均可导致肺泡膜面积减少。②肺泡膜厚度增加：肺泡上皮、毛细血管内皮及两者共有的基底膜构成气体交换的肺泡 - 毛细血管膜。肺水肿、肺间质纤维化等可导致弥散距离增加，弥散速度减慢。静息时，流经肺泡壁毛细血管的血液与肺泡的接触时间约为 0.72 s，O_2 完成气体交换的时间为 0.25 ～ 0.3 s，CO_2 只需 0.13 s，并且 CO_2 的弥散能力为 O_2 的 20 倍，故弥散功能障碍时以低氧血症为主。

2．通气血流比例失调　血液流经肺泡是否能够得到充足的 O_2 并充分排出 CO_2，除需具备正常的肺通气功能和良好的肺弥散功能外，还与肺泡通气量和血流量之间的正常比例有关。正常成人静息状态下，通气血流比例约为 0.8。肺泡通气血流比例失调主要有两种情况（图 19-6）：①部分肺泡通气不足：肺泡病变如肺炎、肺不张、肺水肿、肺泡萎陷等导致病变部位的肺泡通气不足，通气血流比例变小，部分气体不能充分氧合，未经氧合或未经充分氧合的静脉血通过肺泡的毛细血管流入动脉血中，称为肺动 - 静脉样分流或功能性分流，又称静脉血掺杂；②部分肺泡血流不足：肺血管病变如肺栓塞引起栓塞部位血流减少，通气血流比例增大，肺泡通气不能充分利用，称为无效腔样通气或死腔样通气。

通气血流比例失调常导致低氧血症，少有 CO_2 潴留，原因如下：①动脉与混合静脉血的 O_2 分压差为 59 mmHg，比 CO_2 分压差 5.9 mmHg 大 10 倍；②氧解离曲线呈 S 形，正常肺泡毛细血管的血氧饱和度已处于曲线的平台段，无法携带更多的氧以代偿低氧分压区的血氧含量下降，二氧化碳解离曲线呈直线形，有利于通气良好区对通气不足区的代偿，CO_2 充分排出，不出现 CO_2 潴留。但是，如果通气血流比例严重失调也会发生 CO_2 潴留。

3．肺内动 - 静脉解剖分流增加　肺动脉内的静脉血未经氧合直接流入肺静脉，导致 PaO_2 降低，是通气血流比例失调的特殊情况，常见于肺动静脉瘘。提高吸氧浓度不能提高分流静脉血的血氧分压。

二、常见呼吸系统疾病导致呼吸衰竭的机制

呼吸衰竭不是独立的疾病，可由多种疾病引

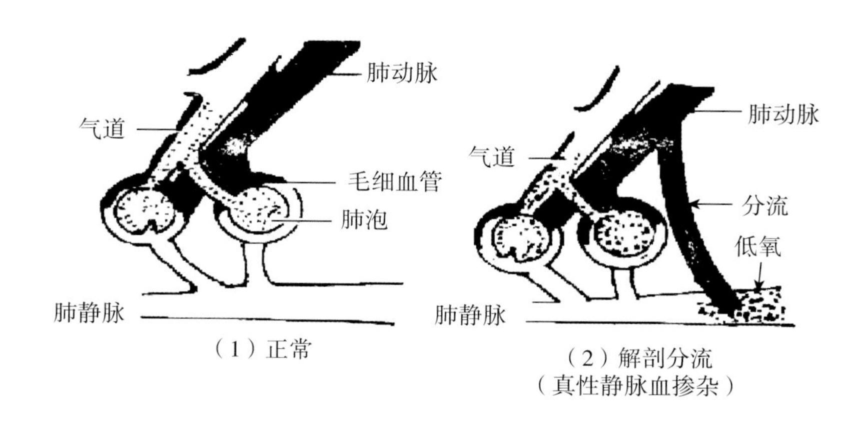

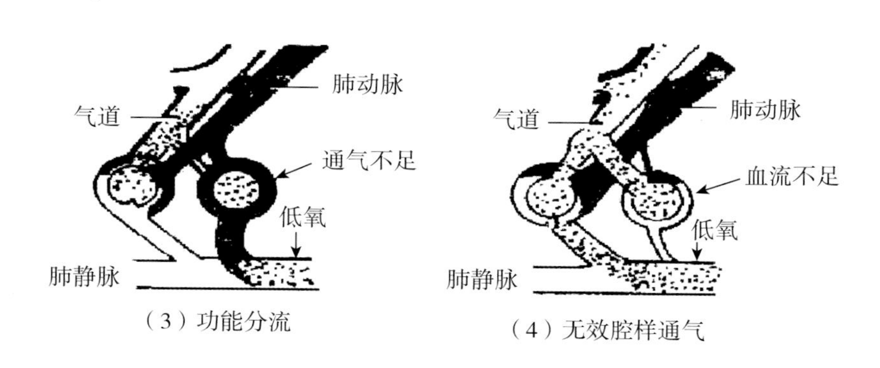

图 19-6　肺泡通气血流比例失调模式图

起。在呼吸衰竭的发病机制中，单纯的通气不足或单纯换气功能障碍如单纯弥散障碍、单纯肺内分流增加或单纯无效腔增加的情况较少见，往往是多种因素同时或相继发生作用，如急性呼吸窘迫综合征患者和慢性阻塞性肺病患者发生的呼吸衰竭就有多种机制参与。

（一）急性呼吸窘迫综合征

1．概念　急性呼吸窘迫综合征（acute respiratory distress syndrome，ARDS）是指各种直接或间接因素引起的急性弥漫性肺损伤和进而发展的急性呼吸衰竭。ARDS 以进行性呼吸困难和顽固性低氧血症为特征，主要病理特征是肺泡及肺血管内皮受损，肺微血管通透性增高，肺泡腔出现富含蛋白质的渗出液，导致肺水肿和肺透明膜的形成。

2．病因　引起 ARDS 的病因很多，可以分为直接因素和间接因素（表 19-2）。

（1）直接因素：指对肺造成直接损伤因素，包括化学性、物理性和生物性因素。化学性因素如吸入的毒性气体、烟尘、胃内容物等；物理性因素如肺或胸部挫伤、放射性损伤等；生物性因素如病毒、真菌、细菌等引起的严重肺部感染。

（2）间接因素：包括全身性病理过程如休克、大面积烧伤、败血症等，或由某些治疗措施如体外循环或血液透析等所致，其中最严重的原因是严重的创伤、感染性休克和吸入胃内容物等。

ARDS 的患病率与病因相关，严重感染时，ARDS 患病率可高达 25% ~ 50%，大量输血时可达 40%，多发性创伤时可达 11% ~ 25%，严重误吸时患病率也可达 9% ~ 26%。同时存在 2 或 3 个发病危险因素时，患病率进一步升高，而危险因素作用时间越久，患病率也就越高。

3．发生机制　ARDS 发生机制很复杂，尚未完全阐明，尽管有些因素可以直接对肺泡膜造成损伤，但更重要的是多种炎症细胞及其释放的炎症介质和细胞因子间接介导肺的炎症反应，引起肺泡膜损伤，毛细血管通透性增高，微血栓形成，肺泡表面活性物质减少，引起肺水肿和肺泡塌陷，抑制肺的氧合功能，形成顽固性低氧血症。因此，全身炎症反应是感染、创伤等各种病因导

表19-2　ARDS的高危因素

直接因素	间接因素
严重肺部感染（细菌、病毒、真菌等）	脓毒症
误吸（毒性气体、烟尘、胃内容物等）	某些治疗措施（体外循环、血液透析等）
肺挫伤	严重非肺部创伤
淹溺	急性重症胰腺炎
肺栓塞（脂肪、羊水、空气、血栓栓塞等）	神经系统病变（蛛网膜下腔出血、创伤、颅内压增高等）
放射性肺损伤	大面积烧伤
高原肺水肿	尿毒症
氧中毒	弥散性血管内凝血
	休克
	糖尿病酮症酸中毒
	白细胞凝集反应
	大量输血
	妊娠并发症
	药物中毒

致 ARDS 的共同途径和根本原因。

（1）肺泡 - 毛细血管膜损伤：肺泡 - 毛细血管膜主要由微血管内皮和肺泡上皮构成。由于特殊的解剖结构，肺往往是感染或创伤最易受损的器官，而肺血管内皮细胞又是最早受损伤的细胞。血管内皮细胞通过释放氧自由基、花生四烯酸代谢产物、前炎症因子等炎性物质，表达某些黏附分子，并通过调节血管张力和影响凝血、纤溶过程参与 ARDS 的发生、发展与转归。ARDS 急性期，肺泡 - 毛细血管膜通透性增高，富含蛋白质的水肿液进入肺泡腔，并在多种酶的作用下形成透明膜。内皮细胞损伤和血管通透性增高促进了肺水肿的形成。

肺泡上皮组织主要由Ⅰ型和Ⅱ型肺泡细胞组成，这些细胞具有肺泡液体清除作用（alveolar fluid clearance，AFC），吸收肺泡内多余液体，保持肺泡干燥、开放。Ⅱ型肺泡细胞分泌表面活性物质，发挥免疫防御、降低肺泡表面张力的作用。肺泡上皮细胞受损，屏障作用下降，表面活性物质产生减少，肺泡扩张受限，肺泡内液体清除障碍，引起肺泡水肿、肺泡塌陷、肺不张，并容易继发肺纤维化和细菌性肺炎；此外，因脂多糖刺激或肺泡机械牵拉，肺泡上皮细胞还可产生细胞因子而放大炎症反应。

（2）炎症介质与炎症反应：肺是唯一接受全部心输出量的器官，除受到原位产生的炎症介质损伤外，还受到循环中由全身各组织产生的炎症细胞和介质的损伤。肺泡巨噬细胞不但释放一系列炎症介质，还产生大量局部趋化因子，引起中性粒细胞等在肺内聚集，造成损伤。同时，肺有丰富的毛细血管网，血管内皮细胞在局部炎症反应中起着积极作用。因此在 SIRS 过程中，肺受损的时间早、发生快、程度重。

机体在感染和创伤等应激状态下，局部炎症细胞释放炎症介质，引起广泛性的全身反应，同时也反馈引起内源性抗炎介质的释放，以达到制衡炎症反应的目的。当各种原因导致炎症介质大量释放，内源性抗炎介质又不足以抵消其作用时，SIRS/CARS 失衡，细胞因子因大量产生而形成细胞因子风暴（cytokine storm），又称为细胞因子瀑布级联（cytokine cascade）或高细胞因子血症（hypercytokinemia）。大量的细胞因子由保护效应转变为自身破坏作用，不但损伤局部组织细胞，同时打击远隔器官，引起肺内大量中性粒细胞聚集、激活，导致呼吸爆发，产生大量活性氧、蛋白酶和炎症因子等，造成肺实质细胞的损伤，肺纤维网状支架塌陷，肺表面活性物质减少，引起肺不张；同时破坏肺血管内皮的屏障，引起肺毛细血管膜通透性增高，并激活凝血与补体系统，加重血管内凝血，最终导致 ARDS 的发生。多种病毒感染，如 SARS 冠状病毒、2009 甲型 H1N1 流感病毒、禽流感病毒、新型冠状病毒均可由于病毒感染肺引起机体免疫功能异常，导致细胞因子风暴，其重症感染患者的血清中 IL-17、IP-10、IL-6、KC、G-CSF、GM-CSF、MCP-1、MIG 等细胞因子的水平显著增高，重症者诱发 ARDS。

（3）凝血和纤溶系统失衡：损伤的血管内膜、中性粒细胞及肺组织均能释放促凝血物质，造成血管内凝血。凝血系统会激活纤溶和补体系统，刺激炎症介质表达而放大炎症反应。凝血酶可诱导细胞因子的表达，调节内皮细胞收缩及通透性，促使细胞增殖、趋化及炎症细胞聚集。肺内微血栓不仅可以引起肺淤血、肺动脉高压等肺循环障碍和肺通气血流比例失调，还可引起肺泡毛细血管膜损伤和肺纤维化。血栓中的细胞成分还可以增加毛细血管通透性，引起水肿、出血，而且其中的活性物质可以吸引更多的炎症细胞而放大炎症反应，进一步损伤肺泡 - 毛细血管膜。

（4）凋亡异常：ARDS 早期患者肺泡上皮细胞和肺血管内皮细胞凋亡明显增加，破坏了肺毛细血管屏障的完整性，导致通透性增高，引起肺间质和肺泡水肿，参与了 ARDS 的进一步发展；与之相反，中性粒细胞凋亡抑制，生存期延长，引起过度的炎症反应与组织损伤。

（5）肝和肠道等器官功能异常：①肝功能不全时，病原微生物及毒素可越过肝，直接进入体循环，诱导或加重肺损伤；②肝库普弗细胞受内毒素刺激，释放大量炎症介质进入循环，损伤肺等器官；③肝功能不全时，毒性物质、细胞因子等物质清除障碍，炎症介质作用时间延长，加重 ARDS；④肝功能受损，纤维连接蛋白产生减少，引起肺毛细血管通透性增高；⑤急性肠缺血降低肠黏膜屏障作用，病原微生物及毒素移位入血，诱导或加重肺损伤。

4．急性呼吸窘迫综合征的病理生理改变 ARDS 的基本病理生理改变是弥漫性肺泡损伤和弥漫性肺毛细血管内皮细胞损伤，肺泡上皮和肺毛细血管内皮通透性增高所致的弥漫性肺间质及肺泡水肿，肺泡表面活性物质减少引起的肺泡塌陷，肺容积缩小，肺顺应性降低，肺内分流明显增加和严重的通气血流比例（V/Q）失调导致的呼吸窘迫和严重的低氧血症（图 19-7）。

（1）肺容积缩小：ARDS 患者由于肺泡内大量高蛋白水肿液渗出，肺泡塌陷，早期就存在有效通气肺单位数量明显减少，可充气肺组织容积明显下降，失去正常的气体交换功能。ARDS 肺容积缩小的原因主要有：①表面活性物质减少，肺泡表面张力增加，引起肺泡塌陷。②小气道痉挛和肺间质水肿压迫造成细支气管塌陷，远端肺单位闭锁；严重的肺泡水肿填充整个肺泡，可导致肺泡功能丧失。大量肺泡塌陷的直接后果是不同程度的肺容积降低，表现为肺总量、肺活量、潮气量和功能残气量明显低于正常。

（2）肺顺应性降低：肺顺应性降低主要与肺泡表面活性物质减少引起的表面张力增高、大量肺泡塌陷所致肺不张和肺水肿造成的肺容积减少、气道阻力明显增加有关。肺组织的纤维化也使肺顺应性进一步降低。ARDS 肺顺应性降低表现为肺的压力 - 容积曲线向右下方移位，即获得同样潮气量，需要较高气道压力，呼吸功明显增加。

（3）真性分流增加：ARDS 患者由于肺实变和肺不张，完全塌陷的肺泡和肺泡水肿使其只有血流而无通气，流经的血液完全未进行氧合而掺入动脉血，类似于解剖分流，区别于肺泡通气不足但还存有部分气体交换的功能性分流。吸入纯氧对提高真性分流的 PaO_2 无明显作用。严重 ARDS 肺内真性分流可达 30% 以上，故 ARDS 低氧血症难以用吸入高浓度纯氧纠正。

（4）通气血流比例（V/Q）失调：是 ARDS 低氧血症最常见和最重要的机制。①广泛的肺不张和肺泡水肿引起局部肺泡只有血流而无通气，V/Q 减小；②肺微血管痉挛或狭窄、肺栓塞及血栓形成使相应肺泡周围毛细血管血流减少或中断，V/Q 增大。

（5）弥散功能障碍：ARDS 弥散障碍见于以下情况。①大量肺泡塌陷，肺泡膜面积减少。②肺水肿、透明膜形成，细胞增生和肺纤维化导致弥散膜厚度增加、通透性降低；肺不张、肺水肿及透明膜形成可引起弥散功能障碍。Ⅱ型肺泡细胞损伤，表面活性物质合成减少，肺泡表面张力增高，加上肺水肿，肺的顺应性降低，易形成肺不张。

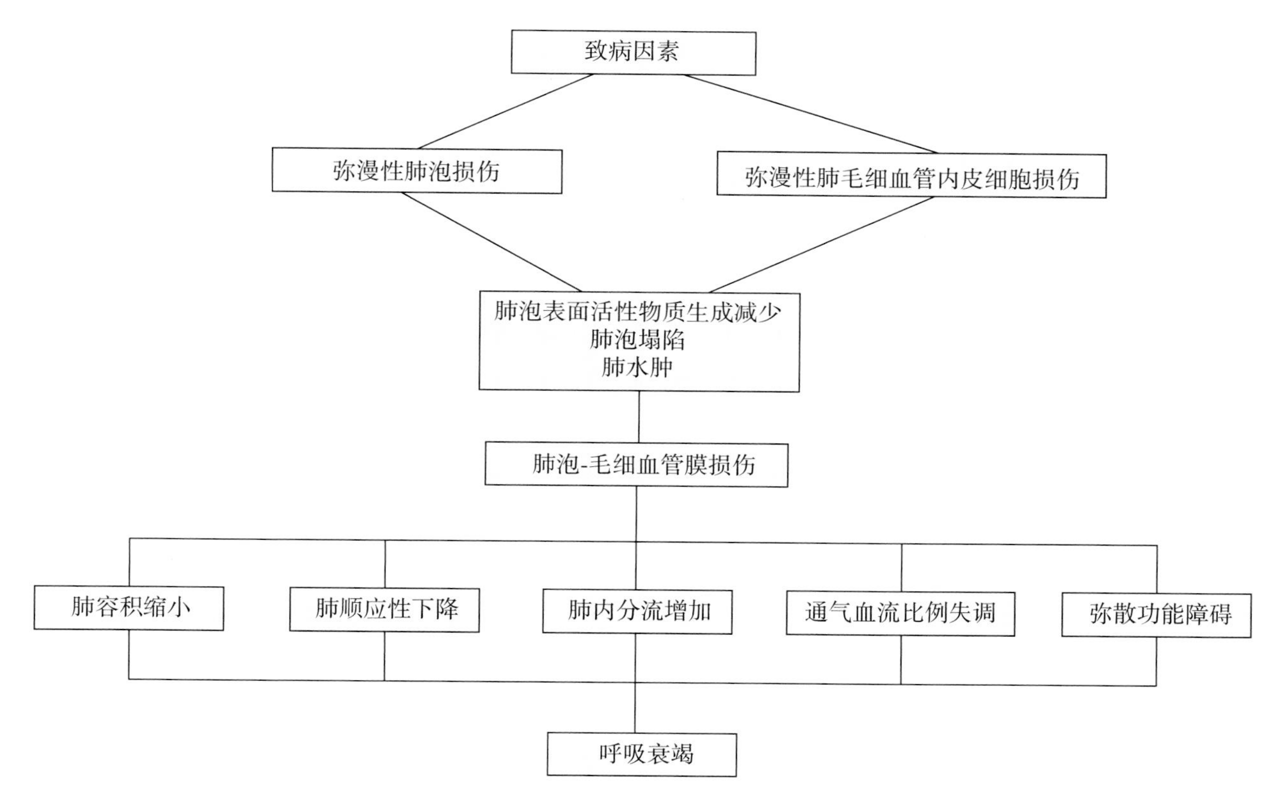

图 19-7　急性呼吸窘迫综合征的病理生理改变

（6）肺毛细血管通透性增高：通透性增高型肺水肿是 ARDS 病理生理改变的基础。ARDS 患者肺泡灌洗液中蛋白含量明显增加，因此高蛋白性肺泡水肿是 ARDS 的特征。

ARDS 可通过上述肺容积减少、肺顺应性降低、真性分流增加、通气血流比例失调、弥散障碍等因素导致呼吸衰竭。由于低氧血症对外周化学感受器的刺激，以及肺充血、肺水肿对肺泡毛细血管旁感受器（juxtapulmonary- capillary receptor）的刺激，使呼吸运动加深加快，导致呼吸窘迫和 $PaCO_2$ 下降，因此患者通常发生Ⅰ型呼吸衰竭。病情严重者，由于肺部病变导致广泛肺泡通气量减少，亦可发生Ⅱ型呼吸衰竭。

（二）慢性阻塞性肺疾病

1．概念　慢性阻塞性肺疾病（chronic obstructive pulmonary disease，COPD）是指由慢性支气管炎和肺气肿引起的慢性气道阻塞，简称“慢阻肺”，其共同特征是管径小于 2 mm 的小气道阻塞和阻力增高。COPD 是引起慢性呼吸衰竭最常见的原因。

2．机制

（1）阻塞性通气障碍：炎症细胞浸润、充血、水肿、黏液腺及杯状细胞增殖、肉芽组织增生使支气管壁肿胀；气道高反应性、炎症介质作用引起支气管痉挛；炎性渗出物使支气管管腔堵塞；小气道阻塞、肺泡弹性回缩力降低导致气道等压点上移。

（2）限制性通气障碍：Ⅱ型肺泡细胞受损及表面活性物质消耗过多使表面活性物质减少；缺氧、酸中毒、呼吸肌疲劳引起呼吸肌衰竭；肺纤维化及炎症累及胸膜使肺和胸廓的顺应性降低。

（3）弥散功能障碍：肺泡壁损伤引起肺泡弥散面积减少和肺泡膜炎性增厚。

（4）肺泡通气血流比例失调：气道阻塞不均引起部分肺泡通气不足；肺小血管收缩、血栓形成引起部分肺泡血流不足。

三、呼吸衰竭时机体功能及代谢改变

低氧血症和高碳酸血症影响全身各系统脏器的代谢、功能甚至使组织结构发生变化，在呼吸衰竭早期阶段，各系统脏器的功能和代谢发生一系列代偿反应以改善组织供氧，调节酸碱平衡，维持内环境稳定。呼吸衰竭严重时，则代偿不全，出现各系统脏器严重的功能和代谢紊乱甚至衰竭。

（一）对呼吸系统的影响

PaO_2 降低作用于颈动脉体和主动脉体的化学感受器，反射性兴奋呼吸中枢，使呼吸运动增强，呼吸频率增快甚至出现呼吸窘迫，这种作用在 $PaO_2 < 60$ mmHg 才明显。缺氧程度逐渐加重时，这种反射性兴奋呼吸中枢的作用将变得迟钝。缺氧对呼吸中枢的直接作用是抑制作用，$PaO_2 <$ 30 mmHg 时，抑制作用大于反射性兴奋作用而导致呼吸抑制。

CO_2 是强有力的呼吸中枢兴奋剂，$PaCO_2$ 短时间内升高，呼吸加深加快；长时间严重的 CO_2 潴留，中枢化学感受器对 CO_2 的刺激作用发生适应，$PaCO_2 > 80$ mmHg，对呼吸中枢产生抑制和麻醉效应，此时呼吸运动主要靠低 PaO_2 对外周化学感受器的刺激作用维持。Ⅱ型呼吸衰竭的患者缺乏 CO_2 对呼吸中枢的刺激作用，如果氧疗时给予高浓度氧，使低氧对呼吸中枢的刺激作用被解除，将进一步造成呼吸抑制，加重呼吸衰竭。

（二）对心血管系统的影响

一定程度的 PaO_2 下降和 $PaCO_2$ 升高，反射性导致心率增快、心肌收缩力增强、心输出量增加，交感神经兴奋使皮肤和腹腔脏器血管收缩，脑血管和冠状动脉主要受局部代谢物如腺苷等的影响，导致血管扩张，有利于保证脑和心脏的血液供应。急性严重缺氧可直接抑制心血管中枢和心脏活动，导致血压下降，心肌收缩力下降，心律失常，甚至心室颤动或心搏骤停；长期慢性缺氧可导致心肌纤维化、心肌硬化、肺动脉高压、右心心肌受损，最终可发展为肺源性心脏病。

肺源性心脏病的发病机制包括：①缺氧、高碳酸血症和呼吸性酸中毒使肺血管收缩、痉挛，其中缺氧是肺动脉高压形成最重要的因素。缺氧时收缩血管的活性物质增多，使肺血管收缩，血管阻力增加，内皮源性舒张因子和内皮源性收缩因子的平衡失调在缺氧性肺血管收缩中也起一定作用。缺氧使平滑肌细胞膜对 Ca^{2+} 的通透性增高，细胞内 Ca^{2+} 含量增高，肌肉兴奋 - 收缩耦联效应增强，直接使肺血管平滑肌收缩。高碳酸血症时，H^+ 产生过多，血管对缺氧的收缩敏感性增强，肺动脉压增高。②缺氧导致无肌型肺微动脉肌化，肺血管平滑肌细胞和成纤维细胞肥大、增生，胶原蛋白与弹性蛋白合成增加，导致肺血管壁增厚和硬化，管腔狭窄，引起肺动脉高压。③长期缺氧导致代偿性红细胞增多，使血液黏滞度增加，肺血流阻力和右心负荷增加。④有些肺部病变如肺小动脉炎、肺毛细血管床破坏、肺栓塞等也是肺动脉高压的原因。⑤缺氧和酸中毒降低心肌收缩、舒张功能。

呼吸衰竭也会影响左心功能：①低氧和酸中毒影响左心室收缩性。②右心扩大和右心室压增高将室间隔向左侧推移，降低左心室的顺应性，导致左心舒张功能障碍。

（三）对中枢神经系统的影响

脑组织的耗氧量占全身耗氧量的 1/5 ～ 1/4，大脑皮质的神经元细胞对缺氧最为敏感，通常完全停止供氧 4 ～ 5 min 即可引起不可逆性脑损害。低氧对中枢神经系统的影响与缺氧发生的速度和程度直接相关。PaO_2 降至 60 mmHg 时，可出现注意力不集中、智力和视力轻度减退；PaO_2 迅速降至 40 ～ 50 mmHg 以下时，会引起头痛、不安、定向力与记忆力障碍、精神错乱、嗜睡等神经精神症状；PaO_2 低于 30 mmHg 时，出现神志丧失乃至昏迷；PaO_2 低于 20 mmHg 数分钟即可导致神经细胞不可逆性损伤。

CO_2 潴留使脑脊液 H^+ 浓度增加，影响脑细胞代谢，轻度的 CO_2 增加，对皮质下层刺激增强，可间接引起皮质兴奋；CO_2 潴留降低脑细胞兴奋性，抑制皮质活动，可引起头痛、头晕、烦躁不安、言语不清、精神错乱、扑翼样震颤、嗜睡、昏迷、抽搐和呼吸抑制等，这种由缺氧和 CO_2 潴留引起的神经精神障碍症候群称为肺性脑病。

缺氧和 CO_2 潴留使脑血管扩张、血流阻力降低、血流量增加，从而代偿脑缺氧；缺氧和酸中毒损伤血管内皮细胞使其通透性增高，导致脑间质水肿；缺氧使红细胞 ATP 生成减少，造成钠 - 钾泵功能障碍，导致细胞内 Na^+ 及水分增加，形成脑细胞水肿。这些将导致脑组织充血、水肿和颅内压增高，压迫脑血管，进一步加重脑缺血、缺氧，严重时形成脑疝。另一方面，酸中毒引起神经细胞内的抑制性神经递质γ-氨基丁酸生成增多，加重神经系统的功能和代谢障碍。

（四）对消化系统的影响

呼吸衰竭影响消化系统的功能，严重缺氧使胃壁血管收缩，降低胃黏膜的屏障作用，CO_2潴留可增强胃壁细胞碳酸酐酶活性，胃酸分泌增多，表现为消化不良、食欲缺乏，胃肠黏膜糜烂、坏死、溃疡和出血。缺氧可损害肝细胞，导致谷丙转氨酶升高，缺氧改善后，肝功能可改善或正常。

（五）对肾功能的影响

呼吸衰竭时，可导致肾功能受损，轻度时尿中出现蛋白、红细胞、白细胞和管型等，严重时可出现急性肾衰竭，主要是缺氧和高碳酸血症反射性通过交感神经使肾血管收缩、肾血流量严重减少所致，肾结构无明显改变，为功能性肾衰竭。

（六）酸碱失衡和电解质紊乱

1．呼吸性酸中毒　Ⅱ型呼吸衰竭时$PaCO_2$增高（> 50 mmHg），pH下降（< 7.35），H^+浓度增高（> 45 mmol/L），发生呼吸性酸中毒。pH取决于HCO_3^-与H_2CO_3的比值，前者靠肾调节（需1 ~ 3 d），后者靠呼吸调节（仅需数小时），急性呼吸衰竭时可使pH迅速下降。电解质可发生如下改变。①血清钾浓度增高：由于酸中毒导致细胞内K^+外移，肾小管排K^+减少，导致血清钾浓度增高；②血清氯浓度降低：高碳酸血症使红细胞中HCO_3^-生成增多，后者与细胞外Cl^-交换使Cl^-转移入细胞，酸中毒时肾小管上皮细胞产生NH_3增多，$NaHCO_3$重吸收增多，使尿中NH_4Cl和NaCl的排出增加，均使血清氯浓度降低。

2．代谢性酸中毒　在持续或严重缺氧时，组织细胞能量代谢的中间过程，如三羧酸循环、氧化磷酸化和有关酶的活性受到抑制，能量生成减少，体内乳酸和无机磷产生增多，导致代谢性酸中毒；呼吸衰竭时可能出现肾功能不全，肾小管排酸保碱功能降低；引起呼吸衰竭的原发病，如感染、休克等，亦可造成代谢性酸中毒。此时可导致电解质改变。①血清钾浓度增高：由于酸中毒导致细胞内K^+外移，肾小管排K^+减少，导致血清钾浓度增高；②血清氯浓度增高：代谢性酸中毒时HCO_3^-降低，使肾排Cl^-减少，血清氯浓度增高。

3．呼吸性碱中毒　Ⅰ型呼吸衰竭时，$PaCO_2$可正常或降低，如$PaCO_2$降低，将发生呼吸性碱中毒，电解质改变为血清钾浓度和血清氯浓度降低。

四、呼吸衰竭防治的病理生理学基础

（一）防止和去除呼吸衰竭的原因

积极寻找并防止和去除呼吸衰竭的原因是防治呼吸衰竭的根本措施。

（二）提高血氧饱和度

氧疗是低氧的一种治疗手段，给氧时必须清楚目标血氧饱和度。大部分急重症患者通过氧疗使SaO_2达到94% ~ 98%，伴有高碳酸血症的呼吸衰竭患者达到88% ~ 92%的治疗目标。Ⅰ型呼吸衰竭只有缺氧而无CO_2潴留，可吸入较高浓度的氧（一般不超过50%），Ⅱ型呼吸衰竭患者的吸氧浓度不宜超过30%，以免低氧很快纠正，失去低氧对呼吸中枢的刺激，导致呼吸衰竭加重。

（三）降低$PaCO_2$

造成$PaCO_2$增高最主要的原因是肺通气功能障碍，因此降低$PaCO_2$最有效的方法是改善通气，增加通气量，主要措施如下。①解除呼吸道阻塞：如合并感染，应用抗生素治疗炎症，支气管舒张剂扩张支气管，排痰、体位引流，必要时气管插管清除气道分泌物。②建立人工气道进行机械通气：机械通气可以维持必需的肺通气量，同时也使呼吸肌得以休息，有利于呼吸肌功能的恢复。③增加呼吸动力：对于呼吸中枢抑制导致的呼吸衰竭，可使用呼吸中枢兴奋剂，但一般慢性呼吸衰竭患者使用中枢兴奋剂，在增加肺通气的同时也增加呼吸肌耗氧量，加重呼吸肌疲劳。

（四）纠正酸碱失衡及电解质紊乱

呼吸衰竭时可出现多种类型的酸碱失衡和电解质紊乱，应根据动脉血气分析结果及电解质情况，加强液体管理，防治血容量不足和液体负荷过大，并注意维持电解质平衡。

（五）营养支持治疗

呼吸衰竭患者由于摄入不足或代谢失衡，往

往存在营养不良，需保证充足的营养及热量供给。

（六）重要脏器功能的监测与支持

呼吸衰竭可导致多脏器功能损害，因此应对此类患者的重要脏器功能给予密切监测与支持，预防和治疗肺动脉高压、肺源性心脏病、肺性脑病、肾功能不全、消化道功能障碍和弥散性血管内凝血等。

第三节 高原呼吸系统相关疾病

一、高原肺水肿

高原肺水肿（high altitude pulmonary edema，HAPE）是平原人群进入高原、高原居民从平原返回高原或高原居民进入更高海拔地区（通常为海拔 2500 m 以上地区）时，高原低压低氧导致其肺动脉压升高，肺循环血量增加，肺毛细血管内皮和肺泡上皮细胞受损、通透性增高，体液潴留及转移，使液体自肺毛细血管漏至肺间质或（和）肺泡而引起静息时呼吸困难、胸闷、咳嗽、咳白色或粉红色泡沫痰及全身乏力或活动能力降低等表现的一种高原特发病。该病起病急，病情进展迅速，是短时间内暴露于高原环境下最常见的致死原因，如能及时诊断与治疗，完全能够治愈。

1898 年，法国医师 Jacottet 攀登海拔 4800 m 的勃朗（Blanc）峰，在海拔 4300 m 的高山站死亡，他的同事在现场做了尸体解剖，成为世界上首例高原肺水肿尸检资料。1960 年，Hultgren 报道 41 例在低海拔地区居住 5 ～ 21 d 后返回高原发生高原肺水肿的病例，其后对 4 例典型高原肺水肿患者进行心导管检查，发现患者肺毛细血管楔压正常，存在肺动脉高压，吸入 100% 氧气后，肺动脉压明显降低。之后，越来越多的研究认为高原肺水肿是一种非心源性肺水肿。

（一）流行病学

高原肺水肿的发病率与个体的敏感性、进入高原的速度及到达的海拔高度有关，男性多于女性，年轻人多于老年人，随海拔的升高、进入高原速度增加发病率增高。国外报道发生高原肺水肿的最低海拔为 1400 m，国内报道为 2261 m。在进入高原初期发病，大多在 1 周内发病，3 d 内发病率最高，发病率的报道差异较大。在海拔 4500 m 发病率是 0.6% ～ 6%，在海拔 5500 m 发病率是 2% ～ 15%。高原肺水肿与进入高海拔地区的速度密切相关，4 d 时间进入海拔 4500 m 地区发病率为 0.2%，7 d 进入海拔 5500 m 地区发病率为 2%，但如果在 1 ～ 2 d 时间进入这两个地区，高原肺水肿发病率分别上升至 6% 和 15%。以往罹患过高原肺水肿的患者，如果快速进入海拔 4500 m 地区，则有 60% 可能再发生高原肺水肿。22 h 进入海拔 4559 m 地区，高原肺水肿发病率为 7%，有高原肺水肿病史者发病率为 62%。高原肺水肿易感者如果在海拔 2500 m 以上地区攀登速度小于 300 ～ 350 m/d，可以避免高原肺水肿的发生。如有未发现的潜在疾病者进入高原，高原肺水肿的发病率增加。

高原肺水肿死亡率为 4% ～ 11%，与海拔下降的速度和氧疗有关。研究显示，补充 O_2 和（或）下降至低海拔地区，发病率为 6%，如果不经治疗，死亡率为 44%。目前，由于滑雪、徒步旅行、登山等活动的增加，而当地无法采取合适医疗，死亡率可高达 50%。

（二）危险因素和易感性

1．危险因素　有高原肺水肿病史、进入高海拔的速度、海拔高度、男性、寒冷的环境温度、呼吸道感染、高强度体力活动、情绪紧张等均可诱发高原肺水肿。

2．易感性　相同海拔高度，部分个体更易发生高原肺水肿，而另外一部分个体则能够很好地适应高原低氧环境，不发生高原肺水肿，这与个体的易感性有关。

（1）解剖学异常：既往存在解剖学异常可导致肺血流量和血管内压力增加，导致罹患高原肺水肿的机会增加。这些异常状况包括原发性肺动脉高压，先天性肺动脉缺失，心内反流如房间隔缺损、室间隔缺损、卵圆孔未闭（patent foramen ovale，PFO）。目前对卵圆孔未闭的患者发生高原肺水肿的研究较多。一般认为，卵圆孔未闭缺损的直径过小或流经其血流较少时一般不会出现临床症状，但是当右向左分流的血液较多，或缺损足以使右心房压力超过左心房时，机体会出现血流动力学的改变，从而导致一系列的临床症状。

研究发现，高原肺水肿易感患者中，卵圆孔未闭频率高于高原肺水肿耐受者的4倍以上。卵圆孔未闭患者进入高原，P（A-a）O_2增加，卵圆孔未闭患者休息和运动期间急速达到高海拔5260 m后，P（A-a）O_2是7.7 ± 2.5 Torr和20.7 ± 2.5 Torr（压强单位，1 Torr = 1 mmHg），16 d适应后分别为5.0 ± 3.1 Torr和18.0 ± 1.7 Torr，P（A-a）O_2没有显著改善。但无卵圆孔未闭的受试者，在休息时和在急性上升到高海拔的运动期间的P（A-a）O_2是8.0 ± 1.2 Torr和20.1 ± 1.2 Torr，在适应16 d后明显改善到3.2 ± 1.9 Torr和13.5 ± 4.7 Torr。

研究证实，卵圆孔未闭患者更容易遭受气体交换和通气适应性受损，这可能是机体在存在心内分流的情况下，通过通气适应来增加PaO_2的能力较低。另外低氧通气反应和通气适应性依赖于外周和中枢化学敏感性的变化，因此卵圆孔未闭患者可能存在化学敏感性和（或）脑血流量的差异。

（2）遗传易感性：流行病学调查结果显示，高原肺水肿发病具有种族特异性、家族和个体易感倾向。如世居高原的藏族人高原肺水肿发病率显著低于移居高原的汉族人和秘鲁印第安人。多种基因均在高原肺水肿的发病机制中发挥作用，如一氧化氮合酶、酪氨酸羟化酶、血管内皮生长因子、肺关联蛋白A及肾素-血管紧张素-醛固酮系统的相关基因等，近年来国内外有大量研究对以上基因的多态性与高原肺水肿易感性的关系进行探讨。

1）肾素-血管紧张素-醛固酮系统（RAAS）单核苷酸多态性：与高原肺水肿发生密切相关。肾素由肾入球小动脉的近球细胞合成，作用于肝所分泌的血管紧张素原（angiotensinogen，AGT），使血管紧张素原转变成血管紧张素Ⅰ。血管紧张素Ⅰ在血管紧张素转换酶（angiotensin convertion enzyme，ACE）的作用下形成血管紧张素Ⅱ（AGT Ⅱ）。AGT Ⅱ有强烈的收缩血管作用，其加压作用为肾上腺素的10 ~ 40倍，而且通过刺激肾上腺皮质球状带，促使醛固酮分泌，水钠潴留，并受醛固酮合酶调节。快速进入高原时，低氧血症可激活RAAS，使血浆肾素活性、AGT Ⅱ和醛固酮水平升高。AGT Ⅱ可影响全身小动脉的紧张度，使肺血管收缩，肺动脉压升高。高原缺氧环境亦可直接损伤肺血管平滑肌细胞膜，使细胞膜上的钾通道关闭，细胞去极化，Ca^{2+}内流，继而引起内皮细胞产生多种活性物质，肺血管收缩，产生肺动脉高压。由于肾小动脉持续性收缩，可使醛固酮浓度增高，引起水钠潴留。当肺血管内液压明显高于肺组织内液压时，液体大量外渗超过肺淋巴管所能吸收转运的能力，从而形成高原肺水肿。研究显示，*RAAS*基因多态性与高原肺水肿发生相关。对高原肺水肿患者和对照人群的血管紧张素Ⅱ受体1型中AI166C和GI517-r位点进行SNP分析，结果显示血管紧张素Ⅱ受体GI517T位点的SNP出现频率在两组中存在显著差异，认为其多态性与高原肺水肿易感性有关；对高原肺水肿患者和健康对照者的5个相关基因的10个SNP位点研究发现，*CYP11B2*基因的C344T位点及*ACE*基因的A240T和A2350G位点的多态性与高原肺水肿的易感性密切相关，其中*ACE*基因的240A、2350G和*CYP11B2*基因的344T等位基因是高原肺水肿易感的基因型。但也有研究未发现*ACE*基因多态性与高原肺水肿有相关性，认为尽管RAAS参与了高原肺水肿的发生，但*ACE*基因的插入或缺失多态性与高原肺水肿并不相关。

2）一氧化氮合酶基因多态性：一氧化氮是毛细血管内皮重要的舒张物质，不仅能够防止缺氧状态下的肺血管收缩，且只选择性作用于肺循环，不对体循环产生明显影响，还可促使高原肺水肿组织液转移，从而改善肺通气和SaO_2。有研究发现内皮型一氧化氮合酶基因的第7个外显子G298A变异及第4个内含子的27 bp可变串联重复在高原肺水肿病例组中的出现频率高于对照组，推测其多态性与高原肺水肿发病相关。Weiss等发现在高原肺水肿患者和对照者中，*NOS3*基因的G894T、T786C及CA重复等多态性这些位点的频率没有明显区别，认为*NOS3*基因的这些多态性与高原肺水肿发病不相关。

3）其他基因易感性：在印度人群中，高原肺水肿易感性可能与内皮素-1基因（CT）n-（CA）n和G2288T，肺表面蛋白A基因C1101T（va19ala）、T3192C、T3234C，*SP-A2*基因A3265C（gln223lys），

谷胱苷肽 S- 转移酶 P1 基因 I105V（A/G）和 A114V（C/T）位点的多态性及由 β_2 受体基因 A46G 和 C79G 两个位点各自基因型所组成的单倍型相关，并且低氧信号通路上的相关基因也参与了急性高原肺水肿的发病，如 *BNIP3L*、*ODC1* 和 *MMP9* 等基因。分析高原肺水肿患者和对照酪氨酸羟化酶基因内含子 1 的 TCAT 四核苷酸小卫星和内含子 2 的 Met81Val 变异体分布情况，认为其改变与高原肺水肿的易感性不相关。另有研究发现高原肺水肿和健康对照的血管内皮生长因子的 C2578A、G1154A、T460C、G405C 及 5 端的 C936T 的 SNP 位点的等位基因频率无明显差别。

（三）发病机制

高原肺水肿有两种典型发病形式，一种是高原居民在平原旅行后重返高原，一种为不适应的平原居民快速进入高原。两种形式的高原肺水肿发病机制相同，主要与肺动脉高压、肺毛细血管通透性增高、肺泡上皮对水清除障碍有关，肺动脉压力增高是高原肺水肿核心发病机制。

1．肺动脉压力过度增高　从 20 世纪 60 年代开始对高原肺水肿患者进行心导管检查的研究发现，未经治疗的患者肺毛细血管楔压正常，平均肺动脉压增高 60（33 ～ 117）mmHg，超声心动图估计的肺动脉收缩压为 50 ～ 80 mmHg，而健康对照组为 30 ～ 50 mmHg。

（1）低氧性肺血管收缩机制：低氧性肺血管收缩（hypoxic pulmonary vasoconstriction，HPV）在一定程度上是有益的，低氧性肺血管收缩使血流从低氧肺泡区转移至通气较好的肺泡区，以改善通气血流比例及气体交换，使血液能够较充分地氧合，PaO_2 提高，是机体保护性适应机制之一。但如果长时间肺动脉压过高将造成一系列病理生理改变，是高原肺水肿的重要发病机制。

低氧时收缩血管的活性物质增多，如白三烯、5- 羟色胺、血栓素 A_2、血管紧张素 Ⅱ、血小板活化因子导致肺血管收缩，血管阻力增加。内皮源性舒张因子与内皮源性收缩因子平衡失调，在低氧性肺血管收缩中也起重要作用。特别是内皮素 -1 是由肺内皮细胞合成的一种强有力的血管收缩剂，缺氧引起血浆内皮素 -1 浓度升高，导致肺血管强烈收缩。另外，低氧使血管平滑肌细胞膜对 Ca^{2+} 的通透性增高，细胞内 Ca^{2+} 含量增高，K^+ 外流，细胞内静息膜电位降低，平滑肌细胞膜去极化，肌肉兴奋 - 收缩耦联效应增强，导致肺血管平滑肌收缩。

（2）低氧性肺血管收缩导致高原肺水肿机制：低氧性肺血管收缩导致高原肺水肿的机制主要有三个方面，即肺小动脉渗漏、不均匀血管收缩和局部过度灌注、低氧性肺静脉收缩。

1）肺小动脉渗漏：在低氧动物实验中发现肺小动脉压力增高，血管渗漏性增加。

2）不均匀血管收缩和局部过度灌注：低氧肺血管收缩是不均匀的，低氧刺激下，肌性小动脉明显收缩，毛细血管前阻力增加，非肌性小动脉则不发生收缩，甚至在肺动脉高压的情况下发生扩张，血流从收缩区转移到非收缩区。收缩区血流缓慢，血流量减少，非收缩区血流加速，血流量增加，使毛细血管显著充血，流体静压增高，部分肺循环过度灌注，造成毛细血管机械剪切性损伤，毛细血管壁损伤，导致血管渗透性增加，血浆中蛋白质和液体渗入肺间质和肺泡腔，形成肺水肿。不均匀肺血管收缩与动脉平滑肌细胞不均匀分布有关。高原肺水肿主要是在急性暴露于高原的前 5 d 发生，即使是高原肺水肿敏感的人缓慢进入高原也不引起高原肺水肿，考虑肺小动脉肌层快速重塑和广泛增生可能使血流分布更均匀，这可引起肺动脉压持续增高，导致数周或数月右心功能不全，称为“亚急性高原病”，这在对西藏的汉族婴儿和海拔 5000 ～ 6000 m 的印度战士的相关研究中均有描述。

3）肺静脉收缩：肺静脉在低氧情况下也发生收缩，增加血液回流的阻力。

2．炎症反应　临床观察发现，急性高原病患者包括高原肺水肿患者在急性期血白细胞往往明显增高，但患者不表现感染症状。2002 年，Swenson 等在海拔 490 m 和 4559 m 的地区观察高原肺水肿易感者和高原肺水肿抵抗者的肺动脉压和支气管肺泡灌洗液内成分变化，结果发现与高原肺水肿抵抗者相比，高原肺水肿易感者于 4559 m 高度时的肺动脉收缩压更高，尽管大多数高原肺水肿易感者都发生了高原肺水肿，但支气管肺泡灌洗液的白细胞总计数、IL-8、IL-B4、IL-1β、TNF-α、PGE_2 等均无增加，认为炎症不是高原肺水肿的致病机制。

但近年来有研究显示炎症与高原肺水肿有关。

不同时间（2～28 d）模拟高原低氧均可诱导小鼠肺组织ICAM-1、E选择素等细胞黏附分子表达增加，炎症细胞浸润增多，低氧可诱导细胞黏附分子基因的转录激活，增强血管内皮细胞和循环炎症细胞的相互作用，在肺血管周围形成促炎微环境，增加炎症因子的表达，进一步介导肺血管收缩乃至肺血管结构重建，并认为这可能是缺氧性肺动脉高压和高原肺水肿的共同机制。

3．肺泡液体的主动清除功能障碍 肺泡液体的主动清除在高原肺水肿的形成中发挥作用，主要是通过肺泡中水和 Na^+ 通过肺泡内皮细胞的再吸收。培养的肺泡上皮细胞和暴露在低氧环境下大鼠的各种 Na^+ 转运蛋白的表达和活性受抑制，最重要的是内皮顶端膜的 Na^+ 通道和基底外侧膜的 Na^+-K^+-ATP酶，导致跨肺泡内皮细胞的 Na^+ 转运和灌注到肺内的水的再吸收均减少。

4．运动 运动可使心输出量较基础水平增加几倍，引起毛细血管压力增高，血流量增加，导致不均匀的局部血流过度灌注，形成肺水肿。另外，高原肺水肿敏感的人肺动脉压增高，室间隔移位，右心淋巴清除率降低，导致左心室僵硬度轻度增加，影响左心室的充盈。运动时低氧引起肺动脉高压导致舒张功能障碍可能解释高原肺水肿敏感患者的肺动脉楔压增加，在休息时，未治疗的高原肺水肿患者肺动脉楔压正常。在许多高原肺水肿患者，特别是未进入很高海拔地区的患者，运动往往导致高原肺水肿。

5．睡眠障碍及睡眠呼吸紊乱 高原缺氧环境下，睡眠剥夺作为一种应激源，类似于饥饿、缺氧等，可造成机体正常生理功能紊乱，引起免疫功能下降、学习记忆能力下降及情绪障碍等。机体在应激时，交感神经活性会增强。研究发现，睡眠剥夺和高原环境同时存在的情况下，大鼠交感神经的活性会比仅存在高原环境或睡眠剥夺时进一步增强，此时水钠潴留加重，造成肺部毛细血管的过度灌注、脑组织缺血或缺氧性损伤、脑循环障碍，从而形成肺水肿、颅内压增高、脑水肿。急性缺氧引起通气反应的增强是产生周期性呼吸的重要因素。临床观察发现，大多数急性高原病患者都有夜间睡眠呼吸紊乱，急性高原病症状评分与夜间呼吸暂停频率有关。在高海拔地区，急性高原病患者有相对低的通气，与其较严重的低氧血症有关，并参与了急性高原病的病理生理过程。高原环境睡眠呼吸紊乱会促使急性高原病的发生及发展，并与预后相关。

（四）病理改变

1．肺改变 高原肺水肿患者肺体积普遍增大，重量增加，双肺重量可达正常人的2～4倍，表面湿润，肺组织高度充血和水肿，气管、支气管和肺泡腔内充满粉红色水肿液。光镜观察：肺泡呈开放状态，肺泡上皮细胞大多呈矮立方形，肺泡腔内见淡嗜伊红无结构物质，肺泡隔变宽，隔内毛细血管扩张充血。电镜观察：肺泡腔内见密度浅的无定形水肿液，肺泡内透明膜形成，红细胞积聚。肺泡壁毛细血管内皮细胞的细胞质内线粒体肿胀，吞饮小泡增多，出现空化；部分区域表面微绒毛指状突起，突入管腔；内皮细胞连接间隙变宽，毛细血管基底膜不同程度增厚，肺泡隔毛细血管丰富；Ⅰ、Ⅱ型肺泡细胞肿胀，尤以Ⅰ型肺泡细胞的细胞质内线粒体肿胀明显，表面微绒毛脱落；Ⅱ型肺泡细胞核周间隙扩大，细胞质内板层体增多，可见排空现象，细胞连接间隙明显增宽，气血屏障结构变薄。

2．肺动脉变化 肺毛细血管扩张，内有红细胞淤积，血管周围出血，肌性肺小动脉中层平滑肌呈现弥漫性小片状病变区，肌纤维排列紊乱或束状排列，弹力层呈锯齿状，肺小动脉肌化，动脉内膜增厚，毛细血管、小动脉内有广泛的小血栓形成，以上的结果造成肺动脉高压。

3．心脏变化 心脏的变化主要是因为肺动脉高压，加上回心血量增加，导致右心前、后负荷增加，右心发生代偿性肥厚、扩张，临床及尸检主要以右心改变为主。急性缺氧引起心脏代谢紊乱，心肌细胞功能受损，左心功能亦可能受损，有高原肺水肿尸检结果显示，死者心脏呈不同程度扩大，左、右心室壁均增厚，肌纤维肿胀且出现局灶性断裂，心肌有灶性坏死和瘢痕形成。

4．其他脏器变化 患者的脑可有不同程度的水肿，局灶性神经细胞呈缺血缺氧改变，实质点状或小片状出血；肝可有肿胀，脂肪变性，小灶性细胞坏死；肾小管、肾小球、肝内可见到微血栓；肾上腺呈应激性反应，肾上腺皮质的束状带几乎完全被网状带致密的细胞所替换，剩余的细胞呈局灶性细胞溶解。

（五）分类

目前高原肺水肿的分类主要是根据患者的病理改变和临床表现、发病与移居高原次数的关系进行。

1．按病理改变和临床表现分

（1）间质性肺水肿：多发生在高原肺水肿早期，液体由肺毛细血管渗出至肺间质内，间质水肿、增厚，导致弥散功能障碍。患者可表现为胸闷、气短，呼吸困难，咳嗽，以干咳为主，或有少量白色痰液，肺部听诊很少听到湿啰音，部分患者可因支气管黏膜水肿、支气管痉挛听到干性啰音或哮鸣音。胸部影像学检查可见肺纹理增粗，可能见到克利 B 线（Kerley B-line）。

（2）肺泡性肺水肿：在高原肺水肿后期，也是症状明显时期，体液外渗进一步发展，不仅局限在肺间质，液体还可渗入肺泡腔内，气体交换受到严重影响，病情进一步加重。患者表现为咳嗽加重，痰多，为粉红色或白色泡沫样痰，严重者口腔或口鼻大量液体溢出，明显呼吸困难，不能平卧，患者烦躁不安，发绀，心率增快，肺部听诊双肺布满大小水泡音。胸部影像学检查表现为以肺门为中心、双侧或单侧点片状与云絮状阴影（右侧多见），典型者为蝴蝶状分布于两肺，弥漫状实变影。肺动脉段凸出，主肺动脉和右肺动脉增宽。

2．按发病与移居高原次数的关系分类　分为初入型和再入型。

（1）初入型肺水肿：平原人初次进入高原后发病，有受凉、劳累、呼吸道感染等诱因，成年男性多见，氧疗效果较好，预后佳，据报道病死率约为 8%。

（2）再入型肺水肿：高原久居或世居者在平原居住一段时间后重返高原而发病，受凉、劳累、呼吸道感染的诱因对于发病非常重要，多见于儿童、青少年，在重返高原 3 ~ 5 d 即能发生，成人一般在平原居住一段时间，至少 10 ~ 14 d，才会在重返高原时发生，氧疗效果欠佳，预后差，报道病死率为 15%。

（六）机体功能及代谢改变

高原肺水肿一般在到达高原 24 ~ 72 h 内发病，病情发展迅速，变化快，病初多有急性高原病的症状，如头痛、头晕、乏力、食欲缺乏、干咳，典型的功能变化如下。

1．呼吸系统　肺水肿的早期表现为活动后呼吸困难、胸部不适并伴有干咳；随着病情发展，可出现静息时呼吸困难、严重头痛、全身乏力或活动能力降低，痰量逐渐增多，可呈白色或淡粉红色泡沫样痰；严重时，咳出粉红色泡沫痰，每天痰量可达数百毫升，甚至从口溢出，呼吸困难随病情进展而逐渐加重，呼吸频率快，严重时呼吸表浅，甚至出现不规则呼吸，不能平卧，发绀明显。

2．神经系统　可表现为头痛、头晕、烦躁不安，严重时出现神志模糊、幻觉、感觉迟钝、共济失调，可有脑水肿的表现如头痛、喷射性呕吐甚至昏迷等。

3．消化系统　可表现为食欲缺乏、恶心、呕吐、腹胀、腹痛、便秘等。

4．其他表现　可有发热、心动过速、尿少、发冷、关节疼痛等。

（七）治疗

1．一般治疗　立即绝对卧床休息，可降低氧耗而减轻症状，取半卧位以减少回心血量。

2．转入低海拔地区（低转）　这是高原肺水肿治疗的最佳手段，但有时可能因为高原环境恶劣，交通不便而难以实现。如果转入低海拔地区至少应降低 1000 m 或直到症状改善，在此过程中应使用合适的交通工具，患者应避免用力，因为用力可加重肺动脉高压及肺水肿的形成。

3．氧疗　增加供氧，改善机体的缺氧状况是治疗本病的首要措施，氧气吸入能显著降低高原肺水肿患者增高的肺动脉压，提高动脉血氧分压和血氧饱和度，改善组织供氧。吸氧浓度应以达到目标氧饱和度为准，尽快将氧饱和度提至 90%。

4．使用高压氧舱　最好使用便携式高压氧舱，在使用的同时转入低海拔地区更有效。

5．无创正压机械通气　清醒、能够合作、血流动力学稳定、不需要气管插管、无面部损伤影响鼻面罩使用、有条件获得无创呼吸机的患者可以考虑使用无创机械通气，使用的模式多为持续气道正压，这样可以改善患者的通气及换气功能，但缺乏系统性的研究，所需使用的合适压力尚无明确推荐。

6．药物治疗

（1）血管扩张药：主要用于降低肺动脉压力。国际野外医学协会急性高原病指南推荐的血管扩张药主要是钙离子通道阻滞药硝苯地平，在临床实践中，扩张动、静脉的硝普钠、α受体阻断药酚妥拉明等，均可降低肺动脉压力，使右心功能改善。

（2）茶碱类药物：具有扩张冠状动脉、增强心肌收缩力的作用，使心输出量增加；扩张周围血管，增加肾血流量，提高肾小球滤过率和抑制肾小管对 Na^+、Cl^- 的重吸收使尿量增加，减少肺血容量；扩张小动脉，降低肺动脉压；松弛支气管平滑肌等。

（3）利尿药：常用药物有呋塞米、托拉塞米等，可减轻心脏负荷，减少肺泡内渗出。研究发现乙酰唑胺可减轻肺水肿，但目前还未广泛应用于临床。

（4）抗炎药：常用的有地塞米松，可减轻肺水肿患者的全身炎症反应。

（5）强心药及镇静药：适用于烦躁不安、心率增快的患者，应酌情使用。

（6）针对诱因的药物：如上呼吸道感染的患者必要时可使用抗生素。

（八）预防

多年来，各国学者对高原肺水肿易感性的预测做了大量的探索，如低氧通气反应、肺弥散能力、最大运动后氧饱和度的变化、低氧时肺动脉压的变化、遗传易感性等，对预测高原肺水肿有一定价值，但尚未发现理想的预防方法。目前认为可能有效的预防方法如下。

1．一般预防原则　患有严重器质性心、肺疾患者不宜进入高原；罹患上呼吸道感染者应待呼吸道感染痊愈后再进入高原；进入高原，避免受凉感冒；进入高原1周内，要注意休息，不宜做剧烈体力活动；以往罹患过高原肺水肿的人，不宜再进入高原。

2．阶梯式上山　登山速度和高原肺水肿的发生有密切的关系，目前认为阶梯式上山是预防高原肺水肿的最稳妥、最安全有效的方法，专家建议，初入高山者如进入4000 m以上高原时，一般应在2500 ~ 3000 m处停留2 ~ 3 d，每天上升的速度不宜超过600 ~ 900 m。但此方法缺乏前瞻性的随机对照研究评价。

3．药物预防　仅推荐用于既往发生过高原肺水肿的患者，应在进入高原前服用，用至从高原返回或在高原已停留5 d以上。

（1）硝苯地平：一项随机空白对照研究和广泛的临床经验显示硝苯地平对预防高原肺水肿敏感的人发生高原肺水肿是有效的，推荐使用的方法是每天60 mg分次服用。

（2）沙美特罗：一项随机空白对照研究显示，长效的吸入β受体阻断药沙美特罗可降低50%高原肺水肿敏感者发生高原肺水肿的机会，但是较高的剂量（125 μg，每天2次）使研究对象发生了药物相关的副作用。在高原使用沙美特罗预防高原肺水肿的经验十分有限，目前并不推荐单药用于高原肺水肿的预防，但可考虑作为硝苯地平的补充用药。

（3）他达拉非：是环磷酸鸟苷特异性磷酸二酯酶5的选择性、可逆性抑制剂，一项单中心、随机空白对照研究显示他达拉非对预防高原肺水肿是有效的，但研究对象的数量较少且缺乏临床使用经验，需要更多的数据支持这个研究结果。

（4）地塞米松：在他达拉非的研究中显示地塞米松16 mg/d分次服用，对预防高原肺水肿有效，但起作用的机制不清且临床上这种应用方法的经验尚不十分充分，缺乏系统性观察，需要更多的研究验证。

（5）乙酰唑胺：动物实验和一项人体试验显示乙酰唑胺可以钝化低氧肺血管收缩，但尚缺乏有力数据支持其在高原肺水肿中的治疗作用，临床观察显示乙酰唑胺可预防再入型高原肺水肿。

（6）中药：目前认为有些中药如红景天对预防高原肺水肿可能有效，推荐进入高原前服用，但缺乏设计良好的随机对照研究证实。

4．低氧预适应　进入高原前应对心理和体质进行适应性锻炼，如有条件者在低压舱内进行低氧刺激与习服锻炼，以使机体能够对于由平原转到高原缺氧环境提前有某种程度的生理调整。

（九）预后

发现高原肺水肿症状及早处理和治疗者预后良好，延误诊断和治疗者可发展为高原脑水肿致死。

二、高原睡眠与呼吸

良好的睡眠对恢复体力、缓解疲劳、保持充沛的精力及促进疾病的早期恢复和增强机体抗病能力都具有十分重要的意义。高原环境对睡眠的影响主要是由低氧造成的。其次，低气压、寒冷、风速过大、干燥、昼夜温差大也对睡眠造成影响。另外，进入高原后情绪紧张、焦虑、抑郁也可能对睡眠造成影响。高原对睡眠的影响是多方面的，包括睡眠的生物电活动、睡眠的生物节律、维持睡眠状态时正常脑灌注、与睡眠有关的作业能力、睡眠时呼吸状态的改变等。居住在高原的人，特别是初入者会出现不同程度的睡眠呼吸紊乱，如频繁觉醒、睡眠低通气、周期性呼吸及呼吸暂停等。由于高原低氧引起呼吸紊乱，从而又可造成进一步的低氧，严重缺氧会造成各器官功能异常，如脑缺氧引起认知功能障碍、记忆力减退、反应迟钝、行为异常，甚至抑郁症、阿尔茨海默病等疾病的发生。环境缺氧和睡眠障碍的叠加作用增加急、慢性高原病的发生率。

（一）急进高原的睡眠呼吸紊乱

初到高原，特别是急进高海拔地区的人都会出现不同类型及程度的睡眠呼吸紊乱，主要表现为入睡困难及失眠，睡眠效率下降，总睡眠时间减少，浅睡眠增多（1、2 期）、深睡眠减少（3、4 期），频繁觉醒，周期性呼吸（periodic breathing，PB）增多，甚至出现中枢性睡眠呼吸暂停。

当低海拔人群快速进入高原或高原居住者到平原后重返高原时，除了头痛、头昏、胸闷、气促、恶心、呕吐等不适感，还普遍受到入睡困难、易醒、醒后窒息感等睡眠问题的困扰。有研究利用匹兹堡睡眠质量问卷调查志愿者由平原进入海拔 6119 m 高原后的主观睡眠量改变，结果显示志愿者在进入高原后评分显著升高，其中 53% 的志愿者睡眠质量下降，主要表现形式为入睡时间延长、睡眠效率下降、频繁觉醒、呼吸困难及低温带来的不适感。

人体急进高原后睡眠的改变不仅包括主观感受，还包括通过多导睡眠监测提供的多项客观指标变化。最早监测高海拔睡眠变化的是 1970 年，Joern 等在南极洲对 2 个受试者进行脑电图监测发现，受试者非快速眼动（NREM）睡眠（3、4 期）几乎消失，快速眼动（REM）睡眠减少约 50%，1 名受试者出现与觉醒相关的周期性呼吸。Reite 等发现在进入海拔 4300 m 高原后的第一晚，总睡眠时间未发生明显改变，1 期睡眠明显增加，3、4 期及快速眼动睡眠减少，觉醒反应显著增加。Pamelal 等对 19 位生活在海平面地区的志愿者，在 0 m、1400 m、3500 m、3900 m、4200 m 及 5000 m 海拔地区进行睡眠呼吸监测发现，在海拔高度 3500 m 及以上，1 期睡眠时间随着海拔高度的增加而增加，3、4 期睡眠所占时间随之减少，REM 睡眠变化不大，周期性呼吸相关联的觉醒增加，但发生周期性呼吸的受试者与未发生周期性呼吸的受试者在睡眠结构上无明显差异。呼吸暂停低通气指数（apnea-hypopnea index，AHI）较平原明显增高，并随海拔升高而增加，且随着海拔的上升，中枢性呼吸暂停次数显著增加，在同一海拔高度随停留时间的延长略有下降。睡眠期间血氧饱和度显著下降，并随着海拔的升高而降低，在同一海拔高度随着习服时间延长而上升。高原睡眠期间低氧血症的发生与频繁出现的呼吸暂停或低通气密切相关。

（二）高原世居或久居者的睡眠呼吸紊乱

高原久居者仍然存在睡眠呼吸紊乱。对居住在海拔 1800 m、2300 m、3500 m 地区的 3000 人进行夜间睡眠呼吸调查发现，随着海拔升高睡眠呼吸紊乱的发生率也增加，分别为 40.65%、43.27% 和 65.83%，并且随着年龄的增加睡眠障碍的发生率也增加。对拉萨门诊患者进行调查发现，睡眠障碍的发生率达到 42.2%。

高原世居或久居人群的睡眠监测结果有限。Arai 等报道夏尔巴人随年龄的增长夜间氧饱和度下降，Coote 等发现在海拔 4300 m 地区居住的秘鲁人 REM 睡眠与平原人相似，但是出现周期性呼吸和呼吸暂停并伴有显著低氧。

高原久居人群睡眠的变化与海拔高度有关，世居藏族较移居汉族能够更好地保持睡眠结构，睡眠呼吸障碍少，并能保持较好的 SaO_2。有研究通过对健康平原（海拔 100 m）汉族人、中海拔（海拔 2260 m）地区及高海拔（海拔 3780 m）地区藏、汉族人的睡眠结构、呼吸及 SaO_2 进行比较，发现各组之间总睡眠时间无显著差异，中海拔藏、汉族组睡眠效率、REM 睡眠、2 期睡眠低于低海拔组，高海拔藏、汉族组睡眠效率低于平原汉族组和中海拔藏、汉族组，高海拔汉族组NREM2期睡眠显著长于高海拔藏族组，高海拔藏族组NREM3、4期睡眠长于高海拔汉族组，高海拔汉族组REM期睡眠短于高海拔藏族组。中海拔藏、汉族组无明显呼吸紊乱，高海拔藏族组中有3例出现呼吸暂停及低通气，高海拔汉族组均出现睡眠呼吸暂停及低通气，呼吸暂停低通气指数显著高于其他各组，且平均呼吸暂停及低通气时间均长于其他各组，中海拔及高海拔各组夜间最低SaO_2及平均SaO_2低于平原组，高海拔组低于中海拔组，高海拔汉族组低于高海拔藏族组。Plywaczewski等对8名出生及生活在海拔为3700～4800 m的藏族人及6名在高原地区生活多年并已经适应了高原环境的汉族人在2261 m海拔地区进行睡眠监测，结果显示汉族人的觉醒及清醒期比藏族人高，两组受试者的睡眠结构无明显差异。在模拟5000 m低压氧舱中，藏族受试者较汉族受试者有更长的夜间睡眠时间，1期睡眠减少，2期睡眠延长。藏族受试者的周期性呼吸增多，比汉族受试者有更高的SaO_2，在急性暴露与5000 m高海拔环境时，藏族人的睡眠结构及SaO_2优于汉族人。

（三）周期性呼吸

周期性呼吸是中枢性睡眠呼吸暂停的一种类型，主要表现为呼吸频率和幅度呈现渐强渐弱的周期性改变，诊断标准为周期性呼吸的幅度逐渐上升和逐渐下降的变化连续出现至少10 min，每小时睡眠时间中存在5次或5次以上中枢型呼吸暂停或低通气。夜间周期性呼吸可引起频繁的觉醒，导致睡眠结构片段化，使睡眠质量下降，严重影响人们的身体健康。低碳酸血症出现的呼吸暂停阈值不稳定和觉醒状态导致通气控制进一步不稳定可能是周期性呼吸发生的主要机制。

周期性呼吸主要受负反馈机制调节，呼吸的强度取决于通气系统对缺氧和高碳酸血症的反应，缺氧和高碳酸血症的协同效应是控制通气的因素。研究发现，外周化学感受器通过$PaCO_2$增加的水平来调控中枢化学感受器，多数情况下，这些因素联系在一个封闭的循环系统中，产生一个相对稳定的通气水平来满足机体各个器官的需要。目前认为，当$PaCO_2$增加超过中枢化学感受器调控的水平时，呼吸运动受到刺激，肺通气量会增加，CO_2呼出过多，肺泡中$PaCO_2$降低，肺泡循环血液中$PaCO_2$也降低，当低$PaCO_2$的血液循环到达脑部后，呼吸运动因缺乏CO_2的刺激开始受到抑制，呼吸变得越来越浅慢，甚至停止，呼吸抑制又使肺泡通气量降低，肺循环血液中$PaCO_2$升高，$PaCO_2$升高的血液循环到达脑部刺激呼吸，呼吸恢复而变快变深，使$PaCO_2$降低，呼吸再次抑制，这种反馈机制周而复始。通气设定的PaO_2、$PaCO_2$在健康个体和疾病状态之间存在很大的差异，对轻微变化的化学刺激产生较强的反应使高度敏感的化学感受器增加了呼吸模式的不稳定性，反馈循环系统本身的迟钝也增加了呼吸控制不稳定的风险。因此，化学敏感性高的个体通过增加呼吸努力使$PaCO_2$降低到化学感受器设定的标准水平以下，从而发生肺换气不足和潜在的呼吸暂停，同样，如果反馈循环系统迟钝，在心输出量下降时会导致过度换气和随后的呼吸控制不稳定。

进入高海拔低氧环境时，人体循环血液中的氧含量降低导致呼吸不规则，引发呼吸频率和深度快速交替，并且其间伴随呼吸暂停甚至低通气等呼吸模式的转变，这种呼吸模式为高原型周期性呼吸。随着海拔的升高引发肺泡低氧，大多数人会出现周期性呼吸，在高海拔地区，对于健康人群来说，周期性呼吸在睡眠中几乎占主导地位。低氧通气反应增高容易引起肺泡过度通气及呼吸性碱中毒，进而抑制呼吸中枢产生呼吸暂停，呼吸暂停又使肺泡中$PaCO_2$升高，再次引发呼吸运动。

周期性呼吸在高海拔地区睡眠障碍中所发挥的作用存在较大的争议。研究表明，在高海拔地区睡眠中觉醒和周期性呼吸密切相关，初入高海拔地区的敏感受试者会出现不同程度的周期性呼吸导致睡眠障碍、频繁觉醒及机体缺氧现象。在处于海拔4000 m以上的地区时周期性呼吸的发生可能是睡眠障碍诱发的主要因素，并且在处于高海拔地区时，夜间发生的周期性呼吸在男性明显高于女性，这与颈动脉体低氧通气反应可能有关系，即男性低氧通气反应优于女性。尽管氧饱和度的改善与呼吸控制系统环路增益的增加一致，适应海拔高度超过3730 m 2周后周期性呼吸的发生率也会增加。也有一些研究发现，周期性呼吸和高海拔地区睡眠障碍之间没有密切联系，在海拔3500 m及以上时随着海拔的升高，周期性呼吸和与周期性呼吸关联的觉醒事件并不会对睡眠结构产生明显的影响。

（四）睡眠呼吸紊乱与急性高原病

动物实验和人体研究证实高原睡眠紊乱与急性高原病的发生密切相关。睡眠障碍及睡眠呼吸紊乱是急性高原病的危险因素，促使急性高原病的发生及发展。临床观察发现大多数急性高原病患者都有夜间睡眠呼吸紊乱，急性高原病症状评分（Lake Louise 评分）与睡眠时的 SaO_2 呈显著负相关。

高原睡眠呼吸紊乱致急性高原病发生、发展的机制如下。

1．周期性呼吸　在高海拔缺氧环境下，夜间可出现周期性呼吸，睡眠障碍与频繁觉醒，机体缺氧。在海拔 4000 m 以上时周期性呼吸的发生可能是睡眠障碍的主要诱发因素。周期性呼吸致频繁觉醒，频繁觉醒可能诱导通气功能不稳定，可导致呼吸暂停反复出现，引起通气量减少，夜间低氧血症加重，使高原反应症状加重。急性高原病的发生与周期性呼吸有相关性，急性高原暴露时，夜间发生周期性呼吸，心脏血管扩张，血容量增加，肺淤血及肺不张刺激反射中枢，肺容积减少且肺部气体交换中 O_2 储备障碍，进一步加重缺氧，促使肺水肿出现。Nussbaumer-Ochsner 等对急性暴露于海拔 4559 m 的急性肺水肿患者的研究结果证实，低氧血症和睡眠相关的周期性呼吸为急性高原病发生、发展的病理生理学基础，逆转低氧血症可预防和治疗急性高原病。

2．低氧通气反应　对高原世居的舍尔巴人和短期逗留高原的平原人进行低氧通气反应与睡眠呼吸暂停的对照研究，发现低氧通气反应钝化的舍尔巴人睡眠期间无明显的呼吸暂停，而低氧通气反应增高的平原人则出现频繁的周期性呼吸伴呼吸暂停，平均呼吸暂停时限为 1.2 s，呼吸暂停频率与低氧通气反应呈正相关，当吸入 100% 氧时，周期性呼吸或呼吸暂停的频率降低，甚至消失，吸入高浓度 CO_2 后呼吸暂停迅速消除，但周期性呼吸仍持续存在，撤销吸入高浓度 CO_2 时，呼吸暂停立刻重现。这些资料证明急性缺氧引起通气反应的增强是产生周期性呼吸的重要因素。临床观察发现，大多数急性高原病患者都有夜间睡眠呼吸紊乱，急性高原病症状评分与夜间呼吸暂停频率有关。在低海拔地区，中、重度急性肺水肿患者与轻度或无肺水肿的患者相比，有相似的低氧和高 CO_2 通气反应，但上升至 4559 m 高海拔地区时出现较低程度的 CO_2 低氧通气反应。在高海拔地区急性高原病患者有相对低的通气，与其较严重的低氧血症有关，并参与了急性高原病的病理生理过程。

3．细胞因子　最新研究发现，低氧环境下呼吸障碍与细胞（白细胞、肌细胞、神经细胞等）及炎症因子（IL-1、IL-6 及 TNF 等）有密切关系。据报道，逗留于海拔 4000 m 以上地区会出现血浆 IL-6 及 IL-1 浓度升高。高原缺氧环境下，睡眠剥夺作为一种应激原可造成体内细胞因子释放增强，促炎 / 抗炎细胞因子比例失调，致毛细血管渗透性增加，从而导致急性高原病的发生。

4．神经递质　神经递质是脑内神经元之间传递信息的物质，是大脑生理功能的基础。睡眠的神经突触理论认为，睡眠起源于神经元水平，在清醒期，神经元突触维持着正常的神经传递及调节作用，睡眠则可保护突触超级结构的稳定性。Monti 等研究表明，多巴胺和 5- 羟色胺会影响睡眠和觉醒相应的神经元活动，多巴胺与睡眠觉醒有密切关系，乙酰胆碱可抑制中缝背核 5- 羟色胺触发的慢波睡眠，起到抑制慢波睡眠的作用，脑干中的 5- 羟色胺有利于维持慢波睡眠，而慢波睡眠又有利于疲劳的恢复。

高原环境中神经递质的变化是引发高原睡眠障碍的另一重要原因。高原低氧刺激下，血浆肾上腺素水平通常会升高，通过 β_2 受体使组织的 O_2 摄入与转运量增加，进一步加重组织缺氧而引起机体的应激反应，同时可激活下丘脑 - 垂体 - 肾上腺轴，使血液内去甲肾上腺素（NE）升高，α_{2A} 受体在调控交感神经和中枢神经系统去甲肾上腺素能神经元的神经递质释放方面起关键作用，其中 α_{2A} 受体亚型的作用最主要。在蓝斑、大脑皮质、海马等部位调控去甲肾上腺素的释放，并在脊髓中对去甲肾上腺素释放起负反馈调节，进一步导致早期呼吸急促、失眠、头痛等症状，后期导致血管阻力增加，肺动脉压力升高，脑血管通透性增高，最终促使急性肺水肿和脑水肿形成。

机体急性缺氧时，首先引起兴奋性氨基酸释放。谷氨酸是缺氧损伤的中心环节，它一方面介导大量 Na^+、Cl^- 的内流，造成细胞毒性水肿，导致细胞坏死，另一方面通过激活 N- 甲基 -D- 天冬氨酸，介导 Ca^{2+} 大量内流，激活肌醇三磷酸途径使细胞内钙库贮存 Ca^{2+} 释放，导致细胞内钙超载。钙超载可以通过激活一氧化氮合酶产生一氧化氮，一氧化氮一方面刺激凋亡相关基因的表达改变，另一方面刺激生成大量的自由基，使交感神经活性增强，脑部毛细血管流体静压升高，将血管内液体压迫至血管外。缺氧和酸中毒损伤脑血管内皮细胞，三磷酸腺苷生成减少，细胞膜钠 - 钾泵功能障碍，导致细胞内水钠潴留，脑细胞水肿使血管通透性增高，水排出减少，毛细血管破裂，出现脑实质和蛛网膜下腔出血。脑水肿被认为是引起颅内高压和急性高山反应的重要原因。一些研究者认为，缺氧时脑血管舒张可能使脑血管的自动调节功能受损，从而引起脑部毛细血管压力升高，导致血管源性水肿。

（五）睡眠呼吸紊乱与高原红细胞增多症

高原红细胞增多症是指长期生活在高原的人对低氧环境失习服引起的红细胞增生过度、低氧血症、肺动脉高压等为主的慢性高原病。慢性低压低氧是罹患本症的根本原因，但近来研究发现，高原睡眠呼吸紊乱引起的夜间低氧血症是促使红细胞过度增生的重要因素。

高原睡眠呼吸紊乱对原有疲乏无力、肌肉及关节酸痛、头昏头痛、心悸胸闷、睡眠紊乱、食欲缺乏、腹部不适、便溏便秘、性功能减退、怕冷怕热、易感冒等亚健康状态的人将会造成更严重的影响。有研究对低海拔（< 600 m）地区阻塞性睡眠呼吸暂停低通气综合征患者在海拔 1860 m 和 2590 m 地区进行多导睡眠监测，发现在低海拔地区平均 AHI 为每小时 47.5 次，在高海拔地区分别增加到每小时 85.1 次和 90.0 次，主要以中枢性呼吸暂停增加为主，而阻塞性的 AHI 无明显变化。慢性低压低氧引起的睡眠呼吸紊乱主要表现在低通气伴有中枢性呼吸暂停及夜间低氧血症，其机制可能与低氧通气反应钝化有关。严重反复低氧（间歇性低氧）导致血液中 2,3- 二磷酸甘油酸（2,3-DPG）大量增加，致使肺部游离血红蛋白减少，血氧亲和力显著降低，SaO_2 下降，其结果又促使 2,3-DPG 的合成，致 SaO_2 进一步降低，由此形成了恶性循环，发展为更严重的红细胞增多。

（六）睡眠呼吸紊乱与高原早老、早衰

高原衰退症是指因长期暴露于高原低氧环境引起的人体多器官功能逐渐减退而出现的亚健康状态，包括高原性高血压、低血压、体重下降、记忆力减退、疲乏无力、性功能减退、月经紊乱等。其发病率随着海拔高度的升高而增加。与低海拔地区比较，高原人群特别是移居人群出现早老、早衰要比平原人群提前 5 ~ 10 年。慢性缺氧可使中枢神经功能紊乱，大脑的感觉敏感度和智力降低，出现高原性失眠、记忆力减退、注意力不集中、思维能力降低、食欲缺乏、体重下降、易疲劳、性功能减退、月经失调等亚健康状态。随着年龄的增加睡眠障碍的发生率也增加。高原地区睡眠呼吸紊乱，特别是睡眠质量下降、夜间低氧是造成高原人早老、早衰的原因之一。

（关　巍　刘辉琦）

参考文献

[1] West JB，Schoene RB，Milledge JS. High altitude medicine and physiology. 4th ed. London：Hodder Arnold，2007.
[2] 杨生岳. 高原呼吸习服——适应生理学研究进展. 高原医学杂志，2014，24（3）：40-47.
[3] 张彦博，汪源，刘学良，等. 人与高原——青海高原医学研究. 西宁：青海人民出版社，1996.
[4] 格日力. 高原医学. 北京：北京大学医学出版社，2015.
[5] Luks AM，Swenson ER. Travel to high altitude with pre-existing lung disease. Eur Respir J，2007，29：770-792.
[6] Vinnikov D，Khafagy A，Blanc PD，et al. High-altitude alpine therapy and lung function in asthma：systematic review and meta-analysis. ERJ Open Res，2016，2（2）：1997-2015.
[7] Stream JO，Luks AM，Grissom CK. Lung disease at high altitude. Expert Rev Respir Med，2009，3（6）：635-650.
[8] Xu Z，Shi L，Wang Y，et al. Pathological findings of COVID-19 associated with acute respiratory distress syndrome. Lancet Respir Med，2020，8（4）：420-422.

第二十章

高原心血管系统病理生理学

心血管系统由心脏、血管和存在于心腔与血管内的血液组成。在整个生命活动过程中，心脏搏动推动血液在心血管系统内循环流动，称为血液循环（blood circulation）。血液循环的主要功能是完成体内的物质运输：运送细胞新陈代谢所需的营养物质和O_2到全身，以及运送代谢产物和CO_2到排泄器官。进入高原后，大气压和大气氧分压降低，肺泡气和肺静脉血氧分压随之降低，动脉血氧分压降低，血液循环系统发生一系列代偿适应性反应，以满足机体生命需求。同时，心脏本身的新陈代谢和功能也会因缺氧而受到影响。因此，进入高原后，循环系统的改变既有代偿适应性的，又有损伤性的，严重时可发生高原性心脏病甚至心力衰竭而危及生命。

第一节　心功能不全

心功能不全（cardiac insufficiency）是指各种原因引起心脏结构和功能的改变，使心室泵血量和（或）充盈功能低下，以至于不能满足组织代谢需要的病理生理过程，在临床上表现为呼吸困难、水肿及静脉压升高等静脉淤血和心输出量减少的综合征。心功能不全包括心脏泵血功能受损后由完全代偿直至失代偿的全过程，而心力衰竭（heart failure）则是指心功能不全的失代偿阶段，两者在本质上是相同的，只是在程度上有所区别，可以通用，部分患者由于水钠潴留和血容量增加，出现心腔扩大、静脉淤血及组织水肿的表现，称为充血性心力衰竭（congestive heart failure）。

一、心功能不全的病因和诱因

心脏的节律性收缩和舒张对血液的驱动作用称为心脏的泵功能（pump function），是心脏的主要功能。一侧心室一次搏动所射出的血液量，称为每搏输出量（stroke volume），简称搏出量。一侧心室每分钟射出的血液量，称为每分输出量（minute volume），也称心输出量（cardiac output）或心排出量。心输出量等于心率与每搏输出量的乘积，是衡量心脏功能的基本指标。左、右两侧心室的心输出量基本相等。决定心脏泵血功能的两个基本因素是心肌的收缩性和舒张性。在高原地区心脏功能与海拔高度和在高原停留时间有关。低海拔主要引起心脏代偿性反应，高海拔则可以导致心脏功能障碍。

（一）心功能不全的病因

1．心肌收缩能力降低　心肌收缩能力是指不依赖于心脏前负荷与后负荷变化的心肌本身的收缩特性，主要受神经体液因素的调节。心肌的结构或代谢性损伤可引起心肌的收缩性降低，这是引起心力衰竭特别是收缩性心力衰竭最主要的原因，而心肌缺血和缺氧首先引起心肌能量代谢障碍，久之合并结构异常，导致心脏泵血功能降低。

目前常用射血分数和等容收缩期心室压力上升的最大速度（dp/dt_{max}）等指标来评价心肌的收缩性。

（1）射血分数：每搏输出量占心室舒张末期容积的百分比称为射血分数（ejection fraction）。平原静息状态下成人的射血分数为55% ~ 65%。正常情况下，搏出量与心室舒张末期容积是相适应的，而射血分数基本保持不变。急性缺氧时，射血分数无明显变化。在一定范围内，不同海拔高度移居者和世居者的射血分数也与平原无异。

（2）等容收缩期心室压力上升的最大速度：心室内压最大变化率发生在等容收缩期，前、后负荷基本不变，因此dp/dt_{max}可作为评定心肌收缩能力的重要指标。但由于该指标的测定需要将心导管插入心室，因此，关于人急、慢性缺氧时或进入高原后心脏dp/dt_{max}变化的报道甚少，主要来自动物实验。

急性中度缺氧动物，左心室dp/dt_{max}明显增加，心肌收缩能力增强。这可能与交感神经兴奋，儿茶酚胺分泌增加有关。重度急性缺氧动物，左心室dp/dt_{max}先增加，后降低。慢性缺氧动物左心室dp/dt_{max}的变化文献报道不一，升高、降低、不变均有文献报道。

急性中度缺氧动物，右心室dp/dt_{max}明显增加，严重的急性缺氧时则先增加后降低。慢性缺

氧动物右心室 dp/dt_{max} 增加。高原动物（猪、犬、兔等）的右心室 dp/dt_{max} 比平原动物显著增高。右心室收缩功能可能与交感神经活动增强、心肌肌球蛋白 ATP 酶活性增强等因素有关。

2．心室负荷过重

（1）前负荷过重：心室的前负荷是指心脏收缩前所承受的负荷，相当于心室舒张末期容量或压力，又称容量负荷（volume load）。左心室前负荷过重主要见于二尖瓣或主动脉瓣关闭不全引起的心室充盈量增加；右心室前负荷过重主要见于房室间隔缺损出现左向右分流，以及三尖瓣或肺动脉瓣关闭不全。严重贫血、甲状腺功能亢进、动静脉瘘时，由于外周血管阻力降低，回心血量增加，左、右心室容量负荷都增加。

（2）后负荷过重：后负荷是指心室射血时所要克服的阻力，又称压力负荷（pressure load）。测量左心收缩期室壁张力可以准确反映左心负荷的大小，但通常用动脉血压来代替。左心室后负荷过重主要见于高血压、主动脉缩窄等，而肺动脉高压和肺动脉瓣狭窄则加重右心室负荷。

（3）心室舒张及充盈受限：指在静脉回心血量无明显减少的情况下，因心脏本身的病变引起的心脏舒张和充盈障碍。平原人进入高原后 10 d 内即可出现左心室舒张功能障碍。长期移居高原者左心室舒张功能和顺应性降低。间断性严重缺氧可使动物心肌顺应性减弱。关于缺氧对心室舒张功能和顺应性的研究起步较晚，许多问题尚未取得一致意见。

目前，在发达国家，冠心病是引起心力衰竭的第一位病因，占 50% ~ 70%，而在我国目前冠心病和高血压已成为引起心功能不全的主要病因（表 20-1）。

（二）心功能不全的诱因

凡是能增加心脏负荷，使心肌耗氧量增加和（或）供血供氧减少的因素皆可能成为心力衰竭的诱因。据统计，因心力衰竭而入院的患者 50% ~ 90% 是某些诱因使原有的心功能损害加重引起的，表 20-2 中列举了常见的引起心力衰竭的诱因。

二、心力衰竭的分类

按照心肌受损的部位、发生速度、病变程度和舒缩特性，心力衰竭有多种分类方法。

（一）按心力衰竭的发生部位分类

1．左心衰竭（left heart failure）　在成年心力衰竭患者中以左心衰竭常见，可见于冠心病、高血压、主动脉（瓣）狭窄及关闭不全等。由于左心室舒张期充盈和收缩期射血功能障碍，临床上

表20-1　心功能不全的主要病因

心肌收缩能力降低	心室前负荷过重	心室后负荷过重	心室舒张及充盈受限
心肌缺血或梗死	瓣膜关闭不全	高血压	左心室肥厚
心肌炎	房室间隔缺损	主动脉缩窄	限制型心肌病
扩张型心肌病		主动脉瓣狭窄	心室纤维化
药物毒性		肺动脉高压	
		肺源性心脏病	

表20-2　心力衰竭的常见诱因

代谢需要增加	前负荷增加	后负荷增加	损伤心肌收缩能力
感染或发热	高钠饮食	高血压控制不良	使用负性肌力药物
贫血	过量输入液体	肺动脉栓塞	心肌缺血或梗死
心动过速	肾衰竭		大量饮酒
妊娠及分娩			

以心输出量减少和肺循环淤血、肺水肿为特征。

2．右心衰竭（right heart failure）　常见于肺部疾患引起肺微循环阻力增加，也可见于肺大血管阻力增加。由于右心室负荷过重，不能将体循环回流的血液充分输送至肺循环，临床上以体循环淤血、静脉压升高、下肢甚至全身水肿为特征。

3．全心衰竭（whole heart failure）　左、右心室同时或先后发生衰竭，称为全心衰竭。全心衰竭可见于病变同时侵犯左、右心室，如心肌炎、心肌病等。由于长期左心衰竭导致肺循环阻力增加，久之合并右心衰竭在临床上较为常见。

（二）按心肌收缩与舒张功能障碍分类

1．收缩性心力衰竭（systolic heart failure）　指因心肌收缩能力降低或心室后负荷过重导致泵血量减少而引起的心力衰竭，特点是左心室射血分数减少，常见于冠心病和心肌病等，又称为低射血分数型心力衰竭。

2．舒张性心力衰竭（diastolic heart failure）　指在心肌收缩功能相对正常的情况下，因心肌舒张功能异常或（和）室壁僵硬度增加而造成心室充盈量减少，需提高心室充盈压才能达到正常的心输出量。特点是左心室射血分数正常，但由于升高的充盈压逆传到静脉系统，患者表现出肺循环甚至体循环淤血的症状，又称为正常射血分数型心力衰竭。

（三）按心输出量的高低分类

1．低排出量性心力衰竭（low output heart failure）　患者的心输出量低于正常群体的平均水平，常见于冠心病、高血压、心脏瓣膜性疾病等引起的心力衰竭。由于外周血管阻力增加，患者可有血管收缩，四肢发冷、苍白，脉压减小等表现。

2．高排出量性心力衰竭（high output heart failure）　主要见于严重贫血、妊娠、甲状腺功能亢进、动静脉瘘及维生素 B_1 缺乏症等。上述疾病时，因外周血管阻力降低、血容量扩大或循环速度加快，导致静脉回心血量增加，心脏过度充盈，代偿阶段其心输出量明显高于正常，处于高动力循环状态。由于心脏容量负荷长期过重，导致供氧相对不足，能量消耗过多。一旦发展至心力衰竭，心输出量较心力衰竭前（代偿阶段）有所下降，但患者的心输出量仍高于或不低于正常群体的平均水平。

（四）按心功能不全的严重程度分类

纽约心脏病学会（New York Heart Association，NYHA）提出按照患者症状的严重程度将慢性心功能不全分为四级；美国心脏病学院 / 美国心脏学会（American College of Cardiology/American Heart Association，ACC/AHA）发布的慢性心力衰竭诊疗指南将其分为四期（表 20-3）。

三、心功能不全时机体的代偿

生理条件下，心输出量可以随着机体代谢需要的升高而增加，这主要是通过对心率、心室负荷和心肌收缩能力的调控实现的。心脏泵血功能受损时，心输出量减少可以通过多种途径引起内源性神经体液调节机制激活，这是心功能减退时介导心内与心外代偿与适应反应的基本机制，也是导致心力衰竭发生与发展的关键途径。

表20-3　心功能不全分类方法

心功能不全分级（NYHA）	心功能不全分期（ACC/AHA）
Ⅰ级：无心力衰竭的症状，体力活动不受限	A 期：指将来可能发生心力衰竭的高危人群，如冠心病和高血压患者，但目前尚无心脏结构性损伤或心力衰竭症状
Ⅱ级：静息时无症状，体力活动轻度受限，日常活动可引起呼吸困难、疲乏和心悸等症状	B 期：有结构性心脏损伤，如既往有心肌梗死、瓣膜病，但无心力衰竭的症状，相当于 NYHA 心功能Ⅰ级
Ⅲ级：在静息时无症状，轻度活动即感不适，体力活动明显受限	C 期：已有器质性心脏病，以往或目前有心力衰竭的临床表现，包括 NYHA 心功能Ⅱ级、Ⅲ级和部分Ⅳ级
Ⅳ级：在静息时也有症状，任何活动均严重受限	D 期：难治性终末期心力衰竭，有进行性器质性心脏病，虽经积极的内科治疗，患者仍表现出心力衰竭的症状

（一）神经体液调节机制激活

1．交感神经系统激活　心功能不全时，心输出量减少可以激活颈动脉窦和主动脉弓的压力感受器，进而激活交感 - 肾上腺髓质系统，表现为交感神经活性升高，血浆儿茶酚胺浓度升高。在短期内，交感神经兴奋可使心肌收缩能力增强、心率增快、心输出量增加，提高心脏本身的泵血功能。但长期过度地激活交感神经会造成对机体的不利影响。外周血管阻力增加会加重心脏后负荷，内脏器官供血不足会引起其代谢、功能和结构改变。

2．肾素 - 血管紧张素 - 醛固酮系统激活　肾低灌流、交感神经系统兴奋和低钠血症等都可以激活肾素 - 血管紧张素 - 醛固酮系统。血管紧张素Ⅱ增加可以通过直接的缩血管作用及与去甲肾上腺素的协同作用对血流动力学稳态产生明显影响。醛固酮增加可以引起钠潴留，通过维持循环血量保持心输出量正常（图 20-1）。但是肾素 - 血管紧张素 - 醛固酮系统的过度激活也有明显的副作用，例如血管紧张素Ⅱ可直接促进心肌和非心肌细胞肥大或增殖。总体来说，肾素 - 血管紧张素 - 醛固酮系统激活在心功能不全的代偿及失代偿调节中的作用是弊大于利。

心室肌主要合成和分泌 B 型利尿钠肽（B-type natriuretic peptide，BNP），BNP 水解后产生具有生物活性的 BNP 和无生物活性的 N 末端 B 型利尿钠肽（N-terminal proB-type natriuretic peptide，NT-proBNP）。NT-proBNP 比 BNP 具有更长的半衰期及更高的稳定性，其浓度可反映短暂时间内新合成的而不是贮存的 BNP 释放，因此能更好地反映 BNP 通路的激活。利尿钠肽类激素具有利尿排钠、扩张血管和抑制肾素及醛固酮的作用。心功能不全时，心肌细胞受牵拉而合成并释放 BNP、NT-proBNP 入血，血浆 BNP、NT-proBNP 含量升高，并与心功能分级呈显著正相关。目前，动态监测血中 BNP、NT-proBNP 浓度已成为心力衰竭诊断和鉴别诊断、风险分层及评估预后的重要生化指标。

（二）心脏本身的代偿反应

1．心率增快　缺氧可以引起心率增快，但其机制尚未完全阐明。有学者认为缺氧可刺激颈动脉体和主动脉体化学感受器，反射性地引起心率增快。也有学者认为缺氧引起的化学感受性反射的效应主要是呼吸加深加快，在试验中如果人为地维持呼吸频率和深度不变，则化学感受器传入冲动对心血管活动的直接效应是心率减慢。还有学者通过临床试验证明，缺氧引起的心率加快，可能与抑制迷走神经张力有关。

长期居住高原的移居者和世居者可出现心动

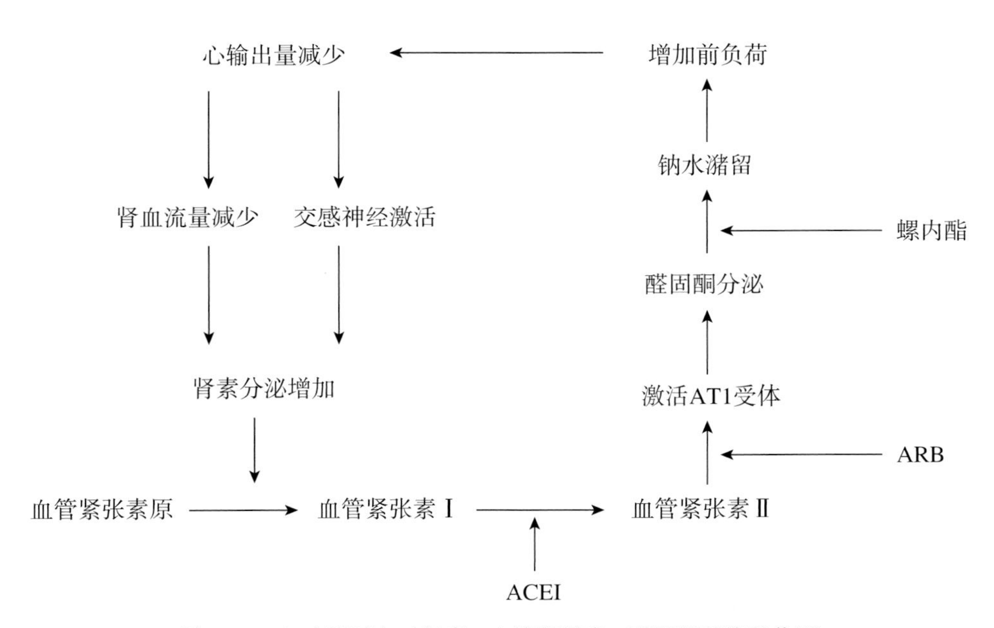

图 20-1　心功能不全时肾素 - 血管紧张素 - 醛固酮系统的作用

过缓。在海拔为 4500 ~ 4700 m 的牧区，当地藏族牧民心率低于 60 次 / 分者占 50.9%，多数表现为窦性心动过缓和（或）窦性心律失常，但无相应症状。推测高原久居者心动缓慢的发生可能与迷走神经紧张或窦房结缺氧、功能降低有关。

2．心脏紧张源性扩张　当心脏收缩功能受损时，由于每搏输出量降低，使心室舒张末期容积增加，前负荷增加，导致心肌纤维初长度增加（肌节长度不超过 2.2 μm），此时心肌收缩力增强，代偿性增加每搏输出量，这种伴有心肌收缩力增强的心腔扩大称为心脏紧张源性扩张，有利于将心室内过多的血液及时泵出。但是此种代偿能力是有限的，当前负荷过大，舒张末期容积或压力过高时，肌节长度超过 2.2 μm，心肌收缩力降低，每搏输出量减少。

3．心肌收缩能力增强　心功能受损时，由于交感 - 肾上腺髓质系统兴奋，儿茶酚胺释放，通过激活 β 受体，增加细胞质内 cAMP 浓度，激活三磷酸激酶 A，使肌膜钙通道蛋白磷酸化，导致心肌兴奋后细胞质内 Ca^{2+} 浓度升高而发挥正性肌力作用。在心功能损害的急性期，此种代偿机制对于维持心输出量和血流动力学稳态是十分必要的。慢性心力衰竭时，心肌 β 受体脱敏，血浆中虽然存在大量儿茶酚胺，但正性变力作用的效果显著减弱。

4．心室重塑　1944 年，Kerwin 利用 X 线测量 273 名居住在海拔 3300 ~ 5000 m 高原男子的心脏，发现其横径增大 11.5%；1947 年，Rotta 在海拔 4540 m 高原对 400 名世居者心脏的生理状况进行观察，发现 69.5% 的人心脏横径平均增大 19.5%。损伤的心脏不但会发生功能与代谢适应的快速代偿，而且有慢性综合性适应性反应，即心室重塑。心肌细胞的结构性适应不仅有量的增加，即心肌肥大，还伴随着质的变化，即细胞表型改变。其功能与代谢均有别于正常心肌细胞。高原低氧可引起肺动脉高压、右心室肥大、室间隔增厚，严重者还可有左心室肥大。

（三）心脏以外的代偿

1．增加血容量　慢性心功能不全时的主要代偿方式之一是增加血容量，进而使静脉回流及心输出量增加。血容量增加的机制如下。①交感神经兴奋：心功能不全时，心输出量和有效循环血量减少，引起交感神经兴奋，肾血管收缩，肾血流量下降，近曲小管重吸收钠、水增多，血容量增加。②肾素 - 血管紧张素 - 醛固酮系统激活：促进远曲小管和集合管对水、钠的重吸收。③抗利尿激素释放增多：随着钠的重吸收增加，以及血管紧张素Ⅱ的刺激，抗利尿激素的合成与释放增加，促进远曲小管和集合管对水的重吸收。④抑制钠、水重吸收的激素减少：前列腺素 E_2（PGE_2）和心房利尿钠肽可促进钠、水排出。

2．血流量重新分布　心功能不全时，交感 - 肾上腺髓质系统兴奋，使外周血管选择性收缩，引起全身血流重新分布，主要表现为皮肤、骨骼肌与内脏器官的血流减少，其中以肾血流量减少最明显，而心、脑血流量不变或略增加。但是，血管长期收缩，也会导致心脏后负荷增大而使心输出量减少。

3．红细胞增多　心功能不全时，体循环淤血和血流速度减慢可引起循环性缺氧，肺淤血和肺水肿又可引起乏氧性缺氧，加之高原地区环境缺氧，这些原因引起的缺氧刺激肾间质细胞分泌促红细胞生成素增加，促红细胞生成素有促进骨髓造血的功能，使红细胞和血红蛋白生成增多，以提高血液携氧的能力，改善机体缺氧。但红细胞过多又可使血液黏滞度增大，加重心脏后负荷。

4．组织利用氧的能力增加　心功能不全时，低灌注导致组织细胞的供氧量减少，引起一系列代谢、功能与结构的改变。例如，慢性缺氧时细胞线粒体数量增多，表面积增大，细胞色素氧化酶活性增强等，通过组织细胞自身代谢、功能与结构的调整，使细胞利用氧的能力增强，以克服供氧不足带来的不利影响。

综上所述，心功能不全时，在神经体液调节机制的调节下，机体可以动员心脏本身和心脏以外的多种代偿机制进行代偿，并且这种代偿贯穿于心功能不全的全过程。

四、心力衰竭的发生机制

心力衰竭的发生机制复杂，迄今尚未完全阐明。目前认为，心力衰竭的发生、发展是多种机制共同作用的结果。其中神经体液调节失衡在其中起着关键作用，而心室重塑是心力衰竭发生与发展的分子基础，最终的结果是导致心肌舒缩功能障碍。

（一）心肌收缩功能障碍

心肌收缩功能障碍是造成心脏泵血功能减退的主要原因，可以由心肌收缩相关蛋白改变、心肌能量代谢障碍和心肌兴奋 - 收缩耦联障碍分别或共同引起。

1．心肌收缩相关蛋白改变

（1）心肌细胞数量减少：多种心肌损害（如心肌梗死、心肌炎等）可导致心肌细胞变性、萎缩、死亡等，造成原发性心肌收缩能力降低。心肌细胞死亡可分为坏死（necrosis）与凋亡（apoptosis）。

1）心肌细胞坏死：心肌细胞在严重的缺血、缺氧、致病微生物（细菌和病毒）感染、中毒等损伤性因素作用下，因溶酶体破裂，大量溶酶体释放，引起细胞成分自溶，心肌细胞发生坏死，心肌收缩能力严重受损。如冠状病毒（SARS 冠状病毒、MERS 冠状病毒、新型冠状病毒等）感染可激活炎症细胞，产生炎症介质，通过内分泌、自分泌、旁分泌等方式作用于心肌，炎症介质浸润心肌组织，引起心肌细胞坏死，造成心功能受损。

2）心肌细胞凋亡：细胞凋亡除可以直接引起心肌收缩能力降低外，在心力衰竭时，心肌细胞凋亡又可致室壁变薄，心室进行性扩大。

（2）心肌结构改变：高原低氧对心肌结构影响的病理解剖观察较少。有少量资料表明，在西藏地区死于非高原疾病的青年移居者生前并无高原病临床症状，缺乏心功能不全表现，死后尸体解剖可见有右心室肥大。显微镜下观察见心肌细胞内径增宽、细胞肿胀、小灶性坏死和坏死后瘢痕形成。如大鼠在模拟 5000 m 高原环境中 4 周可见心肌纤维横断面增加，毛细血管密度增加或毛细血管与肌纤维的比值增加。出生并生长于 3500 m 高原的大鼠心肌毛细血管与肌纤维的比值可从平原的 1.01 增加到 1.72，毛细血管密度增加 12%。表明慢性缺氧可引起右心室心肌细胞肥大，毛细血管增生。超微结构观察下，急性或严重缺氧时，可见心肌肌原纤维（myofibril）排列紊乱或溶解消失，Z 线增宽、弯曲或消失，细胞核染色质减少，核膜不规则，肌浆网和 T 管扩张，闰盘分离，糖原明显减少或几乎不见。线粒体肿胀、融合、聚集，形态不一，线粒体内、外膜缺损，线粒体嵴变平或断裂、溶解，基质内出现絮状低密度物质和髓鞘样结构。毛细血管内皮细胞肿胀，细胞质中可见大量吞饮小泡。左、右心室均存在上述变化，但左心室改变较轻。

长期慢性中度缺氧可使心肌细胞的病变程度减轻，范围变小，并出现线粒体数目增多或体积增大，肌浆网扩张并呈囊泡化等变化。

2．心肌能量代谢障碍　ATP 是心肌唯一能够直接利用的能量形式，心肌细胞必须不断合成 ATP 以维持正常的泵血功能和细胞活力。心肌的能量代谢包括能量生成、储存和利用三个环节。其中任何一个环节发生障碍，都可导致心肌收缩能力减弱。

（1）能量生成障碍：供给心肌能量的底物包括脂肪酸、葡萄糖、乳酸、酮体和氨基酸等。在心力衰竭早期，心肌能量底物代谢基本保持正常；而在衰竭晚期或终末阶段，心肌脂肪酸氧化明显下调，底物代谢从优先利用脂肪酸向利用葡萄糖转变，心肌有氧氧化能力受损，糖酵解加速，造成心肌能量生成减少。

（2）能量储存减少：心肌以 ATP 和磷酸肌酸（creatine phosphate，CP）的形式储存能量。心肌肥大初期，细胞内磷酸肌酸与 ATP 含量可在正常范围。随着心肌肥大的发展，产能减少而耗能增加，尤其是磷酸肌酸激酶同工型发生转换，导致磷酸肌酸激酶活性降低，使储能形式的磷酸肌酸含量减少，作为能量储备指数的 CP/ATP 比值明显降低。

（3）能量利用障碍：心肌对能量的利用是指把 ATP 储存的化学能转化成为心肌收缩的机械做功的过程。Ca^{2+}-Mg^{2+}-ATP 酶活性是决定心肌收缩速率的内在因素，即 Ca^{2+}-Mg^{2+}-ATP 酶活性是决定心肌细胞对 ATP 进行有效利用的物质基础。在人类衰竭的心肌中 Ca^{2+}-Mg^{2+}-ATP 酶活性降低，其机制主要与心肌调节蛋白改变有关。如肌球蛋白轻链 -1 的胎儿型同工型增多、肌钙蛋白 T 亚单位的胎儿型同工型增多等，使肥大心肌肌球蛋白头部的 ATP 酶活性降低，利用 ATP 产生机械功障碍，心肌收缩能力降低。

3．心肌兴奋 - 收缩耦联障碍　心肌的兴奋是电活动，而收缩是机械活动，Ca^{2+} 在把心肌兴奋的电信号转化为收缩的机械活动中发挥了极为重要的中介作用。Ca^{2+} 可通过多个机制影响心肌的兴奋 - 收缩耦联，进而调控心肌的收缩与舒张（图

20-2)。

(1) 肌浆网钙转运功能障碍：肌浆网通过摄取、贮存和释放三个环节维持细胞质内 Ca^{2+} 的动态变化，从而调节心肌的舒缩功能。心力衰竭时，肌浆网 Ca^{2+} 摄取和释放能力明显降低，导致心肌兴奋 - 收缩耦联障碍。

(2) 细胞外 Ca^{2+} 内流障碍：心肌收缩时细胞质中的 Ca^{2+} 除大部分来自肌浆网外，尚有少量从细胞外经 L 型钙通道内流。Ca^{2+} 内流在心肌收缩活动中起重要作用，它不但可直接升高细胞内 Ca^{2+} 浓度，更主要的是触发肌浆网释放 Ca^{2+}。长期心脏负荷过重或缺血、缺氧时，都会出现细胞外 Ca^{2+} 内流障碍。

(3) 肌钙蛋白与 Ca^{2+} 结合障碍：心肌兴奋 - 收缩耦联的关键是 Ca^{2+} 与肌钙蛋白 C 结合。各种原因引起心肌细胞酸中毒时，由于 H^+ 与肌钙蛋白的亲和力比 Ca^{2+} 大，H^+ 占据了肌钙蛋白上的 Ca^{2+} 结合位点，此时即使细胞质内 Ca^{2+} 浓度已上升到收缩阈值，也无法与肌钙蛋白结合，心肌兴奋 - 收缩耦联因而受阻。

(二) 心肌舒张功能障碍

1．主动性舒张功能降低　发生于舒张早期。肥大和衰竭的心肌细胞由于缺血、缺氧，ATP 供应不足，肌浆网或心肌细胞膜上 Ca^{2+}-ATP 酶活性降低，不能迅速将细胞质内 Ca^{2+} 摄取入肌浆网或向细胞外排出，使心肌收缩后细胞质内 Ca^{2} 浓度不能迅速降低并与肌钙蛋白解离，导致心室舒张迟缓和不完全，从而使心肌舒张功能降低（图 20-3）。缺血心肌的舒张功能障碍可以出现在收缩功能障碍之前。

2．被动性舒张功能减弱　见于舒张晚期，指心室顺应性（ventricular compliance）降低及充盈障碍（图 20-3）。心室顺应性是指心室在单位压力变化下所引起的容积改变（d*v*/d*p*），其倒数 d*p*/d*v* 即为心室僵硬度。当左室收缩末期压力过高时，肺静脉压随之上升，从而出现肺淤血、肺水肿等左心衰竭的临床表现（图 20-4）。

(三) 心脏各部分舒缩活动不协调

为保持心功能的稳定，心脏各部——左 - 右心之间、房 - 室之间、心室本身各区域的舒缩活动处于高度协调的工作状态。一旦心脏舒缩活动的协调性被破坏，将会引起心脏泵血功能紊乱而导致心输出量下降。无论是房室活动不协调还是两侧心室不同步舒缩，心输出量均有明显降低。

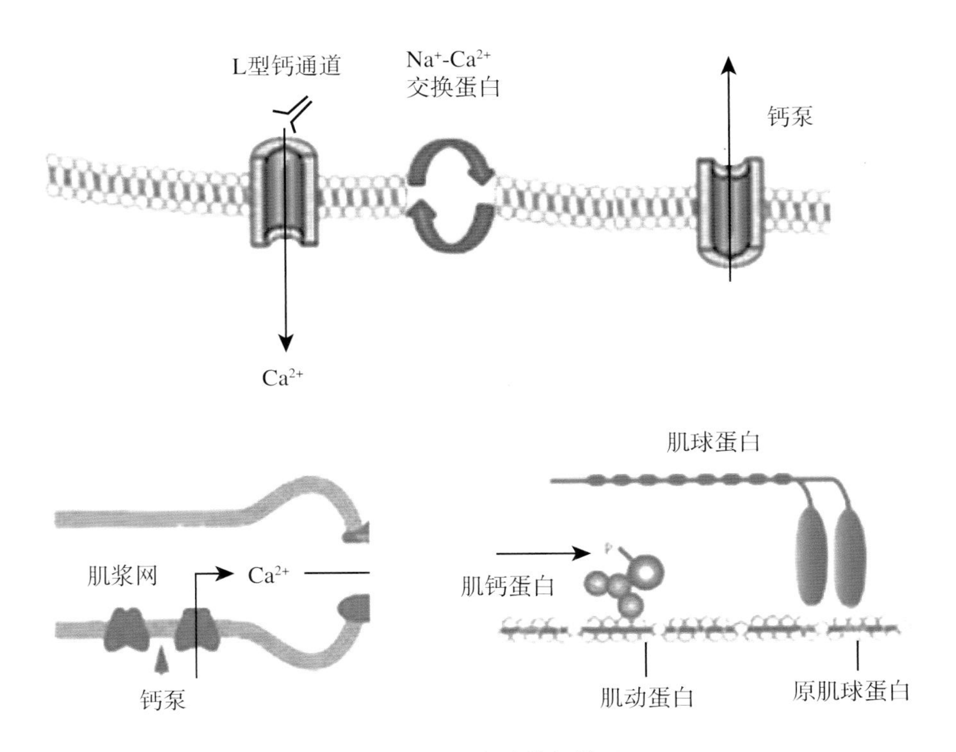

图 20-2　心肌细胞的钙转运

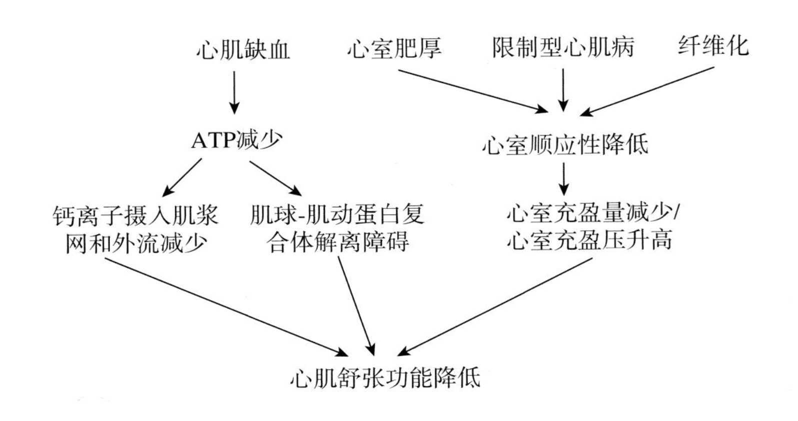

图 20-3 心肌舒张功能障碍的机制

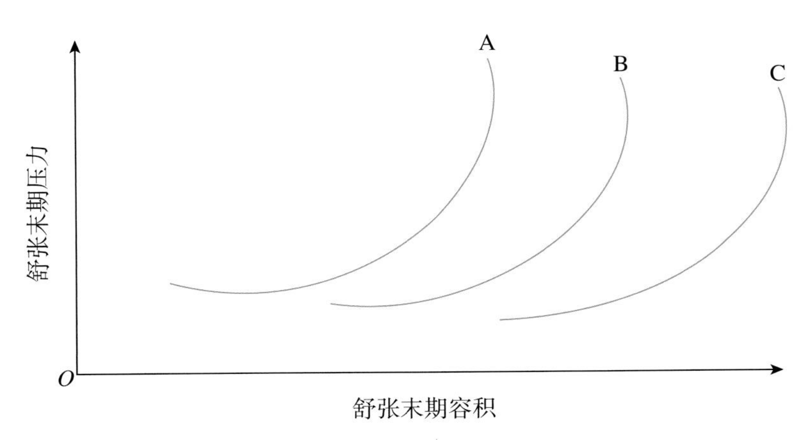

图 20-4 心室舒张末期压力 - 容积曲线

A. 顺应性降低；B. 顺应性正常；C. 顺应性升高

五、心力衰竭的临床表现

临床上左心衰竭较为常见，尤其是左心衰竭后继发右心衰竭导致的全心衰竭，由于严重广泛的心肌疾病同时波及左、右心而发生全心衰竭者在住院患者中更为多见。

(一)左心衰竭

左心衰竭以肺循环淤血及心输出量降低为主要表现。

1．症状

(1) 不同程度的呼吸困难：呼吸困难是左心衰竭最常见的症状，主要包括劳力性呼吸困难、端坐呼吸、夜间阵发性呼吸困难。

1) 劳力性呼吸困难 (dyspnea on exertion，DOE)：是左心衰竭最早出现的症状。劳力性呼吸困难发生机制：体力活动时四肢血流量增加，回心血量增多，肺淤血加重；心率加快，舒张期缩短，左心室充盈减少，肺循环淤血加重；体力活动时机体需氧量增加，但衰竭的左心室不能相应地提高心输出量，因此机体缺氧进一步加重，刺激呼吸中枢，使呼吸加快加深，出现呼吸困难。

2) 端坐呼吸 (orthopnea)：肺淤血达到一定程度时，因平卧时回心血量增多且横膈上抬，患者不能平卧，呼吸更为困难，因此出现端坐呼吸。端坐呼吸时，部分血液因重力关系转移到身体下半部，肺淤血、水肿减轻，从而减轻呼吸困难的程度；同时，因膈肌下移，胸腔容积增大，肺活量增大，减少水肿液吸收入血，从而减轻肺淤血、水肿。

3) 夜间阵发性呼吸困难 (paroxysmal nocturnal dyspnea，PND)：患者入睡后突然因憋气而惊醒，被迫取坐位，重者可有哮鸣音，称为“心源性哮喘”。此时采取端坐休息可缓解。其发生机制除睡眠平卧血液重新分配使肺血量增加外，夜间迷走神经张力增加、小气管收缩、横膈抬高、肺活量减少等也是促发因素。

4）急性肺水肿（acute pulmonary edema，APE）：是“心源性哮喘”的进一步发展，为左心衰竭呼吸困难最严重的形式。

（2）咳嗽、咳痰、咯血：咳嗽、咳痰是肺泡和支气管黏膜淤血所致，开始常于夜间发生，坐位或立位时咳嗽可减轻。白色浆液性泡沫状痰为其特点，偶可见痰中带血丝。急性左心衰竭发作时可出现粉红色泡沫样痰。长期慢性肺淤血可使肺静脉压力升高，导致肺循环和支气管血液循环之间在支气管黏膜下形成侧支，此种血管一旦破裂可引起大咯血。

（3）乏力、疲倦、运动耐量降低、头晕、心悸等：是器官、组织灌注不足及代偿性心率加快所致的症状。

（4）少尿及肾功能损害：严重的左心衰竭血液进行再分配时，肾血流量首先减少，可出现少尿。长期慢性的肾血流量减少可出现血尿素氮、肌酐升高并可有肾功能不全的相应症状。

2．体征

（1）肺部湿啰音：左心衰竭时，由于毛细血管压增高，体液渗出到肺泡而出现湿啰音。随着病情的加重，肺部啰音可从局限于肺底部直至全肺。侧卧位时下垂的一侧啰音较多。

（2）心脏体征：除基础心脏病的固有体征外，一般均有心脏扩大（单纯舒张性心力衰竭除外）、相对性二尖瓣关闭不全的反流性杂音、肺动脉瓣区第二心音亢进及舒张期奔马律。

（二）右心衰竭

右心衰竭（right heart failure）以体循环淤血为主要表现。

1．症状

（1）消化道症状：胃肠道及肝淤血引起腹胀、食欲缺乏、恶心、呕吐等是右心衰竭最常见的症状。

（2）劳力性呼吸困难：继发于左心衰竭的右心衰竭呼吸困难也已存在。单纯性右心衰竭为分流性先天性心脏病或肺部疾患所致，也均有明显的呼吸困难。

2．体征

（1）水肿：体静脉压力升高使软组织出现水肿，表现为始于身体低垂部位的对称性凹陷性水肿，也可表现为胸腔积液，以双侧多见，单侧者以右侧多见，可能与右膈下肝淤血有关。因胸膜静脉部分回流到肺静脉，故胸腔积液更多见于全心衰竭。

（2）颈静脉征：颈静脉搏动增强、充盈、怒张是右心衰竭时的主要体征，肝颈静脉反流征阳性则更具特征性。

（3）肝大：肝淤血增大常伴压痛，持续慢性右心衰竭可导致心源性肝硬化。

（4）心脏体征：除基础心脏病的相应体征外，可因右心室显著扩大而出现三尖瓣关闭不全的反流性杂音。

（三）全心衰竭

左、右心室同时或先后发生衰竭，称为全心衰竭（whole heart failure）。临床多数情况是右心衰竭继发于左心衰竭而形成全心衰竭。右心衰竭时右心输出量减少，因此阵发性呼吸困难等肺淤血症状反而有所减轻。扩张型心肌病等表现为左、右心室衰竭者，肺淤血症状往往不严重，左心衰竭者主要表现为心输出量减少的相关症状和体征。

六、心力衰竭防治的病理生理学基础

心力衰竭的治疗目标：防止和延缓心力衰竭的发生、发展；缓解临床症状，提高生活质量；改善长期预后，降低病死率与住院率。治疗原则：采取综合治疗措施，包括对各种可致心功能受损的疾病如冠心病、高血压、糖尿病的早期管理，调节心力衰竭的代偿机制，减少其负面效应，如拮抗神经体液因子的过度激活，阻止或延缓心室重塑的进展。

心力衰竭的治疗方法主要包括一般治疗、药物治疗及非药物治疗。

（一）一般治疗

心力衰竭的一般治疗措施主要包括生活方式管理、注意休息与适当活动及积极消除诱因。

（二）药物治疗

1．利尿药　是心力衰竭药物治疗的基石，是心力衰竭治疗中唯一能控制体液潴留的药物，但不能作为单一治疗药物。原则上在慢性心力衰竭急性发作和明显液体潴留时应用。常用的利尿药有袢利尿药、噻嗪类利尿药、保钾利尿药。电解质紊乱是利尿药长期使用最常见的副作用，应注意监测。

2．肾素-血管紧张素-醛固酮系统抑制药　包括血管紧张素转换酶抑制药（angiotensin converting enzyme inhibitors，ACEI）、血管紧张素受体阻断药（angiotensin receptor blockers，ARB）、醛固酮受体阻断药。临床研究证实ACEI早期足量应用除可缓解症状外，还能延缓心力衰竭进展，降低不同病因、不同程度心力衰竭患者及伴或不伴冠心病患者的死亡率。心力衰竭患者治疗首选ACEI，当ACEI引起干咳、血管神经性水肿时，不能耐受者可改用ARB。依普利酮是一种新型选择性醛固酮受体阻断药，可显著降低轻度心力衰竭患者心血管事件的发生风险，减少住院率，降低心血管病死亡率，尤适用于老年、糖尿病和肾功能不全患者。

3．β受体阻断药　可抑制交感神经激活对心力衰竭代偿的不利作用。心力衰竭患者长期应用β受体阻断药能减轻症状、改善预后，降低住院率和死亡率。

4．正性肌力药　主要代表药物是洋地黄类药和磷酸二酯酶抑制药。洋地黄类药通过抑制Na^+-K^+-ATP酶发挥药理作用，可显著减轻轻、中度心力衰竭患者的临床症状，减少住院率，但对生存率无明显改变。洋地黄类药使用时要注意给药剂量，防止洋地黄中毒。磷酸二酯酶抑制药包括米力农、氨力农等，通过抑制磷酸二酯酶活性促进Ca^{2+}通道膜蛋白磷酸化，使Ca^{2+}内流增加，从而增强心肌收缩力。

5．血管扩张药　慢性心力衰竭的治疗并不推荐血管扩张药的应用，仅在伴有心绞痛或高血压的患者考虑联合治疗时应用，对存在心脏流出道或瓣膜狭窄的患者应禁用。

6．其他药物　心力衰竭领域不断有新药问世，如左西孟旦、伊伐布雷定、托伐普坦、LCZ696。左西孟旦主要通过与心肌细胞膜上的肌钙蛋白C结合，增加肌丝对钙的敏感性，从而增强心肌收缩，适用于无显著低血压或低血压倾向的急性左心衰竭患者。伊伐布雷定是首个选择性特异性窦房结I_f电流抑制药，对心脏内传导、心肌收缩或心室复极化无影响，且无β受体阻断药的不良反应或反跳现象。托伐普坦则通过结合V_2受体减少水的重吸收，因不增加排钠而优于利尿药，因此可用于治疗伴有低钠血症的心力衰竭。

（三）非药物治疗

2010年欧洲心脏病学会（ESC）对“心力衰竭的器械治疗指南”进行了更新，成为一个热点话题。心力衰竭的非药物治疗包括心脏再同步化治疗（cardiac resynchronization therapy，CRT）、左心室辅助装置（left ventricular assistant device，LVAD）、心脏移植、细胞替代治疗、无线肺动脉压力监测（wireless pulmonary arterial pressure monitoring）等，非药物治疗成为心力衰竭临床研究中突起的一支“异军”。

第二节　高原性心脏病

高原性心脏病（high altitude heart disease，HAHD）是慢性高原病的一种，指平原地区正常人移居至高原地区后，在低压、缺氧环境下所引起一系列病理生理变化所致的心肌损害和循环系统功能障碍疾病。高原性心脏病在国际慢性高原病诊断标准（又名“青海标准”）中命名为“高原肺动脉高压”，由此可知缺氧性肺动脉高压在高原性心脏病的发病中具有关键的作用。

据统计，全世界有超过1.4亿人永久居住在高海拔地区，每年有超过4千万人因各种原因进入高原地区。长期进驻高海拔地区人群，随着进驻时间的延长，右心系统逐渐出现形态、结构、功能的改变，随着年龄的增长，高原缺氧等因素对人体右心结构及功能的不良影响更趋明显。缺氧性肺动脉高压的发生机制非常复杂，涉及细胞、体液介质甚至分子遗传等多个途径，其中早期低氧性肺血管收缩（hypoxia pulmonary vasoconstriction，HPV）、肺血管结构重建（pulmonary vascular structural modeling，PVSR）是缺氧性肺动脉高压发生的重要病理生理学基础。我国是最早认识高原病的国家，国内关于高原病的研究规模与成绩已经引起世界瞩目。流行病学研究可进一步确定高原性心脏病在青藏高原的存在及流行规律。

一、病因和发病机制

（一）病因

缺氧性肺血管结构重建是高原性心脏病的重要病理学基础。其病因涉及缺氧的直接作用、细胞外神经体液因素（神经递质、血管活性肽、细胞因子、生长因子等）、离子通道（钙通道、钾通道）、基因表达等诸多方面，并证实缺氧作为始动因素，通过直接或间接方式对肺血管功能和结构产生影响。

（二）发病机制

高原性心脏病肺动脉高压形成机制涉及以下方面。

1．血流动力学改变　根据Poiseuille定律可知，血管阻力与血液黏滞度成正比，与血管管径成反比。缺氧相关的红细胞增多及其伴随的血液黏滞度增高，可使肺血管床阻抗升高，从而促进肺动脉压力增高。高原性心脏病患者常伴有红细胞增多或高原红细胞增多症，具有血液高黏滞度的发病基础。有动物实验证明，在过量表达重组人促红细胞生成素（recombinant human erythropoietin，rhEPO）的转基因大鼠实验中，单纯红细胞增多可以使活体产生明显的肺动脉高压。

2．血管舒缩因子等功能性因素改变　缺氧可使肺血管内皮细胞（endothelial cell，EC）功能紊乱，主要表现为舒血管因子减少，缩血管因子增加，从而导致肺血管的收缩反应明显增加。血管活性因子调控各类内皮细胞功能，在肺动脉结构重建中发挥着重要的作用，在引起肺血管收缩和血管阻力增加的一系列体液因子中，除花生四烯酸环氧合酶产物前列腺素、脂氧合酶产物白三烯及5-羟色胺（5-hydroxytryptamine，5-HT）、血管紧张素Ⅱ（angiotensin Ⅱ，Ang Ⅱ）、血小板活化因子（platelet-activating factor，PAF）参与缺氧性肺血管收缩反应外，近年还发现内皮源性血管舒缩因子，包括内皮细胞衍生收缩因子（endothelium derived contracting factor，EDCF）和内皮源性舒血管因子（endothelium derived relaxing factor，EDRF）在其中有着极重要的作用。在内皮源性血管舒缩因子中，内皮素-1（endothelin 1，ET-1）为内皮依赖性缩血管因子的主要代表，一氧化氮（nitric oxide，NO）则为舒血管因子的主要代表。NO具有舒张肺血管和抑制平滑肌增殖的作用，ET-1/NO比例一旦失调，则将促进肺血管收缩和血管重建，形成肺动脉高压。

3．解剖学因素变化　有病理研究认为，高原移居者主要表现为非肌性小动脉出现肌化和肌性小动脉的肌层增厚，其最终结果是肺动脉终末部分的肌化导致肺血管阻力增高和肺动脉压上升，而世居者很少发生高原性心脏病，可能与其保持其胎儿型肺血管结构有关，故肺动脉结构重建是高原移居者高原性心脏病的显著特征。另外，缺氧可使肺血管内皮细胞功能紊乱，使肺血管内皮细胞过度增殖，造成管壁增厚、管腔狭窄，血流阻力增大，最终导致肺动脉高压的产生。研究表明，缺氧性肺动脉高压大鼠肺动脉中的胶原含量明显升高。解剖因素导致的血管改变前期为血管痉挛性改变，后期则为不可逆的血管重塑。低氧引起肺动脉高压主要包括低氧引起肺血管收缩反应和肺血管重塑这两个主要病理过程。

肺泡的氧分压对肺血管的舒缩活动有着明显的影响。急性或慢性的低氧都可以导致肺部血管收缩，血流阻力变大。低氧性肺血管收缩累及动脉和小动脉，在机体缺氧初期被视为一种保护机制，这可以调节局部通气/血流比值。有学者认为，缺氧可以使肺组织产生一些缩血管物质，如血管内皮收缩因子、白三烯、前列腺素、内皮素、组胺、缓激肽、血管紧张素等，当部分肺泡因通气不足而氧分压下降时，这些肺泡周围的血管收缩，血流减少，从而使较多的血液流经通气充足的肺泡，但长时间缺氧引起的持续性肺动脉收缩会使血流阻力增加，肺动脉压升高。

在慢性缺氧环境中，血管壁可出现细胞增殖、管壁增厚及管腔狭窄特征。曾有随机对照研究表明，高原性心脏病患者血液中促血管内皮生长因子和促血管平滑肌细胞生长因子显著高于健康对照组，表明缺氧性肺动脉高压患者肺血管结构重建是一个复杂的细胞和分子层面机制。血管活性因子具有调控各类内皮细胞分化、再生、增殖、迁移、运动的功能，在肺动脉结构重建中发挥着重要的作用。

研究发现，缺氧时钾通道受抑制，导致肺动脉平滑肌细胞去极化、膜电位降低，钙内流增加，肺动脉平滑肌收缩，启动低氧性肺血管收缩；另有研究发现，钙信号转导参与缺氧诱导的肺动脉平滑肌细胞增殖，涉及L-型通道的钙内流、细胞内钙库释放、钙调素（CaM）、CaM激酶及NF-κB（一种核因子体系，主要涉及机体防御反应、组织损伤与应激、细胞分化与凋亡以及肿瘤生长抑制过程的信号传递）等。Lin等研究显示，氧浓度的降低可使肺动脉阻力血管的钙通道电流增强，引起钙通道表达上调，最终引起肺动脉细胞的增殖。

（三）高原性心脏病的危险因素

1．海拔高度　患病率随海拔升高而增高，海拔2267 ~ 2980 m地区为0.56%，3128 ~ 3968 m地区为2.81%，4006 ~ 5226 m地区为7.54%。

2．民族与性别　男性多见。如在玛多（海拔4300 m），HAHD的患病率汉族男性为7.77%，女性为1.76%；藏族男性为1.78%，女性为0.56%。男性约为女性的4倍。

3．年龄　大部分HAHD发生于中老年。然而，在藏族人群中，年龄并非一个HAHD明显的危险因素。

4．居住期限　一个健康汉族人从开始居住于高原到发病需15 ~ 20年，藏族人发病通常要35 ~ 40年。汉族年轻工人或军人在海拔4500 m以上地区发病需要数年，而在海拔5000 m地区1年即可发生HAHD。因此居住地的海拔高度、性别及遗传背景是影响HAHD发生早晚的因素。

5．吸烟　吸烟与HAHD间的关系密切，在汉族男性，吸烟者HAHD患病率是不吸烟者的2 ~ 3倍。其机制尚不清楚，可能与吸烟的产物碳氧血红蛋白加重低氧血症，并造成小气道功能障碍和导致小叶中心肺气肿，从而减低肺泡通气有关。

6．职业　在同等海拔高度，不论民族或者性别，机关工作者患病率为农、牧民的2 ~ 3倍。提示高原的城市化和工业化是一个危险因素。

二、临床表现

高原性心脏病以慢性低压低氧引起的肺动脉高压为基本特征并有右心室肥厚或右心功能不全。它是慢性高原病的另一种类型，可分为小儿和成人高原性心脏病。本病易发生在长期居住于海拔2500 m以上高原环境中者，病情多为慢性经过。患者以显著肺动脉高压引起的右心室扩大和充血性右心衰竭为特征，慢性患病者出现以右心室后负荷过重所致的右室肥厚为主的多脏器损害。急速进入海拔3500 m以上高原2周内发病者称为急性高原性心脏病，此型很少见。初进高原者特别是儿童可以急性或亚急性发病，也有重返高原者以急性发病。本型为急性低氧引起，病理改变主要为心肌变性。患者为平原健康人，急速进入高原后立即或短期内出现心悸、气促、咳嗽、乏力、水肿等症状。体检心脏大小正常或轻度扩大，心率快，P2音亢进或（和）分裂，心前区可闻收缩期杂音，严重者双肺有湿啰音。病情一般较重，发展较快，有些患者可很快发展为急性心力衰竭。发病越早，预后越差，往往在短期内死亡，有进入高原后24 h以内死亡者。如能得到及时治疗，病情可逐渐减轻或转化为慢性。

（一）高原性心脏病

1．症状　本病症状表现极不一致，这与病情轻重、病程长短、其他系统器官受损情况及个体耐受性差异有关。高原性心脏病是以心脏改变为主的全身性疾病，因此神经、循环、呼吸、消化、泌尿等系统都有不同程度的损害。具有重要意义的初发症状有头晕、头痛、心悸、气促、失眠、乏力、水肿等，与其他类型的高原病多发症状基本一致，也与其他心脏病相类似，易被忽略，应予重视。从各系统看，以胸闷、心悸、食欲减退、尿少和手、足发麻等症状为多见。活动后多有呼吸困难及心前区疼痛，疼痛性质如针刺样或为隐痛，偶有类似心绞痛发作，但程度较轻而持续时间较长。有些患者表现为夜间突发心前区压迫感而被迫坐起。部分患者平时无明显症状，只是在劳累、感染、精神紧张、重返高原或进入更高海拔地区时才出现症状。

心力衰竭时上述症状加重，常伴咳嗽、血性痰、厌食、腹部胀痛、全身水肿等。

小儿高原性心脏病常伴呼吸道感染和消化道功能紊乱，并出现相应症状。另外，烦躁不安、夜啼不眠、拒奶、呼吸急促、口周发绀、呼吸困难等也为常见症状。小儿患本病易发生心力衰竭。

2．体征

（1）体温多数正常，伴有呼吸道感染者可有发热。

（2）脉搏在100次/分以上者占15%左右，60次/分以下者约占2%，心律失常者约占10%，脉搏完全正常者占75%左右。部分患者发生心力衰竭，脉搏增快，心肌受损严重、心电图表现有明显缺血，脉搏也可正常。

（3）血压正常者占55%左右，血压增高超过18.66/12 kPa（140/90 mmHg）者占40%左右，血压偏低在12/8 kPa(90/60 mmHg）以下者约占3%。

（4）发绀发生率约为50%，表现在口唇、甲床、耳垂、舌尖等部位。

（5）面部、下肢及全身水肿可发生在25%左右的患者。

（6）胸部检查：部分患者呈桶状胸。心尖搏动弥散，心界向两侧扩大。部分患者心率增快或缓慢，可发现期前收缩等，P2音亢进或（和）分裂。心前区、胸骨左缘或剑突下常闻及收缩期杂音，此种杂音变化较大，可因休息或转向低海拔地区而明显减轻或消失，可能与低氧所致乳头肌功能不全有关，具有鉴别意义。偶有舒张期杂音或奔马律，特别是重症患者。有些患者无明显杂音。杵状指（趾）少见。

（7）发生心力衰竭者则出现充血性心力衰竭的相应体征，如肺部湿啰音、颈静脉怒张、肝大、肝-颈静脉回流征阳性、下肢水肿加重和端坐呼吸等。

（8）眼底多数有改变，主要表现为静脉淤血怒张、动脉弯曲变细等，也有视网膜出血者，但较少，主要出现在混合型中。

（二）高原性心脏病混合型

混合型是指高原性心脏病同时合并高原红细胞增多症或（和）高原性高血压，分为高原性心脏病合并高原红细胞增多症（简称心红型）、高原性心脏病合并高原性高血压（简称心高型）、高原性心脏病合并高原红细胞增多症及高原性高血压（简称心红高型）三型。由于类型不同，临床表现也有所不同，除具有高原性心脏病的一般表现外，尚各有其特点。

1．高原性心脏病合并高原红细胞增多症　因为高原红细胞增多症的发病可能与小气道病变有一定关系，所以本型的肺泡氧分压和动脉血氧分压更低，加之红细胞明显增多，因此，除加重高原性心脏病已有的症状、体征外，尚有如下特点。

（1）多血面容：因红细胞增多，肺泡氧分压降低，本型多数患者发绀明显。口唇、面颊、耳郭边缘、甲床呈青紫色，面部因毛细血管扩张而出现紫色条纹，眼结膜充血，构成本病的特殊面容即多血面容。

（2）心脏功能进一步受损：本型红细胞多，血液黏滞性增加，血流缓慢，增加了体循环、肺循环的阻力，加重了左、右心室后负荷，同时也影响了冠状动脉血流量。心脏更加增大，功能进一步受损，加重了原有心肺症状和体征。

（3）水肿加重：由于心功能进一步减退，静脉回流障碍，组织缺氧及末梢循环淤血，毛细血管通透性增高致组织间隙水肿，表现为颜面、下肢及全身水肿加重或伴尿少。

（4）神经系统症状加重：由于脑部缺氧严重，头昏、头痛、头晕、失眠更重，记忆力减退，思维能力下降。重者表情淡漠、对事物不感兴趣，部分患者可能出现耳鸣眼花、神志恍惚，如有脑部出血或血栓，后果则更严重。

（5）消化系统症状加重：由于红细胞过多，使整个消化道淤血，因此患者常出现食欲缺乏、消化不良、腹痛、腹胀等；若肠系膜或腹部脏器发生血栓时，可发生剧烈腹痛；若消化道黏膜出现糜烂或溃疡时，常有呕血或便血。少数患者因红细胞破坏增多和肝功能因缺氧而受损，可出现轻、中度黄疸。

2．高原性心脏病合并高原性高血压　高原性心脏病与高原性高血压可以先后或同时发生。血压升高可增加左心室后负荷，左心室增大，促进高原性心脏病的发生和发展，因此，劳累、心悸、气促、头昏、头痛、水肿等症状常有加重。急性重型高血压可加速左心衰竭。因两病同时存在，常有血压高度与症状不相一致的特点，如遇此种情况，应考虑到高原性高血压合并高原性心脏病的可能。严重病例可有多梦、记忆力下降、耳鸣、视物模糊等表现，甚至发生脑卒中。

3．高原性心脏病合并高原红细胞增多症及高原性高血压　此型三种慢性高原病同时存在，使病情复杂化和严重化，症状和体征兼而有之。患者常感心悸、气促、乏力严重，体质虚弱，劳动能力明显下降。

此外，研究表明，有焦虑、抑郁等不良心理状态的高原性心脏病患者，其心力衰竭导致的水肿消退时间和临床症状改善时间要长于心理正常的患者。

三、实验室检查

1．心电图检查　高原性心脏病的心电图改变有如下特点：①心率正常者占70% ~ 80%，窦性心动过速者占10% ~ 15%，窦性心动过缓者占2%左右；②电轴右偏者占60% ~ 85%，左偏者约占10%，正常者约占30%，S1S2S3征占10%左右；③尖峰型或肺型P波可达40%或以上，此种改变可因病情变化而消失或重复出现；④心律失常发生率为15% ~ 20%，多见各类期前收缩及室上性心动过速，心房颤动亦有，但少见；⑤传导阻滞发生率为20% ~ 40%，其中，不完全右束支传导阻滞和完全性右束支传导阻滞最多见，左前分支传导阻滞、左后分支传导阻滞、双束支传导阻滞、一度房室传导阻滞及干扰性房室脱节可见于少数病例；⑥右心室肥厚和右心室电压优势者占45% ~ 90%，左心室肥厚和左心室电压优势者占5% ~ 10%，双室肥厚者在2%以内；⑦ST-T改变多见，继发性改变占20% ~ 25%，原发性改变占5% ~ 10%，Q-T间期可延长。

心电向量图检查在高原性心脏病的诊断方面可能有较为理想的前景，有人认为，心电向量图检查在诊断左、右心室肥厚和心肌缺血缺氧方面较心电图既敏感又少假阳性，但目前使用较少，值得总结推广。

2．X线检查　以右心室大或以右心室为主的双室大为多见，也有以左心室增大为主的。部分患者有右心房大，少见左心房大者。多数患者肺动脉段及圆锥隆突，肺动脉干扩张，右肺下动脉第一分支增宽，上腔静脉增宽。肺门纹理增粗紊乱，个别病例可见肺门舞蹈现象，外带肺纹理相对纤细。高原地区部分健康人也有以上类似改变，但均较轻。

3．超声心动图及多普勒血流仪检查　超声心动图（M和B型）和多普勒血流仪的应用，能更好地检测心脏结构和功能，对高原性心脏病的诊断和研究有重要价值，但目前用于检测本病的资料甚少，尚需进一步积累。

（1）结构检测：90%左右的患者右心室扩张，内径多为29 ~ 41 mm；70% ~ 80%患者右心室流出道增宽；约60%的患者右心室肥厚，可达10 mm左右；约50%患者室间隔增厚，多为13 ~ 19 mm，而且室间隔显得平直或收缩期向左心室膨出；左心室增大者约占10%，以肥厚为主，扩张较少，多与右心室增大同时存在；少数病例可见左心房和右心房扩大，三尖瓣反流，肺动脉瓣相对关闭不全；肺动脉高压普遍存在；8%左右的病例心脏无明显改变。

（2）功能检测：①以右心室功能受损较重，右心室射血前期延长，射血时间缩短，右心室射血前期/射血时间比值增大，右心室等容舒张期延长，肺动脉后瓣a波振幅减小。②左心房排空指数减小，二尖瓣前叶EF斜率减小，说明左心室舒张功能障碍；左心室收缩功能指标（心指数、心搏指数、射血分数、左心室短轴缩短率等）均在正常范围，说明左心室收缩功能无明显障碍；但有人用切面超声心动图检测移居高原的健康人，发现其心脏每搏输出量、心搏指数、射血分数等已明显低于平原人，并发现左心室收缩末期长径缩短幅度也明显低于平原人，说明其心肌收缩力下降。因此，左心室收缩功能变化尚待进一步研究。

（3）多普勒血流仪检测：尚缺乏定量资料。定性资料表明，肺动脉瓣和三尖瓣波峰显著升高，且波形嘈杂，显示肺动脉和右心室压力增高。

4．左心功能无创检查　近年来，采用多导生理仪和心阻抗微分图等检测左心室功能，具有操作简便、省时、可重复、受检者无痛苦等优点，已被临床和科研广泛应用，并证实了检查结果的可靠性。将此检查方法用于高原性心脏病检测的结果表明，高原性心脏病患者除右心室功能受损外，左心室功能受损也很突出。

5．肺功能检测及血气分析

（1）肺功能检测：初步观察发现，单纯高原性心脏病的通气功能和弥散功能无明显异常。合并高原红细胞增多症者多数有肺泡通气不足。

（2）血气分析：因海拔高度不同，数据差别较大，以3658 m海拔高度为例，高原性心脏病患者动脉氧分压为6.6±0.7 kPa（49.5±4.8 mmHg）和动脉血氧饱和度为86.3%±1.1%，较同海拔高度健康人的测量值7.3±0.4 kPa（55.0±3.5 mmHg）

和 90.0% ± 0.2% 明显偏低；动脉二氧化碳分压为 3.9 ± 0.1 kPa（29.4 ± 1.1 mmHg），比同海拔高度健康人的测量值 3.2 ± 0.5 kPa（24.6 ± 0.5 mmHg）明显偏高，表现为相对的高碳酸血症。患者 pH 低于正常人，表现为相对性呼吸性酸中毒。因此，患者实际碳酸盐、标准碳酸盐和血浆缓冲碱均有升高。以上改变主要与部分病例合并红细胞增多症有关，单纯高原性心脏病患者的血气分析结果基本正常。

6．化验检查

（1）血常规检查：白细胞多数在正常范围，合并感染时白细胞可超过 10×10^9/L，中性粒细胞可超过 0.80；血红蛋白在 160 ～ 190 g/L 者占大多数，如合并高原红细胞增多症，则血红蛋白一般为 210 ～ 240 g/L，个别可高达 260 g/L 以上；红细胞为 6.5×10^{12} ～ 8.0×10^{12}/L；血细胞比容多为 65% ～ 80%；也有轻中度贫血者，尤以小儿多见；血小板同正常人；血液黏滞度随红细胞增多而增高。

（2）尿常规检查：蛋白阳性者占 30% 左右，红细胞阳性者占 5% 左右，白细胞阳性者占 10% 左右，说明高原低氧对肾有一定影响，但这些改变可随病情好转或于转平原后减轻或消失。

（3）肝功能检查：黄疸指数大于 10 单位者约占 5%，25% 的患者 GPT 轻度增高，以混合型患者多见。可随病情好转而好转或完全恢复，这与红细胞破坏增多，肝细胞轻度受损有关。

（4）生化检查：个别患者胆固醇和甘油三酯增高，主要见于混合型。ALP、LDH、γ 谷氨酰转肽酶（γ-GT）、GOT 及 K^+、Na^+、Cl^- 基本正常。

四、诊断标准

1．小儿高原性心脏病诊断标准　①发病一般在海拔 2500 m 以上，少数易感者亦可于海拔 2500 m 左右发病。②父母是平原人移居高原后生育的子女易罹患，少数高原世居儿童也可发病。③ 2 岁以内小儿最为易感，但其他年龄儿童亦可罹患。发病多为亚急性（数周至数月）经过。④主要表现为呼吸困难、发绀及充血性心力衰竭。有显著的肺动脉高压及极度右心肥大征象（包括心电图、超声心动图、胸部 X 线检查、心导管等检查 2 项以上证实）。⑤排除渗出性心包炎、心肌病、先天性心脏病、风湿性心脏病等。⑥转往海拔低处，病情即有明显好转。

2．成人高原性心脏病诊断标准　①高原发病，一般在海拔 2500 m 以上。高原移居者易患，高原世居者亦可罹患。②临床表现主要为心悸、胸闷、呼吸困难、乏力、咳嗽、发绀、P2 亢进或分裂，重症者出现尿少、肝大、下肢水肿等右心衰竭症状。③肺动脉高压征象有以下 4 项：心电图（心电轴右偏及明显右心室肥厚）；超声心动图（右心室流出道 ≥ 33 mm，右心室内径 ≥ 23 mm）；胸部 X 线检查［右肺下动脉干横径 ≥ 17 mm 及（或）右肺下动脉干横径与气管横径比值 ≥ 1.1］；心导管（肺动脉平均压 ≥ 3.33 kPa，即 25 mmHg）。无肺动脉压测定时，需具有 2 项以上方可诊断。④排除其他心血管疾病，特别是慢性阻塞性肺疾病、肺源性心脏病。⑤转至海拔低处病情缓解，肺动脉高压及心脏病损逐渐恢复正常。

3．高原肺动脉高压诊断标准　2004 年在第六届国际高原医学大会上，制定了高原肺动脉高压的诊断标准。对于高原肺动脉高压设立了排除标准：①由其他原因引起的肺动脉高压，包括新生儿持续性高原肺动脉高压；②慢性阻塞性肺疾病，如慢性支气管炎、慢性阻塞性肺气肿、慢性肺源性心脏病；③肺间质病，如肺尘埃沉着病；④其他心血管疾病，如冠心病、心脏瓣膜疾病、扩张性和高血压性心肌病、先天性心脏病。其诊断标准为：平均肺动脉压 > 30 mmHg 或肺动脉收缩压 > 50 mmHg，肺动脉压可采用超声心动图测定，肺动脉收缩压用修订的 Bernoulli 公式算出。建议对发作时的肺动脉压也进行测定，以便与由心脏病引起的肺动脉高压进行区别。症状和体征：呼吸困难，咳嗽，发绀，失眠，易怒，右心衰竭。胸部 X 线检查：心脏增大，右心室、右心房增大，肺动脉段突出。心电图：QRS 波群电轴右移，右心室轻度肥大。超声心电图：右心室肥大和（或）功能障碍。将高原肺动脉高压作为慢性高原病的另一种类型提出相应的诊断标准和排除标准，这将对高原低氧环境中，少部分人心血管系统遭受损伤时，对于血管型的慢性高原病进行早期诊断、早期干预，在临床上具有重要意义。

但是，上述诊断标准均未对高原性心脏病或高原肺动脉高压的严重程度进行分级，因此在临床研究中多采用纽约心脏病协会 (NYHA) 心功能不全分级来判定高原性心脏病的严重程度，也有研究根据肺动脉压升高程度进行高原性心脏病的分级。但如何更为科学地分级并利于临床诊治，尚需进行更多的研究和探讨。

五、鉴别诊断

1．先天性心脏病　高原地区先天性心脏病，尤其是动脉导管未闭的患病率很高，易与小儿高原性心脏病混淆，但先天性心脏病患者查体可闻及动脉导管未闭的连续性粗糙杂音，X线检查多有肺门舞蹈征，而高原性心脏病有其特有的肺动脉高压征象，可由心电图、超声心动图、胸部X线、心导管等检查2项以上证实。

2．肺源性心脏病　肺源性心脏病和高原性心脏病在体征和检查上有许多相似处，但肺源性心脏病有慢性咳嗽史，肺通气功能明显异常，而高原性心脏病的肺功能基本正常。

3．原发性肺动脉高压　本病少见，病情呈进行性加重，脱离高原环境病情不缓解，而高原性心脏病脱离高原环境病情可缓解。

六、防治的病理生理学基础

高原性心脏病应重视预防，对将要进入高原的人员进行体检，存在心肺疾病或有贫血症状的人员应避免进入高原地区，其次，进入高原应当有预适应过程，即从海拔较低处逐渐适应。

1．一般治疗　劳累、寒冷及呼吸道感染常为诱发因素，故进入高原地区人员应注意劳逸结合，保证睡眠时间及睡眠质量，适当进行体育锻炼，多食用高热量、高蛋白食物及新鲜蔬菜、水果。心功能不全者应注意卧床休息。

2．药物治疗　治疗肺动脉高压的药物对改善高原性心脏病患者临床症状同样有效，一般采用氨茶碱、酚妥拉明、硝苯地平等进行平喘、降压等治疗。近年也有研究表明，美托洛尔联合卡托普利治疗小儿高原性心脏病的疗效确切，可显著改善患儿生活质量。在正性肌力药中较为常用的有多巴酚丁胺，可增加心肌收缩力、降低体循环和肺循环的血管阻力，但其对血管舒缩张力作用有限。高原性心脏病患者常发生血液高凝状态，有发生血栓的风险，使用氯吡格雷和阿司匹林均可有效防止血栓发生。肺血管靶向治疗包括磷酸二酯酶抑制药、内皮素拮抗药和前列环素类似物。乙酰唑胺通过抑制红细胞过度增生、改善肺通气，也可有助于本病的防治。另有研究证明他汀类药物除降血脂作用外，还可改善内皮细胞功能，有抗氧化、抑制增殖、抗炎等多重作用，可应用在高原性心脏病治疗之中。此外，吸入NO也可选择性扩张肺动脉，降低肺动脉压，从而减少右心室后负荷，改善心功能和组织缺氧状态，提高机体对高原低氧环境的适应能力。

3．氧疗　氧疗法是治疗高原性心脏病的首选疗法。依据病情采取间断或者持续低流量（1 L/min）吸氧，一般不必应用高浓度给氧，使PaO_2提高到50 mmHg，SaO_2为85%以上为宜。通过提高血液中自由氧的浓度而降低肺动脉压，促进心功能的正常运转。

4．心理疗法　高原性心脏病不仅与个体自身的身体素质有关，也与其心理状态有关。据调查，在外部环境一致的情况下，消极的心理状态对于高原性心脏病也具有明显影响。

5．中、藏药治疗　近年来，中、藏药对慢性高原病的防治显示有较好的作用，如红景天在高原可改善睡眠，银杏叶可提高血氧合作用，其他中、藏药如唐古特青兰和人参总皂甙、党参等也有某些防治作用。

6．脱离高原环境　心脏明显扩大、有明显肺动脉高压和心功能严重不全者，若及时治疗并转至低海拔处病情可好转或痊愈，对高原性心脏病的防治起着重要作用。但最积极有效的防治是提高人体的低氧习服 - 适应能力。

第三节　高原性血压异常

高原环境影响血压的因素较多，主要是进入高原的海拔高度和在高原的居留时间。初到高原时多出现血压上升，以舒张压上升为主。一段时间后血压出现不同形式的变化，多数人血压可恢复正常，部分人血压持续性升高，形成高原性高血压，部分人血压持续性降低，形成高原性低血压。当这些血压异常的人回到平原居住 1 ～ 60 d，血压可恢复到正常水平。

一、概念和特点

1．高原性高血压　高原性高血压是指进入高原后，体循环动脉压增高并持续存在，可伴有一定临床症状，返回平原后血压恢复至原来水平，且可排除其他原因所致的高血压状态。与原发性高血压和其他继发性高血压不同，它主要发生在高原移居人群。由于高原特殊的气候、地理和饮食结构，高血压发病率高，达 16.27%，居全国首位。我国报道高原性高血压总发病率为 40% ～ 50%。其变化特点以舒张压改变为多见，诊断和分类一般采用原发性高血压的诊断和分类的方法（表 20-4）。

2．高原性低血压　高原性低血压是指移居高原前血压正常，进入高原后血压降至收缩压低于 12 kPa（90 mmHg），舒张压低于 8 kPa（60 mmHg），主要以收缩压变化为准，并排除内分泌疾病及周围血管疾病所引起的症状性低血压。若收缩压和舒张压之差低于 2.67 kPa（20 mmHg）则为合并高原性低脉压。

二、发病机制

高原性血压异常的发病机制尚未完全阐明，目前认为是高原环境使血压调节功能失调所引起的。

正常血压的调节是一个复杂的过程，主要取决于外周血管阻力和心输出量。外周血管阻力与血管口径和血液黏滞度有关，两者中以由阻力血管管壁平滑肌所控制的血管口径为主。由于交感神经的紧张性活动，血管平滑肌在基础状态下保持一定程度的收缩状态（即张力），因此血管张力的调节即对外周血管阻力的调节。血管张力受神经体液调节及局部的自身调节，心输出量受心率、心肌收缩能力及细胞外液容量的影响，血压调控的最终目标是维持体液稳态并保证血液灌注量与器官、组织的代谢活动和功能状态相适应。

（一）高原性高血压的发病机制

高原性高血压的发病机制目前认为可能与以下因素有关。

1．交感 - 肾上腺系统活动增强　进入高原后，机体对缺氧产生急性应激反应，交感 - 肾上腺系统活动增强。交感神经系统活性亢进，大脑皮质下神经中枢功能发生改变，各种神经递质浓度与活性异常，包括去甲肾上腺素、肾上腺素、多巴胺、神经肽 Y、5- 羟色胺、血管升压素、脑啡肽、脑钠肽和中枢肾素 - 血管紧张素系统，导致血中儿茶酚胺类血管活性物质释放增多，阻力小动脉收缩增强。

2．反射性心率加快　高原缺氧导致机体反射性心率加快来增加心输出量，以维持机体的有效循环血量。心率加快时，由于心脏舒张期明显缩短，在心脏舒张期流向外周的血液就减少，故心脏舒张期末主动脉内存留的血量增多，舒张压升高。心脏舒张期末主动脉内存留血量的增多使收缩期主动脉内的血量增多，收缩压也相应升高。但由于血压升高可使血流速度加快，在收缩期亦

表20-4　原发性高血压的诊断和分类的方法

类别	收缩压（mmHg）	舒张压（mmHg）
正常血压	＜ 120	＜ 80
正常高值	120 ～ 139	80 ～ 89
高血压		
1 级	140 ～ 159	90 ～ 99
2 级	160 ～ 179	100 ～ 109
3 级	≥ 180	≥ 110
单纯收缩期高血压	≥ 140	＜ 90

有较多的血液流向外周，因此收缩压升高不如舒张压升高显著，脉压相应减小。

3．刺激化学感受器　高原缺氧环境通过刺激机体颈动脉体和主动脉体化学感受器，其感觉信号分别由颈动脉窦神经和迷走神经传入至延髓孤束核，然后使延髓内呼吸神经元和心血管活动神经元的活动发生改变。化学感受器反射的主要效应是使呼吸加深加快，可间接引起心率加快，心脏每搏输出量增加，兴奋血管中枢，使外周血管收缩，阻力增大，血压升高。

4．激活肾素-血管紧张素-醛固酮系统（RAAS）　肺循环压力增高和血压增高可导致肾缺血，从而激活肾素-血管紧张素-醛固酮系统。缺氧使肺循环血管收缩，血流阻力增大，导致肺动脉压增高；缺氧亦引起血压增高。肺循环压力增高和血压增高共同导致肾缺血，进而激活RAAS。经典的RAAS的激活包括：肾小球入球动脉的球旁细胞分泌肾素，激活从肝产生的血管紧张素原（AGT），生成血管紧张素Ⅰ，然后经肺循环的血管紧张素转换酶（ACE）作用生成血管紧张素Ⅱ。血管紧张素Ⅱ是RAAS的主要效应物质，作用于血管紧张素Ⅱ受体，使小动脉平滑肌收缩，刺激肾上腺皮质球状带分泌醛固酮，通过交感神经末梢突触前膜的正反馈使去甲肾上腺素分泌增加。这些作用均可使血压升高，参与高血压发病并维持高血压状态。

5．代偿性红细胞增多症加大外周阻力　高原地区大气压低，在缺氧环境下机体产生代偿性红细胞增多症，这是一种代偿缺氧的适应机制，以增加携氧能力，保证组织对氧的需要。在海拔3500 m以上地区，随着海拔高度的增加，代偿性红细胞增多症的发病率亦相应增多。但红细胞增多有一定的生理范围，过度增多可引起血容量增加、血浆容量相对减少、血液黏滞度增加、血流缓慢，进而增大外周阻力，使血压升高。

（二）高原性低血压发病机制

高原性低血压的发病机制可能与以下因素有关。

1．肾上腺皮质功能低下　在高原寒冷、低氧环境下，肾上腺缺血缺氧，可能发生不同程度的肾上腺皮质功能减退，皮质醇的分泌减少，使肾小管失去大量钠及氯化物，导致血清钠和氯化物浓度的降低，于是盐的丧失超过了水的丧失，致细胞外液减少，形成了明显的缺盐性脱水。由于失水导致血容量减少，从而引起低血压。临床上有患者出现皮质醇偏低，但尚缺乏系统资料，有待进一步观察。

2．血管平滑肌松弛　一般认为，高原低氧可引起血管收缩，从而导致血压升高。但近年来的研究发现，缺氧对动脉平滑肌有松弛作用，这可能与个体反应差异有关。Penaloza 等在20世纪70年代的研究中就发现，高原地区的人群体循环收缩压降低大于舒张压，认为慢性缺氧对动脉平滑肌起松弛作用而使收缩压降低。同时小血管的增生和侧支循环的开放可进一步加强这一影响，所以慢性缺氧很可能是体循环阻力降低的原因。

3．心输出量减少　心输出量和外周阻力是形成动脉血压的两个根本原因。越来越多的研究证实，人到高原后，射血前期/左心室射血时间（PEP/LVET）比值升高，R2间期延长，收缩指数降低，说明高原低氧可能是引起左心室功能抑制的一个重要因素。由于低氧对心肌的抑制，使其收缩能力减弱，心输出量减少，同时低氧对动脉平滑肌的松弛作用，使外周阻力降低，致使发生低血压。

4．自主神经功能紊乱　众所周知，低氧环境可引起中枢神经系统功能紊乱，致使自主神经系统功能失调。中枢神经系统功能的改变，影响到脑桥与延髓的疑核心迷走神经元，使迷走神经的兴奋性增高，致心率减慢，加之血管舒缩功能不良，遂引起血压降低。

5．肺动脉高压时反射性地引起体循环低压　由于长期慢性缺氧，导致肺动脉高压，肺血管舒缩功能紊乱，刺激迷走神经，引起迷走神经反射，致使心率变慢，心输出量减少，血压降低。

上述这些因素的综合作用可能是高原移居人群发生低血压和低脉压的主要原因。

（三）临床表现

高原性高血压的临床表现与原发性高血压有许多相似之处，但也有一些不同点。高原性高血压患者血压增高＞140/90 mmHg，多为舒张压增高，且脉压缩小，少有收缩压单纯升高。临床表现除头晕、头痛、失眠等症状多见外，其恶心、呕吐、水肿、气促、心悸等高原症状较原发性高血压多见；高原性高血压患者体征上常有心脏轻度增大，心尖区可闻及 1 ～ 2/6 级收缩期杂音，若并有肺动脉高压及右心室肥大，胸骨左缘下端及剑突下搏动增强，P2 亢进，甚至 P2 > A2、心率加快、发绀等。高原性高血压患者多属轻度高血压，心、脑、肾损害较少；眼底改变少见，与血压高低无平行关系。高原性高血压一般预后良好，转回平原 1 ～ 60 d 内多数患者血压恢复正常，各种临床症状亦随之消失。高原性高血压根据临床表现和发展过程可分为单纯型和混合型。单纯型以血压升高为主；混合型指高原性高血压、高原红细胞增多症、高原性心脏病并存，形成高原性心脏病混合型。

高原性低血压由于血压降低，人体出现低血压症候群，如疲乏无力、头昏、头痛、心悸、失眠、记忆力减退，个别重者尚有眩晕、晕厥、胸闷、气促、心前区不适，有的出现消化道症状如恶心、呕吐、腹胀、腹泻、食欲缺乏等。

（四）实验室检查

高原性高血压患者的 X 线表现多为无异常或部分患者出现双室扩大，同时可见肺动脉段隆起和主动脉结凸出。超声心动图也可有类似发现。心电图可见：电轴左偏，左心室肥厚，右心室肥厚，完全性左、右束支传导阻滞，左前或左后分支传导阻滞，一度房室传导阻滞，ST-T 改变，U 波，QRS 波低电压及电压交替等。

高原性低血压除部分患者有心率减慢和窦性心律失常外，多数患者心电图正常。低血压持续时间较长的患者，心电图可有 Q-T 间期延长、T 波低平或倒置等心肌供血不足和 QRS 低电压的表现。超声心动图检查：有肺动脉高压表现者，超声心动图都有不同程度的右室扩大。红细胞计数、血红蛋白测定及血细胞比容等多数均在正常范围，极少数有轻度增高。皮质醇多数偏低，醛固酮正常。肾功能检查除个别患者有轻度尿素氮增高外，余均正常。

（五）诊断

根据既往无血压异常病史，在移居的高原地区发病，收缩压≥ 18.7 kPa（140 mmHg），舒张压≥ 12 kPa（90 mmHg），特别是舒张压增高，除外其他原因引起的血压异常，移居低海拔地区血压恢复正常，即可诊断为高原性高血压。凡在平原地区血压正常，进入高原后出现头昏、头痛、疲乏无力、胸闷、气促、心悸、失眠、记忆力减退，重者出现眩晕、晕厥、恶心、呕吐、腹胀、食欲缺乏等，而收缩压≤ 12 kPa（90 mmHg），舒张压 ≤ 8 kPa（60 mmHg），或收缩压无明显改变，而舒张压相对较高，收缩压和舒张压之差低于 2.66 kPa（20 mmHg），并排除内分泌疾病及周围血管疾病所引起的症状性低血压者，即可诊断为高原性低血压或低脉压。

（六）防治的病理生理学基础

高原性高血压的治疗原则与原发性高血压有所不同，原发性高血压一经确诊，必须坚持终身治疗，不能间断服药，而高原性高血压首先应着重于高原适应不全症状的治疗，提高患者的适应能力，调整机体对低氧的适应，或是离开低氧环境，注意劳逸结合，加强自我保健意识，血压多可自然下降。

1．非药物治疗　非药物治疗包括改善生活方式，消除不利于心理和身体健康的行为和习惯，降低高原性高血压及其他心血管病的发病危险，并对高原性高血压患者进行高原卫生教育，消除精神过度紧张，积极配合治疗。其主要治疗措施如下。

（1）减轻体重：尽量将体质指数（BMI）控制在< 25。体重降低对改善胰岛素抵抗、糖尿病、高脂血症和左心室肥厚均有益。

（2）减少钠盐摄入：膳食中 80% 的钠盐来自烹调用盐和各种腌制品，高原地区居民多喜食腌制类食品，所以应减少烹调用盐和食用各种腌制类食品，每人每天食盐量不应超过 6 g。

（3）补充钾盐和钙盐：高原地区蔬菜、水果较之内地比较匮乏，居民特别是州县居民蔬菜、水果摄入量相对较少，应于日常生活中尽量多食。每人每天吃新鲜蔬菜 400 ～ 500 g，喝牛奶 500 ml，可以补充钾 1000 mg、钙 400 mg。

（4）减少脂肪摄入：我国高原地区多盛产牛、羊肉，高原地区居民从小多喜食之，高原移居者及旅游者也多喜食用，易造成脂肪摄入过量，所以要注意膳食中的脂肪量，应控制在总热量的 25% 以下。

（5）戒烟、限制饮酒：高原地区相对交通闭塞，多喜吸烟、饮酒，应坚决戒烟，饮酒量每天不可超过相当于 50 g 乙醇的量。

（6）适量增加运动：运动有利于减轻体重和改善胰岛素抵抗，提高心血管适应调节能力，稳定血压水平。但是高原缺氧环境使高原性高血压患者运动耐量下降，故不可盲目增加运动量，应在机体逐渐适应高原缺氧环境后，在机体可耐受的情况下适量增加运动量。较好的运动方式有慢跑或者步行，一般每周 3 ～ 5 次，每次 20 ～ 60 min 为宜。

（7）氧疗：高原性高血压患者发病的主要原因多是缺氧，故除了改善生活习惯外，氧疗是一种行之有效的非药物治疗方法。由于高原地区高寒、缺氧的特殊地理环境，使高压氧疗成为高原性高血压最有效的治疗方法。①高压氧疗可有效提高血氧弥散率，既可纠正脑缺氧状态，也可纠正脑损伤后综合征所引起的可逆性、局灶性脑缺血，同时改善细胞代谢，使细胞有足够能量；②高压氧疗有减低血红蛋白的作用，从而增加血液向脑组织供氧。

（8）低海拔地区疗养：随着海拔升高，空气中氧分压降低，造成机体缺氧，最终可导致血压升高。研究表明，海拔每升高 1000 m，血压升高 10 ～ 20 mmHg/5 ～ 10 mmHg，随着海拔的下降，血压也会随着下降。所以对于高原性高血压患者，初期血压升高时，可先离开高原缺氧环境，给予低海拔地区疗养。低海拔地区，特别是环境优雅、气候宜人的海滨城市，其优美的景观可刺激大脑皮质出现一个新的、外来的兴奋灶的转移，稳定情绪，改善睡眠和增进食欲，有良好的治疗作用。再者，海滨城市氧分压较高，有类似自然“高压氧舱”的作用，能够增加全身各组织的血氧供应，改善心脏、肺、脑、肾功能。研究表明，海滨自然疗养还能激活酶系统，促进新陈代谢，加速组织氧化过程，降低血脂和血液黏滞度，纠正高原缺氧造成的血液高凝倾向，促进高原性高血压患者的恢复。

2．药物治疗　高原性高血压患者的血压不是持续增高，这就决定了应用降压药的原则，只对血压增高较明显的患者，给予降压药物治疗。

（1）利尿药：利尿药主要通过排钠、减少细胞外容量、降低外周血管阻力实现降压，起效较平稳、缓慢，持续时间相对较长，作用持久，服药 2 ～ 3 周后作用达高峰，适用于轻、中度高血压，还可以增强其他降压药的疗效。利尿药的主要副作用是低钾血症（保钾利尿药可引起高钾血症）和影响血脂、血糖、血尿酸代谢，但这往往发生在大剂量使用时，目前推荐小剂量使用，以氢氯噻嗪为例，每天剂量不超过 25 mg。

（2）β 受体阻断药：常用的有美托洛尔、阿替洛尔、比索洛尔、卡维地洛、拉贝洛尔。主要作用机制为通过 β_1 受体阻断作用，降低心输出量，继而因全身血流自动调节导致外周血管阻力下降；抑制球旁细胞释放肾素，减少血管紧张素Ⅱ生成；阻断交感神经末梢释放去甲肾上腺素。β 受体阻断药可单独或联合其他降压药用于各种类型高血压的长期治疗，对于有心肌梗死、冠心病、心律失常或慢性心力衰竭、无症状性左心室功能不全的高危患者，β 受体阻断药是首选治疗药物。β 受体阻断药对心肌收缩力、房室传导及窦性心律均有抑制作用，可加重气道阻力，急性心力衰竭、支气管哮喘、病态窦房结综合征、房室传导阻滞和外周血管病禁用。

（3）钙通道阻滞药：又称钙拮抗药，代表药物有硝苯地平、维拉帕米和地尔硫䓬等，降压作用机制主要是通过阻滞细胞外 Ca^{2+} 经 L 型电压门控钙通道进入血管平滑肌细胞内，减弱兴奋 - 收缩耦联，降低阻力血管的收缩反应性，还能减轻血管紧张素Ⅱ和 α_1 受体的缩血管效应，减少肾小管对钠的重吸收。主要不良反应有开始治疗阶段反射性交感神经活性增强，引起心率增快、面部潮红、头痛、下肢水肿等。

（4）血管紧张素转换酶抑制药（ACEI）：常用的有卡托普利、依那普利、贝那普利等。降压机制主要是通过抑制周围组织的血管紧张素转换酶，使血管紧张素Ⅱ生成减少，同时抑制激肽酶，使缓激肽降解减少。降压作用起效缓慢，逐渐增强，在 3 ～ 4 周时达到最大作用。限制钠盐摄入和联合利尿药可使其起效迅速并且作用增强。不良反应主要是刺激性干咳和血管神经性水肿。高钾血症（$[K^+] > 6.0$ mmol/L）、妊娠妇女和双侧肾动脉狭窄患者禁用。血肌酐超过 3 mg/dl 者使用时需谨慎。

（5）血管紧张素Ⅱ受体阻断药（ARB）：常用药物有氯沙坦、缬沙坦、伊贝沙坦、替米沙坦和坎地沙坦。降压作用机制主要是通过阻断组织的血管紧张素Ⅱ受体 1 型（AT1），更充分有效地阻断血管紧张素Ⅱ的作用通道，抑制血管收缩与重构的作用。其降压作用起效缓慢，但作用持久而平稳，一般在 6 ～ 8 周时才达到最大作用，作用持续时间能达到 24 h 以上，限制钠盐摄入和联合利尿药使用可明显增强疗效。

对高原性低血压的治疗尚无较满意的方法，以增强机体的适应能力、改善心功能、提高心输出量为主，严重者应返回平原。

第四节　高原心血管系统相关疾病

一、高原动脉粥样硬化

动脉粥样硬化是一组动脉硬化的血管病变中最常见、最重要的一种，其特点是受累动脉病变从内膜开始，一般先有脂质和复合糖类积聚，纤维组织增生及钙质沉着，并有动脉中层的逐渐退变和钙化，病变常累及大、中型弹力型动脉，一旦发展到阻塞动脉管腔，则该动脉所供应的组织或器官将发生缺血甚至坏死，继而引起相应的临床症状。在高原低氧环境下，动脉粥样硬化更是威胁居民健康和生命质量的危险疾病之一。人体长期在慢性高原低氧刺激下，红细胞过度增生，血细胞比容增高，使组织、器官血流淤滞，血液循环障碍，动脉血氧饱和度降低，组织、器官慢性缺氧，引起一系列的机体功能和代谢紊乱，多见于高原移居人群。另外，血管壁结构和功能的慢性缺氧性损伤，使动脉弹性降低，也可能参与了动脉粥样硬化的发生和发展。

（一）病因和危险因素

高原动脉粥样硬化的病因目前尚未完全清楚，大量研究表明其与多种危险因素有直接的关系。

1. 血脂异常　血脂异常是指循环血液中的脂质或脂蛋白的组成成分或浓度异常，可由遗传基因和（或）循环条件引起，使循环中脂蛋白的形成、分解、清除发生改变。

现已明确，动脉粥样硬化的发生与血总胆固醇、LDL-C 及 Lp（a）的升高有密切关系。胆固醇和 LDL-C 水平与动脉粥样硬化的发病率和死亡率呈正相关，且 LDL-C 升高是唯一不需要其他危险因素协同作用的。LDL-C 可使内皮细胞受损，触发炎症反应，在内皮下被单核巨噬细胞吞噬，并被氧化修饰后，形成泡沫细胞，同时通过细胞间相互作用，促进平滑肌细胞迁移增殖和细胞外基质分泌增多，形成粥样斑块。其中，氧化型低密度脂蛋白（oxLDL）是致动脉粥样硬化的独立危险因素。oxLDL 主要通过巨噬细胞上的清道夫受体摄入，引起血管壁泡沫细胞的堆积和脂纹的形成；oxLDL 还可改变内皮细胞、平滑肌细胞、血小板的多种功能，使之释放多种促炎细胞因子，促进炎症细胞的趋化和聚集。

高甘油三酯血症也被认为是导致动脉粥样硬化的一个独立危险分子，且与血中甘油三酯（TG）水平成正比，并不受血浆 HDL-C 水平的影响。其直接作用包括：①细胞毒作用；②促进泡沫细胞形成；③高 TG 促进脂蛋白的氧化修饰；④高甘油三酯血症对血管内皮功能的影响。其间接作用包括：①乳糜颗粒与极低密度脂蛋白对其他脂蛋白代谢的影响；②餐后高脂血症时，凝血因子Ⅶ、Ⅸ被激活，血小板反应性增强；③高甘油三酯血症患者存在胰岛素抵抗。

除此之外，Lp（a）也是致动脉粥样硬化的独立危险因素。Lp(a) 含有与 LDL 相似的脂质成分，它可增加胆固醇在动脉壁的沉积和 LDL 的氧化易感性。

委内瑞拉一项研究显示，与低海拔地区居民相比，高海拔地区的男性和女性血总胆固醇和低密度脂蛋白明显升高，高密度脂蛋白轻度降低。其原因可能是随着高原城镇居民生活水平的提高，饮食结构发生了变化，导致血脂的水平发生了一定程度的改变。青格乐图等发现高原红细胞增多症患者较健康对照人群血 TG、LDL-C 含量明显增高，而 HDL-C、ApoA Ⅰ含量明显降低。在血脂增高类型中，高甘油三酯血症、高胆固醇血症、混合型高脂血症、低高密度脂蛋白胆固醇血症的检出率较对照组明显增高，目前已证实脂代谢紊乱、高血压、肥胖是动脉粥样硬化的三种主要高危因素，如多种危险因素共存时，其危险性则进一步增高。在脂代谢紊乱因素方面，已明确血TG及LDL-C升高及HDL-C降低，在动脉粥样硬化发病中具有重要作用。LDL-C是所有血浆蛋白中首要的致动脉粥样硬化性脂蛋白，血清LDL-C水平越高，动脉粥样硬化的危险性越大。HDL则具有抗动脉粥样硬化作用及心血管保护作用，其含量高低与患心血管病的风险呈负相关。

2．吸烟　心脏病专家的研究表明，大量吸烟者患心肌梗死的危险性为不吸烟者的3倍，吸烟者比不吸烟者的心脏猝死危险高2～4倍。猝死的危险随着吸烟数量的增加而增加。病理学研究的结果也证明吸烟者比不吸烟者冠状动脉粥样硬化的病变程度为重，吸烟愈多病变愈重。Wilens及Plair报告吸烟者的小动脉有严重的玻璃样变厚。Naeye及Trvong发现吸烟者的心肌动脉有较严重的增生性病变。吸烟通过多种机制致病：激活交感系统；促进高凝状态；损伤内皮细胞；促进斑块中组织因子的表达和活性增高，促进血栓形成；轻度升高LDL-C等。但吸烟为可消除因素，戒烟后冠心病的危险性迅速降低。

3．高血压　在不同地区和不同人种中进行的许多流行病学观察研究表明，高血压与冠心病的发病率直接相关。舒张压升高者较正常者的冠心病事件发生率高6倍，而单纯收缩压的升高也同样可增加罹患冠心病的危险。收缩压和脉压的升高程度与动脉粥样硬化的程度呈正相关，是比舒张压升高更强的刺激因子。受高原环境、气候等因素影响，高原地区居住者外周血管收缩，血流阻力增加，血压升高，相对于非高原地区，高血压的发病率明显较高。

4．糖尿病　糖代谢的异常包括糖尿病是冠心病发生的一个独立的危险因素。高血糖状态可损伤内皮细胞功能，促进血小板聚集，诱发血管痉挛，并介导CD36 mRNA翻译效率升高，使巨噬细胞CD36受体表达增加，从而促进动脉粥样硬化的发生和发展。糖尿病时糖代谢紊乱、脂代谢紊乱及内皮功能损伤，都可促进动脉粥样硬化进展。临床工作发现，合并糖尿病的冠心病患者往往病情更加严重且不稳定，心脏事件发生率增高。

5．体力活动减少、肥胖　对不同职业的回顾性调查表明，久坐的人员比积极活动者冠心病的相对危险增加。从事中度体育活动的人群中冠心病死亡率比活动少的人降低近1/3。目前许多前瞻性的研究证实无基础心脏病者的体力活动与远期心血管事件有关。有研究证明运动可以促进侧支循环形成、改善内皮细胞的功能，从而对狭窄的血管有积极的保护作用。冠心病的发生也随体质指数的增加而升高。肥胖使机体耗氧量增加，缺氧状态加重，缺氧反过来引起上述脂代谢紊乱、血压异常，形成恶性循环，加剧动脉粥样硬化的形成。现在研究者已认识到腹型肥胖是心血管疾病和2型糖尿病最主要的危险因素。

6．遗传因素　高原动脉粥样硬化有一定的家族聚集倾向，在控制其他危险因素后，家族史是一个独立的危险因素。阳性家族史伴随的危险性增加可能是基因对其他易患因素介导而起作用，如肥胖、高血压、血脂异常和糖尿病等。

7．年龄与性别　高原动脉粥样硬化随年龄的增长而越来越严重，但由于全身各主要动脉结构、位置、血压及血流速度等不尽相同，在不同的年龄段，动脉粥样硬化严重程度可能有所不同。随着年龄的增长，血管自身会发生生理变化，同时也会更多地暴露于危险因素中，如高血压、吸烟等。因此年龄不仅对动脉粥样硬化的形成具有独立的意义，而且与多种危险因素相互作用，在一定程度上影响这些危险因素的致病作用。研究表明，动脉粥样硬化多见于男性，男性冠心病的病死率为女性的2倍，男性发病较女性提早10年，但绝经期后女性的发病率迅速增加，因为绝经前女性体内雌激素和孕激素占优势，绝经后妇女雌激素和孕激素均降低，雌激素对心血管系统有一定的保护作用。

8．代谢综合征　代谢综合征并非指单种疾病，这里的“代谢综合征”是指在人群调查中共同存在的一些危险因素。这些危险因素就单个而言其程度尚不足以引起特别注意，但当数个因素聚集在同一个体时，则往往成为动脉粥样硬化性心血管疾病重要的致病原因。胰岛素抵抗综合征的特点是糖耐量降低，高胰岛素血症、血脂异常（高甘油三酯、低高密度脂蛋白胆固醇水平）和高血压。构成胰岛素抵抗综合征的因素同时也是冠心病的危险因素。胰岛素抵抗综合征可以通过冠心病的危险因素间接加速动脉血栓形成或通过高胰岛素血症直接产生影响，并且胰岛素抵抗导致脂蛋白代谢异常，从而导致动脉粥样硬化的形成。

9．高同型半胱氨酸血症　同型半胱氨酸是心血管疾病的独立危险因素，而动脉粥样硬化则是心血管疾病的主要病理基础。目前学者认为高同型半胱氨酸血症与心血管疾病的相关性主要从下面几个方面考虑：①内皮细胞损伤与血管内皮功能受损；②胆固醇与甘油三酯的生物合成失调；③刺激血管平滑肌细胞增殖；④血栓形成激活；⑤激活单核细胞。

10．凝血因子的变化　机体纤维蛋白原增高，凝血因子Ⅶ增高，纤溶活性降低和纤溶酶原激活物抑制物-1增高时，患冠心病的危险性增加，而这些凝血因子的变化常伴随着高血压、吸烟、肥胖和高龄等同时存在。

11．其他　高原动脉粥样硬化可发生于心脏、脑、主动脉及周围动脉，常与多种危险因素有关，已有一种动脉硬化疾病存在时会增加其他动脉发生病变的危险性。

（二）发病机制

1．脂质浸润学说　关于动脉粥样硬化的形成有不同的假说，过去以脂质浸润学说为主，现也是证据最多的学说，其强调的是脂质在动脉硬化发病中的作用。大量的流行病学调查都已证实，血胆固醇及LDL-C水平与动脉粥样硬化密切相关。血浆中各种脂质成分通过细胞间的超滤作用和胞饮作用直接侵入动脉管壁，或者由于内皮细胞缺失，内膜直接暴露在血流中，脂质可直接沉积在动脉壁。

2．反应-损伤学说　1973年有学者提出了动脉粥样硬化的损伤反应学说，认为本病的各种危险因素最终都损伤动脉内膜，动脉粥样硬化的形成是动脉对内膜损伤做出反应的结果。当内膜损伤后，产生多种内皮功能紊乱，如干扰内膜的渗透屏障作用、改变内皮表面的抗血栓形成特性、增加内膜的促凝血特性、增加释放血管收缩因子或血管扩张因子等，同时由于内皮转换加快，引起一系列内皮细胞合成和分泌功能的改变，导致严重的细胞间相互作用并逐渐形成动脉粥样硬化病变。

3．血栓形成和血小板聚集学说　冠状动脉粥样硬化所致的血管狭窄及粥样斑块破裂所诱发的急性血栓形成是冠心病发病的两个最主要病理生理因素，血小板是唯一参与这两个病理生理过程的细胞。此学说认为动脉粥样硬化起始于局部凝血机制亢进，在动脉内膜的表面形成血栓，并逐渐被增生的内皮细胞所覆盖进入动脉壁，而血栓中的血小板和白细胞崩解释出脂质和其他活性物质，逐渐形成粥样硬化（图20-5）。

4．炎症学说　局部的炎症反应是促成动脉粥样硬化的一个独立的危险因素。动脉粥样硬化不仅仅是胆固醇在血管壁聚集的疾病，更可以被看作是发生在动脉壁的一种低强度慢性炎症形式。脂质条纹是动脉粥样硬化时可以最早被探测到的病变，它包含了由聚集的循环单核细胞分化来的巨噬细胞。在炎症因子介导下，单核细胞聚集到组织。更晚期的动脉粥样硬化病变是单核细胞不断聚集的结果，病变中也包含CD_4^+T细胞。表达于人动脉粥样硬化病变处的一些趋化因子在单核细胞迁移和巨噬细胞分化中可以起强大的介质作用。以上均提示炎症参与了动脉粥样硬化病理的全过程。

5．单克隆学说　由于病毒入侵或其他致突变物质的刺激，使一组平滑肌细胞过度分裂增殖，从而产生了动脉粥样硬化斑块，类似于良性肿瘤的生长方式。

6．氧化学说　氧化应激是指机体活性氧产生过多和（或）机体抗氧化能力降低，氧化系统和抗氧化系统平衡紊乱，从而导致机体急性损伤和潜在性损伤的病理过程。大量动物实验及临床研究均表明，氧化应激是导致心血管结构和功能异常的重要原因之一，被认为是动脉粥样硬化发生、发展的中心环节。

7．其他学说　如同型半胱氨酸学说，其机制可能与对血管内皮细胞结构和功能的直接或间接损伤、基因毒性作用、增强脂质过氧化、促进血管平滑肌细胞的增殖和迁移、改变血小板功能、影响凝血系统及促进血管钙化等几个方面有关。此外还有精氨酸学说等。

目前，有关高原动脉粥样硬化的发生机制有许多学说，但动脉粥样硬化的产生是一个复杂的过程，并非由一个原因导致（图20-6）。

（三）临床表现

1．主动脉粥样硬化　动脉粥样硬化患者都有明显的脑力与体力活动减退的临床表现，而主动脉粥样硬化者大多数无特异性症状。但如果形成主动脉瘤，一旦破裂，可迅速致命，也可形成动脉夹层分离，影响全身血流的调节，加重心脏的负担。

2．冠状动脉粥样硬化　冠状动脉粥样硬化性

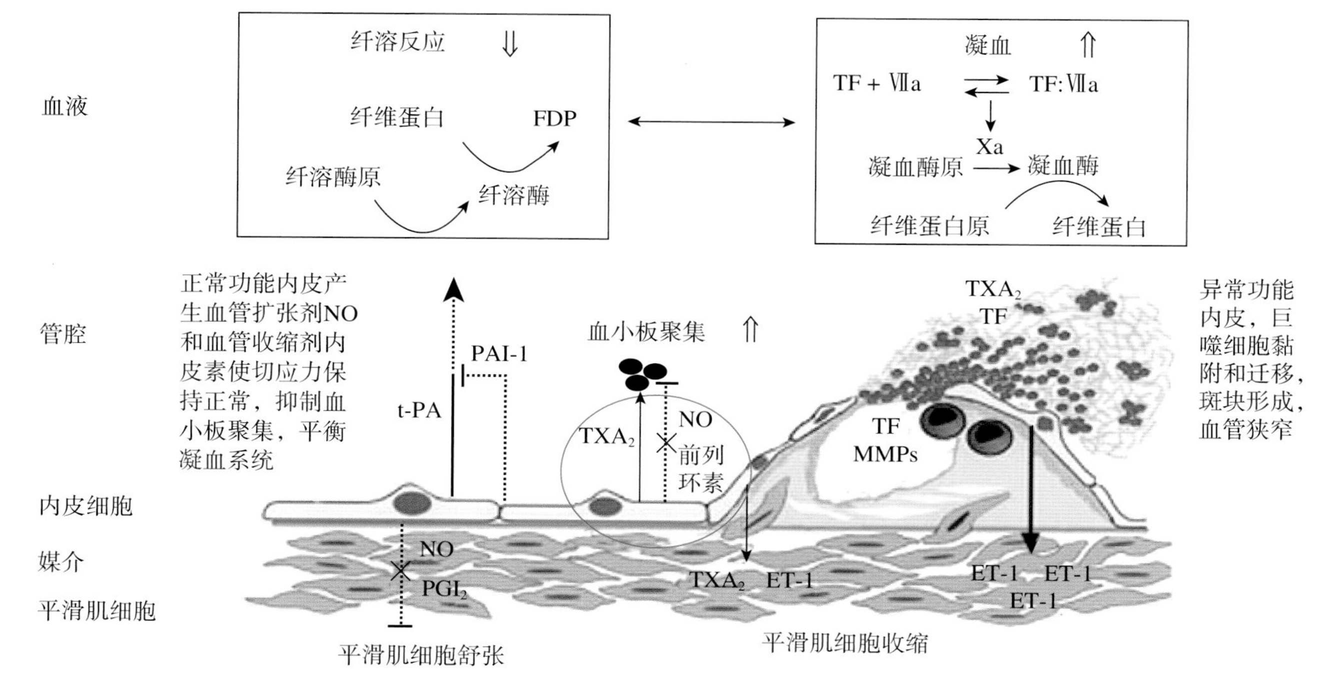

图 20-5 血小板在动脉粥样硬化中的作用

狭窄的动脉粥样硬化血管在高切应力下血小板黏附、活化和聚集是动脉血栓形成的基础

FDP：纤维蛋白降解产物；PAI-1：纤溶酶原激活物抑制物 -1；t-PA：组织型纤溶酶原激活物；NO：一氧化氮；PGI_2：前列环素；TXA_2：血栓素 A_2；ET-1：内皮素 -1；TF：组织因子；MMPs：基质金属蛋白酶

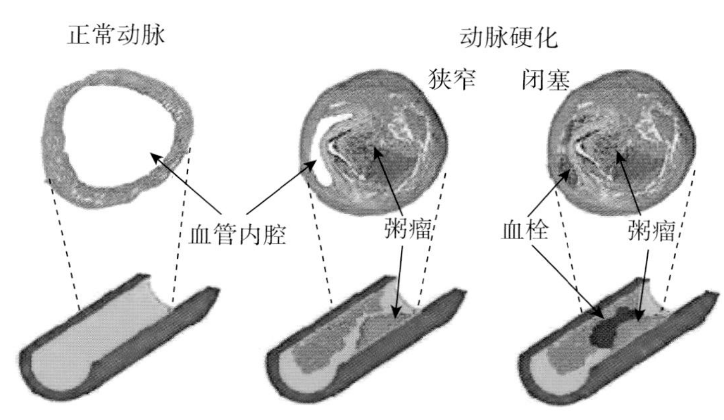

图 20-6 动脉粥样硬化示意图

心脏病是动脉粥样硬化导致器官病变的最常见类型。冠状动脉粥样硬化后血管狭窄或阻塞，导致心肌缺血、缺氧，引起频繁的心绞痛发作，而且含服硝酸甘油也不能缓解，甚至引发急性心肌梗死。其发病原因主要是冠状动脉狭窄所致，还有可能由冠状动脉粥样斑块破裂后，斑块表面的内皮功能失调，使血管不能充分舒张，病变部位产生涡流和血液停滞，促进血栓形成，最终导致冠状动脉堵塞．引发心绞痛、心肌梗死。

3．脑动脉粥样硬化　脑动脉粥样硬化可引起脑供血不足而产生眩晕、头痛和昏厥。脑动脉血栓形成或破裂出血时可引起脑血管意外，有头痛、眩晕、呕吐、意识丧失、肢体瘫痪、偏盲或失语等表现。脑萎缩时引起痴呆，有精神变态、行动失常、智力和记忆力减退以至性格完全变态等症状。

4．肾动脉粥样硬化　肾动脉粥样硬化患者很少见，可由于肾动脉狭窄而引起顽固性高血压，如有肾动脉血栓形成可引起少尿、肾区疼痛、发热等症状。长期肾缺血可导致肾萎缩并发展为肾衰竭。

5．四肢动脉粥样硬化　四肢动脉粥样硬化患者以下肢较为多见，尤其是患者腿部动脉，由于动脉硬化血液供给障碍可引起间歇性的跛行或下肢坏疽等。

6．肠系膜动脉粥样硬化　肠系膜动脉粥样硬化可引起消化不良、肠道张力减低、便秘和腹痛等症状。血栓形成时，有剧烈腹痛、腹胀和发热。肠壁坏死时，可引起便血、麻痹性肠梗阻和休克等。

动脉粥样硬化演变及影响见图 20-7。

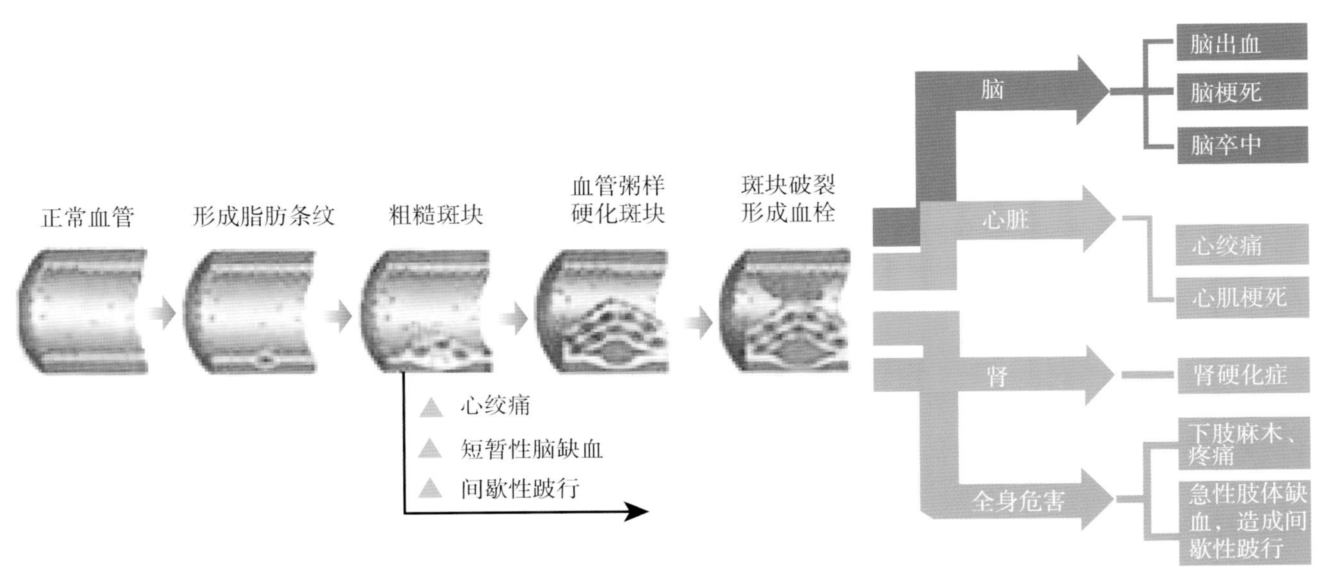

图 20-7　动脉粥样硬化演变及影响

（四）辅助检查

1．血液检查　部分高原动脉粥样硬化患者主要表现为脂质代谢异常，如血总胆固醇增高、LDL-C 增高、HDL-C 降低、甘油三酯增高、脂蛋白 A 降低、脂蛋白 B 和 LP（a）增高。

2．影像学检查　X 线检查可见主动脉结向左上方凸出，主动脉影增宽和扭曲，有时可见片状或弧状钙质沉着影。磁共振和 CT 检查均可显示主动脉瘤样扩张。选择性或数字减影法动脉造影可显示动脉粥样硬化所累及的血管，并可了解病变所在的部位、范围和狭窄的程度，以及动脉瘤病变的情况。

3．超声检查　超声检查有助于判断冠状动脉粥样硬化对心脏的影响，了解主动脉、颈动脉病变的情况。多普勒超声有助于了解四肢动脉、肾动脉等血流情况。血管内超声可直接显示血管壁内的变化。

4．放射性核素检查　放射性核素器官显像有助于了解心脏、肾、脑等组织的血液供应情况。心脏血池扫描可帮助了解心脏排血和心室壁的活动情况。

5．心电图检查　心电图检查和运动负荷试验可显示心肌缺血及其他特殊性改变。

（五）诊断及鉴别诊断

本病早期诊断困难，根据既往无动脉硬化病史，在移居高原地区后发病，年龄较大，伴有红细胞增多，血红蛋白含量升高，血脂异常，动脉造影发现有血管狭窄性病变，应首先考虑本病的诊断。

主动脉粥样硬化引起的主动脉变化和主动脉瘤，需与梅毒性主动脉炎和主动脉瘤及纵隔肿瘤相鉴别；冠状动脉粥样硬化引起的心绞痛和心肌梗死，要与其他冠状动脉病变如冠状动脉炎、冠状动脉先天畸形、冠状动脉栓塞引起者相鉴别；心肌纤维化应与其他心脏疾病尤其是扩张型心肌病相鉴别；脑动脉硬化所引起的脑血管意外应与其他原因所引起的相鉴别；肾动脉硬化引起的高血压应与其他原因引起的相鉴别；肾动脉血栓形成应与肾结石相鉴别；四肢动脉粥样硬化所引起的症状应与其他原因的动脉病变所引起的症状相鉴别。

（六）治疗的病理生理学基础

高原动脉粥样硬化首先应着重于高原适应不全症状的治疗，提高患者的适应能力，调整机体对低氧的适应，或是离开低氧环境，改变不良生活习惯。在未发病时，对危险因素进行积极干预，为一级预防。对已发生动脉粥样硬化的患者进行系统的、有计划的、全面的治疗，以防止其病情加重或发生并发症，为二级预防。做好宣传教育和预防工作，可以降低动脉粥样硬化及并发症的发生率和病死率，并使并发症的发病年龄尽量推迟，提高生活质量。三级预防是对冠心病患者已发生的并发症进行积极的治疗，减少并发症的致死率和致残率。

1．主要预防措施

（1）限制高脂肪食品：首先应进行饮食调整、改善生活方式，选择低脂类的食品，如蔬菜、豆制品、瘦肉、海产品等，尤其是多食用含纤维素多的蔬菜，可以减少肠道内脂肪的吸收。严禁暴饮暴食及过量食用油腻、动物内脏等含饱和脂肪酸和胆固醇量高的食物。

（2）限制糖、盐饮食：糖可在肝中转化为内源性甘油三酯，使血浆中甘油三酯的浓度增高。所以应限制糖类和含糖量高的甜食摄入。动脉粥样硬化的患者每天摄入的盐量应该限制在5 g之内。摄入盐量多，会增加心、肾的负担，更容易造成机体内的水钠潴留，引发高血压、冠心病，导致心、脑血管系统疾病的患病率增高。

（3）肥胖者减轻体重：对于肥胖者来说，减轻体重可促进新陈代谢，降低血液黏滞度和血脂的含量，缓解动脉硬化的进程。对体重超过正常标准的人，应在医师指导下逐步减轻体重，以每月减体重1 ~ 2 kg为宜。降体重时的饮食原则是低脂肪、低糖，但应有足够的蛋白质。

（4）加强活动和锻炼：运动可使心血管系统功能趋向正常化，各系统的功能得到改善，从而有效降低血液黏滞度和血脂的含量，缓解动脉硬化的作用。但老年人进行的体育运动不宜剧烈，一般以散步、打太极拳、轻度的肢体活动等较为适宜。体力活动不仅能增加热能的消耗，而且可以增强机体代谢，提高体内某些酶尤其是脂蛋白酯酶的活性，有利于甘油三酯的运输和分解，从而降低血中的脂质。

（5）戒烟：香烟中的毒素不仅使最细微的小动脉变窄，而且会提高血压和凝血活性，损伤动脉内膜，引发动脉粥样硬化。吸烟者血清中总胆固醇及甘油三酯的水平明显升高，高密度脂蛋白胆固醇水平明显降低，这是引起动脉粥样硬化的重要因素。少量饮一些红葡萄酒，能使血清中高密度脂蛋白胆固醇明显增高，低密度脂蛋白胆固醇水平降低，冠心病的患病率下降。酗酒或长期饮白酒，可以刺激肝合成更多的内源性甘油三酯，使血液中低密度脂蛋白胆固醇的浓度增高而引起高胆固醇血症，引发动脉粥样硬化。

（6）避免过度紧张：当人的情绪紧张时，可使体内交感神经兴奋、肾上腺素分泌量增多，引起心脏功能失常，血压升高，血管内膜也会积存胆固醇，引起血中胆固醇及甘油三酯含量增高。因此，老年人更应该保持情绪稳定，排除干扰，宽宏大度，妥善解决各种不愉快之事，避免情绪紧张而引发疾病。有情绪紧张和容易兴奋的中老年人，可用改变生活方式或睡眠环境，也可适当用小剂量的镇静药物来调整。中老年人为了避免过度紧张情绪，还应不断增进自我修养，淡泊名利、对人宽容、培养爱好、善待自己，这些均有利于疾病的治疗。有些人在用饮食调整和改变生活方式治疗确实无效时，应在医师指导下及时使用调脂类药物。

（7）氧疗：由于高原地区高寒、缺氧的特殊地理环境，使氧疗成为最有效的治疗方法。氧疗可以改善细胞代谢，使细胞有足够能量，同时减低血红蛋白。

（8）低海拔地区疗养：初期可先离开高原缺氧环境，给予低海拔地区疗养，改善心脏、肺、脑、肾功能。研究表明，海滨自然疗养能激活酶系统，促进新陈代谢，加速组织氧化过程，降低血脂和血液黏滞度，纠正高原缺氧造成的血液高凝倾向，促进高原动脉硬化患者的恢复。

2．可能病因的治疗

（1）治疗与本病有关的疾病：包括高血压、高脂血症、糖尿病、肥胖症、痛风、肝病、肾病综合征和有关的内分泌紊乱等。

（2）规律服用药物治疗：目前主要措施有扩张血管、调节血脂、抗血小板聚集、溶解血栓等各种药物治疗。在药物的选择上，要做到药物治疗方案个体化。

（3）采取有效的外科手术治疗：对于狭窄或闭塞的血管，特别是冠状动脉、肾动脉和四肢动脉，可以行再通、重建或旁路移植等外科手术治疗，以恢复动脉的供血功能。

3．药物治疗

（1）血管调节类

1）抗血小板及抗凝血药物：抗血小板药就是通过封闭血小板膜上的受体或血小板内TXA_2合成途径等使血小板不被激活，从而抑制血小板的黏附和聚集，有助于防止血管阻塞性疾病的发生和发展，可用于动脉粥样硬化的一级和二级预防，如噻氯匹定。

凝血酶在血栓形成中有重要作用，因此抑制凝血酶可起到抗凝血作用。现在主要抗凝血药物有：①肝素，一般经皮下或静脉给药。不良反应主要有出血、血小板减少和过敏反应。②低分子肝素，因其半衰期长、出血倾向少、不需要实验室检测、抗凝血作用强，现基本代替普通肝素。③香素豆类，主要有华法林，使用一般从小剂量开始，不良反应有出血、皮肤坏死。④阿加曲班，是直接的凝血酶抑制剂，其适应证在不断扩大。

2）血管扩张药物：这类药物主要对血管平滑肌和内皮细胞作用，松弛血管平滑肌，舒张冠状动脉阻力血管，产生冠脉“窃血”，从而扩张血管，降低血压．达到治疗动脉粥样硬化的目的，如类黄酮物质。

（2）调血脂类

1）阻止或者减少胆固醇吸收的药物：为目前使用较多的药物，主要代表性药物为他汀类药物和依折麦布。依据作用于胆固醇生物合成及代谢过程中不同的酶，可将该类降脂药分为 HMG-CoA 还原酶抑制剂、ACAT 抑制剂及胆固醇生物合成过程中其他非关键酶抑制剂。HMG-CoA 还原酶抑制剂即他汀类降脂药，其作用机制主要是通过抑制细胞内胆固醇合成的限速酶即 HMG-CoA 还原酶，造成细胞内游离胆固醇减少，继而反馈性上调细胞表面 LDL 受体的表达，加速循环血液中 VLDL 残粒和 LDL 的清除。其共同的副作用有头痛、肌痛、乏力、肠道不适和感冒样症状。

2）降 TG 类药物：目前主要是贝特类降脂药和烟酸类降脂药。烟酸类可减少肝内 VLDL 的合成和释放，从而使循环中 IDL 和 LDL 也相应降低。烟酸还可减少从脂肪细胞释放的游离脂肪酸量，减少甘油三酯的合成。烟酸还能在辅酶 A 的作用下与甘氨酸合成烟尿酸，从而妨碍肝细胞利用辅酶 A 合成胆固醇。贝特类降脂药属于苯氧芳酸类，能够明显降低血浆中的 ILDL，降低 TG，减少脂肪酸的形成，促进胆固醇的逆向转运。

（3）抗氧化剂：研究已经显示氧化修饰低密度脂蛋白（OxLDL）可以引起细胞的坏死和凋亡，如 OxLDL 诱导活性氧和 OxLDL 引起细胞内游离 Ca^{2+} 浓度升高的第二信使都致使包括平滑肌细胞和内皮细胞在内的各种细胞死亡，从而使血管局部产生一种过度的慢性炎性增生。

1）合成型抗氧化剂：普罗布考的抗氧化作用可有效抑制 LDL 和 HDL 的氧化。

2）天然抗氧化剂：维生素 E 可延缓 LDL 的氧化，抑制血管平滑肌细胞增殖，从而延缓动脉壁变狭窄，并可抑制血小板粘连、聚集和血小板释放反应。胡萝卜素具有抗氧化及抗自由基的功能，帮助细胞减缓老化的过程，是 OH· 等自由基有效的淬灭剂和捕捉剂，可阻止自由基的链反应，保护机体免受自由基和脂质过氧化的损伤。

二、病态窦房结综合征

病态窦房结综合征（sick sinus syndrome，SSS），简称病窦综合征，其临床表现是以缓慢窦性心律失常为基础而产生的头晕、黑矇及晕厥等症状。病因多为缺血、纤维化等致窦房结器质性病变造成其功能障碍，另有其他外在因素导致窦房结继发性功能改变，如迷走神经张力异常增高致窦房结功能障碍，将其称为结外病态窦房结综合征或功能性病态窦房结综合征。病态窦房结综合征转归可以是可逆性的，也可以是不可逆性的。病态窦房结综合征包括以下心律失常：①持续而显著的窦性心动过缓（$<$ 50 次 / 分），且并非由药物所致；②窦性停搏与窦房传导阻滞；③窦房传导阻滞合并房室传导阻滞，称为双结病变；④规律或不规律的心动过缓与房性快速性心律失常（心房扑动、心房颤动或房性心动过速）交替发作，称为慢 - 快综合征。

心脏通过交感神经和迷走神经影响窦房结的自律性。在安静状态下，迷走神经兴奋占优势，心率的变化主要受迷走神经的调节；在运动、情绪紧张等状态下交感神经兴奋占优势。交感神经与迷走神经的活性处于动态平衡，以适应机体的各种病理生理需要。各种应激状态可使两者的活性产生相应的变化并相互抑制，其作用在心脏所产生的效应首先表现在心率快慢的变化上。

心脏电生理检查结果表明，高原世居健康成人的窦房结恢复时间（sinus node recovery time，SNRT）和校正的窦房结恢复时间（CSNRT）明显长于平原成人，而且其延长的程度随海拔高度的升高而增加，但在用阿托品 + 普萘洛尔阻断自主神经对心脏的调控后，测定的 SNRT 和 CSNRT 则显著缩短。另有学者对海拔 2300 m 地区心率正常组、窦性心动过缓组及病态窦房结综合征组进行了阿托品＋普萘洛尔阻断心脏自主神经前后电生理参数变化的研究，结果表明：病态窦房结综合征组实测固有心率（observed IHR，IHRO）明显低于预测固有心率（predicted IHR，IHRP），而其他两组的IHRO与IHRP十分接近。这些结果有力地证明了迷走神经对高原世居者窦房结功能有强烈的抑制作用。因此，高原世居者心率缓慢也是机体对慢性低氧的一种适应性变化。研究发现低氧可改变窦房结的结构，从而影响电激动的形成和传导。同时高原低氧使心肌组织中腺苷含量增加，腺苷作用于窦房结的起搏细胞使其自律性降低，从而使心率减慢。

（一）高原低氧环境对心脏电生理的影响

心脏的自律性、兴奋性和传导性是以心肌生物电活动为基础的生理功能，高原低氧环境下，自主神经功能会发生改变。急性高原低氧环境下，交感神经兴奋性增强，慢性高原低氧环境下，以迷走神经兴奋性增强为主。因此，交感神经及副交感神经兴奋性的改变对心肌细胞电生理特性有一定的影响，从而引起各种心律失常。

1．对心肌兴奋性的影响　交感神经兴奋时，儿茶酚胺能使复极相K^+外流增加，从而使复极过程加速，复极缩短，不应期缩短，0相离子通道复活加快，窦房结兴奋发放频率增加，心率增快。迷走神经的兴奋性增高，其末梢释放乙酰胆碱作用于心肌细胞膜的M受体，使细胞膜对K^+通透性增高，K^+外流，静息电位绝对值增大，与阈电位的距离增大，引起兴奋所需的阈刺激增大，心肌的兴奋性降低。

2．对心肌自律性的影响　交感神经兴奋性增高，其末梢释放去甲肾上腺素作用于心肌细胞膜上的β受体，激活腺苷酸环化酶（AC），促进细胞质内的ATP转变为环磷酸腺苷（cAMP），使细胞内cAMP水平升高，cAMP激活蛋白激酶（PKA），催化细胞内的磷酸化反应，改变细胞膜离子通道的构型和门控机制：在浦肯野纤维等快反应细胞，cAMP使电压门控钾通道失活，K^+外流减少，起搏电流（I_f）增加，4相自动去极化加速，自律性升高，形成室性快速异位节律；在窦房结等慢反应组织，cAMP激活细胞膜的慢通道促进Ca^{2+}内流，使4相自动去极化加速，自律性升高，可形成窦性心动过速。因此交感神经兴奋或儿茶酚胺水平升高能提高正常起搏点和异位起搏点的自律性，导致心律失常。

迷走神经兴奋时，乙酰胆碱作用于心肌细胞膜M受体，激活乙酰胆碱激活性钾电流，使K^+外流加速，静息电位绝对值增大，和阈电位的距离增大，4相自动去极化达阈电位而发生兴奋的时间延长；乙酰胆碱和M受体结合，并与抑制性G蛋白（G_i）偶联，后者抑制腺苷酸环化酶（AC），减少cAMP的生成，降低蛋白激酶（PKA）活性，抑制钙通道，Ca^{2+}内流减少。通过这些机制，可使心肌细胞自律性降低，心率减慢。

3．对心肌传导性的影响　交感神经兴奋时，慢反应细胞0相Ca^{2+}内流加速，其动作电位上升速率和幅度均增加，房室交界区传导速度加快。左侧迷走神经兴奋时，乙酰胆碱抑制钙通道，Ca^{2+}内流减少，房室交界区的慢反应细胞动作电位幅度变小，兴奋的传导速度减慢。

（二）心肌损害对心脏电生理的影响

高原低氧环境下，心肌细胞电生理特性的改变除了受自主神经功能状态改变的影响外，心肌的损害也是一个重要因素。

1．高原低氧时心肌能量生成不足　急性和慢性高原低氧均可导致线粒体发生病理损伤。低氧首先影响线粒体对氧的利用，使神经递质的生成和生物转化能力降低，线粒体可出现肿胀、嵴崩解、外膜破裂和基质外溢等改变。线粒体的损伤可影响心肌细胞能量代谢和离子转运，进而影响心肌细胞电生理的特性。如低氧状态下，心肌细胞内ATP裂解成ADP和腺苷时，细胞膜ATP敏感性钾通道立即开放，促进K^+外流，使复极过程加速、动作电位时间缩短、舒张期电位负值减小，成为致心律失常的因素。由于ATP生成不足，导致钠-钾泵功能障碍，Ca^{2+}内流增加，同时钙泵失活使细胞内Ca^{2+}排出受阻，导致细胞内Ca^{2+}超载，引起心律失常。

2．低氧时心肌组织学的改变　慢性低氧时，因为心肌能量供给不足，心肌细胞膜及细胞质中的细胞器受到损伤，出现心肌细胞的变性和坏死。损伤部位的心肌细胞电生理特性发生改变，由于阻滞、兴奋折返或异位节律而形成心律失常。

3．低氧对心肌细胞膜离子泵的影响　低氧

时，心肌细胞膜 Na^+-K^+-ATP 酶活性下降，失去维持细胞内外 K^+、Na^+ 正常浓度差的功能，心肌细胞代谢发生紊乱，影响心肌复极过程，发生心律失常。

4．低氧与氧自由基　慢性高原低氧及紫外线辐射强的环境下，可导致超氧化物歧化酶（superoxide dismutase，SOD）生成减少，机体内氧自由基（oxygen free radical，OFR）产生增多，可能的原因有：①高原低氧环境下，ATP 代谢障碍，细胞内 Ca^{2+} 浓度增加，激活蛋白酶，在蛋白酶作用下，黄嘌呤脱氢酶促使黄嘌呤氧化酶通路活化，导致活性氧释放，产生大量氧自由基；②低氧环境下，机体能量消耗增多，细胞代谢障碍使体内某些物质氧化产生氧自由基增多。

氧自由基同膜脂质不饱和脂肪酸作用引发脂质过氧化反应，体内脂质过氧化物含量增高，心肌细胞膜结构受损、功能障碍。脂质过氧化反应使膜脂质发生交联、聚合，细胞膜蛋白质的活性下降，如钠 - 钾泵、钙泵等的功能下降，导致细胞内 Na^+、Ca^{2+} 浓度增高。这些因素使心肌细胞电生理特性发生改变，引起心律失常。

海拔越高，机体的应激状态越严重，氧自由基的生成越多，最终可引起组织细胞发生氧化损伤，严重时可诱导细胞凋亡。但氧自由基对机体的作用具有双重性，低浓度氧自由基为维持健康所必需，如氧自由基参与细胞免疫，对局部抗感染等有一定的作用，过量则对机体有害。因此，对于高原疾病研究的目标不应将氧自由基完全清除，而应将其维持在一个适当的低水平，维持氧化和抗氧化之间的平衡。

（三）窦房结功能评价

1．阿托品试验　阿托品试验（1 ~ 3 mg）广泛用于评价迷走神经张力对窦房结功能的影响。阳性标准：心率＜ 90 次 / 分或心率增加＜原有心率的 20% ~ 50%。心率＞ 90 次 / 分且有晕厥者，提示迷走神经功能亢进，可能为结外病态窦房结综合征。

2．心脏固有心率测定　普萘洛尔（0.2 mg/kg）和阿托品（0.04 mg/kg）同时阻断交感神经和迷走神经的作用后，最快而稳定的心率，即为实测的固有心率，它代表窦房结本身固有的节律。因为固有心率降低与窦房结功能密切相关，所以单纯窦性心动过缓可通过测定窦房结的固有心率来明确区分窦房结功能障碍或迷走神经张力增高。IHRO 正常人平均值为 101 ± 11 次 / 分，且随年龄增加而降低。IHRP = 118.2 －（0.57 × 年龄），＞ 45 岁 95% 可信限为 ± 18%，≤ 45 岁 95% 的可信限为 ± 14%，IHRO/IHRP 正常最低值＜ 1，提示窦房结功能不良。国内学者报道应用普萘洛尔 5 mg + 阿托品 2 mg 进行检查，IHRP 的计算公式为 120.2 － 0.69 × 年龄，可能更适合我国人群的诊断标准。

3．窦房结恢复时间测定　用右心房超速起搏方法，观察在心房超速起搏突然终止后窦房结重新发放激动时间，即窦房结恢复时间（SNRT）。由于窦房结恢复时间受自身心动周期的影响较大，正常人也可出现窦房结恢复时间延长，故以 SNRT 减去自身窦性周期长度（SCL），即为校正的窦房结恢复时间（CSNRT）。SNRT 和 CSNRT 的正常值各报告不尽相同，多数学者认为正常人 SNRT ≤ 1400 ms，老年人 SNRT ≤ 1680 ms，CSNRT ＞ 550 ms。

4．窦房传导时间（SACT）测定　行心房程序期前刺激，当配对间期逐渐缩短，在窦房结反应的Ⅱ区内发放心房期前刺激，刺激传入窦房结并重整窦性周期，窦性激动传出窦房结，其周长减去原对照周期，其延迟的时间，即为窦房传导时间（SACT）。SACT ≥ 300 ms（Josephson）对诊断病态窦房结综合征有重要的参考价值。

部分高原世居藏族人及长期移居者心率经常低于 50 次 / 分，并出现类似病态窦房结综合征的临床表现和常规检查阳性的诊断结果，称为高原病态窦房结综合征。但许多研究表明，这不是器质性病态窦房结综合征。

有学者对海拔 2300 m 地区心率正常组、窦性心动过缓组及病态窦房结综合征组进行了阿托品 + 普萘洛尔阻断心脏自主神经前后电生理参数变化的研究，结果表明：窦性心动过缓组用药物阻断自主神经对窦房结的调控后，窦房结恢复时间（SNRT）即恢复正常，测得的固有心率（IHRO）约等于预测固有心率（IHRP），说明阻断前 SNRT 显著延长是迷走神经张力增高对窦房结的抑制作用；同时这种抑制是功能性的，只要解除了迷走神经的抑制作用，窦房结仍能以自己的固有频率发放激动。而病态窦房结综合征组在解除了迷走神经对窦房结的抑制后，SNRT 缩短不明显，说明病态窦房结综合征患者平时显著的心动过缓并不是迷走神经抑制的结果，而是由窦房结的器质性病变所致。

高原低氧环境下，心脏的自主神经调控中迷走神经占很大优势，因而发生窦性心动过缓的比率很高。因此有学者建议对高原病态窦房结综合征的诊断除了常规的诊断标准外，还应该进行电生理药物（阿托品＋普萘洛尔）试验，药物阻断自主神经对窦房结的调控后，SNRT ≥ 1250 ms、CSNRT ≥ 500 ms、SACT ≥ 120 ms、IHRO ≤ 83 次/分，可做出高原病态窦房结综合征的诊断，而只符合病态窦房结综合征诊断的常规标准而不符合上述药物试验标准者，则不应诊断为高原病态窦房结综合征。

（四）治疗的病理生理学基础

1．病因治疗　急性病态窦房结综合征患者均有病因，如急性心肌梗死累及窦房结动脉、某些药物（如β受体阻断药）、电解质紊乱、甲状腺功能减退等，通过病因治疗可使窦房结功能恢复正常。

2．药物治疗　对于因窦房结器质性病变所致的慢性病态窦房结综合征患者，可使用阿托品、山莨菪碱、异丙肾上腺素等药物，以提高心率，改善临床症状。但只能作为暂时性应急处理，为起搏治疗争取时间。

3．起搏治疗　是对慢性病态窦房结综合征患者唯一有效的治疗方法。

（李　琳　苏晓灵　马艳梅　樊世明）

参考文献

[1] 李桂源．病理生理学．2版．北京：人民卫生出版社，2010.
[2] 王建枝，殷莲华．病理生理学．8版．北京：人民卫生出版社，2013.
[3] 黄俊．心力衰竭现代教程．北京：科学出版社，2016.
[4] 葛均波，徐永健．内科学．8版．北京：人民卫生出版社，2013.
[5] 格日力．高原医学．北京：北京大学医学出版社，2015.
[6] 吴天一．高原病的诊断、预防和治疗指南．兰州：兰州大学出版社，2014.
[7] 崔建华．高原医学研究与临床．郑州：河南科学技术出版社，2016.
[8] Mann DL．Zipes DP，Libby P，et al．Braunwald Heart Disease．10版．北京：北京大学医学出版社．2015.
[9] Yancy CW，Jessup M，Bozkurt B，et al．2017 ACC/AHA/HFSA Focused Update of the 2013 ACCF/AHA Guideline for the Management of Heart Failure：A Report of the American College of Cardiology/American Heart Association Task Force on Clinical Practice Guidelines and the Heart Failure Society of America．J Card Fail，2017，23（8）：628-651.
[10] Ponikowski P，Voors AA，Anker SD，et al．2016 ESC Guidelines for the diagnosis and treatment of acute and chronic heart failure．The Task Force for the diagnosis and treatment of acute and chronic heart failure of the European Society of Cardiology（ESC）．Developed with the special contribution of the Heart Failure Association（HFA）of the ESC．Eur J Heart Fail，2016，18（8）：891-975.
[11] Robertson D，Biaggioni I，Burnstock G，et al．Primer on the Autonomic Nervous System．3rd ed．Philadelphia：Elsevier Inc，2012：281-282.
[12] Richalet JP．Physiological and clinical implications of adrenergic pathways at high altitude．Advances in experimental medicine and biology，2016，903：343-356.
[13] Insalaco G，Romano S，Salvaggio A，et al．Periodic breathing，arterial oxyhemoglobin saturation，and heart rate during sleep at high altitude．High Altitude Medicine and Biology（Online），2012，13（4）：258-262.
[14] Stembridge M，Ainslie PN，Shave R．Short-term adaptation and chronic remodelling to high altitude in lowlander natives and Himalayan Sherpa．Experimental Physiology，2015，100（11）：1242-1246.
[15] West JB，Schoene RB，Luks AM，et al．High altitude medicine and physiology．5th ed．London：CRC Press，2012.
[16] Negi PC，Marwaha R，Asotra S，et al．Prevalence of high altitude pulmonary hypertension among the natives of Spiti Valley—a high altitude region in Himachal Pradesh，India．High Alt Med Biol 2014，15（4）：504-510.

第二十一章

高原血液系统病理生理学

心血管系统内血液的正常流动是维持生命活动的基本条件之一，这是机体凝血、抗凝血和纤溶系统间处于动态平衡的结果。各种凝血因子、抗凝血因子、纤溶因子的数量发生变化或功能产生障碍，血管结构或功能特别是血管内皮细胞的结构或功能发生异常，以及血细胞特别是血小板的质或量发生异常等均可使凝血与抗凝血功能紊乱。凝血系统功能正常是机体凝血与抗凝血平衡的基础。凝血系统被激活后可产生凝血酶，是维持凝血的关键，但产生的凝血酶也同时激活了抗凝血系统和纤溶系统，以维持新的凝血与抗凝血平衡。当各种病因导致机体凝血功能异常时，则可发生凝血与抗凝血平衡紊乱，在临床上出现血栓形成倾向或出血倾向，甚至发生出血或血栓形成性疾病。

第一节　概　述

一、正常止血和抗凝血功能

参与体内止血功能的主要是血小板、血管内皮细胞和凝血系统三方面因素。

（一）血小板

血小板由巨核细胞生成，在体内的生存期为 7 ~ 10 d，血小板具有丰富的细胞膜和骨架蛋白，胞内尚有多种细胞器（如线粒体）和血小板颗粒。血管受损后发生收缩，受损内皮下结缔组织、中层及外膜中的胶原纤维暴露，在血管性血友病因子（von Willebrand factor，vWF）存在下，血小板黏附于血管受损处的内皮下组织，机械性堵塞伤口以暂时止血；发生黏附的血小板释放出各种物质，促使其他血小板聚集，同时可使附近血管收缩以利止血；聚集后的血小板释放腺苷二磷酸（adenosine diphosphate，ADP）等物质导致二次聚集，同时促凝血因子释放加速，最终形成血栓而止血。

（二）血管因素

局部毛细血管、小动脉受到损伤刺激时可短暂收缩，使受伤的血管伤口缩小或闭合，出血减少乃至停止。

血管内皮细胞在维持生理状态下血管和血流的通畅过程中起重要作用，它可合成前列环素（prostacycline，PGI_2）、组织型纤溶酶原激活物（tissue plasminogen activator，t-PA）、凝血酶调节蛋白（thrombomodulin，TM），并能使抗凝血酶（antithrombin，AT）在内皮细胞附近结合硫酸肝素，从而起抗凝血作用。TM 又称血栓调节素，在内皮细胞表面与凝血酶结合，然后活化蛋白 C（protein C，PC），并与蛋白 S（protein S，PS）一起降解活化的凝血因子Ⅴa 和Ⅷa，减少凝血酶的生成，从而防止血栓的发生。正常时血液中无组织因子（tissue factor，TF）存在，而内皮细胞表面有 TF，可促进凝血因子Ⅹ的活化，也可使凝血因子Ⅸa 和Ⅹa 在内皮细胞表面结合，将凝血过程局限在一定的范围内。总之，内皮细胞在凝血、抗凝血及纤溶等方面均有重要作用。

当内皮细胞受损时，上述由内皮细胞分泌的抗凝血物质减少；内皮下组织因子和胶原物质暴露，使 TM 作用减弱，增加了凝血因子结合的磷脂部位，从而促进了血管损伤后的凝血过程。

（三）血浆凝血因子的作用

血液凝固是机体止血功能的重要组成部分。机体的凝血系统包括凝血、抗凝血和纤溶三部分。生理状态下这三部分形成一个动态平衡网络，相互调节，相互制约，保证血液在有一定压力的闭式系统中循环流动。

凝血与抗凝血功能平衡是机体重要的防御功能之一。当机体由于某种原因而导致出血时，可先后启动外源性和内源性凝血系统，使局部血管收缩，血小板激活、黏附、聚集于损伤血管的基底膜，并在局部形成纤维蛋白凝块，产生止血作用。同时抗凝血系统和纤溶系统也被激活，抗凝血系统的激活可防止凝血过程的扩散，纤溶系统的激活有利于局部血流的再通，保证血液的供应。正常机体的凝血、抗凝血、纤溶系统保持动态平衡。血管内皮细胞及血小板等在维持凝血与抗凝血功能的平衡中也发挥重要作用。

凝血系统包括外源性凝血系统和内源性凝血系统。主要由多种凝血因子组成，多数凝血因子是在肝合成，并以酶原的形式存在于血浆中。凝血因子包括：凝血因子Ⅰ（FⅠ）、Ⅱ（FⅡ）、Ⅲ（FⅢ）、Ⅳ（FⅣ，Ca^{2+}）、Ⅴ（FⅤ）、Ⅶ（FⅦ）、Ⅷ（FⅧ）、Ⅸ（FⅨ）、Ⅹ（FⅩ）、Ⅺ（FⅪ）、Ⅻ（FⅫ）、XⅢ（FXⅢ）。其中FⅢ也称TF，来源于组织细胞。

根据凝血启动和激活凝血因子Ⅹ的途径不同，凝血过程可分为三个阶段。

1．凝血活酶生成　可分为外源性和内源性两个凝血途径。

（1）外源性凝血途径（extrinsic pathway）：由TF启动。组织损伤后，细胞破坏而释放大量的凝血因子Ⅲ，并与凝血因子Ⅶ、Ca^{2+}共同组成组织凝血活酶复合物，继而激活凝血因子Ⅹ。TF是由263个氨基酸残基构成的跨膜糖蛋白。血管外层的平滑肌细胞、成纤维细胞、周细胞、星形细胞、足状突细胞等不与血液直接接触的组织细胞，可恒定表达TF，一旦血管壁损伤，则可启动凝血系统产生止血作用。血液中的凝血因子Ⅶ中含有Ca^{2+}结合氨基酸：γ-羧基谷氨酸（γ-carboxyglutamic acid，Gla），因此可结合数个Ca^{2+}。一旦TF释放，则可通过Ca^{2+}形成TF-Ca^{2+}-FⅦ复合物，FⅦ则被激活为FⅦa，于是外源性凝血系统被激活，从而启动外源性凝血途径。

（2）内源性凝血途径（intrinsic pathway）：致病因素如感染、缺血、缺氧等损伤血管内皮细胞，细胞基底膜胶原暴露，与凝血因子Ⅻ的精氨酸残基胍基结合，凝血因子Ⅻ发生分子构型变化，暴露有活性的丝氨酸残基，凝血因子Ⅻ被激活，从而启动内源性凝血系统，进一步激活凝血因子Ⅺ和Ⅸ，凝血因子Ⅸa与Ⅷ、Ca^{2+}和血小板因子3（platelet factor 3，PF3）组成血小板磷脂复合物，与外源性凝血系统的组织凝血活酶复合物共同激活凝血因子Ⅹ。凝血因子Ⅻa水解生成激肽释放酶原激活物可使激肽释放酶原转变为激肽释放酶，后者又激活凝血因子Ⅻ，加速凝血。

内、外源性凝血途径激活凝血因子Ⅹ后，即进入共同途径，形成凝血酶原复合物。

2．凝血酶生成　被内源性和外源性凝血系统激活的凝血因子Ⅹa与Ⅴ、Ca^{2+}、PF3组成凝血酶原激活物，使凝血酶原转变为凝血酶，激活凝血酶。

3．纤维蛋白生成　凝血酶生成后与纤维蛋白原接触，使其变为纤维蛋白单体及肽A、肽B。在Ca^{2+}的存在下，纤维蛋白单体聚合成可溶性纤维蛋白多聚体，凝血酶还激活凝血因子XⅢ，通过转酰胺基反应，纤维蛋白单体聚合而成的多聚体发生共价交联，形成稳定的网状聚合体，并与多种血细胞共同形成血栓而止血（图21-1）。

凝血过程被外源性凝血系统启动后，维持凝血过程所需的高浓度凝血酶的产生主要与下列因素有关：①外源性凝血系统启动后产生的少量凝血酶可激活凝血因子Ⅺ，也可激活凝血因子Ⅷ和Ⅴ，这些凝血因子的激活，可使内源性凝血系统激活，从而产生高浓度凝血酶；②外源性凝血系统启动后产生的少量凝血酶可导致纤维蛋白的形成和血小板活化，激活的血小板可促进凝血酶诱导的凝血因子Ⅺ的活化，从而进一步促进凝血酶的产生；③凝血过程中形成的纤维蛋白可包绕、结合凝血酶，防止凝血酶被血液中存在的AT所抑制。内源性凝血系统和外源性凝血系统并不是截然分开的，而是互相联系的。两者互相密切配合，在启动并维持凝血过程中具有十分重要的作用。

（四）抗凝血与纤溶机制

机体存在着相应的抗凝血机制，保证循环血液的通畅流动。抗凝血系统由细胞和体液两部分组成。

1．细胞抗凝血作用　存在于脾、淋巴结、骨髓中的单核巨噬细胞系统，可吞噬、清除体内形成的活化凝血因子，如凝血因子Ⅹa、凝血酶、纤维蛋白降解产物（fibrin degradation products，FDP）及免疫复合物等，从而防止血管内纤维蛋白沉积，保持血流通畅。单核巨噬细胞系统和肝细胞发挥非特异性抗凝血作用。

血管内皮细胞可释放t-PA，后者可激活纤溶系统溶解血栓、分泌PGI_2、抑制血小板聚集、扩张血管，同时分泌AT、TM、组织因子途径抑制物（tissue factor pathway inhibitor，TFPI）等抗凝血物质，对防止微血管血栓形成起重要作用。

2．体液抗凝血作用　体液中起抗凝血作用的成分主要有以下几种。

（1）抗凝血酶（AT）：AT曾称抗凝血酶Ⅲ，

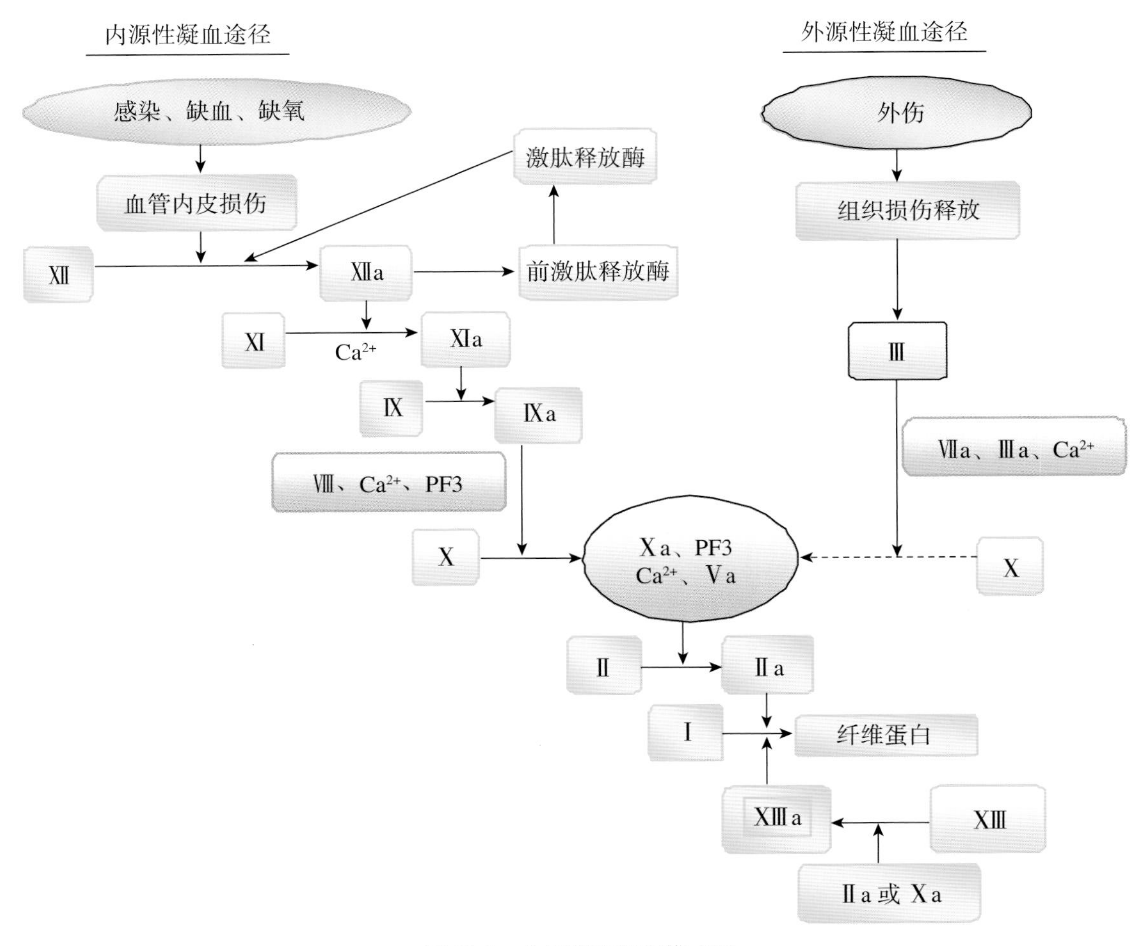

图 21-1 血液凝固过程模式图

主要由肝和血管内皮细胞合成，是拮抗凝血酶活性的最重要的物质，体内 80% 的抗凝血活性由其完成。AT 可中和凝血酶，形成无凝血活性的凝血酶 - 抗凝血酶复合物，是一种丝氨酸蛋白酶抑制剂，可灭活凝血因子Ⅹa，对凝血因子Ⅻa、Ⅺa、Ⅸa 及纤溶酶、尿激酶、激肽释放酶等也有一定的抑制作用，与肝素结合后，其抗凝血活性明显升高。

（2）肝素：在体内由肥大细胞合成，作为 AT 的辅因子，可加强 AT 的抗凝血作用。肝素还可抑制Ⅴ、Ⅷ、Ⅸ、Ⅹ等凝血因子的活性，促进纤溶酶原激活物的释放，同时增强纤溶酶活性。

（3）蛋白 C 系统：由蛋白 C、蛋白 S、蛋白 C 抑制物（protein C inhibitor，PCI）和 TM 组成。TM 是一种跨膜蛋白，存在于内皮细胞和血小板，是细胞表面凝血酶的受体。在蛋白 S、Ca^{2+} 及磷脂的参与下，凝血酶 - 凝血酶调节蛋白复合物能迅速结合并活化蛋白 C，活化后的蛋白 C 从内皮细胞表面脱离，通过水解凝血因子Ⅴa、Ⅷa，抑制凝血酶原复合物的形成实现其对凝血的负调控。

（4）组织因子途径抑制物：TFPI 是由 276 个氨基酸残基构成的糖蛋白，由血管内皮细胞、肝细胞生成，在血浆中绝大部分与脂蛋白结合。血小板活化后可释放出其结合的少量 TFPI。注射肝素后 TFPI 可释放到血液中使其浓度明显增加。TFPI 可与凝血因子Ⅹa、TF、凝血因子Ⅶ结合形成四聚体，抑制由 TF 途径启动的凝血反应，从而阻碍了凝血酶原复合物的形成，TFPI 对防止凝血反应的扩散具有重要作用，起到抗凝血作用。

（五）纤溶系统

正常时体内凝血和抗凝血处于相对平衡状态，但体内仍有少量纤维蛋白生成，此时，纤溶系统即被激活，以降解这些纤维蛋白，防止其在血管内沉积。血管受损时，纤维蛋白沉积于血管壁，t-PA释放，激活纤溶酶原，形成纤溶酶，溶解纤维蛋白原和稳定的纤维蛋白多聚体，形成FDP（图21-2）。

纤溶过程中，纤溶酶抑制物（包括纤溶酶原激活物抑制物-1、纤溶酶原激活物抑制物-2、α_2-纤溶酶抑制物、α_2巨球蛋白等）起着重要的调节作用。血管壁完整时，纤溶酶原激活物抑制物-1水平高于t-PA，血中纤溶酶抑制物可随时灭活纤溶酶，抑制纤溶活性。

体内t-PA可与纤溶酶原激活物（plasminogen activator，PA）形成复合物，使其灭活。

纤维蛋白的降解过程：纤溶酶吸附到纤维蛋白上以后，在纤溶酶的作用下，纤维蛋白形成一系列碎片A、B、C及具有抗凝血活性的碎片X，X又被水解为碎片D和Y，Y又分解为D和E。

综上所述，体内凝血、抗凝血、纤溶及抗纤溶过程处于一种动态平衡中，一旦此平衡关系遭到破坏，如抗凝血作用增强或促凝血作用减弱、血管破裂则出血不止；抗凝血作用减弱或促凝血作用增强则血栓形成。

二、高原血液系统特点概述

高原适应最具特点的是单位红细胞数量和血红蛋白含量的增加。这种适应起初是通过血浆容量的减少，以后是通过增加红细胞数量来获得的。血浆容量减少的机制可能是海拔升高引起的缺氧刺激肾上腺小体，通过神经通路减少了肾对钠的重吸收。缺氧引起促红细胞生成素（erythropoietin，EPO）增加，EPO可刺激骨髓红细胞生成增加。缺氧通过核因子低氧诱导因子（hypoxia-inducible factor，HIF）诱导*EPO*基因表达。过度红细胞增多症（erythrocytosis）被认为是病理性的，称为高原红细胞增多症（high altitude polycythemia，HAPC）。高原藏族居民比同海拔其他高原居民血红蛋白水平低，藏族高原适应机制与对氧的利用更经济有效有关，组织水平利用增高。通过研究高原对白细胞的影响发现，高原地区人群白细胞数量分类与低海拔地区无差异，主要是白细胞功能的改变。高原缺氧引起的血小板数量的变化研究结果各异，但血小板反应性增强，血栓弹性增强。缺氧与血栓关系密切，慢性低氧会增加动脉和静脉血栓等血栓性疾病风险。

（一）红细胞的变化

缺氧可使骨髓造血功能增强及氧解离曲线右移，从而增加氧的运输和释放。进入高原后，代偿性红细胞增多和血红蛋白增加是缺氧适应反应。急性缺氧时，主要刺激外周化学感受器，反射性引起交感神经兴奋性增强，使储血器官释放红细胞，糖无氧酵解增强，血乳酸增多，血pH下降，氧解离曲线右移，还原血红蛋白增加，2,3-二磷酸甘油酸（2,3-DPG）合成增加，氧与血红蛋白亲和力降低，使氧易于释放给组织；低氧血症还能刺激EPO生成，促使骨髓红细胞系统增生，使红细胞增多及细胞内血红蛋白含量增多，增强血液携氧能力。

1．低氧下红细胞生成调节　低氧可迅速引起*EPO*基因表达增加，使EPO的合成和分泌增多。任何引起肾氧供应不足的因素如低氧、贫血、血流减少等均可刺激EPO的合成和分泌。高原低氧环境使EPO增加，特别是在持续缺氧条件下红细胞量随之增多。肾外组织低氧也可刺激肾分泌

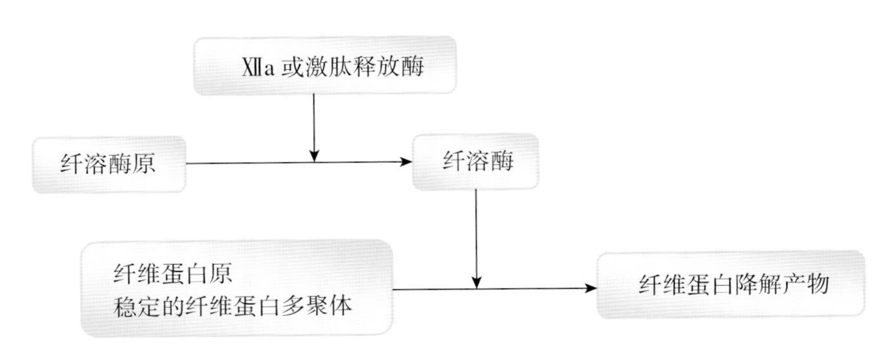

图21-2　纤维蛋白溶解系统示意图

EPO。

EPO可作为存活因子抑制红系集落形成细胞的凋亡而促进红细胞的生成。EPO加速幼红细胞的增殖和血红蛋白的合成，促进网织红细胞的成熟和释放。另外，EPO能快速启动原癌基因*MYC*表达，发挥抗凋亡并维持细胞存活的作用。

EPO与红系造血细胞表面分布的EPO受体（EPO receptor，EPOR）结合而发挥效应。EPOR属于细胞因子受体超家族，由一条单链组成。当EPO与受体结合后，EPOR在其胞外部分由20个氨基酸组成的一个片段的引导下发生同种二聚反应，使与受体相连的Janus激酶2（Janus kinase 2，JAK2）发生磷酸化而被激活，继而引发下游多条信号转导途径，其中研究比较透彻的是EPOR-JAK2-STAT5途径：JAK2活化后，作用于受体胞质部分，使Y343、Y401磷酸化，导致构型发生改变，暴露出剪切酶的作用位点，水解含有SH2片段的特定胞质蛋白，产生STAT5，最终启动相关基因转录，促进细胞增殖。已证实的信号转导机制还包括：① EPOR-JAK2-PI3K（磷脂酰肌醇-3-激酶）途径；② EPOR-JAK2-ERK（胞外信号调节激酶-1、2）途径；③ EPOR-JAK2-NF-κB途径；④ EPOR-JAK2-RAS蛋白-MAPK途径等。EPO激活这些信号途径后，发挥促进红系前体细胞的增殖、分化和抗凋亡作用。在不同发育阶段的红系祖细胞上EPOR的数量不完全相同，随着红系祖细胞发育成熟，EPOR的数量增加，然后随红细胞的逐渐成熟而又进行性下降。成熟红细胞表面不表达EPOR，故EPO主要作用于红系祖细胞阶段，可以促进晚期红系祖细胞的有丝分裂和增殖，诱导红系祖细胞向原始红细胞分化。

低氧促进*EPO*基因表达的机制与HIF有关，HIF是转录调节因子，能够响应当前的氧气水平，并与特定的DNA序列结合，从而控制基因转录速度。HIF包括HIF-1和HIF-2。HIF-1又称*EPO*基因表达诱导或强化因子，作用于*EPO*基因3′旁侧区。

HIF-1是低氧基因表达调控中最重要的转录因子之一，是由HIF-1α和HIF-1β亚基组成的二聚体，广泛表达于哺乳动物各种组织细胞中。虽然低氧可以刺激HIF-1α mRNA和蛋白表达，但HIF-1α蛋白水平主要受翻译后调节。HIF-1β持续转录，但常氧条件下HIF-1α含量很低，HIF-1α通常是羟基化的。在氧、铁和α-酮戊二酸存在下，HIF-1α与冯希佩尔-林道（von Hippel-Lindau）蛋白反应，然后进行泛素化并被破坏。HIF-1α通过将代谢从氧化转化为糖酵解来促进低氧条件下的细胞存活。

缺氧时，缺乏HIF-1α泛素化所需的氧，因此，HIF-1α保持完整，移动到细胞核，并募集共激活蛋白到HIF结合位点，结果上调了许多有助于适应缺氧的靶基因，包括*EPO*基因、*VEGF*基因等，也有部分基因下调，如*PDK1*，它导致线粒体氧耗量下降。缺氧时HIF-1α和HIF-1β的生理反应谱见图21-3。

HIF-2在低氧调节中发挥更重要的作用，HIF-2α主要在正常组织的巨噬细胞中表达。另外，HIF-2α在肾和肝EPO产生中起重要作用。

HIF还调节颈动脉体的功能，以增加通气量，更利于适应高原缺氧环境。

2．高原对红细胞的影响

（1）高原对红细胞数量的影响：红细胞增多是高原低氧环境最显著的表现之一。高原低氧环境引起红细胞增生是由低氧刺激HIF、EPO表达增加介导的。进入高原后，由于细胞内低氧，刺激HIF表达增加，激活下游的*EPO*基因，EPO合成和分泌增多，促进红细胞生成增加，这是机体在低氧环境下的代偿性反应，有利于改善组织供氧。

高原低氧所致红细胞增多主要是骨髓造血增强所致。当低氧血流经肾近球小体时刺激近球细胞，使其中颗粒增多，生成并释放EPO，EPO能促使红细胞系单向干细胞分化为原始红细胞，并促进其分化、增殖和成熟，加速血红蛋白的合成和使骨髓内的网织红细胞、红细胞释放入血液。当血浆中EPO增高到一定水平时，可因红细胞增多而使缺氧缓解，肾EPO的产生因而减少，通过这种反馈机制可控制血浆EPO的含量。红细胞增多可增加血液的氧容量和氧含量，从而增加组织的供氧量。

高原低氧环境下，红细胞数量的增加受海拔高度、高原居留时间、种族、性别等多种因素的影响。

1）海拔高度对红细胞数量的影响：红细胞计数随着海拔高度的增加而增加。

2）高原居留时间对红细胞数量的影响：高原

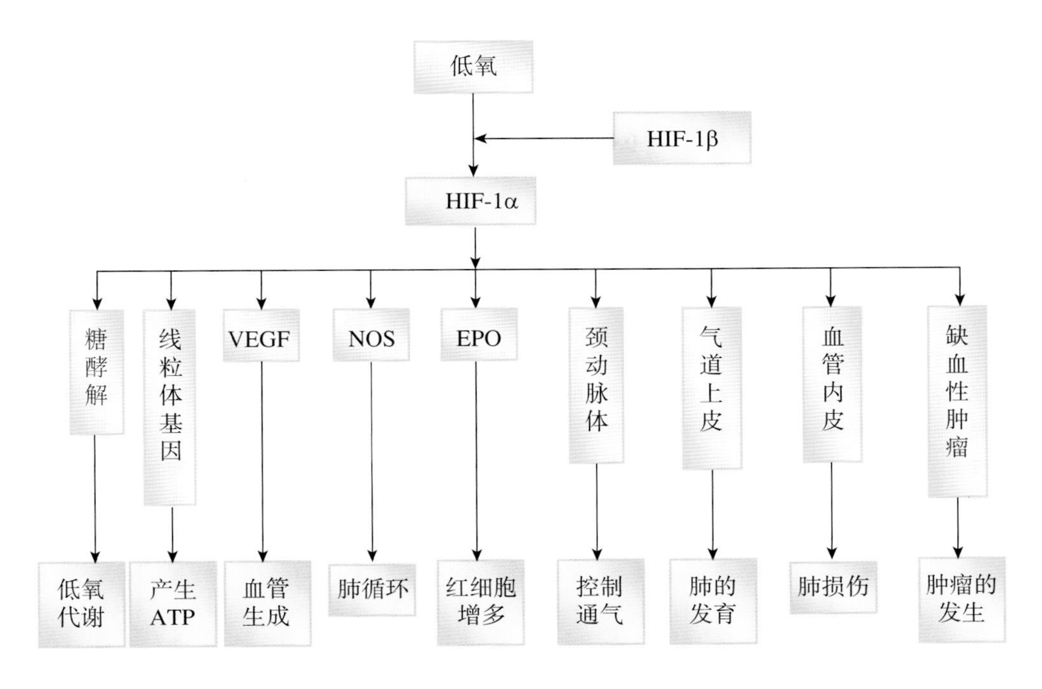

图 21-3　缺氧时 HIF-1α 和 HIF-1β 的生理反应谱

低氧环境对机体红细胞数量的影响与高原居留时间有着明显的关系，一般认为高原居留时间越长，红细胞增加的可能和程度越大。

3）种族对高原人红细胞数量的影响：高原世居藏族人对高原低氧环境的适应不同于高原移居人群，后者以代偿性红细胞增生来适应高原低氧环境，而高原世居藏族人红细胞数量和血红蛋白含量低于移居汉族人和其他高原世居民族人群。这与藏、汉族人血液 EPO 水平的差异性一致。

4）性别对红细胞数量的影响：女性红细胞数量低于男性。一般认为男性从事工作的劳动强度和劳动量较大，耗氧量高；同时，男性体内雄激素含量高，雄激素可以促进 EPO 的分泌且与其有协同作用，而女性体内雌激素水平高，雌激素抑制 EPO 的分泌，因此高原移居男性血清 EPO 含量显著高于女性；另外，女性尚存在月经失血的因素降低了红细胞数量。

5）运动对红细胞数量的影响：运动可引起红细胞数量增加。运动后红细胞数量增加的可能原因：运动性急性低氧刺激了外周化学感受器，反射性地引起交感神经兴奋，可引起血液的重新分布；运动消耗大量的能量，分泌大量的汗液，使血液浓缩，单位体积的红细胞数量增高；在高原低氧环境下人体已经发挥对低氧的最大调节适应，此时高强度体力活动或运动可使机体易发生或加重组织的供氧不足，刺激合成和分泌更多的 EPO，使红细胞增多的可能和程度都增加。

（2）高原对红细胞形态、结构的影响：低氧可引起红细胞形态、结构的一系列变化。从平原进入高原或从较低海拔地区进入更高海拔地区后，平均红细胞体积（mean corpuscular volume，MCV）增大。随着高原居住时间延长，平均红细胞体积进一步增大。高原红细胞增多症患者的正常红细胞比例明显低于高原健康人和平原健康人，球形红细胞比例和红细胞平均直径均明显大于高原健康人和平原健康人。

急性低氧条件下红细胞的变形性减弱，聚集性增强。这与红细胞体积增大和形态改变有关外，也与红细胞膜流动性减弱有着密切的关系。随着在高原环境居住时间延长，红细胞发生适应性代偿，其变形性逐渐恢复甚至增强，而聚集性逐渐减弱。

（3）高原对红细胞功能的影响：高原低氧时红细胞免疫功能下降。主要表现为 C3b 受体花环率下降，而且红细胞 C3b 受体花环率随着海拔高度增加而明显降低。

高原低氧时红细胞抗氧化系统发生适应性变化。不同海拔高度健康人群的自由基反应随着海拔增高而增强。人体在高原低氧环境下红细胞抗氧化系统处于比较活跃的状态，属于对低氧代偿的适应性变化。

低氧习服后，与红细胞代谢有关的葡萄糖运载体表达增加，有利于代偿性增强红细胞功能。急性低氧时红细胞膜ATP酶活性降低，低氧习服后逐渐恢复。这与红细胞形态、变形性变化密切相关。

（二）白细胞与免疫系统的改变

白细胞在血液中停留的时间较短，主要在组织中发挥作用。

1. 高原对白细胞数量和结构的影响　进入高原后总白细胞数和分类计数变化的研究报道不尽一致。高原移居者和世居者外周血白细胞计数低于平原居住者。白细胞计数并不随海拔增高而进一步变化，且无民族差异性。移居高原7 d时，中性粒细胞线粒体核周间隙增宽，不均匀，线粒体数量较多，并出现固缩、水肿等形态改变；移居高原30 d时，大量线粒体固缩，核周间隙扩张；移居高原1年时，线粒体数目较多，形态逐渐恢复正常，仅个别线粒体出现水肿。其中线粒体数量增加可代偿线粒体功能。移居高原（3700 m，1年）汉族人群白细胞线粒体DNA的拷贝数高于高原世居藏族人群和平原人群，高原世居藏族人群高于平原汉族人群。

2. 高原对白细胞功能的影响　高原地区中性粒细胞、嗜酸性粒细胞、嗜碱性粒细胞、单核细胞绝对值和比例与平原地区无明显差异，但高原对它们的功能有一定的影响。低氧可使中性粒细胞对血管内皮细胞黏附增加，渗出增多，同时也影响中性粒细胞的吞噬功能。低氧可抑制单核巨噬细胞的迁移、抗原提呈和吞噬功能。高原低氧环境对淋巴细胞功能影响的研究有限。机体进入高原低氧环境后，由于细胞低氧，部分细胞发生变性等损害，产生自身抗原，刺激体液免疫反应，随着高原逐渐习服，这种反应逐渐趋于减弱。

（三）高原对血小板的影响

血小板具有黏附、聚集、释放、吸附和收缩的生理特性，主要功能为参与生理止血、凝血、纤维蛋白溶解，维持血管内皮的完整性，参与炎症反应和免疫反应。缺氧可改变血小板蛋白质组学，有利于促进形成血栓表型，慢性低氧会增加长期居住高海拔地区患者发生血栓性疾病的风险。

1. 高原对血小板数量和结构的影响　进入高原后初期血小板计数变化不明显，可轻度减少或增加。随着高原居住时间延长，血小板有一定程度的减少，且随海拔升高而呈下降趋势，移居者更明显。在高原低氧环境下，由于红细胞和血红蛋白增加，导致血液黏滞度增大，血流缓慢，血液淤积，使血小板易于黏附和聚集，致血小板计数降低。

进驻高原初期平均血小板体积（mean platelet volume，MPV）和血小板体积分布宽度（platelet volume distribution width，PDW）无明显变化，而高原久居者则MPV有所增加，PDW增大。MPV和PDW增大提示新生血小板增多，新生血小板具有更强的功能。

2. 高原对血小板功能的影响　血小板的黏附、聚集、变形与释放等生理活性与血栓形成、血管收缩等密切相关。高原低氧环境对血小板的生理活性和功能有着一定的影响。健康青年进入高原地区后循环血液中GMP-140含量、TXB2浓度、血小板聚集率（platelet aggregation rate，PAR）均明显升高，随海拔高度的增加及低氧的加重而增高，说明血小板高度激活。进驻高原后初期，由于高原低氧，血小板被大量激活，血小板发生聚集，随时间延长，大量的血小板膜蛋白被消耗，如果代偿能力强则仍保持较高的血小板活化状态，血小板反应性增强，血栓弹性增强，如果代偿能力低则血小板活化逐渐减弱。同时高原环境下血小板黏附性增加。

（四）高原对毛细血管的影响

慢性低氧可促使毛细血管增生，尤其是脑、心脏和骨骼肌的毛细血管增生更显著。毛细血管密度的增加可缩短血氧弥散至细胞的距离，增加对细胞的供氧量。毛细血管增生的机制与低氧刺激HIF及其下游VEGF等表达增加有关。HIF-1α可促进缺氧导致的血管生成。

第二节　弥散性血管内凝血

弥散性血管内凝血（disseminated intravascular coagulation，DIC）不是一个独立的疾病，而是许多疾病发展过程中的一个重要的中间过程。其特征为某些致病因子作用下，凝血因子或血小板被激活，血管内凝血被激活，微循环血栓形成，大量消耗凝血因子和血小板，导致继发性纤溶酶大量生成，引起一个以凝血功能障碍为主要特征的病理过程，临床出现出血、脏器功能障碍、微血管病性溶血性贫血及休克等症状。

一、病因、发病机制及影响因素

（一）病因

许多疾病都可以引起DIC，最重要的是由于这些疾病过程的触发，激活了内、外源性凝血途径，从而导致DIC。常见病因见表21-1。

尽管有许多疾病可并发DIC，但临床最常见于产科合并症、全身重度感染、严重创伤、肿瘤等。

（二）发病机制

许多疾病发生、发展过程中破坏了正常凝血、抗凝血、纤溶系统的平衡，体内即可出现止血、凝血和纤溶的异常，由于病理性凝血酶及纤溶酶的过度生成而导致DIC。其发病机制有以下几方面（图21-4）。

1．活化内、外源性凝血途径

（1）血管内皮细胞广泛损伤：缺血、缺氧、酸中毒、高温、严重的细菌感染、内毒素、病毒感染、免疫复合物、螺旋体、手术创伤等引起血管内皮细胞广泛受损，血管基底膜及胶原纤维暴露，激活凝血因子Ⅻ，从而激活内源性凝血途径。

（2）组织严重破坏：大面积组织损伤（严重创伤、挤压伤、烧伤）、产科意外（胎盘早期剥离、宫内死胎滞留）、外科大手术后、恶性肿瘤、实质性脏器坏死时释放的TF、病理性促凝血物质进入血液循环后，在Ca^{2+}的参与下，TF与凝血因子Ⅶ形成TF/Ⅶ复合物，继而激活外源性凝血途径。

内、外源性凝血途径均可使凝血因子Ⅹ活化为凝血因子Ⅹa，后者与凝血因子Ⅴa、Ca^{2+}、磷脂共同形成凝血酶原复合物，使凝血酶原转变为凝血酶，继之使纤维蛋白原转变为纤维蛋白，在微血管内形成血栓。

2．单核巨噬细胞系统功能受损　在内毒素、炎症因子和补体活化的刺激下，单核巨噬细胞表面可表达活化TF，并可分泌TNF、IL-1及血小板活化因子（platelet activating factor，PAF）。TNF、IL-1可增加组织t-PA和纤溶酶原激活物抑制物-1（plasminogen activator inhibitor-1，PAI-1）的表达，并通过抑制内皮细胞TM的生成，减少蛋白C的活化；另外，由于凝血酶的生成，抑制了单核巨

表21-1　弥散性血管内凝血常见病因

疾病种类	常见病
感染	感染中毒性休克；脑膜炎奈瑟菌、肺炎球菌、葡萄球菌、沙门菌、厌氧菌、假单孢菌、真菌、原虫等感染；重症病毒性肝炎、流行性出血热等
肿瘤	急性早幼粒细胞白血病、急性淋巴细胞白血病、胰腺癌、淋巴瘤等
产科合并症	羊水栓塞、前置胎盘、子宫破裂、死胎、妊娠高血压综合征、产后败血症、感染性流产等
创伤及手术	广泛性手术、器官移植、体外循环、心脏搭桥术、烧伤、骨折、挤压伤综合征、脑外伤、脂肪栓塞、严重软组织损伤等
溶血	急性血管内溶血（阵发性睡眠性血红蛋白尿、自身免疫性溶血性贫血），血型不合的输血，输入大量库存陈旧血或污染血
其他	各种原因的休克、缺氧、酸中毒、成人呼吸窘迫综合征、免疫性药物反应、炎症性肠病、毒蛇咬伤、急性出血性坏死性胰腺炎、主动脉瘤、急性心肌梗死、血管炎、巨大毛细血管瘤等

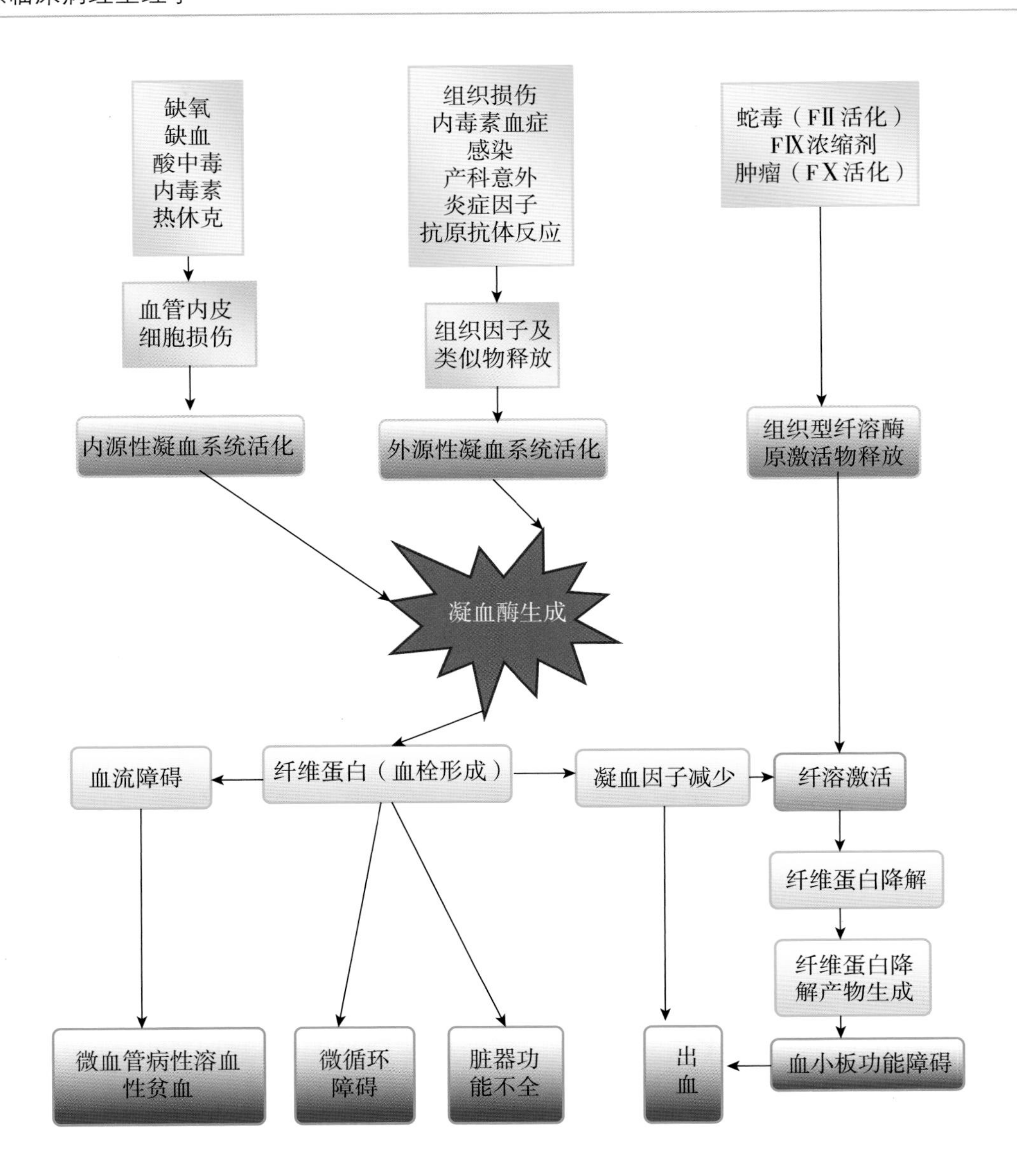

图 21-4 弥散性血管内凝血的发病机制

噬细胞系统对活化凝血因子的清除，也促进了血液的凝固。凝血和纤溶系统动态平衡被破坏，从而诱发 DIC。

3．血细胞大量破坏　恶性疟疾、溶血性贫血等损伤细胞，使红细胞破坏，释放磷脂和 ADP。磷脂可直接促进凝血或促进血小板释放凝血物质，ADP 可促进血小板聚集和释放。内毒素、免疫复合物、内皮细胞损伤等都可促进血小板的聚集和释放，加速凝血过程。血小板所含的促凝血物质及其作用有：PF3 激活凝血因子Ⅹ，参与组成凝血酶原激活物；PF4 中和肝素，使可溶性纤维蛋白复合物沉淀；PF2 促进纤维蛋白原转变为纤维蛋白。血栓性血小板减少性紫癜时，由于免疫反应致血小板聚集释放，消耗大量血小板，从而导致出血。

4．抗凝血机制减弱　病理状态下，内皮细胞受损，TM 作用减弱，从而使凝血酶的促凝血活性增强，加速凝血；同时 TM 减少也降低了蛋白 C 的活化，凝血因子Ⅷa 和Ⅴa 的灭活受到抑制；促凝血物质进入血液循环，过度消耗 TFPI，也是 DIC 发生的机制之一。

5．纤维蛋白溶解的启动与增强　随着体内微血栓的广泛形成，大量凝血因子和血小板被消耗。凝血酶在使纤维蛋白原变为纤维蛋白的同时活化凝血因子ⅩⅢ，并激活纤溶酶；凝血过程中形成的凝血因子Ⅹa和Ⅻa碎片也可激活纤溶酶；血管内皮受损时释放t-PA，也可激活纤溶酶并加强纤溶过程。纤溶酶原活化后可分解纤维蛋白原及纤维蛋白形成相应的降解产物即FDP，具有抗凝血和抗血小板聚集作用，从而加重了因凝血因子消耗和血小板缺乏而导致的出血。

（三）影响因素

影响DIC发生、发展的因素有以下几方面。

1. 单核巨噬细胞系统功能障碍　可分为原发性受损或继发于大量吞噬之后的功能封闭，后者指单核巨噬细胞失去了吞噬血液中的凝血酶及其他促凝血物质的功能。

2. 肝功能严重障碍　抗凝血物质在肝内合成障碍，凝血因子在肝的灭活也受损，且肝细胞坏死释放TF均可促发DIC。

3. 血液高凝状态　如妊娠、酸中毒、产科意外等。死胎和羊水栓塞患者均属于血液高凝状态的高危人群，可促进DIC的发生、发展。

4. 微循环障碍　如休克、微循环障碍可引起酸中毒和缺血、缺氧及大面积的血管内皮损伤，均是诱发并加速DIC发生、发展的因素。

5. 抗纤溶药物使用不当　过度使用抗纤溶药物可使血液处于高凝状态，促进DIC的发生、发展。

二、弥散性血管内凝血时机体功能及代谢改变

DIC为一动态发展过程，在疾病发展的不同阶段，临床表现有很大差异。根据机体凝血和纤溶系统的不同状态可分为以下三期。

（一）高凝期

此期往往仅在实验室检查时发现血液凝固性增高。

（二）消耗性低凝期

1. 凝血功能障碍　出血出现在消耗性低凝期和继发性纤溶亢进期，为多部位出血，用一般止血药物无效，常为DIC的首发症状。由于血浆凝血因子和血小板等凝血物质大量消耗，可见出血症状明显。其特征是出血的广泛程度和严重程度不能用原发病解释。常见出血部位是皮肤、肾、胃肠道及穿刺部位、手术部位和术后广泛渗血等。早期有出血点、瘀斑，晚期可见大量瘀斑等。另外伴有继发性纤溶亢进和FDP的形成，FDP具有强烈的抗凝血作用，可增强抗凝血过程而引起出血。FDP有A、B、C、X、Y、D和E碎　片：X、Y碎片可与纤维蛋白单体聚合，从而抑制纤维蛋白多聚体的生成；Y、E碎片有抗凝血酶作用；D碎片抑制纤维蛋白单体聚合；大部分FDP均抑制血小板的黏附和聚集，尚有血管壁损伤因素。

2. 微血管栓塞　DIC时广泛微血栓形成，器官缺血、缺氧，脏器实质细胞损伤，导致脏器功能障碍。因受累血管不同而症状各异：皮肤可见出血性坏死或手指、足趾坏疽；肾受累可引起血尿、少尿、尿闭、肾小管坏死、急性肾衰竭；肺内微血管受累可出现呼吸功能不全，急性Ⅰ型呼吸衰竭多见；脑部受累可引起脑缺氧、水肿，临床上可出现嗜睡、惊厥甚至昏迷等表现。

3. 循环功能障碍　休克是DIC较早出现的症状，用原发病不易解释，抗休克治疗效果较差。其原因主要有：①微血栓形成使回心血量减少，心输出量下降；出血导致循环血量减少，心输出量下降。心肌缺血、缺氧使心肌收缩力减弱。② DIC时，凝血因子Ⅻ被活化，生成激肽释放酶，激肽产生增多，缓激肽使小动脉扩张、血浆渗出，循环血容量下降。③低凝状态引起出血使血容量进一步减少。④血液浓缩，血浆黏度增加。⑤纤溶时裂解出的纤维蛋白肽A和B可使小血管痉挛，加重休克。

4. 微血管病性溶血性贫血　DIC时由于广泛的微血栓形成，微血管内出现纤维蛋白丝，流动的红细胞通过纤维蛋白网眼时，导致红细胞受到机械性损害而引起变形、破裂，在外周血中可发现异形红细胞，如盔甲形、星形、新月形等，称为裂体细胞，这种细胞可塑性低，易发生溶血，严重时出现微血管病性溶血性贫血。

（三）继发性纤溶亢进期

此期临床出血广泛且严重，因大量凝血因子消耗，血液处于低凝状态，且继发纤溶亢进，FDP抑制血小板聚集并有抗凝血作用，加重出血，而休克、酸中毒也使疾病继续恶化。

三、防治的病理生理学基础

（一）消除病因，治疗原发病

原发病的处理是终止 DIC 的主要措施。有些原发病如产科的胎死宫内、子痫等，应终止妊娠并进行清宫处理，病情即可显著好转。

（二）改善微循环

对 DIC 患者改善微循环的措施有扩容、吸氧、纠正酸中毒、使用血管扩张剂等。

（三）抗凝血治疗

适时应用抗凝血药可阻断 DIC 的病理过程，减轻器官损伤并改善其功能，特别是在病因持续存在的情况下。

1．肝素和低分子肝素

（1）肝素：临床多应用肝素，其作用机制是增强 AT 的抗凝血活性，故给药的前提条件是体内有足够的 AT。用药时应结合补充凝血因子。

（2）低分子肝素（low molecular weight heparin，LMWH）：抑制凝血酶的作用弱而抑制凝血因子 Xa 的作用较强，不与内皮细胞膜结合，皮下注射后生物利用度较高。LMWH 能促使内皮细胞释放 TFPI，对 AT 的依赖性较小，出血的副作用较少，半衰期长。

禁忌证：① DIC 晚期，明显纤溶亢进者；②活动性出血如溃疡病出血、结核病空洞咯血者；③有出血倾向的严重肝病或高血压脑病者；④手术后或创面未经良好止血者。

2．低分子右旋糖酐　可解除红细胞和血小板聚集，并可疏通微循环，扩充血容量，用于早期 DIC 及轻症患者。

3．抗凝血酶　可加强肝素的抗凝血效果。

（四）补充凝血因子及血小板

由于凝血因子和血小板消耗性减少导致机体广泛出血，故输注凝血因子和血小板，同时应用肝素是安全的。目前多采用成分输血。

1．新鲜冰冻血浆（fresh frozen plasma，FFP）含有丰富的凝血因子。

2．血小板浓缩液　血小板计数低于 20×10^9/L，或有颅内出血倾向时，应及时补充血小板。

3．纤维蛋白原　每次 2 ～ 4 g，因半衰期长，每 2 ～ 3 d 输 1 次，达到正常水平即可停用。

（五）纤溶抑制剂

纤溶抑制剂可用于纤溶亢进期，如氨甲环酸。

第三节　血栓性疾病

血栓性疾病主要包括动脉血栓性疾病和静脉血栓性疾病，常累及全身多个脏器，涉及临床各学科，是一类严重危害人类健康的疾病。常见的动脉血栓性疾病主要包括冠状动脉粥样硬化性心脏病和脑血栓形成，静脉血栓性疾病主要包括肺血栓栓塞症和深静脉血栓形成。世界卫生组织的资料显示：每年我国约 70 万人口死于缺血性心脏病，心肌梗死发病率为（32 ～ 64）/10 万人口；缺血性脑卒中是我国人口致残的首要原因和致死的第二大病因。肺栓塞（pulmonary embolism，PE）是指以各种栓子阻塞肺动脉系统为其发病原因的一组疾病或临床综合征，包括肺血栓栓塞症（pulmonary thromboembolism，PTE）、脂肪栓塞、羊水栓塞和空气栓塞等。引起 PTE 的血栓主要来源于深静脉血栓形成（deep venous thrombosis，DVT）。PTE 作为静脉血栓栓塞症 (venous thrombembolism，VTE) 的一部分，其发病率在心血管疾病中位居第三位，仅次于急性冠脉综合征及脑卒中，病死率仅次于肿瘤和急性心肌梗死。PTE 和 DVT 已构成全球性的重要医疗保健问题，其发病率较高，病死率亦非常高。西方国家 PTE 和 DVT 的发病率分别为 0.5‰和 1.0‰。最新资料显示，西方国家每年的 PTE 患者超过 65 万，死亡病例超过 15 万；DVT 患者超过 110 万，死亡病例超过 26.5 万。由于 PTE 和 DVT 发病和临床表现的隐匿性和复杂性，其漏诊率和误诊率普遍较高。静脉血栓形成也是世界人口致死和致残的主要疾病之一，在西方国家的发病率约为 100/10 万人口，总体死亡率为 22.7/1000 人口。因此，血栓性疾病已成为我国与西方国家人口死亡和致残的主要原因。

血栓性疾病是复杂的多基因 - 环境因素疾病，能够破坏血液凝血与抗凝血平衡的因素均可导致血栓性疾病的发生。遗传因素决定了不同个体对血栓形成有着不同的易感性，而这种易感性是终生伴随的，在一种或多种获得性因素的诱导下容易导致血栓形成。

全面了解血栓性疾病的病因和危险因素，则有望实现对此类疾病的早期诊断。

在血栓性疾病的治疗方面，虽然目前有关抗血栓药物的研究工作取得了较大进展，但出血和再狭窄等风险使对抗栓药物的选择仍存在争议，此外，当心脑血管病患者就医时，血栓往往早已形成并导致了血管栓塞，而这些脏器缺血后再治疗效果不佳。由此可见，血栓性疾病的诊疗重点在于尽早就诊、早期诊断和靶向干预。

一、病因

（一）获得性危险因素

除遗传性因素以外，以下为引起血栓性疾病常见的多种获得性危险因素。

1．高龄　是动、静脉血栓性疾病最常见的获得性危险因素。研究表明，儿童静脉血栓栓塞症的发病率仅为 5/10 万，而 80 岁以上老年人静脉血栓栓塞症发病率高达（450 ～ 600）/10 万，多项队列研究也提示 60 岁以上人群患静脉血栓栓塞症的风险显著高于 60 岁以下人群。高龄的血栓易感状态主要与血管内皮功能下降有关。

2．复合性外伤、外科手术　尤其是神经外科和骨科手术是静脉血栓栓塞症的高危因素，未经抗凝血预防者静脉血栓栓塞症发生率达 50% 以上，手术和创伤的血栓风险主要与 TF 释放、凝血因子Ⅷ和纤维蛋白原等增多及肢体制动有关。

3．恶性肿瘤　是静脉血栓栓塞症的独立危险因素。恶性肿瘤导致患静脉血栓栓塞症的风险增加 4 ～ 7 倍，其中血液系统恶性肿瘤发生血栓的风险最大，其次为肺癌和胃肠道肿瘤。恶性肿瘤导致静脉血栓栓塞症的机制主要包括肿瘤促凝血物质及 TF 的释放，肿瘤机械压迫和阻塞血管、活动减少、化疗与放疗、中心静脉置管等有关。

4．血栓性疾病史和家族史　有静脉血栓栓塞症病史的患者再次出现血栓形成的危险度增加近 5 倍，血栓事件 3 年内复发的比例为 20% 左右；有血栓性疾病家族史者，静脉血栓栓塞症风险也不同程度升高。

5．妊娠期、产褥期、口服避孕药、雌激素替代治疗时　体内凝血因子Ⅶ、凝血因子Ⅷ、凝血因子Ⅹ、纤维蛋白原、vWF 等促凝血因子水平上升，而游离蛋白 S 等抗凝蛋白水平降低，也会引起血栓性疾病。

6．抗磷脂抗体　抗磷脂抗体持续存在也是人群中常见的动、静脉血栓形成的危险因素。常见的抗磷脂抗体主要包括抗心磷脂抗体（anticardiolipin antibody，ACA）、狼疮抗凝物（lupus anticoagulant，LA）和抗 β_2 糖蛋白 1 抗体，其中，多数研究表明 ACA 仅仅是静脉血栓栓塞症的弱危险因素，引起血液高凝的抗磷脂抗体主要是 LA 和抗 β_2 糖蛋白 1 抗体。需要注意的是，LA 的具体结构和成分目前仍不明确，LA 的存在只是通过实验室检查对血液中存在抗凝血物质的功能判定。

7．长时间制动　造成肢体长时间制动的因素可直接影响血流动力学而引起血液高凝，是公认的静脉血栓栓塞症的危险因素，例如，研究表明长途飞行者静脉血栓栓塞症发生的可能性增加 2 ～ 4 倍。

8．过度肥胖　BMI ＞ 30 kg/m^2 者患静脉血栓栓塞症的风险增加约 2 倍，可能的解释是肥胖者凝血因子Ⅷ、Ⅸ水平显著升高。

9．慢性肾功能不全和肾病综合征　患者血液中多种凝血因子浓度显著升高而小分子抗凝蛋白如 AT 相对缺乏导致出现高凝状态，长期使用糖皮质激素和中心静脉置管等因素可进一步增加血栓风险。

10．其他疾病　如急性心肌梗死、急性心力衰竭、急性感染性疾病、急性呼吸系统疾病、急性脑卒中、自身免疫病等也是静脉血栓栓塞症的获得性危险因素，可能与炎症因子和促凝血物质释放有关。

（二）各种血栓常见病因

1．易栓症

（1）抗凝血物质缺乏：如抗凝血酶缺乏、异常抗凝血酶症、蛋白 C 缺乏、蛋白 S 缺乏、肝素辅助因子 - Ⅱ缺乏等。

（2）纤维蛋白溶解异常：如纤溶酶原缺乏、纤溶激活物质缺乏、纤溶抑制物增多、异常纤维蛋白原血症等。

2．静脉血栓形成

（1）血流淤滞：如妊娠、肥胖、创伤、外科手术、充血性心力衰竭、卧位过久等。

（2）凝血亢进：如恶性肿瘤、骨髓增生性疾病等。

（3）其他：口服避孕药、阵发性睡眠性血红蛋白尿、溶血危象等。

3．动脉血栓形成

（1）血管壁异常：如动脉粥样硬化、高脂血症、糖尿病等。

（2）血液黏滞度增高：如红细胞增多症、浆细胞病、烧伤、原发性血小板增多症等。

4．微循环血栓形成

（1）栓塞：多见于动脉血栓。

（2）凝血活性增高：如内毒素、病毒、溶血、坏死组织、肿瘤细胞、血栓性血小板减少性紫癜、血清病、弥散性血管内凝血等均可引起凝血活性增高。

二、发病机制

在生理条件下，止血过程包括血小板激活、黏附、聚集及血液凝固形成纤维蛋白血凝块。血液凝固的过程又涉及内源性和外源性凝血因子级联放大的瀑布式激活，最终形成局部高浓度的凝血酶。正常情况下，止血反应受严格的调控以维持血管内血流的液态，许多病理过程能改变止血决定因素间的平衡，可因止血过度而形成血栓。血栓的形成与血管内皮、血流改变和凝血因子三者关系的失衡有关，血管内皮功能异常、血流改变和血液组成异常独立或复合存在，均可促进血栓形成（图 21-5）。在凝血和抗凝血系统启动的同时，体内纤维蛋白溶解系统也会激活形成纤溶酶，清除已经形成的血栓，而纤溶酶的水平由纤溶酶原及其抑制物的水平调节。

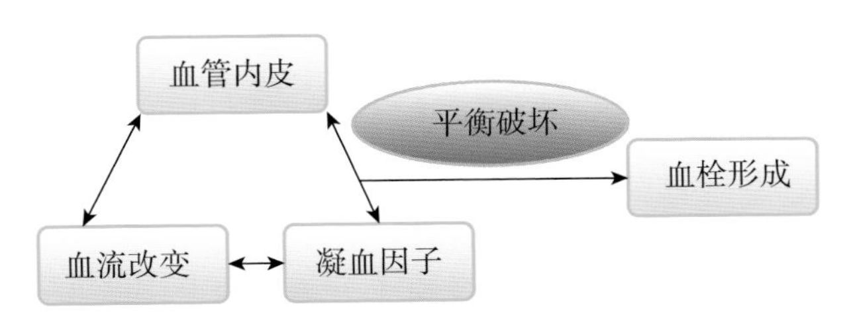

图 21-5 血栓形成的机制

（一）血管壁损伤

血管内皮细胞具有抗栓特性，通过释放 ATP 酶、ADP 酶、t-PA、TM、TFPI、内皮源性舒血管因子（endothelium-derived relaxing factor，EDRF）、PGI_2 等各种物质，防止血小板黏附、聚集，促进纤维蛋白溶解，抑制血液凝固过程，增强抗凝血作用以保持血液流动性，防止血栓形成。当受到机械、感染、免疫、化学物质和代谢产物等损伤时，内皮细胞脱落而导致内皮下组织暴露，或各种先天性疾病中的内皮细胞功能缺陷时，血管壁丧失抗栓作用。同时，血管壁中存在以下有利于血栓形成的机制。

1．血小板黏附　正常内皮细胞脱落后，内皮下组织暴露于血液中，血小板黏附在内皮下成分如胶原、层素、微纤维及血管性血友病因子等，血小板黏附是导致血栓形成的最早反应之一。硫酸乙酰肝素在血管表面形成强大的负电荷，以及内皮细胞表面的 ATP 酶、ADP 酶及 PGI_2 形成是正常血管防止血小板黏附与聚集的两种机制。ATP 酶和 ADP 酶促进内皮细胞损伤及血细胞损伤时释放的 ADP 降解成 AMP，发挥阻止血小板聚集作用，内皮细胞受损或脱落时这些功能下降。

2．内皮细胞分泌物的作用　内皮细胞能分泌具有强烈缩血管作用的内皮素，引起动脉、静脉血管收缩。PAF 也为一种血管收缩剂，是内皮细胞损伤时的产物，同时是血小板聚集诱导剂，促使血小板在局部损伤处聚集。血管内皮细胞分泌 PGI_2 及 EDRF，在内皮细胞损伤时，其释放量也下降，从而失去调节正常血管舒张的功能。ATP、ADP、PAF、凝血酶、内皮素及 NO 等物质可刺激内皮细胞生成 PGI_2。PGI_2 通过扩张血管及抑制血小板聚集发挥抗栓作用。血管壁合成 PGI_2 的能力大小为动脉＞静脉＞毛细血管，血管壁的内层＞中层＞外层，上肢血管＞下肢血管，这些差异可能与不同部位血栓形成的发生率不同有关。

3．纤溶酶原抑制物增多　内皮细胞合成和分泌 t-PA 和 u-PA，以清除正常血液循环中形成的少量纤维蛋白，是体内重要的纤溶系统。内皮细胞释放的 t-PA 被过量的 PAI 快速结合而失去活性，也同时失去与纤维蛋白结合的能力。IL-1、TNF、凝血酶、内毒素、糖皮质激素等可以在基因转录水平刺激内皮细胞合成PAI-1，而胰岛素和胰岛素样生长因子则是通过基因转录后的调节，促使PAI-1生成。在血栓性疾病中，患者血浆的t-PA活性下降，与PAI增多有关。

4．血管壁的作用　正常血管壁参与止血作用与其促凝血作用有关，在病理状态下，这种作用则成为促进血栓形成的一个因素，包括以下几点。

（1）内皮细胞在受凝血酶、内毒素刺激后，细胞表面表达TF，TF是跨膜糖蛋白，与凝血因子Ⅶ/Ⅶa结合形成复合物，导致凝血因子Ⅸ与Ⅹ的活化，启动凝血瀑布。

（2）内皮细胞具有结合凝血因子Ⅸa的功能，在凝血因子Ⅶ存在下，促使因子Ⅹ活化，后者与凝血因子Ⅴa、Ca^{2+}构成凝血酶原，促进凝血过程。

（3）内皮细胞表面具有激活凝血因子Ⅻ的功能，促使因子Ⅻ活化。

血管内皮细胞的强大抗凝血作用是维持血管内血液流动状态的重要因素。①通过存在于血管内皮表面的蛋白多糖、TM、TFPI等因子的抗凝血作用，防止血管内凝血的发生；②硫酸乙酰肝素是最主要的一种葡糖胺多糖，在内皮表面构成硫酸乙酰肝素-抗凝血酶的抗凝血系统，迅速灭活血管内活化的凝血因子；③存在于内皮细胞表面的TM是加速凝血酶活化蛋白C的主要辅助因子，此外TM也能增强凝血因子Ⅹa激活蛋白C的作用，减少凝血酶形成；④TFPI合成部位在内皮细胞和肝，是TF的强大抑制剂，能阻断外源性凝血途径的活化过程。

内皮细胞损伤或脱落时，抗凝血作用明显降低或丢失，有利于血液凝固。

（二）血小板因素

血小板在止血与血栓形成中，通过两种机制发挥作用：①血小板是血栓的主要组成成分，尤其是在动脉和微小血管血栓形成中。②通过血小板的促凝血作用及产物释放，有利于血小板聚集，形成血栓，同时刺激白细胞及损伤内皮细胞，促进血液凝固，有利于血栓形成。

在血栓性疾病中，血小板活化与血栓形成存在密切关系。在冠状动脉粥样硬化性心脏病中，血小板外形变化为伪足形成增多，血小板黏附性和对ADP、肾上腺素、胶原或花生四烯酸等各种聚集诱导剂反应增强，血浆中ADP、5-HT、TXA_2等血小板释放产物水平增高，血小板颗粒膜蛋白GMP-140水平增高。

（三）白细胞及红细胞因素

1．白细胞参与血栓形成的机制　白细胞计数在预测心肌梗死时是一项独立危险因子，其参与血栓形成的机制如下。

（1）白细胞的黏附作用：白细胞具有黏附血管壁功能，这种黏附作用在正常状态下是很轻微的，在血流缓慢的静脉中较为多见，当静脉发生淤滞或者小动脉被压迫闭塞时，白细胞黏附作用主要取决于白细胞与内皮细胞表面黏附受体功能。它表面的黏附受体可受LTB_4、胶原、5-HT、肾上腺素、激肽、TNF等物质刺激上调，从而增加白细胞在内皮细胞表面的黏附。

（2）毒性氧化物质的释放：活化的和黏附在血管表面的单核细胞释放反应性超氧代谢物，使EDRF灭活而降低内皮细胞功能。活化的单核细胞释放出多种细胞因子，包括IL-1、TNF、蛋白酶、阳离子蛋白原及胶原酶，损伤内皮细胞及血管扩张功能，并使血小板与中性粒细胞黏附、聚集及激活。

（3）白细胞的流变特性：白细胞通过微血管时，变形能力决定其在血管中的流通程度，当白细胞活化后，出现伪足突起，细胞硬度增加，变形力降低，极易被阻滞在微血管内，引起流动迟缓。

（4）白细胞的促凝血作用：在急性早幼粒细胞白血病中存在着严重的凝血功能紊乱，极易并发DIC。原因是存在白血病细胞释放促凝血物质。

2．红细胞参与血栓形成的机制

（1）红细胞聚集：在心肌梗死、华氏巨球蛋白血症、肿瘤等疾病中，血液循环中可见巨大的成堆红细胞聚集体，影响微循环的正常血液灌注。

（2）全血黏滞度增高：全血黏滞度主要取决于红细胞。红细胞数量增高及可变形能力下降均可导致全血黏滞度增高。血液黏滞度增高时，血流阻力增高，流动速度缓慢，造成组织缺血、缺氧，使组织中各种代谢产物蓄积。

（3）促进血小板黏附、聚集和释放：红细胞促进血小板黏附和聚集，有利于止血和血栓形成，其促进作用通过下列机制实现。①物理作用，即红细胞与血小板的碰撞，加强了血小板向血管内壁的输送速度与频率；②化学作用，即红细胞释放ADP引起血小板聚集，这种机制主要是在高剪应力下发挥作用。

（四）凝血因子参与血栓形成的机制

1．先天性凝血因子Ⅻ缺乏症　患者活化部分凝血酶原时间（APTT）延长，但无出血。凝血因子Ⅻ缺乏症在人群中发病率不高，是常染色体隐性遗传病。凝血因子Ⅻ缺乏导致血栓形成机制与内源性纤溶活性下降有关。

2．高分子量激肽原缺乏症　高分子量激肽原是血浆中一种多功能的糖蛋白，与血液凝固的启动等有关。

3．纤维蛋白原增高　纤维蛋白原有利于血栓形成的机制包括增高血浆和全血黏滞度，改变血液流动及增高对血管内皮的剪应力，与LDL结合有利于动脉粥样硬化，是凝血酶的底物和血小板聚集中的基本成分，为内皮细胞、成纤维细胞、平滑肌细胞等的趋化成分。

4．凝血因子Ⅶ活性增高　吸烟、饮酒、口服避孕药均可使凝血因子Ⅶ活性增高，口服避孕药尚可引起凝血因子Ⅴ、Ⅸ、Ⅹ等升高。年龄、种族和血型也与因子Ⅶ活性相关。

5．异常纤维蛋白原血症　为常染色体隐性遗传，约20%患者有反复血栓栓塞症，25%患者有出血，7%患者同时发生出血和血栓形成，而半数患者无症状。

6．促凝血物质进入血液循环　手术、创伤时TF进入血液循环，促使凝血因子活化、血液凝固。严重血管内溶血，破坏的红细胞释放的磷脂成分起到促凝血作用。肿瘤和急性白血病，尤其急性早幼粒细胞白血病时，细胞可释放直接激活凝血因子Ⅹ或Ⅶ的促凝血物质。人工瓣膜可激活凝血因子Ⅻ，启动内源性凝血过程。输注过多的凝血酶原复合物可诱发血栓形成，因其含激活的凝血因子Ⅹa、Ⅸa和Ⅶa，血栓形成发生率为5% ~ 10%。

（五）抗凝血因子与血栓形成

体液中常见的抗凝血因子主要有AT、蛋白C、蛋白S、肝素辅酶因子Ⅱ和TFPI等。遗传性或获得性因素导致抗凝血因子缺乏、减少或结构异常，使凝血功能亢进，形成高凝状态，易致血栓形成（图21-6）。

1．遗传性抗凝血酶缺陷症　正常人群中，抗凝血酶缺陷症的发病率达1/5000，大多数患者在35岁前发生血栓栓塞症。根据AT功能与抗原含量测定，结合基因分析，将其分为Ⅰ型及Ⅱ型（a、b、c三个亚型）。基因异常是Ⅱ型及部分Ⅰ型抗凝血酶缺陷症的发病原因，由于血浆中AT浓度或活性降低，使血液凝固性升高，导致血栓形成。

2．遗传性蛋白C缺陷症　其在静脉血栓形成中的发病率可达40%。患者有反复静脉血栓形成史，下肢深静脉血栓形成、肺栓塞较多见；在纯合子的新生儿表现为暴发性紫癜，易发生血栓栓塞性皮肤坏死。据蛋白C活性与浓度测定结合基因分析，分为Ⅰ型和Ⅱ型，基因异常是导致本症的原因，常染色体显性遗传为本症的主要遗传方

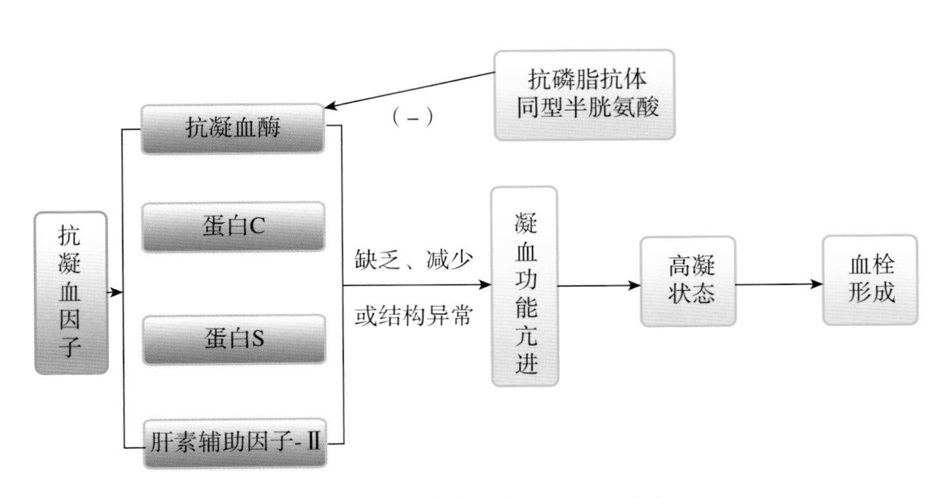

图21-6　抗凝血因子与血栓形成

式，但也可能存在隐性遗传方式。

3．蛋白S缺陷症　妊娠、口服避孕药、急性炎症及维生素K缺乏可导致继发性蛋白S缺乏。静脉血栓形成为其特征，在血栓性疾病的发病率为5%～10%，均为杂合子型。

4．获得性抗凝血酶缺乏症　可由下列三种原因引起。

（1）抗凝血酶合成减少：主要见于各种肝疾病（肝炎、肝硬化）、口服避孕药、接受门冬酰胺酶治疗、服用左旋咪唑等。

（2）抗凝血酶丢失过多：主要见于消化道疾病和肾病。

（3）抗凝血酶消耗过多：见于肝素治疗和DIC患者。

5．获得性肝素辅助因子-Ⅱ缺乏症　见于肝病、弥散性血管内凝血、肾移植，与消耗增多有关。

6．获得性蛋白C缺乏症

（1）肝合成蛋白C减少：见于严重肝病、维生素K缺乏或服用抗维生素药物，如华法林、双香豆素。

（2）蛋白C消耗过多：如DIC、大手术后、深部静脉血栓等。

（3）活化蛋白C形成障碍：见于成人呼吸窘迫综合征、重度感染、血管内皮损伤等，因TM减少而导致蛋白C活化障碍。

7．干扰抗凝血因子作用的异常物质

（1）抗磷脂抗体：包括LA及ACA两类，引起血栓形成、血小板减少及致命性衰竭。ACA与血管内皮细胞的磷脂结合后能干扰PGI_2-t-PA释放，抑制蛋白C活性及AT活性，ACA与血小板磷脂结合则可激活血小板。LA与磷脂结合后可影响各种凝血反应。

（2）高同型半胱氨酸：血浆中同型半胱氨酸增多，可引起AT活性降低，干扰胶原交联而引起血管内皮细胞损伤及血小板激活，使凝血活性增强、抗凝血与纤溶活性下降，发生心脏、脑和周围血管动脉血栓。

（六）纤溶活性降低与血栓形成

纤溶活性降低可导致人体对纤维蛋白的清除能力下降，有利于血栓形成。

1．纤溶酶原结构或功能异常　由于纤溶酶原分子异常，在活化剂作用时转变成纤溶酶的量减少，而导致纤维蛋白（原）溶解能力下降，易发生血栓形成。为常染色体显性遗传，患者血浆纤溶酶原水平正常，但活性下降，表明其分子结构异常。

2．纤溶酶原激活物释放障碍　导致反复深静脉血栓形成。

3．纤溶酶原激活物抑制物过多　心肌梗死、不稳定型心绞痛、高血压、糖尿病、动脉粥样硬化及肥胖者均可见PAI-1增高。

（七）血液流变学改变与血栓形成

在许多疾病中，存在使血浆或全血黏滞度增高的因素，如巨球蛋白血症、多发性骨髓瘤、原发性或继发性红细胞增多症、烧伤、重度脱水等。红细胞外形、膜结构及变形性改变见于各种遗传性红细胞病。血液黏滞度增高时，血液流动减少，不利于灌流，造成组织缺血，易导致静脉血栓形成。

三、病理性血栓形成的要素

1856年，Virchow提出了病理性血栓形成的三大要素：血管壁损伤、血流动力学改变及血液成分（凝血、抗凝血与纤溶系统）变化。因此，能够影响这些环节的任意因素都可能成为血栓性疾病的危险因素。作为一种典型的多因素疾病，血栓性疾病由多种遗传性因素和获得性因素或状态共同决定。对家系研究和孪生子的研究表明，静脉血栓栓塞症的危险因素中有60%为遗传因素，这些遗传因素决定了不同个体在相同环境下对血栓形成的易感性不同。欧美国家白种人常见的血栓形成遗传危险因素多为促凝血因子基因变异，而我国人群多为蛋白C抗凝血系统基因变异。

四、脑血栓

脑血栓形成是脑梗死中最常见的类型，通常指脑动脉的主干或其他皮质支因动脉粥样硬化及各类动脉炎等血管病变，导致血管的管腔狭窄或闭塞，进而发生血栓形成，造成局部供血区血流中断，发生脑组织缺血、缺氧、软化和坏死，出现相应的神经系统症状和体征。一方面表现为脑对机体各器官系统功能活动的调节和感觉、运动异常，另一方面表现为语言文字、学习记忆、思维意识、认知情感等脑高级功能异常。

（一）病因和发病机制

脑血栓主要由局灶性血液供应障碍、血管壁、血液成分和血流动力学的改变导致。血液流变学的变化、血流的淤滞或涡流激发血小板的活化，血小板与内皮细胞相互作用引起血栓形成。

1．血管壁的损伤　脂质在血管壁的沉积引起胶原的破裂、微纤维变性，血小板与胶原纤维相互作用、聚集引发细胞间反应，产生促凝血因子，促使血栓形成。血管壁的损伤机制包括：①脂质在细胞壁和细胞外滞留不仅改变血流速率并且使vWF作用于血小板，促使血小板黏附于受损内皮并影响动脉粥样斑块的形成。②脂质斑块中血小板分辨出CD40配基参与血小板和单核细胞、内皮细胞间的相互作用及炎症介质的释放。在血小板参与下单核细胞在血管病变部位浸润并成为斑块不稳定的发病基础。③氧化修饰的低密度脂蛋白（ox-LDL）、胞内蛋白酶赖氨酸C（Lysc-PC）促使活化的内皮细胞表达金属蛋白配体和TF，加速不稳定斑块的凝血活化。

2．动脉粥样硬化　脑血栓形成的主要促进因素是动脉粥样硬化，动脉壁首先形成脂肪条纹，再形成硬化斑块。①受损的血管壁对脂质沉积产生炎症反应的增殖反应。血小板、白细胞和内皮细胞相互反应，相互黏附。②由于脂质沉着，血管壁形成毛糙的面，发生血流的改变，血小板在毛糙面上沉着形成血栓。活化的血小板分泌一些物质加重血管内皮的损害。③血小板沉积带来纤维蛋白在血小板的表面黏附，形成血小板纤维帽块，纤维帽块发生破裂导致凝血的活化，产生阻塞性血栓。

血清中的甘油三酯、低密度脂蛋白及胆固醇水平偏高，加速了动脉大血管的粥样硬化。脂蛋白（a）[Lp（a）]促使巨噬细胞清道夫受体A mRNA表达增强，增加对乙酰化LDL的摄取，Lp（a）发生胆固醇酯化，促进泡沫细胞形成。氧化的Lp（a）更容易作用于巨噬细胞清道夫受体。此外，Lp（a）能通过抑制转化生长因子β1（transforming growth factor β_1，TGF-β_1），促进巨噬细胞的增殖来达到摄取更多脂蛋白的目的，从而促进动脉粥样硬化形成。载脂蛋白（a）[Apo（a）]的结构特性与纤溶酶原高度同源，两者均有环状样结构K4，由于Apo（a）丝氨酸蛋白酶区域激活部位的精氨酸被丝氨酸取代，致使Apo（a）无蛋白酶活性。Lp（a）可通过抑制纤维蛋白酶原活性，减少纤溶酶生成，并与t-PA、u-PA竞争纤维蛋白结合位点，减少纤维蛋白酶原的激活，最终抑制血栓凝块中纤维蛋白的溶解，促进血栓形成。在血液循环中，Lp-PLA2与含有载脂蛋白B的LDL结合，以复合物形式被转运至血管内膜易损区，特异性水解内膜下氧化低密度脂蛋白分子中的氧化磷脂，生成促炎物质溶血卵磷脂和氧化型游离脂肪酸，水解产物可以上调黏附因子和细胞因子的表达，以及促进单核细胞从管腔内进入血管内膜聚集，形成巨噬细胞，巨噬细胞吞噬氧化LDL变成泡沫细胞，凋亡的泡沫细胞聚集，导致斑块形成。

3．脑血管病变和糖尿病等　可导致血管病变，促进血栓形成。

4．凝血机制异常　一些血液疾病，如原发性血小板增多症、严重的贫血、红细胞增多症，可使凝血机制发生改变，形成栓子，阻塞血管。

（二）代谢变化

栓子阻塞脑血管后，引起局部脑组织发生缺血、缺氧、软化、坏死。栓子停留一段时间后可溶解、破碎并向远端移位，原阻塞的血管恢复血流，因受损的血管壁通透性增高，可有大量红细胞渗出血管，使原来缺血区血液渗出，形成出血性脑梗死。脑组织容易发生缺血后坏死，是因为脑代谢活动特别旺盛，对能量需求最高，而脑组织几乎无氧及无葡萄糖贮备，能量完全由循环血流连续供应。由于栓子突然阻塞动脉，侧支循环常难以迅速建立，引起该动脉供血区产生急性脑缺血，当栓塞脑血管局部受机械刺激时，可引起程度不同的脑血管痉挛，脑缺血的范围较广，症状多较严重。当血管痉挛减轻，栓子碎裂、溶解、移向动脉远端，以及侧支循环建立后，均可使脑缺血范围缩小，症状减轻。

缺血后神经元损伤具有选择性，轻度缺血时仅有某些神经元、胶质细胞及内皮细胞坏死。脑缺血可通过以下环节引起大脑皮质神经元损伤和死亡。

1．能量耗竭和酸中毒　在缺血、缺氧状态下，ATP生成减少，细胞出现能量耗竭；同时无氧酵解增强引起代谢性酸中毒，使细胞膜通透性

增强和 Na^+-K^+-ATP 酶活性下降。细胞内 K^+ 外流增多，Na^+ 及 Ca^{2+} 大量进入细胞，引起细胞损伤。此外，缺血区乳酸堆积还可引起神经元和内皮细胞水肿、坏死，加重缺血性损害。

2．细胞内钙超载　脑缺血时，Ca^{2+} 内流增加，导致神经细胞钙超载，通过一系列机制导致细胞死亡。

3．自由基损伤　脑缺血时，自由基的产生和清除失衡是引起脑损伤的重要原因。如缺血区脑细胞线粒体内 Ca^{2+} 增多，三羧酸循环发生障碍，导致电子传递异常，从而促进氧自由基生成，并漏出线粒体。另外，脑缺血时，由于一氧化氮生成增多，可导致过氧亚硝基等氮氧自由基增多。

4．谷氨酸的兴奋性　谷氨酸是脑内含量最丰富的兴奋性神经递质，可调节学习、记忆功能。但突触间隙过多的谷氨酸积聚对神经元有很强的兴奋性毒性作用。脑缺血时，由于能量代谢障碍抑制细胞膜上 Na^+-K^+-ATP 酶活性，使谷氨酸的释放增多和再摄取减少，导致突触间隙谷氨酸浓度异常升高，过度激活其受体，引起突触后神经元过度兴奋、钙超载等异常变化。脑缺血时，谷氨酸的兴奋性毒性作用可导致大量神经元损伤和死亡，从而损害学习、记忆能力。

5．炎症因子失衡　脑缺血或神经退行性疾病时，产生 IL-1、IL-6、TNF-α 和 TGF-β 等多种炎症因子，直接或间接地造成神经元损伤。

6．脑缺血损害后的瀑布效应　急性脑缺血后神经组织的细胞能量代谢衰竭、细胞膜去极化而膜内、外离子平衡紊乱，继而氨基酸和神经递质释放，通过各种渠道导致细胞内钙超载，激活细胞内的蛋白酶、磷脂酶和过氧化系统，蛋白质水解产生各种自由基，损伤神经组织。

脑梗死区血流再通后氧与葡萄糖供应及脑代谢恢复，脑组织损伤应得到恢复，但脑血流再通如果超过时间窗，脑损伤可继续加剧，产生再灌注损伤。如果血液迅速恢复使脑代谢改善，损伤可逆，神经细胞仍可存活并恢复功能，因此，早期溶栓治疗是抢救缺血损伤的关键，保护可逆性损伤神经元是急性脑梗死治疗的关键。

五、肺血栓

肺血栓形成由血流淤滞、血液高凝状态和血管内膜损伤共同作用所致。肺组织具有多重氧供，一般不引起肺梗死。其严重程度取决于栓子的大小，栓塞的部位和程度，栓子溶解速度，以及患者的神经体液反应状态和基础心、肺功能条件。

（一）对肺循环血流动力学的影响

血栓堵塞肺动脉后受机械阻塞作用及神经体液因素影响导致肺动脉收缩，肺循环阻力增加，肺动脉压力升高。

血栓中富含交联的纤维蛋白、聚集的血小板和多种炎症细胞的浸润，向循环中释放 TXA_2、5-HT、组胺、血小板活化因子等一系列炎症介质，导致肺动脉强烈收缩，使肺动脉压力升高和血管通透性改变。肺动脉压力升高和栓塞处血流冲击刺激血管压力感受器，引起反射性肺动脉收缩。严重低氧血症促进肺动脉高压的形成。

（二）对心脏及体循环的影响

肺循环阻力升高是影响循环的始动因素，早期通过右心室做功和交感神经兴奋可维持血流动力学相对稳定，随着肺动脉阻力进一步增加，每搏心输出量逐渐下降，右心室舒张末期充盈压升高，心室扩张。当肺动脉压力进一步升高心室不足以代偿时，右心房压力也升高，心房扩大，最终右心功能完全失代偿。

肺循环阻塞时，肺静脉回流减少，右心室充盈压升高，引起左心室充盈压下降，导致体循环压降低，严重时可出现休克。右心室壁张力增加，栓塞后肺血管内皮细胞释放内皮素介导冠状动脉痉挛等，使冠状动脉供血量下降，导致心肌缺血，严重时甚至出现心肌梗死。

（三）对肺及呼吸功能的影响

1．肺泡腔增大　血栓阻塞肺动脉导致相应肺组织血流显著减少，通气血流比例严重失调，无效腔增大，呼出气二氧化碳浓度降低，出现不同程度的低氧血症，随着血管再通，通气血流比例失调逐渐改善，肺泡无效腔也随之减少。

2．通气异常　血栓释放 TXA_2、内皮素、5-HT、组胺、缓激肽和血小板活化因子等炎症介质均可诱发支气管痉挛。无效腔增大导致呼出气二氧化碳浓度降低，诱发气道痉挛，为满足机体代谢需求，每分通气量增大，以排出足够的二氧化碳，临床上出现低碳酸血症，呼吸功能增加，从而加重呼吸困难。

六、高原血栓性疾病

流行病学资料显示长时间逗留在海拔3000 m以上地区，卒中或静脉血栓形成风险增加30倍。此外，高海拔地区（海拔＞3000 m）的住院患者卒中发病率为13.7/1000，相比人群卒中发病率为1.05/1000，而且几乎所有事件都发生在45岁以下无其他心血管疾病风险因素的人。

下肢深静脉血栓形成在西方国家是常见病，在包括中国在内的东方国家也不少见，且有逐年上升的趋势。下肢静脉血栓形成多发生于下肢深静脉，常见的有小腿肌肉静脉丛和髂股静脉血栓形成。

高原低氧环境下，特别是在特高海拔、极高海拔地区居住者，以及较为严重的红细胞增多症者易发生血栓形成，并发展为血栓栓塞性疾病。

（一）发病机制

高原血栓性疾病发病机制主要包括血流缓慢、静脉壁损伤、高凝状态等方面。血液的凝固是多种因子参与的复杂生理过程，它包括复杂的酶促反应和分子聚合，通过凝血过程的激活使溶胶状血液变成凝胶状。

1．血小板活性增加和血栓弹力增强　应用血栓弹力测定法和血小板功能测定法检测来自低海拔地区的63名适应高海拔（5200 m）的健康志愿者的血液，结果发现血块形成显著延迟，但移居到海拔高度5200 m后的第7天，血块强度增加明显，这与急性缺氧有关，可能是适应低氧环境血小板计数和纤维蛋白原浓度显著升高的结果，增加了血栓事件的风险。血小板功能测定提供了血小板高反应性的证据，在ADP刺激下血小板聚集增加，反映血小板活性增加。下降到海平面后血小板功能和凝血恢复正常，证实缺氧增加了血小板的反应性，除了血栓弹力测定血块凝结时间延迟外，高海拔缺氧可能促进血栓表型形成。低压、低氧对血栓弹力和血小板功能的影响验证了低氧可激活凝血过程。

2．红细胞增多及血液黏滞度增高　低氧促使机体血液红细胞数量增多，血红蛋白浓度增高，血细胞比容升高，从而血液黏滞度增加。长期低氧血症，常伴有高碳酸血症、酸中毒，使红细胞内黏度增高，红细胞凝集力增强，刚度增大，变形性减小，进而又增加了血液黏滞度。由于血液黏滞度增加，血流缓慢，组织灌注特别是微循环灌流受阻。全血黏滞度是组织灌注的重要因素，它受血浆黏度、红细胞数量及红细胞变形性和聚集性等因素的影响，其中红细胞数量是决定血液黏度的主要因素。血液黏滞度的变化是涉及血液流变学的重要因素，血液黏滞度增加，可致血液黏稠，血流缓慢，造成易栓症。高原居民，特别是高原红细胞增多症患者的血液流变学表现为“浓、黏、聚、凝”的特点。因此，血液成分改变、血流速度缓慢和停滞等因素可致血栓形成。

3．凝血系统激活　组织缺氧性损伤、血管内皮缺氧性损伤、炎症因子释放、应激等，均可激活凝血系统。高原缺氧状态下凝血系统激活，纤维蛋白原、凝血因子Ⅴ、凝血因子Ⅷ、血小板因子3、血小板黏附性及TXA_2等均增高，内源性和外源性凝血途径的激活促使血液处于高凝状态，最终导致血栓形成。

4．血管内皮细胞受损　当血红蛋白增多至220～250 g/L时，血流速度明显缓慢，由此而引起乳酸及其他酸性物质在血液内堆积，使血液处于高凝状态，易造成多脏器血栓形成。患者由于严重的低氧血症使血管内皮细胞分泌的血管收缩与舒张因子的功能失衡，表现为血管收缩功能上调，血管舒张功能下调。缺氧引起NO含量的下降，将促使血小板聚集，血小板、红细胞、单核细胞等黏附于内皮细胞，导致血管内皮细胞损伤。血管内皮广泛受损，毛细血管脆性增加，毛细血管损伤及血液处于高凝状态更易导致血栓形成。

5．长期消耗致外周血小板减少　出现内源性和外源性凝血障碍，使凝血因子消耗和减少。

6．继发纤溶系统亢进　引起凝血酶原时间（PT）、活化部分凝血酶原时间（APTT）明显延长，同时，血小板黏附率下降，使患者有出血倾向。

低氧诱发血栓形成，因此高海拔地区动脉和静脉血栓形成增多。低氧激活凝血系统，故慢性低氧血症性疾病会增加动脉和静脉血栓形成的风险。

（二）机体功能及代谢改变

缺氧环境下血栓形成多见于肺小动脉（small arteries）、细小动脉（arterioles）、毛细血管

(capillaries)、脑血管窦动脉、穿支性动脉、深静脉、冠状动脉及肠系膜动脉等。常见的血管栓塞有肺栓塞、脑栓塞、脾栓塞、肾动脉栓塞、肠系膜动脉栓塞等。高原缺氧引起肺栓塞，常伴有高原肺水肿、高原脑水肿、高原红细胞增多症等疾病。症状和体征的严重性取决于栓子的大小、数量、栓塞的部位及心、肺功能状态等。

高原红细胞增多症患者常伴有下肢静脉曲张，血栓形成致使下肢肌肉萎缩，沿下肢静脉走行的皮肤出现坏死、溃疡。静脉血栓形成多发生在下肢静脉和股静脉。小静脉血栓不引起明显症状，不造成功能上的障碍。深静脉内的较大血栓，如果栓子脱落则顺血流到达肺动脉造成肺栓塞，严重危及生命。静脉血栓常合并静脉炎，患者表现为发热，心率增快，食欲减退，关节红肿、疼痛，沿静脉走行皮肤红肿、压痛等。

七、血栓性疾病防治的病理生理学基础

（一）积极祛除引起血栓性疾病的各种高危因素

合理饮食，加强锻炼，改善血液循环，降低血浆纤维蛋白原水平及增加纤溶酶原激活物的释放，提高纤溶系统的活性，以预防血栓形成。

（二）积极治疗原发病

治疗原发病是预防血栓形成的根本措施，如通过饮食及药物治疗控制血压、血糖、血脂等，存在血液高凝状态的患者可通过服用药物改善血凝状态，预防血栓发生。高原红细胞增多症造成的高凝状态是深静脉血栓形成的重要诱因。积极治疗原发疾病并坚持有效的抗凝血治疗，是提高预后的根本措施。

（三）改善高凝状态

改善高凝状态，防止血栓扩大及新血栓形成，溶解血栓，疏通或重建血流通路，以防止组织缺血、坏死，在防治血栓形成的发生、发展中具有重要作用。通常采取溶栓、抗血小板聚集、抗凝血等治疗措施，根据栓塞部位的不同酌情应用低分子肝素、阿司匹林、藻酸双酯钠等抗凝血药。对脑血管栓塞的患者，不宜应用抗凝血药，因为易造成脑血管出血。

（四）血液稀释疗法

血红蛋白浓度 > 250 g/L、血细胞比容 > 75% 的患者，可采用血液稀释疗法，每次放血 300 ~ 400 ml，之后输入低分子右旋糖酐或 0.9% 生理盐水 500 ml。

（五）手术治疗

根据血栓栓塞部位的不同，可采用不同的方法进行手术治疗。

第四节 高原红细胞增多症

一、概述

高原红细胞增多症（high altitude polycythemia，HAPC）是指长期居住在海拔 2500 m 以上地区的居民，对高原环境丧失习服导致的独特临床综合征。特征是过度红细胞生成（女性 Hb ≥ 190 g/L，男性 Hb ≥ 210 g/L）和低氧血症，有时伴有中度或重度肺动脉高压，病情严重者导致充血性心力衰竭。患者移居到低海拔地区后，其临床症状逐渐消失，如果再返高海拔地区则病情复发。

HAPC 常发生于长期生活在高海拔地区的居民，如南美洲秘鲁、玻利维亚、智利、北美洲科罗拉多和我国青藏高原。青藏高原是世界上海拔最高、面积最大、居住人口最多的高原，是 HAPC 发生率最高的地区。随着海拔的增高和年龄的增长 HAPC 发生率增高，男性多于女性，移居汉族人比世居藏族人更常见。

二、病因与发病机制

高原缺氧是罹患 HAPC 的主要原因，长期暴露于低氧环境下与 HAPC 发生有关。

性别、年龄、种族、身高、居住地理因素、吸烟史、海拔高度、暴露于高原的时间、BMI、饮

酒、急性高原病病史和血压平均值是 HAPC 危险因素。钴是红细胞生成的刺激因子，在某些地区可能是 HAPC 的危险因素。

（一）低氧通气反应

高原缺氧可引起呼吸驱动减弱，肺通气调节能力丧失而导致肺通气不足，进而引起低氧血症和红细胞增多症。

呼吸驱动受外周化学感受器和中枢化学感受器的调节。外周化学感受器位于颈动脉体，当血氧分压降至 60 mmHg 以下时，可刺激外周化学感受器，反射性地加强呼吸运动，使肺通气增加。中枢化学感受器位于延髓第四脑室，当体液 CO_2 浓度升高及脑脊液 pH 降低（氢离子浓度升高）时，可刺激中枢化学感受器，使呼吸运动增强，肺泡通气量增加。高原世居者和久居者，对低氧通气反应降低，认为是人体对高原环境适应（习服）的表现。

通气反应的钝化与居住高原时间的长短有关。低氧通气反应的高低有显著的个体差异，与遗传因素有关。低氧通气反应是受试者肺泡与动脉血氧分压逐渐减低时的肺通气变化，是评价外周化学感受器对低氧反应的主要指标。当人体吸入低氧混合气体，或进入高海拔地区之后，由于吸入气中 PO_2 下降可引起肺通气量明显增加。如吸入 10% 氧时，通气量可增加 50%，吸入 5% 氧可使通气量增加 3 倍，使肺泡气 PO_2 升高，血液中 PO_2 也随之升高。由于肺通气量增加，呼出较多的 CO_2，而同时 CO_2 的产生并未增多，故 PCO_2 降低。另外，胸廓呼吸运动的增强使胸内负压增大，可促进静脉回流，增加心输出量和肺血流量，有利于氧的摄取和运输。因此，低氧通气反应的高低直接反映了颈动脉体对低氧通气反应的敏感性及肺通气适应的程度。

慢性缺氧使低氧通气反应减弱也是一种慢性适应性反应，因为肺通气每增加 1 L，呼吸肌耗氧量就增加 0.5 ml，可加剧机体对氧的供求矛盾，长期呼吸运动增强显然是对机体不利的。高原世居者最大肺通气量显著低于移居者，可能是由于外周化学感受器对缺氧的敏感性降低。低氧通气反应增高的个体，其肺泡通气量相对较高，肺泡气氧分压也升高，从而促进人体对高原环境的快速习服；低氧通气反应钝化者，肺泡氧分压较低，易出现低氧血症和高碳酸血症及 HAPC 的发生。

与同年龄健康居民相比，HAPC 患者的低氧通气反应极其钝化。外周化学感受器颈动脉体对低氧通气反应钝化，降低了肺泡通气，引起低氧血症。低氧通气反应随年龄增长和高原居住时间延长而降低，长期生活在低氧环境下易造成通气反应减弱。

HAPC 患者比同海拔健康人的 PaO_2 和 SaO_2 更低，$PaCO_2$ 更高。这样更严重的低氧血症导致更高的 EPO 水平，因此导致红细胞生成更多。严重低氧血症的原因与升高的 $PaCO_2$ 引起低通气有关，但也存在气体交换的缺陷，HAPC 具有更大的 $P(A\text{-}a)O_2$ 差。HAPC 的启动机制是通气低下和低氧通气钝化。HAPC 患者其每分通气量（VE）、潮气量（VT）、肺泡通气量、动脉 pH、SaO_2 均降低，而呼吸频率及动脉 $PaCO_2$ 增高，HAPC 患者的静息肺通气量为健康人的 70% ~ 80%，潮气量为 60% ~ 75%，并有轻度小气道阻塞，HAPC 患者有肺泡通气不足的表现，存在通气功能及气体交换障碍。

（二）促红细胞生成素的作用

EPO 主要作用于红系定向祖细胞膜上的 EPO 受体，促进定向祖细胞加速增殖分化，加快红细胞成熟，防止细胞凋亡。EPO 表达与 HIF 有关。当肾氧感受器受到低氧刺激后，肾小管间质纤维细胞分泌 EPO，并刺激骨髓原始细胞，促使核红细胞分裂，加速红细胞成熟，血液中红细胞数量增多，使血红蛋白携氧能力增加，提高氧传递，改善组织缺氧。但当血细胞比容超过 60% 时，血液黏滞度显著增加，血流缓慢，血液在微循环淤滞，甚至发生血栓，使氧的传递受阻，加重了组织缺氧。

在缺氧环境下，EPO 的过度分泌是发生 HAPC 的重要原因。高原居民 EPO 水平显著高于平原人，但高原正常人和 HAPC 患者之间无显著差异。EPO 虽是红细胞生成速率的主要调节因素，但很难用 EPO 的改变来解释 HAPC 的全部形成机制。急进高原的健康人 EPO 浓度明显高于当地正常人和 HAPC 患者。在高原（海拔 3685 ~ 4500 m）地区，无论健康志愿者还是 HAPC 患者，藏族人血浆 EPO 水平均明显低于汉族人。

（三）血红蛋白 - 氧亲和力降低

氧解离曲线受pH、PCO_2、温度和2,3-二磷酸甘油酸（2,3-DPG）的影响，其中2,3-DPG尤为重要。人体急进高原后2,3-DPG浓度明显升高，这是机体对低氧习服的代偿表现。2,3-DPG浓度升高虽提高了氧传递，使组织摄氧增多，但它的异常升高可造成肺部游离血红蛋白量减少，血氧亲和力显著降低，使血液从肺泡摄氧发生困难。由于肺摄氧受到一定的障碍，血液中O_2分压也随之下降，从而又促使2,3-DPG的合成增加，致SaO_2进一步降低，形成了恶性循环，最终发展为更严重的红细胞增多。

（四）吸烟

高原低氧环境中吸烟更易造成红细胞增多。据流行病学调查，对海拔在3000 m地区的450名吸烟者（每天20支）和260名非吸烟者的动脉血气、肺功能和血红蛋白浓度进行测定，发现吸烟者的血氧饱和度明显低于非吸烟者，而血红蛋白浓度显著高于非吸烟者，肺通气功能特别是小气道功能明显降低。吸烟者HAPC的发病率比非吸烟者高达3倍，海拔越高，吸烟量越大，越易发病。由于吸烟不完全燃烧产生的一氧化碳（CO）进入血液与血红蛋白结合，使血红蛋白与氧的亲和力降低；同时一氧化碳也可导致血管内皮细胞损伤，内皮细胞肿胀，血管狭窄，影响血液循环。因此，吸烟会减少组织摄氧量，加重低氧血症，从而导致HAPC的发生。

（五）肥胖

超重或BMI > 25 kg/m^2者HAPC患病率较高。在高原地区，肥胖、夜间睡眠呼吸紊乱等易诱发红细胞过度增生。高原地区特别是海拔3000 m以上的地区，体质指数与血红蛋白浓度成正比，而与SaO_2成反比。

超重或肥胖者常常出现睡眠呼吸紊乱，表现为频发周期性呼吸，低通气、阻塞性或中枢性呼吸暂停等。睡眠期间呼吸发生异常，睡眠期间的血氧饱和度随之下降，出现脑缺氧，睡眠结构改变，有效睡眠指数及睡眠质量下降。由于长期夜间间歇性低氧，交感神经兴奋性增加，体循环血管特别是微小动脉血管阻力增加，导致体循环血压增高。

（六）睡眠呼吸紊乱

睡眠呼吸障碍是HAPC发病的重要因素之一。患者睡眠期间呼吸失调越严重、平均SaO_2值越低。HAPC睡眠质量异常，睡眠唤醒及清醒数增多，总睡眠时间明显减少，而且出现周期性呼吸及睡眠呼吸暂停，周期性呼吸可进一步降低动脉血氧饱和度而导致严重的睡眠低氧血症，患者脑氧传递减少。患者移居平原环境后，低氧因素改善，周期性呼吸及睡眠呼吸暂停消失，血液学包括血红蛋白浓度、血细胞比容等显著改善，脑细胞供氧增加，睡眠结构及质量改善。

（七）性别

不同性别HAPC患病率差异很大，男性患病率高于女性，西藏拉萨地区男、女患HAPC的比例为58 ∶ 1。绝经后妇女HAPC患病率高于绝经前妇女，在老年人中其患病率较高。

男性患病率较高是由于：①男性睡眠质量比女性差，易发生夜间低氧血症；②女性因月经期失血而缺铁，能防止红细胞过度增生；③男性吸烟人数多于女性，现有资料证实，吸烟是促使红细胞增多的一个不可忽略的因素；④性激素的差异也起一定的作用，女性性激素增加通气反应，有利于减少HAPC的发生，高海拔地区绝经后妇女与绝经前相比血细胞比容更高，SaO_2和最大呼气流量更低。

（八）遗传学因素

HAPC的发病可能与遗传有关，HAPC更易发生于有家族史的患者中，并且对低氧刺激呼吸驱动减弱。世居高原者虽可发生，但更多发于移居高原者。对慢性缺氧的反应因人而异，仅部分人易感HAPC，提示其存在遗传学易感性。

红细胞增多可能受基因调控，近来的研究证明*HIF1-A*及*EPAS1*（*HIF2-A*）参与了这一过程。HAPC与基因易感性有关。如*SENP1*基因是一种单核苷酸多肽蛋白酶，能调节红细胞生成，与红细胞增多有关，低氧条件下，HAPC患者SENP1蛋白水平更低；*VEGF-A*基因多态性与HAPC有关。在高原居住的健康人与HAPC患者之间基因存在差别。

HAPC有遗传倾向，但是高危因素和合并症可能引发和加重病情。因此，有必要提供适当的关于HAPC的医疗信息，以便为高海拔地区居民提供充分的诊断和保健。

（九）细胞凋亡

虽然研究显示HAPC患者的红细胞寿命无明显缩短，但HAPC患者的骨髓单个核细胞或体外培养的红系祖细胞的凋亡率下调。尤其是采用流式细胞术直接检测发现，HAPC患者骨髓$CD71^+$有核红细胞凋亡下调，且与血红蛋白水平有一定相关性，其机制主要与线粒体凋亡途径有关；同时，HAPC患者骨髓有核红细胞PI3K-AKT信号途径处于一定的激活状态。但是，需要对高原低氧环境下造血细胞的凋亡变化在红细胞增加中的可能机制进行进一步研究。

三、机体功能及代谢改变

HAPC发生和发展的病理生理学变化较为复杂，呼吸驱动减弱，特别是颈动脉体外周化学感受器对低氧通气反应钝化，夜间睡眠呼吸紊乱等，导致患者显著低氧血症是发生本病的主要因素。高原缺氧和肺换气不足会导致氧分压降低。如果合并肺或胸壁疾病导致肺功能受损，将进一步降低氧分压。年龄增长导致肺功能和低氧通气反应进一步降低，尤其终生在高原生活者，PaO_2进一步降低，低PaO_2导致低SaO_2，将刺激EPO的分泌，进而导致血细胞比容增加，还可导致血液黏滞度增加，因而导致脑血流量减少，出现慢性严重脑缺氧和HAPC的症状。

HAPC患者血红蛋白浓度升高可能增加促炎介质水平，氧化应激和炎症损伤动脉内皮细胞，加重心血管事件的风险。

HAPC多呈慢性经过，无明确的发病时间，一般发生在移居高原1年以上，或原有急性高原病迁延不愈所致。血液黏滞度增高、血流缓慢所致的全身各脏器缺氧性损伤，因各脏器受损程度的不同，变化十分复杂。HAPC患者主要表现有：头痛、头晕、气短、乏力、精神萎靡、心悸、睡眠障碍、耳鸣、食欲差、发绀、结膜毛细血管充血扩张、肌肉和（或）关节痛、杵状指（趾）、手指（脚趾）麻木、感觉异常，以及女性月经不调、男性阳痿、性欲减退等。主要体征是发绀，表现为口唇、面颊部、耳郭边缘、指（趾）甲床等部位呈青紫色，面部毛细血管扩张呈紫红色条纹。眼结膜高度充血，舌质紫色，部分患者有颜面和下肢水肿，血压可高可低，心律规则，少数人心动过缓，或伴窦性心律失常，肺动脉第二心音亢进或分裂，肝、脾可增大。临床症状的轻重与血液学变化引起的组织缺氧程度有关。当脱离低氧环境返回平原后，随着血红蛋白和血细胞比容的逐渐恢复，症状也逐渐消失，但再返高原时又可复发。

四、第六届国际高原医学大会慢性高原病的诊断标准

2004年在第六届国际高原医学大会上，对于慢性高原病，统一了其命名和分型，制定了新的诊断标准，并命名为“青海标准”。新分型将原来的慢性高原病分为慢性高原病（即高原红细胞增多症）和高原肺动脉高压（详见第二十章）两个类型。

1．慢性高原病概念　慢性高原病是长期生活在海拔2500 m以上高原的世居者或移居者，对高原低氧环境逐渐失去习服而导致的临床综合征，主要表现为红细胞增多（女性Hb ≥ 19 g/dl，男性Hb ≥ 21 g/dl），严重低氧血症，在某些情况下会导致中度或重度肺动脉高压，并可能发展为肺源性心脏病，导致充血性心力衰竭。当患者移居到低海拔地区后，其临床症状逐渐消失，如果再返高原则病情复发。

2．排除标准　专家组认为，慢性高原病的诊断须排除以下几种情况。

（1）患者如有下列慢性肺病：肺气肿、支气管炎、支气管扩张、肺泡纤维变性、肺癌等，以及慢性呼吸功能紊乱者，或某些慢性病变而引起的低氧血症并导致继发性红细胞增多者，不应诊断为慢性高原病。正常的呼吸功能应经肺功能检查确诊。

（2）居住在海拔低于2500 m地区的人群。

3．诊断标准

（1）症状：头痛、头晕、气喘和（或）心悸、失眠、乏力、局部发绀、手脚心发热、静脉曲张、肌肉和关节疼痛、厌食、注意力不集中、健忘。

（2）体征：红细胞增多（女性 Hb ≥ 19 g/dl，男性 Hb ≥ 21 g/dl）；严重的低氧血症；肺动脉高压（非必需的）；心力衰竭（非必需的）。

（3）危险因素：有高原病既往史；低氧通气反应降低；睡眠呼吸暂停和呼吸不全；超重；绝经后。

4．慢性高原病青海计分法　建立青海慢性高原病计分法，其目的在于对高原病病情进行准确的评估，便于与世界上其他国家的病例资料进行定量对比。慢性高原病依据表 21-2 中的症状和血红蛋白浓度进行计分。

需要注意的是该标准只适用于海拔高于 2500 m 的情况；当部分人血红蛋白含量很高但并无任何临床症状或不影响这些人生活质量时，这些人不能视为慢性高原病；平原人移居海拔 2500 m 以上高原地区且至少居住半年以上。

目前研究发现，高原特发病的发病因素包括机体内因和环境外因两个方面。机体内因包括低氧适应能力差、年龄、感染和过劳、精神紧张；环境外因包括海拔高度高、上升速度快、寒冷等，上述内因和外因相互作用，相互影响，并互为因果，导致高原特发病的发生。

五、防治的病理生理学基础

1．供给氧气　低流量氧气供给，每天 1 ~ 2 h 或 2 h 以上。

2．祛除继发性危险因素　如吸烟、肥胖、粉尘类职业等。

3．对症治疗　改善血液高黏滞状态，给予活血化瘀药物。

4．乙酰唑胺　通过改善肺通气抑制红细胞过度增生。乙酰唑胺增加夜间 PO_2 并减少呼吸暂停低通气发作次数和肺血管抵抗性。EPO 的下降主要是由于乙酰唑胺引起通气量和 PO_2 增加，也有助于本病的防治。

5．脱离低氧环境　重症患者应尽早脱离低氧环境，转至平原或较低海拔地区。

6．血液稀释疗法　能够明显减少红细胞的数量及血红蛋白浓度，减少血细胞比容，改善血氧饱和度，减轻和缓解临床症状，可用于重度红细胞增多症患者的急救，以防发生脑血管意外。

表21-2　慢性高原病青海标准症状记分判断标准

症状		记分	程度
气喘		0	无气喘
		1	轻度气喘
		2	中度气喘
		3	重度气喘
发绀		0	无发绀
		1	轻度发绀
		2	中度发绀
		3	重度发绀
感觉异常		0	无感觉异常
		1	轻度感觉异常
		2	中度感觉异常
		3	重度感觉异常
耳鸣		0	无耳鸣
		1	轻度耳鸣
		2	中度耳鸣
		3	重度耳鸣
失眠		0	睡眠正常
		1	不能正常入睡
		2	睡眠不足，常觉醒
		3	无法入眠
血管扩张		0	无血管扩张
		1	轻度血管扩张
		2	中度血管扩张
		3	重度血管扩张
头痛		0	无头痛
		1	轻度头痛
		2	中度头痛
		3	重度头痛
血红蛋白	男性	0	18 g/dl < Hb < 21 g/dl
		3	Hb ≥ 21 g/dl
	女性	0	16 g/dl < Hb < 19 g/dl
		3	Hb ≥ 19 g/dl

评定：如无上述症状体征，计分为 0；症状为阳性时，按严重程度分别计 1、2、3 分。严重程度判定：无慢性高原病总分为 0 ~ 5，轻度慢性高原病总分为 6 ~ 10，中度慢性高原病总分为 11 ~ 14，重度慢性高原病总分为 15 及以上

（冀林华　崔　森）

参考文献

[1] West JB，Milledge JS，Schoene RB. High altitude medicine and physiology. 4th ed. London：Hodder Arnold，2007.

[2] 高钰琪. 高原病理生理学. 北京：人民卫生出版社，2006.

[3] West JB. Physiological effects of chronic hypoxia. New England Journal of Medicine，2017，376（20）：1965-1972.

[4] Jacobs RA，Lundby C，Robach P，et al. Red blood cell volume and the capacity for exercise at moderate to high altitude. Sports Med，2012，42（8）：643-663.

[5] Jiang C，Chen J，Liu F，et al. Chronic mountain sickness in Chinese Han males who migrated to the Qinghai-Tibetan plateau：application and evaluation of diagnostic criteria for chronic mountain sickness. BMC Public Health，2014，14（1）：701-712.

[6] Villafuerte FC，Corante N. Chronic mountain sickness：clinical aspects，etiology，management，and treatment. High Altitude Medicine & Biology，2016，17（2）：61-69.

[7] Rocke AS，Paterson GG，Barber MT，et al. Thromboelastometry and platelet function during acclimatization to high altitude. Thrombosis & Haemostasis，2018，118（1）：63-71.

[8] Haynes LM，Orfeo T，Mann KG，et al. Probing the dynamics of clot-bound thrombin at venous shear rates. Biophys J，2017，112（8）：1634-1644.

[9] 沈悌，赵永强. 血液病诊断与疗效标准. 4版. 北京：科学出版社，2018.

[10] 葛均波，徐永健. 内科学. 8版. 北京：人民卫生出版社，2013.

[11] Mann KG，Whelihan MF，Butenas S，et al. Citrate anticoagulation and the dynamics of thrombin generation. J ThrombHaemost，2007，5（10）：2055-2061.

[12] Zhao C，Li Z，Ji L，et al. PI3K-Akt signal transduction molecules maybe involved in downregulation of erythroblasts apoptosis and perifosine increased its apoptosis in chronic mountain sickness. Med Sci Monit，2017，23：5637-5649.

[13] Ma J，Ji L，Li Z，et al. Downregulation of intrinsic apoptosis pathway in erythroblasts contributes to excessive erythrocytosis of chronic mountain sickness. Blood Cells Mol Dis，2019，76：25-31.

[14] 祁生贵，吴天一. 慢性高原病诊断标准及相关研究. 高原医学杂志，2015，25（4）：1-11.

第二十二章

高原消化系统病理生理学

近年来，随着基础医学及应用技术的不断发展，作为临床医学重要组成部分之一的消化病学在疾病发生机制和临床诊断与治疗方面均发生了很大的更新与进展，在保护和改善人民健康方面发挥了重要而积极的作用。消化系统疾病在高原本身是常见病和多发病，且随着青藏铁路的开通，大量人群从低海拔地区移居或旅居高原，高原消化系统疾病易感人群和患者群较前增多，因此展示高原临床消化系统病理生理学的国内外最新研究进展及相关诊治尤显重要。本章将从四个部分介绍与高原临床消化系统疾病密切相关的内容，包括高原缺氧对人体消化功能的影响、消化器官动力障碍的常见病因及其机制、应激与消化性溃疡、肝功能不全。

第一节　高原缺氧对人体消化功能的影响

一、高原缺氧对食物摄取的影响

机体从外界获取食物是一种基本的生命活动，涉及摄食中枢、相关激素、物质代谢、胃肠道微生态、胃肠道动力、胃肠道功能状况等多种因素。食欲是机体的高级活动现象，摄食的调节中枢位于下丘脑，下丘脑是神经内分泌的中枢，也是食欲调节的中枢，其内有复杂的“食欲调节网络”。下丘脑的“食欲调节网络”通过各种食欲调节因子（包括食欲促进因子和食欲抑制因子）的信号传递作用，对哺乳动物的食欲进行综合调节。胰高血糖素样肽-1（glucagon-like peptide-1，GLP-1）作为该网络中的一种食欲抑制因子，在机体的摄食活动中发挥重要的食欲抑制作用。

生理情况下，人类通过饥饿、食欲及饱食感来调节食物的摄取。胃的充盈及收缩程度对食欲有重要的反馈调节：胃内空虚时收缩增强，人就有饥饿感，食欲增加；胃内充盈时，收缩减弱，产生饱感，食欲减退。研究发现，急进高原人员早期反应最常见的是胃肠道症状，恶心、呕吐和食欲减退可高达60%。研究显示，高原急性缺氧后大鼠食欲减退，下丘脑中GLP-1 mRNA表达增加，可能是大鼠食欲减退的重要原因之一。胃肠道受自主神经支配，心理与生理之间通过自主神经、激素及神经介质等中介物质沟通和调节，精神愉快时食欲增加，悲伤抑郁时食欲减退，而脑-肠互动异常与功能性胃肠病等的发生和发展密切相关。消化道黏膜水肿时刺激自主神经末梢，引起中枢兴奋，出现恶心和呕吐，摄食减少。研究显示大鼠暴露在海拔3048 m高度时，食物摄取量下降，生长受到抑制。人类进入海拔4300 m高原20 d时间里，食物摄取量减少8.2% ~ 10.0%，体重下降。快速进入高原时，还可因胃肠胀气等因素影响食物的摄取。

二、高原缺氧对食物消化的影响

（一）消化道的生理功能

人体的消化器官由长8 ~ 10 m的消化道及其相连的许多大、小消化腺组成。消化器官的主要生理功能是对食物进行消化和吸收，为机体新陈代谢提供必不可少的物质和能量来源，同时具有运动和排泄功能，也是人体最大的免疫器官、解毒器官和微生态系统。消化是食物在消化道内被分解为小分子的过程。消化的方式有两种：一种是通过消化道肌肉的舒缩活动，将食物磨碎并使之与消化液充分混合，以及将食物不断地向消化道的远端推送，这种消化方式称为机械消化；另一种消化方式是通过消化腺分泌的消化液完成的，消化液中含有各种消化酶，能分别分解蛋白质、脂肪和糖类等物质，使之成为小分子物质，这种消化方式称为化学性消化。正常情况下，这两种消化方式是同时进行、互相配合的。食物经过消化后透过消化道的黏膜进入血液和淋巴循环的过程称为吸收。消化和吸收是两个相辅相成、紧密联系的过程。不能被消化和吸收的食物残渣，最后以粪便的形式排出体外。

（二）高原缺氧对机械消化的影响

1．高原缺氧时机械消化的改变　在高原停留初期，食物从胃中排空的速度减少1/2 ~ 3/5。在海拔4800 ~ 5000 m高度上人体钡餐实验结果表明，胃蠕动波浅而慢，钡剂到达回盲部的时间为6～8 h，结肠排空时间为40～50 h。说明人胃排空时间延迟，肠活动受到抑制，张力减弱，蠕动速度和幅度降低。

2．机械消化变化的原因与机制　急性缺氧时，中枢神经系统、脑腺垂体和肾上腺皮质功能的紊乱对于消化道的蠕动、分泌和吸收等功能障碍的发生与发展起重要作用。由于脑水肿可导致大脑皮质高级中枢功能紊乱，进而自主神经系统调节障碍，副交感神经兴奋性下降，故出现胃肠蠕动受抑制现象。

（三）高原缺氧对化学消化的影响

1．消化液的生理功能　人每天由各种消化腺分泌的消化液总量达6～8 L。消化液主要由有机物、离子和水组成。消化液的主要功能如下。

（1）稀释食物：使消化液与血浆的渗透压相等，以利于吸收。

（2）改变消化道内的pH：使之适应于消化酶活性的需要。

（3）水解复杂的食物成分：使之便于吸收。

（4）分泌黏液、抗体和大量液体：保护消化道黏膜，防止物理性和化学性损伤。

2．高原缺氧对消化液分泌的影响　进入高原后，由于缺氧、脑水肿等引起大脑皮质高级中枢功能紊乱，自主神经系统调节障碍，副交感神经兴奋性下降，故出现腺体分泌抑制现象。

（1）唾液：动物及人体实验结果表明，高度缺氧时，无论是唾液分泌的量或质均有明显变化。进入海拔3000～4000 m的高原，唾液分泌量开始减少，在海拔5000～6000 m高度唾液分泌抑制程度更加明显，甚至无分泌。经过一段时间习服后可缓解缺氧对唾液腺的抑制作用。

（2）胃液：在海拔3000～4000 m高原，胃液分泌开始改变。研究显示，30名健康男子由海拔980 m登上海拔4200 m高原的第2 d，胃分泌和蠕动都明显下降，胃液pH升高，总酸度降低，第12 d时胃液和胃酸分泌仍未恢复到上山前的水平。胃炎是高原地区的常见病，发病率高，尤其以慢性萎缩性胃炎多见，引起胃液分泌减少，总酸度下降，胃蛋白酶活性下降。高原低氧环境还可出现顽固性上腹部疼痛、消化不良等，特别是用餐后胃蠕动障碍，胃液、胃酸和胃蛋白酶生成减少。

（3）胰液：缺氧对胰腺功能影响的报道不尽一致。有人报道，胰腺是消化腺中唯一对缺氧呈增强反应的腺体；也有人报道，在较低海拔高原胰腺分泌功能受到抑制，而在较高海拔高原胰腺分泌增强，高原低氧时胰腺对食物的特异选择性分泌减弱。

（4）肠液：在海拔2000 m以下地区，肠腺分泌功能改变不明显，在海拔4000 m以上地区肠腺分泌受到抑制，消化和吸收功能均降低。

（5）胆汁：急性缺氧时，胆汁分泌减少，胆汁黏度、胆酸及胆红素均增加。Pugh记载了喜马拉雅山科考队员每当脂肪摄入增多时就有大量脂肪泄的情况。

（6）肝：见本章第四节肝功能不全。

（四）缺氧时人体对消化功能的调节

1．机械消化　高原环境中胃肠蠕动受到抑制，其主要作用机制如下。

（1）脑细胞水肿：一方面，高原低氧使下丘脑垂体应激反应增强，抗利尿激素和醛固酮分泌增加，它促进肾远曲小管对钠和水的重吸收增加，导致水钠潴留；另一方面，缺氧时钠-钾泵功能障碍，细胞外液向细胞内转移增多。这两方面原因导致脑细胞水肿，进而引起大脑皮质高级中枢功能紊乱和自主神经系统调节障碍，副交感神经兴奋性下降，引起胃肠蠕动和腺体分泌抑制。

（2）胃肠胀气：正常情况下，胃肠道内含有一定量的气体。进入高原后，由于大气压降低，胃肠道气体膨胀，自觉有胃肠道胀气感；海拔高度越高，胃肠胀气越明显。

2．化学消化　高原低氧情况下，能量代谢障碍，肠系膜血管和胃肠道黏膜充血水肿。消化道黏膜水肿刺激自主神经末梢引起中枢兴奋，出现恶心和呕吐等病理反应，造成食物摄入减少和消化液丢失。高原低氧引起的过度通气使大量CO_2排出体外可导致低碳酸血症，也可导致胃酸生成减少。

三、高原缺氧对吸收功能的影响

肠道对营养物质的吸收主要是主动吸收过程，须借助氧化磷酸化供能方能完成。高原缺氧时，能量代谢障碍，肠上皮细胞有丝分裂减弱，绒毛腺上皮细胞脱落，Na^+-K^+-ATP 酶活性下降，肠主动吸收能力减弱，营养物质吸收减少，加之胃肠道黏膜充血水肿，可进一步影响吸收过程。

四、高原缺氧对肠黏膜屏障的影响

肠黏膜屏障是指肠道能够防止肠内的有害物质如细菌和毒素穿过肠黏膜进入人体内其他组织、器官和血液循环的结构和功能的总和，由机械屏障、化学屏障、免疫屏障与生物屏障共同构成，包括：肠黏膜上皮、肠黏液、肠道菌群、分泌性免疫球蛋白、肠道相关淋巴组织、胆盐、激素和胃酸等。肠黏膜屏障具有分隔肠腔内物质，防止致病性抗原侵入的功能。

（一）机械屏障

机械屏障包括肠蠕动、上皮细胞及细胞间的紧密连接，是肠黏膜屏障的结构基础，能有效阻止细菌及内毒素等有害物质透过肠黏膜进入血液。缺氧条件下，肠道的节律性收缩和对其固有神经跨壁刺激的应答性降低，致使肠蠕动能力减弱。在高原缺氧条件下还可对肠黏膜上皮造成严重损伤。观察在人工舱中模拟海拔 4500 m 和 5500 m 大鼠高原缺氧模型，可见在缺氧条件下小肠黏膜上皮细胞超微结构排列紊乱，大量萎缩、脱落，细胞内线粒体肿胀，内质网扩张，细胞出现水肿、结构紊乱、异常，且后者要比前者严重。

（二）免疫屏障

由胃肠相关淋巴组织（gut-associated lymphatic tissue，GALT）产生的特异性的分泌型免疫球蛋白 A（secretory IgA，SIgA）可以防止细菌黏附到黏膜细胞，防止肠抗原摄取，防止内毒素或微生物与微绒毛结合，溶解细菌，阻碍细菌复制，阻碍细菌与上皮细胞受体结合，构成肠黏膜的免疫屏障。缺氧状态可使机体产生应激反应，引起交感神经兴奋，肠血管收缩，肠道缺血缺氧加重。肠黏膜在低灌注状态下容易受损，对其免疫屏障功能的损伤可分为两个方面：从体液免疫方面来说，主要是抑制 SIgA 的功能，使 SIgA 含量减少，以及合成 SIgA 的浆细胞数量及被 SIgA 包被的革兰氏阴性菌数量减少，使体液免疫损伤；从细胞免疫方面来说，在高原缺氧环境下，外界因素还可引起体内的内分泌轴系炎症因子网络的变异，使机体细胞免疫调节功能紊乱，如产生过量 TNF-α，诱导上皮细胞内凋亡相关蛋白如 caspase-1 的表达，来抑制抗凋亡蛋白如 BCL-2 等表达，诱导上皮细胞发生凋亡。

（三）化学屏障

胃肠道分泌的胃酸、胆汁、各种消化酶、溶菌酶及肠黏液中所含的黏多糖、糖蛋白和糖脂等化学物质组成肠黏膜的化学屏障。高原低氧环境可使下丘脑 - 垂体应激反应增强，醛固酮和抗利尿激素分泌增加，导致皮质功能紊乱，副交感神经兴奋性降低，分泌消化液减少。有文献报道，在模拟海拔 5000 m 及 10 000 m 低压缺氧环境下，小肠、盲肠黏膜生长抑素（somatostatin，SS）含量较在平原环境时均显著升高。而 SS 可抑制多种胃肠激素的释放，抑制胃肠运动和胆囊收缩，使胃酸、胰液、胆汁和肠液等消化液分泌减少，加之高原环境还可使胃肠道黏膜缺氧，以上因素均可致使其化学杀菌作用减弱。

（四）生物屏障

肠道微生态系统是机体最庞大、最重要的微生态系统。健康成人的肠道栖息着约 10^{14} 亿个细菌，是人体细胞总数的 10 ～ 20 倍，肠道菌有 1000 余种，分为原籍菌群和外籍菌群，原籍菌群多为肠道正常菌群，除细菌外，人体还存在正常病毒群、正常真菌群、正常螺旋体群等，各有其生理作用。在正常情况下，肠道常驻菌与宿主的微空间结构形成了一个相互依赖又相互作用的巨大而复杂的微生态系统，共同构成了人体的生物屏障。微生态（microbiome）在脑 - 肠双向调节、整合中枢神经系统（central nervous system，CNS）、肝 - 肠对话的活动方面发挥关键性作用，因此微生态 - 脑 - 肠轴（microbiome-gut-brain axis）、肝 - 肠轴的概念也应运而生，目前也是临床研究的热点。微生态代表了肠道微生态的聚集情况，它受宿主因素如遗传学和营养状况的制约，但反过来也是影响宿主健康和疾病的生物学指标。肠道菌群最显著的特征之一是它的稳定性，它对人类抵抗肠道病原菌引起的感染性疾病是极其重要的，当这个微生态菌群的稳定性遭到破坏后，肠道定植抗力大为降低，可导致肠道中潜在病原体（包括条件致病菌）的定植和入侵，因而维持其稳定性是临床治疗的重点。

相关高原实验表明，急进高海拔地区的正常人与低海拔地区正常人相关炎症介质比较差别有显著性，其中的NO、TNF、氧自由基均可使黏膜受损和通透性增高，使肠黏膜屏障功能受损，机体对外界敞开了门户，给肠腔内细菌移位以可乘之机。肠道细菌移位是肠腔内固有菌群在肠道外的内环境中重新分布，过度生长的细菌及其所分泌的毒素引起肠道上皮细胞病变，破坏上皮细胞间的紧密连接，导致肠道黏膜屏障功能受损，从而导致疾病的发生。

肠黏膜屏障功能（barrier function）是肠道具有的特定功能，也是目前临床研究的热点。大量临床研究证实，在饥饿和营养不良、创伤、危重疾病、严重感染或炎症等情况下，肠黏膜的结构和功能可能受到损伤，导致肠黏膜屏障功能障碍、肠道细菌移位、内毒素入血，诱发或加重肠道局部或全身性炎症、免疫反应，严重者导致肠衰竭、全身炎症反应综合征（SIRS），甚至多器官功能障碍综合征（MODS）。肠黏膜屏障功能障碍的发生率远超过肠道消化、吸收面积的减少，其危害性也重于单纯的消化、吸收功能不足。因此，肠道也被称为应激器官的中心，是MODS的启动器官。在某些疾病的治疗中尤其是治疗的早期，采取有效的措施保护肠黏膜屏障功能，有助于控制病情，提高疗效，减少MODS的发生。肠道细菌移位所导致的肠源性感染是近年来医学领域中的重要研究课题之一。因此，对肠黏膜屏障功能临床工作者应予以高度重视。

第二节　消化器官动力障碍的常见病因及机制

一、概述

高原环境对人体胃肠道产生的影响，始于人们对高原反应的认识。例如急进高原的人群中，从进入高原那天起，就会产生“胃肠型”急性高原反应，也有人称之为“高原胃肠应激综合征”，表现为食欲减退、恶心、呕吐、腹胀、腹泻等临床症状，并会出现体重下降等。因此，高原环境与胃肠道功能是相互影响，密切相关的。

二、发病机制

（一）高原低氧可引起胃肠道动力紊乱

在高原缺氧条件下，肠道的节律性收缩和对固有神经跨壁刺激的应答性降低，引起肠蠕动减慢。动物实验表明，模拟海拔3000 m高度狗餐后胃肠收缩无明显影响，模拟海拔5000 m高度狗餐后胃窦和十二指肠收缩振幅、收缩频率和动力指数明显低于在海平面时，在海拔7000 m高度，通过胃和十二指肠瘘管的食物从300 ml/h减少到63 ml/h。临床研究发现在海拔4300 m地区，健康青年的胃蠕动明显减弱，其中有些人在进食8.5 h后，胃镜检查胃腔内食物仍未排空，并有大量食糜频频从胃镜孔道中涌出。

对急性低压缺氧条件下狗胃肠移行性复合运动（migrating motor complex，MMC）的研究发现，3000 m高度对MMC无明显影响，但在5000 m高度时：①狗MMCⅡ相时间延长，时间缩短。②在MMCⅡ相初期模拟升空，胃窦和十二指肠MMCⅡ相收缩振幅和动力指数明显低于海平面对照，MMCⅡ相被抑制。③在MMCⅡ相后期模拟升至5000 m高度，MMCⅢ相仍能出现，但其收缩振幅和动力指数明显降低。在缺血状态下小肠平滑肌的收缩活动减弱，说明缺血缺氧可抑制胃肠运动。

对急进高原后不同海拔高度及不同时间节段下大鼠胃电活动变化及对胃卡哈尔间质细胞（interstitial cell of Cajal，ICC）微观结构和功能的研究发现，急进高原对大鼠胃电活动影响显著，且海拔高度越高，大鼠胃电活动受损越严重，越早到达最低点。大鼠胃电起搏区的ICC微观结构及功能也出现相应同步损害，表明ICC可能在急进高原胃动力紊乱形成机制中广泛参与并发挥重要作用。

采用低压氧舱建立高原缺氧动物模型，研究莫沙比利干预对高原缺氧小肠功能损伤的预防作用，结果显示：高原缺氧组NO、NOS含量增高，紧密连接蛋白ZO-1 mRNA的表达降低，小肠推进距离明显降低，高原缺氧可明显损害小肠黏膜屏障及小肠运动；莫沙必利组可有效促进小肠动力，减轻高原缺氧对小肠功能的损伤，提高小肠对高原缺氧的适应性及耐受性。

（二）胃肠动力与胃动素

胃动素（motilin，MTL）是由22个氨基酸残基组成的多肽，由微皱褶细胞（M细胞）分泌，M细胞主要分布于十二指肠和上段空肠黏膜内，胃窦及下部小肠也有少量存在，胃动素还存在于神经组织中。血浆胃动素随MMC时相呈周期性波动，血浆胃动素浓度在MMC Ⅰ相时最低，MMC Ⅲ相时达最高峰，胃动素可引发MMC，对调整空腹时胃窦（而非近端胃）收缩并对胃运动有明显的刺激作用。进一步研究发现，胃动素对胃平滑肌有明显的兴奋作用，胃动素可作用于胃窦平滑肌细胞上特异性的胃动素受体，通过兴奋与磷脂酶C偶联的G_i蛋白，产生三磷酸肌醇，激发胃窦平滑肌的收缩反应。另有研究表明，正常餐后胃舒张后，胃动素可加速胃容积的恢复，促进胃排空。胃动素对胆囊动力的研究发现，胃动素可使胆囊容积减少，加速胆囊排空。大量临床研究表明，低压缺氧还引起血浆胃动素浓度降低，从而影响胃肠收缩活动。

（三）胃肠动力与一氧化氮

最近有文献报道了低氧过程中胃肠局部一氧化氮（nitric oxide，NO）的改变，发现患有低氧缺血性脑病的新生鼠胃肌层一氧化氮合酶（nitric oxide synthase，NOS）活性显著增加，黏膜层及黏膜下层其活性无改变。研究发现缺氧时血中NO浓度升高。NO是肠神经系统中一种非肾上腺素能非胆碱能神经递质，在调节胃肠运动方面具有重要作用。给狗静脉注射NOS抑制剂N6-硝基-L-精氨酸甲酯可明显引起胃和十二指肠收缩，静脉灌注L-精氨酸增加NO合成则减弱胃肠蠕动，说明NO是一种胃肠平滑肌松弛的递质。因此得出结论，低氧引起的胃肠运动功能失调可能与NO释放增加引起的胃肠平滑肌舒张有关。

（四）胃肠动力与促胃液素

促胃液素（gastrin，GAS）主要由胃窦及十二指肠的G细胞分泌，另外人胰岛δ细胞也可分泌。在中枢神经系统、延髓的迷走神经背核也含有促胃液素。有研究表明，内源性促胃液素释放可引起餐后胃电频率升高，因而增加胃收缩性，促进排空。与胃动素一样，促胃液素亦可作用于平滑肌细胞的受体，通过兴奋与磷脂酶C偶联G_i蛋白，产生三磷酸肌醇，激发胃窦平滑肌的收缩反应。有报告显示，急进高原或长期居住在高原的健康人血清促胃液素浓度比平原人显著增高，尤其高原红细胞增多症患者血清促胃液素浓度更高。小鼠进食高蛋白饮食4 h后进行低氧处理，发现10.5%低氧组在低氧6 h后促胃液素水平与常氧组无显著差异，但24 h后血浆促胃液素水平比常氧组显著增高；7.6%低氧组在低氧6 h后促胃液素水平是常氧组的2.3倍，而且这种效应可持续24 h。另外还发现低氧处理后小鼠胃内pH的升高伴随血浆促胃液素水平的增高。以上结果表明：随着氧浓度的下降，血浆促胃液素水平增高，可能是由于低氧引起胃内pH升高，然后通过正反馈调节刺激促胃液素释放。促胃液素在高原地区胃肠功能紊乱中的作用有待进一步研究。

（五）胃肠动力与生长抑素

生长抑素是一种在体内广泛分布的抑制性脑肠肽。生长抑素在消化系统主要分布于肠壁神经丛、胃和胰腺δ细胞中，在中枢神经系统主要存在于下丘脑。生长抑素抑制多种胃肠激素的释放，抑制胰腺的外分泌，对胃肠功能有广泛的抑制作用，可抑制胃肠道运动和胆囊收缩，导致胃排空延迟。近年来研究发现，生长抑素参与调节胃肠道蠕动的上行性收缩和下行性松弛，作用于B细胞使IgM合成增加，抑制IgA合成。吴战军等发现，模拟海拔5000 m低压缺氧时，小肠、盲肠黏膜生长抑素含量均显著升高。低压缺氧时局部生长抑素含量增加可能有以下生理意义。

（1）防止低压缺氧等各种有害因素对消化道上皮的损伤及致坏死作用，发挥细胞保护作用。

（2）有利于改变呼吸困难症状，并在低压低氧时调节血管系统活性。

（3）刺激小肠消化间期移行性复合运动，调节胃肠运动。

（4）作用于淋巴细胞调节免疫功能。

急性低氧时，胆汁分泌减少，胆汁黏度、胆酸及胆红素含量均增加，胰腺对食物的特异选择性分泌减弱。研究发现，人较长时间暴露于低压低氧环境时食欲下降，体重减轻。推测食欲下降的原因，一方面是胃肠收缩减弱，反馈至中枢冲动减弱，抑制摄食中枢的活动；另一方面中枢对缺氧敏感，氧分压较低时，可能直接抑制摄食中枢的活动。

（六）高原环境对人精神心理的影响

近几年来，精神刺激对胃肠动力的研究表明，精神心理紧张可改变胃肠道消化间期移行性复合运动。进入高原的人，由于远离家乡，缺乏家里舒适温暖的环境，单调的生活与孤寂，可导致精神上的失望与烦躁；再加上高原地理环境、气候和缺氧的影响，对高原缺乏正确的认识，极易产生紧张、焦虑和恐惧。这些因素可直接导致胃肠排空障碍，继而出现胃肠动力紊乱性疾病。

（七）应激与胃肠动力紊乱性疾病

应激导致胃排空和分泌延迟与血浆 β- 内啡肽浓度升高有关；应激可降低小肠移行性复合运动发生率，影响小肠动力；应激可改变胃肠道移行性复合运动伴随胃动素水平升高，影响大肠动力。高原缺氧使下丘脑 - 垂体应激反应增强，是引起胃肠动力紊乱最直接的原因。应激使抗利尿激素和醛固酮分泌增加，体内水钠潴留。低氧使细胞外液向细胞内液转移，导致脑水肿，继而出现大脑皮质功能紊乱，副交感神经兴奋性降低，引起胃肠肽类激素如血管活性肠肽、促胃液素、胆囊收缩素、生长抑素、胃动素等释放，影响胃肠动力和消化液分泌，出现腹胀、食欲缺乏；同时由于脑水肿使大脑皮质兴奋及低氧应激使胃肠道黏膜充血水肿，出现恶心、呕吐和腹泻等病理反应，甚至引起急性胃黏膜病变。

三、防治的病理生理学基础

高原低氧引起的胃肠动力障碍并非是一种单纯的胃肠道症状和表现，它可引起的一系列内环境紊乱并可加重急性高原反应；此外还可因摄入减少和丢失增多，造成低血钾、低血钙及代谢性酸中毒，引起无力、轻瘫、肌肉痉挛和肠麻痹等；由于胃肠黏膜屏障破坏，引起急性胃肠黏膜病变；因肠道毒素吸收，造成免疫应答抑制，产生一系列病理生理改变，对此应予积极防治。

（一）心理训练

消除紧张、恐惧心理，采用有效的心理疏导手段。

（二）阶梯登高

采取阶梯适应方式登高，加强适应性锻炼，促进高原习服。

（三）对症治疗

加强饮食营养，对腹胀、便秘、呕吐、腹泻患者对症处理，必要时给予静脉营养支持疗法。

（四）调节饮食

戒除烟酒，避免食用对胃有刺激性或生、冷、硬等难以消化的食物或药物，有胃肠病史者应暂缓进入高原。

（五）病因治疗

吸氧和高压氧舱可以有效改善“低氧血症”的体征，对胃肠动力紊乱有明显疗效。

（六）适时转运

如症状突出，或对症治疗和病因治疗效果不明显者，可转入平原。

较之高原低氧环境与心血管、神经、血液、呼吸等学科的研究，既往对胃肠道这个领域认识肤浅。随着近年高原医学研究的深入，尤其是胃肠道动力测定的高新技术的发展，以及胃肠激素在胃肠道疾病中机制的阐明，促进了高原与胃肠道基础和临床试验的研究，深入开展“高原低氧对胃肠动力功能影响”的研究，必将对防治高原胃肠动力紊乱性疾病，提高高原建设者生活质量，以及提高高原人习服有着重要的不可估量的意义。

第三节 高原应激与消化性溃疡

一、应激性溃疡概述

应激性溃疡（stress ulcer，SU）是指机体在各类严重创伤、危重疾病或严重心理疾病等应激状态下发生的急性胃肠道黏膜糜烂、溃疡等病变，严重者可并发消化道出血甚至穿孔，可使原有疾病的程度加重及恶化，增加病死率。应激性溃疡在内镜下可表现为急性胃黏膜病变、急性糜烂性胃炎、急性出血性胃炎、消化道溃疡等。

二、高原缺氧与溃疡

高原缺氧与消化性溃疡关系密切。急进高原地区的人由于受低氧和寒冷影响，可出现急性胃黏膜病变，甚至消化道出血；高原低氧环境有利于幽门螺杆菌（Helicobacter pylori，Hp）感染和生长；高原地区因急性上呼吸道感染或高原病，服用非甾体抗炎药、氨茶碱、糖皮质激素等药物的现象较为普遍，易造成胃黏膜损伤；高原地区饮食结构比较单一，蔬菜、水果摄入较少，使胃黏膜血流减慢，上皮细胞再生能力降低，黏液分泌较少，加之高原地区居民饮酒、吸烟较为普遍，高浓度乙醇可直接破坏胃黏膜屏障，而吸烟可增加胃酸分泌，减少十二指肠碳酸氢盐分泌，同时饮酒、吸烟可致胃黏膜损害性氧自由基增加，最终造成胃肠黏膜屏障功能障碍，从而导致消化性溃疡的发生。

有研究认为，急进高原者由于受到低压、低氧的影响可出现肠黏膜绒毛卷曲、倒伏、凝结，肠黏膜微血管损伤，胃肠黏膜分泌型IgG的分泌减少，严重的高原缺氧也可通过降低HIF-1α反应引起肠黏膜屏障功能减弱，导致肠黏膜上皮细胞凋亡和自噬，使黏膜屏障功能被严重破坏，细菌及毒素入侵引发全身炎症反应。同时，急进高原时由于环境的强烈变化，机体缺氧，使机体发生应激反应。应激时，一方面交感神经兴奋，儿茶酚胺类物质分泌增多，引起内脏血管收缩，黏膜下层动静脉短路开放，造成黏膜缺血缺氧；另一方面下丘脑-腺垂体-肾上腺皮质系统兴奋，使肾上腺皮质激素分泌增多，皮质激素能促进胃酸的分泌，抑制胃黏液的分泌，同时加强甲状腺素的作用，甲状腺素能提高胃黏膜细胞的代谢率，使应激状态下胃黏膜缺血缺氧造成的能量代谢障碍进一步加剧。

另外，高原地区迷走神经兴奋性增强，胃酸分泌增多，使过量H^+反流入细胞内，胃黏膜内酸碱平衡失调，导致大量代谢产物产生及炎症介质失控，使胃黏膜微循环完全停滞，促进了溃疡的形成。研究者发现，高原地区消化性溃疡的发生、发展可能与血清NO和NOS水平有关，急进高海拔地区的正常人与低海拔地区正常人比较NO、TNF表达差别有显著性，其增加肠上皮通透性亦可能是通过破坏细胞间紧密连接，诱发上皮细胞凋亡引起。因此，加强高原防护知识的宣传，有助于预防高原低氧应激性溃疡的发生。

三、应激性溃疡临床表现及诊断

（一）临床特点

消化道出血是应激性溃疡最常见的临床表现，有以下特点。

1．出血一般发生在应激状态开始后5～10 d，出血可以间歇性发作。

2．原发病越重，应激性溃疡的发生率越高，病情越加凶险，病死率越高。

3．应激性溃疡无明显的前驱症状（如胃痛、反酸等），主要临床表现为上消化道出血（呕血或黑粪）与失血性休克症状；对无显性出血的患者，胃液或粪便潜隐血试验阳性，不明原因血红蛋白浓度降低≥20 g/L，应考虑有应激性溃疡伴出血的可能。

4．应激性溃疡发生穿孔时，可出现急腹症症状与体征。

5．应激性溃疡的发生大多集中在原发疾病产生的3～5 d内，少数可延至2周。

（二）内镜特点

应激性溃疡在消化道均可发生，形态不同且

表现各异，主要的特点如下。

1．病变部位　以胃体部最多，也可见于食管、十二指肠及空肠。

2．病变形态　表现为多发性出血点、出血斑或以多发性糜烂、溃疡为主，溃疡深者可至黏膜下层、固有肌层及浆膜层。

（三）诊断

既往无胃、十二指肠溃疡病史及胃出血病史，在高原低氧环境下2周内发生上消化道出血、穿孔等症状；内镜检查有助于诊断，病情允许时应立即行急诊内镜检查。

四、防治的病理生理学基础

（一）积极处理基础疾病和危险因素

高原低氧致应激性溃疡并非是一种单纯胃肠道症状和表现，其引起的一系列内环境紊乱可加重急性高原反应，因此必须加强预防。去除应激因素，这是最根本的预防措施，可采取渐进性阶梯式登高，加强适应性锻炼，促进高原习服。此外，吸氧和高压氧舱可有效改善低氧血症的体征，减少高原低氧致应激性溃疡的发生。高原地区应注意合理搭配饮食，多吃新鲜蔬菜、水果。戒酒戒烟，勿擅自服用非甾体抗炎药、糖皮质激素等药物。

（二）预防应激性溃疡的药物选择

临床常用的预防应激性溃疡的药物包括：质子泵抑制药（PPI）、组胺-2受体阻断药（H_2RA）、抗酸药、胃黏膜保护药等。

1．抑酸治疗　胃内pH降低可能诱发和加重胃黏膜的损害，因此早期应用抑酸药物（PPI、H_2RA）十分必要。研究显示PPI比H_2RA更能持续稳定升高胃内pH，降低应激性溃疡相关出血风险的效果明显优于H_2RA，因此PPI是预防应激性溃疡的首选药物，它可以直接抑制质子泵（H^+-K^+-ATP酶）的作用，减少胃酸分泌。

2．抗酸药　氢氧化铝、铝碳酸镁、5%碳酸氢钠溶液等可使胃内pH升高，但其降低应激性溃疡相关出血风险的效果不及PPI和H_2RA。

3．黏膜保护药　谷氨酰胺、硫糖铝等可防止胃酸、胃蛋白酶和胆汁酸的渗透，增加胃黏膜血流量，抑制胃蛋白酶的消化作用，刺激前列腺素分泌，能增加胃黏膜的防御功能，但是不能中和胃酸和提高胃内pH。

（三）应激性溃疡并发出血的治疗

一旦发现呕血或黑粪等消化道出血症状及体征，提示应激性溃疡已发生，此时除继续治疗原发病外，还必须立即采取各种止血措施治疗应激性溃疡。

1．补液、输血　应立即补液，维持正常的血液循环，必要时输血。由于应激及大量液体丢失引起的休克导致胃黏膜屏障损坏是主要矛盾，因此在临床救治中，必须始终围绕这个关键环节进行。积极进行液体复苏、扩容抗休克治疗，从而迅速纠正胃肠道隐匿性休克、改善胃黏膜的缺血缺氧至关重要。补液时尤其要注意输入的速度和晶、胶体的搭配，维持尿量50～80 ml/h。

2．加强胃肠道监护　可插入胃管，定期定时监测胃液pH，必要时进行24 h胃内pH监测，并定期监测血红蛋白水平及粪便隐血试验。

3．迅速提高胃内pH　应使pH≥6，以促进血小板聚集和防止血栓溶解，创造胃内止血必要的条件。可选用PPI或H_2RA进行抑酸治疗，但首选PPI针剂。

4．纠正凝血机制障碍　对合并凝血机制障碍的患者，可输注血小板悬液、凝血酶原复合物等，以及其他纠正凝血机制障碍的药物。

5．内镜下止血　药物治疗后，仍不能控制病情者，若条件许可，应立即进行紧急内镜检查，以明确诊断，并进行内镜下止血治疗。

6．外科手术治疗　经药物、内镜治疗、放射介入等治疗措施仍不能有效止血者，在条件许可的情况下，可考虑外科手术治疗。

7．使用抗溃疡药物　在出血停止后，应继续使用抗溃疡药物，直至溃疡愈合。推荐使用PPI，疗程为4～6周。

8．幽门螺杆菌的治疗　常采用联合用药的方法进行根治。

（四）早期全胃肠营养

早期全胃肠营养支持可降低应激性溃疡出血的发生率。数项观察性临床研究发现，早期全胃肠营养对于危重症患者不仅具有营养支持作用，持续的食物刺激还有助于维持胃肠黏膜的完整性，增强黏膜屏障功能。早期全胃肠营养可能对预防应激性溃疡有重要作用，对改善患者预后，提高其生活质量具有重要意义。

（五）早期心理干预

医护人员应及时对患者进行心理疏导，以解除其心理应激状态。首先，要与患者建立良好的医患关系，表示对患者的同情与关心，展现出人文关怀的精神，激发起患者对预后的期望和信心。其次，可以采用认知疗法，因患者及其家属对病情及预后不了解，可能会出现恐惧、失望等负面情绪，医护人员可通过图片、多媒体等手段增加患者对疾病的理性认识，帮助患者消除不良的心理障碍，减轻心理应激反应，这将有助于预防应激性溃疡的发生。

第四节 肝功能不全

肝是人体最大的腺体器官，也是最大的代谢器官，具有参与消化、代谢、排泄、解毒及免疫等多种功能。肝损害的各种病因作用于肝组织后，可引起不同程度的细胞损害及肝功能障碍。肝功能不全（hepatic insufficiency），指某些病因造成肝细胞严重损伤，引起肝形态结构破坏并导致其分泌、合成、代谢、解毒、免疫等功能严重障碍，出现黄疸、出血倾向、严重感染、肝肾综合征、肝性脑病等临床表现的病理过程或者临床综合征。引起肝功能不全的常见病因有生物性因素、理化性因素、遗传性因素、免疫性因素、营养性因素和缺血、缺氧因素等。近年来对肝细胞损害及其机制方面的研究较多，多数学者认为细胞因子网络在肝细胞的损害及肝功能障碍的发生、发展中有重要作用。

肝作为机体最大的代谢器官，最易受到缺血、缺氧的影响。缺血再灌注损伤是缺血性肝炎发病中常见的病理过程，当患有心、肺、肾等重要脏器基础疾病的患者发生心力衰竭、呼吸困难及休克时，要考虑到肝缺血缺氧性损伤的可能性。有报道显示，新生儿窒息缺氧后血流减少程度为肠系膜上动脉减少75%，腹腔干动脉减少70%，脑动脉减少50%，因此，缺氧受累的器官最先为消化系统。以往在97%窒息死亡的新生儿肝中见到空泡变性及肝细胞坏死，当窒息复苏后随着消化系统血流灌注的恢复，产生大量氧自由基，从而导致消化系统包括肝组织细胞的进一步损伤。

高原低氧可引起肝充血、淤血，肝细胞功能减退。长时间缺氧可使血清谷草转氨酶（GOT）、谷丙转氨酶（GPT）和乳酸脱氢酶（LDH）增高，甚至出现肝细胞变性坏死。对居住在海拔5380 m地区1年的11名青年进行随访调查显示，其中4名有轻度肝功能异常。西藏报道健康体格检查时发现移居人群中5.1%肝大，但肝功能正常，无临床症状；一组高原红细胞增多症患者中20%～40%肝大。高原胆红素血症国内外均有报道，其发生机制可能与红细胞增多、胆色素生成过剩及低氧所致的肝胆色素结合和排泄功能障碍有关。由于高原缺氧的气候因素和多民族生活习惯的特点，人们喜欢饮酒，高原地区酒精性肝病的发病率较高，也是构成肝功能不全的重要病因。下面重点介绍急性肝衰竭、酒精性肝病、肝性脑病、肝肾综合征、肝肺综合征相关知识。

一、急性肝衰竭

（一）概述

急性肝衰竭（acute liver failure，ALF）是既往肝功能正常，由多种因素引起的严重肝损害，导致其合成、解毒、排泄和生物转化等功能短期发生严重障碍或失代偿，出现以凝血机制障碍、黄疸、肝性脑病和腹水等为主要表现的一组临床症候群。

美国肝病研究会（2011年）急性肝衰竭的定义为：在没有肝硬化的情况下，26周以内出现凝血异常（国际标准化比值INR ≥ 1.5）和不同程度的意识障碍。

我国《肝衰竭诊疗指南》中规定：急性肝衰竭的特征是起病急，发病2周内出现且以Ⅱ度以上肝性脑病为特征的肝衰竭症候群。

急性肝衰竭病死率极高，其预后往往取决于病因、发病年龄、病程、治疗时间及治疗反应等多种因素。

（二）病因

引起急性肝衰竭的病因复杂，不同地区的病因都不尽相同。欧美等发达国家最常见病因是药物性肝损伤（如对乙酰氨基酚等）；在我国引起肝衰竭的主要病因是肝炎病毒（主要是乙型肝炎病毒），其次是药物及肝毒性物质（如酒精、化学制剂等）。

（三）病理学改变

组织病理学检查在肝衰竭的诊断、分类及预后判定中具有重要价值，但由于肝衰竭患者的凝血功能严重低下，实施肝穿刺具有一定的风险，在临床工作中应特别注意。

肝衰竭发生时（慢性肝衰竭除外），肝组织学检查可观察到广泛的肝细胞坏死，坏死的部位和范围因病因和病程不同而不同。按照其坏死的范围和程度可分为大块坏死（坏死范围超过肝实质的 2/3）、亚大块坏死（占肝实质的 1/2 ～ 2/3）、融合性坏死（相邻成片的肝细胞坏死）及桥接坏死（较广泛的融合性坏死并破坏肝实质结构）。在不同病程肝衰竭肝组织中，可观察到一次性或多次性新旧不一的肝细胞坏死病变。

（四）发病机制

在肝衰竭发生、发展过程中，最核心的事件是大量肝细胞死亡，而在肝细胞病理切片中，除了可见大量的肝细胞死亡，还可见到另外两种典型的重要改变：炎症细胞浸润与微循环障碍。因此，有学者提出，肝组织在肝衰竭发生过程中依次经受了免疫损伤、缺血缺氧性损伤和内毒素血症三重致死性打击。第一步，病毒、药物、肝毒性物质等病因诱发免疫损伤，直接导致肝细胞死亡，免疫损伤及局部肝细胞的死亡介导了局部炎症反应。局部炎症反应是一个重要的环节，一方面导致了微循环障碍，造成缺血缺氧性损伤，另一方面在诱发内毒素血症中也起到关键作用。第二步，缺血缺氧性损伤既能够直接导致肝细胞死亡，也能够促进内毒素血症的发生。第三步，肝解毒能力降低、肠道屏障功能障碍、免疫抑制等，促进了内毒素血症的发生，内毒素血症加速了肝细胞的死亡。以上每一重打击都在肝衰竭发生、发展的过程中起到了重要作用（图 22-1）。

临床观察提示，肝衰竭的发生、发展过程存在四个时相：上升前期、上升期、平台期、恢复期。其中，在肝衰竭上升前期机体承受的打击以免疫损伤为主；在肝衰竭上升期的初期阶段，机体承受的打击以免疫损伤加缺血缺氧性损伤为主；在肝衰竭上升期的中后期阶段，内毒素血症也开

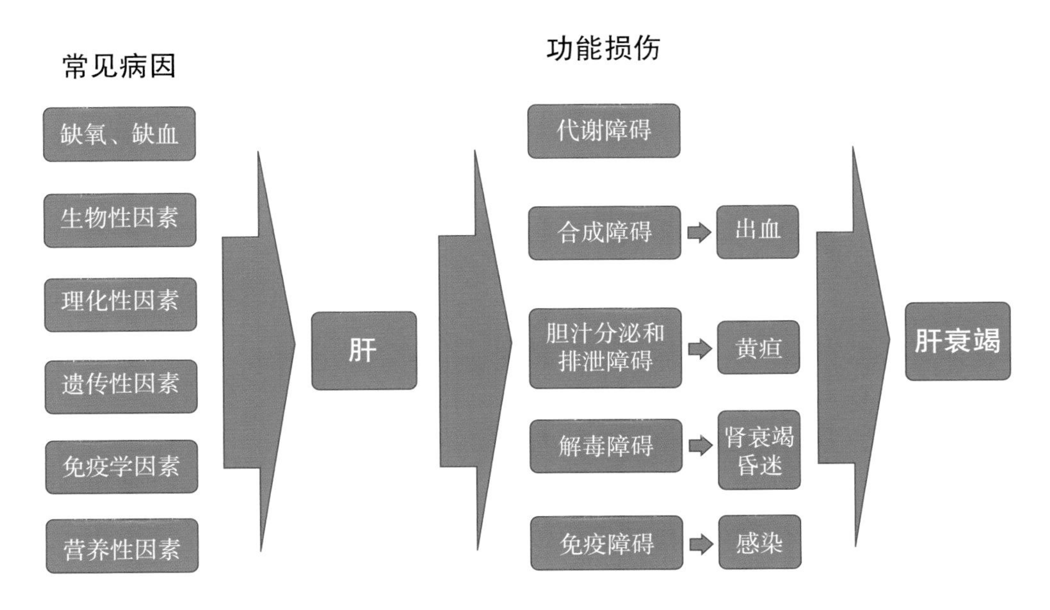

图 22-1　急性肝衰竭发病机制

始参与对机体的沉重打击；在肝衰竭平台期的中后期阶段及恢复期的早期，机体处于免疫抑制状态，主要承受来自内毒素血症的压力。

综合分析“三重打击”现象与肝衰竭的时相问题，有助于更客观准确地制订肝衰竭的治疗策略。例如：抗病毒治疗贯穿始终；免疫治疗分阶段，治疗初期为免疫抑制治疗，中后期为免疫增强治疗；根据时相及病情选择抗感染治疗及治疗强度；选择恰当时机进行改善微循环治疗、人工肝治疗、肝移植治疗；干细胞治疗多选择在平台期及之后进行。

（五）临床特点

急性肝衰竭早期可出现恶心、呕吐、腹泻等临床表现，急性期可表现为黄疸、凝血障碍、昏迷等，肝性脑病主要表现为精神迟钝、错乱，以及嗜睡、昏睡、昏迷等。急性肝衰竭的临床表现主要取决于病因和就诊时间。

（六）临床诊断

临床诊断需要依据病史、临床表现和辅助检查等进行综合分析而确定。

1．急性肝衰竭　急性起病，2 周内出现Ⅱ度及以上肝性脑病（按Ⅵ度分类法划分）并有以下表现者：①极度乏力，有明显厌食、腹胀、恶心、呕吐等严重消化道症状；②短期内黄疸进行性加深；③出血倾向明显，血浆凝血酶原活动度（PTA）≤ 40% 或国际标准化比值（INR）＞ 1.5 且排除其他原因；④肝进行性缩小。

2．亚急性肝衰竭　起病较急，2 ～ 26 周出现以下表现者：①极度乏力，有明显的消化道症状；②黄疸迅速加深，血清总胆红素（TBIL）＞正常值上限 10 倍或每天上升 17.1 μmol/L；③伴或不伴有肝性脑病；④出血倾向明显，PTA ≤ 40% 或 INR ＞ 1.5 并排除其他原因。

3．慢性加急性肝衰竭　是在慢性肝病基础上，短期内发生急性或亚急性肝功能失代偿的临床症候群，表现为：①极度乏力，有明显的消化道症状；②黄疸迅速加深，血清 TBIL ＞正常值上限 10 倍或每天上升 17.1 μmol/L；③有出血倾向，PTA ≤ 40%（或 INR ＞ 1.5），并排除其他原因；④失代偿性腹水；⑤伴或不伴有肝性脑病。

（七）并发症

1．心、肺功能障碍　循环功能障碍和低血压是急性肝衰竭常见的并发症，且往往是多因素损伤的起源。由于口服吸收较差和呕吐所造成的液体损失，以及发生血管舒张，患者的有效血容量可能较低，形成了与发生低血容量性休克相一致的条件。

急性肝衰竭患者心血管支持治疗的方法，与其他严重疾病患者在早期恢复循环量、全身灌注、输氧等并无明显区别。呼吸功能障碍在急性肝衰竭早期较为罕见，其更常见于后期，在肝再生阶段或与院内脓毒血症相关。

2．神经系统疾病　在急性肝衰竭的定义中，肝性脑病的主要症状反映了预后的重要性，进展反映了肝功能受损的严重程度，肝性脑病不同的发展速度，对于预后具有不同的重要性。

虽然目前对于肝性脑病和急性肝衰竭脑水肿的发病机制并未完全阐明，但有证据显示，全身和局部的炎症及循环神经毒素，尤其是氨，在肝性脑病的发生、发展过程中发挥着重要作用。

3．肾功能不全　急性肝衰竭患者 50% 以上有持续性肾功能不全，该并发症在老年患者和对乙酰氨基酚引起的急性肝衰竭患者中更常见。虽然肾功能不全与死亡率增加相关，但大多数肝衰竭病例经治疗后可恢复到先前的肾功能水平。在需要肾替代疗法的患者中，通常采取连续而不是间断的形式以达到更高的新陈代谢水平和血流动力学稳定性，此疗法还可用于控制高氨血症及生化和酸碱紊乱。

（八）治疗

1．病因学治疗　急性肝衰竭治疗主要根据其发病原因及临床表现进行，主要包括药物、病毒及其他原因引起的急性肝衰竭的治疗。

（1）药物引起的急性肝衰竭：治疗原则是及时停用导致肝损伤的药物；对成人药物性急性肝衰竭和亚急性肝衰竭早期，建议尽早选用解毒药物 N- 乙酰半胱氨酸（NAC），视病情可按 50 ～ 150 mg/（kg · d）给药，疗程至少 3 d。

（2）病毒性肝炎引起的急性肝衰竭：病毒性肝炎是我国急性肝衰竭发生的主要病因。对于乙型肝炎引起的急性肝衰竭，早期多主张采取抗病毒治疗，以阻止病毒的复制。慢性乙型肝炎治疗主要包括抗病毒、免疫调节、抗炎、抗氧化、抗纤维化和对症治疗，其中抗病毒治疗是关键，只要有适应证，且条件允许，就应进行规范的抗病毒治疗。但对于其他几种类型肝炎引起的急性肝衰竭多不推荐抗病毒治疗。

（3）其他原因引起的急性肝衰竭：如妊娠急性脂肪肝，应尽快终止妊娠，以免引起产妇生命危险；巴德-基亚里综合征（又称布-加综合征）患者除应用抗凝血药外，还可根据是否合并血栓而考虑进行肝移植；对自身免疫性肝炎，首先考虑给予糖皮质激素治疗，有研究表明，给予糖皮质激素治疗的患者康复率比未接受其治疗者高，对于自身免疫性肝炎引起的急性肝衰竭，根本治疗方法是肝移植。

2．代谢和营养支持

（1）卧床休息，减少体力消耗，减轻肝负担。

（2）加强营养支持，给予高碳水化合物、低脂、适量蛋白质饮食；进食不足者，每天静脉补给足够的液体和维生素，保证每天总热量≥1500 kcal；原则上应按6∶2∶2的比例补充糖、脂肪和氨基酸制剂；患者常存在多种维生素、微量元素的缺乏，应注意补充。

（3）积极纠正低蛋白血症，补充白蛋白或新鲜血浆，并补充凝血因子。

（4）注意纠正水、电解质及酸碱平衡紊乱，特别要注意纠正低钠、低氯、低钾血症和碱中毒。

（5）注意消毒隔离，加强口腔护理，预防医院内感染发生。

该治疗方法的目标是实现整体代谢水平和血流动力学的稳定性，能够极大地提高肝再生的条件，并减少并发症的发生风险。急性肝衰竭患者低血糖风险增加，可以通过静脉内输注葡萄糖来预防，要避免大容量输注低渗液而导致低钠血症和脑水肿。急性肝衰竭患者具有高能量支出和蛋白质分解代谢，需要营养支持，以保持肌肉体积和免疫功能。肝性脑病患者，采用肠内蛋白1.0～1.5 g/(kg·d)，同时需多次测量血液中氨的含量，高氨血症或有其他方式颅内压增高风险的患者，应在短期内降低蛋白质的负荷。

3．并发症治疗　应积极采取措施治疗急性肝衰竭并发症。

4．原位肝移植　是治疗进展期急性肝衰竭的唯一有效方法，尤其是活体供肝肝移植，是提高患者生存率的根本。

5．干细胞移植　主要是利用干细胞的生物学特征及优势，即能够自我更新和分化为多种类型细胞的特点。目前，肝干细胞移植已具备较完备的试验与理论基础。

6．人工肝治疗　主要包括非生物型人工肝治疗、生物型人工肝治疗和混合型人工肝治疗。血浆置换是国内应用最多的非生物型人工肝治疗方法，但其在清除毒物的同时也清除掉大量对人体有益的物质，也可通过透析和吸附方法进行选择性清除毒物治疗，但缺乏补充蛋白质、凝血因子等作用，所以其应用也受到一定限制。生物型与混合型人工肝治疗的发展迅速，研究结果显示，其可明显改善患者生存率，但与对照组比较其差异并无统计学意义。

二、酒精性肝病

（一）概述

酒精性肝病（alcoholic liver disease，ALD）是由乙醇（酒精）引起的一系列临床综合征及肝病理改变，包括酒精性脂肪肝、酒精性肝炎、酒精性肝纤维化和酒精性肝硬化。严重酗酒时可诱发广泛性肝细胞坏死甚至肝衰竭。本病在欧美等国家多见，已成为西方国家肝硬化最常见的病因，近年来我国的发病率也有所上升，是我国常见慢性肝病之一，其发病率现呈增长趋势且具有年轻化和女性化倾向，而低温高寒的高原气候使高原地区的人喜欢饮酒，致使酒精性肝病的发病率较其他地区明显增高。

酒精性肝病的病理机制涉及乙醇及其有毒代谢产物对肝各种细胞的直接影响和其他特定细胞对肝的影响之间复杂的相互作用。

（二）病因和发病机制

1．乙醇的代谢　饮酒后乙醇主要在小肠吸收，其中95%以上在体内代谢，90%以上主要在肝代谢。在肝内主要有3种酶系参与乙醇代谢，以主次为序分别是细胞质中的乙醇脱氢酶（alcoholic dehydrogenases，ADH）、微粒体的乙醇氧化酶系统（microsomal ethanol oxidizing systems，MEOS）及主要存在于过氧化酶体和线粒体内的过氧化酶（catalase）。乙醇脱氢酶有6种同工酶，其中ADH1、ADH2和ADH3与乙醇代谢关系密切，可代谢80%以上的乙醇。乙醇经过乙醇脱氢酶、乙醇氧化酶系统和过氧化氢氧化成乙醛，乙醛进入微粒体内经乙醛脱氢酶（aldehyde dehydrogenase，ALDH）作用脱氢转化为乙酸，后者在外周组织中降解为水和二氧化碳。在乙醇脱氢转化为乙醛再进而脱氢转化为乙酸的过程中，氧化型辅酶Ⅰ（NAD）转变为还原型辅酶Ⅰ（NADH）。

2．乙醇的肝损伤机制　尚未完全阐明，可能涉及下列多种机制。

（1）乙醇的中间代谢物乙醛是高度反应活性分子，能与蛋白质结合形成乙醛-蛋白加合物（acetaldehyde-protein adducts），后者不但对肝细胞有直接损伤作用，而且可以作为新抗原诱导细胞及体液免疫反应，导致肝细胞受免疫反应的攻击。

（2）乙醇代谢的耗氧过程导致小叶中央区缺氧。

（3）乙醇在乙醇氧化酶系统途径中产生活性氧对肝组织造成损害。

（4）乙醇代谢过程中消耗NAD而使NADH增加，导致依赖NAD的生化反应减弱而依赖NADH的生化反应增高，这一肝内代谢的紊乱是导致高脂血症和脂肪肝的原因之一。

（5）乙醇代谢过程中可干扰线粒体氧化磷酸化和电子传递系统，减少谷胱甘肽的含量。

（6）长期大量饮酒患者血液中乙醇浓度过高，肝内血管收缩致血流减少、血流动力学紊乱、氧供减少，以及乙醇代谢氧耗增加，进一步加重低氧血症，导致肝功能恶化。

3．高原与肝损害　高原低氧地区饮酒者脂肪肝的发生率高于平原地区饮酒者，且以Ⅲ级脂肪肝的发生率最高。一方面可能是由于低氧抑制三羧酸循环，肝细胞对脂肪酸的氧化能力降低，促进脂肪酸的合成，引起脂肪在肝内堆积，超过了肝的转运能力；另一方面可能是由于低氧干扰了正常的磷脂代谢过程，降低了肝的转运能力。

有研究发现，高海拔地区人群的肝功能指标如GPT、GOT、γ-GT、ALP水平较平原地区人群显著升高。张红梅等在检测慢性高原病患者肝功能变化时亦发现实验组GPT、GOT等升高，总蛋白和白蛋白均降低。崔建华等研究发现，入驻海拔3000 m高原的受试人群血清肝功能指标增高，表明当人群不能耐受高原慢性缺氧时，可引起肝细胞损害。长期缺氧引起肺血管收缩，肺动脉高压，右心房压力增加，肝静脉回流受阻可导致肝静脉淤血；同时缺氧本身可引起肝充血、肿胀、功能受损。

对高原低氧家兔的肝细胞超微结构的研究发现，随着平原家兔随移居高原时间的延长，线粒体数量明显减少，并出现线粒体和内质网的肿胀和扩张；高原喂养8周的家兔肝细胞超微结构表现为肝细胞水肿，细胞质增多，线粒体分布稀疏、肿胀、明显呈球形，粗面内质网肿胀，多聚核蛋白体从内质网表面脱落，滑面内质网扩张更为明显。光镜下观察高原地区土生狗和绵羊的肝细胞，发现肝细胞呈中度混浊，部分肝细胞内可见到脂肪变性和点状坏死，星状细胞细胞质内见到较多脂滴，部分脂滴呈空泡样变性，且这种变化随海拔高度升高而越发明显。

高海拔环境下，肝处于相对乏氧状态，易产生大量活性氧类物质，特别是饮酒者，乙醇和乙醛在肝的氧化分解代谢不全，又可产生大量的氧自由基，进一步加重肝细胞的损伤，加速肝细胞脂肪变性的形成。而且，实验大鼠随着缺氧时间延长，肝组织的超氧化物歧化酶含量明显降低，而丙二醛（MDA）含量显著增加，说明缺氧导致氧自由基对肝细胞质膜的破坏性增加，肝细胞抗氧化能力下降，提示长期慢性缺氧容易导致肝功能的损害。电镜下对平原大鼠急进高原后肝的观察发现，平原大鼠急进高原后2 d即出现肝细胞内部分线粒体局部外膜和嵴消失，糖原减少，内质网局部有脱颗粒现象，推测其可能是在急性低氧环境下机体肝功能障碍的病理基础。

（三）危险因素

1．饮酒量与饮酒年限　乙醇造成的肝损伤是有阈值效应的，即达到一定的饮酒阈值，就会明显增加肝损伤的风险。一般而言，平均每天摄入乙醇80 g达10年以上会发展为酒精性肝硬化，短期反复大量饮酒可发生酒精性肝炎。

2．酒精饮料种类　饮用啤酒或白酒比葡萄酒更易引起酒精性肝病，饮用高度烈性酒比其他酒引起肝损伤的风险更大。

3．饮酒方式　空腹饮酒较伴有进餐的饮酒方式造成的肝损伤更大。

4．性别　女性对乙醇较男性敏感，女性安全的饮酒阈值仅为男性的1/3～1/2，与女性体内乙醇脱氢酶含量较低有关。

5．种族与遗传易感性　乙醇主要在肝代谢，许多参与乙醇代谢的酶类（如乙醇脱氢酶、乙醛脱氢酶）具有遗传多态性，因此安全饮酒阈值的个体差异较大。日本人和中国人乙醛脱氢酶的同工酶有别于白种人，其活性较低，饮酒后血中乙醛浓度很快升高而产生各种酒后反应，对继续饮酒起到自限作用。

6．营养状况　营养不良、高脂饮食和内脏性肥胖均可促进酒精性肝病的发生。

7．吸烟和咖啡　吸烟可增加酒精性肝硬化的发生，而经常喝咖啡则降低嗜酒者酒精性肝硬化的发生率，茶叶对防止酒精性肝病的可能亦有作用。

8．肝炎病毒感染　嗜酒者对HBV、HCV感染的易感性增加，而乙醇又可促使嗜肝病毒在体内复制，从而促进肝硬化和肝细胞癌的发生。

9．与具肝毒性物质并存　饮酒可增加对乙酰氨基酚等药物的肝毒性，而甲苯磺丁脲、异烟肼及工业溶剂则可增加乙醇的肝毒性，因此嗜酒者肝酶升高应警惕并发药物性肝损伤的可能。

（四）病理学改变

肝穿刺组织检查是肝疾病诊断的金标准，是确定酒精性肝病及分期、分级的可靠方法，是判断其严重程度和预后的重要依据。酒精性肝病病理学改变主要为大泡性或大泡性为主伴小泡性的混合性肝细胞脂肪变性。依据病变肝组织是否伴有炎症反应和纤维化，可将其分为：单纯性脂肪肝、酒精性肝炎肝纤维化和肝硬化。

1．单纯性脂肪肝　依据肝细胞脂肪变性占据所获取肝组织标本量的范围，分为5度（$F_{0\sim4}$）。F_0：小于5%肝细胞脂肪变；F_1：5%～30%肝细胞脂肪变；F_2：31%～50%肝细胞脂肪变；F_3：51%～75%肝细胞脂肪变；F_4：75%以上肝细胞脂肪变。

2．酒精性肝炎和肝纤维化　酒精性肝炎的脂肪肝程度与单纯性脂肪肝一致，分为5度（$F_{0\sim4}$）。依据炎症程度将其分为5级（$G_{0\sim4}$）。G_0：无炎症；G_1：腺泡3带呈现少数气球样肝细胞，腺泡内散在个别点灶状坏死和中央静脉周围炎；G_2：腺泡3带呈现明显气球样肝细胞，腺泡内点灶状坏死增多，出现马洛里小体（Mallory body），门管区轻至中度炎症；G_3：腺泡3带广泛的气球样肝细胞，腺泡内点灶状坏死明显，出现马洛里小体和凋亡小体，门管区中度炎症和（或）门管区周围炎症；G_4：融合性坏死和（或）桥接坏死。依据纤维化的范围和形态，肝纤维化分为5期（$S_{0\sim4}$）。S_0：无纤维化；S_1：腺泡3带局灶性或广泛的窦周或细胞周纤维化和中央静脉周围纤维化；S_2：纤维化扩展到门管区，中央静脉周围硬化性玻璃样坏死，局灶性或广泛的门管区星芒状纤维化；S_3：腺泡内广泛纤维化，局灶性或广泛的桥接纤维化；S_4：肝硬化。酒精性肝炎肝纤维化组织病理学诊断报告：酒精性肝炎——$F_{(0\sim4)}G_{(0\sim4)}S_{(0\sim4)}$。F：脂肪肝分度；G：炎症分级；S：纤维化分期。

3．肝硬化　肝小叶结构完全毁损，代之以假小叶形成和广泛纤维化，大体检查可见小结节性肝硬化。根据纤维间隔是否有界面性肝炎，将其分为活动性和静止性肝硬化。

（五）临床诊断标准与临床分型

1．临床诊断标准

（1）长期饮酒史，一般超过5年，折合乙醇量男性≥40 g/d，女性≥20 g/d；或2周内有大量饮酒史，折合乙醇量＞80 g/d。但应注意性别、遗传易感性等因素的影响。乙醇量换算公式为：g＝饮酒量（ml）×乙醇含量（%）×0.8。

（2）临床症状为非特异性，可无症状，或有右上腹胀痛、食欲缺乏、乏力、体重减轻、黄疸等；随着病情加重，可有神经精神症状、蜘蛛痣、肝掌等症状和体征。

（3）血清谷草转氨酶（GOT）、谷丙转氨酶（GPT）、γ-谷氨酰转肽酶（γ-GT）、总胆红素（TBil）、凝血酶原时间（PT）和平均红细胞体积（MCV）等指标升高，禁酒后这些指标可明显下降，通常4周内基本恢复正常，GOT/GPT＞2有助于诊断。

（4）肝B超或CT检查有典型表现。影像学检查有助于酒精性肝病的早期诊断。B超检查可见肝实质脂肪浸润的改变，多伴有肝体积增大。CT平扫检查可准确显示肝形态改变及分辨密度变化，重度脂肪肝密度明显降低，肝与脾的CT值之比＜1，诊断准确率高。发展至酒精性肝硬化时各项检查发现与其他原因引起的肝硬化相似。

（5）排除嗜肝病毒现症感染及药物性肝损伤、中毒性肝损伤和自身免疫性肝病等。

符合第（1）、第（2）、第（3）和第（5）项或第（1）、第（2）、第（4）和第（5）项可诊断酒精性肝病；仅符合第（1）、第（2）和第（5）项可疑诊酒精性肝病。符合第（1）项，同时有病毒性肝炎出现感染证据者，可诊断为酒精性肝病伴病毒性肝炎。

2．临床分型

（1）轻症酒精性肝病：肝生物化学、影像学和组织病理学检查基本正常或轻微异常。

（2）酒精性脂肪肝：影像学诊断符合脂肪肝标准，血清GPT、GOT可轻微异常。

（3）酒精性肝炎：血清GPT、GOT或GGT升高，可有血清TBil增高。重症酒精性肝炎是指酒精性肝炎中，合并肝性脑病、肺炎、急性肾衰竭、上消化道出血，可伴有内毒素血症。

（4）酒精性肝纤维化：症状及影像学无特殊。未做病理学检查时，应结合饮酒史、血清纤维化标志物（透明质酸、Ⅲ型胶原、Ⅳ型胶原、层粘连蛋白）、GGT、GOT/GPT、胆固醇、载脂蛋白-A1、TBil、α2巨球蛋白、铁蛋白、稳态模式胰岛素抵抗等改变，这些指标十分灵敏，应联合检测。

（5）酒精性肝硬化：有肝硬化的临床表现和血清生物化学指标的改变。

（六）评估系统

治疗方案的制订取决于对患者病情的正确评估。有多种方法可用于评价酒精性肝病的严重程度及近期存活率，目前常用以下几种方法：Child-Pugh积分系统、凝血酶原时间（PT）、胆红素判别函数（Maddrey判别函数）和终末期肝病模型（MELD）分级等，其中Maddrey判别函数有较高价值，其判别函数公式为：4.6×PT（s）差值+TBil（mg/dl）。患者的得分≥32时，死亡风险程度最高，1个月的死亡率高达30%～50%；MELD＞11也被用于预测患者预后差的指标。

（七）治疗

酒精性肝病的治疗原则：戒酒和营养支持，减轻酒精性肝病的严重程度；改善已存在的继发性营养不良和对症治疗酒精性肝硬化及其并发症。

1．戒酒　戒酒是治疗酒精性肝病的最主要的措施。戒酒过程中应注意戒断综合征（包括酒精依赖者，神经精神症状的出现与戒酒有关，多呈急性发作过程，常有四肢抖动及出汗等症状，严重者有戒酒性抽搐或癫痫样痉挛发作）的发生。如仅为酒精性脂肪肝，戒酒4～6周后脂肪肝可停止进展，最终可恢复正常。彻底戒酒可使轻、中度的酒精性肝炎临床症状、血清转氨酶升高乃至病理学改变逐渐减轻，而且酒精性肝炎、纤维化及肝硬化患者的存活率明显提高。

2．营养支持　酒精性肝病患者需良好的营养支持，在戒酒的基础上应提供高蛋白、低脂饮食，并注意补充维生素B、C、K及叶酸。

3．药物治疗

（1）糖皮质激素类药可改善重症酒精性肝炎患者的生存率。

（2）美他多辛可加速酒精从血清中清除，有助于改善酒精中毒症状和行为异常的症状。

（3）多烯磷脂酰胆碱对酒精性肝病患者有防止组织学恶化的趋势。甘草酸制剂、水飞蓟宾类和多烯磷脂酰胆碱等药物有不同程度的抗氧化、抗炎、保护肝细胞膜及细胞器等作用，临床应用可改善肝生物化学指标。但不宜同时应用多种抗炎保肝药物，以免加重肝负担及因药物间相互作用而引起不良反应。

（4）酒精性肝病患者常伴有肝纤维化的病理改变，应重视抗肝纤维化治疗。现有多个抗肝纤维化中成药或方剂，应根据循证医学原理，按照新药临床研究规范（GCP）进行大样本、随机、双盲临床试验，并重视肝组织学检查结果，以客观评估其疗效和安全性。

4．处理并发症　应积极处理酒精性肝硬化的并发症，如门静脉高压、食管胃底静脉曲张、自发性细菌性腹膜炎、肝性脑病和肝细胞肝癌等。

5．肝移植　严重酒精性肝硬化患者可考虑肝移植，要求患者肝移植前戒酒36个月。

三、肝性脑病

（一）概念、分类与分期

肝性脑病（hepatic encephalopathy，HE）是指在排除其他已知脑疾病前提下，继发于肝功能紊乱的一系列严重的神经精神综合征。肝性脑病早期具有人格改变、智力减弱、意识障碍等特征，并且这些特征为可逆的，肝性脑病晚期会发生不可逆性肝性脑病甚至死亡。

肝性脑病在临床上按神经精神症状的轻重分为 4 期（表 22-1）。

（二）肝性脑病的发病机制

最近研究发现肝性脑病存在神经病理学改变。继发于急性肝功能不全的肝性脑病病理学表现为星形胶质细胞肿胀及明显细胞毒性脑水肿，临床表现为颅内压明显增高，常有脑疝形成；继发于慢性肝功能不全的肝性脑病病理学特征为 Alzheimer Ⅱ型星形胶质细胞增多症及轻度脑水肿，而其急性发作时亦有颅内压增高。因而目前认为肝性脑病时脑组织主要受累细胞为星形胶质细胞。肝性脑病的发病机制尚不完全清楚，肝性脑病的神经病理学变化多被认为是继发性变化，肝性脑病的发生主要是脑组织的功能和代谢障碍所引起，目前有氨中毒学说、γ- 氨基丁酸学说、假性神经递质学说及血浆氨基酸失衡学说等几种用于解释肝性脑病的发病机制，每个学说都能从一定角度解释肝性脑病的发病机制并指导临床治疗，但每个学说都不完善。

1．氨中毒学说　正常人氨的生成和清除之间维持着动态平衡，血氨浓度不超过 59 μmol/L。当氨的生成增多而清除不足时，可使血氨水平增高，过量的氨通过血脑屏障进入脑内，作为神经毒素诱发肝性脑病。1890 年，研究者发现，行门静脉 - 下腔静脉吻合术后，动物喂饲肉食可诱发肝性脑病，并且尿中铵盐水平增高。随后研究发现，摄入含氨物质，实验动物昏迷并死亡，其脑内氨水平增加约 3 倍，故提出肝性脑病的发生与肝衰竭后血氨水平升高有关，肝性脑病的提法首次出现。很多临床研究亦证明氨与肝性脑病相关，针对肝硬化腹水患者采用阳离子交换树脂降腹水过程中，由于树脂吸收钠盐而释放铵离子，患者形成间歇性肝性脑病；肝硬化患者摄入含氨物质出现行为异常及近似于肝性脑病的症状；临床上约 80% 的肝性脑病患者血及脑脊液中氨水平升高，而且采用各种降血氨的治疗措施有效。这些研究结果为氨中毒学说的确立提供了充分的支持证据。

（1）血氨增高的原因

1）尿素合成减少，氨清除不足：体内产生的氨一般随血流进入肝，在肝细胞内进行鸟氨酸循环，合成尿素而解毒，肝性脑病时血氨增高的主要原因是肝疾病所致的鸟氨酸循环障碍。各种病因导致肝功能严重障碍时可出现：①代谢障碍，供给鸟氨酸循环的 ATP 不足；②鸟氨酸循环的酶系统不足甚至严重障碍；③鸟氨酸循环的各种底物缺失。因此，鸟氨酸循环障碍，氨合成尿素明显减少，导致血氨升高。

2）氨的产生增多：血氨主要来源于肠道产氨。正常时，每天肠道约产氨 4 g，经门脉入肝，转变为尿素而被解毒。肠道内氨的来源主要有：①肠道里的蛋白质经消化变成氨基酸，在肠道细菌释放的氨基酸氧化酶作用下可产氨；②经尿素的肠肝循环弥散入肠道的尿素，在细菌释放的尿素酶作用下也可产氨。

肝功能严重障碍时，门脉血流受阻，肠黏膜淤血、水肿，肠蠕动减弱及胆汁分泌减少等，均

表22-1　肝性脑病的临床分期

分期	特点
一期（前驱期）	轻微的神经精神症状，可表现为轻度知觉障碍、欣快或焦虑、精神集中时间缩短等，有轻微扑翼样震颤
二期（昏迷前期）	一期症状加重，出现嗜睡、淡漠、轻度时间及地点感知障碍、言语不清、明显的人格障碍及行为异常，有明显的扑翼样震颤
三期（昏睡期）	有明显的精神错乱、时间及空间定向障碍、健忘症、言语混乱等症状，可表现为昏睡但能唤醒
四期（昏迷期）	昏迷、不能唤醒、对疼痛刺激无反应，无扑翼样震颤

可使肠道消化、吸收功能降低，导致肠道细菌活跃，一方面可使细菌释放的氨基酸氧化酶和尿素酶增多，另一方面，未经消化、吸收的蛋白质成分在肠道潴留，使肠内氨基酸增多；肝硬化晚期合并肾功能障碍，尿素排出减少，可使弥散入肠道的尿素增加；如果合并上消化道出血，则由于肠道内血液蛋白质的增多，也可经细菌分解产氨增多；此外，肝性脑病患者昏迷前，可出现明显的躁动不安和震颤等肌肉活动增强的症状，肌肉的腺苷酸分解代谢增强，使肌肉产氨增多。这些均使肠道产氨增加。

（2）氨对脑的毒性作用：氨进入脑内与很多因素有关。NH_3属弱碱性，血中仅为1%，而更多的是主要以铵离子（NH_4^+）形式存在，NH_4^+不易通过血脑屏障，当血浆pH增高时NH_3增多，可自由通过血脑屏障，进入脑内。此外，血脑屏障的通透性直接影响氨的入脑，如血脑屏障通透性增高，即使血氨不升高，但进入脑内的氨也可增多。细胞因子、自由基等可使血脑屏障通透性增高，氨入脑增多，从而加重肝性脑病，这也是部分病例循环中氨浓度不高，但发生严重的肝性脑病的原因。

1）氨使脑内神经递质发生改变：正常状态下，脑内兴奋性神经递质与抑制性神经递质保持平衡，脑内氨水平升高则直接影响脑内神经递质的水平及神经传递。目前研究证明，氨可影响谷氨酸能、GABA能等神经元的活性。在肝性脑病的发生、发展过程中，神经传递障碍所起的作用要强于且早于能量代谢障碍。①对谷氨酸能神经传递的作用：谷氨酸为脑内主要兴奋性神经递质，脑内氨水平增高可直接影响谷氨酸水平及谷氨酸能神经传递。在肝性脑病进展到昏迷前期，氨可明显抑制α-酮戊二酸脱氢酶（α-ketoglutarate dehydrogenase，α-KGDH）活性，但对丙酮酸脱氢酶（pyruvate dehydrogenase）作用相对较小，因而在葡萄糖代谢过程中造成α-酮戊二酸蓄积，积累增多的α-酮戊二酸在其他氨基酸提供氨基前提下经转氨基作用生成谷氨酸，患者表现为兴奋性增强。随着肝病进展，脑内氨进一步增加，脑内生成的谷氨酸在谷氨酰胺合成酶（只表达于星形胶质细胞）作用下，与氨结合生成谷氨酰胺，以解除氨的毒性作用。但这一解毒作用是脑内谷氨酰胺积累增多，发挥近似于抑制性神经递质的作用，同时诱导星形胶质细胞肿胀、大量自由基生成等变化。肝性脑病晚期，当脑内氨水平极度增高时，丙酮酸脱氢酶及α-酮戊二酸脱氢酶活性均受到抑制，因而三羧酸循环过程受到抑制，谷氨酸生成减少，出现神经传递障碍。②氨对GABA能等神经传递的作用：氨水平增高可介导抑制性神经元活动增强，如GABA能、甘氨酸能等神经活动变化等。③氨对其他神经递质的影响：在肝性脑病晚期，由于氨抑制丙酮酸脱氢酶活性，抑制了丙酮酸的氧化脱羧，使乙酰辅酶A减少，结果使乙酰辅酶A与胆碱结合生成的中枢兴奋性递质乙酰胆碱减少。

综上所述，进入脑内的氨增多，与谷氨酸结合生成谷氨酰胺增多，使中枢兴奋性递质谷氨酸减少，而谷氨酰胺（近似于中枢抑制性递质）增多。此外，中枢兴奋性递质乙酰胆碱减少，中枢抑制性递质GABA及其受体信号通路变化。因此，氨的增多使脑内的神经递质平衡失调，兴奋性递质减少，而抑制性递质增多，导致中枢神经系统功能紊乱。

2）干扰脑细胞能量代谢：脑内神经活动需要能量较多，且脑内贮存的糖原极少，因而脑内能量主要来源于人脑葡萄糖的有氧氧化过程。进入脑内的氨增多，干扰了脑细胞的能量代谢，导致脑细胞完成各种功能所需的能量严重不足，从而不能维持中枢神经系统的兴奋活动。

肝性脑病发生、发展过程中，尤其是肝性脑病晚期，脑内葡萄糖代谢率明显降低。主要表现为糖酵解增强，乳酸堆积，而ATP和磷酸肌酸水平降低。进入脑内的氨增多，多可引起如下后果：①抑制丙酮酸脱氢酶的活性，妨碍丙酮酸的氧化脱羧过程，使NADH和乙酰辅酶A生成减少，进而三羧酸循环过程停滞，可使ATP产生减少。②肝性脑病晚期由于丙酮酸脱氢酶和α-酮戊二酸脱氢酶活性均受抑，表现为α-酮戊二酸水平降低，三羧酸循环反应过程不能正常进行，ATP产生减少。③α-酮戊二酸经转氨基过程生成谷氨酸或与自由氨结合成谷氨酸过程中，消耗了大量NADH，NADH是呼吸链中完成递氢过程的重要物质，其大量消耗可使ATP产生减少。④大量的氨与谷氨酸结合生成谷氨酰胺时，消耗了大量ATP。

氨对脑内神经递质及能量代谢的影响见图22-2。

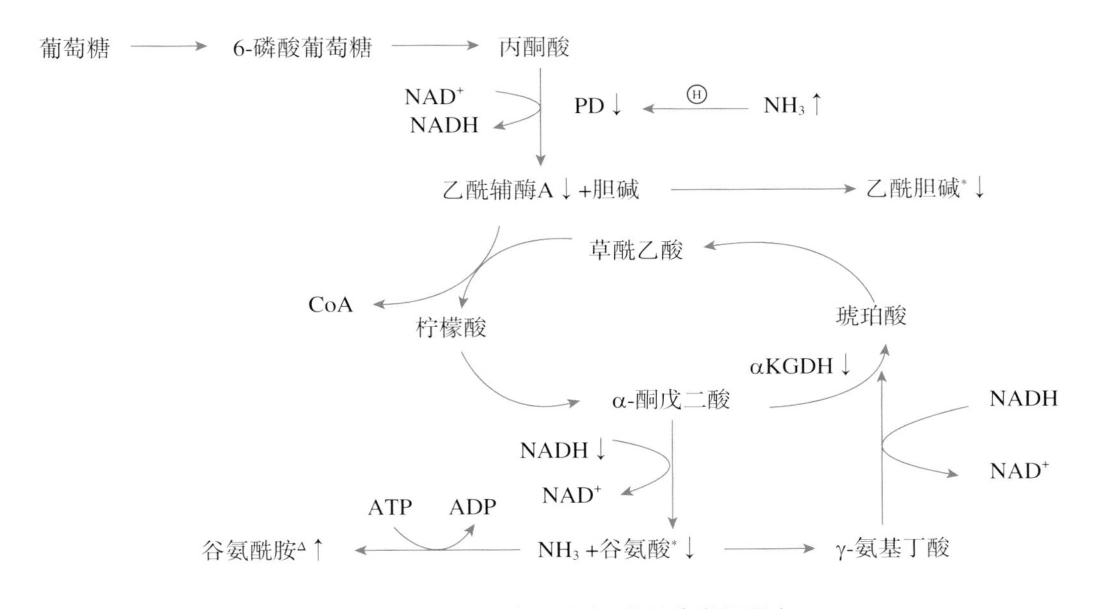

图 22-2　氨对脑内神经递质及能量代谢的影响

PD：丙酮酸脱羧酶；αKGDH：α-酮戊二酸脱氢酶；*：中枢兴奋性递质；Δ：中枢抑制性递质

此外，脑内氨增高可抑制细胞质及线粒体谷草转氨酶和线粒体苹果酸脱氢酶活性，使细胞内谷氨酸水平明显降低，从而破坏苹果酸-天冬氨酸穿梭过程，能量生成障碍的同时细胞内谷氨酸水平降低及谷氨酰胺水平升高，从而破坏了两者在神经元和星形胶质细胞间穿梭，既影响能量代谢又影响神经传递。

3）氨对神经细胞膜的作用：氨增高可干扰神经细胞膜 Na^+-K^+-ATP 酶活性，影响细胞内外 Na^+、K^+ 分布。但细胞膜上对铵离子的选择性通透强于 K^+，NH_4^+ 可与 K^+ 入胞，综合结果是细胞外 K^+ 浓度增高，细胞内外 Na^+、K^+ 分布不同直接影响膜电位、细胞的兴奋及传导等活动。高氨可导致位于线粒体内膜的膜通透转换孔开放，线粒体跨膜电位下降或消失，发生线粒体肿胀、能量代谢障碍及大量氧自由基生成等。

氨中毒学说已成为解释肝性脑病发病机制的中心学说，如氨引起的神经递质及其受体的变化，星形胶质细胞与神经元相互作用异常及最近提出的氧化应激等均参与了肝性脑病的发生、发展过程。氨中毒学说的基础是星形胶质细胞功能受损，星形胶质细胞为神经元提供乳酸、α-酮戊二酸、谷氨酰胺及丙氨酸等营养物质，星形胶质细胞功能异常可以直接影响神经元的功能及代谢，并参与肝性脑病的发生、发展过程。

2．γ-氨基丁酸（GABA）学说　γ-氨基丁酸A型受体（GABA-A受体）又称γ氨基丁酸/苯二氮䓬受体（GABA/BZ受体），为亲离子型受体，属于抑制性神经递质，介导突触后及突触前神经抑制。目前认为GABA能神经元活动变化与肝性脑病的发生、发展密切相关。当突触前神经元兴奋时，GABA从囊泡中释放，通过突触间隙与突触后神经元细胞膜上的GABA受体结合，使细胞膜对 Cl^- 通透性增高，由于细胞外的 Cl^- 浓度比细胞内高，Cl^- 由细胞外进入细胞内，产生超级化，从而发挥突触后的抑制作用。同时GABA也具有突触前抑制作用，这是因为当GABA作用于突触前的轴突末梢时，也可使轴突膜对 Cl^- 通透性增高，但由于轴浆内的 Cl^- 浓度比轴突外高，因而 Cl^- 反由轴突内流向轴突外，进而产生去极化，使末梢在冲动到来时，释放神经递质量减少，从而产生突触前抑制作用。

GABA学说的基础是GABA能神经元抑制性活动增强，GABA能神经元活动增强可能与脑内GABA浓度增加、GABA-A受体复合物完整性及其与配体结合能力变化及内源性GABA-A受体变构调节物质浓度增加等有关。最近大量研究证据表明，脑内GABA水平并未增加，内源性苯二氮䓬类物质也不增加，即GABA-A受体复合物的内源性激动剂并未变化，同时GABA-A受体复合物完整性也未发生变化。因而，解释肝性脑病时 GABA 能神经元抑制性活动增强目前更多基于 GABA-A 复合物与配体结合能力变化及内源性 GABA-A 受体变构调节物质浓度增加等方面。

3．假性神经递质学说

（1）脑干网状结构与清醒状态的维持：经典传导途径的第二级神经元纤维在通过脑干时，发出侧支进入脑干网状结构，与该结构内神经元发生突触联系，然后在脑干网状结构内几次换神经元而上行，并向大脑皮质弥散性投射纤维。来自外周各种感受器的神经冲动，进入脑干网状结构后，即失去其特异性，因此，这一投射系统是不同感觉的共同上传途径，是非特异性上行投射系统。非特异性上行投射系统纤维的终止区域广泛，其主要功能是维持与改变大脑皮质的兴奋状态，即保持清醒状态。由此说明，在脑干网状结构中存在着具有唤醒功能的系统，这一系统称为脑干网状上行激活系统。在脑干网状上行激活系统的唤醒功能中，作为神经突触间传递信息的神经递质具有十分重要的作用。脑干网状结构中的神经递质种类较多，而去甲肾上腺素和多巴胺等为主要神经递质，在维持脑干网状上行激活系统的唤醒功能中具有重要作用。当这些正常的神经递质（称为真性神经递质）被结构相似但生理效应极弱的物质（称为假性神经递质）所取代时，则使上行激活系统的功能活动减弱，大脑皮质将从兴奋转入抑制状态，产生昏睡等情况。

（2）假性神经递质与肝性昏迷：食物中蛋白质在消化道中经水解产生氨基酸。其中芳香族氨基酸——苯丙氨酸和酪氨酸经肠道细菌释放的脱羧酶的作用，分别被分解为苯乙胺和酪胺。正常时，苯乙胺和酪胺被吸收后进入肝，在肝的单胺氧化酶作用下，被氧化分解而解毒。当肝功能严重障碍时，由于肝的解毒功能低下，或经侧支循环绕过肝直接进入体循环，这些均可使其血中浓度增高。尤其是当门脉高压时，由于肠道淤血，消化功能降低，使肠内蛋白腐败分解过程增强，将有大量苯乙胺和酪胺入血。血中苯乙胺和酪胺的增多，使其进入脑内增多。在脑干网状结构的神经细胞内，苯乙胺和酪胺分别在 β- 羟化酶作用下，生成苯乙醇胺和羟苯乙醇胺。苯乙醇胺和羟苯乙醇胺在化学结构上与正常神经递质——去甲肾上腺素和多巴胺相似，但不能完成真性神经递质的功能，被称为假性神经递质（图 22-3）。当假性神经递质增多时，可取代去甲肾上腺素和多巴胺被肾上腺素能神经元所摄取，并贮存在突触小体的囊泡中。但其被释放后的生理效应则远较去甲肾上腺素和多巴胺弱。因此，脑干网状上行激活系统的唤醒功能不能维持，从而发生昏迷。

假性神经递质学说建立的主要依据有两个方面：第一，真性神经递质的变化。最初针对肝性脑病的研究发现，患者脑内多巴胺、去甲肾上腺素等神经递质减少。第二，应用左旋多巴可以明显改善肝性脑病的病情。由于去甲肾上腺素和多巴胺不能通过血脑屏障，而其前体左旋多巴却可以进入脑内，并在脑内转变成多巴胺和去甲肾上

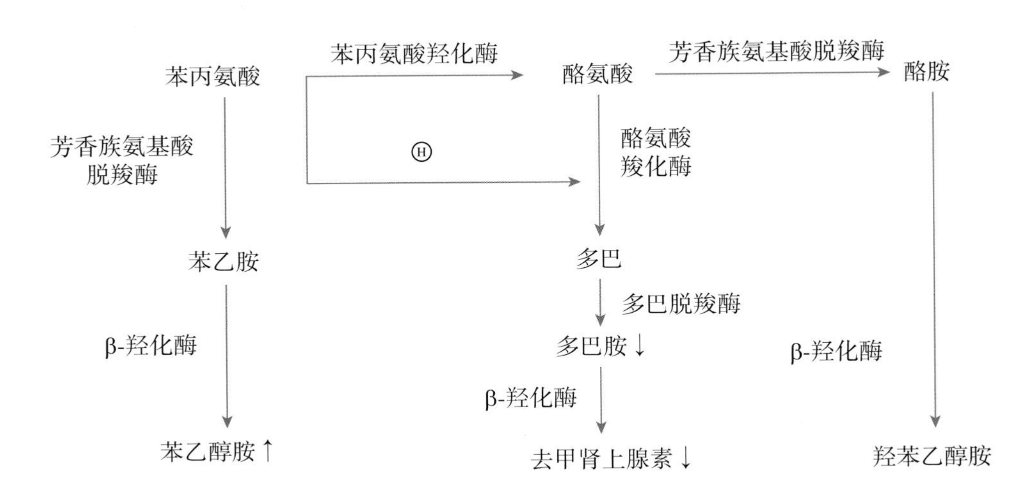

图 22-3 脑内假性神经递质的产生过程

腺素，使正常神经递质增多，并与假性神经递质竞争，使神经传导功能恢复，促进患者的苏醒。但大量研究结果并不支持假性神经递质学说，如无论是否发生脑病的肝硬化患者，死后脑组织中多巴胺和去甲肾上腺素与非肝病患者并无明显差异，有时羟苯乙醇胺的浓度在非肝病患者中更高。另外，向大鼠脑室内注射羟苯乙醇胺，虽然其浓度提高 20 000 倍以上，且去甲肾上腺素和多巴胺量也分别减少 80% 和 92%，但大鼠的活动状态并无明显变化。因此，假性神经递质学说逐渐被氨基酸失衡学说所替代。

4．氨基酸失衡学说

（1）血浆氨基酸失衡的原因：肝功能严重障碍时肝细胞灭活胰岛素和胰高血糖素的功能降低，使两者浓度均增高，但以胰高血糖素的增多更显著，使血中胰岛素 / 胰高血糖素比值降低，导致体内的分解代谢增强。其中胰高血糖素的增多，使组织的蛋白质分解代谢增强，致使大量芳香族氨基酸由肝和肌肉释放入血。芳香族氨基酸主要在肝降解，肝功能严重障碍时，一方面，芳香族氨基酸的降解能力降低；另一方面，肝的糖异生作用障碍，使芳香族氨基酸转化为糖的能力降低。这些均可使血中芳香族氨基酸含量增高。

支链氨基酸的代谢主要在骨骼肌中进行，胰岛素可促进肌肉组织摄取和利用支链氨基酸。肝功能严重障碍，血中胰岛素水平增高，支链氨基酸进入肌肉组织增多，因而使其血中含量减少。此外，血氨增高可直接加强支链氨基酸的氨基通过转氨基作用与 α- 酮戊二酸结合生成谷氨酸，而谷氨酸则与自由氨结合生成谷氨酰胺而发挥解毒作用。这一解毒过程中，大量支链氨基酸由于提供氨基转化为相应的酮酸，造成支链氨基酸水平降低。

（2）芳香族氨基酸与肝性昏迷：在生理情况下，芳香族氨基酸与支链氨基酸同属于电中性氨基酸，借同一载体转运系统通过血脑屏障并被脑细胞摄取。血中芳香族氨基酸的增多和支链氨基酸的减少，则必然使芳香族氨基酸进入脑细胞增多，其中主要是苯丙氨酸、酪氨酸进入脑内增多。

当进入脑内的苯丙氨酸和酪氨酸增多时，增多的苯丙氨酸可抑制酪氨酸羟化酶的活性，从而使正常神经递质生成减少；增多的苯丙氨酸可在芳香族氨基酸脱羧酶作用下，生成苯乙胺，进一步在 β- 羟化酶作用下生成苯乙醇胺；而增多的酪氨酸也可在芳香族氨基酸脱羧酶作用下生成酪胺，进一步在 β- 羟化酶作用下生成羟苯乙醇胺。因而，苯丙氨酸和酪氨酸进入脑内增多的结果可使脑内产生大量假性神经递质，而产生的假性神经递质又可进一步抑制正常神经递质的产生过程。这样使脑内假性神经递质明显增多。由此可见，血中氨基酸的失平衡可使肝性脑病患者脑内产生大量假性神经递质，并使正常神经递质的产生受到抑制，最终导致昏迷。

氨基酸失衡学说是假性神经递质学说的补充和发展。氨基酸失衡学说提出的基础是针对临床患者及实验动物研究发现，脑内支链氨基酸减少而芳香族氨基酸增加，肝性脑病患者补充支链氨基酸可缓解患者的神经精神症状。但多数学者反对氨基酸失衡学说，认为支链氨基酸 / 芳香族氨基酸比值降低，并不是发生肝性脑病的原因，而可能是肝损害的结果，更可能是氨中毒所诱导的支链氨基酸水平降低的结果；而肝性脑病患者补充支链氨基酸，只能缓解部分患者的症状，且不能改善患者的存活率。总之，假性神经递质学说和氨基酸失衡学说，尚待进一步深入研究和验证。

5．其他神经毒物质在肝性脑病发病中的作用　研究发现，许多神经毒物质可能参与肝性脑病的发生、发展过程，其中主要有锰、硫醇、脂肪酸、酚等物质。锰由肝胆管排出，肝功能不全时血锰升高，锰中毒可导致星形胶质细胞病变，影响谷氨酸摄取及能量代谢。含硫的蛋氨酸经肠道细菌作用后，可产生毒性较强的一些含硫化合物，正常时可被肝解毒。肝功能严重障碍，可产生毒性作用。硫醇可抑制尿素合成而干扰氨的解毒；抑制线粒体的呼吸过程等。肝功能严重障碍所致脂肪代谢障碍，肝清除脂肪酸不足，可使血中短链脂肪酸增多。短链脂肪酸可抑制脑能量代谢及氨的分解代谢。酪氨酸经肠道细菌作用可产生酚，正常时经肝解毒，肝解毒功能降低，则血中酚增多。此外，色氨酸经肠道细菌作用可产生吲哚、甲基吲哚等，由于肝解毒功能障碍而产生毒性作用，此与肝性脑病的发生也可能有一定关系。

6．新近提出的肝性脑病发病机制理论

（1）炎症反应：既往临床研究显示，绝大多数的急性肝衰竭患者伴有细菌感染，即使没有感染征象，约半数的急性肝衰竭入院患者也存在

SIRS，且这种无菌性炎症与肝性脑病患者病情恶化和死亡有关。有学者提出肝硬化患者肝性脑病的发生与肝病的严重程度及血氨水平无关，而与炎症相关，炎症因子可能通过调节多种神经递质诱发肝性脑病。最近研究表明，星形胶质细胞、小胶质细胞在炎症刺激下也可释放炎症因子，且血氨升高还能诱导大脑产生自发性炎症反应，长期高氨血症可激活小胶质细胞，释放脑源性炎症因子，进而引起炎症反应。动物实验表明，长期应用布洛芬可治疗这种神经炎症，改善小鼠认知能力，恢复肝性脑病存在的异常谷氨酸-NO-cGMP 通路。研究认为，小胶质细胞活化的程度可以用来预测急性肝衰竭患者是否发生脑水肿及肝性脑病的严重程度。

（2）氧化应激和亚硝化应激：研究证明，星形胶质细胞可在高氨血症、低钠血症或炎症环境的刺激下产生大量的活性氧（reactive oxygen species，ROS）、活性氮（Reactive nitrogen species，RNS），进而导致氧化应激和亚硝化应激，诱发或加重肝性脑病，N-甲基-D-天冬氨酸（NMDA）受体在这一过程中发挥着重要作用。氨可通过激活 NMDA 受体降低抗氧化物酶活性，促进超氧阴离子的产生。体外实验证实，氨还能诱导线粒体发生线粒体膜渗透性转换，促进 ROS、RNS 的释放，从而导致氧化应激损伤并诱发星形胶质细胞急性水肿，ROS、RNS 在调节脑血流量方面起到重要作用。氧化应激可诱导产生蛋白质酪氨酸硝化作用，选择性降低血脑屏障通透性，从而促进星形胶质细胞肿胀和脑水肿的发生，氧化应激也可通过促进局部或全身炎症反应的发生加重肝性脑病。

（3）肠道菌群和肠道屏障：近年来随着肝硬化患者肠道菌群相关研究的不断进步，肠道菌群在肝性脑病发病中的作用也引起广泛关注。大量研究发现慢性肝病患者存在不同程度的肠道微生态系统紊乱，破坏肠-肝轴平衡，与肠源性毒素升高和肝性脑病的发生、发展密切相关；而肠道菌群失调与慢性肝疾病常常相互影响，互为因果，形成恶性循环，加重肝损害。肠道菌群失调导致肝性脑病的发生、发展，涉及肠道代谢产物的异常、黏膜屏障功能受损、小肠细菌过度生长（SIB0）的背景下引发高氨血症、炎症激活等多个环节。

肠道菌群失调可能与以下因素有关：①由于慢性肝炎、肝硬化患者的胃肠蠕动减慢和微绒毛损害，降低了肠道清除能力，增加了过路菌与之接触黏附的机会，从而导致细菌过度生长；②肝硬化患者门脉高压性肠病导致肠道淤血水肿、缺血和缺氧，使肠壁局部抵抗力下降，肠黏膜内 pH 下降，肠腔内 pH 升高，使细菌生长受到影响；③肠腔内胆盐缺乏、继发感染而长期使用广谱抗生素等因素均能使肠腔内微生态环境受破坏，引起菌群失调。

肠道菌群失调主要涉及菌群比例失调和肠道菌群移位（bacterial translocation，RT）两方面。研究表明，肝性脑病患者肠道存在明显的菌群比例失调，表现为主要专性厌氧菌数量下降，需氧菌及兼性厌氧菌数量上升，双歧杆菌、乳杆菌属和肠球菌属明显下降，大肠埃希菌、产气荚膜杆菌、酵母样真菌属明显增加而成为肠道优势菌；而肠道定植抗力是肠道专性厌氧菌抑制肠道潜在致病菌过度生长繁殖及防止其黏附到肠上皮细胞的能力，专性厌氧菌的减少可导致肠道定植抗力下降。研究也显示肝硬化患者肠道菌群失调程度与肝功能 Child-Pugh 分级显著有关，以 Child-Pugh C 级最为严重。肝硬化状态下，可破坏肠上皮细胞之间的紧密连接，肠道黏膜屏障破坏，从而使肠道的通透性增高，导致肠道菌群移位即肠漏（leaky gut），肠漏被认为是引起肠道微生物群失调进而导致肝性脑病发生的重要原因之一。肠道菌群移位时某些结肠型细菌如梭菌、拟杆菌、铜绿假单胞菌等可上行移位至回肠生长繁殖，而回肠内原本稀少的粪链球菌则移位至本来无该菌生长的空肠和十二指肠繁殖，从而导致疾病的发生。

大量临床研究证实，肠道菌群-大脑信号的变化与肝性脑病的病理生理有关，肠道菌群紊乱可诱发肝性脑病，且已明确建立起大脑和肠道菌群的双向联系通路。该通路受肠道微环境、肠黏膜屏障和血脑屏障通透性及微生物代谢产物在肝中清除率的影响。肠道菌群将氨基酸类化合物代谢成特定的产物，如氨和吲哚，二者表现出与肝性脑病有强烈的相关性。肠道微生物群可通过以下几种机制对中枢神经系统产生影响：①肠道菌群易使肠道内的细菌和氨等细菌产物经肠黏膜进入门静脉血，并且由于肝清除能力下降，这些细菌产物进入体循环，导致系统性的炎症反应：肠道细菌释放大量 IL-1、IL-6、TNF、IFN 等，导致中枢神经系统的炎症。肠道局部及全身免疫激活、炎症反应等最终使循环系统血氨及炎症因子水平升高，导致血脑屏障破坏、脑细胞水肿、代谢异常，引发肝性脑病。②细菌的酶可能产生具有神经毒性的代谢产物，比如右旋乳酸和氨气，甚至一些有益的代谢产物如短链脂肪酸也有可能产生神经毒性。③人类肠道微生物群可产生与人体相同的激素和神经递质，这些激素和神经递质的受体影响细菌的生长和毒力。④肠道微生物群直接刺激肠神经系统的传入神经，并通过迷走神经传递信息至大脑。以上机制在氨中毒学说中也有许多体现。因此，临床和实验研究资料证明，调整肠道菌群的微生态疗法已成为肝性脑病的重要治疗手段。

(4) 星形胶质细胞肿胀：实验病理学证据表明，星形胶质细胞是肝性脑病中主要受累的神经细胞，其特征性变化是向 Alzheimer Ⅱ型细胞的形态学转变，表现为细胞体积增大、线粒体改变、核淡染和内质网肿大等，其变化缘于星形胶质细胞的肿胀。有学者提出，星形胶质细胞肿胀是肝性脑病发生、发展的关键环节；也有学者认为，星形胶质细胞肿胀可能是氨、炎症反应等多种因素诱发肝性脑病的终末机制。如前所述，血氨升高、炎症反应、氧化应激和肠道菌群等均可直接或间接引起星形胶质细胞肿胀。肝性脑病发生时，由于三羧酸循环障碍导致乳酸盐堆积也可能引起星形胶质细胞肿胀。研究表明，当星形胶质细胞发生肿胀时，细胞会通过释放肌醇和牛磺酸等渗透性物质以减轻水肿，且细胞内肌醇的含量与肝性脑病病情的严重程度有关。有证据表明，急性肝衰竭患者发生脑水肿、颅内高压的主要原因是星形胶质细胞肿胀，肿胀的星形胶质细胞使细胞外间隙减小、分子弥散降低和细胞内毒性产物堆积，进而引起神经元损伤，最终诱发肝性脑病。

(5) 脑水肿：脑水肿通常被视为一个单独的疾病。但在某些临床研究中观察到，急性肝衰竭合并肝性脑病的患者常伴有明显的脑水肿和颅内高压，这一结果在动物实验中也得到证实，提示脑水肿可能与肝性脑病的发生有关。有学者认为，氨的神经毒性在脑水肿的发生过程中起着重要作用，炎症、低钠血症等因素可能会加重氨诱发的脑水肿。临床研究表明，急性肝衰竭患者血氨水平越高，脑水肿和肝性脑病越重。但慢性肝衰竭患者多发生轻度脑水肿，且脑水肿和肝性脑病的严重程度与血氨水平无关。有研究表明，脑水肿的发生与颅内基质金属蛋白酶 9 及水孔蛋白（aquaporin，AQP）的过度表达有密切关系。异常脑循环血量亦可导致脑水肿及颅内高压的发生。临床应用抗炎药及血管收缩药等治疗脑水肿后，肝性脑病患者病情得到明显缓解。这些证据表明脑水肿可能主要在急性肝衰竭合并肝性脑病的发生中起到一定作用。

肝性脑病的发病机制较为复杂，并非单一因素所致。随着研究的深入，诸多因素的内在联系及其相互作用得以揭示。氨中毒学说已成为揭示肝性脑病的发病机制的中心环节，与其他学说之间的联系越来越密切。目前对肝性脑病的发病机制虽然尚未定论，随着研究的深入，观点基本趋向一致，肝性脑病发病机制的确立将有助于指导临床治疗。

（三）肝性脑病的影响因素

1．氮的负荷增加　肝脏氮负荷过度是诱发肝性脑病的最常见的原因。肝硬化患者常见的上消化道出血及过量蛋白质饮食、输血等外源性负荷过度，可由于促进血氨增高而诱发肝性脑病。Hp 感染与肝硬化患者高血氨状态存在紧密联系，相关研究显示，肝硬化大鼠胃腔内 Hp 为 107 cfu/ml 时，患者静脉及门脉血液中氨浓度将明显升高。由于肝肾综合征等所致的氮质血症、低钾性碱中毒或呼吸性碱中毒、便秘、感染等内源性氮负荷过重等，也可诱发肝性脑病。

2．血脑屏障通透性增高　正常时一些神经毒性物质不能通过血脑屏障，血脑屏障通透性的增高，可使神经毒性物质入脑增多，参与肝性脑病发病过程。实验表明，TNF-α 可使血脑屏障内皮细胞骨架重组，使其通透性增高。此外，IL-6 同样也能改变血脑屏障的通透性，增强氨的弥散效果，其能力不低于 TNF-α，在肝性脑病中也有一定作用。能量代谢障碍等所致的星形胶质细胞功能下降可使血脑屏障通透性增高，严重肝病患者合并的高碳酸血症、脂肪酸及饮酒等也可使血脑屏障通透性增高。

3．脑敏感性增高　严重肝病患者，体内各种神经毒性物质增多，在毒性物质的作用下，脑对药物或氨等毒性物质的敏感性增高，因而，当使用镇痛、镇静、麻醉及氯化铵等药物时，则易诱发肝性脑病。感染、缺氧、电解质紊乱等也可增强脑对毒性物质的敏感性而诱发肝性脑病。

总之，凡能增加毒性物质的来源、提高脑对毒性物质的敏感性及使血脑屏障通透性增高等因素，均可成为肝性脑病的诱因，引起肝性脑病的发生。

(四)防治的病理生理学基础

肝性脑病治疗的重点在于预防感染，维持脑灌注的稳定性和血氨水平及其脑代谢。已患有脑病的患者，治疗的重点是通过镇静和预防渗透疗法降低脑氨的吸收和代谢，尽量减少颅内压增高的风险。

1．防止诱因

(1) 严格控制蛋白质摄入量，减少组织蛋白质的分解，减少氮负荷。

(2) 防止上消化道大出血。

(3) 防止便秘，以减少肠道有毒物质进入体内。

(4) 注意预防因利尿、放腹水、低血钾等情况诱发肝性脑病。

(5) 由于患者血脑屏障通透性增高、脑敏感性增高，因此，肝性脑病患者用药应慎重，特别是要慎用镇痛、镇静、麻醉等药物，防止诱发肝性脑病。

2．降低血氨

(1) 口服乳果糖等使肠道 pH 降低，减少肠道产氨和利于氨的排出。

(2) 应用谷氨酸或精氨酸降血氨。

(3) 纠正水、电解质和酸碱平衡紊乱，特别是要注意纠正碱中毒。

(4) 口服新霉素等抑制肠道细菌产氨。

(5) 益生菌联合门冬氨酸鸟氨酸可以有效改善肝性脑病患者的肝功能，具有较好的治疗效果。

(6) 中医药、藏医药等传统医学在治疗肝性脑病方面有一定疗效。

3．降低颅内压　目前用来指导重症肝性脑病治疗的最有效的神经疾病监测方式尚不明确，直接测量颅内压的方式比较少见，也有一定的风险，尤其是与颅内出血相关。

脑水肿患者为预防脑病发生，可应用甘露醇，但肝肾综合征患者慎用。有报道称也可应用硫喷妥钠治疗对甘露醇无效的急性肝衰竭并发急性肾衰竭和颅内压增高的患者，作用机制可能是收缩脑血管，减少脑充血和代谢，并且起到抗惊厥与抗氧化作用。有研究认为，降低颅内严重高压患者的体温可以起到降压作用，一般体温降至 32℃比较有效果。

4．其他治疗措施　可口服或静脉注射以支链氨基酸为主的氨基酸混合液，纠正氨基酸的不平衡；还可给予左旋多巴，促进患者清醒。

5．肝移植　肝移植是治疗晚期肝衰竭最有效的治疗手段。其适应证为经积极内科和人工肝治疗效果欠佳的中晚期肝衰竭及各种类型的终末期肝硬化。

总之，由于肝性脑病的发病机制复杂，应结合患者具体情况，采取一些综合性治疗措施进行防治，这样才能获得满意的疗效。

四、肝肾综合征

肝肾综合征（hepatorenal syndrome，HRS）是一种可逆性、功能性的肾衰竭，常发生在进展性肝病和门静脉高压患者，特征是肾小球滤过率和肾血浆血流量显著下降，显著心血管功能异常，内源血管活性系统过度活跃，且没有其他导致肾衰竭的原因，同时可以有少尿、无尿、氮质血症、血钠降低和尿钠降低等。

肝肾综合征是一种功能性而非器质性的肾功能失调，一般认为其肾的组织学检查结果正常。但 2012 年美国肝病学会（AASLD）“成人肝硬化腹水诊治指南”指出，肝肾综合征存在一定的组织学损伤，即球 - 管反流。近年来，随着对肝肾综合征研究的深入，从发病机制到治疗均取得了较大进展，国际腹水俱乐部（International Club of Ascites，ICA）提出了急性肾损伤（acute kidney injury，AKI）的概念，在此基础上修订了肝肾综合征的诊断标准和治疗指南。有研究表明，肝肾综合征诊断标准的修订可能对其发病率增加有一定影响，同时肝肾综合征管理原则变化也可能有助于降低病死率。

(一)病因

各种类型的肝硬化、重症病毒性肝炎、暴发性肝衰竭、肝癌、妊娠急性脂肪肝等均可导致肝肾综合征。大多数肝肾综合征表现为肝性功能性肾衰竭，一般无器质性损害，如果肝病病情得到改善则肾功能可恢复，但如果持续时间较长，肾小管缺血、缺氧，或并发消化道出血引起休克等原因也可引起急性肾小管坏死，产生肝性器质性肾衰竭。

（二）发病机制

肝肾综合征的发病机制尚不完全清楚，可能与下列因素有关（图 22-4）。

1．肾交感神经张力增高　肝硬化失代偿期有效循环血量减少，交感 - 肾上腺髓质系统兴奋，儿茶酚胺增多，使肾小动脉收缩，肾内血流重新分布，流经皮质肾单位的血流量减少，肾小球滤过率降低；而近髓肾单位的血流量减少较少，肾小管重吸收功能可正常。引起有效循环减少的原因有：①肝硬化晚期大量腹水形成，或因消化道大出血、大量利尿等使有效循环血量减少。②肝硬化晚期，由于大量的扩血管物质的作用，使周围血管扩张，以及门脉高压所致的大量血液淤滞在门脉系统的血管床内，也可使有效循环血量减少。

2．肾素 - 血管紧张素 - 醛固酮系统激活　肾血流量减少使肾素释放增加，而肝衰竭可使肾素灭活减少。该系统激活导致肾血管收缩，肾小球滤过率降低，醛固酮增多，使尿钠排出减少。这些在肝肾综合征的发病机制中有一定的作用。

3．激肽系统活动异常　有资料表明，在肝肾综合征患者血浆和尿中检测不到缓激肽和激肽释放酶及其前体，提示肝肾综合征发生时，肾内收缩血管物质——血管紧张素Ⅱ活性增强，而扩张血管物质——缓激肽活性不足，使肾血管收缩。

4．前列腺素、白三烯的作用　肾可产生前列腺素（PG），其中 PGE_2、PGI_2、PGA_2 有扩张血管作用，而 TXA_2 则可收缩血管，正常时两者维持平衡，以保持肾血管的正常舒缩功能。肝肾综合征患者 PG 减少而 TXA_2 增多，肾血管收缩占优势；但也有相反报道。因此 PG 在肝肾综合征中的作用尚未定论。严重肝病时 LTC_4、LTD_4 生成增多，灭活和排泄减少，而肾有丰富的白三烯受体，是主要的靶器官之一，白三烯的增多可使肾血管收缩。

5．内皮素　内皮素 -1（ET-1）具有收缩血管作用，肝肾综合征患者血清中 ET-1 增加。目前认为，虽然肝和肾是降解和清除 ET-1 的主要器官，但肝肾综合征患者 ET-1 增多不是因为清除不足，而是由于 ET-1 的生成增多。肝肾综合征时的组织缺氧、内毒素血症及儿茶酚胺增多等均可促进 ET-1 的生成增多。ET-1 除可收缩血管外，也可刺激肾小球系膜细胞收缩，减少滤过面积，促使肾小球滤过率降低。动物实验证实，急性低压缺氧环境中肾小球细胞、肾小管上皮细胞均会受到损伤，使肾小球产生 ET-1 明显增多，可使缺氧缺血区血管产生强烈而持久的收缩，从而加重缺氧缺血性肾组织损伤，同时可导致肾小球大量释放血小板活化因子（PAF），PAF 可直接引起肾小球通透性的改变和肾小球膜上皮收缩。

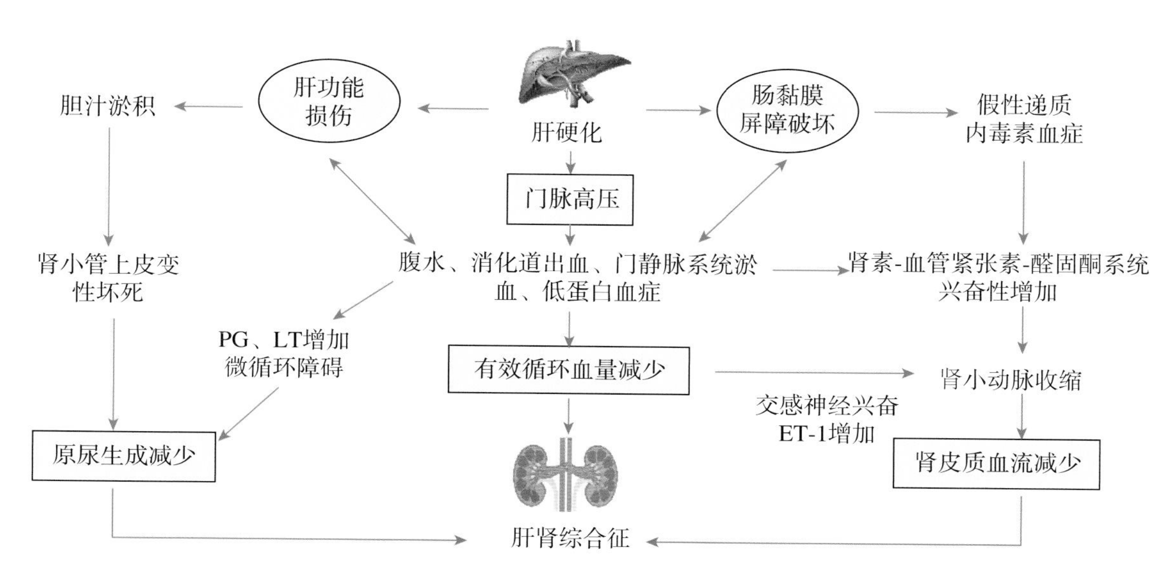

图 22-4　肝肾综合征发病机制

6．内毒素血症　肝硬化伴肝肾综合征患者血浆内毒素水平明显升高，且与肌酐清除率、血清尿素氮密切相关，说明内毒素血症在肝肾综合征发病机制中有一定的作用。其详细机制不明，有人认为，内毒素引起的细胞因子的产生有一定的作用，特别是白三烯和 TXA_2 的产生增多可促进肾血管收缩。

（三）促发因素

1．自发性细菌性腹膜炎，20% 的Ⅰ型肝肾综合征与此有关。

2．大量放腹水。

3．消化道出血。

4．利尿药所致低血容量。

5．稀释性低钠血症。

6．低平均动脉压（＜ 80 mmhg）。

（四）临床分型

临床上将肝肾综合征分为Ⅰ型肝肾综合征和Ⅱ型肝肾综合征（表 22-3）。

在 HRS-AKI 标准推出后，弱化了上述分型。如果 AKI 患者在综合治疗后恶化或达到 ICA-AKI 2/3 期，在符合 HRS 诊断标准后，就应该开始给予血管收缩药联合白蛋白治疗。已有研究证实基线血清肌酐较低者治疗效果更好。

（五）诊断

1．诊断标准　2009 年美国肝病学会（AASLD）肝肾综合征的诊断标准如下。

（1）肝硬化合并腹水。

（2）急进型血清肌酐浓度在 2 周内升至 2 倍基线值，或＞ 266 μmol/L；缓进型血清肌酐＞ 133 μmol/L。

（3）停利尿药至少 2 d 以上并经应用白蛋白 1g/（kg・d）扩充血容量，最大量 100 g/d 后，血肌酐仍高于 133 μmol/L。

（4）排除休克。

（5）近期未使用有肾毒性药或血管扩张药治疗。

（6）排除肾实质疾病（蛋白尿＞ 500 mg/d、镜下血尿＞ 50 红细胞 / 高倍视野、超声检查肾无异常）。

2．肝硬化急性肾损伤的诊断标准　2015 年国际腹水俱乐部（ICA）新制定肝硬化急性肾损伤（AKI）诊断与管理共识（HRS-AKI），诊断标准如下。

（1）肝硬化和腹水诊断明确。

（2）符合 ICA-AKI 诊断标准。

（3）停用利尿药并输注白蛋白 1g/（kg・d）扩充血容量后，肾功能无持续性改善。

（4）无休克。

（5）目前或近期无肾毒性药物（非甾体抗炎药、氨基糖苷类药物、碘造影剂）使用史。

（6）无肾实质疾病，定义为无蛋白尿（尿蛋白≤ 500 mg/d）、无微量血尿（≤ 50 红细胞 / 高倍视野），肾超声检查正常。

患者在达到无肾实质疾病诊断标准后可能仍存在肾组织学损伤如肾小管损伤，该指南的潜在优势在于使Ⅰ型肝肾综合征患者能够得到早期治疗，从而获得更好的疗效。80% 的急进型患者于 2 周内死亡。缓进型临床较常见，常表现为难治性腹水，肾衰竭病程缓慢，可在数月内保持稳定状态，常在各种诱因作用下转为急进型而死亡，平均存活期约为 1 年。

（六）防治的病理生理学基础

在积极增加有效血容量、降低门静脉压力和改善肝功能前提下，可采取以下措施。

1．早期预防和消除诱发肝肾衰竭的因素，如感染、出血、电解质紊乱、大量抽放腹水、利尿等。

表22-3　肝肾综合征临床分型

临床分型	特点
Ⅰ型肝肾综合征	快速进行性肾功能下降，2 周内血清肌酐从基线倍增至 221 μmol/L（2.5 mg/dl）以上或最初 24 h 肌酐清除率下降 50% 至 20 ml/min 以下
Ⅱ型肝肾综合征	相对进展缓慢的肾功能损伤，是未死于肝硬化或其他并发症的常见死亡原因，其特点在于血清肌酐含量≥ 1.5 mg/dl，常合并难治性腹水

2．避免使用损害肾功能的药物。

3．血管收缩药联合白蛋白治疗。输注白蛋白 1 g/(kg·d)，24 h 后 20 ～ 40 g/d，持续 5 ～ 10 d，使血 Cr ＜ 132.6 μmol/L。血管收缩药可减缓血管扩张，白蛋白可以增加有效血容量，血管收缩药和白蛋白联合使用可改善肝肾综合征患者的肾功能。对于Ⅰ型肝肾综合征患者，血管收缩药联合白蛋白治疗是目前推荐的一线治疗方案。该方案可阻止肝肾综合征病情进展，预防进展到急性肾小管坏死。经过治疗，34% ～ 60% 肝肾综合征患者可以逆转，能显著提高患者的存活率，降低肝移植术后早期的病死率。目前国内外常用的血管收缩药主要有特利加压素、去甲肾上腺素、奥曲肽、米多君、垂体后叶素和鸟氨加压素等。内皮素受体阻断药和 N- 乙酰半胱氨酸仍在研究中。

特利加压素能显著改善肝肾综合征患者的肾功能并提高存活率，肝肾综合征完全应答率和部分应答率分别为 51% 和 5%，有应答者存活率显著延长，特利加压素的初始剂量为 4 ～ 6 mg/d（1 mg，4 ～ 6 h 1 次）。如果肌酐水平在治疗第 3 天不能较基线下降 25%，剂量可以增加至 2 mg，每 4 ～ 6 h 1 次，应持续使用直到肌酐水平低于 1.5 mg/dl。特利加压素可提高心脏功能，增加尿量，降低肌酐和肾素水平，提高平均动脉压，能够改善Ⅰ型肝肾综合征患者 15 d 病死率，但对Ⅱ型肝肾综合征患者并无类似作用。特利加压素的不良反应主要是发生缺血性事件，可能影响心脏、肠系膜和手指，约 12% 患者会出现此类不良反应，因此有类似疾病的患者禁用。

4．其他　当发生肝肾综合征内科治疗效果差时，可以尝试采用经颈静脉肝内门体静脉内支架分流术（TIPSS）方法治疗。最有效的方法是进行肝移植，但常由于肝肾综合征病程较短，大多数人在等待移植中死亡。因此有人建议对可能发生肝肾综合征的高危患者如稀释性低钠血症、低血压、低尿钠患者在发生肝肾综合征前进行肝移植。

五、肝肺综合征

（一）概述

肝肺综合征（hepatopulmonary syndrome，HPS）是指发生在肝病基础上，因肺血管异常扩张、气体交换障碍、动脉血氧合作用异常导致的低氧血症及一系列病理生理变化和临床表现。临床特征为排除原发心肺疾患后的三联征——肝基础疾病、肺血管扩张、低氧血症。肺气体交换障碍导致的动脉血液氧合作用异常——肺泡 - 动脉血氧分压差上升［$P(A\text{-}a)O_2$］＞ 15 mmHg、动脉血氧分压（PaO_2）常＜ 70 mmHg，是肝肺综合征的重要生理基础。肝肺综合征在所有年龄段都可发病，性别无差异，是终末期肝病的严重肺部并发症。

（二）病因和发病机制

1．病因　各种原因引起的肝硬化是肝肺综合征的最常见病因，如肝炎后肝硬化、酒精性肝硬化、胆汁性肝硬化及其他原因的肝硬化。肝肺综合征亦见于其他原因引起的门脉高压如巴德 - 基亚里综合征和门静脉栓塞等。此外，缺血性肝炎和急性病毒性肝炎发生一过性肝肺综合征亦有报道。

2．发病机制　具体机制至今尚未完全明确，多因素影响的机制为大家所认同。目前研究主要集中在低氧血症和肺血管扩张的发生机制方面。

（1）低氧血症：低氧血症主要是由通气血流比例失调、弥散功能障碍、动静脉分流、通气功能低下、氧合血红蛋白亲和能力失常造成。肺通气血流比例失调是最主要的原因，而肺血管扩张是引起肺通气血流比例不匹配出现低氧血症的主要原因。

肺血管扩张可致肺内及肺外分流。①肺内分流：人体正常情况下显示肺内分流量小于心输出量的 5%。所说的“解剖学”分流是指真正的分流，即肺内血管在远离呼吸单位的较大动静脉之间存在交通支或动静脉畸形，这种分流通过吸氧无法纠正低氧；而“功能性”分流是主要的肺内分流形式，是接近正常肺泡气体交换单位的毛细血管及前毛细血管的扩张，造成通气血流比例失调，加上肺泡毛细血管的扩张，氧必须经过较长距离才能到达毛细血管中央的红细胞，且扩张的毛细血管使红细胞更快地通过肺实质，降低了红细胞的氧合时间，吸入 100% 氧气后效果明显。②肺外分流：包括门肺分流及胸膜分流。

（2）肺毛细血管扩张：肺内毛细血管扩张的发生机制与肝硬化门脉高压门体分流、肝细胞代谢功能低下不能灭活血管活性物质（包括血管扩张因子、血管收缩因子）及血管自身反应性降低有关。

目前认为，引起血管扩张的主要是下列化学物质：NO、ET-1、CO、TNF-α、血红素氧化酶（HO）、心房利尿钠肽（ANP）、P物质、胰高血糖素、血管活性肠肽、前列腺素、血管紧张素、雌激素、降钙素基因相关肽和核因子NF-κB等。通过它们的作用介导细胞分子生物学的变化，引起肺内及全身血管的扩张。发病的中心环节为NO，NO产生增加包括以下机制。① ET-1途径：肝病或门脉高压时，较多的ET-1被释放，并通过与肺毛细血管内皮高表达的ET-B受体结合，激活内皮源性NO合成酶，从而使NO产生增加，引起血管扩张。② TNF-α途径：肝的巨噬细胞系统在清除由胃肠道来源的微生物病原体中起关键作用，肝硬化门脉高压状态下，门体分流形成，同时肠黏膜屏障功能受损，微生物病原体所致的内毒素血症发生概率增加，这使血液中TNF-α水平升高，后者使巨噬细胞聚集并进一步激活NO合成酶，产生更多的NO；与此同时，肺血管在肝病状态下对血管紧张素Ⅱ的敏感性下降也是肺血管扩张的另一因素。

新近研究表明，在广泛肺血管扩张基础上和在血管内皮生长因子的作用下，肺出现新的毛细血管增生，肺血管进行重建、重塑，这也加重了气体交换障碍。此外，肝硬化患者会出现心输出量增加及高排低阻的高动力循环状态，从而缩短了血流在肺内停留的时间，使氧合的时间缩短，进一步加重低氧血症。

（三）病理学改变

主要表现为肺毛细血管前水平的动静脉交通支增多，胸膜蜘蛛痣样血管瘤形成，毛细血管扩张。根据血管扩张的情况可分为两型：Ⅰ型为弥漫性，表现为肺内血管弥漫广泛扩张，并进一步可分为轻度和重度，轻度表现为弥漫的轮廓清晰的蜘蛛痣样血管异常，重度则表现为海绵样或者斑块样血管异常。Ⅱ型为局限性，仅表现为局部的动静脉瘘、动静脉短路的形成。尸检可见肺循环紊乱，肺内动静脉短路，血管扩张，肺动脉肌层增厚。

（四）临床表现

1．原发病临床表现　由于肝细胞功能损害程度及并发症不同有很大差别，常见的有肝掌、蜘蛛痣、黄疸、肝大、脾大、腹水、消化道出血、肝功能异常等。肝肺综合征与肝病病因及程度无关，部分肝病稳定的患者也可出现肺功能进行性减退的表现。肺血管扩张常在有皮下蜘蛛痣的肝病患者中发现，易发生低氧血症，皮下蜘蛛痣被认为是有肝外侵犯的标志。肝肺综合征与患者的食管静脉曲张、蜘蛛痣等关系密切，而低氧血症的程度与肝功能检查（如白蛋白、凝血酶原时间、胆红素及酶学指标等）无明显关系。脾大、腹水、黄疸、水肿、少尿及侧支循环与肝肺综合征无显著相关。肝肺综合征严重程度与肝衰竭相平行。

2．肺功能障碍的临床表现　患者无原发性心肺疾病，患者早期多无明显自觉症状，随着疾病的进展，患者可出现胸闷、气促、胸痛、发绀、杵状指、呼吸困难；重者甚至可出现晕厥；晚期患者即使静息状态时也会感到呼吸困难。进行性呼吸困难是肝肺综合征最常见的肺部症状；仰卧呼吸、直立性缺氧是本症最具特征性表现。直立时呼吸急促加重而仰卧时呼吸困难改善，主要原因为肺底部通过扩张血管使血流增加，致肺内右向左分流量增加，通气血流比例失调加重。发绀是唯一可靠的临床体征，肺部检查一般无明显阳性体征。

（五）辅助检查

1．肺功能检查　肺功能检查异常很常见，但无特异性。可测定肺活量、最大通气量、功能残气量、肺总量、呼吸储备容积、残气量/总气量（R/T）、第一秒用力呼气量、肺一氧化碳弥散量等。无明显胸腔积液、腹水的肝肺综合征患者虽然肺容量及呼气量可基本正常，但仍有较明显的弥散功能障碍，即使校正血红蛋白后仍明显异常。

动脉血气分析：肝肺综合征时肺泡氧分压下降（< 70 mmHg）；SaO_2下降（$< 90\%$）；直立位和仰卧位时PaO_2下降（> 10 mmHg）；P（A-a）O_2梯度上升15～20 mmHg。呼吸室内空气和100%氧气时PaO_2测定也有重要价值。P（A-a）O_2较PaO_2更灵敏，可作为肝肺综合征的主要诊断依据。

2．超声心动图检查　是非侵袭性检查肺血管扩张的首选方法，它不仅可用于诊断有无肺内血管扩张，还可用于排除心脏右向左分流所致的低氧血症，可分为经胸壁超声心动图检查和经食管超声心动图检查两种。超声心动图检查可以鉴别病变部位，经食管超声心动图检查比经胸壁超声心动图检查敏感性更高，且与气体交换障碍有相关性，缺点是不能区分肺血管扩张还是动静脉分流。左心房容积是肝肺综合征最新的预测指标，容积＞ 50 ml 常提示存在肝肺综合征。

3．肺血管造影检查 肺血管造影检查不仅可以明确肝肺综合征的分型，是确定肺血管改变和定位的金标准，同时还可以排除肺栓塞引起的低氧血症。

Ⅰ型——弥漫性前毛细血管扩张：弥漫分布的蜘蛛样影像，弥漫分布的海绵状或污渍样影像，吸 100% 氧气可以使 PaO_2 升高。

Ⅱ型——断续的局部动脉畸形或交通支：孤立的蚯蚓状或团状影像，吸 100% 氧气对 PaO_2 无影响。

肺血管造影昂贵、有创，且对肺血管扩张的敏感性低，故不作为常规检查，但若吸入 100% 纯氧仍不能有效改善动脉血氧，应考虑进行肺血管造影检查。

4．CT 检查 胸部 CT 检查主要可排除低氧血症的其他原因，如肺气肿、肺纤维化等。CT 检查显示肺远端血管扩张，有大量异常的末梢分支，甚至波及胸膜血管，可提示肝肺综合征的存在，但无特异性。近年来有研究显示，胸部高分辨 CT 检查可通过显示肺内周围血管扩张及计算肺血流通过时间来佐证肝肺综合征存在。

5．胸部 X 线检查 无特异性，主要表现为以双肺下叶为主的弥漫性小粟粒影，肺动脉干扩大，肺纹理增粗。

6．^{99m}锝人血清白蛋白聚合颗粒动态肺灌注成像 正常情况下，由于肺血管直径为 8 ～ 15 μm，故静脉注入直径大于 20 μm 的标记白蛋白后其不能通过肺毛细血管床而聚集在肺组织。肝肺综合征时由于存在肺内血管扩张，标记白蛋白会流经肺循环，而被肺、肾和肝等其他器官摄取。正常情况下，肺内检测到 ^{99m}锝标记的人血清白蛋白聚合颗粒的量不超过 5%，如果脑内检测量超过 6%，则提示肺内分流。这种方法的优点是还可以计算肺内分流量。

（六）诊断和鉴别诊断

肝肺综合征的诊断是一种排除性诊断，需要除外阻塞性肺疾病、胸腔积液、大量腹水、弥散功能障碍性疾病及左心功能不全。

肝肺综合征的诊断依据如下。

1．急、慢性肝疾病，肝功能障碍不一定很明显。

2．无原发性心肺疾病，胸部 X 线检查正常或有间质结节状阴影。

3．氧合障碍：不吸氧状态下动脉血氧分压＜ 70 mmHg，肺泡动脉氧分压差＞ 15 mmHg。

4．对比增强超声波心动扫描和（或）肺灌注扫描、肺血管造影存在肺血管扩张和（或）肺内血管短路。

5．直立位缺氧、气短、发绀。

（七）防治的病理生理学基础

到目前为止，肝肺综合征的治疗方法中无特效治疗药物。目前公认的防治原则是以常规原发病治疗的基础氧疗。对于低流量持续吸氧和高压氧舱正压给氧学术界尚存在争论。

1．积极纠正肝功能不全 治疗原发病，改善肝功能，减轻肝负担，降低门脉压力。肝功能的改善和感染的控制可减少肺内及门 - 肺分流，有可能减少肺内右向左分流，最终肺部症状改善。有腹水者应给予利尿药或放腹水以改善肺容量及功能性肺泡面积。

2．氧疗 适用于轻型、早期肝肺综合征患者。吸氧一般应使血氧饱和度维持在 90% 以上，可增加肺泡内氧浓度和压力，有助于氧弥散，缓解患者症状，促进肝细胞再生和肝功能的恢复。临床认为，给予肝肺综合征患者高压纯氧吸入比低流量持续吸氧更有效。但没有证据证明高压纯氧治疗对肝肺综合征患者的生存率有改善。

3．药物治疗 奥曲肽为强效的血管扩张神经肽抑制物，被认为可通过阻断神经肽、血管活性肽、抑制胰高血糖素等环节，减少肝肺综合征患者的肺内动静脉分流。烯丙哌三嗪能改善慢性阻塞性肺病的通气血流比例，能使缺氧肺血管收缩，从而改善肺通气血流比例。亚甲蓝临床应用可以增加肺血管阻力和体循环血管阻力，改善肝肺综合征患者的低氧血症和高动力循环。因病情进展缓慢，疗效不满意，目前药物治疗均未得到公认。

4．栓塞治疗 适用于孤立的肺动静脉交通支的栓塞，即肺血管造影Ⅱ型的肝肺综合征患者，尤其是吸入 100% 纯氧反应差的低氧血症患者。

5．经颈静脉肝内门体分流术（TIPS） 门脉高压是肝肺综合征的重要发病机制之一，降低门脉压力理论上对肝肺综合征有较大的治疗效果。TIPS可有效降低门脉压力，使血流重新分布，因此起到了提高PaO_2、缓解肺高动力循环、改善肝肺综合征的低氧症状的作用，还可降低出血、腹水等并发症的发生率，对肝肺综合征的近期疗效明显。

6．肝移植　是肝肺综合征的根本性治疗方法，可逆转肺血管扩张。肝肺综合征合并的进行性低氧血症可作为肝移植的适应证。研究表明，肝肺综合征患者肝移植术后5年生存率为76%，而不进行肝移植的患者，5年生存率仅为23%。术前血氧分压小于50 mmHg是肝移植预后不良的重要预测指标。

7．干细胞移植　目前干细胞移植用于治疗终末期肝病效果也十分可观，已经广泛被学术界所接受。可以设想将干细胞技术用于治疗肝肺综合征可能会有很好的前景。

（八）预后

发生肝肺综合征肝硬化患者的预后较差，在肝硬化患者中尽早筛查肝肺综合征，并尽早进行肝移植可以改善预后。

（王学红　马臻棋　张洪芳　王　昀）

参考文献

[1] 林三仁．消化内科学高级教程．北京：人民军医出版社，2009．

[2] 中华医学会肝病学分会脂肪肝和酒精性肝病学组．酒精性肝病诊疗指南（2010年修订版）．中华肝病杂志，2010，18（3）：167-170．

[3] 王丽春，唐红．肝肺综合征的临床诊治．中国实用内科杂志，2010，30（11）：978-980．

[4] 潘彩飞，祝胜美，郑跃英．肝性脑病患者星形胶质细胞水肿机制的相关研究进展．国际麻醉学与复苏杂志，2010，31（5）：447-449．

[5] 刘立新，韩德五，马学惠．肠源性内毒素血症所致肝微循环障碍在肝损伤中的作用．中华传染病杂志，2011，19（2）：94-96．

[6] 邵珂，单体栋，张方信．高原低氧致胃肠应激性溃疡的研究进展．胃肠病学，2011，16（1）：57-59．

[7] 张学森，陈奇，严炜，等．高原缺氧对消化道黏膜损伤的研究现状．医学信息，2011，24（4）：1327-1328．

[8] 谢渭芬，陈岳祥．临床肝病学．北京：人民卫生出版社，2012．

[9] 朱珠，曹运莉，孙钢，等．肝功能不全分级方法概述．中国药师，2012，15（03）：418．

[10] 石剑峰．应激性溃疡防治的研究进展．现代预防医学，2013，40（1）：166-170．

[11] 中华医学会感染病学分会肝衰竭与人工肝学组，中华医学会肝病学分会重型肝病与人工肝学组．肝功能衰竭诊疗指南（2012年版）．中华传染病杂志，2013，31（3）：129-137．

[12] 郑明华．Sherlock肝胆病学．北京：人民卫生出版社，2014．

[13] 薛翔，刘红梅，邵旦兵，等．JAK2/STAT3信号通路在应激性溃疡大鼠胃黏膜炎症反应中的作用研究．临床急诊杂志，2014，15（11）：678-682．

[14] 李宝山．氢分子对大鼠肝缺血再灌注损伤保护作用的研究．天津医科大学，2014，20（4）：299-301．

[15] 龚科．P选择素和E选择素在大鼠肝缺血再灌注损伤中的作用．山东医药，2014，54（25）：105-107．

[16] 葛均波，徐永健．内科学．8版．北京：人民卫生出版社，2014．

[17] 柏愚，李延青，任旭，等．应激性溃疡防治专家建议（2015版）．中华医学杂志，2015，95（20）：1555-1557．

[18] 牛天慧，郭广进，陆承荣，等．内皮素-1和肿瘤坏死因子-α在急性低压缺氧大鼠肾组织中的表达和意义．中国医药导报，2015，34（12）：24-26．

[19] 蒋素文，胡耀仁．肝硬化急性肾损伤及肝肾综合征的诊治路径．中华危重病急救医学，2016，28（3）：193-199．

[20] 王建枝．病理生理学．8版．北京．人民卫生出版社，2017．

[21] 李永慧，杨梅．高原低氧致应激性溃疡大鼠模型的建立．重庆医学，2017，46（27）：3825-3827．

[22] 中华医学会消化病学分会幽门螺杆菌和消化性溃疡学组，全国幽门螺杆菌研究协作组．第五次全国幽门螺杆菌感染处理共识报告．中国实用内科杂志，2017，22（6）：321-324．

[23] 游懿君，韩小龙，郑晓皎，等．肠道菌群与大脑双向互动的研究进展．上海交通大学学报（医学版），2017，37（02）：253-254．

[24] 李超生，唐健，胡玲玲，等．敲除大鼠PDK1基因对大鼠行为、认知功能及tau蛋白的影响．中国临床研究，2017，30（10）：1306-1310．

[25] 熊号峰，刘景院．肝肾综合征研究进展．中国肝病杂志，2017，9（1）：1-6．

[26] Ali T，Harty RF．Stress-induced ulcer bleeding in critically ill patients．Gastroenterol Clin North Am，2009，38（2）：245-265．

[27] Lenz K，Binder M，Buder R，et al．Renal insufficiency inpatients with hepatic insufficiency．Med Klin Intensivmed Notfmed，2014，109（4）：240-245．

第二十三章

高原泌尿系统病理生理学

泌尿系统由肾、输尿管、膀胱及尿道组成，主要功能为排泄机体代谢废物。被排出的物质一部分是营养物质代谢产物，另一部分是衰老的细胞破坏时所形成的产物。此外，排泄物中还包括一些随食物摄入的多余物质，如多余的水和无机盐类。

肾通过肾小球滤过、肾小管和集合管重吸收和分泌生成尿液，是机体的主要排泄器官。同时肾还通过调节细胞外液量和渗透压，保留体液中的重要电解质，排出氢，维持和调节酸碱平衡，从而保持机体内环境的相对稳定，是维持机体内环境相对稳定的重要的器官之一。此外肾还具有内分泌功能，可生成肾素、促红细胞生成素（EPO）、1,25（OH）$_2$D$_3$、前列腺素、缓激肽等激素，并使促胃液素、甲状旁腺激素等灭活与排出，参与机体血压维持、红细胞生成和骨钙代谢等多项病理生理功能。

低氧是高原环境主要特点之一，在低氧情况下，组织的代谢、功能、形态结构都会发生异常变化，过强的低氧应激反应将导致机体的神经系统、循环系统、呼吸系统、泌尿系统等均会受到不同程度的改变，甚至最终导致脑、心、肺等重要脏器因低氧而出现不可逆损伤性变化。本章主要针对高原低氧环境下泌尿系统病理生理特点及发生机制进行阐述。

第一节 肾结构与功能

肾位于腹膜后间隙，贴于脊柱两侧，左右各一，蚕豆样大小，左右大小各异，平均长约 10 cm，宽 5 cm，厚 4 cm，重量 134 ~ 148 g。左肾上端平第 11 胸椎下缘，下端平第 2 腰椎下缘，右肾比左肾低半个椎体。左侧第 12 肋斜过左肾后面的中部，右侧第 12 肋斜过右肾后面的上部。

一、肾的基本解剖

肾单位是肾的功能单位。成人每个肾有（0.8 ~ 1.2）×10^5 个肾单位。肾单位包括肾小体、肾小管（近端小管、髓袢、远端小管）（图 23-1）。肾小体（renal corpuscle）呈卵圆形，由肾小球及包围在其外的肾小球囊组成。肾小球由肾小球毛细血管丛和肾小囊组成。肾小囊分两层，外层（壁层）与肾小管管壁相连，内层（脏层）紧贴在肾小球毛细血管壁外，内外两层上皮之间的腔隙称为囊腔，与肾小管管腔相通。

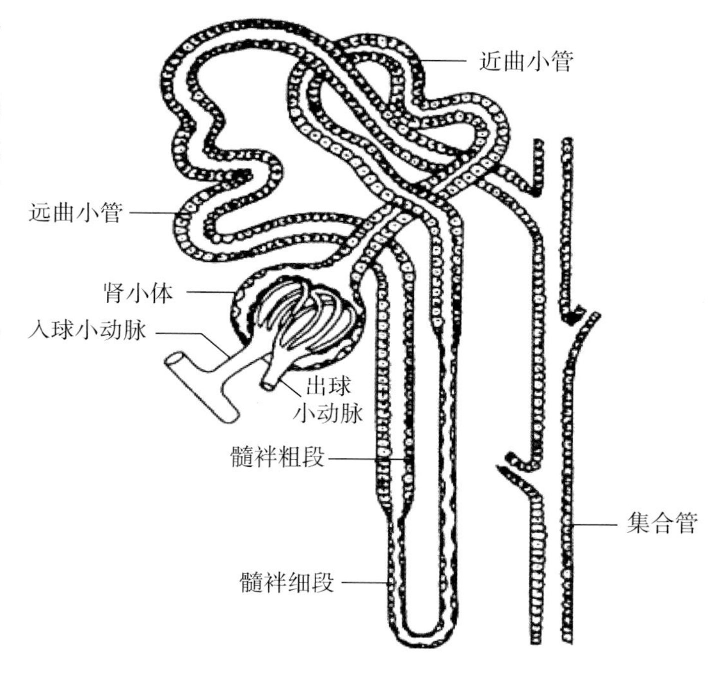

图 23-1 肾单位示意图

（一）肾小球

肾小球滤过膜类似一个血液过滤器，由内皮细胞、基底膜、上皮细胞三层组成，形成肾小球特有的滤过屏障（filtration barrier）。滤过膜的三层结构对血浆成分具有选择性通透作用。

1．内层　为内皮细胞层，为附着在肾小球基底膜内的扁平细胞，上有无数孔径不等的小孔，小孔有一层极薄的隔膜，其内含有酸性糖蛋白，带负电荷，限制了负电荷离子滤过，构成电荷屏障。

2．中层　为肾小球基底膜（glomerular basement membrane，GBM），位于内皮细胞和上皮细胞之间，是两者共有的均质状薄膜，肾小球基底膜主要成分为与基质糖蛋白相似的前胶原分子。电镜下观察肾小球基底膜从内到外分为三层，即内疏松层、致密层及外疏松层。

3．外层　为上皮细胞层，上皮细胞又称足细胞，是一种特异性高、终末分化的上皮细胞，为肾小球中最大的细胞，形态特殊，其不规则突起称为足突，其间有许多狭小间隙，称为裂孔，直径为 10 ～ 40 nm。裂孔上覆盖 4 ～ 6 nm 的薄膜，称为裂孔膜。另外，上皮细胞膜及裂孔膜表面均覆盖一层较厚的唾液酸糖蛋白，带有负电荷，故同时具有电荷屏障功能。

（二）肾小管

肾小管（renal tubule）是肾单位重要组成成分，包括近端小管、细段、远端小管三部分。各小管管径、长度及上皮细胞形态不同，故各段肾小管功能具有差异性。近端小管主要参与多种物质的重吸收，如氨基酸、葡萄糖等。髓袢调控尿液的浓缩与稀释。远端小管是离子转运和分泌的重要场所，参与尿液的浓缩与稀释。

（三）集合管

集合管与远端小管同样具有重吸收和分泌的功能。通过集合管的重吸收及分泌功能，共同调节机体水和溶质（如钠、钾和氢）的平衡。

二、肾的氧供特点

肾的氧供十分复杂，以其自身重量而言，肾是单位重量接受血供最丰富的器官，每 100 g 肾组织接受的血液约为 80 ml/min，超过心脏射血总量的 20%，其中至少有 10% 在流经肾时被消耗。大多数的肾血流是供给肾皮质的，即使肾灌注突然降低，肾皮质的氧张力也在 30 ～ 50 mmHg，氧含量却明显低于其他器官。而肾髓质由于对流的氧交换，张力不会高于 10 ～ 25 mmHg，是体内氧含量最低的部位。造成这种情况的原因与肾独特的血管系统有关，不论在肾髓质或皮质，肾动脉和肾静脉分支在很长一段范围内呈毗邻并行关系，这种结构有利于血液中的氧在进入毛细血管床之前，不断地从动脉系统弥散入静脉系统，因此造成肾从皮质到髓质氧含量不断下降。此外，近端肾小管和髓质升支粗段由于高代谢活动对于低氧的耐受力很弱，它们主要靠基底膜外侧的 Na^+-K^+-ATP 酶供能，对氧的依赖性非常强，因此导致肾对氧供非常敏感，此虽有助于促进肾在氧供改变时对促红细胞生成素的调节，但使肾易于受到缺氧的损伤。

三、肾的基本功能

（一）肾小球滤过功能

肾的主要功能之一是排出由体外摄入或由代谢产生的废物，维持内环境的稳定，完成此功能的重要环节是肾小球滤过。肾小球毛细血管的特征是肾小球滤过得以实现的物质基础。肾小球内毛细血管压约为 60 mmHg，较其他器官毛细血管压高 1 倍左右。此外，肾小球毛细血管内皮细胞的窗孔结构使其通透性非常高，是其他器官毛细血管的 50 ～ 100 倍。正常情况下，成人双肾每天超滤出约 180 L 的超滤液（125 ml/min），其中 99% 又被重吸收回血。肾小球仅允许水和小分子物质自由通过，而没有血浆等大分子的丢失，表现为选择性滤过功能。反映肾小球滤过功能的指标是肾小球滤过率（glomerular filtration rate，GFR），肾有效血流量、肾小球内滤过压和有效滤过面积是影响肾小球滤过的关键因素，三个因素中任一因素发生变化都能影响肾小球滤过率。肾小球滤过率受年龄、性别的影响：通常男性的略高于女性；一般来说，40 岁之后肾小球滤过率开始下降，每 10 年约减少 10%，80 岁之后肾小球滤过率将减少 40% 左右，但这并不影响正常生活。

（二）肾小管重吸收功能

重吸收和分泌是肾小管最主要的两大功能，也是肾之所以能够调节和影响机体水和电解质稳态及酸碱平衡的重要原因。肾小球每天滤过的滤液量约为 180 L，而成人每天尿量只有滤液的 1/100。终尿与滤液不仅在量上，而且在成分上都有很大的区别，其原因是滤液在流经肾小管的过程中，其中 99% 以上的水、电解质、葡萄糖、氨基酸和碳酸氢根被肾小管重吸收入血，同时大量的钾离子、氢离子、铵离子和有机酸等被分泌到小管液中。

近曲小管是重吸收原尿中大量有用物质和分泌排出某些废物的重要部位。近曲小管能吸收肾小球滤液中几乎全部的葡萄糖、氨基酸和蛋白质，以及65%的钠离子、85%的尿素等。近曲小管功能障碍可导致肾性糖尿、氨基酸尿、水钠潴留和肾小管酸中毒。

远曲小管位于肾皮质迷路内，其长度比近曲小管短。远曲小管的功能是继续吸收水和钠离子。并向管腔内分泌钾离子、氢离子和铵离子，这对维持血液的酸碱平衡有重要作用。肾上腺分泌的醛固酮和垂体后叶分泌的抗利尿激素对此段有调节作用。

集合管是由皮质走向髓质锥体乳头孔的小管，沿途有许多肾单位的远曲小管与它相连，管径逐渐变粗，管壁逐渐变厚。管壁由立方或柱状上皮细胞构成。过去认为集合管只有运输尿液的作用，现认为集合管与远曲小管同样具有重吸收和分泌的功能。

（三）肾内分泌功能

肾具有多种内分泌功能，可分泌或调节多种激素的代谢。球旁细胞可分泌肾素，在肾素作用下使肝内合成的血管紧张素原转变为血管紧张素Ⅰ（angiotensin Ⅰ，Ang Ⅰ），后者在肺内血管紧张素转换酶的作用下生成血管紧张素Ⅱ（angiotensin Ⅱ，Ang Ⅱ），Ang Ⅱ具有很强的收缩血管作用，可使血压升高，并能刺激醛固酮分泌。肾中亦存在激肽释放酶，可使激肽失活，因此激肽是一种起局部作用的组织激素。肾是前列腺素（Prostaglandin，PG）代谢合成最活跃的器官之一，肾髓质中的间质细胞和集合管上皮细胞是合成前列腺素的主要场所。前列腺素具有很强的扩张血管效应，对血压和体液的调节起重要作用，同时可引起利尿排钠，使动脉压下降。肾小球旁器可生成促红细胞生成因子，该因子作用于肝产生的促红细胞生成素原，使之转变为促红细胞生成素，后者作用于骨髓，促使红细胞成熟与释放。肾间质可产生1-羟化酶，使在肝活化的25（OH）D_3转化为1,25（OH）$_2$ D_3，参与钙磷代谢的调节。

肾也可灭活促胃液素、胰岛素、甲状旁腺素等内分泌激素。肾功能受损时，上述激素的产生、灭活受到影响，从而引起血压升高、贫血、钙磷代谢紊乱、消化道溃疡及出血、低血糖等情况。

第二节 肾功能障碍的病因及临床表现

导致肾功能障碍的病因复杂，不同疾病可能引起相同的肾结局，同一疾病的不同阶段，所表现出来的临床表现也不尽相同。明确病因对治疗方案的确定和预后意义重大。

一、病因

根据病因可将肾功能障碍分为原发性肾功能障碍及继发性肾功能障碍。

（一）原发性肾功能障碍性的病因

1．原发性肾小球疾病　这类疾病包括急、慢性肾小球肾炎和肾病综合征等。

2．肾小管疾病　可引起肾小管功能障碍，包括肾性糖尿、肾性氨基酸尿、肾性尿崩症、肾小管性酸中毒等。

3．间质性肾炎　包括急性和慢性病变，以肾间质炎症和肾小管损害为主，没有原发性肾小球和肾血管损害的病理表现。

4．其他　肾血管病、理化因素、肾肿瘤、肾结石和梗阻肾病等均可引起肾功能障碍。

（二）继发性肾功能障碍的病因

1．循环系统疾病　休克、动脉粥样硬化、血栓形成、高血压等引起的肾损害等。

2．代谢性疾病　如糖尿病肾病、高尿酸血症肾病、肥胖相关性肾损害、肾淀粉样病变等。

3．免疫性疾病　过敏性紫癜性肾损害、狼疮性肾炎等。

4．感染性疾病　流行性出血热、钩端螺旋体病等。

5．其他　如重金属中毒、白血病、药物中毒等。

二、发病机制

(一)肾小球滤过功能障碍

肾小球滤过功能障碍是导致肾功能障碍的主要发病环节。

肾小球滤过率可用于评估肾小球滤过功能，肾小球滤过率下降意味着疾病正在发展，而肾小球滤过率的上升表明部分肾功能正在恢复，多种因素可以影响肾小球滤过率。

1．肾小球滤过率降低

(1) 肾血流量减少：肾血流量增多或减少均可导致肾小球滤过率变化。当平均动脉压于 90 ～ 180 mmHg（10.64 ～ 23.94 kPa）范围内波动时，肾本身通过肌源机制及肾小管 - 肾小球反馈（简称管 - 球反馈，tubuloglomerular feedback，TCF），使肾血流可通过自身调节维持相对恒定。但是当动脉血压低于 90 mmHg 时，则不能发生自身调节。凡能影响肾灌流的因素（如肾血管自身调节机制、神经体液因素等）均可对肾小球滤过率产生影响。如果有效循环血量减少，或者局部肾血管收缩使肾血流量减少，如休克、心力衰竭、消化道大出血、肾血管狭窄等，均会导致肾灌流量不足，使肾小球滤过率下降，出现少尿或者无尿，引起急性肾损伤。

(2) 肾小球有效滤过压降低：肾小球对血浆的超滤情况由肾小球有效滤过压决定，肾小球有效滤过压 = 肾小球毛细血管压 −（囊内压 + 肾小球血浆胶体渗透压）。肾小球毛细血管压受全身血压变化的影响，在失血、脱水及休克时肾小球毛细血管压随全身血压下降而降低，导致原尿生成减少；胶体渗透压受血浆蛋白影响，蛋白浓度降低时，则肾小球滤过率增加。如体内输注大量生理盐水时，胶体渗透压下降，肾小球滤过率增加，原尿生成增多。入球小动脉和出球小动脉阻力变化同样影响肾小球滤过压：入球小动脉收缩，肾小球毛细血管压降低，肾小球滤过率下降；反之出球小动脉收缩，入球小动脉舒张则肾小球滤过率增加。血管紧张素转换酶抑制药（angiotensin converting enzyme inhibitors，ACEI）及血管紧张素Ⅱ受体阻断药（angiotensin Ⅱ receptor blocker，ARB）可扩张出、入球小动脉，但对出球小动脉的扩张作用强于入球小动脉，故应用 ACEI 或 ARB 类药物可引起肾小球滤过率下降。

(3) 肾小球有效滤过面积减少：肾小球滤过总面积为 1.5 ～ 2 m^2，故肾有强大的储备能力。正常情况下，全部肾小球都处于功能状态，因而滤过面积保持稳定。病理情况下，如急性肾小球肾炎时，肾小球毛细血管内皮增生、肿胀，基底膜肿胀、增厚，引起毛细血管管腔狭窄甚至完全闭塞，致使有效滤过面积减小，肾小球滤过率降低，出现少尿甚至无尿。

(4) 肾小囊内压增高：某些肾后性因素同样可影响肾小球滤过率，如前列腺增生、神经源性膀胱、肾结石等各种原因导致的尿路梗阻可引起肾小囊内压升高，使肾小球有效滤过压下降，导致肾小球滤过率下降。

2．肾小球滤过膜通透性增高　肾小球滤过膜主要通过孔径屏障和电荷屏障对血浆成分进行选择性滤过，分子量越大，滤过率越低。内皮细胞、基底膜、上皮足突间的裂孔膜及系膜区富含的中性葡聚糖和唾液酸带负电荷，可通过静电排斥作用阻止带负电荷的血清白蛋白通过。正常情况下仅有极小部分白蛋白被滤过，且大部分被近端小管重吸收，故正常尿中仅有微量小分子蛋白。当肾小球的滤过屏障和（或）电荷屏障受损时，大量的血浆蛋白即可通过肾小球滤过膜，形成蛋白尿。

(二)肾小管功能障碍

肾小管具有分泌、重吸收及排泄功能，保留有用物质，排出代谢终产物，如排出体内多余钾、部分化学物质等，对维持内环境的稳定（如水、电解质、酸碱平衡）起着重要的调节作用。肾小管重吸收通过单纯扩散、易化扩散、主动转运、胞吞作用来实现。由于不同区段的肾小管功能各异，故不同部位功能障碍的表现也各有不同。

1．近曲小管　近曲小管通过重新吸收 50% ～ 55% 的过滤后的钠和水，可使原尿容积减少 60% 以上。该段通过钠偶联的主动转运过程进行葡萄糖、氨基酸、乳酸、醋酸、磷酸及其他有机溶质的重吸收。尿酸既能通过近曲小管分泌，又能同时在此部位被重吸收。交感神经兴奋、血管紧张素Ⅱ、胰岛素均可促进近曲小管重吸收 NaCl，同时 HCO_3^- 重吸收的增加也能间接促进 Na^+ 重吸收。另外，有效循环血量减少，也可使近曲小管对 Na^+ 重吸收增强。近曲小管功能障碍，可引起肾性糖尿、磷酸盐尿、氨基酸尿、肾小管性蛋白尿和近端肾小管性酸中毒。

2．髓袢 髓袢也具有重吸收水和钠的作用，交感神经兴奋、血管紧张素Ⅱ和抗利尿激素（antidiuretic hormone，ADH）都有增强 NaCl 在该段重吸收的作用。髓袢分为升支及降支，二者对水及 NaCl 的重吸收不成比例，且为分隔性吸收。升支通过主动转运对 NaCl 通透性高，而对水不透过，其量占钠重吸收的 20% ~ 25%，降支则相反。髓袢功能障碍主要影响尿液的浓缩，临床表现为多尿、低渗尿和等渗尿。

3．远曲小管和集合管 二者是尿液最终成分调节的主要场所，尤其是集合管。到达远曲小管的 NaCl 数量增多或流经该段的液体流速加快均可刺激其对 NaCl 的重吸收。远曲小管在重吸收 Na^+ 的同时，还分泌 H^+、K^+ 和 NH_4^+，醛固酮会增强上述功能。远曲小管功能障碍可引起酸碱平衡紊乱和钠钾代谢障碍，集合管损害主要使尿液浓缩功能受损，引起多尿。

（三）肾内分泌功能障碍

肾可以合成、分泌、激活及降解多种激素和生物活性物质，可调解水、电解质平衡，维持血压稳定，参与红细胞生成。肾受损可以累及多种激素的代谢，并引起机体一系列的病理生理改变，如高血压、肾性贫血、代谢性酸中毒、高钾血症、肾性骨病、继发性甲状旁腺功能亢进等。

1．肾素 肾素（renin）是由特定细胞分泌的蛋白酶，是肾素 - 血管紧张素 - 醛固酮系统（RAAS）的限速酶，RAAS 在调节全身血压、水钠排泄和肾血流动力学中起重要作用。肾素主要由近球细胞合成和分泌，机体通过分泌肾素，影响血管紧张素Ⅱ分泌，后者可使血管收缩并增加醛固酮分泌。肾素的分泌受多种因素调控，包括交感神经、入球小动脉处的牵张感受器、心肺压力感受器和远端小管中的致密斑细胞。在血压下降、休克、肾动脉狭窄、交感神经兴奋性增高等情况下，肾素释放增多，促进血管收缩和水钠潴留。

2．激肽释放酶 肾含有激肽释放酶（kallikrein），90% 来自皮质近曲小管细胞。肾分泌的激肽释放酶可以催化激肽原（kininogen）生成激肽（kinin）。激肽可以对抗血管紧张素的作用，扩张小动脉，使血压下降，同时还可作用于肾髓质乳头部的间质细胞，引起前列腺素及一氧化氮释放。肾激肽释放酶 - 激肽系统（renal kallikrein kinin system，RKKS）障碍时，可出现高血压。

3．前列腺素 前列腺素（prostaglandin，PG）是环氧合酶（cyclooxygenase，COX）催化花生四烯酸产生的一组脂类调节因子，主要由肾间质细胞和髓质集合管上皮细胞产生，主要包括 PGE_1、PGE_2、PGA_2、PGI_2、$PGF_{2\alpha}$ 和血栓素 A_2（TXA_2）。前列腺素的生物功能受 COX、前列腺素合成酶及介导其功能的受体等多个因素调节，在炎症、肿瘤和高血压的病理生理过程中起重要作用。对肾而言，其功能主要表现为：①作用于血管平滑肌，增加细胞内环磷酸腺苷浓度，抑制结合钙转变为游离钙，从而使血管扩张，降低血管外周阻力；②抑制近端小管对钠的重吸收，促进钠的排出，减轻机体水钠潴留；③抑制交感神经末梢释放儿茶酚胺，降低平滑肌对缩血管物质的反应性，间接使血管扩张，降低外周阻力；④抑制抗利尿激素对集合管的作用，减少集合管对水的重吸收。

4．促红细胞生成素 促红细胞生成素（erythropoietin，EPO）是由近球细胞、肾小球上皮细胞或肾髓质产生的一种多肽类激素，含 165 个氨基酸残基。促红细胞生成素能抑制骨髓干细胞分化为原红细胞，并能缩短红细胞成熟时间，促进骨髓内网织红细胞释放入血，使红细胞生成增多。慢性肾功能不全患者，肾结构进行性破坏，促红细胞生成素分泌减少，出现肾性贫血。

5．1α- 羟化酶 此酶仅出现在肾，其他器官均不存在，参与活性维生素 $1,25(OH)_2D_3$ 的合成。$1,25(OH)_2D_3$ 参与体内钙磷代谢，是骨更新、重建的重要调节因素。其主要作用有：①促进对钙、磷的吸收；②促进破骨细胞生成，加速骨钙的动员，促进骨盐沉积和骨形成，且加速骨的吸收，动员骨钙入血以维持血钙稳态；③促进近端小管对钙、磷的重吸收。肾组织受损时由于 1α- 羟化酶生成障碍，可使活性维生素 D 生成减少，发生肾性骨病。

6．花生四烯酸 花生四烯酸（arachidonic acid，AA）是细胞膜磷脂在磷脂酶作用下的降解产物。与其他组织一样，肾花生四烯酸有三个代谢途径，即环氧合酶途径、脂氧合酶途径和细胞色素 P450 加单氧酶途径。环氧合酶系统是肾花生四烯酸代谢的主要途径，广泛存在于肾单位的不同节段，其代谢产物有 PGI_2、PGD_2、PGE_2 和

TXA_2 等，它们与不同的受体作用后产生不同的效应，其对肾的效应与肾血管张力、系膜和肾小球功能及水盐代谢的调节有关。当肾小球损伤、肾功能不全、肾移植排斥时，环氧合酶被异常激活，导致其代谢产物失衡。

三、低氧对肾病理生理功能的影响

（一）低氧对肾功能和尿量的影响

将大鼠放入低压氧舱内，以 30 m/s 减压至 5000 m 高度，停留 30 min 造成缺氧，发现血清中尿素氮、肌酐含量明显升高，而碱性磷酸酶水平降低，提示低氧可导致肾小球滤过功能降低，并可损害肾近曲小管功能。对猪的低氧模型研究发现低氧可导致肾小球滤过率增加及尿量增加，而尿 K^+、Na^+ 排出无增加，水的重吸收也无明显变化，但缺氧时体循环血流动力学无显著变化，因此推测滤过率的增加是由于肾微循环变化的结果。在肾局部缺氧实验中也发现了缺氧导致尿量增加的现象，且伴有 Na^+、K^+ 排出增多。目前认为缺氧程度与尿量多少有关，随着缺氧程度加重，可出现从非少尿到少尿的变化。在此过程中，可能有多种血管活性物质如醛固酮、血管紧张素、ET-1、缓激肽参与其中。

（二）低氧对蛋白尿的影响

有研究显示，低氧可以引起尿中蛋白含量增加。健康男性青年由平原急进高原后尿中 Tamm-Horsfall 蛋白含量减少，而尿 β_2- 微球蛋白（β_2-MG）升高。在对 34 名平原人乘飞机进驻海拔 4370 m 高原后尿蛋白的动态分析和急性高原病的调查中发现，受试者在到达高原的 1 ～ 3 d 内尿蛋白阳性率为 20.6% ～ 26.5%，4 d 后均接近在平原时的值。急性高原病患者的尿蛋白浓度明显高于未患急性高原病者，在急性高原病患者中，69.2% 的人尿蛋白阳性，30.8% 的人尿蛋白可疑，而且尿蛋白阳性者的急性高原病症状持续的时间明显长于非尿蛋白阳性者，提示高原低氧不仅可损害肾小球的滤过功能，同时可损害肾小管的重吸收功能，而且蛋白尿可作为预测急性高原病发生的指标之一。

（三）低氧对肾的病理影响

对大鼠进行急性低压低氧研究，镜下可见肾血管舒张，线粒体、上皮细胞肿胀，基质灶性水肿，肾小管上皮细胞微绒毛短缩、稀少，细胞质肿胀，提示急性低压低氧对肾有结构性损害。缺氧引起肾小管细胞损伤的机制主要通过影响能量代谢、膜转运系统功能变化、自由基增多、肾小管细胞内损伤性酶释放及细胞骨架的损伤等产生。对于慢性低压低氧导致的肾病变，病理学检查可见颗粒变性及脂肪变性较为普遍；肾小管上皮细胞钙化亦较常见，一般呈散在分布，其大小相当于单个或数个细胞的范围，极少数累及肾小管的全壁；偶见肾小球的纤维化或玻璃样变。病变慢性化明显者可见肾组织呈局灶节段硬化、局灶球形肾小球硬化、轻度肾小管萎缩及间质纤维化。高原红细胞增多症是高原低氧常见并发症，有资料显示，高原红细胞增多症死亡患者肾淤血特别严重，表面深红褐色，质地实，被膜易剥离，肾盏黏膜出血，提示肾缺血缺氧严重，有毛细血管内红细胞淤积或淤血。镜下显示肾毛细血管内红细胞淤积或淤血，有的可见肾小球囊出血或间质出血，血管微血栓形成。

局部缺血被认为是肾小管间质损伤和纤维化的主要因素，是最早的纤维化的信号，并贯穿于肾纤维化的整个过程，最终导致终末肾衰竭，在这个病理过程中局部慢性缺氧是重要的介导因素。通过对慢性瘢痕化肾进行组织学分析发现，纤维化区域存在毛细血管床的丢失。不论什么原因启动瘢痕化，肾均存在缺乏微血管床的区域，使位于该区域周围的细胞处于相对缺氧，这些缺氧的细胞产生促纤维化反应，导致更多微血管阻塞，形成缺氧 - 微血管堵塞 - 缺氧的恶性循环。

第三节　急性肾损伤

急性肾损伤（acute kidney injury，AKI）是指各种原因引起的肾小球滤过功能的突然下降所导致的综合征，包括代谢产物在体内迅速积聚，水、电解质和酸碱平衡紊乱，出现氮质血症、高钾血症和代谢性酸中毒，并由此引起各种临床综合征。急性肾损伤是由最初的急性肾衰竭（acute renal failure，ARF）的概念演变而来，急性肾衰竭指肾小球滤过率突然或持续下降，引起氮质废物体内潴留，水、电解质和酸碱平衡紊乱，导致各系统并发症的临床综合征。该概念由 Homer G. Smith 在 1951 年提出，在之后的 50 多年中，一直得到广泛的认可，但对发生时间、氮质废物升高程度等一直缺乏统一的标准。既往文献中急性肾衰竭的标准多达 30 多个，无法对不同研究结果进行比较。研究表明，住院患者轻微的血肌酐改变与不良预后相关，因此亟须早期诊断；其次，衰竭（failure）一词容易理解为功能完全丧失，不如损伤（injury）更能体现从早期到晚期的病理生理变化；再次，公众对源于拉丁语的“renal”的理解不如英语“kidney”更为通俗易懂。因此，在 2005 年由国际上肾病和重症医学的专家们组成的专家组建议使用急性肾损伤代替急性肾衰竭。2012 年改善全球肾病预后组织（Kidney Disease：Improving Global Outcomes，KDIGO）设定了急性肾损伤的诊断标准：肾功能 48 h 内突然减退，血清肌酐绝对值升高≥ 0.3 mg/dl，或 7 d 内血肌酐增至≥ 1.5 倍基础值，或尿量＜ 0.5 ml/（kg · h）持续 6 h 以上。

一、分类和病因

导致急性肾损伤的病因很多，根据病变部位和病理类型不同，将其分为肾前性、肾性及肾后性三类。狭义的急性肾损伤是指由缺血或中毒所致的急性肾小管坏死（acute tubular necrosis，ATN），是急性肾损伤最常见类型，占全部急性肾损伤的 75% ～ 80%。

（一）肾前性急性肾损伤

肾前性急性肾损伤是指各种原因引起的肾血液灌注量急剧减少所致的肾损伤，是急性肾小管坏死最常见的病因。起初肾实质的结构并无异常变化，肾血供和肾小球灌注压恢复后，肾小球滤过率可迅速恢复正常。但是，如果肾灌注不足持续不能纠正，肾前性急性肾损伤可进展为肾性急性肾损伤。引起肾前性急性肾损伤的病因主要包括有效血容量不足、心输出量下降、全身血管扩张、肾动脉收缩和肾血流自主调节反应障碍等几方面的因素。

（二）肾性急性肾损伤

肾性急性肾损伤是各种原因引起的肾实质病变，包括肾小球、肾间质、肾血管损伤所致，以肾缺血和肾毒物导致肾小管上皮细胞损伤最常见，按其主要病因概括如下。

1．肾小球、肾间质和肾血管疾病　见于急性肾小球肾炎、狼疮性肾炎、多发性结节性动脉炎和过敏性紫癜性肾炎等引起的肾小球损伤，急性间质性肾炎、药物过敏及巨细胞病毒感染等导致的间质损伤，肾小球毛细血管血栓形成和微血管闭塞等微血管疾病，以及肾动脉粥样栓塞的肾动脉狭窄等大血管病变。

2．急性肾小管坏死　是引起肾性急性肾损伤的最常见、最重要原因，导致急性肾小管坏死的因素主要包括以下几方面。

（1）肾缺血和再灌注损伤　各种病因如休克、心力衰竭、消化道出血等持续的肾缺血可引起急性肾小管坏死，即由功能性肾衰竭转为器质性肾衰竭。此外，休克恢复后的再灌注损伤也是导致急性肾小管坏死的主要因素之一。

（2）肾毒物引起损伤　引起肾中毒的物质很多，包括外源性肾毒物和内源性肾毒物两类。常见的外源性肾毒物包括：①肾毒性药物，如氨基糖苷类、多肽类和磺胺类等抗菌药，非甾体抗炎药，环孢素、他克莫司等免疫抑制剂，顺铂、甲氨蝶呤、丝裂霉素等抗肿瘤药，对比剂（造影剂）等；②有机溶剂和重金属，如四氯化碳、乙二醇和甲醇等有机溶剂，以及汞、铋、铅等重金属；③生物毒素，如蝎毒、蛇毒、蜂毒等。常见的内源性肾毒物主要包括：血红蛋白、肌红蛋白和尿酸等。

（三）肾后性急性肾损伤

由肾盂到尿道口梗阻引起的肾功能急剧下降称肾后性急性肾损伤，常见于输尿管结石、盆腔肿瘤和前列腺肥大等引起的尿路梗阻，还包括尿路功能性梗阻，如神经源性膀胱。

二、发病机制

急性肾损伤的发病机制非常复杂，至今尚未

完全阐明。不同原因所致急性肾损伤的机制不尽相同，但其中心环节均为各种原因导致的肾有效灌注量下降和肾小管功能的损伤，最终造成肾小球滤过率降低（图 23-2）。如肾缺血能在 6 h 内纠正，则所致的损伤可以逆转，肾功能也可以迅速恢复。若缺血持续存在，则肾小管明显损伤，继而发展为急性肾小管坏死。肾毒性所致急性肾损伤，大多在基础疾病的基础上发生，如老年人、或罹患糖尿病或慢性肾炎的患者。

（一）缺血性肾损伤

1．肾血管血流动力学异常　缺血性肾损伤始动因素为肾血管血流动力学异常。临床和动物实验研究表明，在急性肾损伤初期，有肾血流量减少和肾内血流分布异常，而且肾缺血的程度与形态学损伤及功能障碍之间存在着平行关系。肾血流量及血流动力学的异常是急性肾损伤初期肾小球滤过率降低和少尿的主要原因。当动脉血压低于 80 mmHg，有效循环血流量减少程度超过肾自身调节的范围时，肾血液灌流量即明显减少，肾小球滤过率降低。目前研究表明，缺血后肾血流动力学紊乱主要与以下因素有关：①交感 - 肾上腺髓质系统兴奋，刺激 α 受体使肾血管收缩，肾血流量减少，肾小球滤过率降低；② RAAS 激活，促使肾内血管紧张素Ⅱ生成增加，引起入球小动脉及出球小动脉收缩。因肾皮质中的肾素含量丰富，故 RAAS 激活，致使肾皮质缺血更甚；③肾缺血或肾中毒使肾血管内皮细胞受损，可引起血管内皮源性收缩因子（如内皮素）分泌增多及血管内皮源性舒张因子（如一氧化氮）释放减少；④急性肾损伤时，肾内前列腺素产生减少。肾内产生的前列腺素具有抑制血管平滑肌收缩，扩张血管的作用。收缩与舒张因子释放的失衡可加重肾血管的持续收缩，使肾小球滤过率降低。

2．缺血后肾小管损伤　持续的肾缺血、缺血后再灌注共同作用引起肾小管损伤，包括肾小管细胞的坏死性损伤（necrotic lesion）和凋亡性损伤（apoptotic lesion）。肾小管细胞的严重损伤和坏死脱落，可在肾小管内形成各种管型，堵塞肾小管，降低肾小球滤过率。同时缺血可促使一系列趋化因子和细胞因子释放，导致炎症级联反应，从而加重细胞损伤。持续的缺血和炎症反应可造成皮髓交界处肾小管上皮细胞大量坏死、凋亡，导致肾血流进行性减少。

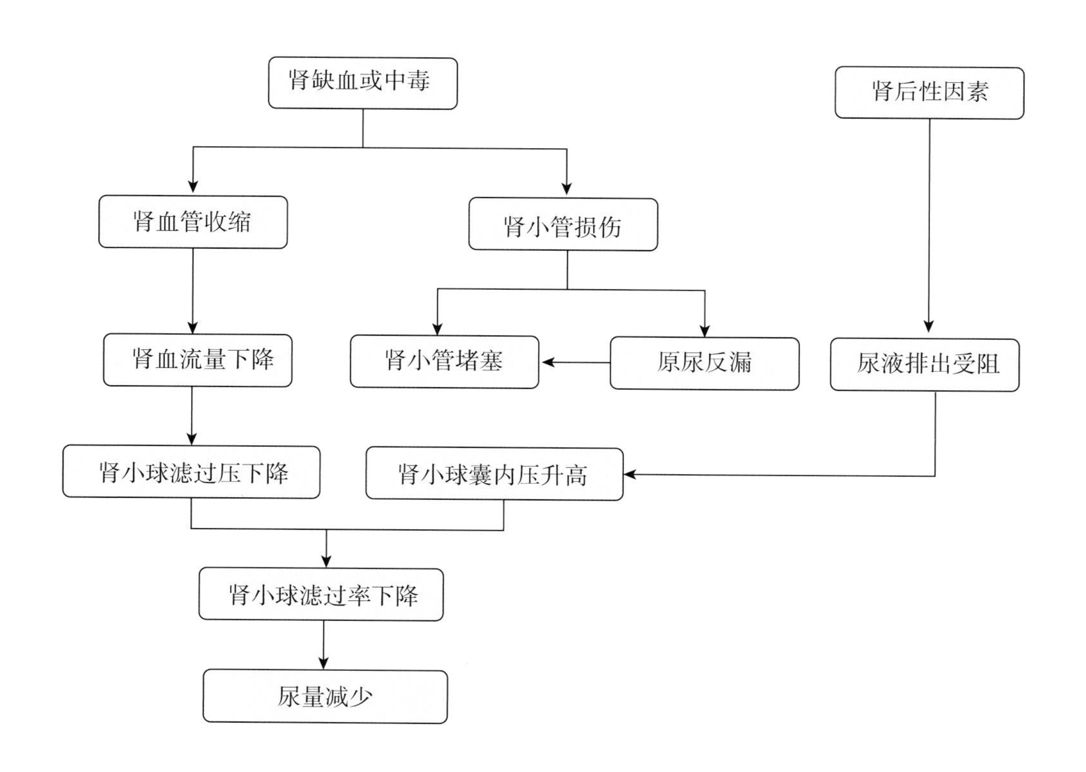

图 23-2　急性肾损伤肾小球滤过率下降机制

3．缺血性急性肾小管坏死　缺血性急性肾小管坏死患者肾小球滤过率显著降低的主要原因包括：肾血管血流动力学改变（前文已阐述）、肾小管损伤后导致肾小管阻塞、原尿反漏和管-球反馈机制失调。

（1）肾小管阻塞：肾缺血、肾毒物引起肾小管坏死时的细胞脱落碎片在肾小管内形成各种管型，阻塞肾小管管腔，使原尿不易通过，引起少尿。同时，由于管腔内压升高，使肾小球囊内压增加，有效滤过压降低，导致肾小球滤过率减少。目前认为，肾小管阻塞可能是导致急性肾损伤持续少尿的重要因素。

（2）原尿反漏：受损肾小管上皮细胞的通透性增高，这在14C-菊粉、辣根过氧化物酶显微穿刺直接注入的动物实验中已得到证实。在持续肾缺血和肾毒物作用下，肾小管上皮细胞变性、坏死、脱落，原尿通过受损肾小管壁处反漏入周围肾间质，除直接造成尿量减少外，还引起肾间质水肿，压迫肾小管，造成囊内压升高，使肾小球滤过率减少，出现少尿。

（3）管-球反馈机制失调：管-球反馈是在肾单位水平上的自身调节，即当肾小管液中的溶质浓度和流量改变时，其信号通过致密斑和肾小球旁器感受、放大和传递，从而改变肾小球的灌流和肾小球滤过率，达到平衡。一般认为，致密斑感受的信息可能与致密斑处Na^+-K^+-$2Cl^-$共同转运的变化导致Na^+和Cl^-等离子转运率的改变有关，但其详细的机制尚不明确。采用微穿刺灌注方法的研究证实，增加致密斑的NaCl浓度可使单个肾单位肾小球滤过率下降50%。肾缺血或肾毒物对肾小管各段损伤的程度不同，近曲小管和髓袢容易受到损害，因而对Na^+和Cl^-的重吸收减少，使远曲小管内液中的Na^+和Cl^-浓度升高，刺激远曲小管起始部的致密斑，从而引起肾小球旁器分泌肾素，促进血管紧张素Ⅱ生成并收缩入球小动脉及出球小动脉，使肾小球滤过率降低。

（二）急性肾毒性损伤

肾毒物可引起肾小管直接及间接损伤。老年、糖尿病、低血压及有效血容量不足、原先存在慢性肾脏病者对肾毒性药物或毒物更为敏感。对比剂、环孢素、他克莫司、非甾体抗炎药等可引起肾内血管收缩导致缺血性肾损伤，表现为肾血流量及肾小球滤过率快速下降，严重者可出现肾小管细胞坏死；对比剂还可通过产生活性氧和高渗刺激，直接损伤肾小管上皮细胞；抗生素和抗肿瘤药物大多通过对肾小管上皮细胞的直接毒性作用和（或）肾小管内梗阻引起急性肾小管坏死；氨基糖苷类抗生素可蓄积在肾小管上皮细胞内，引起局部氧化应激及细胞损伤，最终引起急性肾小管坏死；两性霉素B可直接损伤近端肾小管上皮细胞及引起肾内血管收缩导致剂量依赖性急性肾损伤；顺铂、卡铂等可蓄积在近端肾小管引起急性肾损伤，常伴有低钾、低镁血症；阿昔洛韦、磺胺类药物等可在小管内形成结晶，导致小管内梗阻。

内源性肾毒物包括钙、肌红蛋白、血红蛋白、尿酸盐、草酸盐、骨髓瘤轻链等。高钙血症可通过肾内血管收缩、过度利尿致使有效血容量不足等机制导致肾小球滤过率下降；肌红蛋白、血红蛋白可引起肾内氧化应激，损伤小管上皮细胞，并形成肾小管内管型，还可抑制NO，引起肾内血管收缩导致缺血；低容量或酸中毒可促进肾小管内管型形成。某些化合物，如乙二醇（草酸钙代谢物）、甲氨蝶呤及多发性骨髓瘤轻链等，其原型或代谢产物可以凝结，造成小管内梗阻。

（三）急性肾间质损伤

急性肾间质损伤主要见于急性间质性肾炎（acute interstitial nephritis，AIN）。主要病因有三大类，包括药物（青霉素类、头孢菌素类、磺胺类及非甾体抗炎药等）、感染（细菌或病毒感染等）和自身免疫病系统性疾病（红斑狼疮、干燥综合征、冷球蛋白血症及原发性胆汁性肝硬化等）。药物所致急性肾小管坏死发病机制主要为Ⅳ型变态反应。

（四）肾后性急性肾损伤

尿路梗阻使梗阻上方的压力升高，引起肾盂积水，肾间质压力升高，肾皮质大量区域出现无灌注或低灌注状态，导致肾小球有效滤过压下降而引起肾小球滤过率降低，出现少尿、氮质血症和酸中毒等。肾后性急性肾损伤早期并无肾实质损伤，如及时解除梗阻，肾泌尿功能可迅速恢复。

三、低氧在急性肾损伤发生中的作用

（一）低氧引起肾血流量下降

低氧可以通过兴奋交感神经，引起全身小血管收缩，以内脏、皮肤的血管收缩最为明显，迫使部分血液流向心脏、脑、肺等重要脏器，导致全身血液重新分配；同时低氧还通过激活 RAAS、内皮素 -1 等方式，引起肾小球入球小动脉收缩，加重肾缺血；缺血及低氧造成血管内皮细胞损伤导致局部微循环障碍，这反过来又加重了肾损伤，如此反复造成恶性循环。各种原因所致的肾缺血、局部微循环破坏可能是导致急性肾损伤的重要因素。

（二）低氧引起能量代谢异常

低氧环境导致 ATP 生成减少，引起胞内线粒体供能缺陷，进而导致肾固有细胞损伤、凋亡或坏死，细胞损伤的形式与低氧的程度和持续时间有直接的关系。另外，低氧引起的能量代谢异常也能激活系膜细胞和成纤维细胞，改变其细胞外基质的代谢，并能刺激肾小管细胞转分化（EMT），导致肾发生纤维化改变。

（三）低氧导致炎症反应增强

大量研究表明，核转录因子 NF-κB 是肾缺血缺氧性损伤中炎症反应的一个决定性的调节因子。NF-κB 的活化参与了低氧性急性肾损伤。机体组织、器官受到缺血缺氧的创伤后，核因子 NF-κB 被激活，从细胞质中进入细胞核内，诱导靶基因转录，参与缺血缺氧，导致肾、心脏、脑等重要器官的损伤甚至危及生命。研究表明，脓毒症休克和缺血引起的急性肾损伤中均有 NF-κB 的活化，其活性变化与炎症细胞浸润及肾损伤有明显关系，使用 NF-κB 寡核苷酸捕诱物或 NF-κB 抑制剂吡咯烷二硫氨基甲酸（PDTC）治疗后，肾病理改变和功能得到明显改善，这可能为急性肾损伤的治疗提供了一个新的选择。

四、发病过程和临床表现

典型急性肾损伤一般分为少尿期、移行期、多尿期和恢复期。按其发病时尿量是否减少，可分为少尿型急性肾损伤和非少尿型急性肾损伤。

（一）少尿型急性肾损伤

1．少尿期　此期为病情最危重阶段，一般持续 1 ～ 2 周，少尿期愈长，预后愈差。如超过 1 个月，提示有广泛的肾皮质坏死。此期不仅尿量显著减少，而且还伴有严重的内环境紊乱，常有以下主要的功能代谢变化。

（1）尿的变化：发病后数小时或数日尿量迅速减少而出现少尿（尿量＜ 400 ml/d）或无尿（尿量＜ 100 ml/d）。同时因肾小管损伤造成肾对尿液的浓缩和稀释功能障碍出现低比重尿，尿比重常固定于 1.010 ～ 1.015。

（2）水中毒：由于尿量减少，盐和水排出减少可致水钠潴留，如未限制水摄入或医源性输液过多，可发生体内水潴留并从而引起稀释性低钠血症。除可发生全身软组织水肿以外，水还可向细胞内转移而引起细胞内水肿，严重时可发生脑水肿、肺水肿和心力衰竭，为急性肾损伤的常见死因之一。因此，对急性肾损伤患者，应严密观察和记录出入水量，严格控制补液速度和补液量。

（3）高钾血症：是急性肾损伤患者的严重并发症之一，也是急性肾损伤患者少尿期首位死亡原因。引起高钾血症的原因如下：①肾排钾减少；②组织损伤和分解代谢增强，使钾大量释放到细胞外液；③酸中毒时，氢钾交换增加，钾离子由细胞内转移到细胞外；④输入库存血或食入含钾量高的食物或使用保钾利尿药等。血钾＜ 5.5 mmol/L 时，心电图可正常；血钾在 5.5 ～ 6.5 mmol/L 时，心电图表现为 T 波高尖、Q-T 间期延长；血钾在 6.6 ～ 7.5 mmol/L 时，QRS 波群变宽，且与 T 波融合，P 波振幅降低，P-R 间期延长，房室结传导减慢，可见室性心动过缓等心律失常。严重时可出现心室颤动或心脏停搏。

（4）代谢性酸中毒：具有进行性、不易纠正的特点。其发生原因有：①肾小球滤过率降低，使酸性代谢产物在体内蓄积；②肾小管分泌 H^+ 和 NH_4^+ 能力降低，使 $NaHCO_3$ 重吸收减少；③分解代谢增强，非挥发性酸产生增多。临床表现为深大呼吸，又称库斯莫尔呼吸（Kussmaul respiration），血 pH、碳酸氢根（HCO_3^-）和二氧化碳结合力降低，由于硫酸根和磷酸根潴留，常伴有阴离子隙（AG）升高。酸中毒对代谢和血流动力学可产生一系列不良影响，如严重酸中毒可抑制心肌收缩力，进一步加重低血压，还可导致胰岛素抵抗，碳水化合物利用不良，蛋白质分解增加等。

（5）其他全身临床表现：包括消化系统症状，如食欲缺乏、恶心、呕吐、腹胀、腹泻等，严重者可发生消化道出血；呼吸系统表现主要是容量过多导致的急性肺水肿和感染；循环系统多由于尿量减少及水钠潴留，出现高血压及心力衰竭、肺水肿表现，因毒素滞留、电解质紊乱、贫血及酸中毒引起心律失常及心肌病变；神经系统受累可出现意识障碍、躁动、谵妄、抽搐、昏迷等尿毒症脑病症状；血液系统受累可有出血倾向及贫血。感染是急性肾损伤常见而严重的并发症，在急性肾损伤同时或在疾病发展过程中还可合并多个脏器功能衰竭，死亡率高。

2．移行期　当尿量增加到每天大于 400 ml 时标志着患者已度过危险的少尿期进入移行期，提示肾小管上皮细胞已开始修复再生，是肾功能开始好转的信号。在移行期，肾功能尚处于刚开始修复阶段，虽然肾血流量和肾小球滤过功能逐渐恢复，但肾排泄能力仍低于正常，因此氮质血症、高钾血症和酸中毒等内环境紊乱还不能立即改善。

3．多尿期　每天尿量可达 3000 ml 或更多。一般而言，少尿期体内蓄积的水和尿素氮等代谢产物越多，多尿期尿量也越多。多尿期发生的机制有：①肾血流量和肾小球滤过功能逐步恢复正常；②肾小管上皮细胞开始再生修复，但是新生的肾小管上皮细胞功能尚不成熟，钠、水重吸收功能仍低下；③肾间质水肿消退，肾小管内管型被冲走，阻塞解除；④少尿期中潴留在血中的尿素等代谢产物经肾小球大量滤出，产生渗透性利尿。多尿期早期阶段血中尿素氮等仍明显增高，此后，随着尿量继续增加，水肿消退，尿素氮等逐渐趋于正常。此时由于尿量明显增加，水和电解质大量排出，易发生脱水、低钾血症和低钠血症。多尿期持续 1 ～ 2 周，可进入恢复期。

4．恢复期　多尿期过后，肾功能已显著改善，尿量逐渐恢复正常，血尿素氮和血肌酐基本恢复到正常水平，水、电解质和酸碱平衡紊乱得到纠正。此时坏死的肾小管上皮细胞已被再生的肾小管上皮细胞所取代，但肾小管功能需要数月甚至更长时间才能完全恢复。少数患者由于肾小管上皮细胞和基底膜破坏严重，出现肾组织纤维化而转变为慢性肾衰竭。

（二）非少尿型急性肾损伤

非少尿型急性肾损伤是指患者在进行性氮质血症期内每天尿量持续在 400 ml 以上，甚至可达 1000 ～ 2000 ml。近年来，非少尿型急性肾损伤有增多趋势。非少尿型急性肾损伤时，肾泌尿功能障碍的严重程度较少尿型急性肾衰竭为轻，肾小管部分功能还存在，以尿浓缩功能障碍为主，所以尿量较多，尿钠含量较低，尿比重也较低，尿沉渣检查细胞和管型较少。然而非少尿型急性肾损伤肾小球滤过率减少，已足以引起氮质血症，但因尿量不少，故高钾血症较为少见，其临床症状也较轻，病程相对较短，发病初期尿量不减少，也无明显的多尿期，恢复期从血尿素氮和肌酐降低时开始。其病程长短也与病因、患者年龄及治疗措施等密切相关，一般肾功能完全恢复也需数月。

少尿型与非少尿型急性肾损伤可以相互转化，少尿型经利尿或脱水治疗有可能转化为非少尿型，而非少尿型如果漏诊或治疗不当，可转变为少尿型，表示预后不良。

五、防治的病理生理学基础

目前尚无有效药物可减轻肾损伤或促进组织恢复，因此急性肾损伤的早期防治至关重要，并应根据急性肾损伤病程进行治疗调整。

（一）高风险期的防治

在高风险期应全面开展积极的肾保护措施，包括纠正肾低灌注、贫血、低蛋白血症，控制感染，改善氧供，减少肾毒性药物的使用，并密切监测尿量和肾功能变化。

（二）肾功能损害期的防治

在已经发生肾功能损害的患者，需要注意加强监护，根据肾功能调整药物剂量，防治感染，积极纠正水、电解质、酸碱失衡等并发症。可选用针对急性肾损伤发生机制的药物如自由基清除剂、RAAS 阻断药、钙通道阻滞药、膜稳定剂等。

（三）控制容量负荷

注意对容量负荷的控制，加强对心功能、血压的监护。容量负荷明显时，应注意限制液体量的摄入，采取量出为入的原则，限制钠盐的摄入。适时使用利尿药、血管扩张药等，必要时可采用血液净化方式清除容量负荷，改善心功能。

（四）加强营养支持

注意热量补充，给予高糖、低蛋白、高维生素饮食以提供足够的能量。

（五）间充质干细胞治疗

近年有大量动物实验研究充分证明，间充质干细胞可以强有力地预防、治疗缺血性或肾毒性急性肾损伤，减轻肾损伤程度并且促进肾恢复。其主要作用机制是输注的干细胞通过分泌多种免疫调节因子、细胞因子、生长因子等，发挥调控肾局部炎症、增强肾小管上皮细胞抗损伤能力、促进组织修复和促血管生成等作用。

第四节　慢性肾脏病

慢性肾脏病（chronic kidney disease，CKD）是各种原因引起的慢性肾结构和功能改变，包括估算的肾小球滤过率（eGFR）正常和不正常的病理损伤、血液或尿液成分异常、影像学检查异常或不明原因 eGFR 下降［< 60 ml/（min・1.73 m^2）］超过 3 个月。目前国际公认的慢性肾脏病分期是依据美国肾脏病基金会的指南分为 5 期，慢性肾衰竭（chronic renal function failure，CRF）主要指慢性肾脏病 4 ~ 5 期（表 23-1）。

改善全球肾脏病预后组织（KDIGO）专家组在 2010 年 10 月的伦敦会议上将慢性肾脏病分期方法进行了部分调整及修改，即将慢性肾脏病第 3 期分为 3A（GFR 为 45 ~ 59 ml/min）和 3B（GFR 为 30 ~ 44 ml/min）两个阶段，并且将尿白蛋白 / 肌酐比值作为慢性肾脏病各期指标的组成部分，即 A1 < 30 mg/g，A2 为 30 ~ 299 mg/g，同时建议可适当应用慢性肾脏病流行病学合作研究组（CKD-EPI）公式作为 eGFR 的评估方法。

一、慢性肾脏病病因

慢性肾脏病的病因众多，凡是可引起肾实质损害的疾病均可导致慢性肾脏病。在美国等发达国家中，糖尿病肾病及高血压肾小动脉硬化为慢性肾脏病的主要发病原因，在其各种病因中分别占据第一位及第二位。然而在我国及其他发展中国家，这两种疾病在引起慢性肾脏病的各种病因中的发生率仍居于慢性肾小球肾炎之后，但近年来也有逐年升高的趋势。其病因根据具体解剖部位可分为以下几类。

（一）肾小球疾病

如原发性慢性肾小球肾炎，在包括我国在内的多数发展中国家内，其患病率仍然在造成慢性肾衰竭的多种疾病中占据第一位，而在发达国家，其患病率已较前明显下降。另一常见的累及肾小球的疾病为糖尿病肾病、自身免疫病、淀粉样变及多发性骨髓瘤等引起的继发性肾病。

（二）肾小管间质疾病

肾小管间质疾病包括感染性慢性肾间质肾炎、由自身免疫病所引起的非感染性慢性间质性肾炎及尿酸性肾病，另外还包括多囊肾、肾结核、肾结石、放射性肾病等。其中多种药物及化学物质

表23-1　慢性肾脏病分期

分期	描述	肾小球滤过率（GFR）［ml/（min・1.73 m^2）］
1	肾损伤（蛋白尿、镜下血尿），GFR 正常或增加	≥ 90
2	肾损伤（蛋白尿、镜下血尿），GFR 轻度降低	60 ~ 89
3	肾功能不全，GFR 中度降低	30 ~ 59
4	肾衰竭，GFR 严重降低	15 ~ 29
5	肾衰竭及终末期肾病	< 15

所引起的中毒性肾病在慢性肾衰竭的病因中具有重要的影响，如马兜铃酸肾病、止痛剂肾病等。

(三)肾血管疾病

肾血管疾病最常见的为高血压性肾小动脉硬化、结节性动脉周围炎，此外也可见于系统性血管炎（显微镜下多血管炎、韦格纳肉芽肿）等。

(四)尿路慢性梗阻

尿路慢性梗阻可见于肿瘤、前列腺增生、尿路结石等原因所致的梗阻。

二、慢性肾衰竭发病机制

慢性肾衰竭是多种原因导致的肾功能损害进行性加重的结果，其发病机制复杂（图 23-3），目前尚无某一种学说或理论能将其完全阐述清楚。目前认为其发病机制是由多种病理生理过程共同参与及相互作用的，其相互影响、共同作用导致肾单位进行性损伤，肾功能进行性减退，最终发展成为终末期肾病（End stage renal disease，ESRD）。目前认为慢性肾衰竭主要与以下机制相关。

(一)肾小管间质损伤

目前认为在慢性肾衰竭的发生、发展的过程中肾小管间质损伤发挥了较为重要的作用，约 20% 的慢性肾衰竭是由肾小管间质病变引起。肾小管间质损伤通常被认为是多种病理因素综合作用所导致的结果，其中以慢性炎症及慢性缺氧为最为重要的两个原因。因大多数的慢性肾衰竭患者均处于慢性炎症状态中，并且存在单核巨噬细胞的浸润，其可与肾固有细胞及细胞外基质相互作用，进而产生 NO、活性氧及多种炎症介质，导致肾固有细胞的损伤及细胞外基质的聚集，从而加重肾损伤，并促进肾间质的纤维化。慢性缺氧目前也被认为是肾小管间质损伤发生、发展中的

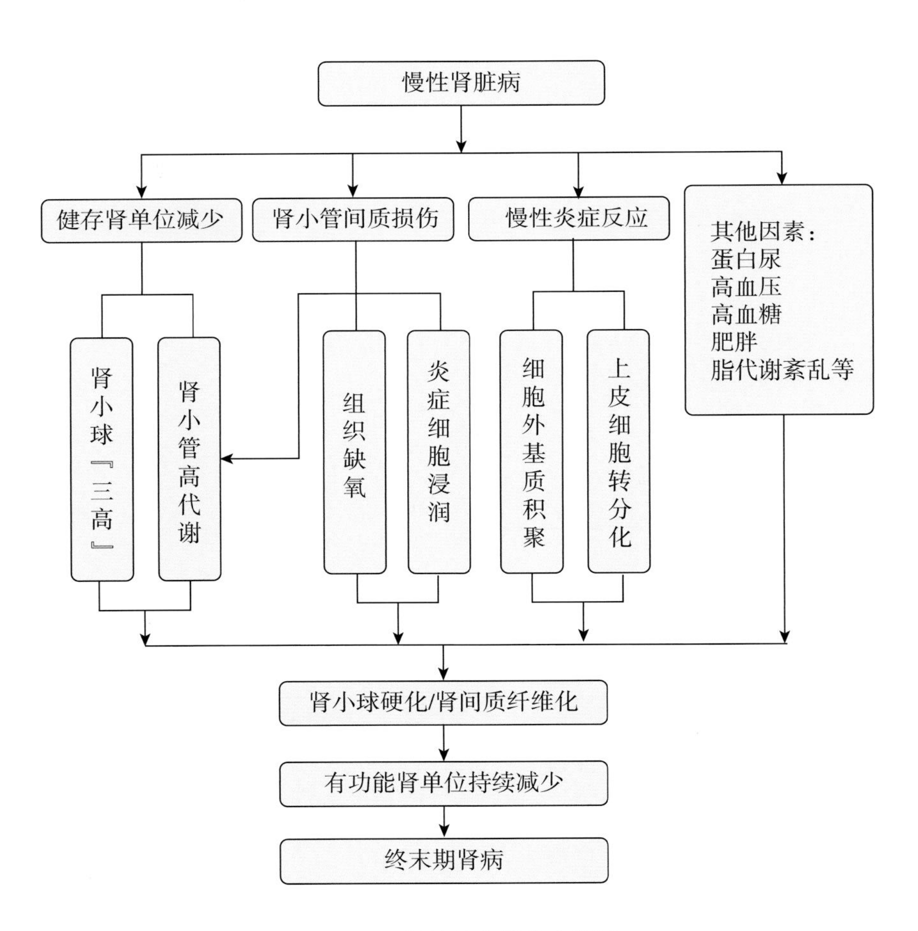

图 23-3 慢性肾衰竭发病机制

重要环节，并认为慢性肾脏病的最后共同通路可能是慢性缺氧所致的肾小管间质损伤。缺氧可诱导RAAS的局部激活，使血管紧张素Ⅱ分泌增加，进而促使出球小动脉收缩，最终导致肾小管管周毛细血管灌注不足。同时，低氧本身就是致肾纤维化促进因子，可导致细胞凋亡或肾小管上皮细胞间充质转分化，而这一过程又可使肾纤维化及慢性缺氧状态进一步加重，从而形成恶性循环。此外，当部分肾单位被破坏后，残余肾单位的肾小管重吸收及分泌功能会出现明显的代偿性增强，出现代谢亢进表现，进而导致耗氧量增加及氧自由基的生成增多，由此引起肾小管间质的损害不断加重和肾单位的进一步丢失，最终进展为终末期肾病。

（二）健存肾单位代偿致血流动力学的改变

20世纪80年代，Brenner等学者提出了肾小球过度滤过假说，又称“三高学说”，该学说认为部分肾单位被破坏后，残存肾单位血流动力学可发生改变，主要表现为单个残存肾单位的血流量及血管内静水压明显增高，从而肾小球滤过率可相应增高，最终表现为肾小球高压力、高滤过、高灌注的“三高”状态，而这一状态可导致并加重肾小球纤维化和硬化，进一步引起健存肾单位的破坏，加重肾单位丢失。

（三）上皮细胞转分化和细胞外基质产生增多

肾损伤后，局部大量炎症细胞浸润可产生许多促纤维因子如TGF-β、表皮生长因子等，诱导肾小管上皮细胞转分化。同时RAAS活化、炎症细胞浸润、免疫复合物、糖基化终末产物等可也以通过产生活性氧、一氧化氮和细胞因子，直接损伤肾固有细胞，并通过刺激系膜细胞增殖和基质金属蛋白酶的表达，使细胞外基质产生增加，最终导致肾小球纤维化和硬化。

（四）其他

很多原发性或继发性的因素也是导致肾持续损害的重要原因。

1．蛋白尿　长期蛋白尿可以刺激肾小管上皮细胞释放蛋白酶、内皮素、TGF-β等致纤维化因子，刺激成纤维细胞生成增多、胶原沉积，促进肾小管及间质纤维化。

2．高血压　高血压是促进肾功能持续损害的重要因素，它既是肾病发展过程中的一个表现，也是肾持续损害的一个结果。全身性高血压导致的肾小球内高压可直接引起肾小球基底膜和内皮细胞损伤，系膜基质增加，并刺激TGF-β生成，导致肾小球硬化和间质纤维化。

3．高脂血症　肾功能损害常伴有血脂代谢紊乱，表现为高脂血症。脂质在肾中沉积，可引起单核巨噬细胞浸润，通过释放多种蛋白酶和细胞活性因子如血小板源性生长因子、成纤维细胞生长因子、血小板活化因子等，促进肾小球硬化和间质纤维化。

4．吸烟、饮酒、高血糖、肥胖等　这些因素也多可以通过其造成的血流动力学紊乱、氧化应激等原因加重肾损伤。

三、尿毒症症状的发生机制

尿毒症为慢性肾脏病的最后阶段，此时机体多个功能系统如呼吸系统、心血管系统、血液系统、内分泌系统、骨骼系统、神经系统等均可出现损害。尿毒症症状及体内各器官系统损害的原因主要有肾滤过功能下降、尿毒症毒素的毒性作用、肾的内分泌功能障碍等。另外持续的炎症状态、营养物质如必需氨基酸、水溶性维生素和微量元素的缺乏也可引起或加重尿毒症的症状。

尿毒症毒素的蓄积与肾滤过功能降低密切相关，随着肾小球滤过率的降低，慢性肾脏病患者体内代谢废物难以排泄，内分泌激素不能降解，于是在体内逐渐蓄积并产生毒性作用，蓄积在体内的这些物质就是尿毒症毒素，尿毒症毒素按其生化特性可分为三大类。

（一）小分子毒素

小分子毒素的分子量小于500D，主要包括无机物质中的无机磷、氢离子、某些酸根和有机物质中的尿素、肌酐、尿酸、胍类、酚类、胺类等。尿素的代谢产物氰酸盐具有神经毒性；肌酐到达一定浓度时，可引起细胞寿命缩短，发生溶血，还可引起嗜睡、乏力等神经肌肉系统功能异常；尿酸可引起痛风；胍类毒素积累到一定量时可引起各器官系统损害，症状包括厌食、恶心、呕吐、皮肤瘙痒、贫血、糖耐量降低、出血倾向、消化道溃疡、抽搐、意识障碍等；高浓度多胺可引起厌食、呕吐和蛋白尿，促进红细胞溶解，抑制促红细胞生成素生成，造成贫血；酚类物质可引起神经系统损伤。

（二）中分子毒素

中分子毒素的分子量为500～5000D，主要是一些多肽类物质。中分子毒素的蓄积和尿毒症远期并发症密切相关，如周围神经病变、尿毒素脑病、糖耐量异常，还对细胞生成、白细胞吞噬、淋巴细胞与纤维细胞增生有明显的抑制作用。甲状旁腺激素是最常见的中分子毒素，可引起肾性骨营养不良、软组织钙化等。

（三）大分子毒素

大分子毒素有核糖核酸酶、微球蛋白、维生素A、瘦素、游离免疫球蛋白轻链和糖修饰蛋白等。大分子毒素的潴留与尿毒症时骨骼淀粉样变、固有免疫防御的减弱、食欲减退和营养不良有关。

四、缺氧在慢性肾脏病发生、发展中的作用

在慢性肾脏病的发生、发展过程中，低氧起了非常重要的作用。20世纪末，英国学者Fine提出“慢性低氧学说（chronic hypoxia hypothesis）”，该学说强调了球后毛细血管损伤导致的肾小管间质低氧在肾病进行性损害中的作用，认为肾小管间质部分的慢性缺氧是造成肾病进展和肾纤维化的原因。现大量研究显示，多数慢性肾脏病同时存在着进行性纤维化和微血管丢失导致的局部缺血和低氧。在慢性肾脏病过程中，肾小管间质损伤和纤维化导致局部组织的缺血、低氧，反过来又进一步加重肾小管间质的损伤，形成恶性循环。

肾小管间质损伤程度与缺氧程度呈正相关，由于管周毛细血管网起源于出球小动脉，故由肾小球疾病引起的肾小球毛细血管闭塞将影响下游的管周微循环，从而加剧肾实质缺氧。持续的肾小管缺氧促进了细胞外基质的沉积和肾纤维化的发生，进一步干扰了氧气的扩散而加重缺氧，最终形成恶性循环。此外慢性肾脏病肾组织缺氧可能存在其他额外的、增强的耗氧量原因，如肾小球内高血压可导致肾小球毛细血管壁机械性损伤、蛋白大量滤出、肾小管重吸收蛋白增加、氧耗增加，并促使合成前炎症因子及促纤维化因子，直接导致小管间质炎症及纤维化，加重了肾缺氧。多种危险因素如贫血、高血糖、高血脂、高血压、动脉粥样硬化、睡眠呼吸暂停等均可加重慢性肾脏病的缺氧状况。

五、低氧导致肾损害进行性发展的机制

慢性低氧是慢性肾脏病进展至终末期肾病的最终共同通路，许多慢性肾脏病的动物模型中均证实慢性肾脏病时肾存在严重的低氧状况，低氧是促进慢性肾脏病持续进展的重要因素。

（一）低氧诱导因子表达增加

低氧诱导因子（HIF）是调控机体多种低氧适应性反应的主要开关，为至今发现的在低氧状态下唯一具有特异活性的转录因子，其不同亚型在肾组织中的分布不同，HIF-1α主要分布在肾小管上皮细胞，HIF-2α主要分布在肾小球和间质细胞。作为一种转录因子，HIF犹如一把双刃剑，一方面改善血液循环、促进细胞代谢，增强细胞对缺氧环境的适应能力，对肾起保护作用；另一方面可诱导某些生长因子如TGF-β、PDGF等直接刺激肾小球系膜细胞增生，分泌细胞外基质等，导致间质基质纤维沉积，加重肾功能损害。

（二）肾素－血管紧张素－醛固酮系统激活

肾疾病的早期即存在肾素-血管紧张素-醛固酮系统（RAAS）的激活，引起肾素及血管紧张素Ⅱ的上调，血管紧张素Ⅱ可促进成纤维细胞表型转变、炎症反应和TGF-β1分泌。TGF-β1是强有力的致肾纤维化的生长因子，它能打破肾间质细胞外基质代谢的动态平衡，引起肾小管间质纤维化。血管紧张素Ⅱ还可收缩出球小动脉，引起肾小球血流灌注减少，更加重球后毛细血管血流的下降。同时血管紧张素Ⅱ是最强的刺激醛固酮合成的因素，有研究显示，醛固酮不仅可以导致水钠潴留，还可以促进组织胶原沉积，肾、血管等器官纤维化。另外，醛固酮也是有丝分裂和胶原合成的强烈刺激剂，可以促进肾纤维化，在进展性肾损害中有独立的作用。

（三）炎症细胞浸润

间质炎症细胞浸润尤其是巨噬细胞浸润与慢性肾脏病进展密切相关，巨噬细胞可加剧局部缺氧，形成持续的炎症反应，加剧纤维化。缺氧除有对肾小管间质细胞的直接促纤维化作用外，也是肾间质持续性炎症反应的刺激因子。低氧环境中，肾小管间质细胞可表达一系列基因，分泌趋化因子，招募和活化炎症细胞。炎症细胞有转分化为成纤维细胞的潜能，可促进细胞外基质的产生，持续的细胞外基质沉积导致纤维化形成，肾正常组织结构受损、肾实质萎缩、肾功能丧失。

（四）管周毛细血管损伤

管周毛细血管（peritubular capillaries，PTC）损伤主要包括数量减少和功能损伤（血流减少）两个方面，二者均可影响肾局部的灌注，进而加剧肾缺氧，加速肾病的进展。在对肾小球肾炎、马兜铃酸肾病、移植物肾病和梗阻性肾病等多种慢性肾脏病的动物模型研究中发现，随着慢性肾脏病的进展，内皮细胞出现凋亡，管周毛细血管数目逐渐减少，血流量减少明显，血流缓慢，同时伴随着肾小球硬化和肾间质纤维化。对慢性移植物肾病患者的肾活检标本以形态学的方法评价管周毛细血管的损伤程度，发现管周毛细血管的数目与患者的疾病严重程度、移植物功能及蛋白尿水平均相关。原发性恶性高血压肾损害患者的管周毛细血管比例显著低于良性肾硬化及肾小球轻微病变的患者，且管周毛细血管比例与患者的血肌酐、eGFR 水平相关，管周毛细血管损伤重的患者预后差，管周毛细血管比例的减少是独立于包括肾小管间质病变在内的预测肾死亡的危险因素。管周毛细血管丢失减少氧气从管周毛细血管到小管间质细胞的扩散，在纤维化区域边缘的细胞又会处于相对低氧状态，从而诱发新的纤维化过程，周而复始，形成恶性循环，纤维化区域不断扩大，疾病进行性发展，肾功能逐渐恶化。

（五）氧化应激

慢性肾脏病患者氧化应激水平均随着肾小球滤过的下降而逐渐加重，而抗氧化作用逐渐减弱，提示氧化应激参与慢性肾脏病的发生、发展。即使在慢性肾脏病早期阶段，也存在氧化应激反应，氧化应激水平随慢性肾脏病的进展而增加，并与肾小球滤过率呈负相关。同时慢性肾脏病患者抗氧化能力不断下降，清除自由基能力减弱，体内生成的脂质过氧化产物逐步堆积，进而对细胞和组织损伤加重，造成血管内皮的功能障碍。血管内皮不仅具有屏障功能，而且具有内分泌功能，它分泌的内皮素和一氧化氮是反映其功能的重要指标。氧化应激可以通过一氧化氮的生物灭活作用和不依赖于一氧化氮合酶的途径增加内皮素 -1 的产生和减少一氧化氮生成；内皮素 -1 不仅具有收缩血管使肾小球滤过率下降的作用，还可刺激系膜细胞增殖，引起肾小球硬化。氧化应激可能与细胞内皮功能紊乱、慢性炎症、全身的血流动力学改变、组织缺血缺氧及肾小球毛细血管基底膜磷脂过氧化发生微循环障碍等有关。

（六）其他因素

肾小球疾病最终可引起肾小球毛细血管闭塞，引起球后间质毛细血管网输送的血流及氧均减少，局部氧含量下降，缺氧加重，导致肾小管间质受损；而未受损的肾小球则发生代偿性扩张，血流量增加引起毛细血管压力上升，损伤血管内皮细胞功能，促进血管硬化，最终导致局部氧供减少，发生间质纤维化；同时由于这部分球后小管重吸收加强，导致小管处于高负荷、高代谢状态，因此对氧的需求增加，进一步加重了缺氧。

六、慢性肾脏病的发病过程及临床表现

（一）发病过程

慢性肾脏病的发病过程可分为以下几个阶段。

（1）肾轻度损伤，GFR 正常或上升。此期也称为肾功能储备能力降低期，虽然在多种病因作用于肾的情况下，肾可出现血、尿成分的异常，但由于肾仍有强大的代偿适应能力，因此肾功能可在较长一段时间内维持于正常临界水平，血尿素氮和肌酐均可维持在正常范围内，此时肾的排泄功能及调节水、电解质及酸碱平衡的功能可维持正常，以保持内环境的相对稳定而不出现肾功能不全的征象。

（2）肾进一步损伤，出现 GFR 轻度下降。此期肾单位减少，但肾小球滤过率仍处于 60 ~ 89 ml/（min · 1.73 m^2），肾仍可保持良好的滤过

排出和调节功能，可表现为血、尿成分异常，血尿素氮和肌酐仍可处于正常范围内，且无明显临床症状出现，但此时的肾单位不能耐受额外的负担。一旦发生感染、创伤、失血及滥用肾血管收缩药等，可导致组织蛋白分解加强而加重肾负担或减少肾的血流灌注等，均可诱发 GFR 的进一步降低，进而出现内环境的紊乱。

（3）出现肾功能不全，GFR 表现为中度下降。此阶段的 GFR 处于 30 ～ 59 ml/（min · 1.73 m^2），肾单位丢失 50% ～ 70%，肾排泄和调节功能下降，表现为即使患者在正常饮食条件下，也可出现轻度的氮质血症及代谢性酸中毒。此阶段也可出现肾浓缩功能减退，可有夜尿增多和多尿的表现。另外还可出现轻度的肾性贫血，以及全身症状如乏力和食欲减退等肾功能不全的临床表现。

（4）出现肾衰竭，GFR 表现为严重下降。此期 GFR 可下降至 15 ～ 29 ml/（min · 1.73 m^2），肾单位丢失达 75% ～ 90%，患者会出现明显的氮质血症、代谢性酸中毒、高磷血症和低钙血症，亦可有轻度高钾血症，夜尿增多，并出现严重的肾性贫血等肾衰竭表现，还可出现尿毒症部分中毒症状如恶心、呕吐和腹泻等。

（5）出现肾衰竭，进入终末期肾病阶段。此阶段 GFR ＜ 15 ml/（min · 1.73 m^2），肾单位多丢失 90% 以上，大量毒性产物在体内蓄积，出现全身中毒症状，并可出现继发性甲状旁腺功能亢进症，重度的肾性贫血，并且通常有明显的水、电解质和酸碱代谢紊乱，常可发生尿毒症性脑病、多器官功能障碍和物质代谢紊乱，需行肾替代治疗。

（二）临床表现

1．尿液理化性状改变

（1）尿量改变：与慢性肾衰竭时肾的浓缩及稀释功能均受损有关，临床可表现为多尿、少尿、夜尿增多、低渗尿等。

（2）尿成分的变化：出现蛋白尿、血尿和管型尿，主要与肾小球毛细血管壁屏障、上皮细胞的细胞骨架结构及它们的裂隙膜或基底膜等机械屏障损伤或电荷屏障的破坏、肾小管重吸收功能受损有关。

2．氮质血症　由于 GFR 下降，慢性肾衰竭时可出现含氮代谢产物，如尿素、肌酐、尿酸等物质在体内蓄积，进而引起血中非蛋白氮和血肌酐含量增高。

3．酸碱平衡和电解质紊乱

（1）代谢性酸中毒：因肾小管氨生成障碍，与尿中的 H^+ 结合减少，导致尿液的酸化障碍。同时甲状旁腺激素继发性分泌增多可抑制近曲小管上皮细胞碳酸酐酶的活性，使 H^+ 分泌减少，H^+-Na^+ 交换障碍，使 $NaHCO_3$ 重吸收减少。当 GFR 降低至正常人的 20% 以下时，体内酸性代谢产物可在体内大量蓄积，此时 HCO_3^- 浓度明显下降，而 Cl^- 浓度无明显变化，则形成 AG 增高型正常血氯代谢性酸中毒。

（2）水钠代谢障碍：慢性肾衰竭时，随着有功能肾单位数量的减少及肾浓缩、稀释功能障碍的进展，肾对水代谢的调节能力逐渐减退，易出现水代谢紊乱，水代谢障碍可引起血钠过高或过低。

（3）钾代谢障碍：当发生严重代谢性酸中毒、感染、应用钾盐过多或出现突发的少尿、无尿时，可出现高钾血症甚至导致致命性的心律失常。当患者出现进食明显减少及严重的呕吐、腹泻导致钾摄入不足或丢失过多时，则可出现严重的低钾血症。不论出现高钾血症或低钾血症均可影响神经肌肉及心脏功能，严重时可危及生命。

（4）镁代谢障碍：慢性肾衰竭晚期时，随着肾小球滤过率的逐渐降低及尿量减少，可出现镁排出障碍，从而导致高镁血症。主要表现为恶心、呕吐、乏力、血管扩张及中枢神经系统抑制。当血清镁浓度＞ 3 mmol/L 时可导致正常生理反射的消失、呼吸麻痹、神志改变及心搏骤停等。

（5）钙磷代谢障碍：正常人体有 60% ～ 80% 的磷随尿液排出，随肾小球滤过率下降，可引起血磷浓度上升，血钙浓度下降。慢性肾衰竭时血磷和血钙浓度的改变刺激甲状旁腺激素（PTH）分泌增多，在病情早期后者可通过抑制肾小管对磷的重吸收维持血磷处于正常范围内。当肾小球滤过率明显下降时，继发性增多的 PTH 不能使磷随尿液充分排出，同时又促进溶骨活动增强，促使骨磷释放增多，导致血磷进一步升高。

慢性肾衰竭时肾合成 1,25（OH）$_2$ D_3 减少，进而影响钙在肠道的吸收，同时血磷增高时出现代偿性的肠道排磷增多，此时其可与肠内食物中所含的钙结合成难溶的磷酸钙排出，进一步影响钙的吸收。慢性肾衰竭时虽有血钙的降低，但很少出现手足搐搦的临床表现，主要是因为慢性肾衰竭患者常伴有酸中毒，使血中结合钙趋于解离状态，故而游离钙浓度得以维持。同时 H^+ 有抑制神经肌肉应激性的作用，因此在纠正酸中毒时要注意防治低钙血症引起的手足搐搦。

4．出现全身多个系统功能障碍

（1）心血管系统血管：因肾小球滤过率下降，水钠潴留明显。长期容量负荷过多可引起高血压、左心室扩张和左心室肥厚，出现心功能不全甚至充血性心力衰竭，影响患者预后。随着肾功能下降，尿毒症毒素逐渐蓄积、局部RAAS活化、钙磷代谢紊乱、肉碱缺乏等逐渐加重，可导致特异性心肌功能障碍，病理特征为心肌纤维化。

高血压是肾脏病的一个重要表现，存在于肾脏病的各个阶段。慢性肾脏病患者高血压与多种因素有关，根据其主要发生机制可分为容量依赖性高血压和肾素依赖性高血压，但两者常常同时存在，而以某种特征为主。高血压是引起充血性心力衰竭和冠状动脉硬化性心脏病的重要原因。慢性肾脏病高血压与水钠潴留、肾内降压物质（前列腺素、缓激肽）减少、RAAS活化等因素有关（图23-4）。近年研究发现其还与血管内皮细胞功能异常如NO减少、内皮素-1增多及氧自由基活性增高有关。

（2）呼吸系统：在唾液中的尿素被细菌分解形成氨，随呼吸呼出，气体带有尿臭；机体酸中毒明显时，可出现呼吸加深加快；体内尿毒症毒素升高可使肺泡毛细血管渗透性增加、肺充血，可引起“尿毒症肺水肿”，此时肺部X线检查可出现“蝴蝶翼”征，严重患者可出现肺水肿纤维素性胸膜炎或肺钙化等病变。

（3）消化系统：主要表现为厌食，随之出现恶心、呕吐、腹泻、口腔黏膜溃疡及消化道出血等症状。其发生可能与消化道排出尿素增多，受尿素酶分解生成氨，刺激胃肠黏膜产生炎症甚至溃疡有关。此外，因肾实质破坏使促胃液素灭活减弱，PTH增多又刺激促胃液素释放，故促胃液素增加，刺激胃酸分泌，促使溃疡发生。

（4）免疫系统：慢性肾衰竭患者免疫功能低下，细胞免疫反应受到明显抑制，而体液免疫反应正常或稍减弱，血液中性粒细胞吞噬和杀菌能力减弱，表现为患者对细菌敏感性增加，结核重新活动的风险增加，对乙型肝炎病毒和丙型肝炎病毒清除缺陷。

（5）血液系统：主要为肾性贫血、出血倾向。多数患者均有轻至中度贫血，主要是肾组织分泌促红细胞生成素减少所致，故称为肾性贫血，同

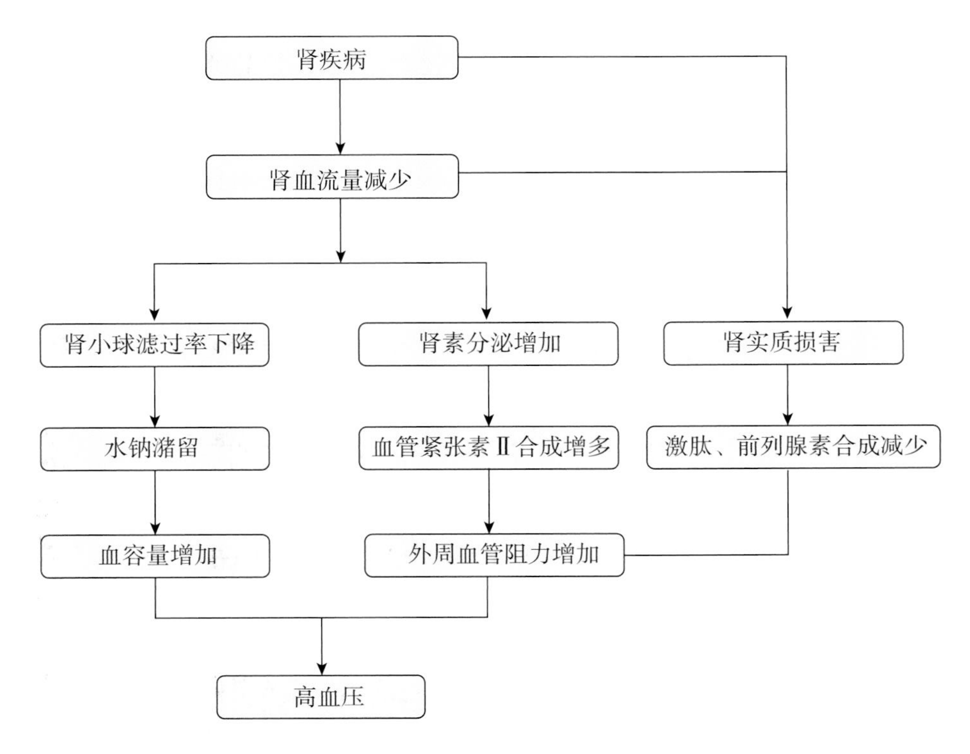

图23-4 肾性高血压发病机制

时与缺铁、营养不良、红细胞寿命缩短、胃肠道慢性失血、炎症等因素有关。尿毒症期患者可有出血倾向，多与血小板功能降低有关，部分患者也可有凝血因子活性降低。有轻度出血倾向者可出现皮下或黏膜出血点及瘀斑，重者则可发生胃肠道出血、脑出血等。

（6）肾性骨营养不良：又称肾性骨病，是指慢性肾衰竭时由于血中的钙磷水平、维生素D的代谢障碍、继发性甲状旁腺功能亢进、酸中毒和铝蓄积等所引起的骨病。主要表现为纤维性骨炎、骨软化、骨质疏松和骨硬化。其发病机制主要如下：①钙磷代谢障碍和继发性甲状旁腺功能亢进。由于慢性肾衰竭继发性甲状旁腺功能亢进，血中甲状旁腺激素水平持续性升高，使前破骨细胞及间质细胞转化为破骨细胞，促进骨基质和骨盐溶解，导致骨质疏松及纤维性骨炎。②维生素D代谢障碍。慢性肾衰竭时由于维生素D_3合成减少，导致骨盐沉着障碍而引起骨软化症；同时，肠道吸收钙减少，使血钙水平降低，从而导致继发性甲状旁腺功能亢进，继而引起纤维性骨炎。③酸中毒。代谢性酸中毒所致的体液中H^+持续升高时，可动员骨盐来缓冲，使骨盐溶解增多；其次，酸中毒可影响1,25$(OH)_2D_3$的合成及肠道对钙的吸收能力。以上因素均会促进肾性骨营养不良的发生。④铝蓄积。慢性肾衰竭时，由于肾排铝功能减弱，当服用铝剂或长期血液透析时，铝被吸收并在体内潴留，发生铝积聚。

（7）皮肤变化：皮肤瘙痒是尿毒症患者常见症状，似与继发性甲状旁腺功能亢进有关，因切除大部分甲状旁腺后可解除这一痛苦。患者常有皮肤色素沉着、尿素霜和皮炎。色素沉着一度被认为是尿素增加之故，现已证明皮肤色素主要为黑色素，尿素霜则是汗液中排泄的尿素结晶而成。

（8）神经、肌肉系统：早期可有疲乏、失眠、注意力不集中，逐渐会出现性格改变、抑郁、记忆力减退、判断力降低，同时可出现神经肌肉兴奋性增加，以及肌萎缩、肌无力等。晚期可出现幻觉、昏迷、精神异常，甚至出现谵妄、惊厥等。主要原因可能是血中尿毒症毒素的蓄积，脑循环与脑代谢障碍，水、电解质平衡失调和代谢性酸中毒等因素共同作用的结果。

（9）内分泌系统：主要表现为内分泌代谢紊乱，常合并甲状腺功能低下，性激素抵抗和垂体功能紊乱，大多数女性患者出现闭经、不孕，男性出现阳痿、性欲减弱，精子数量减少，部分患者表现为轻度糖耐量异常，对胰岛素的敏感性下降。

（10）物质代谢障碍：慢性肾衰竭患者可出现糖、蛋白质和脂质代谢障碍。①糖代谢障碍：表现为轻型糖尿病曲线，但空腹血糖正常，不出现尿糖。给予外源性胰岛素后血糖值仍延迟降低，提示患者体内有胰岛素拮抗物存在，使外周组织对胰岛素反应降低。②蛋白质代谢障碍：表现为蛋白质合成障碍，分解加强，加上患者厌食、恶心、呕吐等使蛋白质摄入不足，造成负氮平衡和低蛋白血症。其特点是血清白蛋白和运铁蛋白减少，必需氨基酸水平降低。③脂肪代谢障碍：表现为血清甘油三酯增高，主要是因胰岛素拮抗物使肝合成甘油三酯增加，也可能与脂蛋白酶活性降低导致清除甘油三酯的能力降低有关。

七、慢性肾脏病防治的病理生理学基础

（一）积极治疗原发病和去除加重肾损害的因素

积极治疗及控制原发病和引起肾损害的继发性疾病，如慢性肾小球肾炎、糖尿病、高血压等，可延缓肾功能损害；控制导致肾损害进一步加重的应激因素如感染、消化道出血、创伤等；避免过度使用血管收缩药物及肾毒性药物等。这些措施均可延缓疾病进展，有效改善患者预后。

（二）营养治疗

饮食调整及营养治疗是慢性肾衰竭非透析治疗中最基本、有效的措施。其关键是控制蛋白质摄入量及成分，建议患者采用优质低蛋白高热量饮食，在保证足够能量供给的同时减少蛋白质的分解。其他方面还包括磷、嘌呤及脂质摄入的控制。

（三）防治并发症

防治并发症的主要原则包括限制水钠潴留，控制高血压，纠正水、电解质及酸碱平衡紊乱，纠正贫血，控制钙磷失衡，谨慎使用肾毒性药物等。

（四）肾替代治疗

1．透析疗法　包括血液透析和腹膜透析两种，其血液透析和腹膜透析是降低尿毒症溶质浓度的主要方法。透析是非特异性的，也能去除必

要的化合物。此外，亲脂化合物可能至少在一定程度上导致尿毒症的功能改变，但目前的透析策略不能充分去除亲脂化合物。

2．肾移植　是治疗尿毒症最根本的方法。随着现代医学发展，新型的免疫抑制剂的出现及临床应用，移植肾的存活率得到提高。但目前由于肾源供应不足、排斥反应及感染等问题，使肾移植不能广泛开展。移植技术的不断提高和异种器官移植研究的进展将会对肾移植工作起到很大的推进作用。

（五）慢性肾脏病中以低氧为靶点的治疗方法

1．纠正贫血　贫血是慢性肾衰竭常见并发症，贫血本身亦加重了肾的缺血缺氧。因此加强对贫血的治疗，可改善肾的氧供。

2．阻断RAAS　残余肾动物模型给予ARB阻断RAAS后，发现可改善管周毛细血管的血供，改善肾间质的供氧。主要原因可能是ARB扩张入球小动脉，增加了球后血管尤其是间质血管的供应。ACEI能竞争性地阻断血管紧张素Ⅰ转化为血管紧张素Ⅱ，从而降低循环和局部的血管紧张素Ⅱ水平，抑制其产生的氧化、炎症细胞黏附和纤维化等病理生理效应。ACEI可抑制缓激肽的降解，增加一氧化氮、前列腺素（PGI_2和PGE_2）的释放，从而舒张动脉血管。ACEI还能阻断Ang-(1-7)的降解，使其水平增加，从而通过加强刺激Ang-(1-7)受体，进一步起到扩张血管及抗增生作用。

3．保护肾小管间质微血管系统　肾间质血管丢失是导致慢性肾脏病持续进展的重要原因，保护间质血管可改善局部血供，降低缺氧性损害。有研究显示给肾动脉狭窄的动物模型注射血管内皮细胞生长因子（vascular endothelial growth factor，VEGF）可维持肾局部的微血管结构和密度，从而改善肾血流灌注、减轻肾纤维化，保留狭窄侧肾的残余肾功能。对单侧输尿管结扎的小鼠模型使用Ang-1的类似物，可以保护管周毛细血管的血管内皮，减轻肾炎症细胞浸润，延缓肾功能衰退。

4．以HIF为靶点的治疗　HIF是机体对缺氧反应调控的中心环节，也是缺氧引起组织损伤的主导因素，以其为靶点的治疗有望成为未来治疗缺氧性疾病的可靠方法。

（1）缺氧条件下HIF可以诱导一系列有肾保护作用的基因表达，因此刺激HIF-1α表达或许可作为慢性肾脏病的治疗方法。有报道，真皮持续表达HIF-1α的转基因小鼠可引起真皮毛细血管增加，并且未引起水肿、炎症、血管渗漏等不良反应，但对肾疾病治疗是否有效目前尚未有研究。

（2）脯氨酸羟化酶抑制剂　脯氨酸羟化酶（PHD）是一类非血红素铁依赖性加双氧酶，目前已发现4种亚型，PHD2是低氧信号通路中最重要的脯氨酸羟化酶亚型。在缺氧条件或PHD抑制剂存在时，PHD羟基化活性下降，阻碍了HIF-1α的降解，使HIF-1α稳定表达并积累，从而激活下游靶基因，改善贫血、局部组织缺氧及组织损伤相关性疾病。钴是一种PHD抑制剂，给予慢性肾脏病模型氯化钴预刺激，可刺激HIF相关基因如*VEGF*、*EPO*的表达，起到肾保护作用。

（罗朋立）

参考文献

[1] 黎磊石，刘志红．中国肾病学．北京：人民军医出版社，2008．

[2] 王海燕．肾病学．3版．北京：人民卫生出版社，2008．

[3] 林果为，王吉耀，葛均波．实用内科学．15版．北京：人民卫生出版社，2017．

[4] 李桂源．病理生理学．2版．北京：人民卫生出版社，2010．

[5] Zhou Y，Zhu J，Lin F．Acute kidney injury at high altitude．High Alt Med Biol，2013，14（2）：183-185．

[6] Eckardt Kai-Uwe，Bernhardt WM，Weidemann A，et al．Role of hypoxia in the pathogenesis of renal disease．Kidney Int Suppl，2005，68（99）：S46-51．

[7] Yosuke H，Tetsuhiro T，Masaomi N．Renal hypoxia in CKD；Pathophysiology and detecting methods．Front Physiol，2017，21（8）：99．

[8] Fu Q，Colgan SP，Shelley CS．Hypoxia：the force that drives chronic kidney disease．Clin Med Res，2016，14（1）：15-39．

[9] Tanaka T．Expanding roles of the hypoxia-response network in chronic kidney disease．Clin Exp Nephrol，2016，20（6）：835-844．

[10] Haase VH．Mechanisms of hypoxia responses in renal tissue．J Am Soc Nephrol，2013，24（4）：537-541．

[11] Heyman SN，Khamaisi M，Rosen S，et al．Renal parenchymal hypoxia，hypoxia response and the progression of chronic kidney disease．Am J Nephrol，2008，28（6）：998-1006．

[12] Nangaku M，Inagi R，Miyata T，et al．Hypoxia and

hypoxia-inducible factor in renal disease. Nephron Exp Nephrol, 2008, 110 (1): e1-e7.

[13] Nangaku M. Chronic hypoxia and tubulointerstitial injury: a final common pathway to end-stage renal failure. J Am Soc Nephrol, 2006, 17 (1): 17-25.

[14] Liu M, Ning X, Li R, et al. Signalling pathways involved in hypoxia-induced renal fibrosis. J Cell Mol Med, 2017, 21 (7): 1248-1259.

第二十四章

高原中枢神经系统病理生理学

第一节 概 述

中枢神经系统（central nervous system，CNS）由脑和脊髓组成，与脑神经和脊神经组成的周围神经系统构成了一个完整、统一、和谐的整体，指挥和协调躯体的运动、感觉和自主神经功能，感受机体内外传来的信息并做出反应。机体各系统中中枢神经系统氧耗最高，对低氧最为敏感，大脑供血停止 6 ～ 8 s 即可导致意识丧失，大脑供血停止 6 ～ 8 min 以上就会出现不可逆损害。因此，中枢神经系统生理功能的正常进行主要依赖于良好的血液循环和充足的氧气供应。

中枢神经系统功能异常对人的学习、记忆、意识、运动、感知觉等高级神经活动及几乎所有的脏器功能都会产生不同程度的影响。

一、脑结构、代谢和功能特点

脑位于颅腔内，一方面颅骨对脑起保护作用，另一方面颅骨的限制是颅内高压和脑疝形成的结构基础。脑由神经元（neuron）和神经胶质细胞（gliacyte）组成。前者是脑功能的行使者，具有接收、整合和传递信息的功能，是脑的基本结构和功能单位，脑的全部活动主要是由一系列神经元的活动来实现的；后者对神经元起营养、支撑、绝缘、保护和修复作用。脑的血液供应来自成对的椎动脉和颈内动脉。这些动脉的分支形成丰富的血管网保证充足的血液供应。血液中的物质进入脑之前要通过血脑屏障，血脑屏障保护脑免受血液中部分毒性物质的侵袭。血脑屏障主要由内皮细胞层、基膜、神经胶质突起紧密连接组成。凡是与蛋白质结合的物质基本不能通过血脑屏障，脂溶性强的物质可快速进入脑组织，而脂溶性弱或非脂溶性物质则进入脑组织极慢或完全不能进入脑组织；某些物质进入脑组织的速率取决于该脑区对这些特殊物质的代谢需要。

脑的重量、血流量和耗氧量分别占全身相应指标的 2.3%、15% 和 23%。葡萄糖的有氧氧化是脑组织的主要能量来源，但脑内氧及葡萄糖的储备量少，需要不断地通过血流获取。因此，多种致病因素均主要通过影响脑的能量代谢而导致脑损伤。

二、脑对损伤的基本反应及脑疾病的特殊规律

脑对损伤的基本反应是神经元的坏死、凋亡、退行性变性（如轴突和树突断裂、缩短和细胞萎缩），神经胶质细胞、星形胶质细胞增生、肥大，少突胶质细胞脱髓鞘等；由于脑的结构和功能极其复杂，故遭受损伤时的表现也千变万化，总体上，大脑损伤主要的表现是认知或意识异常。

由于脑解剖学和生理学上的某些特殊性，脑疾病的主要表现如下。①病变定位和功能障碍之间关系密切：由于人脑左右半球在解剖结构和功能上的不对称性，不同部位损伤引起的功能障碍有明显的对应关系。例如，位于左大脑半球皮质的病变，可能有失语、失用、失读、失写、失算等症状；位于皮质下神经核团及其传导束的病变，可能出现相应的运动、感觉及锥体外系功能异常；位于海马区的病变可损伤学习与记忆；位于小脑的疾病可引起身体的平衡功能障碍或共济失调等。②相同的病变发生在不同的部位，可出现不同的后果：由于不同脑区分别执行特定的功能，因此损伤后引起的结果差异极大。如发生在额叶前皮质联络区的小梗死灶可不产生任何症状，但若发生在延髓则可导致死亡。③成熟神经元无再生能力：神经系统在老化过程中或受损伤后，神经细胞的数量基本不能从自身得到补充。神经细胞的慢性丢失将导致脑不同功能区萎缩，从而出现相应的功能障碍。④病程缓急常引起不同的后果：一般而言，急性脑功能不全常导致意识障碍，而慢性脑功能不全则多引起认知功能的损伤。

三、高原低氧对脑的影响及脑疾病

神经组织对缺氧极为敏感，但不同部位的神经元对缺氧的敏感程度不一。从大脑皮质、小脑、脑干、脊髓到外周神经节，即从高级中枢依次往下，神经元对缺氧耐受性依次增强。

（一）急性缺氧对中枢神经系统的影响

当人急进高原时，由于大气压和氧分压降低，肺泡气氧分压和动脉血氧分压随之降低，引起急性缺氧的表现，其严重程度与低氧的速度有关，一般登高速度越快，缺氧的症状越明显，严重时可引起死亡。当动脉血氧饱和度迅速减少时，在20 s内可出现视觉减弱，继而出现突然意识丧失，或伴有惊厥。当动脉血氧饱和度减少较缓时，仍然可能因为中枢神经系统缺氧而表现出神经精神症状，感觉器官功能减退等，出现视觉和听觉障碍。神经功能障碍表现为特殊的醉酒态、欣快感、定向力和判断力障碍、情绪不稳定等。随后出现中枢神经系统抑制，表现为头痛、头昏、淡漠、精神不振、神志恍惚、乏力、嗜睡，严重时可能导致意识模糊、抽搐，甚至有可能突然出现晕厥和意识丧失，如果抢救不及时，会因呼吸或心血管运动中枢抑制而死亡。

（二）慢性缺氧对中枢神经系统的影响

由于神经系统对缺氧的耐受性差，在慢性缺氧时，主要表现为中枢神经系统功能紊乱和大脑皮质高级神经活动失调引起的神经精神症状，如类神经衰弱综合征、自主神经功能紊乱、抑郁、焦虑等。其严重程度取决于慢性缺氧的时间和机体对低氧的习服状态。

总之，大脑是调控各系统、器官功能的高级中枢，其功能障碍对人的精神、情感、行为、意识及几乎所有的脏器功能都会产生不同程度的影响。

第二节　认知障碍

认知（cognition）是指人脑接受外界信息，经过加工处理，转换成内在的心理活动，从而获取知识或应用知识的过程。它包括记忆、语言、视空间、执行、计算和理解判断等能力。认知障碍是指上述几项认知功能中的1项或多项受损，当上述认知域有2项或2项以上受累，并影响个体的日常或社会能力时，可考虑为痴呆。认知涉及广泛而复杂的脑高级功能，而学习与记忆则是认知范畴的重要内容。

学习（learn）指人或动物通过神经系统接受外界环境信息而影响自身行为的过程，记忆（memory）则指将获得的信息或经验在脑内储存和读取的神经活动。认知障碍（cognitive disorder，cognitive handicap）是指与学习、记忆及思维判断有关的大脑高级智能加工过程出现异常，从而引起严重学习和记忆障碍（learning and memory impairment），同时伴有失语、失用或失认等改变的病理过程。最常见的认知障碍疾病有健忘症、记忆增强症、痴呆症、妄想症。认知的结构基础是大脑皮质，任何引起大脑皮质功能和结构异常的因素均可导致认知障碍。

一、认知障碍的基本表现

脑所涉及的认知功能范畴极其广泛，包括学习、记忆、语言、运动、思维、创造、精神、情感等。因此，认知障碍的表现形式也多种多样。这些表现可单独存在，也可相伴出现。

（一）学习和记忆障碍

记忆是信息在脑内储存和提取的过程，一般分为瞬时记忆、短时记忆和长时记忆三类。瞬时记忆为大脑对事物的瞬时映象，有效作用时间不超过2 s，所记的信息内容并不构成真正的记忆。瞬时记忆的信息大部分迅速消退，只有得到注意和复习的小部分信息才转入短时记忆中，短时记忆时间也很短，不超过1 min，如记电话号码。短时记忆中的信息经过反复的学习、系统化，在脑内储存，进入长时记忆，可持续数分钟、数天，甚至终生。记忆力对缺氧很敏感，随缺氧程度加重，会表现出不同程度的记忆损害，可从记忆力下降发展到完全丧失记忆力。例如，当进入极高海拔，尽管始终保持意识清醒，而返回低海拔地区后对自己在高原缺氧时的许多异常表现可以完全遗忘（逆行性遗忘）。缺氧主要影响短时记忆，一般不影响长时记忆，这可能因为短时记忆与特定形式的脑电活动有关。

临床上记忆障碍的类型多是根据长时记忆分类的，包括遗忘、记忆减退、记忆错误和记忆增强等不同表现。

1．遗忘（amnesia） 是对记忆过的材料不能再认与回忆，或者表现为错误的再认或回忆。根据遗忘的具体表现可分为顺行性遗忘、逆行性遗忘、进行性遗忘、系统成分性遗忘、选择性遗忘和暂时性遗忘等多种类型，其中前两者最为重要。

（1）顺行性遗忘：指回忆不起在疾病发生以后一段时间内所经历的事件，近期事件记忆差，不能保留新近获得的信息，而远期记忆尚保存，常见于阿尔茨海默病的早期、癫痫、双侧海马梗死、间脑综合征、严重的颅脑外伤等。

（2）逆行性遗忘：指回忆不起疾病发生之前某一阶段的事件，出现过去的信息与时间梯度相关的丢失，常见于脑震荡后遗症、缺氧、中毒、阿尔茨海默病的中晚期、癫痫发作后等。

2．记忆减退 指识记、保持、再认和回忆普遍减退。早期往往是回忆减弱，特别是对日期、年代、专有名词、术语概念等的回忆发生困难，以后表现为近期和远期记忆均减退，临床上常见于阿尔茨海默病、血管性痴呆、代谢性脑病等。

3．记忆错误

（1）记忆恍惚：包括似曾相识、旧事如新、重演性记忆错误等，与记忆减退过程有关，常见于颞叶癫痫、中毒、神经症、精神分裂症等。

（2）错构：指患者记忆有时间顺序上的错误，如患者将过去生活中所经历的事件归之于另一无关时期，而患者并不自觉，并且坚信自己所说的完全正确，常见于更年期综合征、精神发育迟滞、乙醇中毒性精神病和脑动脉硬化症等。

（3）虚构：指患者将过去事实上从未发生的事或体验回忆为确有其事，患者不能自己纠正错误，常见于科尔萨科夫综合征（Korsakoff syndrome），可以由脑外伤、乙醇中毒、感染性脑病等引起。

4．记忆增强 指对远事记忆的异常性增加。患者表现出对很久以前发生的正常时都已经遗忘的时件和体验又能重新回忆起来，甚至一些琐碎的毫无意义的事情或细微情节都能详细回忆，多见于躁狂症、妄想或服用兴奋剂过量。

学习和记忆障碍是指一种不能记住或不能回忆信息或技能的状态，可由病理性或情境性原因引起，是阿尔茨海默病（Alzheimer' s disease，AD）、精神分裂症（schizophrenia）等多种脑功能障碍疾病的核心症状。其中，AD是破坏语义记忆最常见的脑疾病，而帕金森病（Parkinson disease，PD）、亨廷顿病（Huntington disease，HD）、橄榄体脑桥小脑萎缩和重度抑郁症患者则常常出现程序记忆障碍。

此外，AD、PD、HD及路易体痴呆（dementia with Lewy body，DLB）等都可出现工作记忆障碍。精神分裂症患者记忆损害呈非选择性，涉及工作记忆、短时记忆和长时记忆，但以工作记忆障碍为主。

（二）视空间障碍

视空间障碍指患者因不能准确地判断自身及物品的位置而出现的功能障碍，表现为患者停车时找不到停车位，回家时因判断错方向而迷路，铺桌布时因不能对桌布及桌角的位置正确判断而无法使桌布与桌子对齐，不能准确地将锅放在炉灶上而将锅摔到地上。患者不能准确地临摹立体图，严重时连简单的平面图也无法画出。生活中，可有穿衣困难，不能判断衣服的上下和左右，衣服及裤子穿反等。

（三）执行功能障碍

执行功能是指通过确立目标、制订和修正计划、实施计划，从而进行有目的活动的能力，是一种综合运用知识、信息的能力。

执行功能障碍与额叶-皮质下环路受损有关。执行功能障碍时，患者不能做出计划，不能进行创新性的工作，不能根据规则进行自我调整，不能对多件事进行统筹安排。检查时，不能按照要求完成较复杂的任务。执行功能障碍常见于血管性痴呆、阿尔茨海默病、帕金森病合并痴呆、进行性核上性麻痹、路易体病和额颞叶痴呆等。

（四）计算力障碍

计算能力取决于患者本身的智力、先天对数字的感觉和数学能力，以及受教育水平。计算力障碍指计算能力减退，以前能做的简单计算无法正确做出，或者要经过长时间地计算和反复地更正。

日常生活中，患者购物、买菜不会算账。随着病情的进展，患者甚至不能进行如“1+1”“1+2”非常简单的计算，不能正确列算式，甚至不认识数字和算术符号。计算障碍是优势半球顶叶特别是角回损伤的表现。

（五）失语

失语（aphasia）是指在意识清晰的前提下，无视觉及听觉缺损，亦无口、咽、喉等发音器官肌肉瘫痪及共济运动障碍，由于优势侧大脑半球语言中枢的病变导致的语言表达或理解障碍。大脑皮质语言功能区病变导致的言语交流能力障碍，表现为自发谈话、听理解、复述、命名、阅读和书写六个基本方面能力残缺或丧失，如患者构音正常但表达障碍，肢体运动功能正常但书写障碍，视力正常但阅读障碍，听力正常但言语理解障碍等。不同的大脑语言功能区受损可有不同的临床表现。语言功能受一侧大脑半球支配，称为优势半球。除少数人外，绝大多数人的优势半球位于左侧大脑皮质及其连接纤维。优势半球不同特定部位受损，可表现不同类型的失语，如运动性失语（第三额回后部布罗卡区受损）、感觉性失语（第一颞横回后部受损）、命名性失语（第一额回与角回之间区域受损）等。

（六）失用

失用（apraxia）是指在意识清楚、语言理解功能及运动功能正常情况下，患者丧失完成有目的的复杂活动的能力。临床上，失用可大致分为以下几种。

1．观念性失用（ideational apraxia）　常由双侧大脑半球受累引起，观念性失用是对复杂精细的动作失去了正确概念，导致患者不能把一组复杂精细动作按逻辑次序分解组合，使各个动作的前后次序混乱，目的错误，无法正确完成整套动作。如冲咖啡，应是取咖啡→入杯→倒水→搅拌，而患者可能直接向没放咖啡的杯中倒水。该类患者模仿动作一般无障碍。本症常由中毒、动脉硬化性脑病和帕金森综合征等导致大脑半球弥漫性病变的疾病引起。

2．观念运动性失用（ideomotor apraxia）　病变多位于优势半球顶叶。观念运动性失用是在自然状态下，患者可以完成相关动作，可以口述相关动作的过程，但不能按指令去完成这类动作。如向患者发出指令命其张口，患者不能完成动作，但给他苹果则会自然张嘴去咬。

3．肢体运动性失用（limb kinetic apraxia）　病变多位于双侧或对侧皮质运动区。主要表现为肢体（通常为上肢远端）失去执行精细熟练功作的能力，自发动作、执行口令及模仿均受到影响，如患者不能弹琴、书写和编织等。

4．结构性失用（constructional apraxia）　病变多位于非优势半球顶叶或顶枕联合区。结构性失用是指对空间分析和对动作概念化的障碍。表现为患者绘制或制作包含有空间位置关系的图像或模型有困难，不能将物体的各个成分连贯成一个整体。

5．穿衣失用（dressing apraxia）　病变位于非优势侧顶叶。穿衣失用是指丧失了习惯而熟悉的穿衣操作能力。表现为患者穿衣时上下颠倒，正反及前后颠倒，扣错纽扣，将双腿穿入同一条裤腿等。

（七）失认

失认（agnosia）是指脑损害时患者在意识清楚且无视觉、听觉、触觉、智能及意识障碍的情况下，不能通过特定感觉辨认以往熟悉的物体，但能通过其他感觉通道进行识别。例如，枕叶病变患者看到手表而不知为何物，而要通过触摸外形或听表走动的声音来辨别。临床上，失认可有以下几种。

1．视觉失认　病变多位于枕叶。患者的视觉足以看清周围物体，但看到以前熟悉的事物时却不能正确识别、描述及命名，而通过其他感觉途径则可认出，如患者看到钢笔不知为何物，但通过手的触摸可辨认出是钢笔。这种视觉性失认不是由于视力方面的问题导致的，多与枕叶视中枢损害有关。视觉失认包括：物体失认，不能辨别熟悉的物体；面容失认，不能认出既往熟悉的家人和朋友；颜色失认，不能正确地分辨红、黄、蓝、绿等颜色。

2．听觉失认　病变多位于双侧颞上回中部及其听觉联络纤维。听觉失认指患者听力正常但却不能辨认以前熟悉的声音，如以前能辨认出来的音乐、动物叫声、汽车声、乐器声等。

3．触觉失认　病变多位于双侧顶叶角回及缘上回。触觉失认即实体觉缺失，患者无初级触觉和位置觉障碍，闭眼后不能通过触摸辨别以前熟悉的物品，如牙刷、钥匙、手机等，但如睁眼看到或用耳朵听到物体发出的声音就能识别。本症患者一般少有主诉，临床医师如不仔细检查很难发现。

4．体象障碍　病变多位于非优势半球顶叶。体象障碍指患者基本感知功能正常，但对自身躯体的存在、空间位置及各部位之间的关系失去辨别能力，临床可表现如下。

（1）偏侧忽视：患者对病变对侧的空间和物体不注意、不关心，似与己无关。

（2）病觉缺失：患者对对侧肢体的偏瘫全然否认，甚至当把偏瘫肢体出示给患者时，患者仍否认瘫痪的存在。

（3）手指失认：指患者不能辨别自己的双手手指和名称。

（4）自体认识不能：患者否认对侧肢体的存在，或认为对侧肢体不是自己的。

（5）幻肢现象：患者认为自己的肢体已不复存在，自己的手脚已丢失，或感到自己的肢体多出了 1 个或数个，例如认为自己有 3 只手等。

（八）轻度认知障碍和痴呆

1．轻度认知障碍（mild cognitive impairment，MCI）　是介于正常衰老和痴呆之间的一种中间状态，是一种认知障碍综合征。与年龄和教育程度匹配的正常老人相比，患者存在轻度认知功能减退，但日常能力没有受到明显影响。

轻度认知障碍的核心症状是认知功能的减退，根据病因或大脑损害部位的不同，可以累及记忆、执行功能、语言、运用、视空间结构技能等其中的 1 项或 1 项以上，导致相应的临床症状，其认知减退必须满足以下 2 点。

（1）认知功能下降：符合以下任意 1 条。①主诉或者知情者报告的认知损害，客观检查有认知损害的证据；②客观检查证实认知功能较以往减退。

（2）日常基本能力正常，复杂的工具性日常能力可以有轻微损害。

根据损害的认知域，轻度认知障碍症状可以分为两大类。①遗忘型轻度认知障碍：患者表现有记忆力损害。根据受累的认知域数量，此型又可分为单纯记忆损害型（只累及记忆力）和多认知域损害型（除累及记忆力，还存在其他一项或多项认知域损害），前者常为阿尔茨海默病的早期病变导致，后者可由阿尔茨海默病、脑血管病或其他疾病（如抑郁）等引起。②非遗忘型轻度认知障碍：患者表现为记忆功能以外的认知域损害，记忆功能保留。此型也可以进一步分为非记忆单一认知域损害型和非记忆多认知域损害型，常由额颞叶变性、路易体痴呆等的早期病变导致。

2．痴呆（dementia）　是由于脑功能障碍而产生的获得性、持续性智能损害综合征，可由脑退行性变（如阿尔茨海默病、额颞叶变性等）引起，也可由其他原因（如脑血管病、外伤、中毒等）导致。与轻度认知障碍相比，痴呆患者必须有 2 项或 2 项以上认知域受损，并导致患者的日常或社会能力明显减退。

痴呆患者除以上认知症状（如记忆、语言、视觉空间技能、执行功能、运用、计算等）外，还可以伴发精神行为的异常。精神情感症状包括幻觉、妄想、淡漠、意志减退、不安、抑郁、焦躁等；行为异常包括徘徊、多动、攻击、暴力、捡拾垃圾、藏匿东西、过食、异食、睡眠障碍等。有些患者还有明显的人格改变。

痴呆是一种综合征，主要分为两大类，变性病性痴呆和非变性病性痴呆。变性病性痴呆包括阿尔茨海默病、额颞叶痴呆（frontotemporal dementia）、路易体病（Lewy body disease）、帕金森病合并痴呆（Parkinson disease with dementia）、皮质基底核变性（corticobasal nucleus degeneration）、哈勒沃登 - 施帕茨病（Hallervorden-Spatz disease）、亨廷顿病（Huntington disease）、进行性核上性麻痹（progressivesupranuclear palsy）；非变性病性痴呆以血管性痴呆（vascular dementia）最常见，还可见于脑外伤、感染性疾病、脑肿瘤、代谢性或中毒性脑病、抑郁和其他精神疾病所致的痴呆综合征。

（九）其他精神、神经活动的改变

患者常表现出语多唠叨、情绪多变、焦虑、抑郁、激动、欣快等方面的异常改变。

（十）不同脑区损害产生的认知障碍的特点

认知的结构基础是大脑皮质，其有严密的形态结构和功能定位。大脑皮质各功能区由主区

(primary area) 和辅助区 (association area) 组成，对事物的观察、分析与判断及对躯体运动的协调均由主区控制，但主区完成这些功能依赖辅助区对行为和智能进行高级整合。根据大脑皮质的不同形态特征和功能，可将其分为若干区，如Brodmann将大脑皮质分为52个功能区。不同功能区负责不同的功能，损伤后出现相应的认知障碍。如额叶皮质区负责自主运动、书写、创造性思维、判断、社会责任感等复杂的智力活动，并且主要参与情节记忆相关信息的采集、编码、检索和回忆。额叶受损通常导致长时程情节记忆受损。因额叶受损将使信息难以存入和取出，信息可因“不正确的归档”而被曲解，导致背景或顺序不准确，从而出现情节记忆扭曲和形成错误的记忆。

此外，额叶皮质6区损伤导致失写症，9区和12区损伤导致额叶性痴呆，44区和45区损伤导致运动性失语症。颞叶的主要功能是处理听觉信息，其41区和42区感受声音，而听觉辅助皮质22区帮助对声音的理解。颞叶损伤导致新记忆形成障碍，表现为从最新学的最容易遗忘，而远期记忆则被保留。颞叶的海马和蓝斑结构参与记忆加工，损伤后分别引起空间或情感记忆障碍。杏仁核在情感记忆的形成和储存方面起重要作用，杏仁核损伤通常导致情感记忆障碍。枕叶含有初级视皮质，17区感知和接受视觉刺激，该区损伤引起视野缺陷，视觉联合皮质18区和19区包绕视皮质，整合视觉信息和内容，该区损伤导致不能识别物体。顶叶皮质的主要功能是对感觉信息的高级加工和整合。顶叶皮质1区至3区的损伤导致对侧感觉障碍，39区的损伤导致感觉性失读症，40区的损伤引起触觉缺失等。优势侧顶叶损伤通常导致单侧或双侧身体失认和空间定位障碍（图24-1）。

二、认知障碍的原因

认知功能是脑的高级功能，其结构基础是大脑皮质，任何直接或间接导致大脑皮质结构或功能损伤的因素均可引起认知障碍。

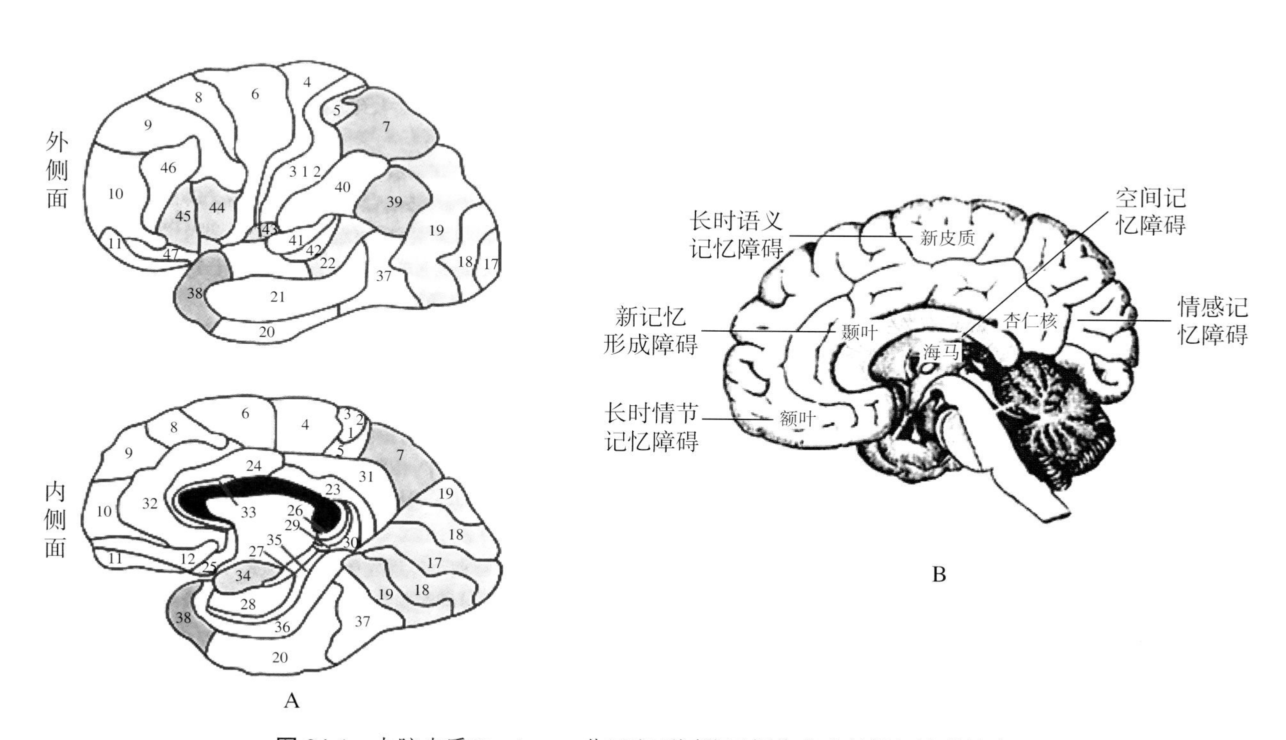

图24-1　大脑皮质Brodmann分区和不同脑区损伤产生的认知障碍特点

A. 大脑皮质Brodmann分区。Brodmann根据大脑皮质的不同形态特征和功能，将大脑皮质分为52个功能区。B. 不同脑区损伤产生的认知障碍特点不同。如额叶损伤导致长时情节记忆障碍；颞叶损伤导致新记忆形成障碍；新皮质损伤导致长时语义记忆障碍；海马损伤导致空间记忆障碍；杏仁核损伤导致情感记忆障碍

（一）颅脑外伤

认知障碍是颅脑外伤后常见的问题，影响患者躯体、行为和情绪等诸多方面的康复，对患者的远期影响甚至超过躯体障碍。颅脑外伤包括脑挫裂伤及颅内血肿等，都可造成脑组织的损害和脑结构的改变，导致学习和记忆障碍。颅脑外伤对学习、记忆和智力有不同程度的影响，轻者可有失眠和健忘，中度者可出现暂时失去知觉和近事遗忘，重度者可导致学习、记忆严重障碍。不同部位颅脑外伤患者可表现出不同的认知障碍特点，如左侧半球损伤患者在定向和思维障碍上明显重于右侧，双侧大脑半球或弥漫性脑损伤患者认知障碍更为明显。

（二）脑缺血性损伤

随着人口老龄化和脑血管病发病率的增高，缺血性脑血管病已成为严重危害人类健康的常见病和多发病，脑缺血后学习和记忆功能障碍是严重的后遗症。脑缺血性损伤后大脑皮质神经元功能障碍和数量减少可能是学习、记忆能力下降的主要原因。脑缺血可通过以下环节引起大脑皮质神经元损伤和死亡。

1．能量耗竭和酸中毒　在缺血、缺氧状态下，ATP 生成少，细胞出现能量耗竭；同时无氧酵解增强引起代谢性酸中毒，使细胞膜通透性增强和 Na^+-K^+-ATP 酶活性下降。这些变化可导致细胞内 K^+ 外流增多，Na^+、Cl^- 及 Ca^{2+} 大量进入细胞，从而引起细胞损伤。此外，缺血区乳酸堆积还可引起神经元和内皮细胞水肿、坏死，加重缺血性损害。

2．细胞内钙超载　脑缺血时，Ca^{2+} 内流增加，导致神经细胞钙超载，通过一系列机制导致细胞死亡。如钙超载使线粒体氧化磷酸化障碍，能量产生减少；激活细胞内 Ca^{2+} 依赖性酶导致细胞成分异常分解；激活磷脂酶使膜磷脂降解，产生大量游离脂肪酸及其代谢产物，如花生四烯酸、血栓素和白三烯等，激活血小板，促进微血栓形成。

3．自由基损伤　脑缺血时，自由基的产生和清除失衡导致自由基增多是引起脑损伤的重要原因。如缺血区脑细胞线粒体内 Ca^{2+} 增多，三羧酸循环发生障碍，导致电子传递异常从而促进氧自由基生成，并漏出线粒体。另外，脑缺血时，由于一氧化氮（NO）生成增多，可导致过氧亚硝基等氮氧自由基增多。

4．谷氨酸的兴奋性毒性　谷氨酸是脑内含量最丰富的兴奋性神经递质，可调节学习、记忆功能。但突触间隙过多的谷氨酸积聚对神经元有很强的兴奋毒性作用。脑缺血时，由于能量代谢障碍抑制细胞膜上 Na^+-K^+-ATP 酶活性，使谷氨酸的释放增多和再摄取减少，导致突触间隙谷氨酸浓度异常升高，过度激活其受体，引起突触后神经元过度兴奋、钙超载等异常变化，并最终导致死亡，这一过程称为谷氨酸的兴奋性毒性作用。脑缺血时，谷氨酸的兴奋性毒性作用可导致大量神经元损伤和死亡，从而损害学习、记忆能力。

5．炎症因子失衡　在脑缺血或神经退行性疾病时，可产生 IL-1、IL-6、TNF-α 和转化生长因子 β（transforming growth factor beta，TGF-β）等多种炎症因子，直接或间接地造成神经元损伤。如在阿尔茨海默病患者，脑内活化的小胶质细胞产生 IL-1、IL-6 等大量炎症因子，诱发脑内炎症反应或直接损伤神经元，并产生补体成分，导致脑内发生自身免疫反应，加重神经元的损伤。活化的星形胶质细胞则成簇分布在老年斑周围，并包裹老年斑，妨碍小胶质细胞对 Aβ- 淀粉肽的吞噬作用，并可合成多种炎性物质，如 IL-1、前列腺素及补体受体和补体成分，导致脑内发生免疫和炎症反应。在胶质细胞和神经元内，存在炎症相关酶类，这些酶被激活后可导致炎症反应，使神经元损伤、凋亡或坏死。临床资料表明，老年人血浆中 IL-6 水平升高和认知功能损害有密切的关系，IL-6 是导致认知障碍的危险因素。应用 IL-6 转基因小鼠研究发现，IL-6 在导致学习和记忆障碍方面发挥重要作用。

（三）脑组织中蛋白质异常聚集

脑组织中异常蛋白质聚集可能与神经细胞的退行性变性有关。蛋白质异常聚集包括基因变异引起的蛋白质异常聚集及蛋白质的异常修饰等。

1．基因变异后的蛋白质异常聚集　最常见的是阿尔茨海默病时受损脑区的 Aβ- 淀粉肽（Aβ-amyloid peptides）的异常聚集。阿尔茨海默病时，受损脑区可见明显的老年斑，这些老年斑的中心部分是淀粉样物质沉淀，其主要成分是 Aβ- 淀粉肽。Aβ- 淀粉肽由 Aβ- 淀粉肽前体蛋白（amyloid precursor protein，APP）降解而成。一些基因的异常可促进Aβ-淀粉肽的异常生成和沉积，如*APP*基因、早老蛋白-1（presenilin-1，*PS-1*）基因和早老蛋白-2（presenilin-2，*PS-2*）基因的异常等。*APP*基因突变可改变APP的结构和酶切割位点，使Aβ-淀粉肽生成增多。*PS-1*基因突变可导致Aβ-淀粉肽产生过多，并引起τ蛋白等细胞骨架蛋白之间的相互作用异常，从而破坏离子通道的结构，影响细胞内外离子交换。*PS-2*基因突变可影响APP的水解过程，使聚集性Aβ-淀粉肽增多，沉积形成老年斑，并增强Aβ-淀粉肽的毒性作用，如增加细胞内钙和氧自由基及促进线粒体膜电位下降等。另外，一些基因如载脂蛋白E（apolipoprotein E，ApoE）等位基因和α-2巨球蛋白（α-2 macroglobulin，α-2M）基因的异常则可影响Aβ-淀粉肽的代谢和清除，促进Aβ-淀粉肽在突触等部位沉积。大量Aβ-淀粉肽的异常聚集和沉积可导致神经元损伤和死亡，从而引起学习和记忆障碍。Aβ-淀粉肽对神经元的毒性作用主要表现在两个方面：一是放大各种伤害性刺激如低血糖、兴奋性氨基酸的毒性作用、自由基等的损伤效应等；二是直接的细胞毒性，如破坏细胞内Ca^{2+}稳态、促进自由基生成、使τ蛋白过度磷酸化等。

2．蛋白质合成后的异常修饰　蛋白质合成后正常的加工修饰赋予蛋白质不同的结构和功能，是蛋白质结构和功能多样性的基础。蛋白质的异常修饰可导致其结构异常、功能降低或丧失。例如，阿尔茨海默病患者τ蛋白可被异常磷酸化、糖基化和泛素化修饰，被异常修饰的τ蛋白沉积在神经元细胞体及轴突和树突内，形成神经原纤维包涵体（filamentous inclusions），从而使细胞骨架受到损害，干扰细胞的轴浆转运，影响神经末梢和突触传递系统的结构和功能，导致突触丧失及神经元退行性病变，最终可使细胞死亡。脑内τ蛋白的过度磷酸化是导致神经原纤维缠结的主要机制。神经原纤维缠结包涵体的基本结构是双螺旋状神经原纤维（paired helical filaments，PHFs）或长度15 nm的直神经原纤维，其主要成分是过度磷酸化的不溶性τ蛋白。

τ蛋白是人脑中正常存在的磷蛋白，位于轴索和胞体中，至少有6种异构体，分子量50～65 kD，含有352～441个氨基酸残基。正常情况下，τ蛋白呈低磷酸化的可溶性状态，每分子τ蛋白含有2～3个磷酸基，多与细胞内的微管蛋白相结合，有促进微管聚合和稳定的作用。阿尔茨海默病患者脑中的τ蛋白呈现过度磷酸化，每分子τ蛋白含有5～9个磷酸基团。过度磷酸化的τ蛋白，从微管上解离并互相聚集，由可溶性的τ蛋白变为不溶性的τ蛋白，进而形成双螺旋状或直的神经原纤维，导致神经原纤维缠结。此外，过度磷酸化的τ蛋白可与正常τ蛋白竞争性结合微管蛋白，阻断微管蛋白的组装，抑制微管聚集，使微管解体及细胞骨架破坏，导致突触丧失及神经元退行性改变。脯氨酸指导的蛋白激酶（proline-directed protein kinases，PDPK）和非脯氨酸指导的蛋白激酶（none proline-directed protein kinases，non-PDPK）在τ蛋白过度磷酸化过程中发挥重要作用。在阿尔茨海默病患者已发现的21个τ蛋白异常磷酸化位点中，有10个PDPK和11个non-PDPK位点。

糖基化是指在特定糖基转移酶的作用下，将糖基以共价键形式连接到蛋白质分子形成糖蛋白的过程。阿尔茨海默病时异常磷酸化的τ蛋白常常被异常糖基化修饰，从而使神经元中神经原纤维缠结更加稳固，并导致细胞膜脂成分和膜流动性异常。泛素是与蛋白质降解有关的一种小分子蛋白质，在微管蛋白被蛋白酶降解的过程中，泛素可与靶蛋白共价结合以传递降解信息，去除异常或受损的蛋白质。阿尔茨海默病时脑中τ蛋白由于过度磷酸化而从微管上解离并生成双螺旋状神经原纤维-τ蛋白。双螺旋状神经原纤维-τ蛋白在神经元胞体和轴索中重新分布并裂解成较小的片段，再和泛素结合形成不溶性的双螺旋状神经原纤维。

组蛋白是指细胞核中与DNA结合的碱性蛋白质的总称。组蛋白的翻译后修饰包括甲基化和去甲基化、乙酰化、泛素化和磷酸化等。其中，甲基化和去甲基化可通过改变染色体的结构调控基因的表达。研究表明，组蛋白过度去甲基化与小鼠记忆功能障碍有关，而抑制去甲基化酶的活性则可改善小鼠的学习、记忆能力。

（四）环境因素和慢性全身性疾病

环境因素和慢性全身性疾病可对脑产生损害。环境因素包括毒品、药物酒精或重金属中毒等。

资料显示，铝能损害神经系统的多种功能，特别是学习和记忆功能。对从事铝熔铸和焊接作业工人的研究发现，随着铝负荷的增加，工人的学习、记忆能力逐渐降低。动物实验结果也显示，铝对学习、记忆功能有抑制作用。慢性全身性疾病如高血压、糖尿病、慢性阻塞性肺疾病、心力衰竭、慢性肝性脑病、慢性尿毒症性脑病、贫血、慢性电解质紊乱等病理过程中均可出现认知异常。此外，整体功能水平降低，如老年人听力下降使其与外界环境的接触及对外界刺激的加工减少，也可降低老年人对外界环境的认知。

（五）脑老化

认知功能一般随年龄增高（约60岁以后）而下降。如帕金森病患者黑质多巴胺能神经元、纹状体多巴胺递质含量自30岁以后随年龄增长而逐年减少。老年人脑血液供应减少，合成和分解代谢及对毒素的清除能力降低，均可造成脑神经细胞死亡，从而导致认知功能降低。

（六）精神、心理活动异常

轻松、愉快和多彩的生活环境可促进实验动物大脑皮质的增长，使脑重量增加。相反，不良的心理、社会因素可成为认知障碍的诱因，如对精神活动失调患者的脑成像研究发现，社会心理功能减退患者有关脑区的皮质萎缩。

（七）高原低氧环境

随着海拔升高，大气压变低，氧含量减少，温、湿度下降，紫外线辐射增加，可导致不同程度的颅脑损伤，严重时可发生高原脑水肿，从而引起学习、记忆功能下降。长期暴露在低压缺氧环境会引起氧化应激和神经退行性疾病，导致记忆障碍。研究表明，大脑损伤后，近期记忆中的情节、记忆的过程与空间位置的学习都受到影响，大脑损伤将造成顺行性遗忘症。

（八）其他因素的影响

研究表明，受教育程度低、社会地位低下和经济生活状况差等与认知功能减退和痴呆的发生有一定关系。其中受教育程度是这些因素中最明确的影响认知功能的因素。另外，女性认知功能损害的发生率高于男性，这种差异可能与女性受教育程度较低、慢性疾病患病率较高和雌激素水平变化等有关。

三、不同脑区损伤时学写记忆障碍的特征

直到20世纪中期，人们仍然认为记忆完全依附于感知觉、语言或运动，不可能以一种独立的脑功能定位于脑的特定区域，因而无法用实验进行研究。加拿大神经外科医师Penfield（1891—1976）采用损毁性外科手术治疗重症癫痫时，发现电刺激大脑额叶癫痫发作区神经细胞可使患者清晰地回忆起自己过去的经历，他由此提出大脑额叶可能是记忆功能的关键部位。后续的研究证明，在大脑皮质不同部位受损伤时，可引起不同类型的记忆障碍。图24-1B显示出不同脑区损伤导致不同类型的记忆障碍。

（一）大脑颞叶损伤通常导致新记忆形成障碍

大脑颞叶（temporal lobe）的主要功能是处理听觉信息，颞叶损伤导致陈述性记忆障碍，特征是最新学到的最容易被遗忘，而远期记忆则通常被保留。这一发现来自于对顽固性双侧额叶癫痫患者H.M.（Henry Gustav Molaison，1926—2008，认知科学界著名的患者）的研究。该患者9岁时在骑自行车时受伤，之后经常发作癫痫，且随着年龄增长，症状愈见严重。1953年，他接受了双侧大脑内侧颞叶切除术（包括两侧海马体），手术后癫痫症状被成功控制，但自此以后H.M.失去了存储新记忆的能力。H.M.记得父母的故乡及自己早年的一些生活经历，却不能回忆手术前所发生的事情。更为严重的是，他再也无法对手术后发生的事情形成新的记忆。虽然手术后仍然天天照镜子，他却不能识别镜中的自己，因为他难以对自己因年龄增长而改变的面容形成新记忆。有趣的是，H.M.短时记忆的能力并没有受到影响，测试时可以记住一串6位数的数字并保持几分钟。他仍能灵活地运用语言，智商也没有明显变化。此外，H.M.可以学会新的运动技能，如搭智力拼图等。可见，内侧颞叶切除使患者丧失了将短时记忆转化为长时记忆的能力，不能形成新的记忆，而过去已经形成的记忆及其他认知功能（包括语言、感知觉及推理等）却不受影响。

（二）海马损伤通常导致空间记忆障碍

在认知心理学和神经科学中，空间记忆（spatial memory）是指记忆中负责记录环境信息和空间方位的部分。例如，人熟悉一个城市的地理规划就需要空间记忆，老鼠能在迷宫里找到食物也需要空间记忆。动物实验表明，完整的海马（hippocampus）对完成某些空间记忆任务是必需的。当损毁双侧海马时，大鼠在Morris水迷宫找到水下隐匿平台的时间（潜伏期）明显延长，空间探索实验显示动物在原平台区域停留时间明显减少，说明这些大鼠的空间学习、记忆能力降低。由于海马体积较大，究竟哪些区域抑或何种程度的损伤才能导致记忆受损，目前尚未完全阐明。有资料显示，一患者因心脏停搏数分钟而导致海马CA1区局限性损伤，即出现空间定位能力障碍。

1971年，O' Keefe通过在大鼠头上安装测试电极检测海马神经元的电活动。大鼠自由活动时，某些海马神经元的电活动具有位置选择性，由此提出了位置细胞（place cell）的概念。通过对海马不同亚区的位置细胞在空间信息处理过程中的不同作用的深入研究，可揭示海马在空间记忆信息处理过程中的神经元编码机制。

（三）额叶损伤通常导致长时情节记忆受损

情节记忆属于长时记忆的一种，主要是识记、保持和再现与一定时间、地点及具体情境相联系的事件，其最大特点是具有情节性。额叶参与情节记忆相关信息的采集、编码、检索和回忆。额叶受损将使信息难以存入和取出，信息可因“不正确的归档”而被曲解，导致背景或顺序不准确，出现情节记忆扭曲和形成错误的记忆。患者常常由于无法记忆当天发生的事情而用记笔记的方式完成工作。情节记忆缺陷程度因病而异，如脑震荡在短时间后记忆即可恢复；缺血缺氧、单次脑卒中、手术损伤和外伤性脑损伤时，在发病当时症状最重，随后记忆逐渐改善；而在神经退行性疾病则起病隐匿，但记忆障碍逐年加重，如AD及路易体病。此外，两侧额叶在情节记忆的编码和提取中所起的作用不同，左侧额叶更多地参与从语义记忆系统中提取信息并同时对其新异之处编码，而右侧额叶则主要与情节记忆的信息提取有关。

（四）前额叶损伤是情绪异常的解剖基础

前额叶（prefrontal cortex，PFC）主要负责高级认知功能，如注意、思考、推理、决策、执行任务、工作记忆等，前额叶与精神情感密切相关。一个经典的前额叶损伤导致精神情感异常的病例是，1848年，美国佛蒙特州25岁的铁路建筑工Gage在实施地面爆破时被末端尖锐的铁钎射穿前额叶。Gage在片刻之后便恢复了意识，可在工友的搀扶下行走，且终生没有表现出明显的运动、语言、学习、记忆能力和智力的异常。然而，Gage的社会性行为却发生了巨大变化，变得冷漠、孤僻、举止粗鲁、缺乏责任感、做事反复无常。近一个半世纪后，X线和计算机三维模拟技术显示其受损的是双侧额叶中下部分和额叶的腹内侧区，以左侧前额叶为甚。这一病例说明前额叶与情绪及社会性行为直接相关。

解剖学、电生理学研究显示，脑内有若干平行的皮质-纹状体环路（corticostriatal loop），其中认知功能相关环路位于前额叶。早在氯丙嗪等抗精神病药物出现之前，前额叶白质切断术常用于治疗比较严重的精神分裂症，但术后许多患者出现情绪变化，且不能有效控制情绪，还表现出情感淡漠。这个例子也说明前额叶与情绪的密切关系。

（五）杏仁核损伤通常导致情感记忆障碍

人们能够清楚地记得所经历的重要事件，无论这些事件好与坏，都能在大脑留下明显痕迹。情感记忆的形成和提取涉及两种类型的记忆：陈述性记忆和非陈述性记忆。杏仁核（amygdala）主要参与非陈述性记忆形成及提取过程。杏仁核位于颞叶前部、侧脑室下角尖端上方，又称杏仁核复合体，大约由10种核团构成。杏仁核及其投射可能是介导条件反射性恐惧的表达和获得的中枢控制系统，在与情感事件记忆的形成和储存方面起重要作用。重大情感事件能触发大脑释放激素和作为神经递质的去甲肾上腺素，这个过程能刺激与情绪反应有关的杏仁核，将记忆存储到海马和其他大脑部位。这一点也解释了为何在强烈的情绪下习得的记忆更牢靠。恐惧条件反射实验最适合研究情绪记忆：将动物置于笼中，发放一个不干扰情绪的刺激（如声音），紧接着给予一个负性刺激（如足底电刺激实验），声音是条件刺激，电刺激是非条件刺激，重复几次训练后，动物听到声音也能产生防御性行为（战栗或逃跑）及自主神经系统的反应（血压及心率的变化）。由于惊恐条件反射容易建立并且记忆能长久保持，因此在生理学实验室运用广泛。

研究发现，颞叶损毁导致的情绪变化是由杏仁核损毁所引起。在人类及其他灵长类动物，杏仁核的损毁经常导致情绪低落。选择性损毁杏仁核猴的母性行为减弱，不照顾甚至虐待自己的幼仔；诱发杏仁核的癫痫性电活动可导致患者出现强烈的恐惧感。

（六）额颞叶新皮质损伤通常导致长时语义记忆障碍

语义记忆是陈述性记忆的一种类型，将目标、事件、单词及其含义等以知识的形式散在储存于新皮质（neocortex）。例如，当人们看到大象的图片时，闭上眼睛也会浮现出大象的形象。这种想象力基于人们对大象众多特征的认识，以及将这些信息以不同类型片段进行储存的能力。例如，人们知道大象在特殊的环境生活，体型巨大、步履稳健、能发出特殊的声音，是能为人类负载重物的动物等，提取任何一个信息都能使人们知道它是大象，经过一段时间人们就建立了关于大象的语义记忆。这种回忆依赖于记忆保持的完整性、连续性。而额颞叶新皮质受损的患者对大象的描述则是片段式和残缺不全的。

（七）优势大脑半球损伤通常导致语言障碍

人脑的两侧大脑半球在高级功能上各有其优势，左脑具语言、符号、文字、逻辑思维等功能的优势，右脑的绘画、音乐和直观、综合、形象思维等功能占优势（图 24-2）。19 世纪 60 年代，法国外科医生布罗卡（Pierre Broca）指出两个大脑半球的功能有差别，左额叶可能是控制语言的皮质区，称之为语言区。临床研究发现，右利手的人语言中枢位于左半球，只有左半球的损伤才可引起语言障碍，因此称左半球为优势半球（dominant hemisphere）。值得注意的是，这种优势是相对的，右侧半球也有一定的语言功能。

（八）优势侧顶叶损伤通常导致失认和空间定位障碍

优势侧顶叶（parietal lobe）损伤常导致单侧或双侧身体失认和空间定位障碍。一侧身体失认（严重偏瘫）的患者常常认为自己的上肢可以活动，让其抬起瘫痪的上肢，他（她）可能抬起正常的上肢或什么也不做。双侧身体失认的患者不能指出或命名双手的不同手指、身体左右混淆并且不能计算和书写。空间定位的基础是视觉、触觉和肌肉的协调运动。右侧顶叶背侧凸面病变的患者空间定向功能受损，不能识别或画出简单平面图形等。

四、认知障碍的发病机制

学习、记忆是认知的基础，学习和记忆障碍是认知障碍最重要的表现形式，在此主要阐述学习和记忆障碍的发病机制。学习和记忆障碍是一个非常复杂的过程，其机制尚不完全清楚，可能与以下因素有关。

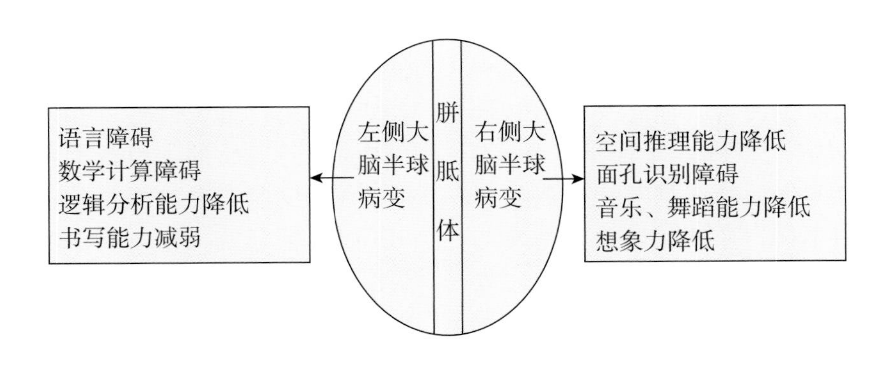

图 24-2 左右大脑半球病变可能出现的症状

（一）神经调节分子及其受体异常

1．神经递质及其受体异常　神经元之间的信息传递主要是通过神经递质及其相应的受体完成的。神经递质或受体的异常均可导致不同类型和程度的认知障碍，如乙酰胆碱、多巴胺、去甲肾上腺素、γ-氨基丁酸等递质和受体的异常在多种原因引起的学习和记忆障碍中发挥作用。

乙酰胆碱是与学习、记忆和认知功能最密切的神经递质之一。乙酰胆碱在胆碱乙酰转移酶催化下合成，贮存于胆碱能神经纤维末梢的突触小泡内，在动作电位触发下通过胞吐方式释放至突触间隙。动物实验发现，胆碱乙酰转移酶在脑内的含量与动物学习、记忆能力呈正相关；反复脑出血和脑缺血大鼠的海马、纹状体、丘脑和颞叶皮质等脑区胆碱乙酰转移酶和乙酰胆碱含量均显著下降，同时出现空间学习和记忆障碍。临床资料表明，脑震荡患者出现学习和记忆障碍的同时，基底前脑胆碱能神经元明显减少；阿尔茨海默病患者大脑皮质和海马中，胆碱乙酰转移酶与同年龄正常对照组相比减少50%～90%，胆碱能神经元和乙酰胆碱含量也显著降低；血管性痴呆患者脑脊液中乙酰胆碱含量的下降程度与血管性痴呆的评分呈显著正相关。这些资料表明，受损脑区乙酰胆碱含量降低是这些患者学习和记忆障碍的重要机制之一。

多巴胺是中枢神经系统中重要的儿茶酚胺类神经递质，通过相应的膜受体发挥作用，在突触可塑性、行为学习及学习相关的即刻早期基因的表达中发挥作用。研究发现，损害多巴胺系统可造成学习和记忆障碍。脑内多巴胺含量显著降低可导致动物智能减退；敲除 D_{1A} 受体基因的小鼠空间学习出现障碍。临床资料表明，健康志愿者口服 D_2-受体激动药溴隐亭，可提高空间学习、记忆能力；而口服 D_2-受体阻断药，则可导致空间识别能力损害。铅可通过影响突触前多巴胺的合成和释放、降低突触小泡中多巴胺的储存量和释放量，从而导致学习和记忆障碍。

去甲肾上腺素是去甲肾上腺素能神经末梢释放的主要递质，也可由肾上腺髓质少量分泌。过多的去甲肾上腺素释放可损害学习、记忆功能。资料显示，在应激状态下产生大量去甲肾上腺素，可能是长期处于应激状态的个体更易出现学习和记忆障碍的机制之一。γ-氨基丁酸是中枢神经系统中重要的抑制性神经递质，过度释放可损害学习、记忆功能，如抑制长时程增强的产生等。

2．神经肽异常　神经肽是物体内的一类生物活性多肽，广泛分布于脑内，具有神经递质的典型特征，其中精氨酸血管升压素、生长抑素、神经肽Y、P物质等神经肽参与学习、记忆过程。

精氨酸血管升压素又名抗利尿激素。精氨酸血管升压素主要影响记忆的巩固和回忆过程，并能使机体理智地加工信息等，有增强记忆、减少遗忘的作用。研究表明，在脑缺血后出现学习和记忆障碍大鼠的不同脑区，如海马、纹状体、颞叶和丘脑等，精氨酸血管升压素水平显著降低。精氨酸血管升压素受体的密度在海马最高，所以海马内精氨酸血管升压素含量降低在学习和记忆障碍的发生上起重要作用。目前亦有关于精氨酸血管升压素改善痴呆患者症状和增强记忆力的报道。

生长抑素参与学习和记忆过程，其含量在大脑皮质、海马、基底节和下丘脑最高。脑缺血可使生长抑素免疫反应阳性的细胞体及其投射纤维出现损伤，同时使生长抑素含量下降，并且下降程度与学习和记忆障碍程度密切相关。

神经肽Y是中枢神经系统中含量最丰富的多肽之一，能促进记忆的巩固和再现。神经肽Y主要通过其受体发挥作用，在海马中主要存在 Y_1、Y_2 和 Y_5 受体，其中以 Y_2 受体表达最丰富。在有学习、记忆损害的疾病中，神经肽Y免疫阳性神经元含量明显下降；给予神经肽Y可改善由乙酰胆碱拮抗药东莨菪碱或蛋白质合成抑制剂茴香毒素所致的遗忘症；在海马内注射神经肽Y抗体或 Y_2 受体反义寡核苷酸，可产生遗忘现象。这些结果均表明神经肽Y系统的异常参与学习和记忆障碍的发生。

P物质是脑内重要的生物活性肽，近来发现P物质和学习、记忆功能有关。如帕金森病患者脑苍白球和黑质中P物质水平下降；封闭大鼠纹状体边缘区内的P物质受体后，学习、记忆能力显著下降。

3．神经营养因子异常　神经营养因子是一类对中枢神经系统有营养活性的蛋白质，其主要功能是促进神经系统的生长发育，保护并修复受损的神经元，以及促进认知和记忆能力。实验显示，神经生长因子可阻止或逆转胆碱能神经的变性，提高胆碱酯酶水平，使基底前脑胆碱能神经损伤引起的认知能力减退有所恢复。给阿尔茨海默病模型大鼠脑室内灌注神经生长因子可使70%～90%的基底前脑胆碱能神经元维持存活，学习、记忆能力也有明显改善。脑源性神经营养因子可通过增加*N*-甲基-D-天冬氨酸（NMDA）受体活性而诱导长时程增强，而长时程增强反过来也可以提高脑源性神经营养因子的mRNA表达水平。大鼠前脑缺血后应用脑源性神经营养因子治疗，其空间辨别等学习、记忆能力显著改善。

4．雌激素水平异常 雌激素水平在不同程度上影响女性的学习、记忆能力。动物和临床实验表明，雌激素对胆碱能神经元有保护作用，可诱导海马产生新的突触和树突，并且能增加神经生长因子及其受体的表达等。雌激素可通过增加突触素的表达改善阿尔茨海默病患者的学习、记忆能力。海马的神经树突棘数目和密度对雌激素浓度非常敏感，它随动物性周期中雌激素的水平波动而变化。生理性增龄或各种病理因素导致的雌激素水平降低可引起学习和记忆障碍。

（二）蛋白质磷酸化失衡

蛋白质磷酸化失衡可导致短期记忆障碍。蛋白质磷酸化是指由蛋白质激酶催化的把ATP或GTPγ位的磷酸基转移到底物蛋白质氨基酸残基（丝氨酸、苏氨酸）上的过程。蛋白质磷酸化是一种比较普遍的翻译后修饰现象，可以调节离子通道开关的大小和快慢、调节神经递质释放的速度、改变细胞内某些酶和调控分子的活性，从而影响细胞的各种功能。短期记忆对信息的储存时间较短，信息储存的容量也有限，其机制可能是传入刺激通过一系列机制导致神经递质释放增加，从而形成短期记忆。研究表明，海马内注射特定蛋白质磷酸化的抑制剂，可干扰上述过程而选择性地抑制短期记忆，但不影响长期记忆。

（三）蛋白质合成受阻

长期记忆的形成需要新蛋白的合成，故新蛋白质合成受阻可导致长期记忆障碍。在多种细胞和动物模型中证实，cAMP反应元件结合蛋白（cAMP responsive element binding protein，CRER）在学习、记忆过程中发挥重要的作用。CREB在脑内所有细胞中均有表达，定位于核内，在多种信号分子诱导下可调控大量下游靶基因的表达。长期记忆的可能机制是突触受到反复刺激后，蛋白激酶A和丝裂原激活的蛋白激酶被激活，转移到细胞核，激活CREB-1和CREB-2，细胞核释放mRNA引起蛋白质的合成和新突触的形成，最终形成长期记忆。研究表明，敲除*CREB*基因的小鼠可出现长期记忆障碍和神经元退行性变性，基因敲除、转录和（或）翻译抑制剂等阻碍新蛋白合成的因素均可影响长期记忆的形成。

（四）突触功能异常

突触是神经元之间的功能联系部位，突触可塑性（包括长时程增强和长时程抑制等）是神经元在外界刺激下结构和功能的适应性变化，在学习、记忆中发挥重要作用。长时程增强（long-term potentiation，LTP）是指突触前神经元在短时间内受到快速重复的刺激后，在突触后神经元快速形成并且持续较长时间的突触传递效能增强的现象，表现为兴奋性突触后电位的幅度增高、斜率加大和潜伏期缩短。长时程抑制（long-term depression，LTD）是指突触前神经元在受到持续低频刺激后，在突触后神经元形成的持续较长时间的突触传递效能降低的现象，表现为兴奋性突触后电位的波幅降低，潜伏期延长。LTP和LTD是研究学习、记忆的经典模型（图24-3）。

突触功能异常使神经细胞间记忆相关信息传递障碍，从而导致学习、记忆能力降低。导致突触传递障碍的因素有突触前递质释放失衡、突触间隙递质清除异常和突触后异常。影响突触前膜递质释放里的关键因素是进入突触前膜的Ca^{2+}数量，影响Ca^{2+}内流的因素可使突触前递质释放失衡。如脑缺血缺氧时，Ca^{2+}内流增加，使兴奋性神经递质大量释放，其神经毒性作用使神经元损伤和坏死，导致学习和记忆障碍。释放到突触间隙的神经递质通过被重摄取或被酶降解而被清除，神经递质清除的异常可干扰正常的信号通路，如胆碱酯酶活性增高时可导致乙酰胆碱过度降解，使突触间隙的乙酰胆碱水平降低，这一机制与阿尔茨海默病的学习和记忆障碍有关。突触后异常包括树突棘数量和形态、膜受体的数量、受体与配体亲和力等方面的改变。研究发现，成熟树突棘的数量与学习、记忆能力呈正相关。记忆功能受损的人和动物可表现出树突棘数量的减少和结

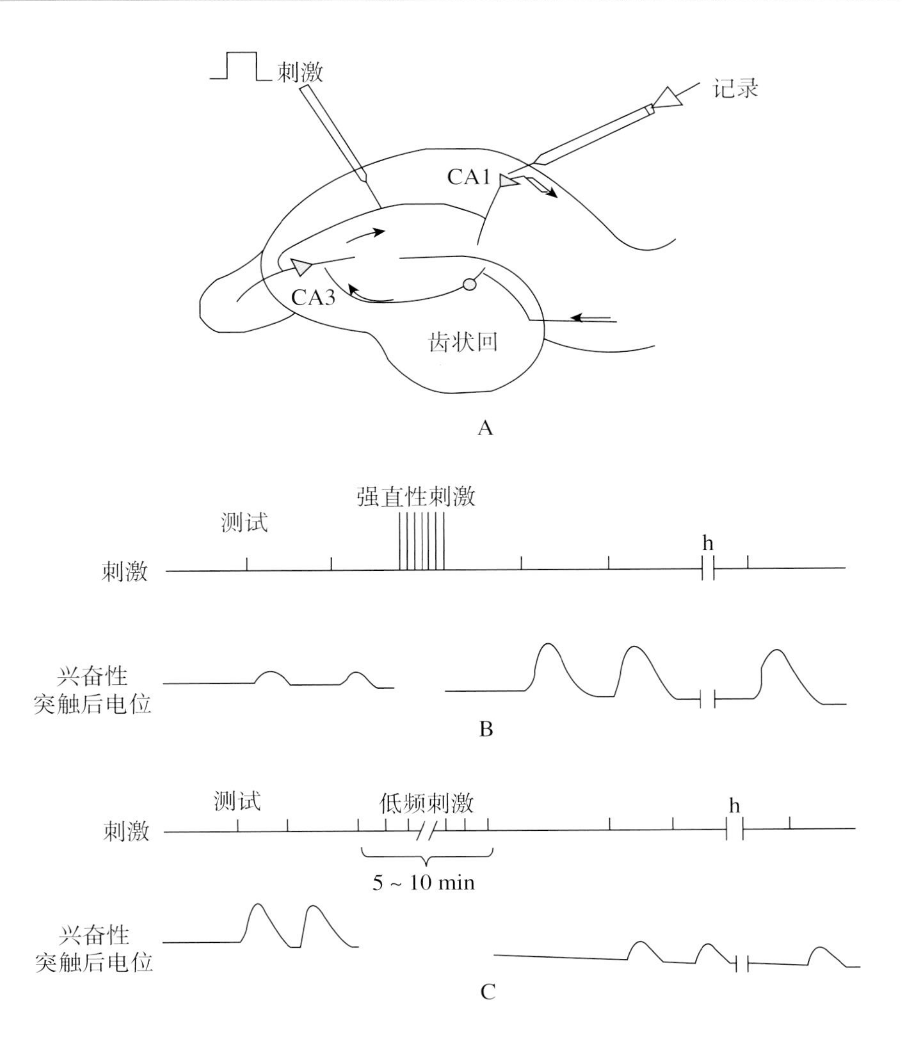

图 24-3　长时程增强（LTP）和长时程抑制（LTD）

A. 海马脑片示意图。B. 海马的长时程增强（LTP）。突触前神经元在短时间内受到快速重复的强直性刺激后，在突触后神经元快速形成持续较长时间的兴奋性突触后电位，表现为潜伏期缩短、幅度增高和斜率加大。C. 海马的长时程抑制（LTP）。突触前神经元在受到低频刺激后，在突触后神经元形成的持续较长时间的突触传递效能降低的现象，表现为兴奋性突触后电位的波幅降低，潜伏期延长

构的萎缩。

（五）神经回路功能异常

大量实验和临床资料表明，海马回路与学习、记忆功能密切相关。海马位于颞叶内侧面的基底部，是边缘系统的重要组成部分。海马主要由CA1、CA3和齿状回所组成。1937年，Papez提出了边缘系统参与情绪反应的特异环路，其具体的反射途径被称为Papez环路（图24-4）。近年来发现Papez环路更多的是与长期记忆有关。Papez环路即海马结构-穹窿-下丘脑乳头体-乳头丘脑束-丘脑前核-内囊膝状体-扣带回-海马环路。一旦某事件引起皮质神经元兴奋，形成事件-皮质之间短时的信息联系，经Papez环路多次重复，使信息重构不断加强，最终形成不再依赖于海马的长期记忆。如双侧海马损伤使Papez环路信息传递减弱，可使新的长期记忆形成障碍，但不能抹去损伤前已经形成的记忆。海马的三突触环路和单突触环路参与空间记忆的形成。海马三突触环路为内嗅皮质-齿状回-CA3区-CA1区-内嗅皮质（图24-4）。单突触环路为内嗅皮质-CA1区-内嗅皮质。这些环路的损害均可产生学习和记忆障碍。

（六）高原低氧导致脑水肿

采用低压低氧动物实验舱模拟不同海拔高度

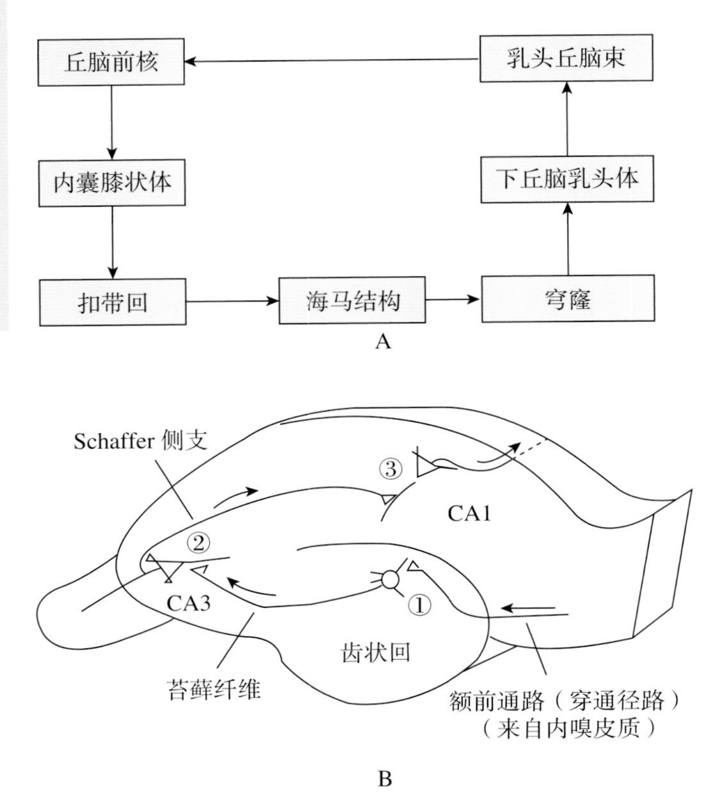

图 24-4 海马 Papez 环路和三突触环路

A. 海马 Papez 环路。Papez 环路即海马结构 - 穹窿 - 下丘脑乳头体 - 乳头丘脑束 - 丘脑前核 - 内囊膝状体 - 扣带回 - 海马环路。Papez 环路受损导致长时记忆障碍。B. 海马三突触环路。三突触环路始于内嗅皮质，此处的神经元轴突形成穿通径路，止于齿状回颗粒细胞树突，形成第一个突触联系；齿状回颗粒细胞轴突形成苔藓纤维与海马 CA3 锥体细胞树突形成第二个突触联系；CA3 区锥体细胞轴突发出侧支与 CA1 区锥体细胞发生第三个突触联系，再有 CA1 锥体细胞发出向内嗅皮质的联系

制作高原缺氧脑损伤模型，利用 Morris 水迷宫实验检测大鼠学习、记忆功能，并对脑组织进行病理观察，结果显示：高原组大体观察可见脑皮质弥漫充血、脑水肿，高倍镜下可发现水肿神经细胞，细胞及血管周围间隙增大，且随海拔升高脑毛细血管和神经细胞水肿程度逐渐加重。脑水肿程度越重，学习、记忆功能下降越明显。

五、认知障碍对机体的影响

研究表明，认知障碍可影响患者的日常生活和疾病的预后。

（一）认知障碍对患者日常生活的影响

大量临床观察表明，认知障碍可使患者生活能力下降，生活质量降低，有时认知障碍对日常生活能力的影响甚至要大于躯体功能障碍的影响。严重认知障碍的患者在生活上需要依赖他人，并需要更多的专业护理。因此，及时发现患者存在的认知障碍，制订正确的治疗方案，有利于认知障碍的康复，对于提高患者日常生活的质量和独立性均具有积极的意义。

（二）认知障碍对患者预后的影响

有研究表明，认知障碍可明显影响脑血管病患者神经功能的恢复。在脑血管病患者中，有 20% ~ 40% 伴有不同程度的痴呆。脑血管病患者要使缺损的神经功能得到恢复，必须进行有效的康复治疗，神经功能的康复在相当程度上依赖于患者自身锻炼的情况。伴有认知障碍的脑血管病患者在记忆力、注意力、理解力等方面存在不同程度的障碍，不能将注意力长时间保持在所进行的康复训练上，每次接受的信息量不能太多，并需要很长时间反复训练、反复学习才能掌握和巩固正常的运动模式，使他们比认知功能正常患者的肢体运动功能恢复得慢。并且，伴发痴呆的脑卒中患者因部分或完全丧失了对自身患病状况的认知能力，对自己的病情漠不关心，从而严重影响疾病的预后。另外，一项为期 13 年的研究表明，认知障碍是死亡的独立预测因素，轻度或中重度认知障碍患者的死亡风险分别增加 18.4% 和 44.7%。

六、防治的病理生理学基础

对认知障碍的治疗要早期诊断、积极干预和早期治疗。根据病情，可进行对症治疗、神经保护治疗、调节神经递质的药物治疗、手术治疗和认知康复训练等。

（一）对症治疗

维持水、电解质平衡，防治感染、心力衰竭及各种代谢障碍，加强营养，尽量消除能损害脑功能的任何原因。对有明显精神、神经症状的患者可根据病情进行抗抑郁、抗焦虑、镇静等抗精神病药物治疗，并可进行心理治疗等。

（二）保护神经细胞

针对认知障碍的病因，可应用不同的神经细胞保护药，如脑循环改善药、能量代谢激活药、神经递质和神经生长因子保护药、Ca^{2+}拮抗药等均被广泛应用于不同疾病引起的认知障碍的治疗。

（三）调节神经递质

循证医学证实，胆碱酯酶抑制药和补充多巴胺的前体等有一定的治疗作用。阿尔茨海默病患者胆碱能神经元退化，可利用胆碱酯酶抑制药阻断神经细胞突触间隙乙酰胆碱的降解，以提高乙酰胆碱的降解，起到治疗作用。多巴胺能神经元损伤在帕金森病的发病中占重要地位，各种提高多巴胺能神经功能的策略相继产生，包括药物补充其前体左旋多巴等。

（四）手术治疗

手术治疗主要用于帕金森病的治疗，有苍白球切除术、丘脑切除术、立体定位埋植脑刺激器和立体定位损毁疗法等。

（五）认知康复训练

对认知功能障碍的患者要积极开展认知康复训练，并要有针对性地制订康复计划。认知康复训练有记忆训练、智力训练和语言训练等。

第三节　意识障碍

意识（consciousness）是指个体对周围环境和自身状态的感知及对外界刺激做出恰当反应的能力，是人脑反映客观现实的最高形式。对环境客观事物的认识能力称为环境意识（environmental consciousness），而对主观自身状态的认识能力称为自我意识（self-consciousness）。意识的维持依赖大脑皮质的兴奋。脑干网状上行激活系统（ascending activating reticular system）接受各种感觉信息的侧支传入，发放兴奋从脑干向上传至丘脑的非特异性核团，再由此弥散投射至大脑皮质，使整个大脑皮质保持兴奋，维持觉醒状态。因此，网状上行激活系统或双侧大脑皮质损害均可导致意识障碍。意识障碍是急性脑功能不全的重要表现之一，意识障碍的程度可以反映病情的轻重程度。

一、临床表现

意识障碍可分为觉醒度下降和意识内容变化两方面。

（一）以觉醒度改变为主的意识障碍

1．嗜睡（somnolence）　是意识障碍的早期表现。患者表现为睡眠时间过度延长，但能被叫醒，醒后可勉强配合检查及回答简单问题，停止刺激后又继续入睡。

2．昏睡（sopor）　是一种比嗜睡较重的意识障碍。患者处于沉睡状态，正常的外界刺激不能使其觉醒，须经高声呼唤或其他较强烈刺激方可唤醒，对言语的反应能力尚未完全丧失，可进行含糊、简单而不完全的答话，停止刺激后又很快入睡。

3．昏迷（coma）　是一种最为严重的意识障碍。患者意识完全丧失，各种强刺激不能使其觉醒，无有目的的自主活动，不能自发睁眼。昏迷按严重程度可分为三级。

（1）浅昏迷：意识完全丧失，仍有较少的无意识自发动作。对周围事物及声、光等刺激全无反应，对强烈刺激如疼痛刺激可有回避动作及痛苦表情，但不能觉醒。吞咽反射、咳嗽反射、角膜反射及瞳孔对光反射仍然存在。生命体征无明显改变。

（2）中昏迷：对外界的正常刺激均无反应，自发动作很少。对强刺激的防御反射、角膜反射和瞳孔对光反射减弱，大、小便潴留或失禁。此时生命体征已有改变。

（3）深昏迷：对外界任何刺激均无反应，全身肌肉松弛，无任何自主运动。眼球固定，瞳孔散大，各种反射消失，大、小便多失禁。生命体征已有明显改变，呼吸不规则，血压或有下降。

大脑和脑干功能全部丧失时称脑死亡，其确

定标准如下：患者对外界任何刺激均无反应，无任何自主运动，但脊髓反射可以存在；脑干反射（包括对光反射、角膜反射、头眼反射、前庭眼反射、咳嗽反射）完全消失，瞳孔散大固定；自主呼吸停止，需要人工呼吸机维持换气；脑电图提示脑电活动消失，呈一直线；经颅多普勒彩超提示无脑血流灌注现象；体感诱发电位提示脑干功能丧失。上述情况持续时间至少 12 h，经各种抢救无效；需除外急性药物中毒、低温和内分泌代谢疾病等。

（二）以意识内容改变为主的意识障碍

1．意识模糊（confusion） 表现为注意力减退，情感反应淡漠，定向力障碍，活动减少，语言缺乏连贯性，对外界刺激可有反应，但低于正常水平。

2．谵妄（delirium） 是一种急性的脑高级功能障碍，患者对周围环境的认识及反应能力均有下降，表现为认知、注意力、定向、记忆功能受损，思维推理迟钝，语言功能障碍，错觉，幻觉，睡眠觉醒周期紊乱等，可表现为紧张、恐惧和兴奋不安，甚至可有冲动和攻击行为。病情常呈波动性，夜间加重，白天减轻，常持续数小时和数天。引起谵妄的常见神经系统疾病有脑炎、脑血管病、脑外伤及代谢性脑病等。其他系统性疾病也可引起谵妄，如酸碱平衡及水和电解质紊乱、营养物质缺乏、高热、中毒等。

（三）特殊类型的意识障碍

1．去皮质综合征（decorticate syndrome，apallic syndrome） 多见于因双侧大脑皮质广泛损害而导致的皮质功能减退或丧失，皮质下功能仍保存。患者表现为意识丧失，但睡眠和觉醒周期存在，能无意识地睁眼、闭眼或转动眼球，但眼球不能随光线或物品转动，貌似清醒但对外界刺激无反应。光反射、角膜反射甚至咀嚼动作、吞咽、防御反射均存在，可有吸吮、强握等原始反射，但无自发动作。大、小便失禁。四肢肌张力增高，双侧锥体束征阳性。身体姿势为上肢屈曲内收，腕及手指屈曲，双下肢僵直，足屈曲，有时称为去皮质强直（decorticate rigidity）。该综合征常见于缺氧性脑病、脑炎、中毒和严重颅脑外伤等。

2．无动性缄默症（akinetic mutism） 又称睁眼昏迷（coma vigil），由脑干上部和丘脑的网状激活系统受损引起，此时大脑半球及其传出通路无病变。患者能注视周围环境及人物，貌似清醒，但不能活动或言语，大、小便失禁，肌张力减低，无锥体束征。强烈刺激不能改变其意识状态，存在觉醒 - 睡眠周期。本症常见于脑干梗死。

3．植物状态（vegetative state） 是指大脑半球严重受损而脑干功能相对保留的一种状态。患者对自身和外界的认知功能全部丧失，呼之不应，不能与外界交流，有自发或反射性睁眼，偶可发现视物追踪，可有无意义哭笑，存在吸吮、咀嚼和吞咽等原始反射，有觉醒 - 睡眠周期，大、小便失禁。持续植物状态（persistent vegetative state）指颅脑外伤后植物状态持续 12 个月以上，其他原因持续在 3 个月以上。

（四）意识障碍的鉴别诊断

以下各综合征易被误诊为意识障碍，临床上应加以鉴别。

1．闭锁综合征（locked-in syndrome） 又称去传出状态，病变位于脑桥基底部，双侧皮质脊髓束和皮质脑干束均受累。患者意识清醒，因运动传出通路几乎完全受损而呈失运动状态，眼球不能向两侧转动，不能张口，四肢瘫痪，不能言语，仅能以瞬目和眼球垂直运动示意与周围建立联系。本综合征可由脑血管病、感染、肿瘤、脱髓鞘病等引起。

2．意志缺乏症（abulia） 患者处于清醒状态，运动感觉功能存在，记忆功能尚好，但因缺乏始动性而不语少动，对刺激无反应、无欲望，呈严重淡漠状态，可有额叶释放反射，如掌颏反射、吸吮反射等。本症多由双侧额叶病变所致。

3．木僵（stupor） 表现为不语不动，不吃不喝，对外界刺激缺乏反应，甚至出现大、小便潴留，多伴有蜡样屈曲、违拗症，言语刺激触及其痛处时可有流泪、心率增快等情感反应，缓解后多能清楚回忆发病过程。如精神分裂症的紧张性木僵、严重抑郁症的抑郁性木僵、反应性精神障碍的反应性木僵等。

二、病因

意识障碍主要病因有脑血管病、感染、脑损

伤、癫痫发作、中毒及全身性疾病等。具体的病因有以下几类。

1．重症急性感染　如败血症、肺炎、中毒型菌痢、伤寒、斑疹伤寒、颅脑感染（脑炎、脑膜脑炎、脑型疟疾）等。

2．颅脑非感染性疾病　脑血管疾病如脑缺血、脑出血、蛛网膜下腔出血、脑栓塞、脑血栓形成、高血压脑病等；脑占位性疾病如脑肿瘤、脑脓肿等；颅脑损伤如脑震荡、脑挫裂伤、外伤性颅内血肿、颅骨骨折等；其他如癫痫等。

3．内分泌与代谢障碍　如甲状腺危象、甲状腺功能减退症、尿毒症、肝性脑病、肺性脑病、糖尿病昏迷、低血糖、妊娠中毒症、肾上腺皮质功能减退性昏迷、乳酸酸中毒等。

4．心血管疾病　如重度心源性休克、严重的心律失常引起 Adams-Stokes 综合征等。

5．水、电解质平衡紊乱　如低钠血症、低氯性碱中毒、高氯性酸中毒等。

6．外源性中毒　如药物、有机磷农药、氰化物、一氧化碳、工业毒物、植物或动物类毒物、酒精和吗啡等毒物，还有毒蛇咬伤等。

7．物理性损害　如高温中暑、日射病、热射病、电击伤、溺水、急性高原病等。

意识障碍的病因，可根据伴发的症状或体征进行分析。详见表 24-1。

三、发病机制

由于脑缺血、缺氧、葡萄糖供给不足、酶代谢异常等因素可引起脑细胞代谢紊乱，从而导致网状结构功能损害和脑活动功能减退，使患者出现意识障碍。意识可分为两个组成部分，即意识内容及其“开关”系统。意识内容即大脑皮质功能活动，包括记忆、思维、定向力和情感，还有通过视、听、语和复杂运动等与外界保持紧密联系的能力。意识状态的正常取决于大脑半球功能的完整性。所以当急性广泛性大脑半球损害或半球向下移位压迫丘脑或中脑时，可引起不同程度的意识障碍。意识的“开关”系统包括经典的感觉传导径路（特异性上行投射系统）及脑干网状结构（非特异性上行投射系统）。意识“开关”系统可激活大脑皮质并使之维持一定水平的兴奋性，进而使机体处于觉醒状态。在此基础上，产生意识内容的“开关”系统不同部位与不同程度的损害，可导致患者出现不同程度的意识障碍。

意识是脑干 - 丘脑 - 大脑皮质之间结构上相互密切联系和功能上互相影响的结果。通常认为，脑干网状上行激活系统是保持意识存在的主要结构，其功能障碍和结构损伤是意识障碍的主要机制。而大脑皮质与意识内容相关，大脑皮质是完整意识的高级中枢，但大脑皮质须在皮质下觉醒机制的支持下方能正常工作。

表24-1　不同症状和体征的意识障碍的常见病因

症状或体征	常见病因
头痛	脑或脑膜炎、蛛网膜下腔出血、脑出血、颅内肿瘤、脑外伤、脑囊虫
视盘水肿	高血压脑病、颅内肿瘤
瞳孔散大	脑疝、脑外伤、颅内肿瘤、乙醇中毒
肌震颤	乙醇或镇静药过量
偏瘫	脑血管病、颅内肿瘤、脑外伤
脑膜刺激征	脑或脑膜炎、蛛网膜下腔出血
肌强直	低钙血症、破伤风
痫性发作	脑炎、脑血管病、脑外伤、脑囊虫、颅内肿瘤、低血糖
发热	脑或脑膜炎、败血症
血压升高	脑血管病、高血压脑病
心动过缓	甲状腺功能减退、心脏病

（一）脑干网状上行激活系统受损

脑干网状上行激活系统的投射纤维终止于大脑皮质广泛区域，主要维持大脑皮质兴奋性，维持觉醒状态和产生意识活动。脑干内脑桥上端以上部位受损并累及脑干网状上行激活系统是导致意识障碍的主要机制（图 24-5）。

脑干网状上行激活系统的兴奋主要依靠三叉神经感觉主核以上水平（即脑桥上端以上的水平）的传入冲动来维持，当该部位受损后，由特异性上行传导系统的侧支传向脑干网状上行激活系统的神经冲动被阻断，脑干网状上行激活系统的兴奋性下降而不能向上发放冲动以维持皮质的觉醒状态，从而导致意识障碍。

中脑网状结构 - 丘脑 - 大脑皮质 - 中脑网状结构之间构成正反馈环路。在正常情况下，感觉神经冲动经特异性上行投射系统传至大脑皮质后，皮质发放冲动沿皮质边缘网状激动系统下行至中脑脑干网状上行激活系统，在此汇集来自非特异性上行投射系统的传出冲动，经丘脑再投射至皮质。如此循环不已，并持久地维持皮质的兴奋。当此环路遭到破坏时，失去了维持皮质兴奋性的上行冲动，使皮质的兴奋性不能维持，出现意识障碍（图 24-5）。

（二）大脑皮质的广泛损伤及功能抑制

意识的形成是在脑干网状上行激活系统的刺激下，大脑皮质神经元兴奋和广泛联系的结果。清晰的意识不仅要求大脑皮质处于适当的兴奋状态，还要求大脑皮质有好的代谢状态，尤其是能量代谢。大脑皮质广泛损伤或功能抑制是产生意识障碍的重要机制之一。如脑内弥漫性损伤、全身代谢紊乱导致脑能量代谢障碍、原发性或继发性脑功能异常等可引起大脑皮质广泛损伤或功能抑制。此外，大脑皮质的突触结构也是毒物和药物攻击的重要部位。但大脑皮质的局限性损伤或切除并不一定引起意识障碍。

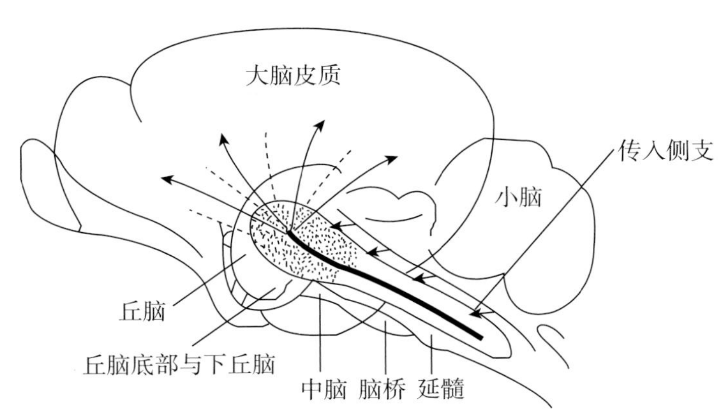

图 24-5 脑干网状结构损害致意识障碍
脑干网状上行激活系统的投射纤维终止于大脑皮质广泛区域，主要维持大脑皮质兴奋性，维持觉醒状态和产生意识活动。脑干内脑桥上端以上部位受损并累及脑干网状上行激活系统是导致意识障碍的主要机制

（三）丘脑功能障碍

丘脑由许多核团组成，分为特异性和非特异性丘脑核，特异性丘脑核组成丘脑特异性投射系统，向大脑皮质传递各种特异性感觉信息。非特异性丘脑核接受脑干网状结构上行纤维并向大脑皮质广泛部位投射，终止于大脑皮质，构成非特异性投射系统，参与维持大脑皮质觉醒状态。实验表明，此系统被破坏时，动物可长期处于昏睡状态。

四、对机体的影响

意识障碍特别是重度意识障碍时，由于机体对自身和环境的感知及对外界刺激做出恰当反应的能力丧失，容易出现各种继发性损害；导致意识障碍的病因在损害脑干网状结构和大脑皮质的同时，常常也会影响各种生命活动中枢，威胁患者的生命。因此，意识障碍特别是重度意识障碍，对机体有严重的危害。

（一）呼吸功能障碍

呼吸功能障碍是重度意识障碍患者最常见的损害。各种颅内病变、弥漫性脑损害常常导致颅内压升高，压迫脑干引起昏迷的同时，还可压迫脑桥和延髓的呼吸中枢，引起呼吸节律和深度的改变，通常引起通气不足，导致缺氧和 CO_2 潴留甚至呼吸停止。此外，意识障碍容易引起肺部感染。意识障碍患者吞咽困难、咳嗽反射减弱，容易发生误吸和呛咳现象，且气道的清除能力下降；意识障碍患者常需建立人工气道（如气管插管、气管切开）行呼吸支持，且常进行吸痰、滴药、置鼻胃管等入侵性操作，是导致肺部感染的高危因素。严重的肺部感染不但可导致呼吸功能障碍，其引起的高热、毒素的吸收等又将进一步加重意识障碍。

（二）循环功能障碍

引起意识障碍的许多原发病因可导致原发性脑灌流不足。脑水肿、颅内压升高造成的脑循环障碍、血管活性因子失常导致的脑血管痉挛、继发性呼吸功能障碍引起的脑缺氧等，常常引起继发性脑灌流不足，导致脑功能的进一步损害，加重意识障碍。此外，一些引起意识障碍的原发病或继发性的脑水肿和颅内压升高等可使延髓的心血管运动中枢受损而引起循环功能紊乱，患者可出现心律和血压的异常甚至心搏停止。

（三）水、电解质和酸碱平衡失调

意识障碍，特别是重度意识障碍的患者主观感觉和调节能力减弱。如与体液容量和渗透压调节相关的渴感及主动饮水行为；与体温调节相关的冷热感；与机体物质代谢相关的饥饿感等。并且对意识障碍的患者使用脱水、利尿药等治疗，又可加重内环境紊乱。因此，意识障碍的患者可出现各种不同的水、电解质和酸碱平衡失调，而水、电解质和酸碱平衡失调又可进一步加重患者的意识障碍。

（四）其他功能代谢障碍

继发于重度意识障碍的功能代谢障碍多种多样。如影响体温调节中枢，可导致体温过高或过低；下丘脑和脑干受压，可引起应激性溃疡；患者不能主动进食，加上分解代谢增强，常出现负氮平衡等。

五、防治的病理生理学基础

意识障碍特别是重度意识障碍时，中枢神经系统对全身各系统、器官功能的调控能力严重受损，是临床上的危重病症，诊治及时与否对此类患者的预后非常重要。重度意识障碍的防治不但应有针对原发病的病因治疗，同时应非常注重防治生命功能衰竭的实时监测和紧急应对措施，以及保护脑功能、防止中枢神经系统进一步受损的防治措施。

（一）紧急抢救措施

应保持患者呼吸道的通畅，维持呼吸和循环功能，防止患者出现呼吸和循环衰竭。对于局灶性脑干功能异常的意识障碍患者，临床上必须争分夺秒地抢救。

（二）尽快明确诊断并对因治疗

及早针对病因治疗是减轻脑损伤、挽救患者生命的根本措施。如颅内出血、脑梗死患者，要及时给予综合治疗；毒物和药物中毒患者，要及时洗胃、注射相应的拮抗药物等。

（三）实时监测生命指征和意识状态

由于重度意识障碍患者的生命指征和意识状态随时都有可能出现变化，故必须实时监测患者的呼吸、血压、脉搏、瞳孔和体温等生命指征。意识状态的细致观察对于评估中枢神经系统的损伤程度、预后和治疗都有重要意义。

（四）保护脑功能

脑保护在意识障碍特别是重度意识障碍时占重要地位，可减轻原发性和继发性的脑损伤。脑保护的措施有降低颅内压、减轻脑水肿、改善脑血流、改善脑代谢和控制抽搐等。

第四节　阿尔茨海默病

阿尔茨海默病（Alzheimer′s disease，AD）是发生于老年和老年前期以进行性认知功能障碍和行为损害为特征的中枢神经系统退行性病变。大多数隐匿起病，缓慢进展，以智能损害为主。临床上表现为记忆障碍、失语、失用、失认、视空间能力损害、抽象思维和计算力损害、人格和行为改变等。AD是老年期最常见的痴呆类型，约占老年期痴呆的50% ~ 70%。随着对AD认识的不断深入，目前认为AD在痴呆阶段之前还存在一个极为重要的痴呆前阶段，此阶段可有AD病理生理学改变，但没有或仅有轻微临床症状。

流行病学调查显示，65岁以上老年人AD患病率在发达国家为4% ~ 8%，我国为3% ~ 7%，女性高于男性。依此推算，我国目前有AD患者600万 ~ 800万。随着年龄的增长，AD患病率逐渐上升，至85岁以后，每3 ~ 4位老年人中就有1名罹患AD。AD目前已成为全世界尤其是发达国家面临的主要医疗保健和社会问题。

一、临床表现

AD通常隐匿起病，持续进行性发展，主要表现为认知功能减退和非认知性神经精神症状。按照最新分期，AD包括两个阶段：痴呆前阶段和痴呆阶段。AD有其影像学特点，同时需进行神经心理学检查。

（一）痴呆前阶段

此阶段分为轻度认知功能障碍发生前期（pre-mild cognitive impairment，pre-MCI）和轻度认知功能障碍期（mild cognitive impairment，MCI）。AD的pre-MCI没有任何认知功能障碍的临床表现或者仅有极轻微的记忆力减退，这个概念目前主要用于临床研究。AD的MCI，即AD源性MCI，是引起非痴呆性认知损害（cognitive impairment not dementia，CIND）的多种原因中的一种，主要表现为记忆力轻度受损，学习和保存新知识的能力下降，其他认知域，如注意力、执行能力、语言能力和视空间能力也可出现轻度受损，但不影响基本日常生活能力，达不到痴呆的程度。

（二）痴呆阶段

痴呆阶段即传统意义上的AD，此阶段患者认知功能损害导致了日常生活能力下降，根据认知损害的程度大致可以分为轻、中、重三度。

1．轻度 主要表现是记忆障碍。首先出现的是近事记忆减退，常将日常所做的事和常用的一些物品遗忘。随着病情的发展，可出现远期记忆减退，即对发生已久的事情和人物的遗忘。部分患者出现视空间障碍，外出后找不到回家的路，不能精确地临摹立体图。面对生疏和复杂的事物容易出现疲乏、焦虑和消极情绪，还会表现出人格方面的障碍，如不爱清洁、不修边幅、暴躁、易怒、自私多疑。

2．中度 除记忆障碍继续加重外，工作、学习新知识和社会接触能力减退，特别是原已掌握的知识和技巧出现明显的衰退。出现逻辑思维、综合分析能力减退，言语重复、计算力下降，明显的视空间障碍，如在家中找不到自己的房间，还可出现失语、失用、失认等，有些患者还可出现癫痫、强直-少动综合征。此时患者常有较明显的行为和精神异常，性格内向的患者变得易激惹、兴奋欣快、言语增多，而原来性格外向的患者则可变得沉默寡言，对任何事情提不起兴趣，出现明显的人格改变，甚至做出一些丧失羞耻感（如随地大小便等）的行为。

3．重度 此期的患者除上述各项症状逐渐加重外，还有情感淡漠、哭笑无常、言语能力丧失，以致不能完成日常简单的生活事项如穿衣、进食。终日无语而卧床，与外界（包括亲友）逐渐丧失接触能力。四肢出现强直或屈曲瘫痪，括约肌功能障碍。此外，此期患者常可并发全身系统疾病的症状，如肺部及尿路感染、压疮及全身性衰竭症状等，最终因并发症而死亡。

（三）影像学检查

CT检查见脑萎缩、脑室扩大；头颅MRI检查显示双侧颞叶、海马萎缩。SPECT灌注成像和氟脱氧葡萄糖PET成像可见顶叶、颞叶和额叶尤其是双侧颞叶的海马区血流和代谢降低。使用各种配体的PET成像技术（如PIB-PET）可见脑内的Aβ沉积。

（四）神经心理学检查

对AD的认知评估领域应包括记忆功能、言语功能、定向力、应用能力、注意力、知觉（视、听、感知）和执行功能七个领域。临床上常用的工具有以下几种。

1．大体评定量表 如简易精神状况检查量表（MMSE）、蒙特利尔认知测验（MoCA）、阿尔茨海默病认知功能评价量表（ADAS-cog）、长谷川痴呆量表（HDS）、Mattis痴呆量表、认知能力筛查量表（CASI）等。

2．分级量表 如临床痴呆评定量表（CDR）和总体衰退量表（GDS）。

3．精神行为评定量表 如痴呆行为障碍量表（DBD）、汉密尔顿抑郁量表（HAMD）、神经精神问卷（NPI）。

4．其他 用于鉴别的量表，Hachinski 缺血量表。

特别指出的是，应选用何种量表、如何评价测验结果，均必须结合临床表现和其他辅助检查结果综合得出判断。

二、病因

AD 可分为家族性 AD 和散发性 AD。家族性 AD 呈常染色体显性遗传，多于 65 岁前起病，最为常见的是 21 号染色体的淀粉样前体蛋白（amyloid precursor protein，*APP*）基因，位于 14 号染色体的早老素 1（presenilin 1，*PS1*）基因及位于 1 号染色体的早老素 2（presenilin 2，*PS2*）基因突变。90% 以上为散发性 AD，尽管候选基因众多，目前肯定有关的仅载脂蛋白 E（apolipoprotein E，*APOE*）基因，APOE 4 携带者是散发性 AD 的高危人群。

三、发病机制

关于 AD 的发病机制，研究者提出来各种各样的学说，这些学说有 30 余种。目前主要用以下几种学说来阐述 AD 的发病机制。

1．β- 淀粉样蛋白级联学说 即 β- 淀粉样蛋白（β-amyloid，Aβ）瀑布理论（the amyloid cascade hypothesis），该学说认为 AD 患者可能是由于淀粉样蛋白前体基因和早老素基因等的突变，导致 Aβ 异常分泌和产生过多，在脑组织内沉积，对周围的突触和神经元具有毒性作用，破坏突触膜，最终引起神经细胞死亡。该学说认为 Aβ 的生成与清除失衡是导致神经元变性和痴呆发生的起始事件。家族性 AD 的三种基因突变均可导致 Aβ 的过度生成，是该学说的有力佐证。而唐氏综合征患者因体内多了一个淀粉样前体蛋白（amyloid precursor protein，APP）基因，在早年就出现 Aβ 沉积斑块，也从侧面证明了该学说。Aβ 沉积导致 AD 的其他病理变化，是 AD 发病的核心环节。AD 主要的病理变化为胶质细胞吞噬 Aβ，但它不产生分解。那么它们在吞噬后就被活化，启动相关的信号转导通路，促进了 APP 形成，最终导致 Aβ 大量产生并且在脑组织中积聚，继而引发神经原纤维缠结，从而导致 AD。减少 Aβ 的形成，抑制 Aβ 的沉积，是预防和治疗 AD 的根本途径。

2．τ 蛋白学说 该学说认为过度磷酸化的 τ 蛋白影响神经元骨架微管蛋白的稳定性，从而导致神经原纤维缠结形成，进而破坏神经元及突触的正常功能。微管系统是神经细胞的骨架成分，参与多种细胞功能。微管是由微管蛋白和微管相关蛋白组成，τ 蛋白是一种含量最高的微管相关蛋白。在 AD 患者脑内，τ 蛋白异常过度磷酸化，并聚集成双螺旋丝形式，与微管蛋白的结合力降低，失去促进微管形成和维持微管稳定的作用。AD 患者脑中存在大量异常 τ 蛋白，τ 蛋白异常修饰、含量变化对临床 AD 病理发生有重要作用。异常磷酸化 τ 蛋白的病理性沉积，导致了神经原纤维缠结（neurofibrillary tangles，NFT）的形成，而 NFT 可作为大脑早老化的标志。AD 患者较正常老年脑内 NFT 数目更多、分布更广。NFT 随 AD 的发展而增多，并与临床痴呆的程度相关。

3．神经炎症学说 近年来的研究证实，AD 是一种神经系统炎症性疾病，小胶质细胞、星形胶质细胞和神经细胞及各类炎症介质在疾病发生、发展过程中发挥了重要作用。在 AD 等神经退行性疾病中，主要的变化是炎症细胞的激活，表现为小胶质细胞和星形胶质细胞的激活，以及大量炎症介质的释放，包括 IL-1、IL-6、TNF-α 等各种细胞因子、趋化因子、神经递质及 ROS，形成级联式反应，同时也吸引体内巨噬细胞、淋巴细胞等免疫细胞穿过血脑屏障向炎症反应区域聚集，导致炎症反应的发生。炎症反应促进了淀粉样前体蛋白形成，最终导致 Aβ 大量产生并且在脑组织中积聚，继而引发神经原纤维缠结，从而导致了 AD。星形胶质细胞还参与 τ 蛋白的形成。

4．胆碱能神经递质损伤学说 胆碱能神经递质是脑组织中的重要化学物质，发生阿尔茨海默病时，脑内的胆碱能神经元减少，导致乙酰胆碱（ACh）合成、储存和释放减少，进而引起以记忆和识别功能障碍为主要症状的一系列临床表现。正常老年人脑中乙酰胆碱含量是青年人的 70%，

AD患者其含量下降更加严重，可降至年轻时的20%。有研究表明，这种变化与乙酰胆碱转移酶和胆碱酯酶活性下降有关。在阿尔茨海默病的发病机制中，此学说是目前较为公认的发病机制之一。

5．氨基酸毒性学说　兴奋性氨基酸尤其是谷氨酸（Glu）的兴奋性神经毒性作用越来越受到关注。谷氨酸及谷氨酸受体参与神经元的兴奋性突触传递，调节多种形式的学习和记忆过程等。谷氨酸是中枢神经系统的主要兴奋性神经递质，具有重要生理功能，如大量释放可以造成组织损伤。现有研究提示，AD患者脑内谷氨酸功能亢进，造成神经元损伤，从而产生认知功能缺陷。γ-氨基丁酸（GABA）是大脑中主要的抑制性神经递质，GABA能神经传递在AD时发生巨大变化，导致AD进展过程中神经兴奋性与抑制性失衡，从而参与AD的发病机制。

6．肠-脑轴理论学说　“肠-脑轴”（gut-brain axis，GBA），也可称为“微生物群-肠-脑轴”（microbiota-gut-brain axis，MGBA），是一种人肠道微生物群与肠道、脑之间的内外关联体系。肠道微生物群可通过包括代谢产物、神经递质及慢性神经炎症等多途径，影响AD的发生。肠道微生物群影响AD的可能机制：人体在衰老过程中，肠黏膜屏障和血脑屏障的通透性也会增高，肠道微生物群产生的有害代谢产物可穿过血脑屏障而损害神经元的功能；肠道微生物群也可通过产生神经递质前体或调节神经递质，通过神经递质的改变影响AD，例如，5-羟色胺（5-HT）是一种单胺类神经递质，超过95%的5-HT在肠道中合成，在调节认知、学习、记忆和许多生理过程中起重要的作用，5-HT减少可导致大脑功能异常；炎症在AD的发展过程中起促进作用，肠道微生物群失调可通过激活宿主的先天免疫系统增强对脑内Aβ的炎症反应，导致神经炎症。

7．其他　近年来，也有学者提出神经血管假说，认为脑血管功能的失常导致神经元细胞功能障碍，并且Aβ清除能力下降，导致认知功能损害。也有新的研究报道认为其他因素如免疫功能异常、氧化应激、胰岛素相关糖代谢异常、中枢神经环路障碍、钙稳态失调、脂质代谢异常、细胞周期调节蛋白障碍、线粒体功能障碍等与AD的发生有关，但这些病理生理机制尚待进一步阐明。

AD发生的危险因素有：衰老、遗传、家族史和性别均是影响AD的不可干预的危险因素；心脑血管疾病、血脂异常、2型糖尿病、高体重、体力活动与脑力活动、脑外伤、吸烟、饮酒、饮食、情绪、受教育水平等都是影响AD的可干预的危险因素。饮食失衡，抗生素的滥用和生活方式的改变，都可能通过肠道微生物群的改变而引起外周和中枢神经系统炎症，导致认知功能下降而诱发AD。

四、对机体的影响

（一）对患者日常生活的影响

AD患者生活能力下降，生活质量降低，严重时生活上需要依赖他人，并需要更多的专业护理。晚期患者可出现精神行为异常，给照料者也会带来不便。因此，及时发现、早期干预，对于延缓病情进展具有积极的意义。

（二）对患者预后的影响

AD病程为5～10年，少数患者可存活10年或更长的时间，多死于肺部感染、泌尿系统感染及压疮等并发症。

五、防治的病理生理学基础

AD患者认知功能衰退目前治疗困难，综合治疗和护理有可能减轻病情和延缓发展。

（一）生活护理

生活护理包括使用某些特定的器械等。有效的护理能延长患者的生命及改善患者的生活质量，并能防止摔伤、外出不归等意外的发生。

（二）非药物治疗

非药物治疗包括职业训练、音乐治疗等。

（三）药物治疗

药物治疗包括改善认知功能和控制精神症状。

1．改善认知功能

（1）胆碱能制剂：目前用于改善认知功能的药物主要是胆碱能制剂，包括乙酰胆碱酯酶抑制药（AChEI）和选择性胆碱能受体激动药。AChEI代表性药物有多奈哌齐、利斯的明、石杉碱甲等。

（2）NMDA 受体阻断药：美金刚能够拮抗 *N*-甲基 -D- 门冬氨酸（NMDA）受体，具有调节谷氨酸活性的作用，现已用于中晚期 AD 患者的治疗。

（3）脑代谢赋活剂：临床上有时还使用脑代谢赋活剂如吡拉西坦、茴拉西坦和奥拉西坦等进行治疗阿尔茨海默病。

（4）叶酸和维生素 B_{12} 相关药物：研究发现阿尔茨海默病的发生可能与患者体内高同型半胱氨酸（Hcy）水平、叶酸和维生素 B_{12} 含量变化有关。高原地区 AD 患者 Hcy 水平有明显升高趋势，在使用叶酸和维生素 B_{12} 相关药物干预治疗后，Hcy 恢复正常，且患者认知功能障碍减轻，同时独立活动能力增强，疗效较好。

2．控制精神症状　很多患者在疾病的某一阶段出现精神症状，如幻觉、妄想、抑郁、焦虑、激越、睡眠紊乱等，可给予抗抑郁药和抗精神病药，前者常用选择性 5-HT 再摄取抑制药，如氟西汀、帕罗西汀、西酞普兰、舍曲林等，后者常用不典型抗精神病药，如利培酮、奥氮平、喹硫平等。这些药物的使用原则包括：低剂量起始；缓慢增量；增量间隔时间稍长；尽量使用最小有效剂量；治疗个体化；注意药物间的相互作用。

（四）支持治疗

重度 AD 患者自身生活能力严重减退，常导致营养不良、肺部感染、泌尿系统感染、压疮等并发症，应加强支持治疗和对症治疗。

目前，还没有确定的能有效逆转认知缺损的药物，针对 AD 发病机制不同靶点的药物开发尚处于试验阶段。

第五节　睡眠障碍

睡眠占人生 1/3 的时间，是维持机体健康必不可少的生理过程，只有在具有良好睡眠的基础上才能保证生活质量，完成各种生活活动，正常人对睡眠的需求因年龄、个体差异而不同，新生婴儿每天平均睡眠 16 h，儿童一般为 10 h，成人为 6 ～ 8 h，老年人则睡眠的需要更少。睡眠质量对健康的影响较睡眠时间更为重要。如果睡眠障碍不及时控制将会导致机体产生一系列的病理生理变化，诱发更严重的心理和躯体疾病。睡眠障碍主要有睡眠的启动与维持困难（失眠）、白天过度睡眠（嗜睡）、24 h 睡眠 - 觉醒周期紊乱（睡眠 - 觉醒节律障碍）、睡眠中异常活动和行为（睡行症、夜惊、梦魇），也可见于一些睡眠障碍性疾病（发作性睡病、下肢不宁综合征、睡眠呼吸暂停综合征）。

一、临床表现

（一）失眠症

失眠症（insomnia）是指睡眠启动（sleep onset）和睡眠维持（sleep maintenance）障碍，致使睡眠质量不能满足个体需要的一种状况。失眠有多种形式，包括入睡困难、睡眠不深、易醒、多梦早醒、再睡困难、醒后不适或疲乏感，或白天困倦。失眠可引起焦虑、抑郁情绪，或恐惧心理，并可导致精神活动效率下降以致影响社会功能。失眠症患病率为 10% ～ 20%。

对失眠的恐惧和对失眠所致后果的过分担心会加重失眠，失眠者常陷入这样的恶性循环。长期失眠可导致情绪不稳、个性改变。长期以饮酒或使用镇静催眠药物来改善睡眠者还可引起酒精和（或）药物依赖。

（二）嗜睡症

嗜睡症（hypersomnia）又称原发性过度睡眠，指白天睡眠过多。嗜睡主要表现为在安静或单调环境下，经常困乏、嗜睡，并可不分场合甚至在需要十分清醒的情况下，也出现不同程度、不可抗拒的入睡，并非因睡眠不足、药物、酒精、躯体疾病所致，也非某种精神障碍（如抑郁症等）所致。过多的睡眠会引起自我显著的痛苦感及社交、职业或其他重要功能的损害。常有认知和记忆功能障碍，表现为记忆减退，思维能力下降，学习新鲜事物出现困难。甚至意外事故发生率增多。这些问题常使患者情绪低落，甚至被别人误认为懒惰、不求上进，造成严重的心理压力。

（三）睡眠－觉醒节律障碍

睡眠-觉醒节律障碍（wake-sleep rhythm disorders）指睡眠-觉醒节律与常规不符而引起的睡眠紊乱。本病多见于成人，儿童期或青少年期发病者少见。主要表现为睡眠-觉醒节律紊乱、反常。有的睡眠时相延迟。如患者常在凌晨入睡，下午醒来；有的入睡时间变化不定，总睡眠时间也随入睡时间的变化而长短不一；有时可连续2～3 d不入睡，有时整个睡眠时间提前，过于早睡和过于早醒。患者多伴有忧虑或恐惧心理，并引起精神活动效率下降，妨碍社会功能。

（四）睡行症

睡行症（sleep walking disorder）过去习惯称为梦游症，指一种在睡眠过程尚未清醒时起床在室内或户外行走，或做一些简单活动的睡眠和清醒的混合状态。患者在发作时难以唤醒，刚醒时存在意识障碍，定向障碍，警觉性下降，反应迟钝。本症在儿童中发病率较高，可达1%～15%，男孩多见，可伴有夜惊症及遗尿症，发生于非快动眼（NREM）睡眠阶段。

主要表现为患者在入睡后不久，突然从床上起来四处走动，常双目向前凝视，一般不说话，询问也不回答。患者可有一些复杂行为，如能避开前方的障碍物，能劈柴、到水、开抽屉等，但难于被唤醒，常持续数分钟到数十分钟，然后自行上床，或被人领回床上，再度入睡。待次日醒来，对睡行经过完全遗忘。睡行多发生于入睡后不久，发作时脑电图可出现高波幅慢波。但在白天及夜间不发作时脑电图正常。患者多能自动回到床上继续睡觉。

（五）夜惊

夜惊（sleep terror）指一种常见于儿童的睡眠障碍，主要为反复出现从睡眠中突然醒来并惊叫的症状。通常发生在睡眠前三分之一阶段，于NREM睡眠时段。夜惊患者常常在睡眠中突然惊叫、哭喊伴有惊恐表情和动作，以及心率增快、呼吸急促、出汗、瞳孔扩大等自主神经兴奋症状。通常在夜间睡眠后较短时间内发作，每次发作持续1～10 min。难以唤醒，如强行唤醒，则出现意识和定向障碍。患者不能说出梦境内容，对发作不能回忆。

（六）梦魇

梦魇（nightmares）指在睡眠中被噩梦突然惊醒，引起恐惧不安、心有余悸的睡眠行为障碍。儿童在白天听恐怖故事、看恐怖影片后，常可发生梦魇。成人在应激事件，如遭遇抢劫、强暴等灾难性事件后，可经常发生噩梦和梦魇。睡眠姿势不当也可发生梦魇，如睡眠时手臂压迫胸部会感觉透不过气来，出现憋气、窒息、濒临死亡的梦魇。有些药物如镇静催眠药等常引起梦魇。突然停用镇静催眠药可能诱发梦魇。

梦魇的梦境多是处于危险境地，使患者恐惧、紧张、害怕、呻吟、惊叫或动弹不得直至惊醒。一旦醒来就变得清醒，对梦境中的恐怖内容能清晰回忆，并仍处于惊恐之中。通常在夜间睡眠的后期发作，发生于快动眼（REM）睡眠阶段。

（七）发作性睡病

发作性睡病（narcolepsy）是一种原因不明的慢性睡眠障碍。临床以病理性睡眠、猝倒发作、睡眠瘫痪、睡眠幻觉及自动行为为主要表现。通常于10～30岁起病，很少在5岁以前和50岁以后发病，男、女发病率差别不大。

1．病理性睡眠　也称白天过度嗜睡症（excessive daytime sleepiness，EDS），是发作性睡病的主要症状，表现为白天突然发生不可克制的睡眠发作，可以发生在静息时，也可以在一些运动如上课、驾车、乘坐汽车、看电视等情况下发生，甚至在吃饭、走路、洗澡时都可能发生。睡眠持续时间从几分钟到数小时不等。与正常人疲劳时的睡眠不同，它不能被充分的睡眠所完全缓解。随着时间的推移或年龄的增长，症状可以减轻但不会消失。患者可以出现反应能力下降、记忆力减退，严重时可以出现失眠、易醒、烦躁、焦虑及抑郁等症状。

2．猝倒发作　是本病的特征性症状，具有诊断价值，出现于病理性睡眠之后的数月到数年，表现为在觉醒时突然躯体随意肌失去张力而摔倒，持续几秒钟，偶可达几分钟，无意识丧失，这与癫痫的失神发作不同。大笑是最常见的诱因，生气、愤怒、恐惧及体育活动也可诱发。

3．睡眠瘫痪　发生于刚刚入睡或刚觉醒时数秒到数分钟内，表现为肢体不能活动，不能言语，发作时意识清楚，患者常有濒死感，这种发作可以被轻微刺激所终止。

4．睡眠幻觉　此症不常见，出现于睡眠到觉醒之间的转换过程中，也可发生于睡眠开始时。幻觉内容包括视、听、触觉的成分，常常有类似于梦境般的稀奇古怪的内容。部分患者可出现自动行为，即患者在看似清醒的状态下出现漫无目的的单调、重复的动作。

（八）下肢不宁综合征

下肢不宁综合征（restless legs syndrome，RLS）主要表现为静息状态下双下肢难以形容的感觉异常与不适，有活动双腿的强烈愿望，患者不断被迫敲打下肢以减轻痛苦，常在夜间休息时加重。肢体远端不适感是本病的特征之一，如麻木、蚁走、蠕动、烧灼、疼痛、痉挛等感觉，少数患者疼痛明显，80% 患者有周期性肢动（PLM），表现为睡眠时重复出现刻板的髋、膝、踝关节的三联屈曲致使趾背伸。由于夜间不适感明显，加之 PLM 影响睡眠，95% 的患者合并睡眠障碍。

（九）睡眠呼吸暂停综合征

睡眠呼吸暂停综合征（sleep apnea syndrome，SAS）是指在每晚的睡眠中，反复出现呼吸暂停和低通气次数 30 次以上，或平均每小时呼吸暂停和低通气次数 4 次以上，通常用呼吸紊乱指数（respiratory distress index，RDI）或呼吸暂停低通气指数（apnea-hypopnea index，AHI）表示。在睡眠状态下，口、鼻气流停止至少在 10 s 以上为 1 次呼吸暂停。睡眠低通气是指口、鼻气流低于正常 30% 以上并伴有 4% 以上的氧饱和度下降或口、鼻气流低于正常 50% 以上，同时伴有 3% 以上的氧饱和度下降。SAS 包括由呼吸中枢病变引起呼吸暂停和由气道解剖结构变化引起的呼吸暂停。最常见的症状是打鼾，并伴有呼吸暂停，鼾声可时高时低，有时可完全中断，严重者可憋醒，醒后出现心悸、气短等。此外还可出现睡眠行为异常，如夜间出现恐惧、周期性肢体抽动、夜游、谵语等。在仔细询问睡眠史时，患者主诉常有睡眠障碍，如频繁的夜间觉醒、睡眠片段、窒息感、夜间排尿次数增多等，但多数患者没有入睡困难。晨起感头昏、白天疲倦、困乏，容易在开会、听课、晚间读书、看报或看电视等时睡觉。

呼吸中枢病变引起的呼吸暂停，不在本章节叙述。气道解剖结构变化引起的呼吸暂停，临床上通常称为阻塞性睡眠呼吸暂停低通气综合征（obstructive sleep apnea hypopnea syndrome，OSAHS），患者多伴有注意力不集中、记忆力减退、易怒、烦躁、性格改变、性功能减退、心悸或心律失常、高血压、肺动脉高压、水肿、红细胞增多、认知功能减退，更严重者合并心力衰竭和其他脑功能减退的症状和体征。

二、病因

（一）失眠的相关因素

1．急性应激是失眠的常见原因　主要有一过性兴奋、思虑过度、精神紧张、近期居丧、躯体不适，及睡眠环境改变、时差反应等。多数人到了高原，进入一个新的环境，加之高原地区寒冷多风，温差大，很容易影响睡眠。若得不到及时调整，失眠持续 1 个月以上就转变为慢性失眠。

2．药物引起的失眠　兴奋性药物可引起失眠，如咖啡因、茶碱、甲状腺素、可卡因、皮质激素和抗帕金森病药。某些药物对睡眠有干扰作用，如拟肾上腺素类药物常引起头痛、焦虑、震颤等；镇静作用的药物引起的觉醒 - 睡眠节律失调；撤药反应引起的反跳性失眠等。

3．心理性失眠　是由于过度的睡眠防御性思维造成的，常由于过分关注自己的入睡困难，担忧，以致思虑过度、兴奋不安或焦虑烦恼。在患者试图入睡或继续再睡时相应的沮丧、愤怒和焦虑情绪使他们更清醒以致难以入睡。此类失眠约占失眠总数的 30%。进入高海拔地区时，因为对高原环境认识不足而产生恐惧心理，也会引起睡眠障碍。开始失眠是短暂的，以后可能因失眠而过分紧张，造成心理负担，以至形成“失眠神经症”或“失眠恐惧症”，从而使心理负担更加沉重。

4．精神疾病引起的失眠　如躁狂症可因昼夜兴奋不安而少眠或不眠，抑郁症可导致早醒。

5．高海拔对睡眠的影响　许多研究显示高原缺氧环境对睡眠有负面影响。研究资料表明，海拔 3000 m 时主观睡眠质量与平原人群相比无差异，到达 3700 ~ 3800 m 时，睡眠结构中的几个阶段和总睡眠时间也无明显变化，但觉醒时间及醒转次数增加，多导睡眠脑电图监测发现慢波睡眠时间缩短、总睡眠时间减少，如给居室内供氧后，慢波睡眠时间延长。因此认为，缺氧是造成高原睡眠障碍的主要因素。

（二）嗜睡症、睡行症、夜惊、梦魇

目前病因不清。

（三）睡眠－觉醒节律障碍

1．生活节律失常　长期形成的习惯与本病的发生有关，常出现于夜间工作和生活无规律的人群中。这是因为生活节律失调所致的生物钟、大脑动力定型的改变所导致的脑功能紊乱。

2．心理社会的压力　约1/3患者病前存在生活事件，如人际关系、学习负担、求职、环境变化等造成的压力产生的焦虑情绪，可推迟入睡时间、易醒、早醒而使整个睡眠节律结构紊乱。

（四）发作性睡病

发作性睡病的病因目前仍不清楚，但有遗传易感倾向，少数报道有逐代传递倾向。患者的一级亲属中患病危险是正常人的10～40倍。易感基因位于6号染色体上的人白细胞抗原（HLA）等位基因DQA1*0102、DQB1*0602、DRB1*1501与某些自身免疫病有关，也有人认为发作性睡病是一种自身免疫病，但这一观点有待于进一步证实。此外，情绪、压力、疲劳、过饱等也是发作性睡病的诱发因素。

（五）下肢不宁综合征

根据有否为原发病，将下肢不宁综合征分为原发性和继发性两种类型。继发性RLS多由一些疾病而继发，根据文献报道，由Ⅲ型脊髓小脑共济失调继发者占45%、Ⅱ型腓骨肌萎缩症占37%、缺铁性贫血占24%、尿毒症占17.3%、妊娠妇女占11.5%、胃手术后占11.3%、帕金森病占6.7%、糖尿病占1%。原发性RLS具体病因不清楚，目前认为可能与遗传、脑内多巴胺功能异常有关。

（六）睡眠呼吸暂停综合征

主要病因及危险因素有：

1．年龄增大。

2．男性，因其气道较女性狭长。

3．肥胖及颈围增粗。

4．鼻咽部疾病和气道解剖异常，如扁桃腺及腺样体肥大、鼻中隔偏曲、下颌后移、小下颌等。

5．长期大量饮酒及服用镇静药物。

6．内分泌疾病，如甲状腺功能减退及肢端肥大症等。

7．遗传体质和遗传疾病也明显影响该病的发生和发展，例如特雷彻·柯林斯（Treacher-Collins）综合征、唐氏综合征、阿佩尔（Apert）综合征、软骨发育不全等。

三、发病机制

（一）发作性睡病

发作性睡病的病理生理学基础是REM睡眠异常，即在觉醒时插入了REM睡眠。研究表明，脑干的某些区域与REM睡眠的调节有关，蓝斑的去甲肾上腺素能神经元和中缝背核的5-羟色胺能神经元在REM睡眠和NREM睡眠转换中起重要作用，分别被称为REM“开”和“关”神经元。发作性睡病与“开”和“关”神经元之间的功能失衡有关。此外“REM-开”神经元不仅对REM睡眠有启动作用，而且有侧支投射经延髓到脊髓来抑制运动神经元，造成肌肉瘫痪，形成猝倒发作。其他一些活性物质也参与了REM的调节，特别是多巴胺能神经元能促使觉醒。

近年来，食欲素（orexin）与发作性睡病的关系令人瞩目。食欲素是下丘脑的食欲素能神经元分泌的一种神经肽。脑脊液中食欲素水平降低可能是发作性睡病的一项敏感及特异的指标。

（二）下肢不宁综合征

发病机制目前还不清楚，有以下几种学说。

1．血液循环障碍　研究发现，在应用改善下肢血液循环方法治疗后，下肢不宁综合征症状明显得到缓解，因此认为肢体血液循环障碍可能是RLS的原因之一。

2．内源性阿片释放　应用PET研究发现，下肢不宁综合征病情越重，脑内内源性阿片释放越多。应用外源性阿片类物质与内源性阿片受体竞争性结合对本病治疗有效，因此认为内源性阿片释放是本病的机制之一。

3．多巴胺能神经元损害　是目前较为公认的

机制之一，为中枢神经系统非黑质-纹状体系统多巴胺神经元损害，如间脑A11区、第二脑室旁A14区、视上核和视交叉多巴胺能神经元及脊髓多巴胺能神经元的损伤。补充多巴胺或多巴胺受体激动药可明显缓解症状。

4．铁缺乏　是下肢不宁综合征发病的一个重要原因，研究证明RLS患者体内缺乏铁，补充铁剂有效。而铁是酪氨酸羟化酶的辅酶，控制着酪氨酸的代谢，铁缺乏可造成多巴胺能系统功能障碍。最近研究证明，血清铁转运至大脑功能区障碍是发病的主要原因。MRI技术和脑脊液相关蛋白分析显示，RLS患者黑质-纹状体A9区、间脑A11区和第三脑室旁A14区铁含量减少。

5．遗传因素　55%～92%原发性下肢不宁综合征患者有阳性家族史，呈常染色体显性遗传，主要可疑基因位点有12q、14q、19q等。一些继发性下肢不宁综合征也部分具有遗传史。

虽然有很多学说，但上述任何一种理论均不能解释全部发病机制。

（三）睡眠呼吸暂停综合征

呼吸中枢病变引起呼吸暂停，病变部位主要在延髓呼吸中枢，常见于延髓病变，包括肿瘤、炎症、血管病等。

OSAHS病变部位主要在咽部，咽腔的大小主要靠咽部肌肉的收缩来调节。咽部肌肉与躯干骨骼肌比较，肌纤维少、血供丰富，收缩迅速，可使咽腔开放，但容易疲劳，由清醒转为睡眠时肌张力降低，加之平卧时由于重力因素，舌根及软腭后移，可使咽腔变窄。此外，咽侧壁肥厚、扁桃腺及舌体肥大、软腭肥大、下颌后移、会厌水肿、声带麻痹、喉功能不全、颈部受压等因素均可导致咽腔狭窄或闭塞，引起OSAHS，鼻腔疾病使鼻腔阻力增加甚至闭塞，从而导致张口呼吸，久而久之导致上述肌肉和软组织充血、水肿、肥大，进而引发OSAHS。

遗传与变异如肥胖，下颌骨长轴变短、上颌骨位置靠后、舌骨位置不良、男性气道的长度比女性长等均可影响咽腔的大小。此外，中枢的调控能力、肺容量及从睡眠中唤醒能力均可影响SAS发病。目前的发病机制尚未完全明了，有待于进一步研究。

四、对机体的影响

（一）睡眠障碍对机体的影响

睡眠障碍对人体健康影响是多层次的且危害深远，常见的危害如下。

1．降低机体免疫功能　睡眠障碍可降低机体免疫功能，导致各种疾病。机体防卫系统的增强是在睡眠中进行的，而且主要在上半夜的深度慢波睡眠中。长期睡眠不足或睡眠障碍会引起机体免疫功能的下降，导致疾病的发生。在一些心理门诊，有90%的患者因为睡眠障碍而引起精神疾患。

2．加速机体衰老　长期睡眠不足或睡眠障碍时，机体内的器官因无法获得适度的休息而过度消耗与功能衰退，在人体肌肤、颜面外观上则呈现未老先衰的现象，如黑眼圈与皮肤晦暗、粗糙、皱纹、头发枯萎易脱、精神萎靡、头昏心悸、腰膝酸软、易寒易热、抵抗力差而容易感冒与慢性感染等老化现象。研究表明，长期睡眠不足或睡眠障碍者的衰老速度是正常人的2.5～3倍，因此，睡眠不足易催人衰老。

3．破坏记忆能力　长期睡眠不足或睡眠障碍常有记忆力减退，严重时健忘。这主要是由于神经系统过度疲劳，发生神经衰弱，大脑长期处于弱兴奋状态，导致精神疲惫、情绪低落或忧郁、注意力不集中而容易走神，同时对自身的病情或症状过于关注，而对工作、学习、生活与其他事物缺乏兴趣。随着记忆力的严重障碍，人的智力也随之衰退。

4．参与心血管疾病的发生、发展及预后　睡眠障碍通过自主神经功能调节失衡、降低葡萄糖耐量、增加皮质醇水平、升高血压、降低心率变异性、增加炎症因子分泌、血脂水平异常等，参与冠心病、高血压、心律失常和心力衰竭等心血管疾病的发生、发展及预后。

5．损伤生殖系统　睡眠障碍对生殖系统的损伤逐渐受到关注，其中包括性行为、性激素代谢、生殖细胞发生与成熟、妊娠、胚胎发育及子代健康等发生异常，其病理机制可涉及机体的神经内分泌系统、免疫系统及氧化应激反应等。

（二）睡眠障碍性疾病对机体的影响

OSAHS对机体的损害主要是呼吸暂停和低通气引起的低氧血症和高碳酸血症，可造成体循环和肺循环高压、心律失常、心力衰竭、慢性肾功能不全、慢性脑缺氧等，严重时可出现急性呼吸衰竭，甚至在睡眠中窒息死亡。咽腔阻塞和长时间用力呼吸还可导致胸腔负压增加、胃和食管反流、反射性呼吸暂停，还可导致咽部炎症使组织充血水肿，进一步加重OSAHS。咽部刺激增强可导致迷走神经兴奋性增强引起心动过缓，甚至猝死。长期缺氧还可造成红细胞增多、血液黏滞度增加，促进动脉硬化、冠心病和脑卒中。

OSAHS患者反复觉醒造成睡眠片段化、睡眠结构紊乱，白天嗜睡、头晕、疲乏、注意力不集中、精神萎靡，久而久之导致认知功能障碍、焦虑、抑郁、内分泌功能紊乱，儿童生长激素分泌减少造成发育迟缓，成人性激素分泌减少可造成性欲减低、阳痿等。

五、防治的病理生理学基础

（一）失眠症

失眠症的防治不能单纯依靠镇静催眠药，而要医患共同努力，密切配合，消除病因，正确理解失眠，坚持执行治疗计划。

1．认知疗法　该方法主要是提高患者对睡眠的正确认识及减少睡眠前焦虑而达到治疗的目的。

2．行为治疗　这是一系列帮助患者建立有规律的睡眠节律，克服睡前焦虑的行为调整方法，包括放松训练、刺激控制训练、自由想象训练等。

3．药物治疗　临床上主要使用苯二氮䓬类药物。近年来，一些非苯二氮䓬类药物也迅速发展。但无论选择哪种药物，都要注意短期使用，以免形成药物依赖。

（二）嗜睡症

1．寻找病因　必须尽可能地了解病因，以便对因治疗。

2．药物治疗　用药原则是个体化。不同症状使用不同药物，严格用药剂量和服药时间，产生耐药者要更换新药。白天嗜睡可采用小剂量中枢兴奋药，如哌甲酯等。用兴奋药后，会加重夜间睡眠障碍，可适当加服短效催眠药。

3．行为治疗　严格遵守作息时间，每天准时入睡和起床，白天可定时小睡。白天增加活动以克服过度嗜睡，从而改善夜间睡眠。医生可要求患者记录瞌睡时间，检查患者未能遵守指定的上床睡眠时间、忘记服药和其他使情况恶化的行为，通过奖励法和惩罚的方式，规范其行为。

（三）睡眠－觉醒节律障碍

该病的防治方法主要是调整患者入睡和觉醒的时间以恢复正常节律。可逐步调整或一次性调整立刻达到正常作息时间并需不断巩固、坚持下去。为防止反复，常需要结合药物巩固效果。

（四）睡行症

睡行症的治疗过程中以预防伤害为主。当患者发生梦游时，应该引导他回到床上睡觉，不要试图唤醒他，隔天早上也不要告诉或责备他，否则会造成患者挫折感及焦虑感。要注意患者的卧室及其活动线路上勿放危险物品，以防意外。发作频繁者可选择苯二氮䓬类药物如地西泮、阿普唑仑、氯硝西泮等睡前口服，以减少发作，也可用阿米替林、丙米嗪或氯米帕明等，睡前口服。

（五）夜惊

夜惊的防治原则主要是减少引起夜惊的相关心理社会因素，部分患者可使用镇静药和抗抑郁药治疗，可辅助心理治疗。

（六）梦魇

偶尔发生梦魇属于自然现象，不需特殊处理。

对发作频繁者，应予以干预。首先，要对因处理，如睡前不看恐怖性书籍和电影，缓慢停用镇静催眠药，睡前放松，调整睡姿以保证良好睡眠；如果由生活应激事件引起的梦魇要采用心理治疗的方法，使其了解梦魇产生的原因，正确认识梦魇以消除恐惧心理。大多数患者的症状往往随年龄增大而有所减轻。

（七）发作性睡病

1．生活习惯　首先需保持生活规律、养成良好的睡眠习惯、控制体重、避免情绪波动、白天有意安排小憩以减轻症状；其次应尽量避免较有危险的体育活动，如登山、游泳、驾车及操作机械等；同时进行心理卫生教育，特别是青少年患者，容易造成较大的心理压力，故应加强对本病的知识普及。

2．药物治疗 包括传统的中枢兴奋药和新型中枢兴奋药。

（1）传统中枢的兴奋药：有苯丙胺（amphetamine，安非他明）、哌甲酯（methylphenidate，利他林）、马吲哚（mazindol）和匹莫林（pemoline）等。这类药物能促进突触前单胺类递质的释放和抑制再摄取，也能增强食欲素的兴奋作用。但这类药物不良反应较大，特别是长期使用容易产生药物耐受和成瘾，使用时应予以注意。

（2）新型中枢兴奋药：如莫达非尼（modafinil），主要是通过激活下丘脑觉醒中枢，兴奋下丘脑食欲素能神经元等一系列过程达到催醒作用。既能使患者白天摆脱睡意的纠缠，又不会出现异常兴奋等不良反应。常规剂量为每天 200 ～ 400 mg，服药后 2 ～ 3 h 血药浓度达到高峰，半衰期 10 ～ 12 h。但该类药对猝倒发作疗效不肯定。

（3）抗抑郁药：对猝倒发作疗效较好。

1）三环类抗抑郁药：如丙米嗪及普罗替林，但这类药物不良反应较多。

2）新型抗抑郁药：选择性 5- 羟色胺再摄取抑制药（SSRI）、肾上腺素再摄取抑制药（SNRI）治疗猝倒症，不良反应小，但疗效不如三环类抗抑郁药。

（4）其他药物：左旋多巴及单胺氧化酶抑制药司来吉兰（selegiline）对提高觉醒度也有一定的疗效。

（八）下肢不宁综合征

1．病因治疗 对于继发性下肢不宁综合征先治疗原发病，对于缺铁性贫血或铁缺乏的给予补铁，下肢循环不良的给予改善循环治疗。

2．药物治疗 原发性下肢不宁综合征根据症状轻重选择用药。

（1）轻度：一般不需要药物治疗，有时根据某些特殊情况临时给药，例如长时间旅行、静坐等。

（2）中到重度：需要规律性用药，影响多巴胺能神经的药物为首选，小剂量使用，无晨间反跳现象。

1）左旋多巴（L-dopa）：睡前 50 ～ 100 mg 口服可明显改善症状，减少周期性肢动，提高睡眠质量，减少白天困倦感。由于剂量低，多数患者耐受性良好。但该药半衰期短，仅在服药后 3 ～ 4 h 内有效，所以服用左旋多巴控释片或加用儿茶酚胺 -*O*- 甲基转移酶抑制药，如恩他卡朋 200 mg，可以延长作用时间。左旋多巴加多巴脱羧酶抑制药，如多巴丝肼（左旋多巴 + 卞丝肼）和卡左双多巴缓释片（左旋多巴 + 卡比多巴），可延长作用时间，但要降低剂量，因为多巴脱羧酶抑制药可增加左旋多巴的含量。

2）多巴胺受体激动药：最早使用溴隐亭（bromocriptine），由于不良反应较大，而且易引起反跳，故目前已很少应用。有学者报道，普拉克索（pramipexole）是新型非麦角多巴胺受体激动药，选择性作用于 D_3 受体，可有效改善症状。卡麦角林（cabergoline）是 D_2 受体激动药，小剂量给药即可改善症状，而且无晨间反跳现象。罗匹尼罗（ropinirole）是新型非麦角类特异性 D_2 受体激动药，能明降低与下肢不宁综合征有关的周期性肢动，明显改善睡眠。

3）多巴胺及受体激动药不能耐受的患者，可以考虑应用加巴喷丁和卡马西平，特别是对疼痛明显的患者。疗效不理想时，还可以应用或加用苯二氮䓬类或阿片类药物。

4）口服或静脉补铁对有明确缺铁病因的患者有效，但是否对其他 RLS 都有效尚待进一步研究，目前不作为常规治疗。

（九）睡眠呼吸暂停综合征

OSAHS 治疗目的主要是增加咽部气道的张力、扩大气道容积、建立旁道通气、消除呼吸暂停和低通气以改善缺氧和二氧化碳潴留，改善临床症状，提高生活质量。

1．减少危险因素 减肥、戒烟酒、睡前勿饱食、尽量勿服镇静催眠药、适当进行运动、尽可能侧卧位睡眠等。

2．治疗相关疾病 对甲状腺功能减退者可补充甲状腺素；肢端肥大症者可手术切除垂体瘤或服用生长抑素；鼻塞者可使用萘甲唑啉或麻黄碱滴鼻；鼻腔疾病或扁桃腺肿大者可手术治疗。

3．药物治疗 主要适合轻、中度患者。雌激素可用于治疗绝经期女性的睡眠呼吸暂停。有一定呼吸兴奋作用的抗抑郁药普罗替林（protriptyline）或氯米帕明（clomipramine）可减少呼吸暂停次数，改善嗜睡，其主要作用机制是抑制容易出现呼吸暂停的 REM 睡眠。

4．经鼻持续正压气道通气（nCPAP） 是中、重度 OSAHS 的一线治疗措施，对无手术指征或手术治疗效果不佳的患者均适合，对中枢性呼吸暂停和慢性肺部疾病也有效。可以根据病情及经济条件选择各种通气机。

5．口腔矫正器　主要使下颌前移，使咽腔少开放，适合轻、中度 OSAHS。

6．手术治疗　包括腭垂 - 软腭 - 咽成形术（UPPP）、激光辅助腭 - 咽成形术、射频软组织微创成形术等。这些主要是切除扁桃腺、部分软腭后缘、腭垂，以扩大咽腔，或是使其组织形成瘢痕以增加气道张力等。对于个别伴有严重呼吸衰竭患者可进行紧急气道造口术。

第六节　脑血管病

脑血管疾病是一组由各种原因引起的急性脑血管疾病，表现为局灶性或弥漫性脑部病变及功能障碍，是神经系统的常见病及多发病。脑卒中（cerebral stroke），又称为脑血管意外（cerebral vascular accident，CVA），是一种急性脑血管病变，是由于脑部血管突然破裂或血管阻塞导致血液不能流入大脑而引起脑组织损伤的一组疾病，包括缺血性和出血性卒中。缺血性卒中的发病率高于出血性卒中，占脑卒中总数的 60% ～ 70%。临床表现为突然发病，是以猝然昏倒、不省人事伴口眼歪斜、言语不利、半身不遂为主要症状的一组临床疾病或综合征，包括脑出血、脑梗死和蛛网膜下腔出血等。世界卫生组织（World Health Organization，WHO）将卒中定义为除血管原因外无其他原因引起的，突发反映局部或全脑功能障碍的临床症状，并持续超过 24 h 或死亡。脑卒中亦称脑中风，具有高发病率、高致残率和高死亡率的“三高”特点，是当今世界危害人类生命健康的主要疾病之一，因此其一直是国际脑血管病防治的重要领域。在世界范围内，脑卒中的年发病率平均为 140/10 万～ 200/10 万人口，中国居民脑血管病发病率高达 250/10 万。近期的研究结果提示，脑卒中已升至中国居民首位死因。尽管全世界各国脑血管病防治的财政投入巨大，但迄今仍缺乏有效的防控手段，因此其成为当今全球重大疾病研究所面临的新挑战。作为脑卒中的一个重要分型，心源性脑卒中约占 20% 以上，其病情更重，复发率更高，更加威胁人的生命健康，防控形势也日益严峻。

一、临床表现

脑血管病以中老年人群多见，近年来有年轻化趋势，多数有高血压、糖尿病、高脂血症、心脏病等心脑血管病的基础疾病，由于脑血管病的性质、病变范围及部位的不同，其临床表现也有很大的不同。总体上来说，如急性起病，出现偏瘫、失语、头痛、呕吐、意识障碍等脑功能受损的症状，就要高度怀疑脑卒中。

（一）脑梗死

脑梗死又称缺血性卒中，是指各种原因所致脑部血液供应障碍，导致局部脑组织缺血、缺氧性坏死，而出现相应神经功能缺损的一类临床综合征。脑梗死是卒中最常见类型，占 70% ～ 80%。

1．一般特点　动脉粥样硬化性脑梗死多见于中老年人，动脉炎性脑梗死以中青年多见。常在安静或睡眠中发病，部分病例有短暂性脑缺血发作（TIA）前驱症状如肢体麻木、无力等，局灶性体征多在发病后 10 h 以上或 1 ～ 2 d 达到高峰，临床表现取决于梗死灶的大小和部位。患者一般意识清楚，当发生基底动脉血栓或大面积脑梗死时，可出现意识障碍，甚至危及生命。

2．不同脑血管闭塞的临床特点

（1）颈内动脉闭塞的表现：严重程度差异较大，主要取决于侧支循环状况。颈内动脉闭塞常发生在颈内动脉分叉后，慢性血管闭塞可无症状。症状性闭塞可出现单眼一过性黑矇，偶见永久性失明（视网膜动脉缺血）或霍纳（Horner）征（颈上交感神经节后纤维受损）。远端大脑中动脉血液供应不良，可以出现对侧偏瘫、偏身感觉障碍和（或）同向性偏盲等，优势半球受累可伴失语症，非优势半球受累可有体象障碍。体检可闻及颈动脉搏动减弱或闻及血管杂音。

（2）大脑中动脉闭塞的表现

1）主干闭塞：导致“三偏”症状，即病灶对侧偏瘫（包括中枢性面舌瘫和肢体瘫痪）、偏身感觉障碍及偏盲，伴头、眼向病灶侧凝视，优势半球受累出现完全性失语症，非优势半球受累出现体象障碍，患者可以出现意识障碍。

2）皮质支闭塞：①上部分支闭塞导致病灶对侧面部、上下肢瘫痪和感觉缺失，但下肢瘫痪较上肢轻，而且足部不受累，头、眼向病灶侧凝视程度轻，伴布罗卡（Broca）失语（优势半球）和体象障碍（非优势半球），通常不伴意识障碍；②下部分支闭塞较少单独出现，导致对侧同向性上四分之一视野缺损，伴韦尼克（Wernicke）失语（优势半球），急性意识模糊状态（非优势半球），无偏瘫。

3）深穿支闭塞：最常见的是纹状体内囊梗死，表现为对侧中枢性均等性轻偏瘫、对侧偏身感觉障碍，可伴对侧同向性偏盲。优势半球病变出现皮质下失语，常为底节性失语，表现为自发性言语受限、音量小、语调低、持续时间短暂。

（3）大脑前动脉闭塞的表现

1）分出前交通动脉前主干闭塞：可因对侧动脉的侧支循环代偿不出现症状，但当双侧动脉起源于同一个大脑前动脉主干时，就会造成双侧大脑半球的前、内侧梗死，导致截瘫，大、小便失禁，意志缺失，运动性失语综合征和额叶人格改变等。

2）分出前交通动脉后大脑前动脉远端闭塞：导致对侧的足和下肢的感觉运动障碍，而上肢和肩部的瘫痪轻，面部和手部不受累。感觉丧失主要是辨别觉丧失，而有时不出现。可以出现尿失禁（旁中央小叶受损）、淡漠、反应迟钝、欣快和缄默等（额极与胼胝体受损），对侧出现强握及吸吮反射和痉挛性强直（额叶受损）。

3）皮质支闭塞：导致对侧中枢性下肢瘫，可伴感觉障碍（胼周和胼缘动脉闭塞）；对侧肢体短暂性共济失调、强握反射及精神症状（眶动脉及额极动脉闭塞）。

4）深穿支闭塞：导致对侧中枢性面舌瘫、上肢近端轻瘫。

（4）大脑后动脉闭塞的表现：主干闭塞症状取决于侧支循环。

1）单侧皮质支闭塞：引起对侧同向性偏盲，上部视野较下部视野受累常见，黄斑区视力不受累（黄斑区的视皮质代表区为大脑中、后动脉双重供应）。优势半球受累可出现失读（伴或不伴失写）、命名性失语、失认等。

2）双侧皮质支闭塞：可导致完全型皮质盲，有时伴有不成形的视幻觉、记忆受损（累及颞叶）、不能识别熟悉面孔（面容失认症）等。

3）大脑后动脉起始段的脚间支闭塞：可引起中脑中央和下丘脑综合征，包括垂直性凝视麻痹，昏睡甚至昏迷；旁正中动脉综合征，主要表现是同侧动眼神经麻痹和对侧偏瘫，即韦伯（Weber）综合征（病变位中脑基底部，动眼神经和皮质脊髓束受累）；同侧动眼神经麻痹和对侧共济失调、震颤，即克洛德（Claude）综合征（病变位于中脑被盖部，动眼神经和结合臂）；同侧动眼神经麻痹和对侧不自主运动和震颤，即贝内迪克特（Benedikt）综合征（病变位于中脑被盖部，动眼神经、红核和结合臂）。

4）大脑后动脉深穿支闭塞：丘脑穿通动脉闭塞产生红核丘脑综合征，表现为病灶侧舞蹈样不自主运动、意向性震颤、小脑性共济失调和对侧偏身感觉障碍；丘脑膝状体动脉闭塞产生丘脑综合征（丘脑的感觉中继核团梗死），表现为对侧深感觉障碍、自发性疼痛、感觉过度、轻偏瘫、共济失调、手部痉挛和舞蹈 - 手足徐动症等。

（5）椎 - 基底动脉闭塞的表现：血栓性闭塞多发生于基底动脉起始部和中部，栓塞性闭塞通常发生在基底动脉尖。基底动脉或双侧椎动脉闭塞是危及生命的严重脑血管事件，引起脑干梗死，出现眩晕、呕吐、四肢瘫痪、共济失调、肺水肿、消化道出血、昏迷和高热等。脑桥病变出现针尖样瞳孔。

1）闭锁综合征（locked-in syndrome）：见本章第三节。

2）脑桥腹外侧综合征（米亚尔 - 居布勒综合征，Millard-Gubler syndrome）：基底动脉短旋支闭塞，表现为同侧面神经、展神经麻痹和对侧偏瘫。

3）脑桥腹内侧综合征（福维尔综合征，Foville syndrome）：基底动脉的旁中央支闭塞，同侧周围性面瘫、对侧偏瘫和双眼向病变同侧同向运动不能。

4）基底动脉尖综合征（top of the basilar syndrome）：基底动脉尖端分出小脑上动脉和大脑后动脉，闭塞后导致眼球运动障碍及瞳孔异常、觉醒和行为障碍，可伴有记忆力丧失、对侧偏盲或皮质盲。中老年卒中，突发意识障碍并较快恢复，出现瞳孔改变、动眼神经麻痹、垂直凝视麻痹，无明显运动和感觉障碍，应想到该综合征的可能，如有皮质盲或偏盲、严重记忆障碍更支持。CT及MRI显示双侧丘脑、枕叶、颞叶和中脑多发病灶可确诊。

5）延髓背外侧综合征（瓦伦贝格综合征，Wallenberg syndrome）：由小脑后下动脉或椎动脉供应延髓外侧的分支动脉闭塞所致，主要表现为眩晕、呕吐、眼球震颤（前庭神经核损害），交叉性感觉障碍（三叉神经脊束核和对侧交叉脊髓丘脑束损害），同侧霍纳征（下行交感神经纤维损害），饮水呛咳、吞咽困难、声音嘶哑（疑核损害），同侧小脑性共济失调（绳状体和小脑受损）。

（二）脑出血

脑出血（intracerebral hemorrhage，ICH）是指非外伤性脑实质内出血，发病率为每年（60～80）/10万，在我国占全部脑卒中的20%～30%。虽然脑出血发病率低于脑梗死，但其致死率却高于后者，急性期病死率为30%～40%。

1．一般表现　ICH常见于50岁以上患者，男性稍多于女性，寒冷季节发病率较高。患者多有高血压病史，多在情绪激动或活动中突然发病，发病后病情常于数分钟至数小时内达到高峰，少数也可在安静状态下发病。前驱症状一般不明显。

ICH患者发病后多有血压明显升高。由于颅内升高，患者常有头痛、呕吐和不同程度的意识障碍，如嗜睡或昏迷等。

2．局限性定位表现　取决于出血量和出血部位。

（1）基底核区出血

1）壳核出血：最常见，约占ICH病例的50%～60%，是豆纹动脉尤其是其外侧支破裂所致，可分为局限型（血肿仅局限于壳核内）和扩延型。患者常有对侧偏瘫、偏身感觉缺失和同向性偏盲，还可出现双眼球向病灶对侧同向凝视不能，优势半球受累可有失语。

2）丘脑出血：约占ICH病例的10%～15%，是丘脑膝状体动脉和丘脑穿通动脉破裂所致，可分为局限型（血肿仅局限于丘脑）和扩延型。患者常有对侧偏瘫、偏身感觉障碍，通常感觉障碍重于运动障碍。深浅感觉均受累，而深感觉障碍更明显。可有特征性眼征，如上视不能或凝视鼻尖、眼球偏斜或分离性斜视、眼球会聚障碍和无反应性小瞳孔等。小量丘脑出血致丘脑中间腹侧核受累可出现运动性震颤和帕金森综合征样表现；累及丘脑底核或纹状体可呈偏身舞蹈-投掷样运动；优势侧丘脑出血可出现丘脑性失语、精神障碍、认知障碍和人格改变等。

3）尾状核头出血：较少见，多由高血压动脉硬化和血管畸形破裂所致，一般出血量不大，多经侧脑室前角破入脑室，患者常有头痛、呕吐、颈强直、精神症状，神经系统功能缺损症状并不多见，故临床酷似蛛网膜下腔出血。

（2）脑叶出血：约占脑出血的5%～10%，常由脑动静脉畸形、血管淀粉样病变、血液病等所致。出血以顶叶最常见，其次为颞叶、枕叶、额叶，也有多发脑叶出血的病例。如额叶出血可有偏瘫、排尿及排便障碍、布罗卡失语、摸索和强握反射等；颞叶出血可有韦尼克失语、精神症状、对侧上象限盲、癫痫；枕叶出血可有视野缺损；顶叶出血可有偏身感觉障碍、轻偏瘫、对侧下象限盲，非优势半球受累可有构象障碍。

（3）脑干出血

1）脑桥出血：约占脑出血的10%，多由基底动脉脑桥支破裂所致，出血灶多位于脑桥其底部与被盖部之间。大量出血（血肿＞5 ml）累及双侧被盖部和基底部，常破入第四脑室，患者迅即出现昏迷、双侧针尖样瞳孔、呕吐咖啡样胃内容物、中枢性高热、中枢性呼吸障碍、眼球浮动、四肢瘫痪和去大脑强直发作等。小量出血可无意识障碍，表现为交叉性瘫痪和共济失调性偏瘫，两眼向病灶侧凝视麻痹或核间性眼肌麻痹。

2）中脑出血：少见，患者常有头痛、呕吐和意识障碍，轻症表现为一侧或双侧动眼神经不全麻痹、眼球不同轴、同侧肢体共济失调，也可表现为韦伯或贝内迪克特综合征；重症表现为深昏迷，四肢弛缓性瘫痪，可迅速死亡。

3）延髓出血：更为少见，临床表现为突然意识障碍，影响生命体征，如呼吸、心率、血压改变，继而死亡。轻症患者可表现不典型的瓦伦贝格综合征。

（4）小脑出血：约占脑出血的 10%，多由小脑上动脉分支破裂所致。患者常有头痛、呕吐，眩晕和共济失调明显，起病突然，可伴有枕部疼痛。出血量较少者，主要表现为小脑受损症状，如患侧共济失调、眼震和小脑语言等，多无瘫痪；出血量较多者，尤其是小脑蚓部出血，病情迅速进展，发病时或病后 12 ～ 24 h 内出现昏迷及脑干受压征象，双侧瞳孔缩小至针尖样、呼吸不规则等。暴发型则常突然昏迷，在数小时内迅速死亡。

（5）脑室出血：约占脑出血的 3% ～ 5%，分为原发性和继发性脑室出血。原发性脑室出血多由脉络丛血管或室管膜下动脉破裂出血所致，继发性脑室出血是指脑实质出血破入脑室。患者常有头痛、呕吐，严重者出现意识障碍如深昏迷、脑膜刺激征、针尖样瞳孔、眼球分离斜视或浮动、四肢弛缓性瘫痪及去脑强直发作，高热、呼吸不规则、脉搏和血压不稳定等症状。临床上易误诊为蛛网膜下腔出血。

（三）蛛网膜下腔出血

颅内血管破裂，血液流入蛛网膜下腔，称为蛛网膜下腔出血（subarachnoid hemorrhage，SAH），分为外伤性和自发性两种情况。自发性又分为原发性和继发性两种类型。原发性蛛网膜下腔出血为脑底或脑表面血管病变（如先天性动脉瘤、脑血管畸形、高血压脑动脉硬化所致的微动脉瘤等）破裂，血液流入蛛网膜下腔，占急性脑卒中的 10% 左右；继发性蛛网膜下腔出血为脑内血肿穿破脑组织，血液流入蛛网膜下腔。

1．一般症状　SAH 临床表现差异较大，轻者可没有明显临床症状和体征，重者可突然昏迷甚至死亡，以中青年发病居多。起病突然（数秒或数分钟内发生），多数患者发病前有明显诱因（剧烈运动、过度疲劳、用力排便、情绪激动），一般症状如下。

（1）头痛：动脉瘤性 SAH 的典型表现是突发异常剧烈全头痛，患者常将头痛描述为“一生中经历的最严重的头痛”，头痛不能缓解或呈进行性加重，多伴发一过性意识障碍和恶心、呕吐。约 1/3 的动脉瘤性 SAH 患者发病前数日或数周有轻微头痛的表现，这是小量前驱（信号性）出血或动脉瘤受牵拉所致。动脉瘤性 SAH 的头痛可持续数日不变，2 周后逐渐减轻，如头痛再次加重，常提示动脉瘤再次出血。但动静脉畸形破裂所致 SAH 头痛常不严重。局部头痛常可提示破裂动脉瘤的部位。

（2）脑膜刺激征：患者出现颈强、克尼格（kernig）征和布鲁津斯基（Brudzinski）征等脑膜刺激征，以颈强直最多见，而老年、衰弱患者或小量出血患者，可无脑膜刺激征。脑膜刺激征常于发病后数小时出现，3 ～ 4 周后消失。

（3）眼部症状：20% 患者眼底可见玻璃体下片状出血，发病 1 h 内即可出现，是急性颅内压增高和眼静脉回流受阻所致，对诊断具有提示意义。此外，眼球活动障碍也可提示动脉瘤所在的位置。

（4）精神症状：约 25% 的患者可出现精神症状，如欣快、谵妄和幻觉等，常于起病后 2 ～ 3 周内自行消失。

（5）其他症状：部分患者可以出现脑心综合征、消化道出血、急性肺水肿和局限性神经功能缺损症状等。

2．动脉瘤的定位症状

（1）颈内动脉海绵窦段动脉瘤：患者有前额和眼部疼痛、血管杂音、突眼及Ⅲ、Ⅳ、Ⅵ和 V_1 脑神经损害所致的眼动障碍，其破裂可引起颈内动脉窦瘘。

（2）颈内动脉 - 后交通动脉瘤：患者出现动眼神经受压的表现，常提示后交通动脉瘤。

（3）大脑中动脉瘤：患者出现偏瘫、失语和抽搐等症状，多提示动脉瘤位于大脑中动脉的第一分支处。

（4）大脑前动脉 - 前交通动脉瘤：患者出现精神症状、单侧或双侧下肢瘫痪和意识障碍等症状，提示动脉瘤位于大脑前动脉或前交通动脉。

（5）大脑后动脉瘤：患者出现同向偏盲、韦伯综合征和第Ⅲ脑神经麻痹的表现。

（6）椎 - 基底动脉瘤：患者可出现枕部和面部疼痛、面肌痉挛、面瘫及脑干受压等症状。

3．血管畸形的定位症状　动静脉畸形患者男性发生率为女性的 2 倍，多在 10 ～ 40 岁发病。常见的症状包括痫性发作、轻偏瘫、失语或视野缺损等，具有定位意义。

4．常见并发症

（1）再出血（recurrence of hemorrhage）：是

SAH主要的急性并发症，指病情稳定后再次发生剧烈头痛、呕吐、痫性发作、昏迷甚至去脑强直发作，颈强直、克尼格征加重，复查脑脊液为鲜红色。20%的动脉瘤患者病后10～14 d可发生再出血，使死亡率约增加1倍，动静脉畸形急性期再出血者较少见。

（2）脑血管痉挛（cerebrovascular spasm，CVS）：发生于蛛网膜下腔中血凝块环绕的血管，痉挛严重程度与出血量相关，可导致约1/3以上病例脑实质缺血。临床症状取决于发生痉挛的血管，常表现为波动性的轻偏瘫或失语，有时症状还受侧支循环和脑灌注压的影响，对载瘤动脉无定位价值，是死亡和致残的重要原因。病后3～5 d开始发生，5～14 d为迟发性血管痉挛高峰期，14～28 d逐渐消失。TCD或DSA可帮助确诊。

（3）急性或亚急性脑积水（hydrocephalus）：起病1周内15%～20%的患者发生急性脑积水，是血液进入脑室系统和蛛网膜下腔形成血凝块阻碍脑脊液循环通路所致。轻者出现嗜睡、思维缓慢、短时记忆受损、上视受限、展神经麻痹，下肢腱反射亢进等体征，严重者可造成颅内高压，甚至脑疝。亚急性脑积水发生于起病数周后，表现为隐匿出现的痴呆、步态异常和尿失禁

（4）其他：5%～10%的患者发生癫痫发作，不少患者发生低钠血症。

二、病因

脑卒中病因众多，如动脉粥样硬化、高血压、风湿性心脏病、各种栓子、动脉炎、血液病、代谢性疾病、外伤、药物反应、肿瘤、结缔组织病和先天性血管病等，这些因素可导致或伴发脑部血管狭窄、闭塞，使脑局部缺血或因血管破裂而出血，从而引发脑卒中。脑卒中危险因素包括以下两方面：①不可干预因素，如年龄、性别、遗传、家族史等。②可干预因素，如能对这些因素予以有效的干预，则脑血管病的发病率和死亡率就能显著降低。可干预因素包括：高血压、高血糖、高血脂、高体重、高同型半胱氨酸、高尿酸、活动减少、饮食习惯不合理等；血管本身病变，如血管炎、血管壁发育异常、肿瘤及其他部位栓塞；血液病、心脏疾病患者服用抗凝药物；不良生活习惯，如抽烟、饮酒等。根据解剖结构和发病机制，可将脑血管病的病因归为以下几类。

（一）血管壁病变

血管壁病变以高血压性动脉硬化和动脉粥样硬化所致的血管损害最为常见，其次为结核、梅毒、结缔组织疾病和钩端螺旋体等病因所致的动脉炎，再次为先天性血管病（如动脉瘤、血管畸形和先天性狭窄）和各种原因（外伤、颅脑手术、插入导针、穿刺等）所致的血管损伤，另外还有药物、毒物、恶性肿瘤等所致的血管病损等。

（二）心脏病和血流动力学改变

心脏病和血流动力学改变包括高血压、低血压或血压的急骤波动，以及心功能障碍、传导阻滞、风湿性或非风湿性心瓣膜病、心肌病及心律失常，特别是心房颤动。

（三）血液成分和血液流变学改变

血液成分和血液流变学改变包括各种原因所致的高黏血症，如脱水、红细胞增多症、高纤维蛋原血症等；高原人群长期居住在低氧环境，机体为了适应缺氧环境，红细胞数量增多、血小板聚集性增强、血红蛋白升高，这些因素会导致血液黏滞度增高、血流减慢、血小板聚集性增强，易于附着在损伤的血管壁上形成血栓，而且随着海拔高度增加，人体血液黏滞度呈明显增高的趋势，血液流动明显缓慢，黏稠的血液可直接影响脑微循环的有效灌注量与氧的运输功能，从而诱发脑血管病。另外还有凝血机制异常，特别是应用抗凝血药、避孕药、弥散性血管内凝血和各种血液性疾病等。

（四）其他病因

脑血管病的病因还包括空气、脂肪、癌细胞和寄生虫等栓子，脑血管受压、外伤、痉挛等。

三、发病机制

（一）脑梗死的发病机制

缺血性脑血管病是由于脑主要动脉的血流短暂或持久的减少引起。因脑缺血病理生理方面研究的突破，使人们认识了脑缺血早期症状和脑缺血的发病机制。

1．能量不足和兴奋性氨基酸细胞毒性作用 大脑主要的能量供给为葡萄糖，而且是依赖氧化磷酸化产能。当脑局部血流减少使物质转化发生障碍时，维持离子梯度所必需的能量生成障碍，因为能量缺乏导致膜电位消失，神经元和神经胶质细胞去极化，谷氨酸从突触前神经末梢释放在细胞间隙积累，谷氨酸受体激活导致钙超载，Na^+、Cl^- 通过一价离子通道进入神经元内，Na^+、Cl^- 内流较 K^+ 外流多，因此水被动流入，导致细胞水肿。

2．兴奋性氨基酸细胞毒性作用的途径 脑内存在一些兴奋性氨基酸受体，兴奋性氨基酸的特异性受体对兴奋性氨基酸的神经去极化活性及兴奋性氨基酸的生理突触传递起重要作用。中枢兴奋性突触传递主要由其介导，它们激活时开放阳离子通道，产生兴奋性突触后位，引起突触后神经元发放。

3．脑缺血梗死灶周围去极化 动物实验中卒中缺血模型究发现，脑缺血后神经元和神经胶质细胞由于能量缺乏、梗死核心和半暗带区的 K^+ 释放和谷氨酸在细胞外积聚而去极化。去极化增强了半暗带区代谢负荷，触发了扩散性抑制，使梗死的中心扩散到半暗带

4．细胞程序性凋亡 神经系统的细胞死亡可通过多种机制发生，并已描述为凋亡或坏死两种截然不同的方式，在皮质神经元离体实验中提示有谷氨酸介导的细胞凋亡。

5．脑缺血后神经存活的分子机制 脑源性神经营养因子（BDNF）属于神经生长因子家族，在神经发育、功能维持和神经元群的形成上起重要作用。在脑缺血缺氧模型中，BDNF 对海马 CA1 区神经元有保护作用，且可在齿状回颗粒细胞产生。因此有人提出 BDNF 可能是一种活性依赖性神经元存活因子。Fryer 等报道，BDNF 通过磷脂酰肌醇 3 激酶途径诱导培养的脊髓运动神经元对兴奋性毒性的敏感性。可见对神经元的作用还未完全研究清楚，推测它可能对发育中的神经元有促死亡作用，而对成熟的中枢神经系统则有保护作用。

6．炎症 脑组织缺血后的白细胞浸润所致的炎症反应在缺血性脑损害中起重要作用，在脑血管病中，白细胞所起的作用是以损害性作用为主。关于白细胞因子在神经系统疾病中的作用研究有了很大的发展，在急性脑缺血性卒中的研究中也有了较多的发现，目前主要以白细胞黏附因子、肿瘤坏死因子及白介素 -1 的研究较多。

7．细胞内钙超载 脑缺血损害的病理生理学研究表明，脑缺血时，存在严重 Ca^{2+} 平衡失调，大量 Ca^{2+} 蓄积在神经组织内产生严重的毒性作用，诱发一系列病理反应，加剧继发性脑缺血损害，使神经细胞变性、坏死。

（二）脑出血的发病机制

1．脑血流动力学异常 动物研究发现，脑出血后 10 min 同侧局部脑血流量（rCBF）即下降，1 h 达最低水平，出血量大时对侧半球也有明显下降；双侧脑水含量均明显增加，其高峰晚于 rCBF 的下降。证明脑出血后迅速出现广泛的低灌流和脑水肿。低灌流状态与血肿直接造成的局部微循环机械压迫及来自血肿的血管活性物质的作用有关，如 5- 羟色胺、β- 内啡肽（β-Endorphin，β-EP）、内皮素（Endothelium，ET）等进入血肿周围脑组织，引起血管收缩，导致 rCBF 减少。脑组织缺血缺氧可引起脑水肿，进一步使颅内压增高，加重缺血和缺氧。提示脑血流量下降是脑水肿发生和发展的重要原因之一。因此，在防治脑出血后继发性损害时适当提高灌注压，降低血管阻力，增加脑血流量以改善脑血供应将会有助于患者神经功能的良好恢复。

2．神经内分泌失调

（1）ET：研究结果表明，急性脑出血后血浆 ET 升高可能是机体的一种防御反应。通过 ET-1 收缩血管使血压升高，维持缺血缺氧脑组织的灌注压，但过量释放则不利于缺血区域侧支循环血管的开放，使血管持续痉挛性收缩，反而加重脑缺血及脑组织损害，还可通过脑神经元或胶质细胞的直接影响来参与脑卒中的发病过程。故认为 ET 作为一种内源性血管活性肽在急性脑血管病的预后和发病机制方面是一种有害介质。而 ET 的部分拮抗药——钙离子通道阻滞药在脑出血的治疗中将会有良好的应用前景。

（2）2β-EP：β-EP 在急性脑卒中患者的病理、生理过程中起重要作用，β-EP 的过量释放，参与或加重了梗死区神经元的继发性损伤，在脑出血中的作用可能也具有同样作用，因脑出血时血肿压迫和存在低灌流导致周围脑实质缺血，实验证

明缺血区大于血肿本身。同时因脑损伤时β-EP升高可抑制ATP代谢，抑制ATP向cAMP转化，减少cAMP生成，这可能是脑水肿形成和发展的原因之一。也有人认为β-EP有直接的细胞毒性损害，对神经感觉传入和运动传出通路均有抑制作用。基础和临床研究证实纳洛酮有拮抗β-EP作用，可显著减轻脑皮质水肿，阻止发生迟发性神经元坏死、恢复受损神经元的功能而发挥神经细胞保护作用，在缺血性脑卒中的应用已得到验证。在出血性脑卒中的治疗中可能也会起到一定作用。

（3）神经肽Y（NPY）：脑出血患者血浆NPY水平的增高与病情的轻重程度密切相关，NPY增高可作为脑出血患者的危险因素之一。说明在脑出血急性期，由于缺血缺氧、疼痛和精神紧张、反射性地兴奋交感-儿茶酚胺系统，使交感神经释放活性增强，NPY释放增加，因此测定早期血浆NPY含量对估计病情和判断预后具有一定帮助。治疗上尽量消除疼痛与紧张，改善缺氧状态，抑制交感神经活性，使NPY释放水平降低，对脑出血的病情改善有重要意义。

（4）精氨酸血管升压素（AVP）、神经降压素（NT）、生长抑素（SS）：临床研究提示，三种神经多肽参与了脑出血发病的神经化学机制。其机制可能是：当颅内压升高时，中枢神经系统的精氨酸血管升压素释放增加，促使脑脊液回流，降低颅内压，但同时增加毛细血管渗透性，特别是病变区毛细血管渗透性的进一步增加，又构成了脑水肿形成的有害因素，可能造成病理性损害的进一步加重，而血浆精氨酸血管升压素的升高也可能有害于脑组织。故认为精氨酸血管升压素可能与脑出血后脑水肿的发生、发展有关。但神经降压素和生长抑素含量变化的机制及临床意义尚待探讨。

（5）胰岛素与血糖：对脑出血患者急性期血清胰岛素水平测定发现其增高率明显高于脑梗死组及对照组，且伴血糖增高者较脑梗死组为多。另有报道，脑出血患者伴有应激性血糖升高者其并发症和病死率均显著高于血糖正常组，且病死率随血糖水平升高而增高，而肢体恢复情况显著差于血糖正常组。脑出血急性期血清胰岛素升高同时伴血糖增高，机制可能为脑出血患者应激反应所致的高血糖，也可能与对胰岛素有抵抗或受体不敏感有关。对有血糖增高的脑出血患者，早期给予适量的胰岛素治疗，有可能会减轻脑组织损害程度及降低病死率。

3．免疫功能紊乱

（1）肿瘤坏死因子（Tumor Necrosis Factor，TNF）：急性期脑出血患者血与脑脊液的TNF含量均显著升高，TNF与急性脑血管病病情轻重有关，病情愈重，TNF升高愈明显，研究表明，受损的脑组织是TNF活性增高的主要原因，TNF参与了脑出血急性期的炎性反应过程，并引发自由基的作用，使神经组织受到严重损害。脑组织内TNF活性增高易加重缺血性脑损害。阻断TNF的生成和表达对改善脑卒中的预后可能具有潜在的临床价值。

（2）可溶性IL-2受体（sIL-2R）：研究表明，脑出血后T细胞增殖活跃，反映患者有异常的细胞免疫应答。脑出血急性期存在免疫功能紊乱，且与血肿压迫造成不同程度脑损害有关。及时有效的治疗使危重病情得以缓解，免疫功能紊乱得以较快恢复正常。脑出血急性期血清sIL-2R升高的原因可能与下列因素有关：①受损脑组织内存在较多被激活的T细胞，产生较多的sIL-2R并释放入血；②脑出血病情危重，免疫功能紊乱明显，机体参与调节和清除sIL-2R的能力下降；③大量sIL-2R从膜上脱落，使活化的淋巴细胞功能处于衰竭状态，高水平的sIL-2R参与机体的免疫耐受，使机体仍能处于暂时的稳定状态。

4．自由基水平增高　研究发现，脑出血存在活跃的自由基反应，并在脑出血后的继发性损伤中起一定作用。血清Mn-SOD活性升高的可能是由于脑组织缺血缺氧，体内超氧阴离子自由基来源增多，超过线粒体内SOD等消除系统的拮抗能力时，线粒体膜脂质被破坏，受损的组织细胞膜通透性增高，Mn-SOD释放至细胞外液协助和加速清除超氧阴离子自由基所致；高浓度的超氧阴离子自由基及自由基反应病理加剧所产生的MDA等活性物质又可直接破坏SOD结构中的—SH结构，造成CuZn-SOD活性显著下降，尽管血清T-SOD、Mn-SOD活性显著升高，但不能完全清除过量生成的超氧阴离子自由基而阻止过氧化性损伤，乃至血清中MDA水平仍有较大幅度升高。如前所述，脑出血后可迅速出现低灌流及脑水肿，加重组织缺血缺氧，因此可加速病理性脂质过氧化反应，使自由基反应速度增加，造成脂膜的严重损害，氧自由基的作用引发了脂质过氧化反应，使病病灶内 MDA 显著增高，同时神经组织受到严重的损害。

5．凝血酶的作用　脑出血后可触发凝血级联反应，产生大量凝血酶。研究表明，凝血酶不但可通过细胞毒作用直接损害神经细胞，还能破坏血脑屏障，是形成脑水肿的主要原因。已证实，HICH 患者给予凝血酶抑制药或有凝血功能障碍的患者，脑出血后血肿周围水肿较轻。血肿分解造成红细胞破坏，后者产生的血红蛋白可分解为血红素和 Mg^{2+}，它们都具有神经毒性作用；同时，血肿分解还可引起炎症细胞浸润，导致白细胞活化。脑出血后血肿周围组织脑血流量明显下降，易诱发神经细胞缺血性损伤和细胞凋亡。

（三）蛛网膜下腔出血的发病机制

1．颅内压升高和急性脑缺血　颅内动脉瘤破裂后最直接的影响是血液快速涌入蛛网膜下腔，引起颅内压升高，1 ～ 2 min 即可达到舒张压的水平，从而导致循环抑制，之后逐渐降低到一个稳定的水平，但仍高于正常的压力。颅内压升高的机制还包括脑脊液循环障碍、血容量增加和血管神经麻痹等。颅内压具有自我调节机制，一旦这种机制遭到破坏，将引起严重的后果。研究发现 SAH 后颅内压的升高会导致脑灌注压明显下降，而颅内压的升高和脑灌注压的下降进一步导致脑血流量的下降，三者的共同作用导致全脑缺血，这种急性全脑缺血状态会导致脑水肿发生，进而升高颅内压，降低脑血流量，从而引起恶性循环。颅内压急性升高程度在一定程度上代表了出血的严重程度。

2．血脑屏障破坏和脑水肿　临床研究表明，约 8% 患者在入院时行头颅 CT 检查即发现全脑水肿，另外有 12% 的患者在 SAH 6 d 内发展为明显的脑水肿。严重的脑水肿常常导致颅内压升高、急性脑缺血、脑疝，甚至导致患者死亡。SAH 后脑水肿主要包括两种：血管源性脑水肿和细胞毒性脑水肿。血管源性脑水肿是由于血脑屏障的破坏使血管内的液体通过血管壁渗透进入周围脑组织造成的脑水肿。因此导致血管源性脑水肿的主要原因是血脑屏障的破坏。SAH 后急性脑缺血导致血管内皮细胞和血管胶质细胞的死亡，是血脑屏障破坏的直接原因。此外基质金属蛋白酶 9（matrix metalloproteinases 9，MMP9）在 SAH 后血脑屏障的破坏中也发挥着重要的作用，MMP-9 能够降解组成血脑屏障的微血管基底膜的细胞外基质，从而导致血脑屏障破坏。SAH 后细胞毒性脑水肿的原因主要有两种：①出血后脑灌注压降低导致的神经元、神经胶质细胞缺血缺氧和能量依赖型钠钾泵失活；②水摄入过多，脑性耗盐或抗利尿激素分泌紊乱等引起的低渗状态而引起脑水肿。此外研究发现水孔蛋白 4（AQP4）在 SAH 后脑水肿的病理过程中也发挥着重要作用，AQP4 抑制药可以明显减轻 SAH 后的脑水肿。

3．细胞凋亡和坏死　越来越多的研究表明，细胞凋亡在 SAH 后早期脑损伤的病理进程中发挥着重要的作用，其程度 SAH 后神经功能恢复情况密切相关。SAH 后引起的颅内压升高、急性脑缺血、脑水肿、氧化应激反应等都会导致细胞的广泛凋亡，主要包括神经细胞、胶质细胞和血管内皮细胞等。SAH 后细胞凋亡涉及众多路径，主要有：死亡受体途径、线粒体途径 及依赖或不依赖 caspase 途径。这些途径之间相互影响，相互作用。细胞坏死是一个不可逆的过程，凋亡及坏死经常同时发生，两者的区别是凋亡被认为是一种能量依赖过程，而坏死则不然。细胞发展为凋亡还是坏死，取决于 SAH 后早期损伤的程度，如果损伤较重，耗能迅速，则导致坏死，相反则导致凋亡。

4．自噬　自噬是真核细胞所共有的一种自身降解机制，它能够清除细胞内异常的蛋白质、受损的细胞器和细胞内病原体，对维持组织细胞稳定起着重要作用。同时自噬也是细胞在营养缺乏时的一种适应性反应，可为细胞间生物合成提供循环利用的原料，促进组织重塑。越来越多的研究发现，自噬也在蛛网膜下腔出血后的早期脑损伤中发挥着重要作用。SAH 后颅内压升高、急性脑缺血、氧化应激反应等刺激因素都会导致神经细胞的损伤，从而引起自噬反应。动物实验提示，自噬在 SAH 后早期脑损伤的发展进程中发挥着内源性神经保护作用。

5．氧化应激反应　研究发现氧化应激反应在 SAH 后早期脑损伤进程中发挥着重要作用，其原因可能是 SAH 后，大量红细胞崩解引起血红蛋白大量释放和铁离子超负荷。SAH 后血红素氧化酶明显升高，血红蛋白分解产生的血红素在血红素氧化酶的作用下降解为胆绿素、NO及铁离子，同时由于急性脑缺血、缺氧导致脑细胞处于相对酸性环境促使转铁蛋白释放Fe^{2+}，这都导致铁离子的蓄积。此外，SAH后由于急性脑缺血、缺氧引起细胞内电子传递链的断裂，大量超氧负离子从线粒体内释放出来，Fe^{2+}经过和超氧负离子及过氧化氢物等氧化后结合，经过芬顿（Fenton）反应和哈勃-韦斯（Harber-Weiss）反应形成羟自由基（OH·），而羟自由基是体内最活跃的自由基，具有更强的氧化应激损伤作用。细胞DNA也易受到氧化应激损伤的影响，SAH后产生大量有毒氧自由基，导致DNA损伤，引起血管壁炎性反应、细胞凋亡和血脑屏障破坏等病理改变，最终引发早期脑损伤。研究发现铁螯合剂去铁胺可以通过结合作用减少铁离子的产生，明显减少羟自由基的产生和氧化应激损伤，从而减轻SAH后早期脑损伤。未来这可能成为SAH一个新的治疗手段。

6．炎症反应　SAH后红细胞进入蛛网膜下腔崩解，引起大量炎症介质的释放，如黏附分子、补体、细胞因子等，并引起炎性级联反应的激活。临床研究发现，SAH后早期患者血浆中细胞间黏附分子-1（intercellular adhesion molecule-1，ICAM-1）和血管细胞黏附分子-1（vascular cell adhesion molecule-1，VCAM-1）的浓度即开始上升，并持续6～8 d。而黏附分子在白细胞的迁移和表达中起着重要的作用，白细胞通过与炎症介质相结合，导致巨噬细胞、粒细胞等通过血管内皮细胞在血管外膜周围聚集，刺激血管平滑肌增殖，导致血管壁增厚，管腔狭窄，加重SAH后脑缺血。此外，还有一些炎症介质参与血脑屏障的破坏，加重了脑水肿。

四、对机体的影响

众所周知，急性脑血管病存活者约3/4有残疾，对患者的生活质量和预后有显著的影响，了解脑血管病对机体的影响，可通过合适的干预手段，尽可能提高生活质量，也对预后有一个客观的判定。

1．脑血管病对患者日常生活的影响　脑血管病是高致残性疾病，常见症状有失语、偏瘫、感觉障碍、吞咽障碍、视觉障碍、认知障碍、抑郁及精神障碍，使患者生活能力下降，生活质量明显降低。因此，治疗方面除了急性期静脉溶栓、机械取栓等措施外，生命体征稳定后及早实施康复治疗，促进神经功能的改善，对于提高生活质量非常重要。

2．脑血管病对患者预后的影响　急性脑血管病是中老年人群发病率很高的疾病，在临床上很常见，其死亡率高，急性期主要死于脑疝，存活者中绝大多数不同程度遗留残疾，残疾轻者生活基本自理，残疾重者卧床不起，需要专门照料，严重者不能进食或呈植物状态，最终死于肺部感染、营养不良、器官衰竭等并发症，而且复发率高，疾病负担重，严重危害人类健康。

五、防治的病理生理学基础

（一）脑梗死防治的病理生理学基础

1．急性期治疗

（1）一般治疗

1）血压：缺血性卒中急性期高血压的调控应该遵循个体化、慎重、适度原则。临床研究发现脑梗死急性期多合并血压增高，但血压通常会在发病第一天开始自动下降，认为卒中后血压适度增高是一种适应性反应，对脑组织有保护作用，盲目降压，特别对大动脉狭窄、低灌注所致分水岭脑梗死降压治疗可能导致梗死面积扩大，神经功能恶化；但血压过高有发生脑出血的风险。临床研究表明，脑梗死急性期将血压控制在收缩压≤185 mmHg或舒张压≤110 mmHg是安全的。

2）保持呼吸道通畅及吸氧：症状轻、无低氧血症的患者无需吸氧，大面积脑梗死、意识障碍的卒中患者需要吸氧，注意保持呼吸道通畅，必要时呼吸支持。低氧血症可加重脑功能损害，使临床症状加重，需要及时处理。

3）血糖：动物实验和临床研究提示，高血糖会加重缺血性脑损伤的损伤程度，并且其作用机制可能与PPARγ/NF-κB P65信号通路有关，主要表现为高血糖会抑制PPARγ的表达，增加NF-κB P65，诱导机体炎症因子的大量释放，使机体处在高炎症反应状态，从而加重了缺血性脑损伤的程度。当血糖超过10 mmol/L时应给予胰岛素治疗。

4）脑水肿：脑梗死后脑组织缺血缺氧，发生脑组织坏死、脑水肿，大面积脑梗死脑水肿较为突出，严重者导致脑疝。因此，使用脱水药，降低颅内压非常重要，常用药物有 20% 甘露醇、甘油果糖和呋塞米。

5）感染：意识障碍的脑梗死患者由于卧床、呛咳等因素的存在，容易发生肺部感染、泌尿系统感染等，是急性期病情加重或导致死亡的重要方面。一旦发现有发热、痰液增多、肺部啰音或影像学提示肺部感染，及时使用抗生素。

6）上消化道出血：高龄和重症脑卒中患者急性期容易合并应激性溃疡，建议常规使用抑酸药；若发生出血，按照上消化道出血常规处理。

7）深静脉血栓形成：瘫痪卧床患者增加了下肢深静脉血栓形成的风险，应当给予评估及处理。

8）癫痫：未发作前不建议预防性使用抗癫痫药物，急性期发作给予对症处理，2 周后发作推荐长期使用抗癫痫药物。

（2）特殊治疗：包括超早期静脉溶栓、抗血小板治疗、抗凝血治疗、血管内治疗、细胞保护治疗及外科治疗。

1）血管再通：局部脑缺血由中心坏死区及周围脑缺血半暗带（ischemic penumbra）组成。坏死区中脑细胞死亡，缺血半暗带由于存在侧支循环，尚有大量存活的神经元。如果能在短时间内，迅速恢复缺血半暗带血流，该区脑组织损伤是可逆的，神经细胞有可能存活并恢复功能。因此，挽救缺血半暗带是急性脑梗死治疗的一个主要目的。目前，血管再通的方法有静脉溶栓、动脉溶栓、动静脉联合溶栓、机械取栓、血管内支架植入等。

2）神经保护：缺血脑组织即使很快恢复供血，还会发生一系列“瀑布式”缺血级联反应，继续造成脑损害。目前已明确一系列导致神经细胞损伤的神经生物化学和分子生物学机制，如神经细胞内钙超载、兴奋性氨基酸细胞毒性作用、自由基（free radical）和再灌注损伤（reperfusion injury）、神经细胞凋亡等，并针对这些机制设计了许多神经保护药物。对缺血脑组织实施脑保护也是治疗的重要方面。神经保护药包括自由基清除剂、阿片受体阻断药、钙通道阻滞药、兴奋性氨基酸受体阻断药、镁离子等。临床上常用的有依达拉奉等。

3）抗血小板治疗：未溶栓患者在 48 h 内使用抗血小板药，首选阿司匹林 150 ~ 320 mg/d，对阿司匹林过敏或不能使用时，可用氯吡格雷替代，溶栓患者在溶栓 24 h 后复查头颅 CT，没有出血转化的情况下启动抗血小板治疗。

4）抗凝血治疗：急性期使用抗凝血药不能预防卒中复发、阻止病情恶化或改善预后，在深静脉血栓形成、肺栓塞的高危患者中可以预防性使用抗凝血药，常用药物有低分子肝素等。

5）外科手术：大面积脑梗死意识障碍进行性加重、占位效应显著、有脑疝形成征象者，可结合年龄、心肺功能、家属意愿等情况，进行去骨瓣减压术，以挽救生命。

6）康复治疗：生命体征平稳后遵循个体化原则，制订康复计划，及早进行康复治疗，促进神经功能恢复。

2．恢复期治疗：通常认为，脑卒中发病 2 周后进入恢复期，病情稳定者启动卒中二级预防。

（1）控制危险因素：高血压、糖尿病、高血脂等。

（2）抗血小板治疗：非心源性卒中推荐抗血小板治疗，阿司匹林或氯吡格雷单药治疗。

（3）抗凝血治疗：心源性卒中、颅内外夹层动脉瘤推荐使用。常用药有华法林等。

（4）康复治疗：若有条件，在卒中发生后 1 年里应该进行康复治疗。

（二）脑出血防治的病理生理学基础

1．降低颅内压　脑出血发生后，脑水肿可出现在整个病程中的各个阶段。动物脑出血模型发现，血脑屏障未破坏时血肿周围的脑含水量较对侧高 10%，因此在超早期脑出血形成的脑水肿来自血肿本身。脑水肿导致颅内压增高，甚至脑疝形成，是脑出血急性期死亡的主要原因，积极控制脑水肿、降低颅内压是脑出血急性期治疗的重要环节。常用药物有 20% 甘露醇、呋塞米、甘油果糖等，外科手术对于减轻颅内压，特别是有早期脑疝征象者挽救生命有一定价值，但需严格掌握适应证，评估风险和获益。

2．血压调控　脑出血的治疗是以血肿体积的减少及血肿周围水肿体积的减轻以改善患者的预后为宗旨。血肿体积的大小与血肿周围水肿体积的大小呈正相关，因此影响血肿体积的因素直接影响患者的预后。早期强化降低血压能促进血肿吸收而不会影响血肿周围水肿。也有研究认为，血肿增大在收缩压升高的患者中更加多见，但尚不清楚血压升高是血肿增大导致颅内压增高的结果还是血肿增大的促进因素。一般认为，脑出血急性期降低血压以降低颅内压为主，颅内压下降后，血压会随之有所降低。有长期明确高血压病史的患者，推荐其收缩压的上限为 180 mmHg，舒张压的上限为 105 mmHg，如需治疗，目标血压应为 160/100 mmHg。降压药物的选择，建议应用短效、作用柔和的药物，避免血压迅速下降引起脑灌注不足，加重脑水肿，常用药物有乌拉地尔、ACEI 及 β 受体阻断药。

3．亚低温治疗　ICH 动物模型研究表明，低体温可明显减轻凝血酶诱导的水肿，但另有研究显示延长低体温的时间并不能使出血残腔体积减小和预后改善，但比较肯定的是发热会使卒中预后恶化。亚低温治疗是辅助治疗 ICH 的一种方法，初步的基础与临床研究认为亚低温是一项有前途的治疗措施，但目前临床证据不足。

4．早期止血　超早期止血治疗已在临床开始实施，对于一部分凝血功能正常的患者，应用止血药可以控制血肿的进一步扩大。6- 氨基己酸和氨甲苯酸虽然不能激活血液的凝固程序，但其抗纤溶的作用起到了稳定血凝块的作用。

（三）蛛网膜下腔出血防治的病理生理学基础

SAH 能引起一系列病理生理改变：

1．降低颅内压　血液流入蛛网膜下腔刺激痛觉敏感结构引起头痛，颅内容积增加使颅内压增高可加剧头痛，导致玻璃体下视网膜出血，甚至发生脑疝。颅底或脑室内血液凝固使脑脊液回流受阻，30% ~ 70% 的患者早期出现急性阻塞性脑积水，血红蛋白及含铁血黄素沉积于蛛网膜颗粒也可导致脑脊液回流受阻，出现交通性脑积水和脑室扩张。蛛网膜下腔血细胞崩解释放各种炎症物质引起化学性脑膜炎，脑脊液增多使 ICP 增高。应用脱水剂控制颅内压是治疗的重要环节，脑脊液分流术对于脑积水的处理有积极作用。

2．防治脑血管痉挛　血液释放的血管活性物质如 5-HT、血栓烷 A_2（TXA_2）和组胺等可刺激血管和脑膜，引起血管痉挛，严重者致脑梗死。脑血管痉挛是蛛网膜下腔出血致死、致残的重要原因。目前常用药物有尼莫地平。

3．应用抗纤溶药　抗纤溶药物破坏的病变部位，由于血液凝固修复而止血，但可由体内纤溶作用，使凝血块溶解而再发，故需用抗纤溶药。6 - 氨基己酸（EACA）为纤维蛋白溶解抑制药，且有缓解血管痉挛和防止脑膜粘连等作用。

4．病因治疗　绝大部分蛛网膜下腔出血的病因是颅内动脉瘤，手术夹闭动脉瘤或者血管内治疗是防治动脉瘤再出血的最有效方法。当然，把握好手术时机及选择好适应证十分重要。

第七节　帕金森病

帕金森病（Parkinson' s disease，PD）是一种常见于中老年人的神经系统变性疾病。以静止性震颤、运动迟缓、肌强直和姿势平衡障碍为主要临床特征。1817 年詹姆斯・帕金森（James Parkinson）在《震颤麻痹》（*Shaking Palsy*）一书中首先描述。

一、临床表现

帕金森病隐匿起病，缓慢进展，多在 60 岁以后发病，平均发病年龄 55 岁，40 岁以前较为少见，男性略多于女性。

（一）运动症状

运动症状（motor symptoms）常始于一侧上肢，逐渐累及同侧下肢，再波及对侧上肢及下肢，具有不对称性，呈“N”字形发展。

1．静止性震颤（static tremor）　常为首发症状，多始于一侧上肢远端，静止位时出现或明显，随意运动时减轻或停止，紧张或激动时加剧，入睡后消失。典型表现是拇指与示指呈“搓丸样”（pill-rolling）动作，频率为 4 ~ 6 Hz。令患者一侧肢体运动如握拳或松拳，可使另一侧肢体震颤更明显，该试验有助于发现早期轻微震颤。少数患者可不出现震颤。

2．肌强直（rigidity）　被动运动关节时阻力增高，且呈一致性，类似弯曲软铅管的感觉，故称"铅管样强直"（lead-pipe rigidity）；在有静止性震颤的患者中可感到在均匀的阻力中出现断续停顿，如同转动齿轮，称为"齿轮样强直"（cogwheel rigidity）。四肢、躯干、颈部肌强直可使患者出现特殊的屈曲体姿，表现为头部前倾，躯干俯屈，肘关节屈曲，腕关节伸直，前臂内收，髋及膝关节略为弯曲。肌强直严重时可引起肢体疼痛，易被误认为"风湿痛""肩周炎"及"腰痛"。

3．运动迟缓（bradykinesia）　随意运动减少，动作缓慢、笨拙。早期以手指精细动作如解或扣纽扣、系鞋带等动作缓慢，逐渐发展成全面性随意运动减少、迟钝，晚期因合并肌张力增高，导致起床、翻身均有困难。体检见面容呆板，双眼凝视，瞬目减少，酷似"面具脸"（masked face）；口、咽、腭肌运动徐缓时，表现语速变慢，语音低调，严重时可发生吞咽困难；书写字体越写越小，呈现"小字征"（micrographia）；做快速重复性动作如拇、示指对指时表现运动速度缓慢和幅度减小。

4．姿势障碍（postural instability）　在疾病早期，表现为走路时患侧上肢摆臂幅度减小或消失、下肢拖曳。随病情进展，步伐逐渐变小变慢，启动、转弯时步态障碍尤为明显，自坐位、卧位起立时困难，有时行走中全身僵住，不能动弹，称为"冻结（freezing）"现象。有时迈步后，以极小的步伐越走越快，不能及时止步，称为前冲步态（propulsion）或慌张步态（festination）。

（二）非运动症状

非运动症状（non-motor symptoms）也是常见和重要的临床征象，而且有的可先于运动症状而发生。

1．感觉障碍　疾病早期即可出现嗅觉减退（hyposmia）或睡眠障碍，尤其是快速眼动期睡眠行为异常（rapid eye movement sleep behavior disorder）。中、晚期常有肢体麻木、疼痛。有些患者可伴有下肢不宁综合征（RLS）。

2．自主神经功能障碍　临床常见，如便秘、多汗、脂溢性皮炎（油脂面）等。吞咽活动减少可导致流涎。疾病后期也可出现性功能减退、排尿障碍或体位性低血压。

3．精神障碍　近半数患者伴有抑郁，并常伴有焦虑。15% ~ 30% 的患者在疾病晚期发生认知障碍乃至痴呆，以及幻觉，其中视幻觉多见。

二、病因

尽管人们做了大量研究，迄今为止，有关 PD 的原因尚未完全明了，可能与以下因素有关。

（一）年龄因素

本病与年龄老化有关，随着年龄的增长，PD 患者颅内多巴胺（DA）能神经元数目随之减少，有研究发现年龄每增长 10 岁，DA 能神经元丢失率可达 5% ~ 10%，据统计 40 岁以下发病仅占 10%，40 ~ 50 岁占 20%，50 岁以上占 70%，而 80 岁以上患者仅占 1%，因此，年龄并不是 PD 发病的唯一因素。目前多认为年龄增长只是 PD 的一个诱发因素，因为正常的神经系统老化并不能直接引起 PD 样的运动障碍。

（二）遗传因素

研究显示 PD 有家族倾向性，1937 年 Allan 等发现 PD 患者亲属中有 20% ~ 62% 的患病率，同期 Kondo 等发现 PD 患者中 12% ~ 16% 有阳性家族史；至今已发现 11 个基因位点（PARK1—PARK11）与家族性 PD 有关，有 5 个致病基因 PARK1、PARK8（显性遗传）、PARK2、PARK6 和 PARK7（隐性遗传）已经被确认，这些基因大多数与氧化应激和线粒体功能障碍密切相关。

（三）环境因素

流行病学调查显示，长期接触农药、杀虫剂或某些工业化学品可能是 PD 的致病因素，特别是 20 世纪 80 年代初美国加州一些吸毒者误用一种神经毒性物质吡啶类衍生物 1- 甲基 -4 苯基 -1,2,3,6- 四氢吡啶（MPTP），出现酷似 PD 的某些病理变化、生化改变、症状和药物治疗反应等，给猴注射 MPTP 也出现相似效应。环境因素虽然受到重视，但不能完全解释发病的全过程。

（四）其他因素

饮食也是影响 PD 发病的一种因素，过量摄入单糖、双糖及动物脂肪可能增加PD的发病，而维生素D、C、E和β-胡萝卜素有保护作用。尿酸有保护作用，但可增加心脏病、痛风及死亡风险。黄酮类也具有保护作用。大量摄入铁，特别是有锰的参与，可能是一种危险因素。美国国立卫生院研究者确认了饮食缺乏叶酸是PD发病的另一危险因素。

目前普遍认为，PD并非单一因素所致，遗传因素使患病易感性增加，在环境因素、年龄老化等多种因素参与下通过一系列复杂的病理生理学机制，导致发病。

三、发病机制

帕金森病主要病变为中脑黑质致密部（SNpc）多巴胺能神经元退行性病变导致的多巴胺（DA）与乙酰胆碱平衡失调。其病理特点是中脑黑质多巴胺能神经元严重的变性、缺失，残存的神经元内出现parkin、DJ-1、α-突触核蛋白（α-synuclein）、泛素C末端水解酶L1等蛋白染色阳性的包涵体（Lewy体）。但其确切的发病机制迄今尚不十分清楚，可能的机制有线粒体功能障碍、氧化应激、神经炎症、神经免疫反应、兴奋性氨基酸毒性作用、自噬与泛素-蛋白酶体系统（UPS）、低氧诱导因子-1等学说。

（一）线粒体功能障碍

线粒体功能障碍与帕金森病发病机制有关。一项针对常染色体隐性遗传性少年型帕金森综合征的观察研究表明，线粒体毒素可引起帕金森综合征。黑质纹状体多巴胺能神经元属于高耗能神经元，而*parkin*、*DJ-1*和*PINK1*基因突变对正常线粒体功能有毒性作用。α-突触核蛋白介导的神经退行性病变中，选择性损害神经元的机制也可能与细胞能量代谢有关。黑质纹状体多巴胺能神经元需要维护大量的突触，其中每一个神经元胞体就有40万个突触。因此，线粒体功能障碍极易影响到上述神经元胞体所需大量能量的摄取过程。此外，单个转录因子过氧化物酶增殖体激活受体辅激动子（PGC）1α已证实与线粒体运转有密切关系。全基因组分析多个基因表达数据后发现，PGC1α与帕金森病患病风险有关，并且帕金森病患者尸体解剖发现其大脑中PGC1α的表达降低。亦有研究证明，PGC1α与*parkin*基因异常导致的线粒体功能障碍有关，高表达PGC1α可有效抵御中毒性帕金森综合征。目前有少量证据表明，α-突触核蛋白聚集、*PGC1α*基因表达与线粒体功能障碍之间存在关联。一项平行研究证实，正常的微管功能依赖于微管磷酸化τ蛋白、富亮氨酸重复激酶2、α-突触核蛋白及线粒体转运，而微管磷酸化τ蛋白和富亮氨酸重复激酶2也已被认为与散发性帕金森病有关。

（二）氧化应激

研究证实，ROS的生成是PD患者脑中多巴胺能神经元丢失的一个重要因素，产生大量ROS的原因包括多巴胺代谢、谷胱甘肽水平降低、离子水平紊乱和钙超载。线粒体复合物Ⅰ受到抑制后可以影响ATP的合成，同样使ROS生成增加，ROS又可以导致mtDNA的损伤并触发线粒体损伤与氧化应激（oxidative stress）之间形成恶性循环。因为神经元高代谢特性，其自身就承受着较高水平的氧化负担，同时神经元细胞质内的抗氧化成分相对较低，因此随着氧化应激程度的增加，黑质多巴胺能神经元的损伤程度也增加。在这一恶性循环的过程中线粒体既是ROS产生的源头又是ROS的损伤靶点。但是另一方面，在体动物实验研究的结果并不完全认同上述假说，例如有研究显示鱼藤酮损伤并没有导致明显的氧化应激，而采用鱼藤酮损伤原代神经元尽管可以检测到线粒体氧自由基的生成，但是采用氧自由基清除剂后并没有显著抵抗鱼藤酮的毒性损伤，上述结果与鱼藤酮的作用浓度和作用时间都有一定的关系，但仍有争议。此外，PD动物模型的研究结果也显示线粒体呼吸链受损后并没有明显的ROS生成，但是细胞凋亡水平则显著升高。UPS是调节细胞内蛋白水平和功能的一个重要机制，其受损同样会使细胞生成ROS，从而触发氧化应激。研究证实PD致病基因*synuclein*、*parkin*、*DJ-1*的突变均可以使UPS受损。综上，氧化应激中ROS的作用是与细胞的损伤程度密切相关的，也提示氧化应激在PD中的作用较为复杂。

（三）神经炎症

神经炎性反应被认为是帕金森病发病机制的一个重要组成部分，其理由如下：①流行病学资料提示，使用非甾体抗炎药的患者中帕金森病患病率较低。②全基因组关联研究的荟萃分析揭示，HLA 位点与帕金森病患病风险相关。③炎症信号通路与帕金森病患病风险有关，而且独立于 HLA 位点。④帕金森病患者使用含有 PK11195 配基的单光子发射计算机断层摄影检查时，发现活化后的小胶质细胞。⑤帕金森病患者的尸体解剖提示存在促炎介质。有假设认为，神经元损伤会引起小胶质细胞活化及 TNF-α 和 IL-1β 释放，后者进一步加重神经元损伤，并由此形成恶性循环。

（四）神经免疫反应

免疫反应在神经退行性疾病中的作用近年来也逐渐受到关注。PD 中的免疫反应是由沉积的 α- 突触核蛋白激活星形胶质细胞来启动的，分泌的大量细胞因子、化学因子激活小胶质细胞，活化的小胶质细胞会进一步释放大量神经炎症介质、趋化因子，最终导致神经元损伤；同时活化的星形胶质细胞激活氧化应激作用，最终导致神经元死亡；而活化的小胶质细胞产生基质金属蛋白（MMP），调节血脑屏障的通透性，使大量外周 T 细胞通过血脑屏障被募集至中枢神经系统内，T 细胞分泌的 IFN-γ、TNF-α 等生长因子进一步激活小胶质细胞。同时，外界刺激会激活颅内的补体系统，产生补体 3a 和 4a，刺激机体产生膜攻击蛋白（MAP）从而直接造成神经损害。

（五）兴奋性氨基酸神经毒性

兴奋性氨基酸神经毒性学说源于帕金森病动物模型丘脑底核谷氨酸能神经元放电增加。作为兴奋性氨基酸，谷氨酸主要通过其离子型的 *N*- 甲基 -D- 天冬氨酸（NMDA）和 *α*- 氨基 -3- 羟基 -5- 甲基 -4- 异唑丙酸（AMPA）受体对多巴胺能神经元产生作用。其中由 NMDA 受体介导的兴奋性神经毒性作用与多巴胺能神经元变性密切相关，NMDA 受体阻断药可阻断 MPTP 对黑质多巴胺能神经元的神经毒性。NMDA 受体多存在于由皮质到纹状体的投射神经元中，目前认为，兴奋性神经毒性在帕金森病中的作用机制为 NMDA 受体被活化后，引起广泛性 Ca^{2+} 内流并在线粒体内快速堆积，导致线粒体功能紊乱。NMDA 受体兴奋还可使一氧化氮合酶（NOS）活力增强，导致一氧化氮（NO）合成增加，产生神经元毒性作用。此外，谷氨酸毒性与引发帕金森病的其他机制如线粒体 DNA 缺陷导致过多自由基形成和还原型谷胱甘肽减少等有关，其中任一环节发生紊乱均可引起神经元变性。然而，6- 羟基多巴胺制备的帕金森病大鼠模型中并未发现明显的神经末梢谷氨酸释放增加的证据。

（六）自噬与泛素 – 蛋白酶体系统（UPS）

自噬是指任何涉及细胞质底物向溶酶体转运的细胞降解途径，通常称为自噬 - 溶酶体途径，是神经元处理异常蛋白质的过程，帕金森病的关键蛋白为 α- 突触核蛋白。α- 突触核蛋白的基因异常，包括基因重复表达或突变，均可导致帕金森病。此外，全基因组关联研究表明，α- 突触核蛋白基因是散发性帕金森病最主要的单一遗传危险因素。异常或过量的 α- 突触核蛋白可导致神经元死亡。神经元处理可溶或不溶性蛋白质的正常过程依赖于溶酶体和泛素 - 蛋白酶体系统（UPS）的完整运作。上述过程出现障碍或者 α- 突触核蛋白寡聚体饱和水平异常，可导致 α- 突触核蛋白聚集和路易体包裹体的形成。α- 突触核蛋白形成异常可溶性 NSF 附着蛋白受体复合物（SNARE 蛋白复合物），会引起突触功能障碍及轴突后部坏死。

（七）低氧诱导因子 -1（HIF-1）

证据表明，HIF-1 与 PD 的病因、疾病进展、治疗等过程有关，HIF-1 在脑内的含量可以影响 TH 的表达，从而影响 DA 的合成与分泌。HIF-1 的有利影响是增加 HIF-1 靶基因的表达，这些靶基因的效应包括对抗氧化应激、改善血液氧气和葡萄糖的供应、促进糖代谢、调节铁稳态、激活 DA 的合成、阻断细胞死亡的信号通路等。同时靶基因诱导出神经细胞的保护效应，为 PD 的 DA 能神经元损失的靶向治疗提供了可能。同样，通过增加 HIF-1 的活性也或可作为 PD 预防或改善病程进展的新的潜在治疗方向。

四、对机体的影响

众所周知，帕金森病对患者的生活质量和预后有显著的影响，了解帕金森病对机体的影响，可通过合适的干预手段，尽可能提高生活质量，也对预后有一个客观的判定。

（一）对患者日常生活的影响

帕金森病可使患者生活能力下降，中、晚期患者生活质量明显降低，震颤、少动、强直等运动症状影响患者日常活动，疼痛、痉挛、便秘、失眠、焦虑、抑郁、精神错乱等非运动症状对生活质量的影响在疾病的某个阶段可能成为主要因素。因此治疗方面除了改善运动症状外，关注并处理非运动症状，对于提高生活质量非常重要。

（二）对患者预后的影响

帕金森病是一种慢性进展性疾病，迄今为止还无法治愈，多数患者在疾病早期还能继续工作，数年后逐渐丧失劳动能力，疾病晚期由于全身僵硬、活动困难，最终卧床不起，不能进食，常死于肺炎、跌倒所致外伤、营养不良、器官衰竭等并发症。

五、防治的病理生理学基础

对帕金森病要早期诊断，针对疾病的不同阶段，制订个体化的治疗策略，包括神经保护、调节神经递质、对症治疗、外科手术、细胞移植、基因治疗及康复治疗等。

（一）药物治疗

1．神经保护治疗　研究发现，单胺氧化酶B抑制药（MAO-B）、多巴胺受体激动药、维生素E、辅酶Q10可能有神经保护作用，使用此类药物有望推迟使用左旋多巴和延缓疾病的进展。

2．调节神经递质　神经病理学揭示，纹状体中多巴胺与乙酰胆碱（ACh）两大递质系统的功能相互拮抗，两者间的平衡对基底节运动功能起着重要调节作用，纹状体多巴胺含量显著降低，造成乙酰胆碱系统功能相对亢进，这种递质失衡与皮质-基底节-丘脑-皮质环路活动和肌张力增高、动作减少等运动症状的产生密切相关，多巴胺替代治疗药物和抗胆碱能药物对帕金森病的治疗机制正是基于纠正这种递质失衡。

（1）左旋多巴制剂：

1）左旋多巴：作为DA的前体，可以透过血脑屏障，被多巴胺能神经元摄取后脱羧变为DA，改善临床症状。

2）复方左旋多巴：为了减少左旋多巴在外周脱羧，减少副作用，增强疗效，左旋多巴与外周多巴脱羧酶抑制药按一定比例制成左旋多巴的复方制剂，临床常用多巴丝肼、卡左双多巴控释片等。

（2）DA受体激动药：直接刺激纹状体突触后DA受体发挥药理作用，如吡贝地尔和普拉克索。

（3）单胺氧化酶B抑制药：通过抑制神经元内DA的分解，增加脑内DA含量发挥作用，此类药物的代表是司来吉兰。

（4）儿茶酚胺氧位甲基转移酶（COMT）抑制药：托卡朋、恩他卡朋可抑制左旋多巴在外周的代谢，使血浆左旋多巴浓度保持稳定，并增加其进脑量。此类药需要与左旋多巴制剂合用，单独使用无效。

（5）金刚烷胺：促进DA在神经末梢释放，阻止再摄取，并有抗胆碱作用，是谷氨酸拮抗药，可能还有神经保护作用，在早期可单独使用或与苯海索合用。

（6）抗胆碱药：苯海索最为常用，通过抑制相对亢进的胆碱能神经系统功能而发挥临床作用。

（二）外科治疗

研究证实，躯体运动功能是由运动皮质-基底节-丘脑-大脑运动皮质通路协调和控制，在此通路中，新纹状体是神经冲动的输入门户，它接受从大脑运动皮质发出的兴奋性冲动和黑质致密区多巴胺神经元发出的抑制性冲动，而丘脑是此通路的输出门户，它将经整合后的神经冲动传回大脑皮质，此通路中最重要的结构是由新纹状体-苍白球腹后核（内节）组成的直接环路和由新纹状体-苍白球外侧核-丘脑底核-苍白球腹后核（内节）组成的间接环路。通路中新纹状体、苍白球外侧核（外节）和腹后核（内节）的递质以抑制性GABA为主，黑质多巴胺能神经元虽然释放抑制性的多巴胺递质，但也释放兴奋性的多巴胺递质，前者抑制新纹状体的D_2受体，后者兴奋纹状体D_1受体，皮质至新纹状体、丘脑和丘脑底核以谷氨酸为兴奋性递质，如此，直接和间接环路对苍白球腹后核（内节）起相反的作用，而兴奋间接环路，通过丘脑底核兴奋性神经元的转化对苍白球腹后核（内节）起兴奋作用。多巴胺对新纹状体直接环路神经元上的D_1和D_2受体起兴奋作用，对间接环路上的D_2受体起抑制作用。这些结构特点决定了基底节对运动功能的调控。外科治疗作用于神经环路的某些靶点，平衡基底节功能，从而使PD的临床症状缓解。主要的手术方式有苍白球毁损术、深部脑刺激疗法、丘脑毁损术、立体定向放射治疗等。

（三）细胞移植及基因治疗

临床试验和动物实验表明，神经移植术后宿主的症状有不同程度的好转，但通过何种机制达到治疗效果，还不完全清楚，对供体的最佳条件、手术适应证、移植组织的数量、移植部位及术式等还没有达成共识，由于涉及伦理问题，该项治疗还不能广泛应用于临床；干细胞（包括多能干细胞、胚胎干细胞、神经干细胞、骨髓基质干细胞）移植结合神经营养因子基因治疗正在探索之中，展示了美好的治疗前景。

（四）康复治疗

对患者制订个体化的康复措施，进行进食、语言、行走及各种日常生活训练和指导，对改善生活质量、减少或推迟并发症十分重要。

（张　昱　赵秀丽　曾国熙）

参考文献

[1] 贾建平，陈生弟．神经病学．7版．北京：人民卫生出版社，2013．

[2] 贾建平．临床痴呆病学．北京：北京大学医学出版社，2008．

[3] 江开达，精神病学．7版．北京：人民卫生出版社，2013．

[4] 张艳超，李运明，贾玉英，等．模拟高原缺氧对大鼠学习记忆的影响及脑组织病理改变．西南国防医药，2014，24（4）：432-435．

[5] 张翠芳，高原地区阿尔茨海默病患者高同型半胱氨酸水平的变化和干预治疗效果研究．中华高血压杂志，2015，23（1）：359-360．

[6] Zielinski J，Koziej M，Mankowski M，et al. The quality of sleep and periodic breathing in healthy subjects at an altitude of 3200 m. High Alt Med Biol，2000，1（4）：331-336．

[7] Plywaczewski R，Palasiewicz G，Sarybaev AS，et al. Quality of sleep and periodic breathing in healthy individuals working at an altitude of 3700 meters. Pol Arch Med Wewn，1999，101（2）：117-121．

[8] Barash IA，Beatty C，Powell FL，et al. Nocturnal oxygen enrichment of room air at 3800 meter altitude improves sleep architecture. High Alt Med Biol，2001，2（4）：525-533．

[9] 梅宝菲，孔一慧，李为民．睡眠障碍与心血管疾病研究新进展．心血管病学进展，2015，36（5）：603-605．

[10] 谢金容，程丽霖，朱真仪，等．睡眠障碍对生殖系统影响的研究进展．国际生殖健康/计划生育杂志，2016，35（1）：78-82．

[11] 孙伟，刘卫东．高血压性脑出血的发病机制．国外医学（脑血管疾病分册），2005，13（10）：756-757．

[12] 郝小可．蛛网膜下腔出血后早期脑损伤机制研究进展．医学研究生学报，2015，28（7）：767-769．

[13] 刘国政．缺血性脑血管病的研究进展．实用心脑肺血管病杂志，2013，21（8）：5-6．

[14] 樊青俐．高原脑血管病的危险因素．中国卒中杂志，2016，11（5）：393-396．

[15] 李大年．现代神经内科学．济南：山东科学技术出版社，2002．

[16] 刘道宽．锥体外系疾病．上海：上海科学技术出版社，2000．

[17] 李政，徐远．帕金森病病因及发病机制的进展研究．国际神经病学神经外科学杂志，2014，41（4）：345-347．

[18] 田明秀，张志清，解洪荣，等．帕金森病发病机制的研究进展．中国老年学杂志，2012，36（12）：3597-3600．

[19] 刘佳，段春礼，杨慧．帕金森病发病机制与治疗研究进展．生理学进展，2015，46（3）：163-167．

中英文专业词汇索引

E

F

G

R

S

T

W

X

Y

Z